肿瘤放射治疗产品

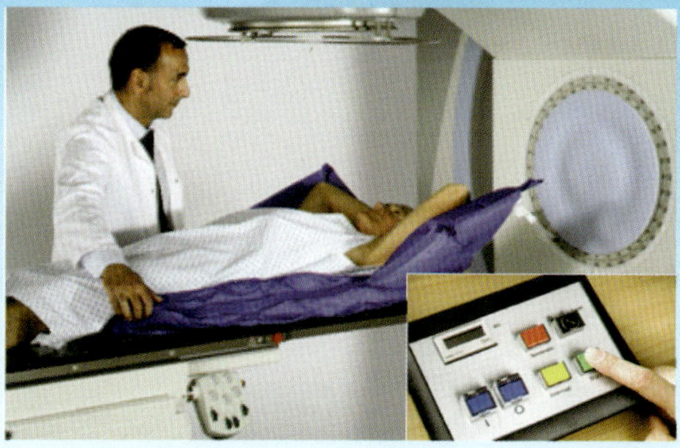

医科达Compact™： 极具性价比的单光子医用直线加速器系统，先进的模块化设计可确保对未来放射治疗新技术的发展和融入。

关键特性： 6MV单光子，适形和调强放射治疗应用

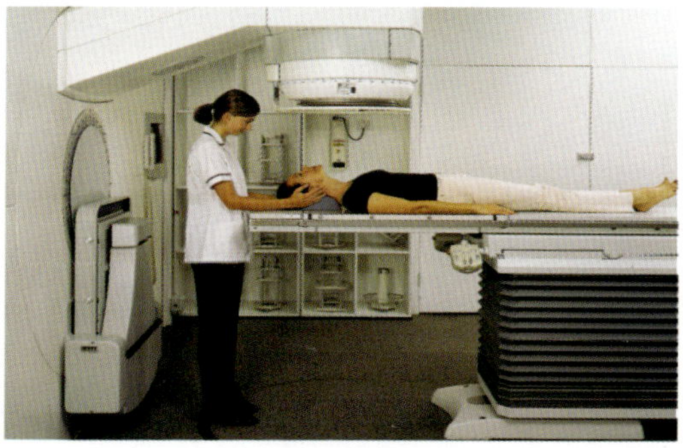

医科达Precise™： 全球最早实现，也是迄今为止装机量最大的全数字化中高能医用直线加速器系统，其多重先进模块的高度集成化设计，为调强放射治疗（IMRT）及下一代的精确放射治疗能力，提供了所有必备的技术条件和物理参数。。

关键特性： 支持传统适形，以及包括容积旋转调强VMAT在内的各种调强放射治疗技术。

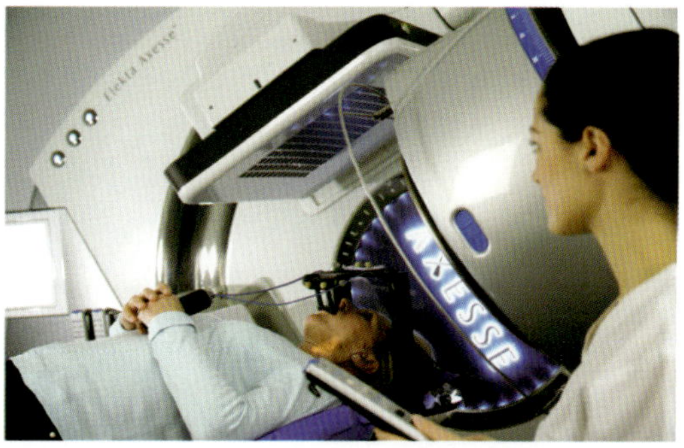

医科达Axesse™： 医科达新一代全数字化四维图像引导容积旋转调强加速器平台，适用于包括快速容积旋转调强技术及大分割立体定向放射治疗技术的精确实施与成熟运用。

关键特性： 医科达新一代全数字化控制系统，领先的四维图像引导能力，集成160叶高速多叶光栅等。

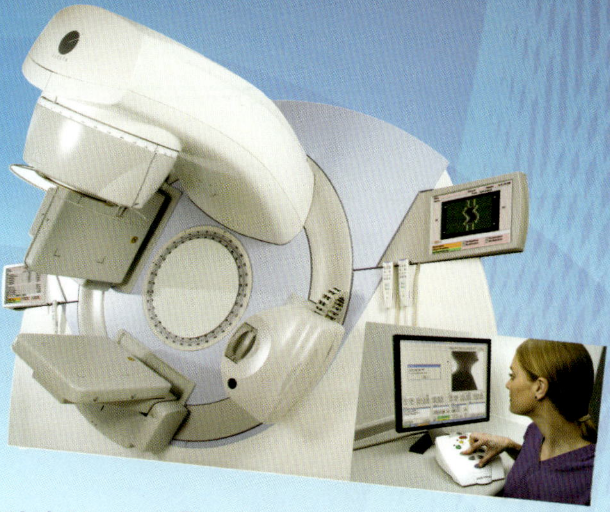

医科达Synergy™： 全球第一款具有图像引导放射治疗（IGRT）能力的多功能医用直线加速器，该平台整合了先进的医学影像系统，可达到最大程度的减少放射治疗对肿瘤病灶周围健康组织的损伤，并可对肿瘤开展更加积极的治疗，从而极大地增强临床工作的信心。

关键特性： 可于治疗位置实施锥形束CT能力，为各种高级调强放射治疗技术的实施提供安全保障及积极治疗的空间。

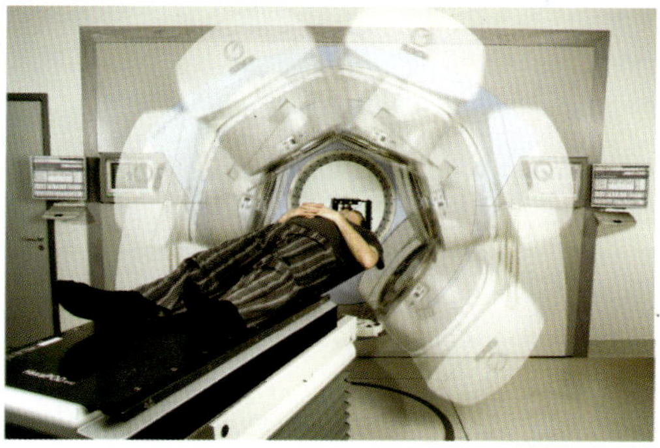

医科达VMAT： 通过在放射治疗实施过程中，同时改变机架角、机架旋转速度、MLC叶片形状、剂量率、备份光栅和准直器角度来达到优化束流的目的，提高了治疗精度，显著缩短治疗时间，极大地改善了IMRT的临床治疗效果和治疗舒适性。

关键特性： 调动直线加速器系统中各种可调制因素，具备最高的调制与实施精度。

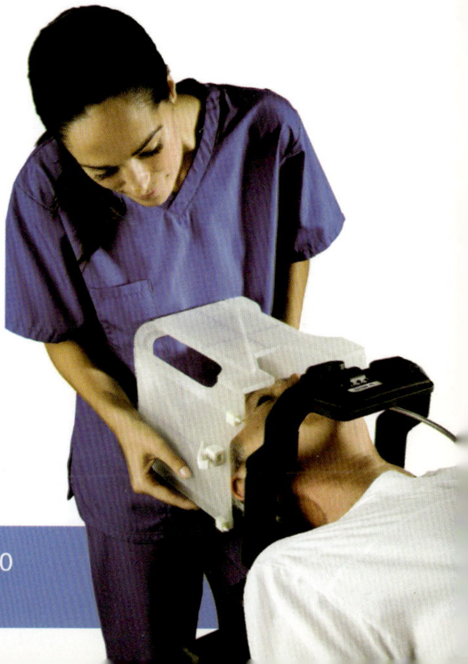

地址：中国北京市昌平区科技园区创新路21号　邮编：102200
电话：+86 10 5669 2801　传真：+86 10 5669 2900

神经科学产品

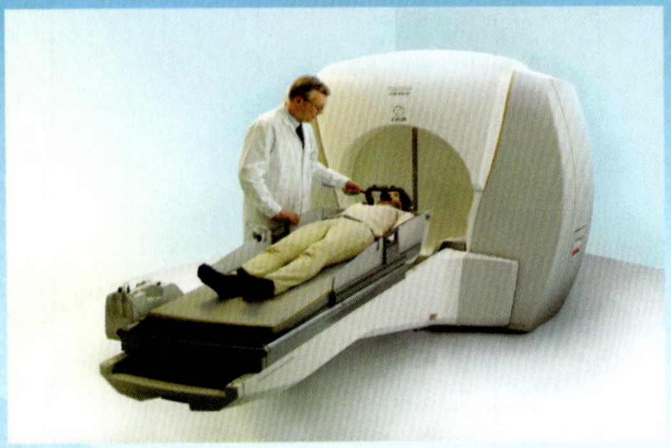

医科达Leksell Gamma Knife® Perfexion™： 以其创新性设计，从结构到性能都进行了革命性的改进和拓展，是迄今为止国际公认的最先进的伽玛刀系统。它代表了立体定向放射外科的未来发展趋势。它采用国际先进的，金标准的伽玛刀治疗技术通过192束放射线进行集束聚焦进行治疗，充分满足了当前伽玛刀临床用户对头部放射外科治疗设备的发展期望。

关键特性： 全自动系统，一键式操作，精确剂量雕刻，放射剂量分布陡峭，临床治疗精度达到0.15毫米，真正的功能定位，支持如PET–CT，功能MRI，和脑磁图(MEG)的图像数据。

医科达Neuromag®Truix脑磁图系统： 医科达最新推出的Neuromag TRIUX系统，是当前最先进的脑磁图成像平台，它引领脑功能成像技术再上一层楼。该系统具有超强的抗环境噪声干扰能力，无论是来自病人还是外部环境的；全新用户界面，易于操作；人机工程学设计，全面增加了病人的舒适感。这一切使得医科达的Neuromag® TRIUX系统几乎适用于所有的临床和研究环境。

关键特性： 306通道，非侵入性测量，独特敏感的传感器设计，先进的软件技术，使之可以获得甚至是来自大脑最深领域的无与伦比的详细数据。

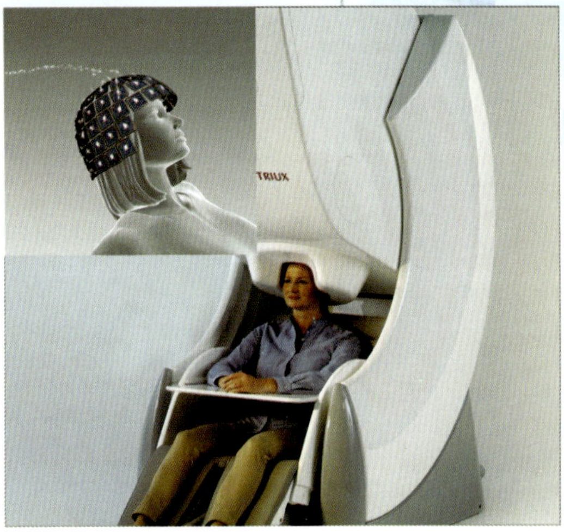

网络系统产品

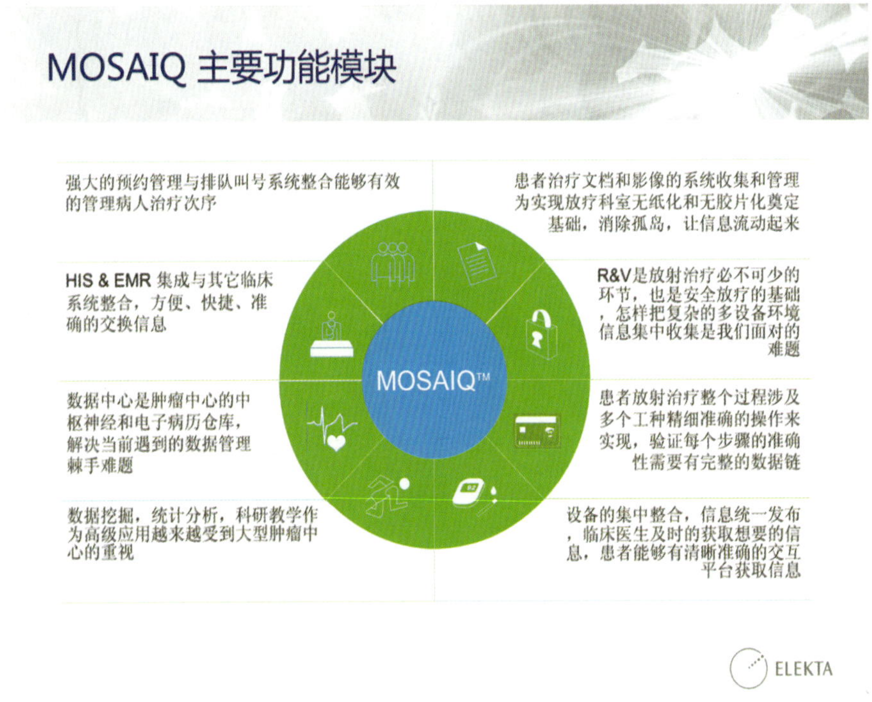

MOSAIQ®中文版： 为了更好的服务于中国客户，医科达公司专门组建了专业的软件团队，抽调经验丰富的专职人员（包括物理师、IT测试工程师）负责对上万条肿瘤放疗专业术语进行校对、文档记录和测试；并分别与国内4家大型肿瘤中心：中山大学肿瘤防治中心、医科院肿瘤医院、华西医院、复旦大学肿瘤医院对MOSAIQ®中文版进行准确性和安全性的测试。

MOSAIQ®中文版对英文界面做了全面的汉化，支持双字节录入，患者从进入肿瘤中心注册，治疗前的准备和整个治疗过程的记录和追踪等大量信息都需要物理师、治疗师、临床医生中文录入的；MOSAIQ®中文版能够和医院现有的其它系统做集成，能够打通与医院信息系统(HIS)，电子病案系统(EMR)等多系统之间的信息交流，能够直接获取检验、病历等系统的临床检查结果和诊断报告信息；MOSAIQ®中文版能够为管理科室者提供全面丰富的统计报告。

医科达放射肿瘤治疗计划系统

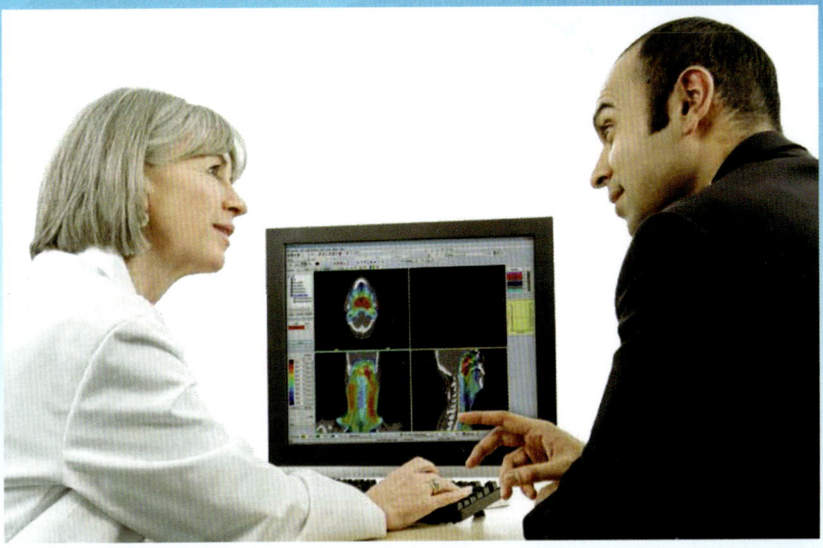

※ Xio&Monaco治疗计划系统：
蒙特卡洛，剂量计算金标准

※ Oncentra治疗计划系统：
极速之选

※ Focal医生工作站

※ ABAS自动勾画系统

近距离治疗系统

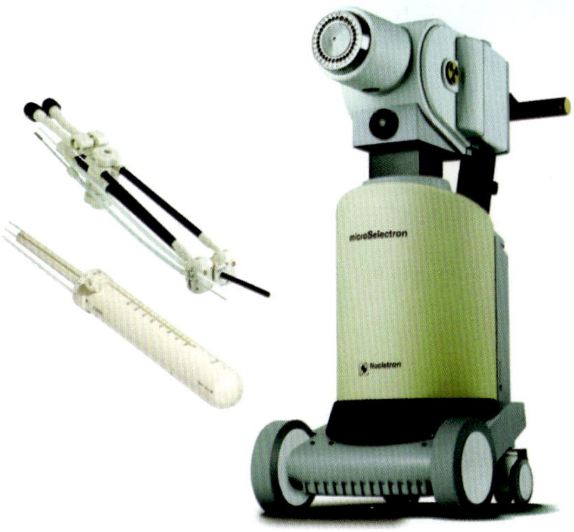

医科达MicroSelectron®v3近距离治疗系统：

近距离治疗领导者，高于70%的市场占有率。医科达MicroSelectron®v3高剂量率近距离治疗系统，由后装机、放射源、施源器和治疗计划系统组成。是用于实施近距离放射治疗即内照射放疗的医疗设备。是目前最为安全、先进和被广泛使用的近距离治疗系统。

优势：

1. 多重安全设计，独有安全设计专利；
2. 多种施源器，可用于各个部位的肿瘤治疗；
3. 强大的3D近距离治疗计划系统。

医科达放射治疗模拟定位机

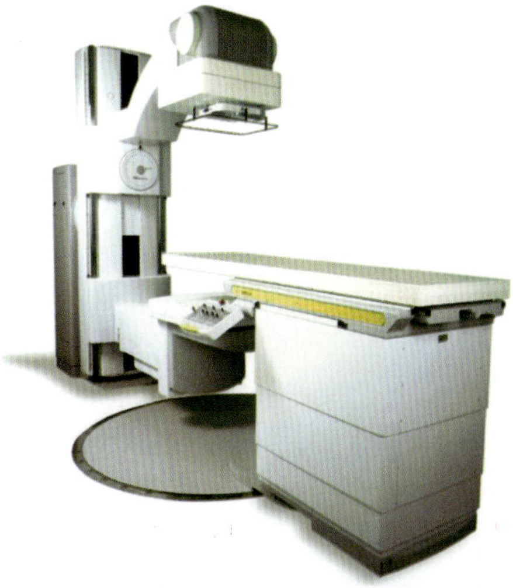

臻于完美，高端之选

等中心精度十年不变，全球市场占有率第一

地址：中国北京市昌平区科技园区创新路21号　邮编：102200
电话：+86 10 5669 2801　传真：+86 10 5669 2900

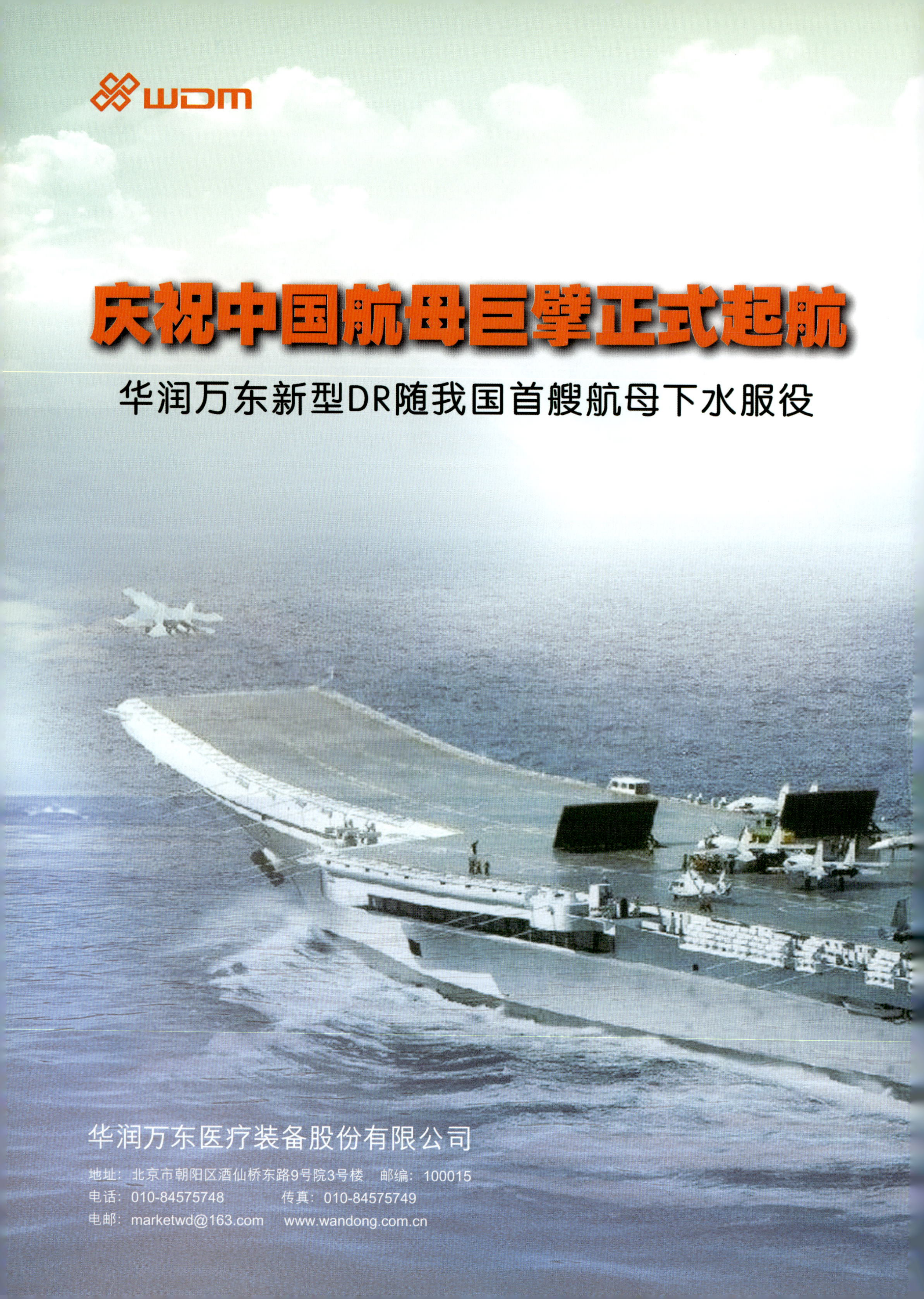
WDM
庆祝中国航母巨擘正式起航
华润万东新型DR随我国首艘航母下水服役
华润万东医疗装备股份有限公司
地址：北京市朝阳区酒仙桥东路9号院3号楼　邮编：100015
电话：010-84575748　传真：010-84575749
电邮：marketwd@163.com　www.wandong.com.cn

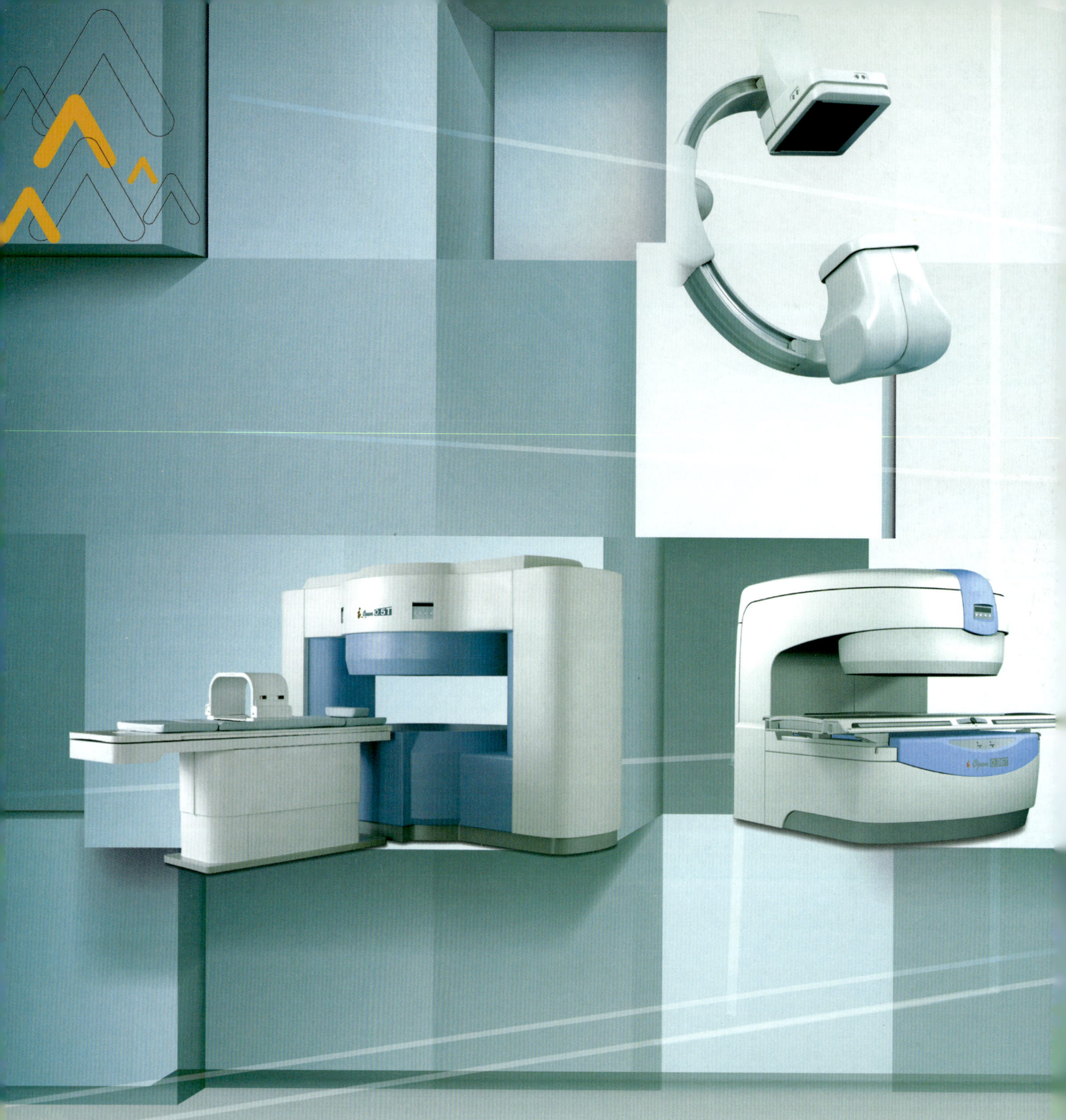

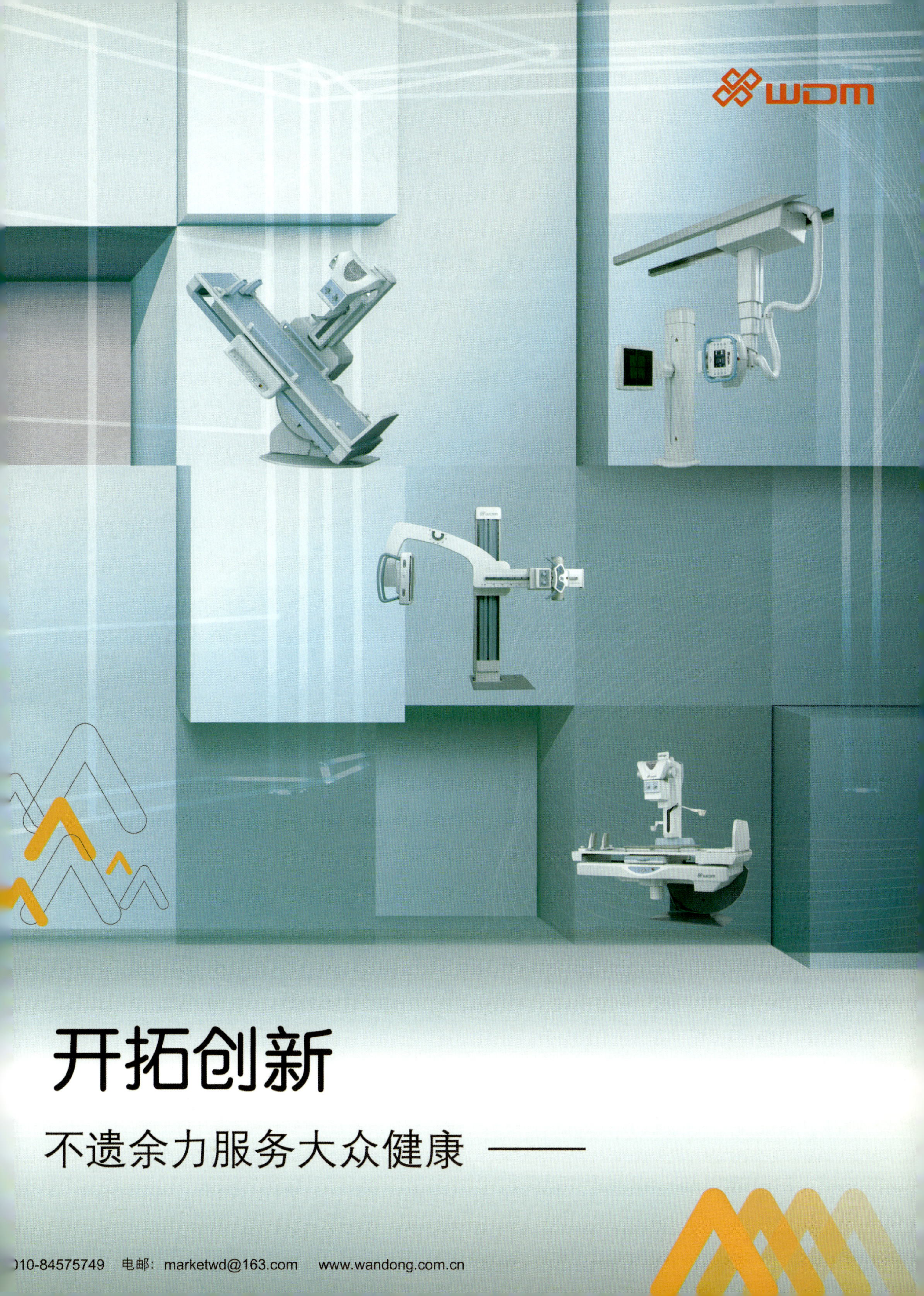
WDM
开拓创新
不遗余力服务大众健康 ——
010-84575749 电邮：marketwd@163.com www.wandong.com.cn

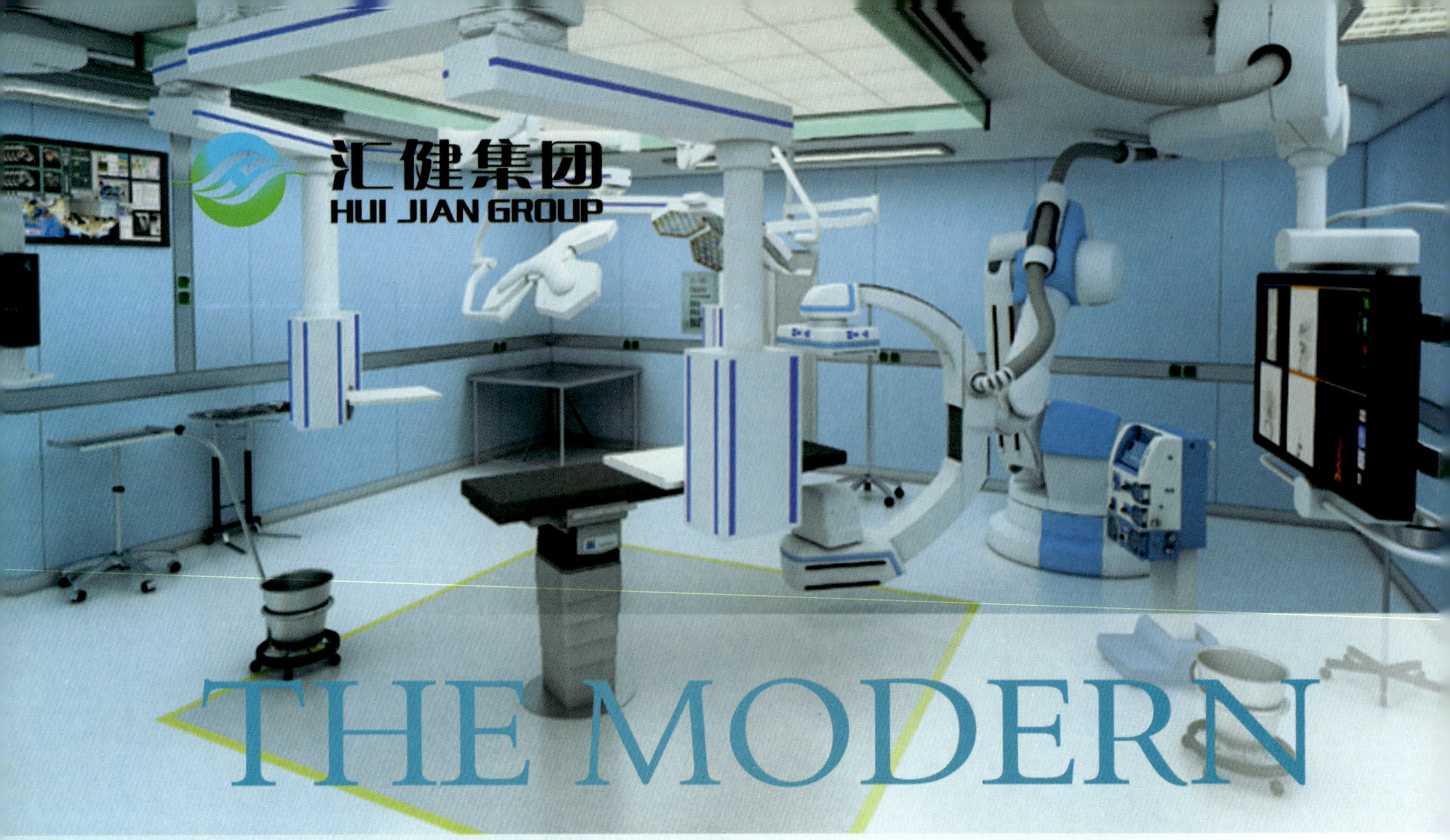
汇健集团
HUI JIAN GROUP
THE MODERN

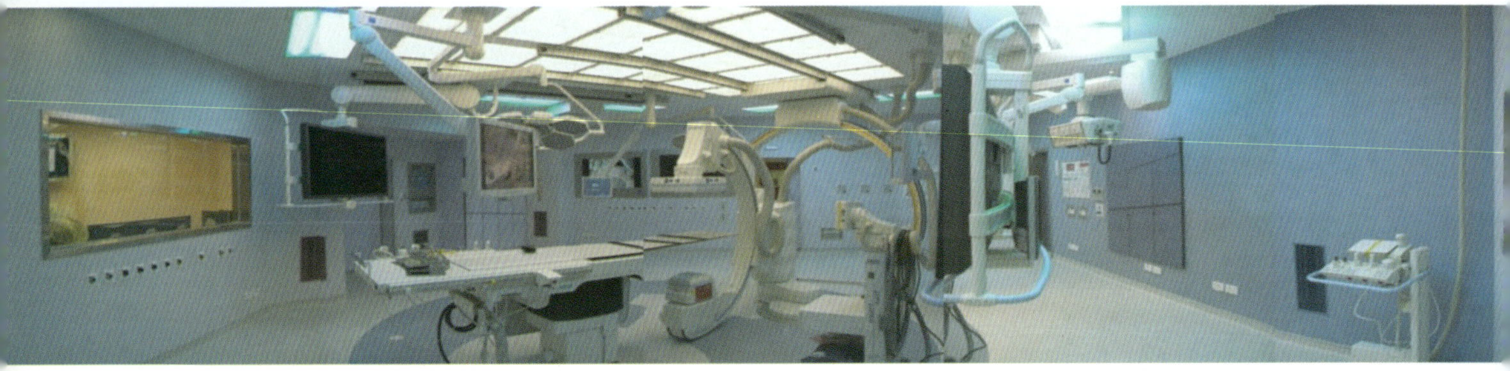

湖北高德急救防护用品公司创立于2002年，专业研发、生产、出口和国内销售以急救箱包为主的各类紧急救援产品和其他医疗器械。具有II类医疗器械生产许可证和II类III类医疗器械经营许可证，同时具有德国Tuv公司认 证 的 ISO9000， ISO131485和II类医疗器械Ce证书。

对于核心产品，我们实现了从原料到最终包装灭菌的立体整合。这样可以完全保证质量的稳定和价格的竞争性我们聘请国内外知名专家成立顾问和研发团队，组织专家制度化地搜集和学习最新的国际和目标消费国的产品标准，并进行产品研发设计。

我们在下列产品上有非凡的竞争力,并长期出口到德国法国等欧盟国家，2012年出口超过500万套各类急救箱包：

符合德国DIN13155标准的救护车车载急救箱

符合德国DIN14142标准的消防车车载急救箱

符合德国DIN13157和13169标准的工矿企业用急救箱

德国DIN3164标准的机动车急救包

符合欧盟EN471的警示反光服

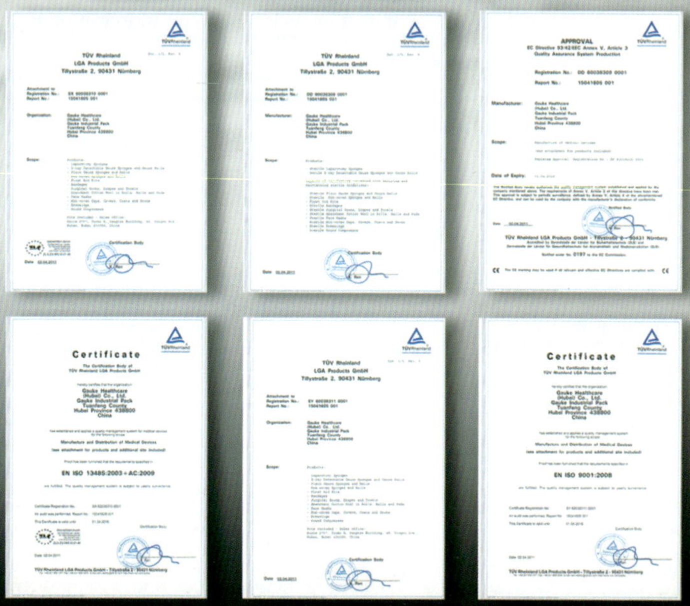

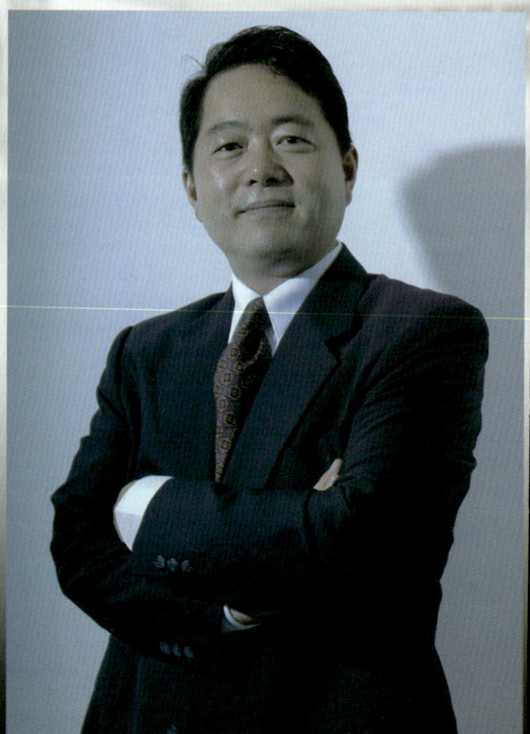

我们公司的愿景

建设中国最富创造性的,最具价值的专业化的紧急救援产品开发和技术服务企业，成为中国紧急救援行业的领航者；打造集基地建设、技术开发、装备制造、培训教育、信息网络和救援服务为一体的紧急救援产业链

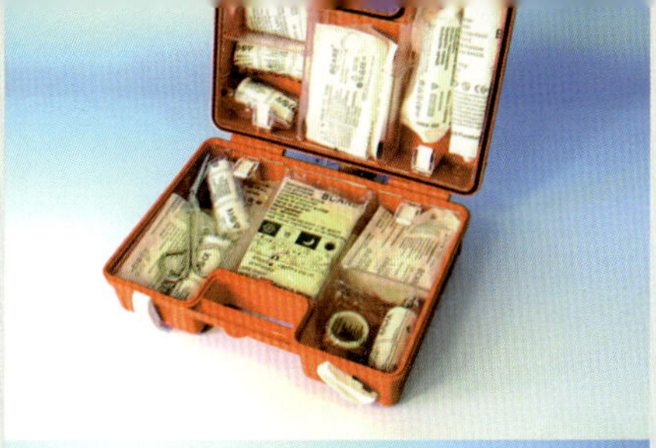

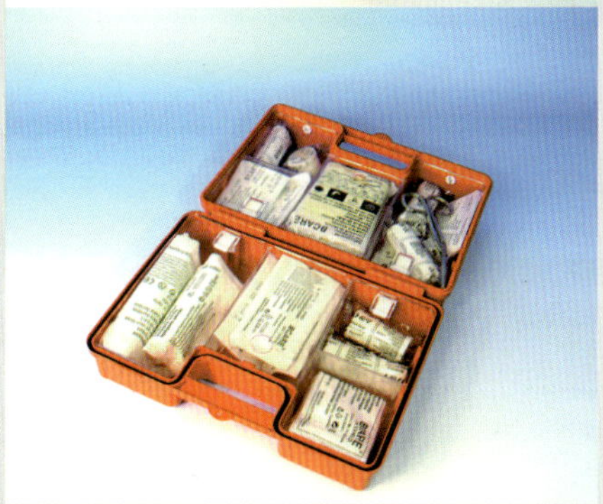

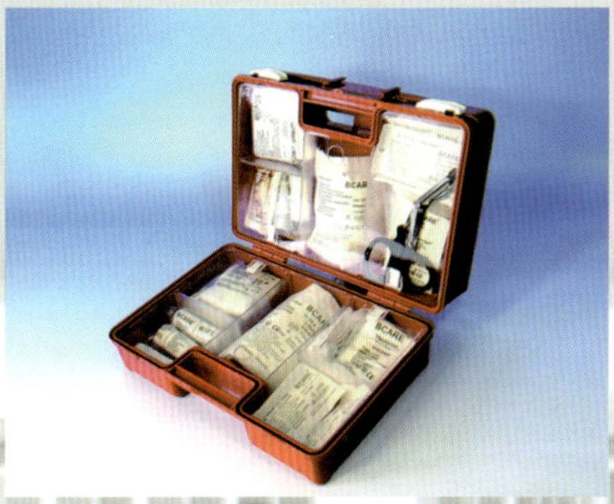

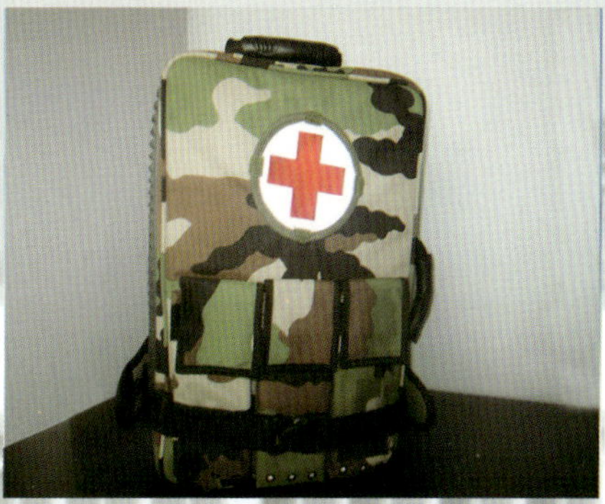

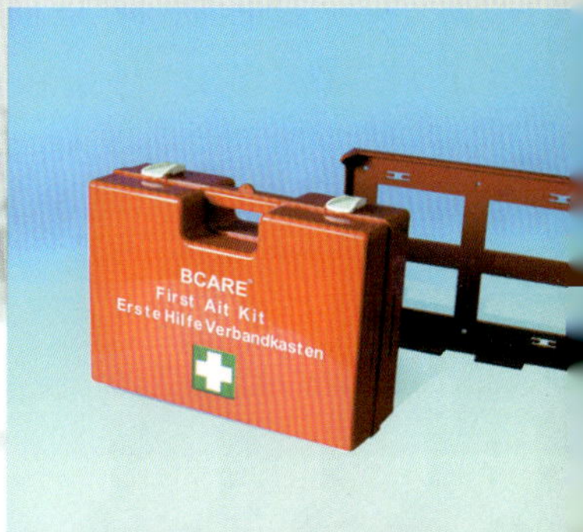

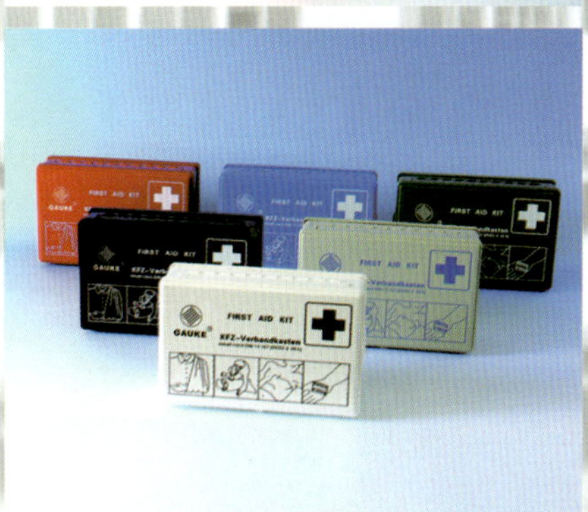

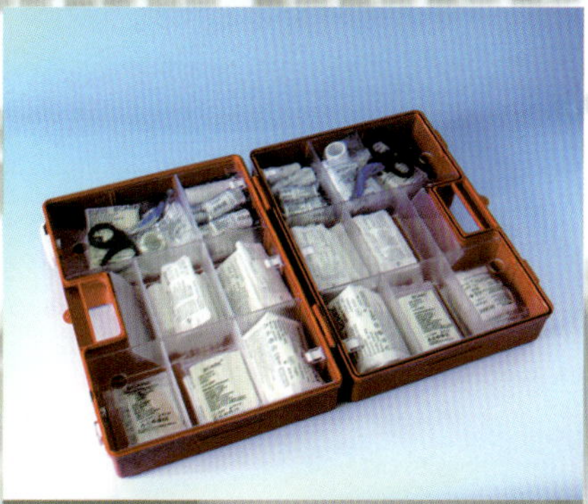

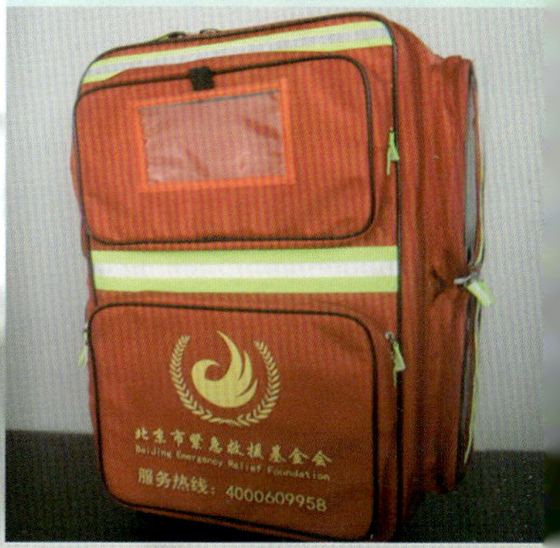

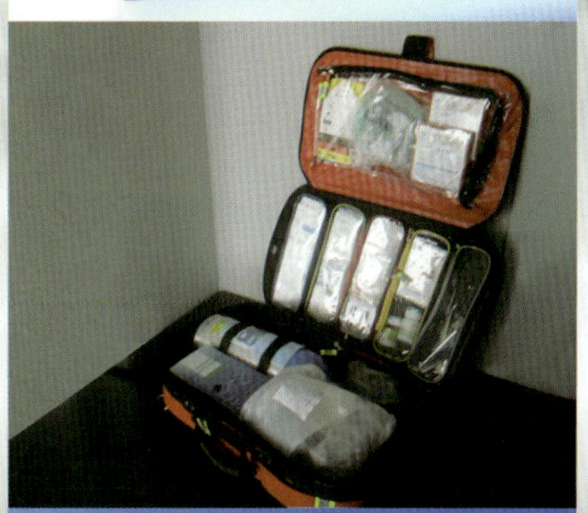

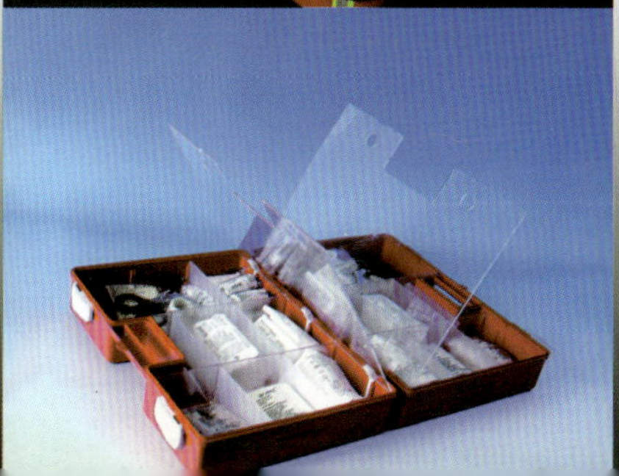

湖北高德急救防护用品有限公司
工厂地址：湖北省黄冈市团风县城南工业园
武汉销售中心：湖北省武汉市汉阳区鹦鹉大道46号
长江广场2707室
邮编:430050
Tel: 86 27 84803397-18
Mobile: 18601756682
Fax: 86 27 84803467
E-mail:johnny-sui@gaukefirstaidkit.com
www.gaukefirstaidkit.com

GAUKE®

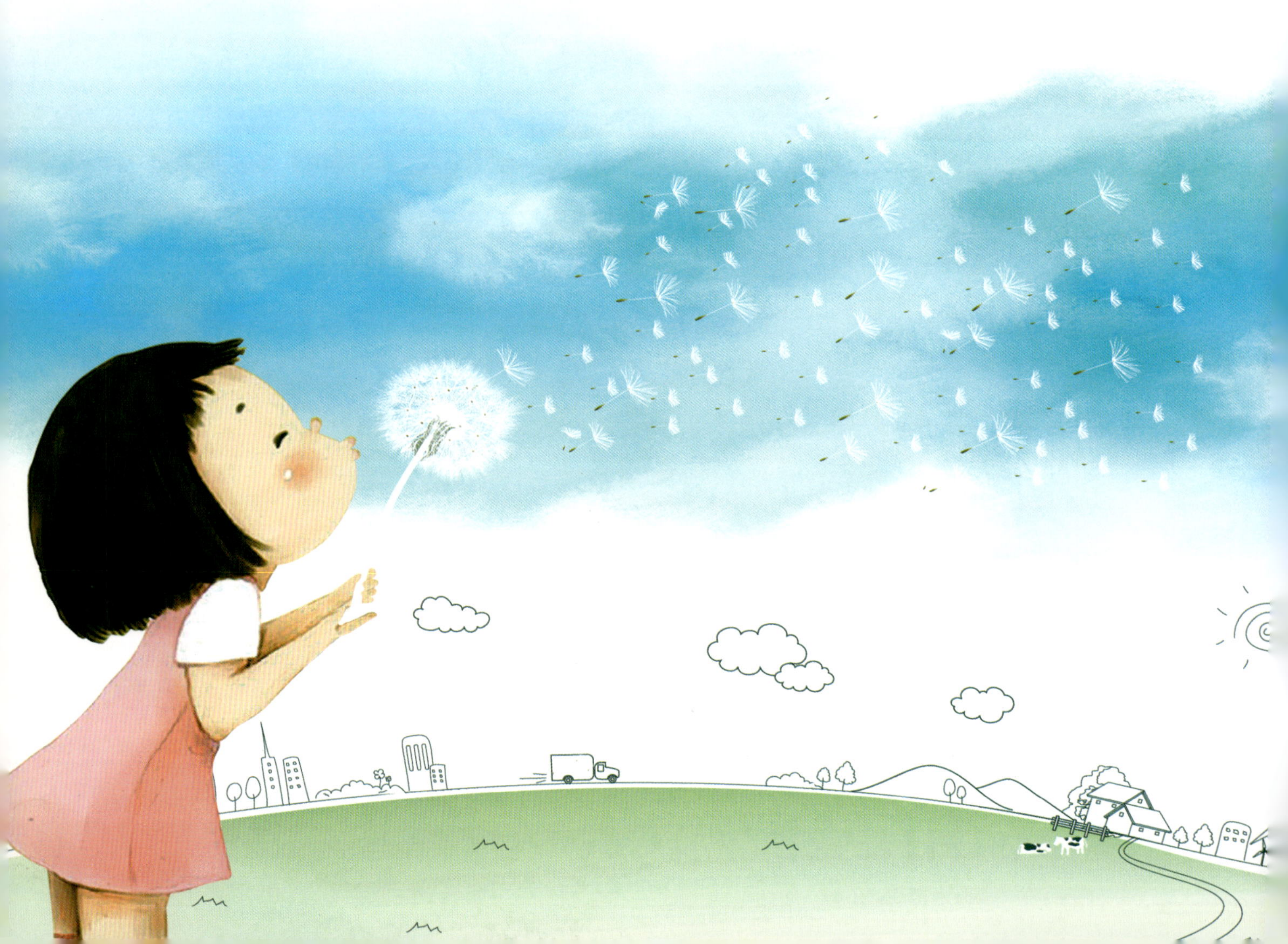

中国医学装备协会

中国医学装备年鉴

（2012版）

朱庆生　主编

海洋出版社

2013年·北京

图书在版编目（CIP）数据

中国医学装备年鉴（2012版）/朱庆生主编. — 北京: 海洋出版社,2013. 4
ISBN 978 - 7 - 5027 - 8536 - 9

Ⅰ.①中… Ⅱ.①朱… Ⅲ.①卫生设备—中国—年鉴 Ⅳ.①R197.38 - 54

中国版本图书馆CIP数据核字（2013）第073988号

责任编辑：杨 明

海洋出版社 出版发行

http://www.oceanpress.com.cn

(100081 北京市海淀区大慧寺路8号）

北京宝旺印务有限公司印刷 新华书店发行所经销

2013年 4 月第 1 版 2013年 4 月第 1 次印刷

开本：889mm×1194mm 1/16 印张：33

字数：911千字 定价：480.00元

发行部：62216517 总编室：62114335

《中国医学装备年鉴》编委会

前　言

医学装备被誉为二十一世纪的朝阳产业,她在冉冉升起的同时,用自身的光和热为世人的生命健康带来了福祉。她集现代高新科学技术之大成,与现代医学的发展相辅相成,相得益彰,成为当今社会重要的卫生资源和预防、治疗疾病、救死扶伤的重要的物质和技术基础。

中国现代医学装备事业发轫于改革开放的新时代。30余年来,我国的医学装备事业随着综合国力和医学科学的提高而快速发展。改革开放之前,我国医疗机构装备比较落后,全国只有极少数大型医院有CT、彩超等先进设备,如今,我国已经成为世界医学装备使用量最大的国家之一,CT、彩超、MRI等大型设备已经普及到县级以上医院,各类医学装备企业达到近1.5万家,医学装备产业也成为经济发展的一个新的增长点。

我国的医学装备的发展具有鲜明的中国特色。从蹒跚起步到长足进步,从一穷二白到广泛普及,从缺乏经验到逐步规范管理,我国医学装备产业发展经历了怎样的艰辛?卫生改革和卫生事业的发展为医学装备事业注入了怎样的活力?医学装备配置和安全使用管理又经历了怎样的历程?由于缺乏专门翔实的记载,我们只能做惊鸿一瞥。而医学装备事业的发展方兴未艾,日新月异,鉴于此,编辑一部专门记载我国医学装备发展历程的工具书,显得尤为必要。

中国医学装备协会作为业内唯一一家国家级学术团体,对于此等有利于事业发展的基础性工作责无旁贷,决定荣膺重任,从2012年起,每年编辑出版一部《中国医学装备年鉴》,翔实辑录当年医学装备领域发生的大事要闻,以飨有志于中国医学装备发展研究的同仁。

目录

一、政策法规

卫生事业发展“十二五”规划

为适应人民群众不断增长的健康需求和经济社会发展对卫生事业发展的新要求,根据《中华人民共和国国民经济和社会发展第十二个五年规划纲要》、《中共中央国务院关于深化医药卫生体制改革的意见》(中发〔2009〕6号)和《国务院关于印发“十二五”期间深化医药卫生体制改革规划暨实施方案的通知》(国发〔2012〕11号),编制本规划。

一、规划背景

(一)“十一五”期间卫生事业发展取得的成就

“十一五”期间,各项卫生工作取得重大进展,卫生事业发展“十一五”规划纲要确定的主要目标和任务全面完成,人民群众健康水平明显提高。2010年,人均预期寿命提高到74.83岁,孕产妇死亡率下降到30.0/10万,婴儿死亡率下降到13.1‰,5岁以下儿童死亡率下降到16.4‰,主要健康指标总体位居发展中国家前列。

深化医药卫生体制改革工作开局良好。2009年,中共中央、国务院印发了《关于深化医药卫生体制改革的意见》,国务院印发了《医药卫生体制改革近期重点实施方案(2009~2011年)》,全面启动医改工作。按照“保基本、强基层、建机制”的要求,统筹推进五项重点改革,取得了重大阶段性成效,为卫生事业科学发展提供了有力的体制机制保障。

疾病预防控制工作取得明显成效,全国甲乙类传染病发病率总体平稳,未发生重大传染病大规模流行。艾滋病病毒感染人数累计报告379348例,有效治疗传染性肺结核病患者246万人,全人群乙肝表面抗原携带率控制在7%以内,血吸虫病防治达到疫情控制标准,97.94%的县(市、区)实现消除碘缺乏病的目标。爱国卫生运动深入开展,城乡环境卫生面貌持续改善,农村卫生厕所普及率达到67.43%。

影响妇女儿童健康的重点问题逐步得到解决,妇女儿童健康水平不断提高,农村孕产妇住院分娩率达到97.8%,5岁以下儿童中重度营养不良患病率比2000年下降49.8%,新生儿疾病筛查覆盖率达到57%。

基本医疗保障制度不断完善。截至2010年底,城乡基本医保参保人数达到12.6亿人。职工医保和城镇居民医保参保人数分别达到2. 37亿人和1. 95亿人。新农合制度实现全面覆盖,参合率达到96%,人均筹资水平从“十五”末的30元提高到156元,保障水平明显提高。医疗卫生服务体系建设步伐明显加快,中央累计安排专项资金603. 7亿元支持近5万个医疗卫生机构项目建设,基层医疗卫生机构服务能力全面提升。国家基本公共卫生服务项目和重大公共卫生服务专项全面实施,基本公共卫生服务均等化水平进一步提高。国家基本药物制度稳步推进,公立医院改革取得积极进展。居民卫生服务利用状况显著改善,个人卫生支出占卫生总费用的比重从52.2%下降到35.3%,个人卫生支出过快增长的趋势得到遏制,群众看病就医困难问题有所缓解。

食品安全与卫生监督工作取得积极进展,食品安全形势总体稳定。医疗监管力度继续加大,医疗服务行为进一步规范。卫生法制建设不断加强,相关法律法规制度进一步完善。药品监管能力逐步提高,药品安全状况明显改善。中医药工作取得明显进展,中医药服务体系不断完善,服务能力显著增强,在基本医疗卫生制度建设中发挥了积极作用。

卫生工作在促进社会和谐稳定方面发挥重要作用。圆满完成北京奥运会、新中国成立60周年庆祝活动、上海世博会等重大活动的医疗卫生保障任务。全面实现汶川地震、玉树地震及舟曲山洪泥石流等重大自然灾害“大灾之后无大疫”的目标。科学防控甲型H1N1流感疫情,最大程度地减轻了疫情对人民群众健康的危害和对经济社会发展的不利影响。

(二)“十二五”期间卫生事业发展面临的形势

1. 卫生事业在国民经济和社会发展中的作用进一步显现,面临重要发展机遇。卫生事业在扩大内需、增加就业、促进经济社会发展等方面的作用越来越突出。国家把保障和改善民生作为加快转变经济发展方式的根本出发点和落脚点,持续增长的综合国力为卫生事业发展提供了坚实基础。各地更加重视加快卫生事业发展,社会各界、国际社会对卫生工作给予高度关注和支持,人民群众对卫生服务提出了更高的要求,卫生事业面临难得的发展机遇。

2. 经济社会发展新阶段带来多重健康问题挑战,卫生工作任务更加艰巨。我国正处于工业化、城市化快速发展时期,人口老龄化进程加快,面临的健康问题日趋复杂。一方面,重大传染病流行形势依然严峻,慢性非传染性疾病和精神疾病对人民群众的健康威胁日益加大,新发传染病以及传统烈性传染病的潜在威胁不容忽视。另一方面,生态环境、生产生活方式变化以及食品药品安全、职业伤害、饮用水安全和环境问题等对人民群众健康的影响更加突出。不断发生的自然灾害、事故灾害及社会安全事件也对医疗卫生保障提出更高的要求。医疗卫生服务供给与需求之间的矛盾日趋突出,服务理念、服务模式等亟需作出相应调整。

3. 制约卫生事业发展的体制机制问题日益凸显,医改进入攻坚阶段。卫生事业发展中不平衡、不协调、不可持续的问题依然存在。卫生资源配置、卫生服务利用、居民健康水平在城乡、地区和人群方面存在显著差异,群众大病医疗费用负担仍然较重。随着医改的推进,深层次的体制矛盾、复杂的利益调整等难点问题进一步显现,改革已进入“深水区”。医疗保障制度建设有待进一步加强,基本药物制度还需巩固完善,公立医院改革需要深化拓展,推进社会力量办医仍需加大力度,人才队伍总量和结构性矛盾依然突出。解决这些问题必须持续不断地推进改革。

二、指导思想、基本原则和主要目标

(一)指导思想

以邓小平理论和“三个代表”重要思想为指导,深入贯彻落实科学发展观,以维护人民健康为中心,以深化医药卫生体制改革为动力,坚持卫生事业的公益性,坚持预防为主、以农村和基层为重点、中西医并重、依靠科技与人才,保基本、强基层、建机制,转变卫生发展方式,把基本医疗卫生制度作为公共产品向全民提供,促进卫生事业与经济社会协调发展,不断提高人民群众的健康水平。

(二)基本原则

坚持统筹兼顾。统筹公共卫生、医疗服务、医疗保障、药品供应保障四个体系,加快推进基本医疗卫生制度建设;统筹城乡、区域卫生事业发展,不断缩小人群之间卫生服务利用和健康水平差异。坚持中西医并重,充分发挥中医药特色优势。

坚持科学发展。平衡局部利益与整体利益、当前利益与长远利益,推动卫生发展方式从注重疾病治疗向注重健康促进转变,从注重个体服务向注重家庭和社会群体服务转变;优化资源配置,重点发展公共卫生、基层卫生等薄弱领域及医学模式转变要求的新领域,实现医疗卫生工作关口前移和重心下沉。

坚持政府主导、全社会参与。强化政府保障基本医疗卫生服务的主导地位,加大投入力度;广泛动员社会力量参与,加快形成多元化办医格局;切实调动医务人员的积极性,充分发挥其改革主力军作用;通过健康教育等多种方式积极引导广大群众形成健康的生活方式,促进健康产业发展。

坚持强化能力建设。以医药卫生人才队伍和信息化建设为战略重点,强化人才资源是第一资源的理念,加快实施人才强卫战略,改革人才培养和使用体制机制,优先培育高素质卫生人才;大力加强信息化建设,提升医疗卫生服务能力和管理水平。

(三)发展目标

到2015年,初步建立覆盖城乡居民的基本医疗卫生制度,使全体居民人人享有基本医疗保障,人人享有基本公共卫生服务,医疗卫生服务可及性、服务质量、服务效率和群众满意度显著提高,个人就医费用负担明显减轻,地区间卫生资源配置和人群间健康状况差异不断缩小,基本实现全体人民病有所医,人均预期寿命在2010年基础上提高1岁。

分工明确、信息互通、资源共享、协调互动的公共卫生服务体系基本建立,促进城乡居民享有均等化的基本公共卫生服务。

规范有序、结构合理、覆盖城乡的医疗服务体系基本建立,为群众提供安全、有效、方便、价廉的基本医疗服务。

以基本医疗保障为主体、其他多种形式补充医疗保险和商业健康保险为补充、覆盖城乡居民的多层次医疗保障体系基本建立,个人医药费用负担进一步减轻。

以国家基本药物制度为基础的药品器械供应保障体系进一步规范,确保基本药物安全有效、公平可及、合理使用。

支撑卫生事业全面、协调、可持续发展的各项体制机制更加健全,有效保障医药卫生体系规范运转。

专栏1 "十二五"时期卫生事业发展指标

类别	指标	2015年
主要指标		
健康状况	人均预期寿命(岁)	在2010年基础上提高1岁
	婴儿死亡率(‰)	≤12
	5岁以下儿童死亡率(‰)	≤14
	孕产妇死亡率(/10万)	≤22
工作指标		
疾病预防控制	法定传染病报告率(%)	≥95
	存活的艾滋病病毒感染者和病人数(人)	120万左右
	全人群乙型肝炎表面抗原携带率(%)	≤6.5
	以乡(镇)为单位适龄儿童免疫规划疫苗接种率(%)	≥90
	重点慢性病防治核心信息人群知晓率(%)	≥50
	高血压和糖尿病患者规范化管理率(%)	≥40
妇幼卫生	3岁以下儿童系统管理率(%)	≥80
	孕产妇系统管理率(%)	≥85
	孕产妇住院分娩率(%)	≥98
卫生监督	日供水1000立方米以上的集中式供水单位卫生监督覆盖率(%)	≥90
医疗保障	城乡三项基本医疗保险参保率(%)	在2010年基础上提高3个百分点
	政策范围内住院费用医保基金支付比例(%)	75左右
卫生资源	每千人口执业(助理)医师数(人)	1. 88
	每千人口注册护士数(人)	2. 07
	每千人口医疗机构床位数(张)	4

续表

医疗服务	二级以上综合医院平均住院日(天)	≤9
	入出院诊断符合率(%)	≥95
卫生费用	个人卫生支出占卫生总费用的比重(%)	≤30
	人均基本公共卫生服务经费标准(元)	≥40

三、加快医药卫生体系建设

(一)加强公共卫生服务体系建设

1. 加强重大疾病防控体系建设。开展重点疾病监测,加强传染病网络直报系统建设和管理,完善疾病监测系统和信息管理制度。建立覆盖城乡的慢性病防控体系。建立健全覆盖城乡、功能完善的重性精神疾病管理治疗网络。加强疾病防控实验室检测网络系统建设。建立传染病实验室质量管理体系。落实疾病预防控制机构人员编制,优化人员和设备配置,重点支持中西部地区提高工作能力。

2. 完善卫生监督体系。加强基层卫生监督网络建设。加强卫生监督监测能力建设,完善监测网络直报系统。建立健全食品安全风险监测评估预警、食品安全标准和事故应急处置与调查处理体系。充分利用现有资源,建立比较完整的职业病防治体系,提高防治能力。加强环境卫生、放射卫生、学校卫生、传染病防治、医疗执法等卫生监督能力建设。

3. 加强妇幼卫生和健康教育能力建设。加强市、县级妇幼保健机构能力建设。

建立健全省、市、县三级健康教育工作网络,重点加强省、市级健康教育能力建设,提升乡镇卫生院、社区卫生服务中心健康教育能力,完善健康素养监测体系。

4. 加快突发公共事件卫生应急体系建设。完善突发公共卫生事件综合监测预警制度,建立风险评估机制。加强国家级、省级紧急医学救援和实验室应急检测能力建设,支持中西部地区加强卫生应急队伍建设,到2015年,形成指挥统一、布局合理、反应灵敏、运转高效、保障有力的突发公共事件卫生应急体系。加强院前急救体系建设,重点提高农村地区急救医疗服务能力。

5.加强采供血服务能力建设。完善无偿献血服务体系,加强血站血液安全保障能力建设,积极推进血站核酸检测工作,提高血站实验室检测能力。到2015年,血液筛查核酸检测基本覆盖全国。

建立专业公共卫生机构、城乡基层医疗卫生机构和医院之间分工协作的工作机制,确保信息互通和资源共享,实现防治结合。加强专业公共卫生机构对医院和基层医疗卫生机构开展公共卫生服务的指导、培训和监管。通过多种措施,增强医院公共卫生服务能力,提高公共卫生机构的医疗技术水平。

专栏2　公共卫生服务体系建设重点工程

重大疾病防控体系建设:一是针对严重威胁群众健康的传染病、地方病等重大疾病,加强防控能力建设,支持承担重大疾病防控任务的各级公共卫生机构建设;二是重点加强国家级鼠疫菌毒种保藏中心建设。

卫生监督体系建设:支持基层卫生监督机构业务用房建设和基本设备购置。完善饮用水卫生监测网络。

农村急救体系建设:改扩建县级急救机构业务用房,配置必要的急救设备和救护车。进一步完善突发公共卫生事件应急救治网络。

食品安全风险监测体系建设:为省级、地市级疾病预防控制机构配置实验室检验检测设备。

(二)加强医疗服务体系建设

1. 优化配置医疗资源。坚持非营利性医疗机构为主体、营利性医疗机构为补充,公立医疗机构为主导、非公立医疗机构共同发展,以群众实际需求为导向编制区域卫生规划和医疗机构设置规划,按人口分布和流动趋势调整医疗资源布局与结构,合理确定公立医院功能、数量、规模、结构和布局。遏制公立医院盲目扩张,每千常住人口医疗卫生机构床位数达到4张的,原则上不再扩大公立医院规模。切实保障边远地区、新区、郊区、卫星城区等区域的医疗资源需求,重点加强儿科、妇产、精神卫生、肿瘤、传染病、老年护理、康复医疗、中医等领域的医疗服务能力建设,新增医疗卫生资源重点投向农村和城市社区等薄弱环节,保证基本医疗服务的可及性。大力发展康复医院、护理院(站)等延续性医疗机构,提高康复医学服务能力和护理水平,到2015年,初步实现急慢分治。加强妇幼医疗服务体系建设,提高妇女儿童医疗服务水平。严格控制大型医疗设备配置,鼓励共建共享,提高医疗卫生资源利用效率。引导患者合理就医,保障群众就近获得高质量的医疗服务。

2. 大力发展非公立医疗机构。在区域卫生规划和医疗机构设置规划中,为非公立医疗机构留出足够空间。需要调整和新增医疗卫生资源时,在符合准入标准的条件下,优先考虑社会资本。放宽社会资本举办医疗机构的准入范围,鼓励有实力的企业、慈善机构、基金会、商业保险机构等社会力量及境外投资者举办医疗机构,鼓励具有资质的人员(包括港、澳、台地区人员)依法开办私人诊所。公立医院资源丰富的城市,可引导社会资本以多种方式参与包括国有企业所办医院在内的部分公立医院改制重组,积极稳妥地把部分公立医院转制为非公立医疗机构,适度降低公立医院的比重,促进公立医院合理布局,形成多元化办医格局。到2015年,非公立医疗机构床位数和服务量均达到医疗机构总数的20%左右。

3. 加强农村三级卫生服务网络建设。优先建设发展县级医院,提高服务能力和水平,使90%的常见病、多发病、危急重症和部分疑难复杂疾病的诊治、康复能够在县域内基本解决。继续加强乡镇卫生院和村卫生室建设。积极推进乡镇卫生院和村卫生室一体化管理。到2015年,基本实现每个乡镇有1所政府举办的卫生院,每个行政村有村卫生室,提高乡、村卫生机构设备配备水平。

4. 完善以社区卫生服务为基础的城市医疗卫生服务体系。进一步健全社区卫生服务体系,充分利用社区综合服务设施,继续加强社区卫生服务中心(站)能力建设,完善社区卫生服务功能,逐步建立社区首诊、分级诊疗和双向转诊制度。到2015年,努力建成机构设置合理、服务功能健全、人员素质较高、运行机制科学、监督管理规范的社区卫生服务体系,原则上每个街道办事处或3万~10万居民设置1所社区卫生服务中心;建立起社区卫生服务机构与大医院、专业公共卫生服务机构上下联动、分工明确、协作密切的城市医疗卫生服务体系。

5. 加强区域医学中心和临床重点专科能力建设。充分利用现有资源,在中央和省级可以设置少量承担医学科研、教学功能的医学中心或区域医疗中心。加强业务用房短缺、基础设施较差的地市级综合医院建设。加强临床重点专科建设,支持薄弱和急需医学学科发展,提升医疗技术水平和临床服务辐射能力。

6. 加强城乡医院对口支援。继续实施以“万名医师支援农村卫生工程”为主要形式的城乡医院对口支援。组织协调东西部地区医院省际对口支援。巩固完善城市三级医院与县级医院间的对口支援和协作关系。开展二级以上医疗机构对口支援乡镇卫生院工作,建立城市医院支农的长效机制。落实城市医院医生晋升中高级职称前到农村服务1年以上的政策。加强对口支援的管理和考核评估,调动支援医院和受援医院双方的积极性,建立合作双赢的运行机制。

专栏3　医疗服务体系建设重点工程

地市级综合医院建设:支持业务用房短缺、基础设施较差的地市级综合医院业务用房建设和设备配置。

临床重点专科建设:支持国家级、省级和地市级临床重点专科建设。

儿童医疗服务体系建设:加强省级妇儿专科医院建设。支持省、地市级医院儿科(专科医院)以及县级医院妇儿科建设。

完善基层医疗卫生服务体系:一是支持县级医院、乡镇卫生院改善基础设施条件;二是为边远贫困地区配置流动医疗服务车,并装备基本医疗、急救设施设备等。

(三)健全的医疗保障体系

加快建立和完善覆盖城乡居民的多层次医疗保障体系。逐步提高政府对新农合和城镇居民医保的补助标准,到2015年,达到每人每年360元以上,个人缴费水平相应提高。逐步提高基本医疗保险最高支付限额和费用支付比例。做好职工医保、城镇居民医保和新农合待遇水平的衔接,三项基本医保政策范围内住院费用支付比例均达到75%左右,明显缩小与实际支付比例的差距。普遍开展城镇居民医保、新农合门诊医疗费用统筹,支付比例提高到50%以上,稳步推进职工医保门诊统筹。坚持城乡统筹,逐步提高统筹层次,缩小城乡、地区间保障水平差距,落实医疗保险关系转移接续办法,有条件的地区探索建立城乡统筹的居民基本医保制度。继续巩固发展新农合制度,参合率保持在95%以上,建立长期稳定的筹资增长机制,不断提高新农合筹资水平,逐步缩小城乡医保筹资水平和保障水平的差距,为实现城乡统一的医疗保障制度奠定基础。逐步扩大保障范围,到2015年,实现普通门诊统筹全覆盖。扩大大额门诊慢性病、特殊病种补偿的病种范围。继续开展重大疾病保障工作,在全国全面推开提高儿童白血病和先天性心脏病、尿毒症等大病医疗保障水平工作,将肺癌等大病纳入保障和救助试点范围,并适当扩大病种,提高补偿水平。

进一步完善职工医保和城镇居民医保制度,巩固扩大覆盖面,逐步提高保障水平。进一步完善城乡医疗救助制度,全面提高医疗救助水平,对救助对象参保及其难以负担的医疗费用提供补助,筑牢医疗保障底线。

探索建立重特大疾病保障机制,切实解决重特大疾病患者的因病致贫问题。积极开展城乡居民大病保险工作,利用基本医保基金向商业保险机构购买大病保险,减轻参保(合)人的高额医疗费用负担。发挥基本医保、大病保险、医疗救助、多种形式补充保险和公益慈善的协同互补作用,统筹协调基本医保、大病保险和商业健康保险政策,有效提高保障水平。

加强基本医保基金监管,健全管理经办机构。规范基金管理,控制基金累计结余率,提高基金使用效果,确保基金安全。建立医疗费用全国异地协查机制,全面实现统筹区域内和省内医疗费用异地即时结算,初步实现跨省医疗费用异地即时结算。积极探索委托具有资质的商业保险机构经办各类医疗保障管理服务。

全面推进支付方式改革,结合基金收支预算管理和疾病临床路径管理,在全国范围内积极推行按病种付费、按人头付费、总额预付等多种支付方式。鼓励优先使用基本医保药品目录内药品,建立医保对医疗费用增长的制约机制,控制医药费用不合理增长。

积极发展商业健康保险,完善补充医疗保险制度。完善商业健康保险产业政策,鼓励商业保险机构发展基本医保之外的健康保险产品,满足多样化的健康需求。鼓励企业、个人参加商业健康保险及多种形式的补充保险。

(四)建立健全药品供应保障体系

贯彻落实《国家药品安全"十二五"规划》,提高药品安全水平。按照"地方政府负总责,监管部门各负其责,企业是第一责任人"的要求,全面落实药品安全责任。强化药品研制、生产、流通和使用全过程质量监管,严厉打击制售假冒伪劣药品行为。实施国家药品标准提高行动计划,全面提高仿制药质量。健全药品检验检测体系,提高检验检测能力。加强基层药品不良反应监测,强化对药品不良反应和医疗器械不良事件的评价和预警。完善药品安全应急处置体系,提高应急处置能力和水平。加强技术审评、检查认证、监测预警等基础设施建设,配置快速检验设备,加快推进药品快速检验技术在基层应用。推进国家药品电子监管体系建设,完善覆盖全品种、全过程、可追溯的药品电子监管体系。推动执业药师队伍发展,加大执业药师配备使用力度,到2015年,所有零售药店和医院药房营业时有执业药师指导合理用药。规范药品流通秩序,完善以政府为主导的省级网上药品集中采购办法,加强集中采购和配送工作监督管理,进一步规范采购行为,将高值医用器械、耗材纳入集中采购范围。

制定和完善基本药物制度相关配套政策,提高基本药物供应保障能力。巩固政府办基层医疗卫生机构实施基本药物制度的成果,有序推进村卫生室实施基本药物制度,对非政府办基层医疗卫生机构可采取政府购买服务的方式将其纳入基本药物制度实施范围,鼓励公立医院和其他医疗机构优先使用基本药物。健全国家基本药物目录遴选调整机制。规范基本药物采购机制。强化医疗机构基本药物使用管理,建立和完善基本药物临床综合评价体系。加大对医务人员临床应用国家基本药物的培训力度。完善基本药物价格形成和调整机制。建立基本药物制度运行监测评价信息系统。

四、做好各项重点工作

(一)加强公共卫生服务工作

实施国家基本公共卫生服务项目,扩大项目内容和覆盖面。实施国民健康行动计划,重点做好食品安全(包括餐饮、饮用水卫生)、职业卫生、精神卫生、血液安全、慢性病防控、卫生应急等工作。

专栏4　国民健康行动计划

防控重大疾病:重点传染病防控(艾滋病、结核病、乙型肝炎、血吸虫病等),扩大国家免疫规划,人畜共患病防治,重点地方病防控,重大慢性病防控,精神疾病防治。

保障重点人群健康:母婴平安(农村孕产妇住院分娩补助、降低孕产妇死亡率和消除新生儿破伤风项目、出生缺陷综合防控),农村妇女宫颈癌和乳腺癌检查,农村地区儿童健康改善,农民工健康关爱,职业健康,白内障患者复明,健康学校。

控制健康危险因素:突发事件卫生应急,饮用水安全与环境卫生(农村改水改厕、饮用水卫生监测),医疗质量和安全,食品安全保障(标准制定与跟踪评价,风险监测和评估、事故调查处置能力建设),全民健康生活方式及健康素养促进,血液供应和安全。

1. 做好重大疾病防控工作。继续开展重大传染病、寄生虫病、地方病防治。继续落实艾滋病“四免一关怀”政策,扩大艾滋病防治宣传教育、监测检测、预防母婴传播、综合干预、抗病毒治疗的覆盖面,加强血液管理、医疗保障、关怀救助、权益保护、组织领导和防治队伍建设。继续落实现代结核病控制策略和措施,发现并治疗肺结核患者400万人,扩展耐多药肺结核规范化诊治管理工作,以市(地)为单位开展耐多药肺结核诊治工作覆盖率达到50%。提高免疫规划疫苗常规接种率和流动人口预防接种管理质量。恢复并维持无脊髓灰质炎状态,努力实现消除麻疹的目标。加强重点人群乙肝疫苗接种工作。实施以传染源控制和阻断传播途径为主的血吸虫病综合防治措施,所有血吸虫病流行县(市、区)达到传播控制标准,已达到传播控制标准的县(市、区)力争达到传播阻断标准。加强疟疾、黑热病等虫媒传染病防控,落实包虫病综合防治措施。完善重点地方病监测体系,落实防治措施,基本消除重点地方病危害。坚持以食盐加碘为主的碘缺乏病综合防治措施,到2015年,总体保持消除碘缺乏病状态的县(市、区)比例达到95%。全面落实地方性氟、砷中毒病区的改水和改炉改灶工作。实施以传染源控制为主的狂犬病、布病等人畜共患病综合治理策略,降低狂犬病死亡率,遏制布病疫情的上升趋势。加强手足口病综合防控。加强流感监测和防治工作。

大力加强慢性病防治和精神卫生、口腔卫生等工作。全面实施慢性病综合防控策略,加强慢性病高危人群发现和预防性干预工作,开展高血压、糖尿病等基层综合防控,在各级医疗机构推行35岁以上首诊患者测量血压制度,在80%以上的社区、乡镇医疗卫生机构开展血糖测定服务。支持贫困地区高血压患者和糖尿病患者免费药物治疗。大力开展“全民健康生活方式”行动,创建慢性病综合防控示范区,实施高危人群健康管理、生活方式指导和干预,老年居民健康管理率达到60%。加强脑卒中、冠心病等心脑血管疾病的筛查和防治工作。在癌症高发区开展重点癌症筛查和早诊早治工作。加强伤害监测,开展以儿童为重点的伤害干预工作。建立重性精神疾病病例报告制度,加强管理治疗,使贫困重性精神疾病患者得到抗精神病药物治疗和紧急救助。到2015年,发现的重性精神疾病患者管理率达到70%,治疗率达到60%。逐步完善社会心理支持和心理卫生服务体系,加强制度化和规范化管理。加强龋病和牙周病防治,扩大儿童口腔疾病综合干预覆盖面。采取有效措施防治常见致盲性眼病,继续开展白内障患者复明工程。

2. 深入开展爱国卫生运动。全面启动健康城镇建设活动,继续开展国家卫生城(镇)创建活动。扎实推进“全国城乡环境卫生整洁行动”和以改水改厕为重点的农村环境卫生整治活动。加强农村饮用水水质卫生监测,建立农村环境健康危害因素评价体系,到2015年,集中式供水工程水质卫生监测覆盖率力争达到60%。加强病媒生物防控标准制定和监测工作。

3. 做好妇幼卫生工作。做好以宫颈癌和乳腺癌筛查为重点的农村常见妇女病防治工作,2015年农村适龄应检妇女常见病检查率达到70%。加强孕产期保健服务,继续实施农村孕产妇住院分娩补助政策。建立危重孕产妇和新生儿急救中心及绿色通道,提高产科、儿科服务质量。继续做好降低孕产妇死亡率和消除新生儿破伤风工作。加大出生缺陷干预力度,开展出生缺陷三级综合防治,加强婚前孕前保健宣传教育、产前筛查和产前诊断、新生儿疾病筛查管理,降低严重多发致残的出生缺陷发生率。到2015年,新生儿遗传代谢性疾病筛查覆盖率达到70%。加强地中海贫血防控。加强儿童保健服务和管理,着力改善儿童健康状况。加强爱婴医院管理,提高母乳喂养率,促进婴幼儿科学喂养。推广儿童疾病综合管理等适宜技术,重点提高农村医疗卫生机构的儿童常见病诊治、现场急救、危急重症患儿处理和转诊能力。降低儿童营养不良和贫血患病率。到2015年,5岁以下儿童生长迟缓率控制在10%以下,贫血患病率控制在20%以下。

4. 广泛开展健康教育。发挥健康教育体系和健康教育基地的作用,针对重点疾病、重点人群、重点场所和重大公共卫生问题开展群众喜闻乐见的健康教育活动,继续推进全民健康素养促进行动,普及基本卫生知识,倡导健康文明生活方式。到2015年,城乡居民健康素养水平提高到10%。加强控烟宣传,建立免费戒烟热线,全面推行公共场所禁烟,积极创建无烟医疗卫生机构、无烟学校、无烟单位,建立完整的烟草流行监测体系,认真履行《烟草控制框架公约》。到2015年,15岁及以上人群吸烟率在2010年基础上下降2~3个百分点。

5. 做好卫生应急工作。继续做好鼠疫、流感大流行、重大输入性传染病或新发现传染病疫情等重特大突发公共卫生事件的防范和应对工作。完善信息报送、风险评估和监测预警制度,加强突发公共卫生事件早期预警和预防控制工作。以灾害事故现场医疗卫生救援、突发中毒事件和核辐射事件卫生应急、突发事件应急心理援助为重点,全面做好各类重大突发公共事件的卫生应急工作,积极开展重大灾害事故紧急医学救援,做好重大活动卫生保障工作。加强鼠疫检测、监测及预警工作,提高偏远地区和基层医疗机构的鼠疫诊断水平和救治能力。

6. 做好流动人口公共卫生服务工作。提高进城务工人员及其子女基本医疗卫生服务可及性,使随迁儿童享有与流入地户籍儿童同等的基本医疗卫生服务。强化流动人口的公共卫生服务和重大传染病防控工作,促进农民工与城镇居民享受均等化的公共卫生服务。

(二)强化食品安全和卫生监督工作

1. 加强食品安全工作。贯彻落实《国家食品安全监管体系“十二五”规划》,进一步加强食品安全监管工作。推进食品安全法配套法规制度建设,进一步完善食品安全工作机制。强化食品安全风险监测网络建设,整合监测资源,建立统一的国家食品安全风险监测体系,健全食品安全风险交流制度。加强食品安全标准制修订工作,尽快完成现行食品安全标准清理整合工作,加强重点品种、领域的标准制修订工作,充实完善食品安全国家标准体系。建立健全食品安全事故信息报告和流行病学调查机制,提高各级疾病预防控制机构食源性疾病监测和事故应急能力。继续发布违法添加非食用物质“黑名单”。加强食品安全法律、法规、标准和相关知识宣传教育。加强餐饮食品安全监管。

2. 加大职业病防治力度。加强对尘肺、职业中毒、职业性肿瘤等重点职业病的监测。逐步扩大职业健康检查覆盖面,开展职业健康风险评估。不断完善职业病防治法律法规和标准体系,规范职业病诊断与鉴定程序。加强职业病防治宣传教育和职业健康促进,加强专业人员培训,提高职业病防治能力和水平。

3. 大力推进卫生监督工作。加强城乡集中式供水、二次供水和学校饮用水卫生监测工作,提高水质检验能力,形成全国饮用水卫生监测网络。推进公共场所卫生监督量化分级管理工作。继续实施消毒产品及涉及饮用水卫生安全产品的专项监督抽检。以医疗机构放射性危害控制为重点,加强放射卫生监督管理。推进环境污染对健康影响的监测、评估工作,提高重金属污染健康危害监测、诊疗服务水平。以农村等薄弱地区为重点,全面推进学校卫生监督工作。加强传染病防治监督检查。加大打击非法行医和非法采供血工作力度。加强卫生监督队伍管理,深入开展监督稽查,规范执法行为。

(三)全面加强医疗服务管理

1. 加强医疗质量管理。进一步完善国家、省级医疗质量管理与控制体系,在医疗机构深入开展“服务好、质量好、医德好、群众满意”活动和“医疗质量万里行”活动。完善医疗机构、医务人员、医疗技术等医疗服务要素准入管理制度,加强医疗服务要素准入和退出管理。在三级医院和80%的二级医院全面开展临床路径管理和单病种质量控制工作。加强医疗机构药事管理,基本建立临床药师制度,促进以抗菌药物为重点的临床合理用药。提高临床护理服务能力和水平,全面推行责任制整体护理的服务模式,推广优质护理服务。完善医院感染预防和控制体系,降低医院感染发生率。大力推动无偿献血,到2015年,献血率达到10/千人口。规范临床用血管理,提高医疗机构合理用血水平,保障血液安全。进一步加强戒毒医疗服务工作。

2. 强化医疗服务监管。建立健全医疗服务监管体系,完善医疗服务监管法规制度,加强医疗服务行为、质量安全和机构运行的监测监管。加强平安医院建设,完善投诉管理,推进医疗纠纷人民调解,健全医疗责任风险分担机制。完善医院等级评审评价制度,建立社会监督与评价的长效机制,加强日常质量控制评价工作,到2015年,基本形成比较健全的医院评审评价体系。加强对人体器官移植的监管。严格医疗广告的审批和监管。全面推进医师定期考核,规范医疗执业行为。

3. 推行惠民便民措施。改进群众就医服务,三级医院和有条件的二级医院普遍开展预约诊疗、“先诊疗、后结算”、志愿者和医院社会工作者服务,优化医疗机构门急诊环境和流程,广泛开展便民门诊服务。推行基本医疗保障费用直接结算,实施成本核算与控制。基本实现同级医疗机构检查结果互认。

4. 控制医疗费用不合理增长。加强对医疗费用的监管,将次均费用和总费用增长率、住院床日以及药占比等控制管理目标纳入公立医院目标管理责任制并作为绩效考核的重要指标,及时查处为追求经济利益的不合理用药、用材和检查及重复检查等行为。加强对费用增长速度较快疾病诊疗行为的重点监控,控制公立医院提供非基本医疗服务。

5. 推进公立医院改革。按照“四个分开”的要求,全面推进县级公立医院改革,深化城市公立医院改革。坚持公立医院公益性质,落实政府办医责任。完善公立医院补偿机制,落实政府投入政策,以破除“以药补医”机制为关键环节,推进医药分开,理顺医疗服务价格。各级卫生行政部门负责人不得兼任公立医院领导职务,逐步取消公立医院行政级别。建立统一、高效、权责一致的公立医院管理体制,强化卫生行政部门规划、准入、监管等全行业管理职能,落实公立医院自主经营管理权,推进管办分开。完善公立医院治理机制,探索建立理事会等多种形式的法人治理结构。加强对公立医院的绩效考核,建立院长选拔、任用、奖惩考核等激励约束制度。推进现代医院管理服务创新,促进院长队伍的职业化、专业化建设,提高公立医院的精细化、专业化、科学化管理水平。推进以聘用制度和岗位管理制度为主要内容的人事制度改革,完善医务人员职称评定制度。建立合理的分配激励机制,提高医务人员待遇。推进注册医师多点执业,充分调动医务人员积极性。

明确公立医院和基层医疗卫生机构的功能定位,深化基层医疗卫生机构综合改革,优先发展基层医疗卫生机构。加强公立医院对基层医疗卫生机构的支持指导,提高分工协作水平,逐步形成基层首诊、分级医疗、上下联动、双向转诊的诊疗模式。

(四)积极发展中医药事业

进一步完善中医医疗服务体系,加强县级中医医院建设。开展重大疾病的中医药防治与研究。积极发展中医医疗和预防保健服务,充分发挥中医药在基本公共卫生服务中的优势与作用。大力提升基层中医药服务能力和推广中医药适宜技术,鼓励零售药店提供中医坐堂诊疗服务。加强中医药资源保护、研究开发和合理利用,提升中药产业发展水平。培养一批高质量中医药人才,造就一批中医药大师。加强中医药继承与创新,基本建成中医药继承与创新体系。加强民族医药传承与发展,促进中西医结合。积极推进中医药法制化、信息化和标准化建设。繁荣发展中医药文化,推动中医药走向世界。研究制定鼓励中医药服务的医疗保障和基本药物政策,完善中医药发展的保障机制。

(五)加强医药卫生人才队伍建设和医学科技发展

加快实施人才强卫战略,大力推进医药卫生人才制度完善和机制创新。加强以全科医生为重点的基层医疗卫生队伍建设,建立以临床培养基地和基层实践基地为主体、以规范与提升临床诊疗能力和公共卫生服务能力为重点的培训网络。到2015年,通过转岗培训、在岗培训和规范化培养等多种途径培养15万名全科医生,使每万名城市居民拥有2名以上全科医生,每个乡镇卫生院均有全科医生。加快建立住院医师规范化培养制度。加强农村卫生人才队伍建设,为农村定向免费培养医学生,为县级医院培养骨干医生,大力开展基层医疗卫生人员继续教育和实用技能培训。制定优惠政策,鼓励和引导医务人员到基层工作。加强村级卫生人员培养培训,逐步推进乡村医生向执业(助理)医师转变。研究实施基层医疗卫生机构全科医生及县级医院急需高层次人才特设岗位计划。加强公共卫生人才队伍建设,完善专业公共卫生机构岗位管理制度,吸引和鼓励优秀人才从事公共卫生工作。建立健全公共卫生医师规范化培训制度。大力培养护理、药师、卫生应急、卫生监督、精神卫生、儿科医师等急需紧缺专门人才。加强高层次医药卫生人才队伍建设,分类制订医药卫生杰出骨干人才推进计划。建立卫生管理人员职业化制度,全面提升卫生管理专业化和职业化水平。创新医药卫生人才培养、使用评价、流动配置和激励保障机制,大力改善医药卫生人才发展政策环境。

加快推动医药卫生科技进步,大力推进医药卫生科技创新体系建设,以科技重大专项等科研计划项目为依托,集成全国医药卫生科技资源,探索建立以国家需求与任务为导向、联合开放与资源集成的新型国家医学科技创新体系。强化医学科研基地建设,进一步规划和建设卫生部重点实验室。加快组织实施并充分发挥“艾滋病和病毒性肝炎等重大传染病防治”和“重大新药创制”科技重大专项的引领作用,提升传染病防控综合能力和新药创制水平。大力开展重大慢性病防治和重大公共卫生问题防控的技术创新、转化医学研究与技术推广应用,促进健康和生物医药产业发展。建立健全面向基层的适宜卫生技术推广机制,完善卫生技术评估和伦理审查制度,积极开展医学科普工作。加强实验室生物安全能力建设。

专栏5　卫生人才与科技基础设施重点工程

重大专项:基层医疗卫生人才支持计划,医学杰出骨干人才推进计划,紧缺专门人才开发工程,中医药传承与创新人才工程,医师规范化培训工程。

重点工程:全科医生临床培养基地建设。

医学科研基地建设:加强卫生部重点实验室能力建设。

(六)推进医药卫生信息化建设

加强区域信息平台建设,推动医疗卫生信息资源共享,逐步实现医疗服务、公共卫生、医疗保障、药品供应保障和综合管理等应用系统信息互联互通。提高城乡居民规范化电子健康档案建档率,2015年建档率达到75%以上。向群众提供连续的预防、保健、医疗、康复等系列服务,方便居民参与个人健康管理。加快基层医疗卫生机构信息化建设,以省为单位建立涵盖基本药物供应使用、居民健康管理、基本医疗服务、绩效考核等功能的基层医疗卫生信息系统。加强医院信息化建设,建立医院诊疗行为管理和医务人员绩效考核信息系统,规范医疗服务行为,提高资源使用效率。发展面向农村及边远地区的远程诊疗系统,提高基层尤其是边远地区的医疗卫生服务水平和公平性。加快建立全国统一的医药卫生信息化标准体系。积极推进区域统一预约挂号平台建设,普遍实行预约诊疗,实现电子病历跨区域医疗机构的共享。统筹管理卫生统计、疫情报告、卫生监督、医疗救治、医疗服务监管等信息工作,由单项管理逐步转变为实时监督、综合管理。引导并推进社会化医药卫生信息服务。

专栏6　医药卫生信息化建设重点工程

推进基层医疗卫生信息化建设。建设三级医院与县级医院远程医疗系统,加强公立医院信息化建设。

(七)加快健康产业发展

建立完善有利于健康服务业发展的体制和政策。鼓励社会资本大力发展健康服务业,推动老年护理、心理咨询、营养咨询、口腔保健、康复、临终关怀、健康体检与管理等服务业的开展,满足群众多层次需求。鼓励零售药店发展,发挥药品流通行业在药品供应保障和服务百姓健康方面的作用。加强健康管理教育和培训,建设医疗技术产品研发平台。制定标准与规范,推动健康体检行业的规模化与产业化进程。大力发展中医医疗保健服务业。

完善鼓励和促进非公立医疗机构发展的政策措施,进一步改善执业环境,落实价格、医保定点、土地、重点学科建设、职称评定、大型设备配置等方面政策,对各类社会资本举办非营利医疗机构给予优先支持。落实非营利性医疗机构税收优惠政策,完善营利性医疗机构税收政策。政府可通过购买服务的方式,鼓励非公立医疗机构提供公共卫生服务和承担政府指定任务。加强医疗机构分类管理,引导非公立医疗机构规范执业。提高非公立医疗机构的技术水平和管理水平,鼓励非公立医疗机构向高水平、规模化的大型医疗集团发展。

大力发展生物医药,改造提升传统医药。完善医药产业政策,鼓励医药企业兼并重组,提高产业集中度,支持企业加快技术改造,增强产业核心竞争力和可持续发展能力。加强自主创新,全面提升生物医药企业的创新能力和产品质量管理能力,推动生物技术药物、化学药物、中药、生物医学工程等新产品和新工艺的开发、产业化和推广应用,积极推动生物医药产业做大做强。大力发展中医药相关健康产业,鼓励和支持产学研结合和建立产业技术联盟,提高我国中药产业的国际竞争能力。

五、保障措施

(一)加强组织领导

各地要将本规划确定的主要目标和指标纳入当地国民经济和社会发展年度计划,对主要指标设置年度目标,明确职责,合理配置公共资源,认真组织落实,有序推进各项重点工作。各有关部门要各负其责,密切配合,形成工作合力。

(二)完善体制机制

建立协调统一的医药卫生管理体制,整合卫生管理职能,加强统筹协调,提高行政效率。强化政府在提供公共卫生和基本医疗服务中的主导地位。完善政府卫生投入机制,政府卫生投入增长幅度要高于经常性财政支出增长幅度,逐步提高政府卫生投入占经常性财政支出的比重。合理划分中央和地方各级政府卫生投入责任。健全医疗卫生机构补偿机制,坚持投入与改革并重,大力推进医疗卫生机构综合改革。

(三)营造良好发展环境

进一步完善卫生法律体系和卫生标准体系。推进依法行政,严格规范行政执法,切实提高各级政府运用法律手段发展和管理医药卫生事业的能力。实施卫生系统“六五”普法规划,深入开展卫生法制宣传教育,增强医务工作者、广大人民群众的卫生法制观念,创造良好的法制环境。加强医德医风建设,开展重大政策风险评估,全面推进政务公开,深入开展新闻宣传,树立卫生行业良好形象,为卫生事业改革发展营造良好舆论氛围。

(四)推进合作交流

以实现联合国千年发展目标为重点,加强全球卫生和医药科研等领域的合作,积极引进卫生改革与发展相关智力、技术资源。创新工作模式,提升卫生援外工作层次和影响力。继续深化与港澳台地区的医疗卫生合作交流。

(五)加强规划监测评估

建立实施规划的监测评估机制。加强监测评估能力建设,定期评估规划的实施情况,监督重大项目的执行情况。规范监测和评估程序,完善评价体系和评价办法,提高监测评估的科学性、公开性与透明度。开展年度考核,建立规划中期和末期评估制度,对规划实施进度和实施效果开展全面评估,及时发现问题,研究解决对策。

生物产业发展规划

生物产业是国家确定的一项战略性新兴产业,为推进我国生物产业持续快速健康发展,编制本规划。

一、现状和形势

近年来,全球范围内生物技术和产业呈现加快发展的态势,主要发达国家和新兴经济体纷纷对发展生物产业作出部署,作为获取未来科技经济竞争优势的一个重要领域。我国推动生物技术研发和产业发展已有30多年的历史,“十一五”以来,国务院批准发布了《促进生物产业加快发展的若干政策》和《生物产业发展“十一五”规划》,大力推进生物技术研发和创新成果产业化,一批生物科技重大基础设施相继建成,治疗性疫苗与抗体、细胞治疗、转基因作物育种、生物能源作物培育等一批关键技术取得突破,人用高致病性流感疫苗、分子诊断试剂、超级水稻、聚乳酸等一批创新产品得到推广应用,产业化项目大幅增加,市场融资、外资利用和国际合作取得积极进展,生物产业产值以年均22. 9%的速度增长,2011年实现总产值约2万亿元,生物医药、生物农业、生物制造、生物能源等产业初具规模,出现一批年销售额超过100亿元的大型企业和年销售额超过10亿元的大品种,我国在生物技术研发、产业培育和市场应用等方面已初步具备一定基础。当前,我国面临日趋严峻的人口老龄化、食品安全保障、能源资源短缺、生态环境恶化等挑战,为保障人口健康、粮食安全和推进节能减排,亟需加快新型药物、作物新品种、绿色种植技术、生物燃料和生物发电、生物环保技术、生物基产品等开发培育和推广应用。同时要清醒地看到,我国生物产业还存在行业管理机制不健全、市场准入政策法规体系不完善、科研与产业结合不紧密、缺乏具有核心竞争力的龙头企业和具有创新活力的小企业群体等突出问题,在发展过程中将面临日益激烈的国际竞争,必须采取有力措施解决存在的突出问题,积极创造有利条件加快推进生物产业发展。

二、指导思想、基本原则和发展目标

(一)指导思想

以邓小平理论、“三个代表”重要思想、科学发展观为指导,面向健康、农业、能源、环保等领域的重大需求,以掌握核心关键技术、形成产业内生发展能力为主线,把握新兴产业发展规律,坚持企业主体作用,着力优化政策法规体系,营造产业创新发展环境,着力培育特色产业集群,建设现代生物产业体系和生物安全保障体系,加快推进生物产业高端化、规模化、国际化发展,为国民经济和社会可持续发展作出更大贡献。

(二)基本原则

坚持高品质发展。加强生命科学基础研究,加快生物科技创新,掌握核心关键技术及知识产权,逐步提高原创能力。大力发展新产品和新业态,占领产业发展制高点,增强产业核心竞争力,培育高附加值产业链。强化先进质量管理理念,推广先进质量标准,健全质量管理体系,推进产业高质量发展。

坚持企业主体地位。营造促进企业创新的良好环境,坚持企业在创新中的主体地位,引导创新要素向企业聚集。发挥市场配置资源的基础性作用,促进产学研结合,激励企业开展重大技术创新成果的产业化、商业化和推广应用。

坚持产业链协同发展。增强生物产业基础和共性技术对新业态、新产业的支撑能力,增强重点领域上下游配套能力及重点领域间的协调发展能力,大力促进专业化分工合作,支持发展延伸服务,构建具有竞争优势的产业链,培育特色产业集群,推动产业整体协调发展,提高产业化发展水平和层次。

坚持国际化发展。把握全球经济一体化带来的机遇,针对生物科技创新、新业态发展与金融创新结合紧密的特点,积极探索国际合作新模式,推动优化配置全球生物技术、人才、资本、市场资源,推动互利共赢合作发展。积极鼓励国内企业参与国际分工合作,不断提高竞争力和国际化发展水平。

(三)发展目标

到2015年,我国生物产业形成特色鲜明的产业发展能力,对经济社会发展的贡献作用显著增强,在全球产业竞争格局中占据有利位置。到2020年,生物产业发展成为国民经济的支柱产业。具体目标包括:

结构布局更加合理。生物产业重点领域实现全面发展,新业态健康成长,重点区域实现特色发展、错位发展,产业结构得到优化。培育一批具有国际竞争力的龙头企业和富有创新活力的中小企业,形成一批具有自身特色与国际影响力的产业集群和优势产业链。

创新能力明显增强。具有国际先进水平的产业技术创新体系基本形成,主要企业的研发投入占销售额比重明显提高,获得突破的关键核心技术大幅增多,境外授权专利数量显著增加,一批具有自主知识产权的创新产品得到广泛应用。

规模和质量大幅提升。2013~2015年,生物产业产值年均增速保持在20%以上。到2015年,生物产业增加值占国内生产总值的比重比2010年翻一番,工业增加值率显著提升。

发展环境显著改善。形成较完善的生物新产品、新技术市场准入、价格形成、市场监管等管理体系,建立鼓励创新的供给侧和需求侧双向激励政策体系,完善行业公共服务、生物安全保障和产业统计等服务体系。

社会效益加快显现。生物技术和生物产品得到广泛应用,生物产业对改善人口健康、保障粮食和能源安全、促进绿色增长、改善生态环境和增加就业机会等方面的作用明显提升。

三、重点领域和主要任务

(一)突出高品质发展,提升生物医药产业竞争力

以满足不断增长的健康需求和增强产业竞争力为目标,组织实施生物技术药物发展等行动计划,通过完善新药研制基础支撑平台和共性技术平台、开展产业化示范应用、加强先进技术规范推广应用和完善医药管理体制机制等,全面提升生物医药企业的创新能力和产品质量管理能力,加快生物技术药物、化学药物、中药等新产品与新工艺开发和产业化,增强区域支撑配套能力,积极推动行业结构调整,做大做强生物医药产业。2013~2015年,生物医药产业产值年均增速达到20%以上,推动一批拥有自主知识产权的新药投放市场,形成一批年产值超百亿元的企业,提高生物医药产业集中度和在国际市场中的份额。

1. 大力开展生物技术药物创制和产业化。促进疫苗升级换代,重点推动新型疫苗(包括治疗性疫苗)研发和产业化。加速治疗性抗体等蛋白质和多肽药物的研制和产业化,促进核酸类药物发展。加快长效注射剂、非注射给药系统等新型制剂技术及产品的开发。促进血液制品综合利用水平的升级,支持重组血液制品的研制和产业化。发展细胞治疗、基因治疗等新技术与装备。支持抗体规模生产、新型生物反应器和佐剂等关键技术的推广应用,加快生物技术药物高品质规模化发展。建设生物技术药物发现、评价、检测、安全监测等公共技术平台,完善生物技术药物产业体系。推动我国生物技术药物的质量标准达到国际先进水平,推动生物技术药物企业和产品通过相关国家或国际组织的认证,提高产品国际市场份额。

专栏1 生物技术药物发展行动计划

目标	形成支撑生物技术药物发展的先进产业技术体系,建立一批多功能、符合国际标准的生物技术药物生产基地,培育一批具有国际竞争力的企业。
主要内容	支撑体系建设:与科技重大专项衔接,建立国家人类重大疾病相关基因资源库、支撑生物技术药物研发和生产检验的菌株库、细胞库和毒株库;建设生物技术药物细胞表达和产业化研发平台、生物技术药物检测和表征共享技术平台、动物细胞培养产品的安全检测平台。形成具有国际水平的生物技术药物安全监测体系。 产业化示范:依托企业建设多功能、符合国际标准的生物技术药物生产基地,建设治疗性抗体药物、蛋白质和多肽类药物、新型疫苗产品的产业化示范工程,突破一批规模化生产、制剂、质量控制关键技术,促进一批新品种投放市场,开展国际资质认证,形成示范效应。 政策配套:优化审批程序,强化生物技术药物监管体系建设,制定和完善生物技术药物纳入医疗保险产品目录相关政策。

2. 推动化学药物品质全面提升。围绕心脑血管疾病、代谢性疾病、恶性肿瘤、免疫性疾病、感染性疾病、神经和精神性疾病等重大疾病的防治需求,加速化学创新药物的产业化,高品质开发通用名药品,开展基本药物临床使用综合评价。重点推进缓释、靶向、长效等新型制剂研发和关键工艺技术产业化,鼓励新型辅料的研发和应用,推广应用先进的生产管理规范,提高我国制剂产品的市场竞争力,推动制剂产品进入国际主流市场。推进绿色制造和过程控制等新技术的应用,减少环境污染,提高产品质量,降低生产成本,强化我国原料药在国际市场的优势地位。提高产业集中度,完善国际认证服务体系,完善特色化合物库、测试和评价共享平台等创新支撑体系。

专栏2 通用名药品高品质发展行动计划

目标	与科技重大专项衔接,形成通用名药品原料药和制剂质量提升和国际化支撑体系,实现一批药品的高品质规模化发展,推动一批制剂产品进入国际主流市场。
主要内容	支撑体系建设:建设杂质样品库和药用原、辅料数据库;建立综合质量评价实验室,建设微乳、脂质体、缓控释等新制剂关键技术平台,建设已上市药品品质提升关键技术平台。产业化和国际化示范:建设一批符合国际标准的集约化制剂和药用辅料生产基地, 开展绿色生产工艺和先进控制技术的应用示范,推动一批产品通过国际认证,带动全行业制剂品质提升。扶持一批国家基本药品目录产品的高品质生产,保障临床需求。 政策配套:研究完善药品价格形成机制和药品招标机制,鼓励采用新技术、新工艺提升药品品质,推行药品原、辅料登记备案管理制度,建立药品参比制剂遴选指南和目录。

3. 提高中药标准化发展水平。以中药标准体系建设和推广应用为核心,加速规范化中药材基地建设,推动道地中药材优良品种的选育和无公害规范种植,促进中药资源的保护和可持续利用。建立健全中药材种植(养殖)、加工、运输的工艺标准、质量标准和操作规范,形成多层次、全方位的中药材现代质量控制体系。加大中药制药过程的关键技术开发和推广,提升装备制造水平。打造一批从原料药材到药品的中药标准化示范产业链。加快作用机理明确、物质成分可控、临床疗效确切、使用安全的中药品种的开发,培育现代中药大品种。

专栏3 中药标准化行动计划

目标	形成中药标准化支撑体系,推动一批重点产品的标准化。
主要内容	支撑体系建设:建设常用中药材的基因库、标准实物库、化学成分库和指纹图谱库,构建质量检测技术平台。 重点产品标准化示范:建设中药材无公害种植与产地规范加工、中成药生产过程质量控制标准化的产业链;开展中药溯源检定和过程控制技术的应用,推动质量提升和标准统一的重点产品示范,建立系统、规范、严格的质量体系,提高中药行业标准化水平,促进中药国际化发展。 政策配套:对质量标准提高、用药安全显著改善的中药,研究制定优先纳入医疗保险目录等优惠政策。

(二)突破核心部件制约,促进生物医学工程高端化发展

围绕预防、诊断、治疗、手术、急救、康复等医疗、家庭和个人保健市场的需求,组织实施高性能医学装备产业化行动计划,支持以优势整机制造企业牵头带动产业链协同创新发展,大力推进生命科学技术与数字化、新材料等技术交叉融合,重点研发核心部件、基础材料和关键技术,发展高性能医学装备、高质量组织工程植介入产品和康复产品、先进体外诊断产品,显著提高我国生物医学工程产业的市场竞争力。到2015年,生物医学工程产业年产值达到4000亿元,突破一批核心技术,培育一批高端化发展的生物医学工程制造企业。

1. 推动高性能医学装备规模化发展。有效整合优质资源,推动产学研医深度结合,优先发展高性能医学影像、放射治疗、活体检验、体外诊断等医学装备及核心部件的设计和制造能力,促进高分辨率、低剂量、多模态、数字化和一体化的医学影像装置的产业化发展。推动基于互联网、物联网的全数字医疗集成系统、远程医疗系统的标准化和规模化发展。大力推进精准、微创外科和放射治疗中虚拟仿真、精确定位、智能反馈、光学成像等新型技术和装置的产业化,促进无创、低负荷、穿戴式等先进医疗技术和装备的发展和应用。推进生理监测、生命支持、血液净化、物理治疗、家庭保健等新型数字化生物医学工程产品高品质、规模化发展。发展先进的医疗器械产业链,提高市场竞争力。

专栏4 高性能医学装备产业化行动计划

目标	建成先进医疗器械特色发展产业链,建立生物医学工程产品协同开发、设计、集成制造等在内的产业链发展联盟,培育若干具有较强创新发展实力和市场竞争力的优势企业。
主要内容	高性能医疗设备:大力提升正电子发射探测、磁共振成像、超声成像平面换能器等核心关键部件专业生产能力,形成正电子-X射线计算机断层成像仪(PET-CT)、磁共振成像仪(MRI)、医用加速器(MLA)、内窥镜(ES)、超声成像仪(USI)等高端医学装备的核心部件和整机生产能力;发展新一代微创、无创和全科诊疗设备与检测设备、外科手术器械和机器人。
	医院数字化系统和远程医疗装备:加快新一代互联网技术与生物医学工程技术的融合应用,加强医院数字化系统、远程医疗系统、个体健康信息管理系统等关键技术的研制和产业化,提供集成化、一体化整体解决方案。 新型通用医疗仪器设备:推动生物传感器等新技术的应用,研制数字化、智能化的新型体外诊断系统、医疗仪器和康复器械。 政策配套:研究建立大型仪器诊断服务社会化的管理机制,鼓励开展租赁、托管等新型商业模式。完善生物医学工程产品的技术审评体系、安全性评价、第三方评估机制、临床试验管理法规和相关标准,促进新技术、新产品的安全推广使用。研究制定鼓励性定价、医疗保险等政策。

2. 加速高附加值植介入材料及制品的产业化。推动仿生医学、再生医学和组织工程与生物技术的融合，促进新型高生物相容性医用材料的研制和产业化。开发以药械结合、分子设计学为技术特征的植介入体设计和制作关键技术及其精密加工装备和生物反应器，推动新型生物医用材料及相关医疗器械的产业化发展。针对血管、关节等疾病置换、修复的不同临床治疗需要，创制具有自主知识产权的涂药支架、人工瓣膜、骨修复材料、人工关节、人工皮肤等医疗器械产品，加快临床应用推广，扩大我国植介入医疗器械的产业化发展规模。加强技术集成，支持新一代残障人员医用康复辅具的研制和生产。

3. 大力发展新型体外诊断产品。围绕早期筛查、临床诊断、疗效评价、治疗预后、出生缺陷诊断等需求，开发高通量、高精度的检测仪器、试剂和体外诊断系统。加快发展分子诊断、生物芯片等新兴技术，加速免疫、生物标志物、个体化医疗、病原体等体外诊断产品的产业化；发展可现场快速检测的血液、生化、免疫、病原体等体外诊断仪器及试剂的制备技术，促进规模化生产。建设体外诊断试剂研发和产业化平台，加强原料酶、诊断性抗体等试剂原料基地建设，构建量值溯源体系及其参考实验室网络，推动我国体外诊断产业的发展。

(三)加速科技成果转化推广，增强生物农业竞争力

围绕粮食安全、生态改善、农民增收和现代农业发展等重大需求，充分发挥我国丰富的农业生物资源优势，加强生物育种和农用生物制品技术研发能力建设，促进创新资源向企业集聚，加快开展新品种研发、产业化和推广应用，完善质量和安全管理制度，推动生物育种产业加快发展，促进农用生物制品标准化高品质发展。推进海洋生物资源的产业化开发和综合利用。到2015年，生物农业年工业产值达到3000亿元，推广一批新技术与重大新产品，培育一批年产值超百亿元的生物农业企业。

1. 提升生物育种核心竞争力。大力开发主要农林动植物的高产、优质、多抗、高效新品种，重点推动水稻、玉米、小麦、大豆、棉花、油菜、马铃薯和猪、禽、牛、羊、水产等动植物重大新品种的培育、扩繁与产业化。加快推进分子育种、细胞育种、航天生物工程、胚胎移植等现代生物技术与常规育种技术的集成应用，加快培育推广超高产、多抗、优质专用、易储耐藏、营养强化等新品种。大力发展果蔬、花草和林木等生物育种高端产业群。发展良种繁育、加工与检测等先进规模化生产装备与技术。推进以企业为主体的国家生物种业品种研发、繁育与示范，规范种子生产、加工、销售与服务平台，建设市场主导的品种权转让交易公共平台，完善育繁推一体化的现代生物种业技术体系。

专栏5　生物育种创新发展行动计划

目标	建立国家生物育种产业支撑体系，创制和推广应用一批重大新品种，培育若干龙头企业。
主要内容	支撑体系建设：构建重要农林生物基因信息库、生物育种技术共享平台和国家生物育种基地，面向粮食、林木、畜禽、水产主产区和优势区域，建设新品种选育、规模化繁育、种子加工、营销、推广与品种权交易平台，完善国家生物育种产业技术体系。 龙头企业培育：支持企业与优势科教单位建立长期稳定的种业发展合作关系，培育掌握生物育种核心技术、具有国际竞争力的育繁推一体化龙头企业。 新品种产业化：突破一批分子育种关键技术和装备，加快水稻、玉米、小麦、速生林木、木本油料、猪、禽、牛、羊、水产等动植物重大突破性新品种的选育与产业化。 政策配套：研究完善现代种子(仔)企业扶持政策，推动健全种子法等相关法律法规，加强转基因生物安全评估与管理，进一步完善适用于生物农业发展的行政审批制度。

2. 加快农用生物制品产业化。加速开发生物菌种新资源,发展规模化发酵培养关键技术与装备,强化农用生物制品的市场准入监管,促进农用生物制品产业标准化、规模化和高品质发展。加快构建大规模疫苗悬浮培养生产线,促进新型基因工程疫苗产业化,推进动物基因工程疫苗与动物疫病诊断试剂的生产标准化。加快动植物生物反应器核心技术和新产品的研发和产业化。加快基于饲用酶制剂、益生素、抗菌肽、植物提取物等的生物技术产品在生物饲料中的应用。推动高品质植物免疫诱抗剂、生物杀菌剂或杀虫剂、天敌生物等生物农药产品产业化。加快突破保水抗旱、荒漠化修复、磷钾活化、抗病促生、生物固氮、秸秆快速腐熟、残留除草剂降解及土壤调理等生物肥料的规模化和标准化生产技术瓶颈,提升产业化水平。

专栏6　农用生物制品发展行动计划

目标	建立国家农用生物制品产业支撑体系,创制一批重大农用生物制品,培育若干龙头企业,提升产业国际竞争力。
主要内容	支撑体系建设:构建生物兽药、生物农药、生物饲料、生物肥料等重要农用生物制品资源信息库、产品研发共享平台和产品孵化基地,完善国家农用生物制品产业支撑体系。 龙头企业培育:支持企业与优势科教单位建立长期稳定的合作关系,掌握核心技术,发展具有核心竞争力的产品,形成具有较强国际竞争力的龙头企业。 新产品研究与产业化:突破一批绿色农用生物制品生产关键技术、新工艺和装备,加快新型生物疫苗与兽药、生物农药、生物饲料、生物肥料等重要农用生物制品的产业化。 政策配套:研究完善现代农用生物制品企业扶持机制和产品生产应用补贴制度,健全适用于农用生物制品产业发展的法律法规。

3. 加强海洋生物资源开发利用。加快开发海洋特有的生物资源,建设鼓励资源综合利用的产业聚集区,推动海水养殖、综合加工产业和远洋渔业快速发展。积极应用细胞工程和分子育种等现代生物技术开展种苗繁育和种质创新,大幅提升海水养殖新品种开发能力,加大力度推广应用新产品。加快海洋生物活性物质的开发应用,发展工业用酶、医用功能材料、生物分离材料、绿色农用生物制剂、创新药物等海洋新产品。建设海洋生物库等产业发展公共服务平台。提高海洋水产综合加工技术及加工废弃物高值化利用水平,加强远洋生物资源探捕开发,提高远洋新品种的利用水平。

(四)提高产品经济性,推动生物制造产业规模化发展

面向促进绿色、低碳和可持续发展,构建生物制造产业技术体系,组织实施生物基产品发展行动计划,加快推动生物基材料、生物基化学品、新型发酵产品的产业化与推广应用;组织实施生物工艺应用示范行动计划,大力推动绿色生物工艺在化工、轻纺、冶金及能源领域的应用示范,促进生物制造产业规模化发展。到2015年,生物制造产业年产值达到7500亿元,生物基产品和生物工艺对石油化工原料及传统化学工艺的替代取得重大进展,发酵产业的国际竞争力显著提高。

1. 推动生物基产品的规模化发展应用。加快推动生物基材料、生物基化学品与新型发酵产品的规模化发展,提高生物基产品的经济竞争力。重点推进非粮生物醇、有机酸、生物烯烃等生物基化工原料的产业化,推动生物基产品及其衍生物在化工行业的应用。提升氨基酸、维生素等新型发酵产品的国际化发展水平。大力推进生物塑料、生化纤维等生物基材料的规模化发展与应用。加快构建典型生物基产品的产业链,推动集聚发展,初步形成生物基产品规模化发展能力。

专栏7 生物基产品发展行动计划

目标	实现一批重要生物基产品的非粮原料生产,形成年产百万吨级生物基材料、千万吨级生物基产品的生产能力。
主要内容	非粮工业糖产业化示范:推进薯类、秸秆、工程玉米等生物质处理、酶解糖化等高品质规模化制备技术的研发与应用,建设非粮工业糖产业化示范线,形成非粮可发酵糖的规模化供应。 生物基化学品产业化示范:推进微生物工程菌与热化学技术的产业化应用,建设化工醇、有机酸、生物烯烃及其衍生物等生物基化学品的规模化生产线,提高对石油化学品的经济竞争力。 生物基材料产业化示范:推进生物基材料生物聚合、化学聚合等技术的发展与应用,建设聚乳酸(PLA)、聚丁二酸丁二醇酯(PBS)、聚羟基烷酸(PHA)、生物基热熔胶、新型生物质纤维等生物塑料与生化纤维的产业化示范工程,推广应用生物基材料。 政策配套:建立生物基产品的认证机制,研究制定生物基产品消费的市场鼓励政策,研究农业原料对工业领域的配给制度。

2. 推进绿色生物工艺的应用示范。围绕传统工业过程的转型升级,加强生物催化剂、工业酶制剂新产品的开发和产业化,培育发展高效的工业用微生物菌种,推动微生物制造产业升级。重点突破生化合成、生物印染、生物漂白、生物采矿等绿色生物工艺关键技术和装备,大力推动生物工艺在化工、医药、食品、纺织、冶金及能源等领域的应用示范,大力推进先进发酵工艺与装备的应用示范,大幅减少水资源、能源消耗和废水、废气排放,初步形成生物法绿色工艺体系,提高经济的绿色发展水平。

专栏8 生物工艺应用示范行动计划

目标	推动一批新型工业酶制剂上市,建设6~8个规模化生物工艺示范工程,能耗、物耗、水耗和环境污染物排放显著降低。
主要内容	酶制剂产业化示范:建设工业催化剂研发平台与现代化的工业酶生产基地,推动一批工业酶制剂与复合酶制剂新产品上市,提高酶制剂在化工、轻纺等领域的工程化应用能力。 生物工艺应用示范:推进生物工艺技术与装备的规模化应用,建设生化合成、生物印染、生物漂白、生物脱胶、生物制革、生物勘探与采矿等绿色生物工艺示范工程。 政策配套:制定鼓励发展绿色工艺的政策,研究实行工业生产生命周期评估机制和绿色工艺产品补贴机制。

(五)开辟多元途径,促进生物能源商业化发展

围绕开拓清洁能源、缓解能源短缺、解决“三农”问题等战略需求,积极拓展非粮生物质原料来源和途径,加快先进生物液体燃料的研发与应用示范,积极推动生物质燃气和成型燃料的规模化应用,因地制宜发展生物质发电产业,有力推进分布式能源并网标准和管理体系建设,进一步完善生物能源定价机制和激励机制,推进生物能源规模化、专业化、产业化发展。到2015年,生物能源年利用总量超过5000万吨标准煤,可减排二氧化碳9500万吨,生物能源产业年产值达到1500亿元。

1. 加大新一代生物液体燃料开发力度。充分利用盐碱荒地、荒坡地、宜林地等宜能荒地种植能源作物,建

设以能源林、甜高粱茎杆、非粮淀粉类植物、农林(工业)废弃物以及新型能源作物为主的非粮原料多元化供应体系。突破纤维素乙醇原料预处理、低成本水解糖化关键技术瓶颈;加速生物质燃气合成燃油催化剂等的研发和产业化,建设纤维素燃料乙醇和生物合成燃油商业化示范工程,构建生物液体燃料产业链。加大油藻生物柴油和航空生物燃料等前沿技术的研发力度,推动开展产业化示范。

专栏9 生物液体燃料产业化行动计划

目标	实施纤维素燃料乙醇和生物柴油商业化示范工程,与同类化石能源产品相比具有价格竞争力;实现生物液体燃料与化石燃料一体化调配、供应与流通。
主要内容	非粮原料供应体系建设:建成5~10个多种原料的种植加工基地,各类生物质原料供应能力达到500万吨以上。 生物燃气合成生物柴油示范:加快大型生物质气化技术、燃气净化和组份重整技术以及生物柴油制备用催化剂的研发,推进生物质燃气合成生物柴油成套装备产业化,建设生物燃气合成生物柴油示范工程。 纤维素乙醇产业化示范:推进具有国际先进水平的纤维素乙醇生产原料预处理工艺和高效低成本纤维素降解酶系的研发,建设纤维素乙醇产业化示范工程。 政策配套:研究建立有利于乙醇汽油和生物柴油产业快速发展的市场准入机制,促进生物能源与传统能源一体化发展进程;研究完善乙醇汽油和生物柴油的价格形成机制。

2. 促进生物燃气和成型燃料的商业化应用。促进生物燃料供应的城乡一体化,重点在农林生物质资源条件较好的地区推广生物质燃气和成型燃料集中供应技术、沼气集中供应技术和生物质成型燃料技术的规模化应用,鼓励生物能源并入城市能源供应网络,提高生物能源产业的经济效益,促进市场化发展。重点加大对大型生物质集中供气成套装备、中高温高效沼气厌氧发酵成套装备、沼气净化、压缩、灌装成套设备、低电耗生物质燃料成型设备、生物质供热锅炉技术和民用炉具的研发和应用力度,建设城乡一体化的生物质燃气、沼气供应管网体系和生物质成型燃料供应体系。制定和完善生物质燃气、沼气、成型燃料产品质量标准、工程建设运行安全标准以及生物燃料应用污染物排放标准。

3. 因地制宜加快生物质发电产业发展。充分利用农林剩余物、沙生植物平茬物及灌木林、生活垃圾、蔗渣、畜禽粪便、有机污水等,因地制宜发展各类生物质发电技术,加快生物质发电关键设备的研发和产业化。结合新能源集成应用重大产业创新发展工程的实施,建设适应不同区域特点的生物质发电示范工程,加快制定适用于生物质发电的分布式发电并网标准,建立健全生物质发电原料收集体系、装备研发和产业化体系及生物质发电管理体系。

(六)加强工艺应用,发展壮大生物环保产业

以水污染、大气污染、有机废弃物治理和受损生态系统的治理与修复为重点,大力发展高性能生物环保材料和生物制剂,加快高效生物监测、治理、修复及废物利用等成套技术工艺和装备的示范应用,扩大产业规模。组织实施环保用生物制剂发展行动计划,支持开展污水高效处理菌剂、生物膜、污泥减量化菌剂等生物制剂的开发和推广应用,推进污水生物处理高效反应器、废水深度处理和中水回用成套设备研发。加快有机废弃物腐熟剂、堆肥接种剂、微生物添加剂等专用功能菌剂和有机废物处理、复合肥生产配套装备的研制和产业化推广,推动发展有机肥类和生物复合肥。加快生态系统修复专用植物材料、制剂和装备的研发与规模化应用。2013~2015年,生物环保产业产值年均增长15%以上,到2015年,生物环保产业年产值达到1500亿元。

专栏10 环保用生物制剂发展行动计划

目标	推动一批环保用生物新产品的开发应用,培育一批龙头企业。
主要内容	支撑体系建设:建立生物环保产品质量认证体系、生物环保制剂评估验证平台、新产品开发的共享技术平台。 新产品开发和产业化:开发用于矿山土壤、重金属和石油污染土壤和水体修复等的特种酶制剂和微生物菌剂产品,开发用于有毒有害难降解工业废水处理、污泥减量化处理和土壤改良等高效菌剂,大力推广应用新产品。 龙头企业培育:积极引导生物环保企业实施跨地区、跨行业的联合与兼并,培育集生物制剂新产品开发、生产和应用于一体的大型企业。 政策配套:落实完善支持生物环保企业发展的财政扶持政策,强化生物环保产品的质量管理与审批制度。

(七)着眼市场需求,培育生物服务新业态

适应现代生产和消费模式的新要求,集成生物技术和现代服务业的理念,发展合同研发、委托制造、公共技术服务、中介服务和延伸服务,积极培育生物服务新业态。重点支持合同研发和委托制造服务产业的发展,推动拥有优势专有技术的生物医药企业和科研院所向国内外研发机构和企业提供单项或整合化服务。积极提高公共技术专业化服务能力,加快高端实验仪器、生物试剂和实验动物的集约化发展,组织实施生物信息服务行动计划,培育基因测序、分析测试和生物信息等专业服务企业。努力培育生物产业延伸服务,发展健康管理、转化医学、细胞治疗、基因治疗、临床检验社会化、个体化医疗等新业态。加强生物产业专业中介服务,积极扶持生物产业政策咨询、技术转移、金融投资、流通交易、法律服务等业务发展,鼓励公共研发平台、孵化器、临床基地的企业化发展。鼓励企业承接国内外生物产业服务外包,加强国际技术合作,不断提高产业层次。到2015年,生物服务产业年产值达到1500亿元,培育一批具有国际先进水平的生物服务大型企业。

专栏11 生物信息服务行动计划

目标	建设国家生物资源与生物信息技术网络化服务体系,形成面向生物产业的信息服务能力。
主要内容	关键技术开发:构建大规模和高通量基因组测序技术和装备、海量生物信息处理与分析技术。 公共技术服务平台建设:建设大规模的生物资源库和生物信息中心核心平台,建设网络化的国家生物资源和生物信息服务设施,加强对基因信息的深度发掘,带动新型测序仪的发展。对个体化诊疗、生物资源发掘、动植物分子育种、工业微生物的菌种改造等研发提供生物信息技术服务。
	生物产业高端中介服务企业培育:以形成新技术与新产品研究、开发和示范推广协调发展机制,促进规范化、专业化、规模化发展为目标,在相关领域培育若干具有较强创新能力和市场服务能力的新型企业,推动形成新业态。 政策配套:研究改进生物资源开发相关的知识产权管理机制,将生物服务企业纳入高技术企业范畴。研究完善服务类企业的国家认证制度,加速国际互认谈判。

四、保障措施

(一)完善准入政策,促进创新创业

建立健全生物产业新产品进入市场的高效审查机制和监督机制,依法完善药品、医疗器械、生物农药、生物肥料的审批制度,进一步完善转基因农产品行业准入管理、生物安全管理和上市审批制度,加速高品质新产品

的市场应用。全面推行高品质产品行业标准,促进产业健康发展。健全合同研究和委托制造的管理体制机制,进一步强化技术孵化、产品检验、技术服务等公共技术服务,大幅降低初创企业的外部投资成本。

(二)加强需求激励,强化市场拉动

建立生物技术新产品需求侧激励机制。打破区域垄断,扶持生物产业创新企业开拓市场。全面实施以优质优价、同质同价、竞争择价为原则的生物产品价格形成机制,促进新产品、新技术的推广应用,支撑高技术服务业和相关产业发展。扩大医疗保险覆盖范围,规范药品采购行为,发展商业健康保险,支持临床必需、疗效确切、安全性高、价格合理的创新药物优先进入医疗保险目录。完善生物良种补贴政策。稳步推进非粮燃料乙醇应用试点,有序开展生物柴油产业化示范,在完成航空生物燃料验证飞行等基础上,适时启动航空生物燃料商业化应用。加大力度推进资源税费改革,加快淘汰落后产品、技术和工艺,促进新兴绿色技术、产品的推广应用。

(三)完善创新激励,促进持续发展

研究完善引导生物企业加大长期研发投入的财税激励机制。通过国家创业投资引导资金,推动设立一批从事不同阶段投资的专业型生物产业创业投资机构,鼓励金融机构对生物产业发展提供融资支持,引导担保机构积极提供融资增信服务。鼓励相关企业、人才、资金等向生物产业基地集聚。完善国有企业经营业绩评价考核指标体系,鼓励国有企业加大生物产业技术创新力度。完善生物技术知识产权保护机制,依法保障知识产权所有者的权益,研究建立生物产业领域重大经济科技活动知识产权评议制度,提高创新效率和质量。

(四)重视人才培养,强化团队建设

落实《国家中长期生物技术人才发展规划(2010~2020年)》,加大生物技术人才培养力度。充分发挥高等院校的作用,重点培养生物产业高端创新型人才、产业链关键环节专业人才、生物技术知识产权人才、国际化发展人才、管理人才及团队。鼓励企业与科研机构、高校联合建立生物技术人才培养基地。建立人才及人才团队在企业与科研院所之间流动的畅通渠道。完善人才评价标准体系,引导人才在产业链不同环节合理分布。加大对生物技术高端人才及创新团队的引进力度,吸引海外高层次人才回国(来华)创新创业,促进生物产业国际化发展。

(五)加强资源管理,保护生物安全

加强生物资源保护,建立健全生物遗传资源保护法律法规体系,实现生物资源的可持续利用。强化生物安全监管,完善转基因生物安全技术标准、安全评价、检测监测、法律法规和监督管理体系。加强防范外来有害生物入侵。强化生物产业风险预警和应急反应机制。加强实验室生物安全监督管理,健全实验室生物安全体系。加强生物研究的伦理审查与监管,建立健全医学、农业等领域生命科学研究伦理审查监督制度。完善生物安全溯源机制。

(六)加强统筹协调,确保规划落实

建立健全推动生物产业发展的协调机制,加强宣传,统一思想,加强协调配合,调动社会和企业资源,形成合力促进生物产业快速发展。发展改革委要加强统筹协调,会同相关部门制定生物产业发展行动计划等重大任务的部门分工方案,加强规划与国家相关科技专项等的衔接,强化规划对年度计划执行和重大项目安排的统筹指导。各有关部门要按照职责分工,认真组织实施生物产业发展各项行动计划,加快研究出台有关政策措施,确保规划提出的各项任务落到实处。建立中央与地方信息沟通平台,形成高效协同机制。各地区要根据当地比较优势和产业发展现状,科学确定生物产业发展定位,出台政策措施,调整优化产业布局,强化产业链分工和区域协作配套。发展改革委要会同有关部门加强对规划实施的跟踪分析和监督检查,及时开展后评估,针对规划实施中出现的新情况、新问题,适时提出解决办法,重大问题及时向国务院报告。

深圳市艾克瑞电气有限公司

艾克瑞 XRAY®

新产品介绍

公司简介

深圳市艾克瑞电气有限公司是从事医疗体检车及配套产品的研发、生产、销售和售后服务为一体的专业性企业。产品质量、技术含量、客户拥有量在同行业中均处于领先地位，并得到同行和客户的高度认可。我司先后获得了“深圳市高新技术企业”、“国家高新技术企业”、诚信“AAA”企业、“深圳知名品牌”、“广东省著名商标”等荣誉，被授予“医疗车行业领军企业”称号。

艾克瑞公司通过资源整合，与国内外知名企业强强联手，致力于推动健康产业的发展。为满足体检需求，艾克瑞率先在国内推出了“机车一体化原装医疗体检车”，随后陆续推出多款原装体检车，可满足不同客户的需求。艾克瑞人肩负着打造中国体检车“航母”的重任，不久的将来让车载设备逐步实现“四化”，即专业化、数字化、网络化、智能化。

公司自主研发的“车载厢式X射线机”，已获国家多项技术专利，通过了ISO9001/13485质量管理体系、3C等多项认证，拥有《平板DR成像系统注册证》和《尘肺X射线机注册证》，产品广泛用于健康体检和职业病检查。公司拥有1万多平方米的研发、生产、办公场地，拥有一大批高学历、高素质的专业研发人才，秉承永无止尽的创新精神和精益求精的工作作风，必将成为中国医疗器械的品牌企业。

公司风采

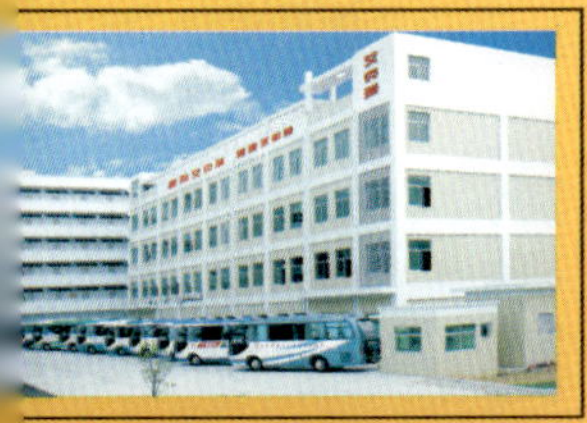

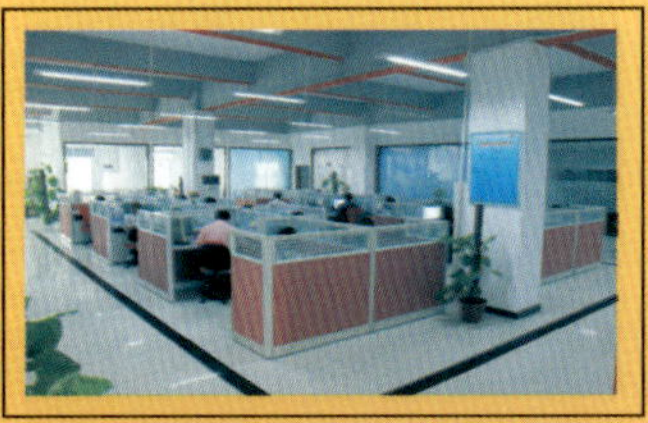

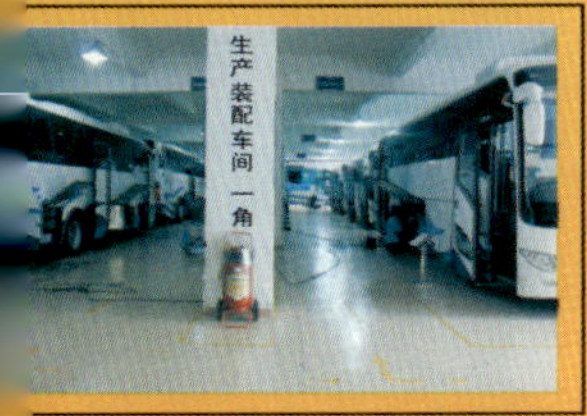

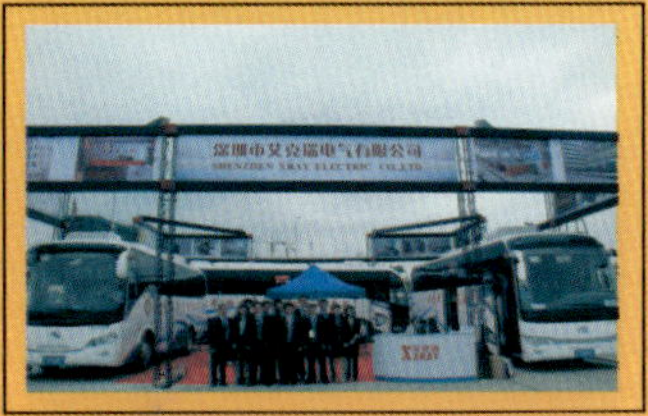

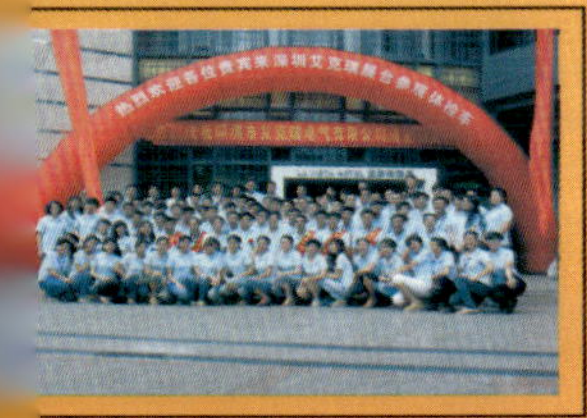

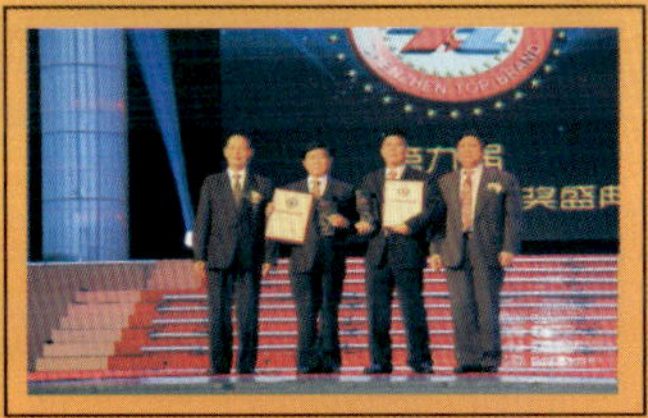

圳市艾克瑞电气有限公司

SHENZHEN XRAY ELECTRIC CO.,LTD

地址：深圳市龙岗区宝龙工业城宝清路华丰数码科技园7号

服务热线：4000-120-106

电话：0755-89648605　13825257376（周先生）

传真：0755-89648593　E-mail：hxray@163.com

网址：www.hxray.com

AKHX-200系列车载厢式X射线机

功能：国内首次攻破流动车载全身拍片X光机技术难题，满足人体的头部、四肢、胸腔、脊柱、腰椎、腹部等全身各部位的数字化摄影的工作需求。

车载专用X光机模拟效果图

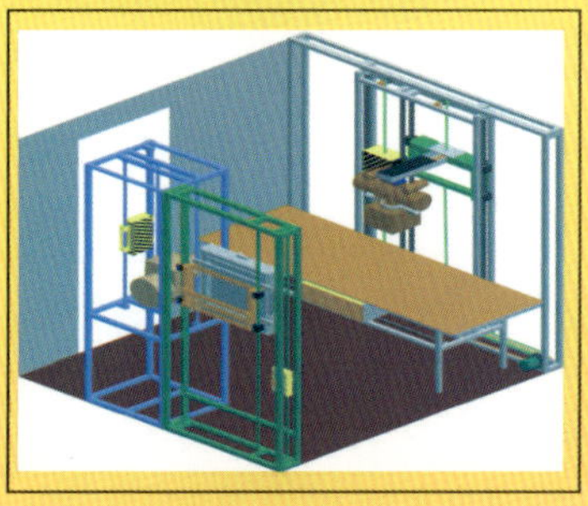

产品特点

1、车载专用厢式机架，国内首款全身拍片车载X光机；
2、双链条柔性缓冲减震系统、断电自锁功能；
3、双系统散热装置，确保千人检查不停机；
4、占车面积小、综合利用率高；
5、厢体自带铅防护，符合国家标准。

原装医疗体检车

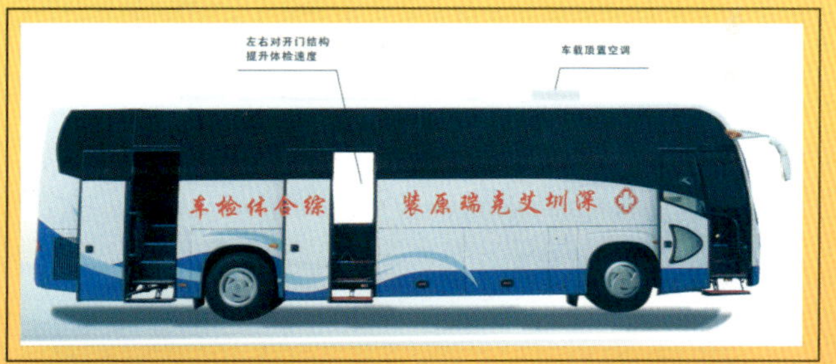

体检车产品特点

1、具备中华人民共和国工业和信息化部公告，可上医疗特种车牌照；
2、机车一体化医疗体检车，X光机机架直接固定在车体上，稳定耐用。
3、整车多门结构（2-4门），增加一级踏步，上下安全方便；
4、金龙品牌车，艾克瑞为唯一经销商，国内一线品牌，质量及售后服务有保障；
5、X线设备左右摆放，车辆整体受力均衡。整车无偏重及侧翻隐患；
6、顶置式空调，美观大方，节省空间。

MHIS系统—全数字流动体检信息平台

功能：该系统为我公司自主研发，集体检医疗设备自动控制、数据信息化的网络控制、管理软件，兼医院PACS、RIS、HIS软件系统等功能特征为一体，不仅能保存个人基本信息与体检结果，还包括DICOM3.0文件传输、图片阅读等功能，同时具有管理、控制相关联的医疗设备的功能。适用于医院、体检中心（包括体检车）。

特点：

1、无纸化、一卡通：整个过程采用IC卡登记、检查、信息保存、查询等，方便快捷，准确细致；

2、两个流动、全国统一：人员流动、数据流动，但IC卡在艾克瑞MHIS系统中完全通用，全国范围内统一保存，实现信息数据化、管理网络化、操作智能化；

3、信息安全共享：数据可通过网络进行XRAY后台服务器存档，满足全国范围内查询共享，IC卡及网络多重密码形式保护数据权限，对他人、第三方保密，同时可以对个人健康进行跟踪、指导。

Carestream

锐珂医疗："数字化"创新服务引领产业发展

立足中国 着眼未来

Carestream Health, Inc.（简称锐珂）成立于2007年5月1日，一家拥有百年历史，且正在蓬勃发展的新贵族，自其一成立就立即成为世界上最大的医疗成像和信息技术（IT）公司；锐珂公司在医疗成像领域积累了110多年的经验，其在数字和胶片成像及信息技术方面拥有1000多项专利。凭借其创新的产品组合和广泛的全球销售、服务和分销网络，其已被全球大约90%的医院和牙科诊所采用。锐珂凭借丰富的整合方案以及专业全面的服务体系已经成为医疗数字成像市场的领导者。

锐珂公司大中华区于2007年5月1日开始正式独立运营，总部设在上海，包括香港、台湾在内在中国共设立了16个办事处，1个研发中心，1个技术创新中心，2个工厂，其中上海工厂主要用于设备生产，厦门工厂主要用于胶片生产，共拥有400多名研发人员，员工千名。

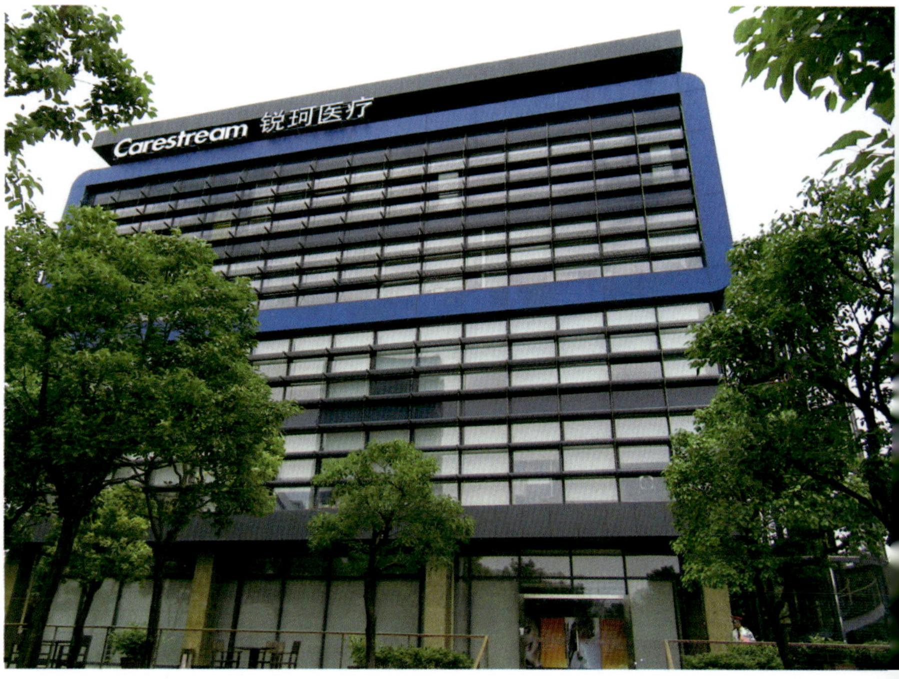

锐珂公司立志成为行业领导者的承诺，为其赢得了多种产品第一的全球市场占有率，锐珂公司75%以上的收入来自占据市场第1位的产品。

- 是世界最大的牙科数字放射成像系统制造商，在牙科数字放射成像设备和诊所管理软件的安装用户数量全球最多，牙科CT市场占有率第一

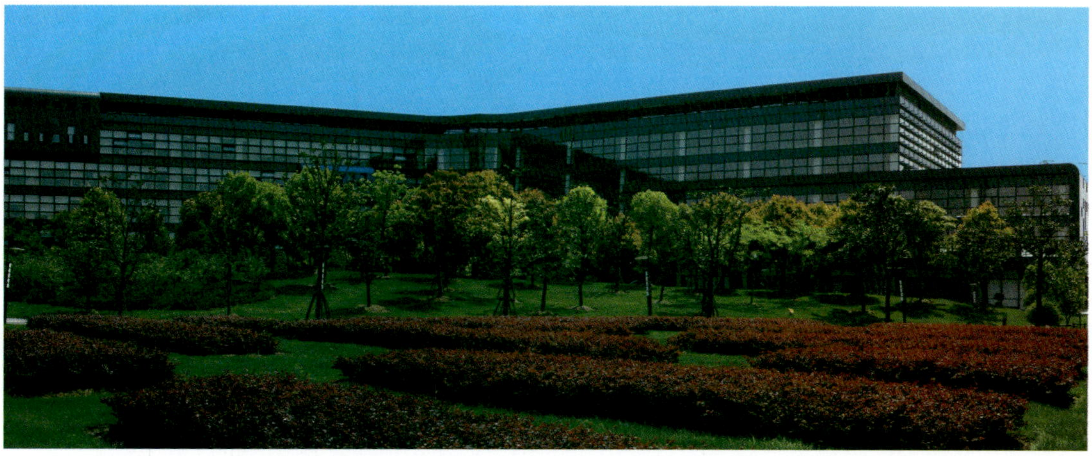

- 在激光成像系统领域始终把持中国市场份额第一的地位
- 持续保持CR中国市场份额第一的地位
- 无线DR家族产品目前在市场占有率第一
- 在高端IT解决方案方面在中国市场占有率处于领先地位

锐珂始终如一的创新精神和以客户为中心的服务理念，成就了锐珂今天的辉煌。秉承了柯达引以为傲的创新文化，驱动锐珂不断为医疗机构研发尖端产品。从2D到3D,从有线到无线，从高端产品延伸至低端，锐珂一直走在最前沿，不断以科技创新引领行业发展新趋势，致力于打造医疗影像行业完整的数字化解决方案。锐珂不断坚持和强化以客户为中心的服务理念，所有技术和产品的推出都是根据客户的实际需求进行设计和开发，通过不断提升客户满意度来提升客户对锐珂医疗的忠诚度。

尽管锐珂是一家跨国企业，但一直奉行“扎根中国、奉献中国”理念，走一条属于自己的中国之路。基于中国化的发展战略，经过数年的辛勤耕耘，锐珂成功实现了从销售、制造、研发、运营四者有机链条的中国本土化。在扎根中国市场进程中，锐珂制定了从沿海地区向中西部地区延伸的战略，积极参与基层医疗信息化改革项目，为中国医疗卫生事业贡献自己的绵薄之力。

在做好自己企业本份的同时，锐珂公司从中国国情出发，承担起一家跨国企业的社会责任。在过去数年间，锐珂一直活跃在中国公益事业的最前线，在支持奥运、心系灾区、关爱妇女健康、爱心助学、关注农村医改等方面贡献自己的力量。步步践行公益、播撒爱心，用责任诠释了锐珂医疗的品牌内涵。

时至今日，“看病难、看病贵”仍是突出的社会问题：大医院人满为患，社区医疗机构门可罗雀；就诊和转诊时需要辗转于不同医疗机构，手续繁琐，重复检查，耗时费钱耗精力；医疗机构之间的医疗信息不能共享，病人辗转于不同的医院之间要做无谓的重复检查。中国新医改仍需破冰前行，包括锐珂医疗在内的更多的企业需要投入更大的力度来帮助中国落实新医改政策，需要建立一套智慧的医疗系统：病人只用较短的治疗时间、支付较低的医疗费用，就可以享受到更多的治疗方案、更高的治愈率，还有更高质量的服务。

为此，锐珂提出的口号：锐精彩、智未来（A smarter way forward）是锐珂对自身发展的审视并对未来使命进行全面思考：锐珂将不断致力于创造独特而更加便捷的解决方案，通过智慧的医疗服务与客户建立协同的合作伙伴关系，让放射成像和信息专业人士更加轻松地步入未来。

锐精彩 智未来

A SMARTER WAY FORWARD.

锐智慧影 智取未来

锐珂一直遵循这样一个独特的理念：领导智慧医疗潮流。

致力于为医疗机构提供整个放射数字工作流程的整体解决方案，帮助医院完整解决从患者等级、数字X线成像到诊断、打印、存储、数据分析、转换以及远程诊断等各个环节的资源配置，以满足医院以患者为中心的需求，最大程度地帮助客户实现其全数字工作流程过程中的每个步骤。

全能CR 胜券在握

CARESTREAM DirectView CR计算机放射成像解决方案

CARESTREAM DirectView CR解决方案凭借完美的影像处理技术和完善的服务，赢得了广大客户的青睐。拥有众多技术专利的CARESTREAM DirectView CR解决方案能够全方位满足大型三甲医院，以及中/小型医疗机构对于CR产品的市场需求，始终处于国内CR市场的领导者地位！

CARESTREAM DirectView Classic CR系统独有的模块化设计，卓越的乳腺功能是Classic CR系统最为突出的特点之一。CARESTREAM Vita CR系统是一款设计紧凑的桌面成像解决方案，可无缝集成到您现有的工作流程中，帮助提高工作效率和生产力，并节省更多成本，是小型医疗机构的理想之选。

无线DR 应用无限

CARESTREAM DRX数字X射线摄影成像解决方案

让客户的数字放射成像设备独一无二，这正是锐珂开发DRX系列创新产品的动力。非凡的无线传输功能成就卓越的工作流程。DRX系列产品拥有全球首创、国际ISO标准无线平板DR技术。其超凡脱俗的灵活性能、完美可靠的影像质量、随心所欲的配置组合，以及物超所值的投资理念，是问鼎成功之巅的品质之选！

"魔卡"CARESTREAM DRX-1是一款拥有全球首创符合国际ISO标准无线平板探测器技术的数字化X射线摄影成像系统。无需改造、直接升级，创新的无线技术是您实现DR工作流程的最佳方案！"魔界" CARESTREAM DRX-Evolution数字化X射线摄影成像系统将DRX-1与具有高度自动化程度的精度X射线设备相融合，通过不断的更新满足您未来的需求。CARESTREAM DRX-Nova数字化X射线摄影成像系统以严谨的设计理念结合锐珂医疗精湛的图像处理技术，从而可以覆盖所有检查床、胸片架、轮椅、担架等常规体位和特殊体位的数字摄影检查。

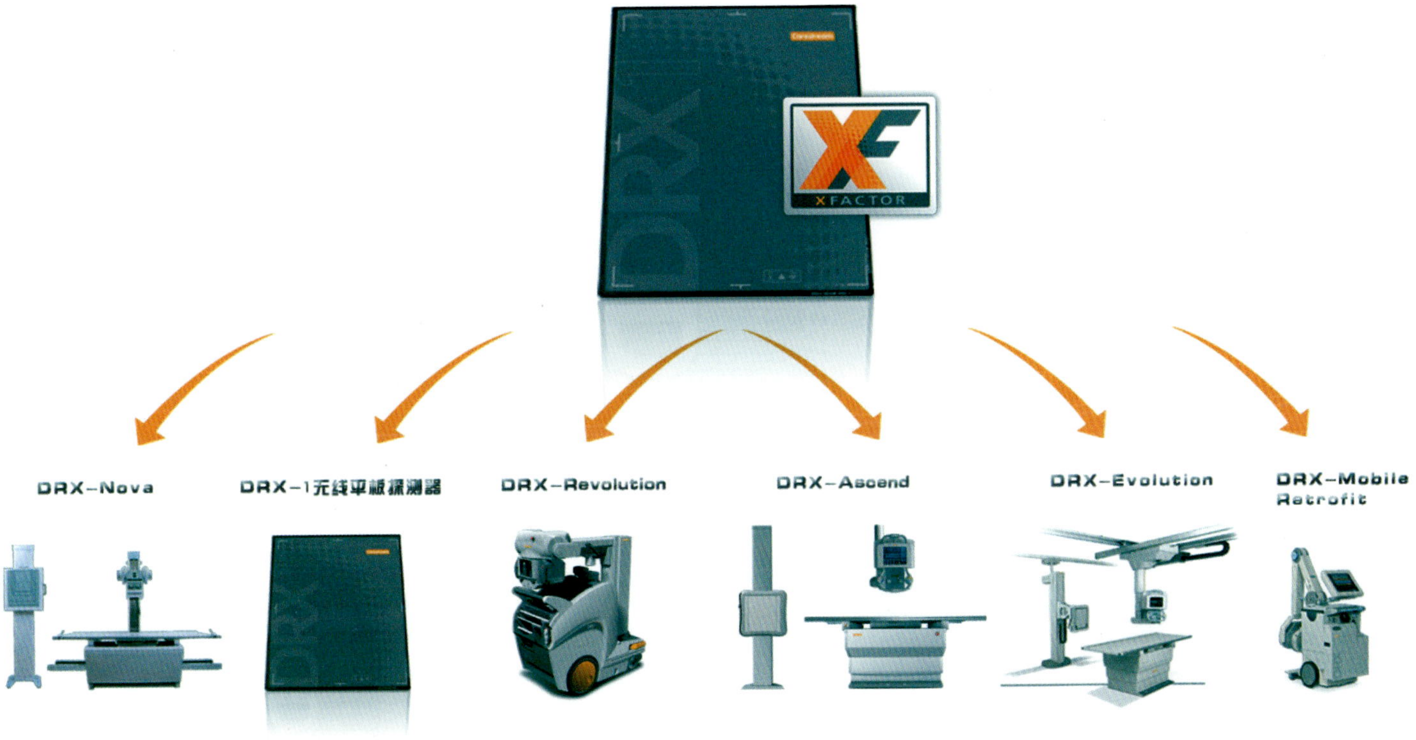

西安华海盈泰医疗信息技术有限公司

HWATECH MEDICAL INFO-TECH CO.,LTD.

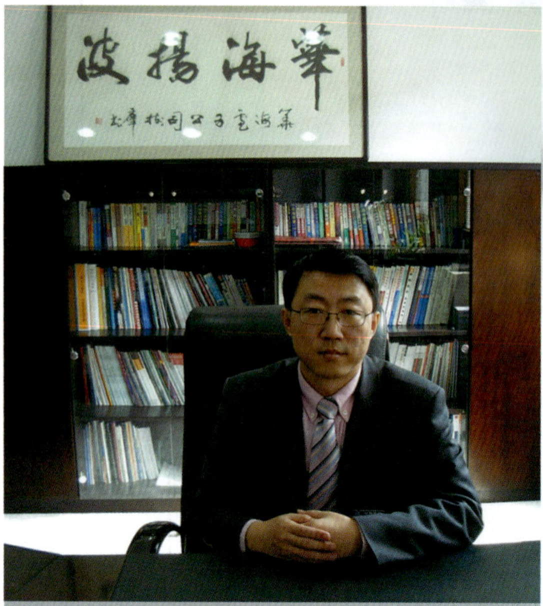

总经理：李云峰

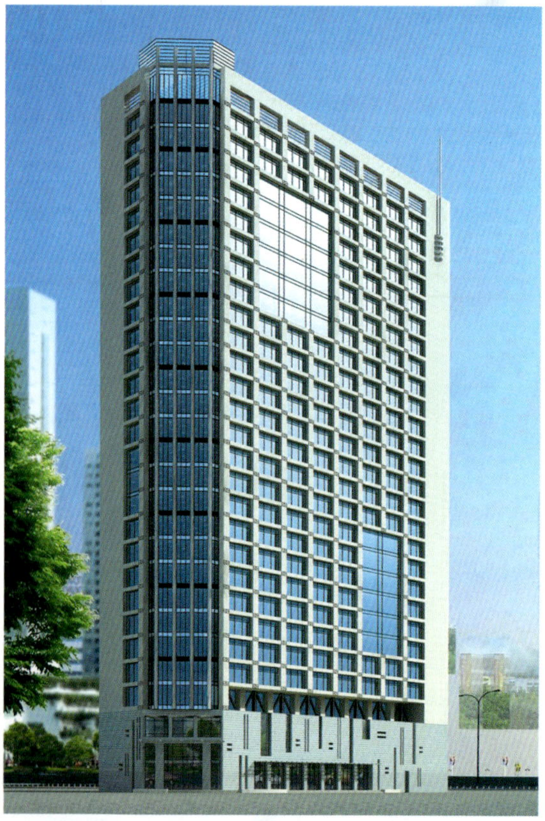

公司介绍

华海盈泰医疗信息技术有限公司（简称“华海盈泰”）前身为西安华海医疗信息技术股份有限公司（简称“华海医信”），专业致力于医疗数字化、信息化技术开发与服务，总部位于国家级西安高新技术产业开发区，下设北京、广州、南京、重庆、成都、济南、昆明、南宁、沈阳、乌鲁木齐等25个销售服务机构。

华海公司拥有放射、超声、病理、内窥镜、核医学、心电、区域PACS系统、远程会诊系统、电子病历等百余项自主知识产权的优秀软件产品，先后承担了国家发改委高技术示范工程、国家重点新产品、科技部创新基金等重大项目，并通过卫生部首批产品评审、荣获总后卫生部指定选型产品；在中国医学装备协会的行业标准IHE-C测试中PACS成绩名列榜首；首批通过卫生部C-PACS标准测试；2011年主力承担的新疆远程医疗演示项目获得卫生部陈竺部长高度评价：新疆目前已拥有了国内外一流的远程医疗系统，是国家卫生信息化的一个标志性成果。华海继新疆之后又承当了陕西省、河南省、山西省、内蒙古自治区等地远程会诊平台系统建设工作。2011年据《e医疗》和专业市场调研公司联合推出的《2011年中国PACS发展研究报告》称：华海PACS在中国三级医院和县医院政府招标中双双名列第一！

华海人始终坚信专注才能专业，专业才能精细化，精细才能获得高品质，我们始终遵循专业化道路，努力打造临床信息化最专业的人才团队。

Hwatech

华海盈泰

公司电话：029-88352626　　客服热线：400-640-9017　　网址：www.huahai.com.cn

系统简介

PACS (Picture Archiving and Communication System) 全称为医学影像存档与通讯系统。是随着数字成像技术、计算机技术和网络技术的进步而迅速发展起来的、旨在全面解决医学图像的获取、显示、存贮、传送和管理的综合系统。

华海HiNet PACS5.0是针对单机级、科室级、企业级、区域级应用的医学影像信息系统解决方案，将做为华海数字医疗解决方案的整体产品线中最重要的一个产品。该产品构建符合国际标准/规范及国情。医学影像存储和通讯系统 (PACS) 及医学影像信息系统 (RIS)，为医院全面数字化、信息化奠定基础；实现医学影像信息化、无纸化及自动化运行及管理；构建全影像学科 (包括了放射、核医学、心血管、肿瘤放疗、超声、内窥镜、病理及介入等科室) 图像及文本信息整合，实现在统一ID、统一界面及统一索引下涵盖医疗、教学和科研信息的“电子医学图像档案 (EMIR)”管理。

华海HiNet PACS5.0以DICOM、HL7等国际标准为基础，利用IHE定义的技术框架，实现PACS/RIS/HIS(CIS)的跨系统通讯，实现影像学科与临床学科的信息共享以及EMIR与EMR/EPR集成；成为放射、超声、病理、核医学以及内镜等影像信息在IHE框架下与HIS/CIS等系统交互的统一平台，是全院级医学影像系统建设的最佳途径。

华海HiNet PACS5.0实现远程网上实时会诊、检查预约等信息服务。

华海HiNet PCAS5.0为医院PACS/RIS与区域卫生数据中心以及集团内其他医院、分院提供医学影像信息互联、互操作的应用基础。

华海HiNet PACS5.0解决方案

华海HiNet PCAS5.0医学影像信息系统针对不同客户应用需求，提供了四个针对不同客户的解决方案：

HiLite：小型医院PACS系统解决方案。专供县级医院批量实施。系统稳定、功能简洁。

HiNet：大中型医院PACS系统解决方案。实习所有影像科室业务，并提供包括配套产品如叫号、光盘塔、移动影像浏览、集中打印终端全院特点影像应用等。

Hi3D：高端影像处理解决方案。通过针对不同临床科室具体业务要求，通过挂接不同插件实现各种高级影像处理功能。

HiCloud：区域影像平台解决方案。通过数据交换总线实现与周边各系统的不同类型的数据交换，结合实时视频系统及教学、会诊系统，以及区域云计算数据中心，实现各种区域医疗和远程会诊应用。

东软医疗是中国领先的
医疗设备产品与服务供应商

东软医疗系统有限公司（以下简称“东软医疗”）是中国最大的IT解决方案与服务供应商——东软集团股份有限公司（600718.SH）的全资子公司，是中国领先的医疗设备产品与服务供应商。东软医疗成立于1998年，总部位于中国沈阳，在美国、中东、秘鲁设有子公司，在越南设有办事处。

作为唯一的国家数字化医学影像设备工程技术研究中心建设依托单位，东软医疗成功研制了具有中国自主知识产权的CT、磁共振、数字X线机、彩超、实验室自动化系统、放射治疗设备以及核医学成像设备等系列产品。面向未来，东软医疗将通过卓越组织能力建设、产品持续创新、高效精益运营，致力于成为行业内持续成长最快的企业，并向着成为全球领先、中国市场份额最大的医疗设备产品与服务供应商的企业愿景不懈努力。

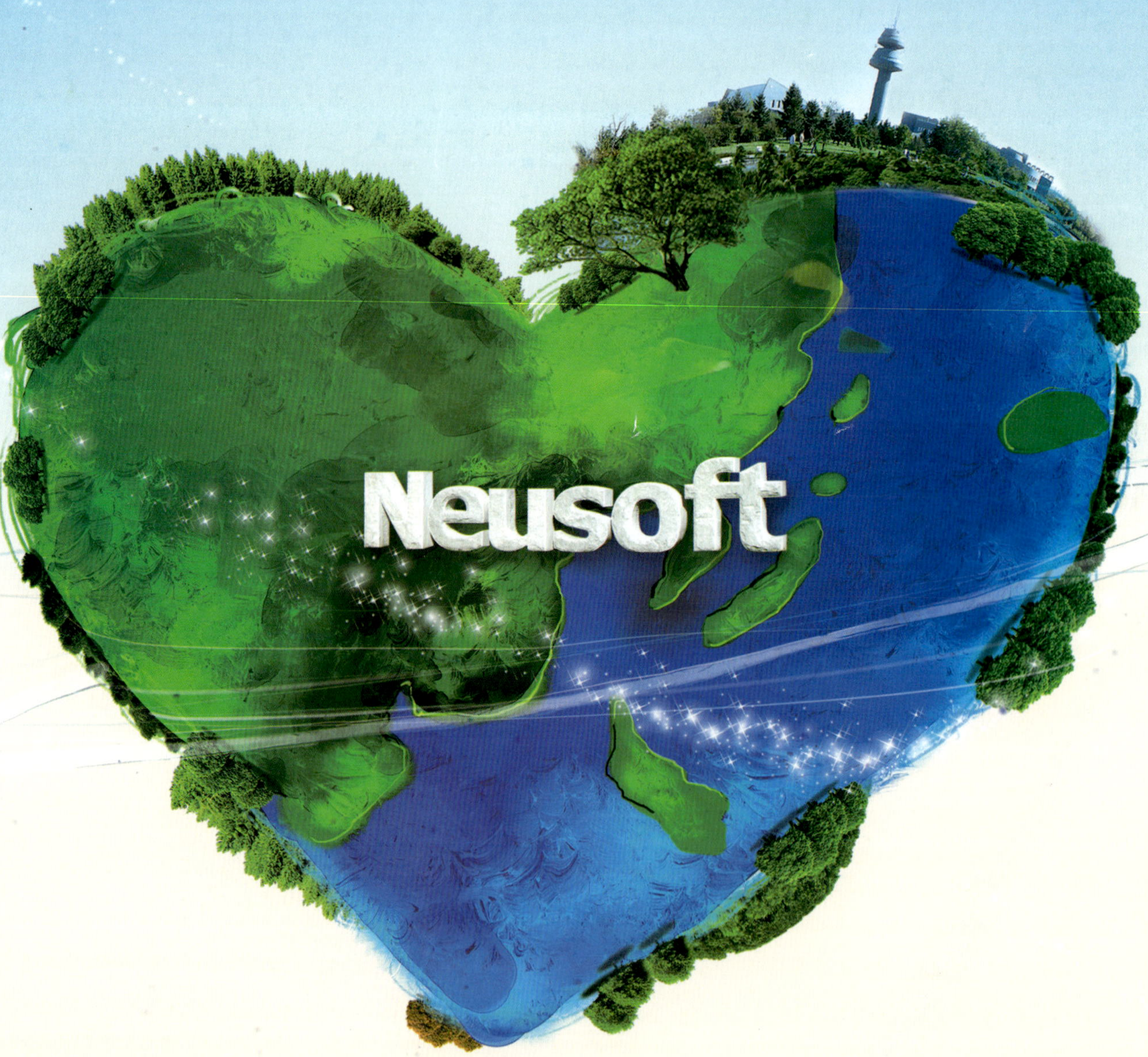

东软医疗健康整体解决方案

依托东软集团整体的优势资源，以软件技术为核心，东软医疗能够为广大的国内外客户提供涵盖医疗设备、医学信息、健康服务三大领域的医疗健康整体解决方案，能够满足从预防筛查到诊断治疗、从影像整合到智能化医疗、从个性化方案到系统服务培训的全面需求。

医疗设备系统解决方案包括DIS诊断影像解决方案（CT/MR/XR）、RES常规检查解决方案（US/CL）、OSS肿瘤解决方案（RT/PET）三大系统；医学信息解决方案包括HIS/PACS/RIS/LIS/EMR/手术麻醉/ICU、远程医疗系统、计算机智能辅助检测系统CAD、社区卫生服务信息系统、区域医疗协同系统、网络医疗健康服务平台等软件产品与服务；健康服务解决方案包括全新的健康动态监护与健康管理服务平台“熙康”，提供无处不在的健康关爱。

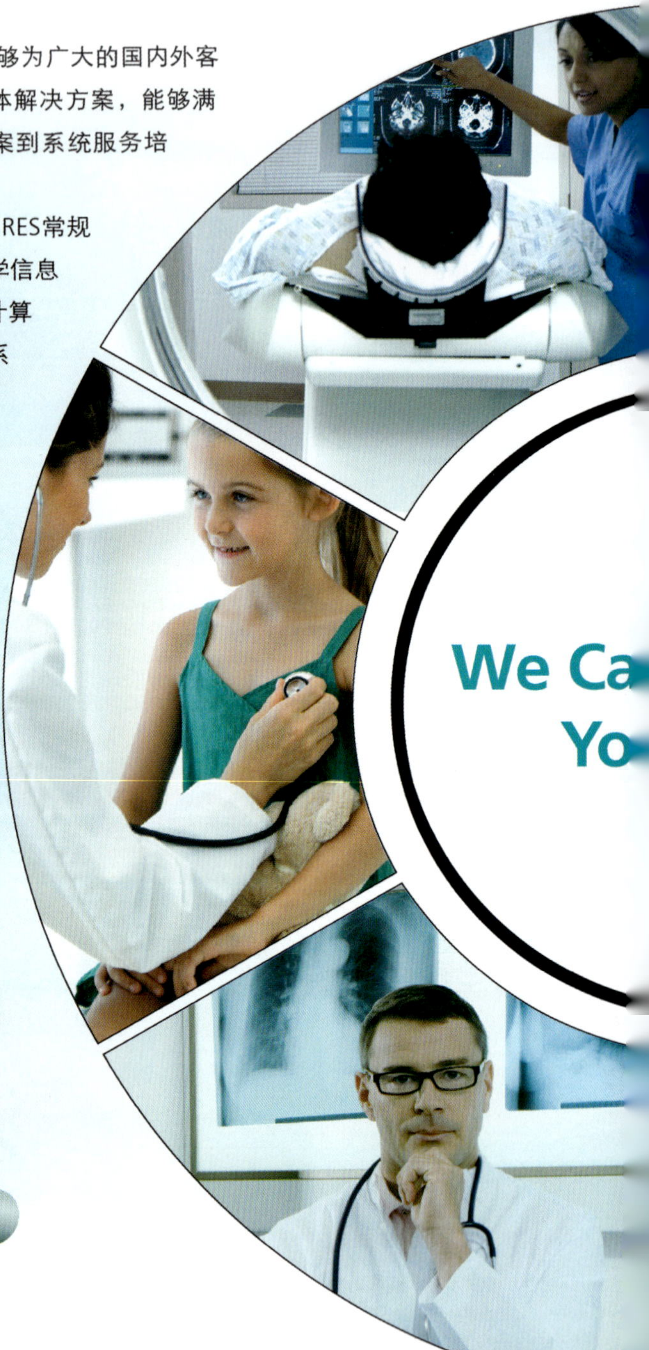

NeuViz 64 多层螺旋CT

东软医疗最新研制成功的NeuViz 64多层螺旋CT成为中国第一台拥有自主知识产权的64层螺旋CT，宣告中国CT从此迈向国际主流竞争行列，掀开了中国CT自主创新研发制造的新篇章。

- 科技与创新的完美超越
- 硬件与软件的有效结合
- 技术与功能的全面突破
- 质量与服务的优质体现
- 诊断与流程的整齐划一

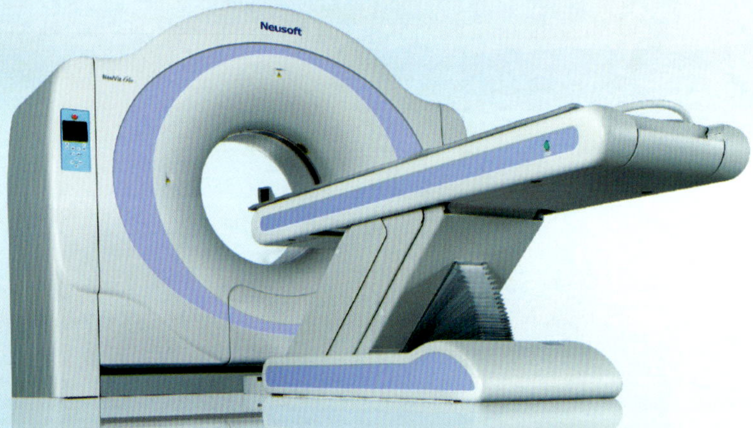

十二导远程、移动心电检查、监护系统

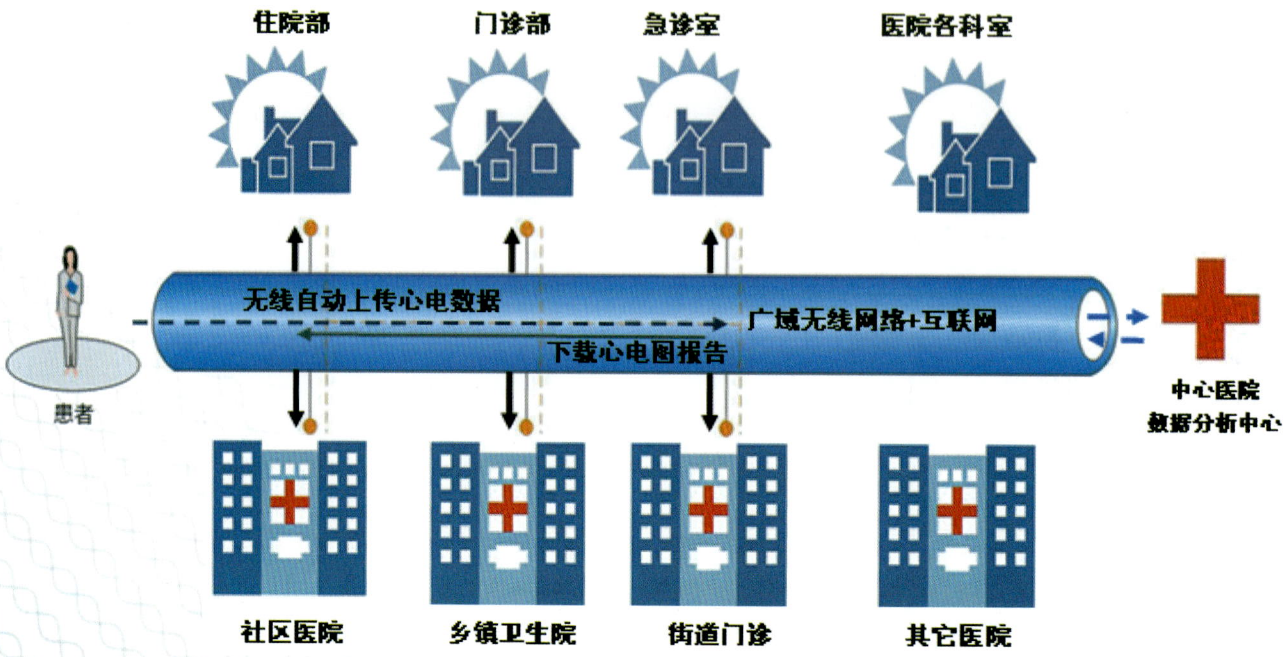

● 使用本设备的科室与医院 ---▸ 数据无线上传 ◂---▸ 接收数据—返回报告 ⟵ 心电图报告下载

● 移动心电检查系统+无线移动传输+TFT液晶显示＝移动心电图室

检查仪体形小巧携带方便，TFT液晶实时显示12导同步信息，能适应病房、出诊、等有便携需求的常规心电图检查，同时自动采集—自动存储—自动无线远程传输数据，不受时间、距离所制约。

● 基层护士+移动心电检查系统+中心医院数据分析中心＝大医院心电图检查

◇ 基层医院、中心医院进行数据关联，基于NS-M平台，基层医院同时可分享大医院的诊治医疗资源；

◇ 基层医院无须配备专门心电图医师，只须护士操作佩带，中心医院专家提供数据分析并回传分析报告，轻松获得中心医院检查服务；

● 工作流程：一键采集+自动传输+下载报告

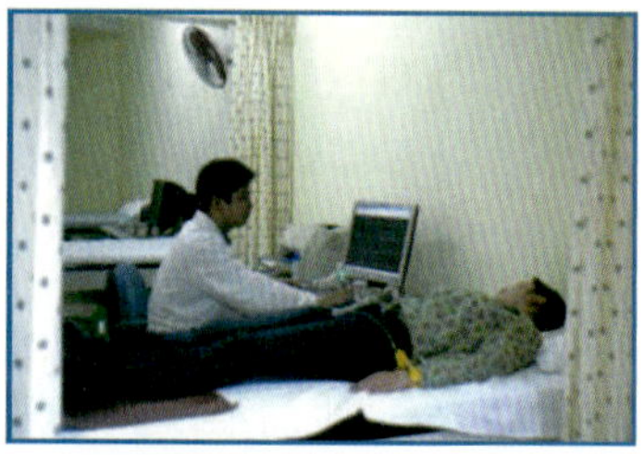

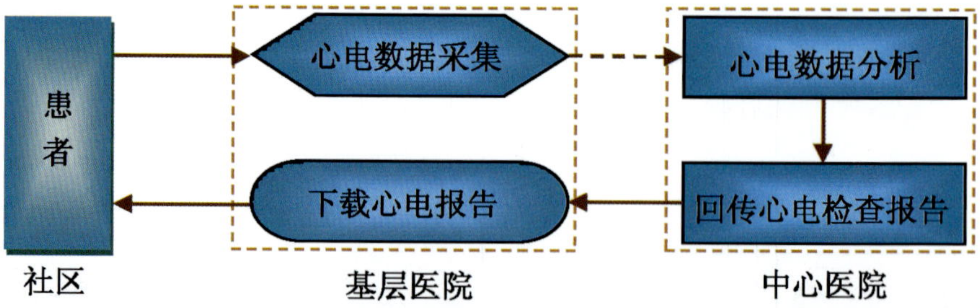

重庆新标医疗设备有限公司

地址：庆市高新区科园一路五号创新大厦四楼　网址：www.chinamtis.com

电话：023—6863 1212　传真：023—6863 1183　E-mail:13350318065@189.cn

区域卫生信息化平台、医院信息平台

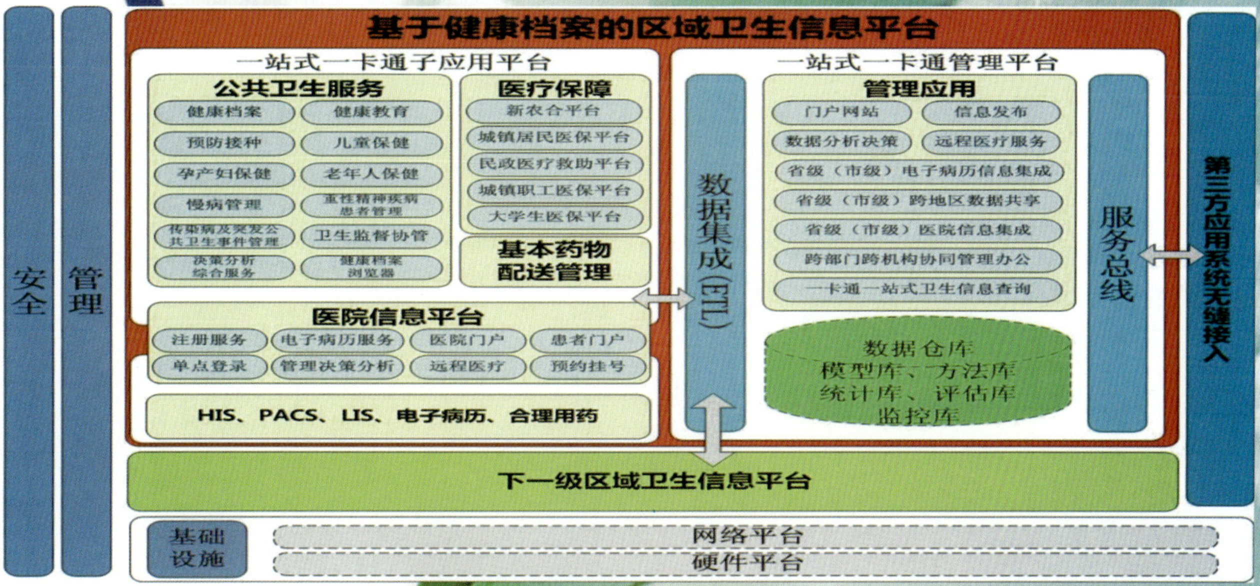

符合“3521工程”要求的区域卫生信息化平台整体解决方案

按照国家医改精神和卫生信息化建设3521工程要求设计。涵盖健康档案、计免妇幼等项目的公共卫生服务；包含新农合、居民医保、民政医疗救助等医疗保障业务；可以进行电子病历、远程医疗等医疗服务；实现基本药物管理；实现综合绩效管理；实现跨地区跨机构卫生服务；实现医疗保障异地即时结算。

一站式一卡通综合服务信息平台

使用一张卡（新农合卡\证等），就可以在区域内任一定点医疗机构实现跨地区跨机构的公共卫生服务、医保报销服务、民政医疗救助服务、医疗就诊服务、电子病历服务、基本药物管理的综合性数据共享服务体系。

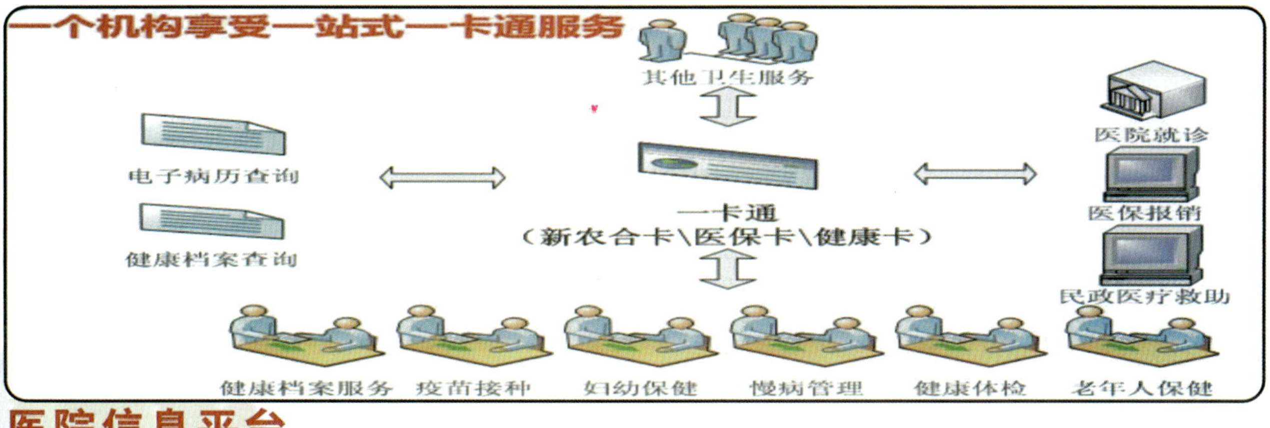

医院信息平台

按照国家医改精神，集成医院内部各系统数据共享的医疗服务一站式信息平台。以电子病历为核心，围绕与电子病历相关的医疗业务和管理业务，促进信息资源在临床医疗和运营管理中的高效利用。实现医院内不同业务系统（HIS、LIS、PACS等）的统一集成、资源整合和高效运转，在区域范围支持以患者为中心的跨机构医疗信息共享和业务协同服务，建立以患者电子病历的信息采集、存储和集中管理为基础，连接临床信息系统和管理信息系统的医院信息平台。

重庆竞达医药技术发展有限公司

地址：重庆市江北区建新南路16号西普大厦18-1
电话：023-6776 6323　传真：023-8684 6908
邮编：400020　E-mail:cqjingda@126.com

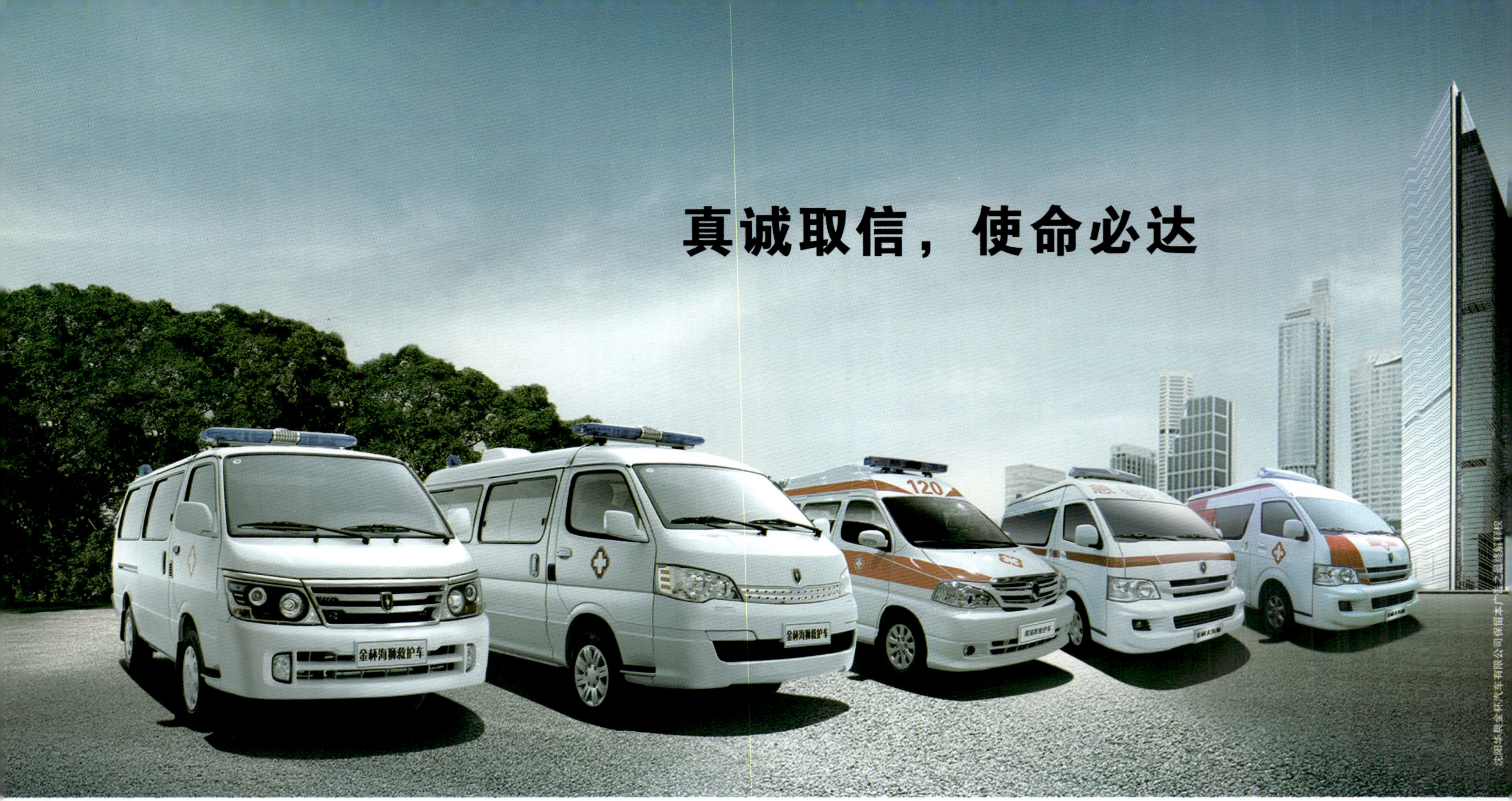
真诚取信，使命必达

“十二五”期间深化医药卫生体制改革规划暨实施方案

深化医药卫生体制改革是贯彻落实科学发展观、加快转变经济发展方式的重大实践,是建设现代国家、保障和改善民生、促进社会公平正义的重要举措,是贯穿经济社会领域的一场综合改革。“十二五”时期是深化医药卫生体制改革的攻坚阶段,也是建立基本医疗卫生制度的关键时期。为巩固扩大前一阶段改革成果,实现2020年人人享有基本医疗卫生服务的既定目标,根据《中华人民共和国国民经济和社会发展第十二个五年规划纲要》和《中共中央 国务院关于深化医药卫生体制改革的意见》(中发〔2009〕6号),编制本规划。本规划主要明确2012-2015年医药卫生体制改革的阶段目标、改革重点和主要任务,是未来四年深化医药卫生体制改革的指导性文件。

一、规划背景

自2009年4月深化医药卫生体制改革启动实施以来,在党中央、国务院领导下,各地区、各有关部门认真贯彻落实中央的决策部署,按照保基本、强基层、建机制的基本原则,完善政策、健全制度、加大投入,统筹推进五项重点改革,取得了明显进展和初步成效,实现了阶段性目标。覆盖城乡全体居民的基本医疗保障制度(以下简称基本医保)框架初步形成,职工基本医疗保险(以下简称职工医保)、城镇居民基本医疗保险(以下简称城镇居民医保)和新型农村合作医疗(以下简称新农合)参保人数达到13亿人,筹资和保障水平明显提高,保障范围从大病延伸到门诊小病,城乡医疗救助力度不断加大。国家基本药物制度初步建立,政府办基层医疗卫生机构全部实施基本药物零差率销售,药品安全保障得到明显加强;以破除“以药补医”机制为核心的基层医疗卫生机构综合改革同步推进,开始形成维护公益性、调动积极性、保障可持续的新机制。覆盖城乡的基层医疗卫生服务体系基本建成,2200多所县级医院和3. 3万多个城乡基层医疗卫生机构得到改造完善,中医药服务能力逐步增强,全科医生制度建设开始启动。基本公共卫生服务均等化水平不断提高,10类国家基本公共卫生服务面向城乡居民免费提供,国家重大公共卫生服务项目全面实施。公立医院改革试点积极推进,围绕政事分开、管办分开、医药分开、营利性和非营利性分开(以下简称“四个分开”)进行体制机制创新,便民惠民措施全面推开,多元办医稳步推进。各级政府对医药卫生工作的认识和执行力明显提高,实践经验和做法不断丰富,支持医药卫生体制改革的社会氛围正在形成。三年改革实践证明,医药卫生体制改革方向正确、路径清晰、措施有力,尤其是在基层取得明显成效,人民群众看病就医的公平性、可及性、便利性得到改善,看病难、看病贵问题有所缓解,医药卫生体制改革促进经济社会发展的作用越来越重要。

医药卫生体制改革是一项长期艰巨复杂的系统工程。要清醒地看到,当前医药卫生体制改革中还存在一些较为突出的矛盾和问题,特别是随着改革向纵深推进,利益格局深刻调整,体制性、结构性等深层次矛盾集中暴露,改革的难度明显加大。医疗保障制度建设有待进一步加强,基本药物制度还需巩固完善,公立医院改革需要深化拓展,推进社会力量办医仍需加大力度,人才队伍总量和结构性矛盾依然突出,政府职能转变亟待加快步伐,制度法规建设的任务更加紧迫。同时,随着经济社会进入新的发展阶段,工业化、城镇化、农业现代化、经济全球化以及人口老龄化进程加快,城乡居民健康需求不断提升并呈现多层次、多元化特点,进一步加剧了卫生资源供给约束与卫生需求日益增长之间的矛盾;疾病谱变化、医药技术创新、重大传染病防控和卫生费用快速增长等,对优化资源配置、扩大服务供给、转变服务模式、合理控制费用和提升管理能力等都提出了更高要求。解决这些问题和挑战,必须持续不断地推进改革。

"十二五"时期在深化医药卫生体制改革进程中承前启后,要在认真总结经验的基础上,进一步加强组织领导,发挥制度优势,抓住基层综合改革取得重大进展、经济持续快速发展的有利时机,不断凝聚和扩大社会共识,把改革不断推向深入,为基本建成符合我国国情的基本医疗卫生制度、实现人人享有基本医疗卫生服务奠定坚实基础。

二、总体要求和主要目标

(一)总体要求

以邓小平理论和"三个代表"重要思想为指导,深入贯彻落实科学发展观,紧紧围绕《中共中央 国务院关于深化医药卫生体制改革的意见》(中发〔2009〕6号)精神,坚持把基本医疗卫生制度作为公共产品向全民提供的核心理念,坚持保基本、强基层、建机制的基本原则,坚持预防为主、以农村为重点、中西医并重的方针,以维护和增进全体人民健康为宗旨,以基本医疗卫生制度建设为核心,统筹安排、突出重点、循序推进,进一步深化医疗保障、医疗服务、公共卫生、药品供应以及监管体制等领域综合改革,着力在全民基本医保建设、基本药物制度巩固完善和公立医院改革方面取得重点突破,增强全民基本医保的基础性作用,强化医疗服务的公益性,优化卫生资源配置,重构药品生产流通秩序,提高医药卫生体制的运行效率,加快形成人民群众"病有所医"的制度保障,不断提高全体人民健康水平,使人民群众共享改革发展的成果。

(二)主要目标

基本医疗卫生制度建设加快推进,以基本医疗保障为主体的多层次医疗保障体系进一步健全,通过支付制度等改革,明显提高保障能力和管理水平;基本药物制度不断巩固完善,基层医疗卫生机构运行新机制有效运转,基本医疗和公共卫生服务能力同步增强;县级公立医院改革取得阶段性进展,城市公立医院改革有序开展;卫生资源配置不断优化,社会力量办医取得积极进展;以全科医生为重点的人才队伍建设得到加强,基层人才不足状况得到有效改善,中医药服务能力进一步增强;药品安全水平不断提升,药品生产流通秩序逐步规范,医药价格体系逐步理顺;医药卫生信息化水平明显提高,监管制度不断完善,对医药卫生的监管得到加强。

到2015年,基本医疗卫生服务更加公平可及,服务水平和效率明显提高;卫生总费用增长得到合理控制,政府卫生投入增长幅度高于经常性财政支出增长幅度,政府卫生投入占经常性财政支出的比重逐步提高,群众负担明显减轻,个人卫生支出占卫生总费用的比例降低到30%以下,看病难、看病贵问题得到有效缓解。人均期望寿命达到74.5岁,婴儿死亡率降低到12‰以下,孕产妇死亡率降低到22/10万以下。

三、加快健全全民医保体系

充分发挥全民基本医保的基础性作用,重点由扩大范围转向提升质量。通过支付制度改革,加大医保经办机构和医疗机构控制医药费用过快增长的责任。在继续提高基本医保参保率基础上,稳步提高基本医疗保障水平,着力加强管理服务能力,切实解决重特大疾病患者医疗费用保障问题。

(一)巩固扩大基本医保覆盖面

职工医保、城镇居民医保和新农合三项基本医疗保险参保率在2010年基础上提高三个百分点。重点做好农民工、非公有制经济组织从业人员、灵活就业人员,以及关闭破产企业退休人员和困难企业职工参保工作。

(二)提高基本医疗保障水平

到2015年,城镇居民医保和新农合政府补助标准提高到每人每年360元以上,个人缴费水平相应提高,探索建立与经济发展水平相适应的筹资机制。职工医保、城镇居民医保、新农合政策范围内住院费用支付比例均达到75%左右,明显缩小与实际住院费用支付比例之间的差距;进一步提高最高支付限额。城镇居民医保和新农合门诊统筹覆盖所有统筹地区,支付比例提高到50%以上;稳步推进职工医保门诊统筹。

(三)完善基本医保管理体制

加快建立统筹城乡的基本医保管理体制,探索整合职工医保、城镇居民医保和新农合制度管理职能和经办资源。有条件的地区探索建立城乡统筹的居民基本医疗保险制度。按照管办分开原则,完善基本医保管理和经办运行机制,明确界定职责,进一步落实医保经办机构的法人自主权,提高经办能力和效率。在确保基金安全和有效监管的前提下,鼓励以政府购买服务的方式,委托具有资质的商业保险机构经办各类医疗保障管理服务。

(四)提高基本医保管理服务水平

加快推进基本医保和医疗救助即时结算,使患者看病只需支付自负部分费用,其余费用由医保经办机构与医疗机构直接结算。建立异地就医结算机制,2015年全面实现统筹区域内和省内医疗费用异地即时结算,初步实现跨省医疗费用异地即时结算;做好基本医保和医疗救助结算衔接。完善医保关系转移接续政策,基本实现职工医保制度内跨区域转移接续,推进各项基本医疗保险制度之间衔接。加快建立具有基金管理、费用结算与控制、医疗行为管理与监督等复合功能的医保信息系统,实现与定点医疗机构信息系统的对接。积极推广医保就医"一卡通",方便参保人员就医。

加强基本医保基金收支管理。职工医保基金结余过多的地区要把结余降到合理水平,城镇居民医保和新农合基金要坚持当年收支平衡的原则,结余过多的,可结合实际重点提高高额医疗费用支付水平。增强基本医保基金共济和抗风险能力,实现市级统筹,逐步建立省级风险调剂金制度,积极推进省级统筹。完善基本医保基金管理监督和风险防范机制,防止基本医保基金透支,保障基金安全。

(五)改革完善医保支付制度

加大医保支付方式改革力度,结合疾病临床路径实施,在全国范围内积极推行按病种付费、按人头付费、总额预付等,增强医保对医疗行为的激励约束作用。建立医保对统筹区域内医疗费用增长的制约机制,制定医保基金支出总体控制目标并分解到定点医疗机构,将医疗机构次均(病种)医疗费用增长控制和个人负担定额控制情况列入医保分级评价体系。积极推动建立医保经办机构与医疗机构、药品供应商的谈判机制和购买服务的付费机制。医保支付政策进一步向基层倾斜,鼓励使用中医药服务,引导群众小病到基层就诊,促进分级诊疗制度形成。将符合资质条件的非公立医疗机构和零售药店纳入医保定点范围,逐步将医保对医疗机构医疗服务的监管延伸到对医务人员医疗服务行为的监管。加强对定点医疗机构和零售药店的监管,加大对骗保欺诈行为的处罚力度。

(六)完善城乡医疗救助制度

加大救助资金投入,筑牢医疗保障底线。资助低保家庭成员、五保户、重度残疾人以及城乡低收入家庭参加城镇居民医保或新农合。取消医疗救助起付线,提高封顶线,对救助对象政策范围内住院自负医疗费用救助比例提高到70%以上。在试点基础上,全面推进重特大疾病救助工作,加大对重特大疾病的救助力度。无负担能力的病人发生急救医疗费用通过医疗救助基金、政府补助等渠道解决。鼓励和引导社会力量发展慈善医疗救助。鼓励工会等社会团体开展多种形式的医疗互助活动。

(七)积极发展商业健康保险

完善商业健康保险产业政策,鼓励商业保险机构发展基本医保之外的健康保险产品,积极引导商业保险机构开发长期护理保险、特殊大病保险等险种,满足多样化的健康需求。鼓励企业、个人参加商业健康保险及多种形式的补充保险,落实税收等相关优惠政策。简化理赔手续,方便群众结算。加强商业健康保险监管,促进其规范发展。

(八)探索建立重特大疾病保障机制

充分发挥基本医保、医疗救助、商业健康保险、多种形式补充医疗保险和公益慈善的协同互补作用,切实解决重特大疾病患者的因病致贫问题。在提高基本医保最高支付限额和高额医疗费用支付比例的基础上,统筹协调基本医保和商业健康保险政策,积极探索利用基本医保基金购买商业大病保险或建立补充保险等方式,有效提高重特大疾病保障水平。加强与医疗救助制度的衔接,加大对低收入大病患者的救助力度。

四、巩固完善基本药物制度和基层医疗卫生机构运行新机制

持续扩大基层医药卫生体制改革成效,巩固完善国家基本药物制度,深化基层医疗卫生机构管理体制、补偿机制、药品供应和人事分配等方面的综合改革,继续加强基层服务网络建设,加快建立全科医生制度,促进基层医疗卫生机构全面发展。

(一)深化基层医疗卫生机构综合改革

完善基层医疗卫生机构编制管理、补偿机制、人事分配等方面的综合改革措施,巩固基层改革成效。健全基层医疗卫生机构稳定长效的多渠道补偿机制,地方政府要将对基层医疗卫生机构专项补助以及经常性收支差额补助纳入财政预算并及时、足额落实到位,中央财政建立基本药物制度全面实施后对地方的经常性补助机制并纳入预算;加快落实一般诊疗费及医保支付政策,确保基层医疗卫生机构正常运转。健全绩效评价和考核机制,在平稳实施绩效工资的基础上,有条件的地区可适当提高奖励性绩效工资的比例,坚持多劳多得、优绩优酬,重点向关键岗位、业务骨干和作出突出贡献的人员倾斜,合理拉开收入差距,调动医务人员积极性。

(二)扩大基本药物制度实施范围

巩固政府办基层医疗卫生机构实施基本药物制度的成果,落实基本药物全部配备使用和医保支付政策。有序推进村卫生室实施基本药物制度,执行基本药物制度各项政策,同步落实对乡村医生的各项补助和支持政策。对非政府办基层医疗卫生机构,各地政府可结合实际,采取购买服务的方式将其纳入基本药物制度实施范围。鼓励公立医院和其他医疗机构优先使用基本药物。

(三)完善国家基本药物目录

根据各地基本药物使用情况,优化基本药物品种、类别,适当增加慢性病和儿童用药品种,减少使用率低、重合率低的药品,保持合理的基本药物数量,更好地满足群众基本用药需求。2012年调整国家基本药物目录并适时公布。逐步规范基本药物标准剂型、规格和包装。基本药物由省级人民政府统一增补,不得将增补权限下放到市、县或基层医疗卫生机构。要合理控制增补药品数量。

(四)规范基本药物采购机制

坚持基本药物以省为单位网上集中采购,落实招采合一、量价挂钩、双信封制、集中支付、全程监控等采购政策。坚持质量优先、价格合理,进一步完善基本药物质量评价标准和评标办法,既要降低虚高的药价也要避免低价恶性竞争,确保基本药物安全有效、供应及时。建立以省为单位的基本药物集中采购和使用管理系统,明显提高基本药物使用监管能力。对独家品种和经多次集中采购价格已基本稳定且市场供应充足的基本药物试行国家统一定价。对用量小、临床必需的基本药物可通过招标采取定点生产等方式确保供应。对已达到国际水平的仿制药,在定价、招标采购方面给予支持,激励企业提高基本药物质量。提高基本药物生产技术水平和供应保障能力,完善基本药物储备制度。强化基本药物质量监管,所有基本药物生产、经营企业必须纳入电子监管。

(五)提高基层医疗卫生机构服务能力

按照填平补齐的原则,继续支持村卫生室、乡镇卫生院、社区卫生服务机构标准化建设,2015年基层医疗卫

生机构达标率达到95%以上。继续加强基层在岗人员培训,重点实施具有全科医学特点、促进基本药物使用等针对性和实用性强的培训项目。进一步规范基层医疗卫生机构用药行为。鼓励基层医疗卫生机构采取主动服务、上门服务等方式,开展巡回医疗,推动服务重心下沉,服务内容向基本医疗和基本公共卫生服务转变。建立健全分级诊疗、双向转诊制度,积极推进基层首诊负责制试点。明显提高基层医疗卫生机构门急诊量占门急诊总量的比例。

筑牢农村医疗卫生服务网底。完善乡村医生的补偿、养老政策。加强乡村医生培训和后备力量建设,逐步推进乡村医生向执业(助理)医师转变,鼓励有条件的地区通过定向培养、学历提升、岗位培训等方式加强乡村医生能力建设。积极推进乡镇卫生院和村卫生室一体化管理。

(六)推进全科医生制度建设

把建立全科医生制度作为强基层的关键举措,通过规范化培养、转岗培训、执业医师招聘和设置特岗等方式加强全科医生队伍建设,到2015年为基层医疗卫生机构培养全科医生15万名以上,使每万名城市居民拥有2名以上全科医生,每个乡镇卫生院都有全科医生。积极推进家庭签约医生服务模式,逐步建立全科医生与居民契约服务关系,为居民提供连续的健康管理服务。

(七)促进人才向基层流动

进一步完善相关政策措施,鼓励引导医务人员到基层服务。建立上级医院与基层医疗卫生机构之间的人才合作交流机制,探索县(市、区)域人才柔性流动方式,促进县乡人才联动。开展免费医学生定向培养,实施全科医生特岗计划,充实基层人才队伍。严格落实城市医院和疾病预防控制机构医生晋升中高级职称前到农村服务累计一年以上的政策。鼓励大医院退休医生到基层和农村执业。对到艰苦边远地区基层医疗卫生机构服务的医务人员,落实津补贴政策或给予必要补助。

(八)加快推进基层医疗卫生机构信息化

在试点基础上,以省为单位,建立涵盖基本药物供应使用、居民健康管理、基本医疗服务、绩效考核等功能的基层医疗卫生信息系统,提高基层医疗卫生服务水平。到2015年,基层医疗卫生信息系统基本覆盖乡镇卫生院、社区卫生服务机构和有条件的村卫生室。

五、积极推进公立医院改革

坚持公立医院公益性质,按照“四个分开”的要求,以破除“以药补医”机制为关键环节,以县级医院为重点,统筹推进管理体制、补偿机制、人事分配、药品供应、价格机制等方面的综合改革,由局部试点转向全面推进,大力开展便民惠民服务,逐步建立维护公益性、调动积极性、保障可持续的公立医院运行新机制。

(一)落实政府办医责任

坚持公立医院面向城乡居民提供基本医疗卫生服务的主导地位,进一步明确政府举办公立医院的目的和应履行的职责,扭转公立医院逐利行为。进一步落实政府对公立医院的基本建设和设备购置、重点学科发展、公共卫生服务、符合国家规定的离退休人员费用和政策性亏损补贴等投入政策。合理确定公立医院(含国有企业所办医院)数量和布局,严格控制建设标准、规模和设备配备。禁止公立医院举债建设。

(二)推进补偿机制改革

以破除“以药补医”机制为关键环节,推进医药分开,逐步取消药品加成政策,将公立医院补偿由服务收费、药品加成收入和财政补助三个渠道改为服务收费和财政补助两个渠道。医院的药品和高值医用耗材实行集中采购。政府投资购置的公立医院大型设备按扣除折旧后的成本制定检查价格,贷款或集资购买的大型设备原则上由政府回购,回购有困难的限期降低检查价格。医疗机构检验对社会开放,检查设备和技术人员应当符合法定要求或具备法定资格,实现检查结果互认。由于上述改革减少的合理收入或形成的亏损,通过调整医疗技术服务价格、增加政府投入等途径补偿。提高诊疗费、手术费、护理费收费标准,体现医疗服务合理成本和医务人员技术劳务价值。医疗技术服务收费按规定纳入医保支付范围。增加的政府投入由中央财政给予一定补助,地方财政要按实际情况调整支出结构,切实加大投入。

(三)控制医疗费用增长

医保经办机构和卫生监管部门要加强对医疗服务行为的监管,制止开大处方、重复检查、滥用药品等行为。强化医保对医疗服务的监控作用,采取总额预付、按人头、按病种付费等复合支付方式,引导医疗机构主动控制成本,同时加强监管,规范诊疗行为、提高服务质量;逐步实现由医保经办机构与公立医院通过谈判方式确定服务范围、支付方式、支付标准和服务质量要求;严格基本医保药品目录使用率及自费药品控制率等指标考核。

加强卫生部门对医疗费用的监管控制,将次均费用和总费用增长率、住院床日以及药占比等控制管理目标纳入公立医院目标管理责任制并作为绩效考核的重要指标,及时查处为追求经济利益的不合理用药、用材和检查及重复检查等行为。加强对费用增长速度较快疾病诊疗行为的重点监控,控制公立医院提供非基本医疗服务。价格主管部门要加强医疗服务收费和药品价格监督检查。

(四)推进政事分开、管办分开

强化卫生行政部门规划、准入、监管等全行业管理职能。研究探索采取设立专门管理机构等多种形式确定政府办医机构,由其履行政府举办公立医院的职能,负责公立医院的资产管理、财务监管、绩效考核和医院主要负责人的任用。各级卫生行政部门负责人不得兼任公立医院领导职务,逐步取消公立医院行政级别。

(五)建立现代医院管理制度

探索建立理事会等多种形式的公立医院法人治理结构,明确理事会与院长职责,公立医院功能定位、发展规划、重大投资等权力由政府办医机构或理事会行使。建立院长负责制和任期目标责任考核制度,落实公立医院用人自主权,实行按需设岗、竞聘上岗、按岗聘用、合同管理,推进公立医院医务人员养老等社会保障服务社会化。建立以公益性质和运行效率为核心的公立医院绩效考核体系,健全以服务质量、数量和患者满意度为核心的内部分配机制,提高人员经费支出占业务支出的比例,提高医务人员待遇,院长及医院管理层薪酬由政府办医机构或授权理事会确定。严禁把医务人员个人收入与医院的药品和检查收入挂钩;完善公立医院财务核算制度,加强费用核算和控制。

(六)开展医院管理服务创新

深化以病人为中心的服务理念,不断完善医疗质量管理与控制体系,持续提高医院管理水平和医疗服务质量。简化挂号、就诊、检查、收费、取药等流程,方便群众就医。大力推行临床路径,开展单病种质量控制,规范医疗行为。推广应用基本药物和适宜技术,规范抗菌药物等药品的临床使用。以医院管理和电子病历为核心,推进公立医院信息化建设。全面推行便民惠民措施,大力推广优质护理,优化服务模式和服务流程,开展“先诊疗、后结算”和志愿者服务。积极推进区域统一预约挂号平台建设,普遍实行预约诊疗,改善就医环境,明显缩短病人等候时间。发展面向农村基层及边远地区的远程诊疗系统。

(七)全面推进县级公立医院改革

县级公立医院是农村三级医疗卫生服务网络的龙头。“十二五”期间要把县级公立医院改革放在突出位置,以破除“以药补医”机制为关键环节,统筹推进管理体制、补偿机制、人事分配、采购机制、价格机制等方面的综合改革;加强以人才、技术、重点专科为核心的能力建设,巩固深化城市医院对口支援县级医院的长期合作帮扶机制,经批准可在县级医院设立特设岗位引进急需高层次人才,力争使县域内就诊率提高到90%左右,基本实现大病不出县。2015年要实现县级公立医院阶段性改革目标。

(八)拓展深化城市公立医院改革

按照上下联动、内增活力、外加推力的原则,加快推进城市公立医院改革试点,拓展深化试点内容,创新体制机制,提高服务质量和运行效率,尽快形成改革的基本路子并逐步在全国范围内推广。公立医院资源丰富的城市,可引导社会资本以多种方式参与包括国有企业所办医院在内的部分公立医院改制重组。鼓励社会资本对部分公立医院进行多种形式的公益性投入,以合资合作方式参与改制的不得改变非营利性质。改制过程中要加强国有资产管理,维护好职工合法权益。

六、统筹推进相关领域改革

进一步增强医药卫生体制改革各项政策的协同性,继续推进基本公共卫生服务均等化,优化卫生资源配置,加快人才培养和信息化建设,加强药品生产流通和医药卫生监管体制改革,充分发挥政策叠加效应。

(一)提高基本公共卫生服务均等化水平

逐步提高人均基本公共卫生服务经费标准,2015年达到40元以上,免费为城乡居民提供健康档案、健康教育、预防接种、传染病防治、儿童保健、孕产妇保健、老年人保健、高血压等慢性病管理、重性精神疾病管理、卫生监督协管等国家基本公共卫生服务项目。加强健康促进与教育,实施国民健康行动计划,将健康教育纳入国民教育体系。主要媒体要加强健康知识宣传。倡导健康的生活方式,引导科学就医和安全合理用药。到2015年,城乡居民健康档案规范化电子建档率达到75%以上;高血压、糖尿病患者规范化管理率达到40%以上。

逐步增加国家重大公共卫生项目,继续开展国家免疫规划,艾滋病和结核病、血吸虫病等重大传染病防治,农村孕产妇住院分娩补助、适龄妇女“两癌”(宫颈癌、乳腺癌)检查等重大公共卫生服务专项,农村孕产妇住院分娩率稳定在96%以上。重点做好食品安全(包括餐饮、饮用水卫生)、职业卫生、精神卫生、慢性病防控、重大地方病防控、卫生应急等对居民健康有重要影响的公共卫生服务。

完善重大疾病防控、计划生育、妇幼保健等专业公共卫生服务网络,加强卫生监督、农村应急救治、精神疾病防治、食品安全风险监测等能力建设。提高疾病监测、预防、控制能力和突发公共卫生事件应急处置能力。深入开展爱国卫生运动。加强流动人口以及农村留守儿童和老人的公共卫生服务和重大传染病防控工作,提高公共卫生服务的可及性。严格开展绩效考核和效果评估,提高公共卫生服务效益。建立公共卫生和医疗卫生服务体系分工协作机制。专业公共卫生机构经费纳入财政预算并全额安排。

(二)推进医疗资源结构优化和布局调整

科学制定区域卫生规划,明确省、市、县级卫生资源配置标准,新增卫生资源优先考虑社会资本。每千常住人口医疗卫生机构床位数达到4张的,原则上不再扩大公立医院规模。中央、省级可以设置少量承担医学科研、教学功能的医学中心或区域医疗中心。鼓励各地整合辖区内检查检验资源,促进大型设备资源共建共享。加强医疗服务体系薄弱环节建设,优先支持基层以及老少边穷等医疗资源缺乏地区发展。每个县重点办好1至2所县级医院(含县中医院)。继续支持医疗机构临床重点专科建设。加强省级妇儿专科医院和县级医院妇儿科建设。推进边远地区地市级综合医院建设。鼓励发展康复医疗和长期护理。

充分发挥中医药在疾病预防控制和医疗服务中的作用。以城乡基层为重点加强中医医疗服务能力建设,到2015年,力争95%以上的社区卫生服务中心和90%的乡镇卫生院、70%以上的社区卫生服务站和65%以上的村卫生室能够提供中医药服务。鼓励零售药店提供中医坐堂诊疗服务。积极推广中医适宜技术。加强中药资源保护、研究开发和合理利用。

(三)大力发展非公立医疗机构

放宽社会资本举办医疗机构的准入,鼓励有实力的企业、慈善机构、基金会、商业保险机构等社会力量以及境外投资者举办医疗机构,鼓励具有资质的人员(包括港、澳、台地区)依法开办私人诊所。进一步改善执业环境,落实价格、税收、医保定点、土地、重点学科建设、职称评定等方面政策,对各类社会资本举办非营利性医疗机构给予优先支持,鼓励非公立医疗机构向高水平、规模化的大型医疗集团发展。积极发展医疗服务业,扩大和丰富全社会医疗资源。2015年,非公立医疗机构床位数和服务量达到总量的20%左右。

(四)创新卫生人才培养使用制度

深化医学教育改革,重视人文素养培养和职业素质教育,加快建立住院医师规范化培训制度,完善继续医学教育制度。加大护士、养老护理员、药师、儿科医师,以及精神卫生、院前急救、卫生应急、卫生监督、医院和医保管理人员等急需紧缺专门人才和高层次人才的培养。推进医师多点执业,鼓励具备行医资格的人员申请多个地点执业,完善执业医师注册、备案、考核、评价、监管政策,建立医师管理档案。建立健全医疗执业保险和医疗纠纷处理机制。

(五)推进药品生产流通领域改革

改革药品价格形成机制,选取临床使用量较大的药品,依据主导企业成本,参考药品集中采购价格和零售药店销售价等市场交易价格制定最高零售指导价格,并根据市场交易价格变化等因素适时调整。完善进口药品、高值医用耗材的价格管理。加强药品价格信息采集、分析和披露。

完善医药产业发展政策,规范生产流通秩序,推动医药企业提高自主创新能力和医药产业结构优化升级,发展药品现代物流和连锁经营,提高农村和边远地区药品配送能力,促进药品生产、流通企业跨地区、跨所有制的收购兼并和联合重组。到2015年,力争全国百强制药企业和药品批发企业销售额分别占行业总额的50%和85%以上。鼓励零售药店发展。完善执业药师制度,加大执业药师配备使用力度,到“十二五”期末,所有零售药店法人或主要管理者必须具备执业药师资格,所有零售药店和医院药房营业时有执业药师指导合理用药。严厉打击挂靠经营、过票经营、买卖税票、行贿受贿、生产经营假劣药品、发布虚假药品广告等违法违规行为。

落实《国家药品安全“十二五”规划》,提高药品质量水平,药品标准和药品生产质量管理规范与国际接轨。全面提高仿制药质量,到“十二五”期末,实现仿制药中基本药物和临床常用药品质量达到国际先进水平。实施“重大新药创制”等国家科技重大专项和国家科技计划,积极推广科技成果,提高药品创新能力和水平。加强药品质量安全监管,全面实施新修订的药品生产质量管理规范,修订并发布实施药品经营质量管理规范,实行药品全品种电子监管,对基本药物和高风险品种实施全品种覆盖抽验,定期发布药品质量公告。

(六)加快推进医疗卫生信息化

发挥信息辅助决策和技术支撑的作用,促进信息技术与管理、诊疗规范和日常监管有效融合。研究建立全国统一的电子健康档案、电子病历、药品器械、医疗服务、医保信息等数据标准体系,加快推进医疗卫生信息技术标准化建设。加强信息安全标准建设。利用“云计算”等先进技术,发展专业的信息运营机构。加强区域信息平台建设,推动医疗卫生信息资源共享,逐步实现医疗服务、公共卫生、医疗保障、药品监管和综合管理等应用系统信息互联互通,方便群众就医。

（七）健全医药卫生监管体制

积极推动制定基本医疗卫生法,以及基本医保、基本药物制度、全科医生制度、公立医院管理等方面的法律法规,及时将医药卫生体制改革的成功做法、经验和政策上升为法律法规。推动适时修订执业医师法。完善药品监管法律制度。

加强卫生全行业监管。完善机构、人员、技术、设备的准入和退出机制。建立科学的医疗机构分类评价体系。强化医疗卫生服务行为和质量监管。依法严厉打击非法行医,严肃查处药品招标采购、医保报销等关键环节和医疗服务过程中的违法违规行为。建立信息公开、社会多方参与的监管制度,鼓励行业协会等社会组织和个人对医疗机构进行独立评价和监督。强化医务人员法制和纪律宣传教育,加强医德医风建设和行业自律。

七、建立强有力的实施保障机制

（一）强化责任制

地方各级政府要把医药卫生体制改革作为一项全局性工作,加强对规划实施的组织领导,建立健全责任制和问责制,形成政府主要领导负总责,分管常务工作和卫生工作的领导具体抓,各有关部门分工协作、密切配合、合力推进的工作机制,确保规划顺利实施。各地区、各部门要围绕规划的总体目标和重点任务细化年度任务,制定工作方案,落实责任制,把规划的重点任务落到实处。建立规划实施动态监测、定期通报制度,开展规划实施评估。

（二）增强执行力

"十二五"时期是医药卫生体制改革攻坚阶段,医药卫生系统是医药卫生体制改革的主战场,要发挥医务人员改革主力军作用,调动医疗机构和医务人员积极性,维护医务人员合法权益。要充分发挥好政治优势、组织优势,充分发挥基层党组织在医药卫生体制改革中的核心作用,加强思想政治工作,统一思想认识,形成改革攻坚合力。各级政府都要加强医药卫生体制改革工作队伍建设,提高推进改革的领导力和执行力,确保医药卫生体制改革的各项规划措施落到实处。

（三）加大政府投入

地方各级政府要积极调整财政支出结构,加大投入力度,转变投入机制,完善补偿办法,落实规划提出的各项卫生投入政策,切实保障规划实施所需资金。加大中央、省级财政对困难地区的专项转移支付力度。各级政府在安排年度卫生投入预算时,要切实落实"政府卫生投入增长幅度高于经常性财政支出增长幅度,政府卫生投入占经常性财政支出的比重逐步提高"的要求。各级财政部门在向政府汇报预决算草案时要就卫生投入情况进行专门说明。"十二五"期间政府医药卫生体制改革投入力度和强度要高于2009-2011年医药卫生体制改革投入。基本医保政府补助标准和人均基本公共卫生服务经费标准要随着经济社会发展水平的提高相应提高。加强资金监督管理,提高资金使用效益,切实防止各种违法违规使用资金的行为。

（四）实行分类指导

医药卫生体制改革政策性强、情况复杂、涉及面广,各地要在中央确定的医药卫生体制改革原则下根据实际情况,因地制宜地制定具体实施方案,创造性地开展工作。鼓励地方大胆探索、先行先试,不断完善政策,积累改革经验。各有关部门要加强对地方医药卫生体制改革工作的指导,及时总结推广成功经验。注重改革措施的综合性和可持续性,推进改革持续取得实效。

（五）加强宣传培训

坚持正确的舆论导向,做好医药卫生体制改革政策的宣传解读,及时解答和回应社会各界关注的热点问题,大力宣传医药卫生体制改革典型经验和进展成效,合理引导社会预期,在全社会形成尊医重卫、关爱患者的风气,营造改革的良好氛围。广泛开展培训,不断提高各级干部医药卫生体制改革政策水平,确保改革顺利推进。

高值医用耗材集中采购工作规范(试行)

第一章　总则

第一条 为进一步规范高值医用耗材集中采购工作,明确当事人的行为规范,依据有关法律法规,制定本规范。

第二条 本规范所指高值医用耗材是指直接作用于人体、对安全性有严格要求、临床使用量大、价格相对较高、社会反映强烈的医用耗材。参考目录详见附件。

第三条 县级及县级以上人民政府、国有企业(含国有控股企业)举办的有资质的非营利性医疗机构采购高值医用耗材,必须全部参加集中采购。鼓励其他具有资质的医疗机构自愿参与高值医用耗材集中采购。

第四条 实行以政府为主导、以省(区、市)为单位的网上高值医用耗材集中采购(以下简称集中采购)工作。医疗机构和医用耗材生产经营企业必须通过各省(区、市)建立的集中采购工作平台开展采购,实行统一组织、统一平台和统一监管。研究探索部分省(区、市)联合开展集中采购的方式。

第五条 集中采购工作应当遵循公开透明、公平竞争、公正廉洁和科学诚信原则,保证医用耗材生产经营企业平等参与,禁止任何形式的地方保护。

第六条 集中采购周期原则上为两年一次。开展产品增补工作期限不得超过一年。

第七条 依照本规范需要进行集中采购的高值医用耗材,有下列情形之一的,可以不实行集中采购:

(一)因战争、自然灾害等,需进行紧急采购的;

(二)发生重大疫情、重大事故等,需进行紧急采购的;

(三)卫生部和省级卫生行政部门认定的其他情形。

第二章　集中采购机构

第八条 各省(区、市)人民政府不再新设集中采购机构,沿用现有药品集中采购工作领导机构、管理机构、工作机构和监督机构,依据有关法律法规开展工作。

第九条 集中采购领导机构负责制订本省(区、市)集中采购工作的实施意见和监督管理办法,研究集中采购工作的重大问题,协调并督促各部门按照各自职责做好集中采购相关工作。

第十条 集中采购管理机构主要职责是制订计划和规则、组织管理、监督检查,具体包括:

(一)按照领导机构的要求,根据各省(区、市)医疗需求情况,制订年度集中采购计划、采购产品类别和工作方案。未列入省级集中采购计划的高值医用耗材,各地(市)报集中采购管理机构备案后,可以自行组织采购;

(二)组织、协调、推动本省(区、市)集中采购工作;

(三)组建并管理本省(区、市)集中采购专家库;

(四)指导、管理并监督集中采购工作机构按照规定程序,公开、公平、公正地开展集中采购工作;

(五)审核集中采购工作机构报送的集中采购文件及集中采购结果等;

(六)组织对医疗机构和医用耗材生产经营企业的履约情况进行监督检查;

(七) 调查、处理相关投诉和举报;

(八) 向集中采购领导机构负责并报告工作;

(九)承办集中采购领导机构交办的其他事项。

第十一条 集中采购工作机构接受集中采购管理机构的领导,负责本省(区、市)集中采购工作的具体实施,建立完善的管理体制、工作制度、工作守则和工作流程。主要职责包括:

(一)根据集中采购工作方案制订采购实施细则,编制集中采购文件,报集中采购管理机构审核通过后公布;

(二)受理医用耗材生产经营企业资质证明文件、产品资质证明文件等,提请并协助有关部门进行审核;

(三)组织实施产品填报、网上报价和产品遴选等工作;

(四)报集中采购管理机构审定并公告集中采购结果;

(五)督促医疗机构与医用耗材生产经营企业在集中采购结果范围内签订购销合同,并协助集中采购管理机构监督合同的执行;

(六)负责本省(区、市)集中采购工作平台的技术管理、网络安全、数据和设备的维护,提供相关的服务和技术支持;

(七)为医疗机构和医用耗材生产经营企业提供咨询服务;

(八)定期统计分析本省(区、市)医疗机构和医用耗材生产经营企业网上采购、配送、回款等情况,做好网上监控;

(九) 组织相关业务技术培训;

(十) 协助调查和处理相关申投诉和举报;

(十一)向集中采购管理机构负责并报告工作情况;

(十二)负责集中采购工作相关资料归档和保存;

(十三)承办集中采购管理机构交办的其他事项。

第十二条 集中采购监督机构对参与集中采购工作的部门、机构、人员以及工作全过程进行监督管理。

第三章　医疗机构

第十三条 医疗机构必须具备开展相关高值医用耗材临床治疗的有关资质,主要职责包括:

(一)通过政府建立的非营利性集中采购工作平台采购集中采购入围目录内的高值医用耗材;

(二)在规定时间内,根据本单位的临床需求,提供采购信息;

(三)按照《合同法》的规定与医用耗材生产企业或被授权的经营企业签订购销合同,明确品种、规格、数量、价格、回款时间、履约方式、违约责任等内容;

(四)严格按照合同约定的时间付款;

(五)严格执行价格主管部门规定的价格政策,按照有关规定对主要高值医用耗材的购入价、销售价、生产厂商和经销商等信息进行公示;

(六)配合集中采购工作机构开展工作;

(七)加强内部管理,对高值医用耗材的采购、储存和使用全过程进行规范管理。

第十四条 医疗机构原则上不得购买集中采购入围品种外的高值医用耗材,有特殊需要的,须经集中采购管理机构审批同意。

第十五条 医疗机构在集中采购活动中,不得发生下列行为:

(一)不参加集中采购活动,或以其他任何方式规避集中采购活动;

(二) 提供虚假的采购信息和历史资料;

(三)未按照要求同医用耗材生产经营企业签订医用耗材购销合同;

(四)不按照购销合同采购高值医用耗材,擅自采购入围品种外高值医用耗材,不按时结算货款或其他不履行合同义务的行为;

(五)与医用耗材生产经营企业订立背离合同实质性内容的其他协议,牟取不正当利益;

(六)未按照规定向卫生行政部门报送履约情况报表;

(七)其他违反法律法规的行为。

第四章　医用耗材生产经营企业

第十六条 集中采购实行医用耗材生产企业直接投标。医用耗材生产企业设立的仅销售本公司产品的商业公司、境外产品国内总代理可以视同生产企业。

第十七条 参加集中采购活动的医用耗材生产企业应当按照集中采购文件的要求,按时提供真实、有效、合法的委托书、产品和企业资质证明文件、近2–3年出厂(口岸)价、保证供应承诺函及被授权的经营企业名单等资料,在集中采购平台上如实申报相关信息。

第十八条 入围高值医用耗材可以由生产企业直接配送,也可以委托医用耗材经营企业配送,有条件的地区可以逐步研究探索减少流通环节,降低配送成本。负责配送的医用耗材生产经营企业应当具备在集中采购平台上进行销售的条件,按照有关规定进行订单确认、备货、配送。

医用耗材生产经营企业必须提供合法生产的高值医用耗材,并按照购销合同规定的产品及时供货,不得提供入围品种外的高值医用耗材。

医用耗材生产经营企业必须按照购销合同规定,按时、按质、按量向医疗机构提供入围品种,承担配送任务,配送费用包含在集中采购价格之内。

第十九条 医用耗材生产经营企业参加集中采购活动应当具备以下条件:

(一)具有独立承担民事责任的能力;

(二)依法取得相应的资质证书;

(三)具有良好的商业信誉和健全的财务会计制度;

(四)具有履行合同所必需的产品和专业技术能力;

(五)有依法缴纳税收和社会保障资金的良好记录;

(六)参加集中采购活动前3年内,在生产或经营活动中没有不良记录;

(七)具有及时供货、售后服务和技术支持能力;

(八)法律法规规定的其他条件。

第二十条 医用耗材生产经营企业在集中采购活动中,不得发生下列行为:

(一)进行虚假宣传、商业贿赂等不正当竞争行为;

(二)以低于成本的价格恶意投标,扰乱市场秩序;

(三)相互串通报价、妨碍公平竞争;

(四)提供虚假证明文件,或者以其他方式弄虚作假;

(五)在规定期限内不签订购销合同或者不履行义务;

(六)擅自提供入围品种外高值医用耗材替代入围品种;

(七)其他违反法律法规及有关规定的行为。

第五章　集中采购目录和采购方式

第二十一条 各省(区、市)集中采购管理机构负责组织编制本行政区域内高值医用耗材集中采购目录。

产品分类目录是集中采购的重要组成部分,产品分类目录的制订要求坚持“公开、公平、公正、科学、规范”的原则。具备兼容性、竞争性和可操作性。

第二十二条 对纳入集中采购目录的高值医用耗材,可以实行公开招标和邀请招标以及国家法律法规认定的其他方式进行采购。各省(区、市)可以结合实际情况,探索和确定集中采购方式。积极探索推进带量采购、量价挂钩的购销模式。

公开招标,是指以招标公告的方式,邀请不特定的医用耗材生产企业投标的采购方式。

邀请招标,是指以投标邀请书的方式,邀请特定的医用耗材生产企业投标的采购方式。

第六章　集中采购工作平台

第二十三条 集中采购工作平台是政府建立的采购、监管平台。政府拥有平台的所有权和使用权。硬件设置要依托现有药品集中采购工作平台,软件平台的开发和管理要安全可靠、功能完善、数据齐全、监管严密、专人负责、严格权限。

第二十四条 集中采购工作平台应当具备以下功能:

(一)公示集中采购各个环节、各类信息;

(二)提供与集中采购相关的信息查询和服务;

(三)准确汇总动态采购数据和统计分析数据;

(四)数据备份及网上动态监管;

(五)安全维护,有条件的省(区、市)可以引入数字认证机制;

(六)具有兼容性,具备同时开展其他医用耗材集中采购的功能。

第二十五条 集中采购工作平台必须设立产品名称、规格、型号、计量单位、中标价格、生产企业、供应商、注册证号、出厂(口岸)价等字段。集中采购结果电子版上传至卫生部药品集中采购信息交流平台。

第七章　集中采购实施程序

第二十六条 集中采购要建立科学的评价办法,要坚持“质量优先、价格合理、性价比适宜”的原则,考虑临床疗效、质量标准、科技水平、应用范围等因素,对质量、价格、服务和信誉等进行综合评价。积极研究探索将经济学评价指标纳入综合评价体系。

第二十七条 集中采购工作主要按照以下程序实施:

(一)制订集中采购工作方案和集中采购文件等,并公开征求意见;

(二)发布集中采购公告和集中采购文件;

(三)接受企业咨询,接收企业提交的相关资质证明文件;

(四)集中采购工作机构协同相关部门对企业递交的材料进行审核;

(五)公示审核结果,接受企业咨询和申诉,并及时回复;

(六)集中采购管理机构抽取各专业评审专家参与评审工作;

(七)组织开展高值医用耗材评价,根据评价结果合理划分产品类别,确定入围企业及其产品;

(八)公示入围品种,受理企业申诉并及时处理;

(九)入围品种报集中采购管理机构审核;

(十) 公布入围品种,并报监督机构备案;

(十一)医疗机构与医用耗材生产企业或被授权的经营企业按照卫生部统一制定的合同范本签订购销合同并开展采购活动。

第二十八条 集中采购文件主要包括集中采购产品分类目录、评价办法、医用耗材生产经营企业应当提交的资质证明文件、配送方法和要求、网上采购办法、采购工作监督等内容。

第二十九条 集中采购公告应当通过网络、报刊等媒介发布。公告应当载明集中采购工作机构、地址、采购范围以及获取集中采购文件的办法等。

第八章 专家库的建设与管理

第三十条 集中采购管理机构负责专家库的建立和管理,集中采购工作机构负责专家在集中采购工作中的使用。

集中采购专家库根据产品的专业应用特点设不同组别,由临床、设备采购和管理专家组成,须经所在单位推荐审核后进入专家库。专家库人员数量储备应当达到使用专家的5倍以上。

入库专家应当具备以下基本条件:

(一)具有较高的业务水平和良好的职业道德,在集中采购工作中能够客观公正、廉洁自律、遵纪守法;

(二)临床专家须具有大学本科(含)以上文化程度、副高(含)以上专业职称,且有十年(含)以上执业经历,熟悉本专业知识,能胜任集中采购评审工作;

(三)设备采购和管理专家原则上须具有大学本科(含)以上文化程度,十年(含)以上工作经历,熟悉政府采购、招标投标的相关政策法规和业务知识,能胜任集中采购评审工作;

(四)管理专家可邀请医保、财政、消费者协会等有关部门代表参加;

(五)熟悉本专业领域国内外技术水平和发展动向;

(六)身体健康,能积极参加集中采购工作,原则上年龄在65岁(含)以下;

(七)无违纪违规等不良纪录,并自觉接受监督管理。

第三十一条 集中采购专家库维护管理与专家抽取使用相互分离,评审专家应当以随机方式抽取确定。评审专家的抽取过程如下:

(一) 在监督机构的监督下,集中采购管理机构在专家库中随机抽取各专业评审专家参与评审工作;

(二) 专家人数应当为单数,每次不应当少于7人;

(三) 评审专家的抽取及通知工作在评审活动开始前24小时内完成;

(四) 评审专家名单一经确定必须严格保密,抽取结果及通知情况当场备案;

(五) 实行专家回避与监督评价制度,与采购工作存在利害关系的专家一律不得参与评审工作。

第三十二条 专家在集中采购工作中,享有以下权利:

(一)对集中采购制度及相关情况的知情权;

(二)依法按照集中采购文件确定的标准和办法进行评审,提出评审意见,不受任何单位或个人的干预;

(三)推荐入围品种;

(四)向有关行政监督部门反映评审活动中发现的违法违规行为;

(五)法律、法规规定的其他权利。

第三十三条 专家在集中采购工作中,承担以下义务:

(一)准时出席评审活动,客观公正地进行评审;

(二)严格遵守评审工作纪律,不得私下接触参加此次集中采购的医用耗材生产经营企业,不得向外界透露评审情况,不得收受有关人员的财物;

(三)积极协助和配合监督机构的监督检查,发现医用耗材生产经营企业在集中采购活动中有不正当竞争或恶意串通等违规行为的,应当及时向监督机构或工作机构报告并加以制止;

(四)具有法定回避情形的,应当主动提出回避;

(五)遵守集中采购工作守则;

(六)法律、法规规定的其他义务。

第三十四条 集中采购管理机构对入库专家进行动态管理,建立健全专家监督评价制度和退出机制,对不能公正、廉洁履行职责的专家应当及时取消其评审资格并从专家库中清除。情节严重的,依据有关法律法规进行处罚。

第九章　质疑与投诉

第三十五条 医用耗材生产经营企业对集中采购相关事项有疑问的,可以向集中采购工作机构提出询问。集中采购工作机构应当及时作出答复。

第三十六条 医用耗材生产经营企业认为集中采购文件、采购过程和采购结果使自己的权益受到损害的,可以在相关信息公示之日起7个工作日内,以书面形式向集中采购工作机构提出质疑。

第三十七条 集中采购工作机构应当在收到书面质疑后7个工作日内作出答复。

第三十八条 提出质疑的医用耗材生产经营企业对集中采购工作机构答复不满意,或者集中采购工作机构未在规定时间内作出答复的,可以在答复期满后15个工作日内向集中采购管理机构投诉。

第三十九条 集中采购管理机构应当在收到投诉后30个工作日内,对投诉事项作出处理决定,并告知投诉人和与投诉事项有关的当事人。

第四十条 集中采购管理机构在处理投诉事项期间,可以视具体情况书面通知集中采购工作机构暂停涉及该事项的采购活动。

第四十一条 投诉人对集中采购管理机构的投诉处理决定不服或者集中采购管理机构逾期未作处理的,可以依法申请行政复议或者向人民法院提起行政诉讼。

第十章　监督管理及处罚

第四十二条 集中采购管理机构要设立举报电话、开通电子邮箱等并向社会公布,使医疗机构、医用耗材生产经营企业以及社会公众对相关人员履行职责的情况进行监督。

第四十三条 建立集中采购工作流程、监督制度和多重复核制度,使每个环节和程序都处于监督之下。

第四十四条 集中采购监督机构监督管理的主要内容包括:

(一)有关法律法规和规章的执行情况;

(二)采购方式和采购程序的组织实施情况;

(三)采购信息公开情况;

(四)采购制度建设情况;

(五)询问和质疑处理情况;

(六)集中采购不良记录管理机制建立健全情况;

(七)其他需要监督管理的情况。

第四十五条 实行医用耗材生产经营企业不良记录动态管理制度。医用耗材生产经营企业有下列行为之一的,列入不良记录并网上公示,取消该企业所有产品的入围资格,自取消之日起两年内,集中采购管理机构不得接受其任何产品集中采购申请,全省(区、市)医疗机构不得以任何形式采购其产品,原签订的购销合同终止。

(一)经执法执纪机关认定,在高值医用耗材购销活动中存在商业贿赂行为的;

(二)提供虚假、无效文件的;

(三)以其他方式弄虚作假,骗取入围的;

(四)以低于成本的价格恶意投标,扰乱市场秩序的;

(五)对入围品种擅自涨价或变相涨价的;

(六)不配送或不按时配送入围品种,影响医疗机构临床诊治的;

(七)经医疗机构验收确认,配送的高值医用耗材规格、包装等信息与入围品种规格、包装等信息不一致并不同意更换的;

(八)以入围品种外高值医用耗材取代入围品种进行配送的;

(九)违反现行医疗器械价格管理规定的;

(十)恶意申投诉,扰乱集中采购正常秩序的;

(十一)集中采购管理机构规定的其他情形。

第四十六条 参与集中采购的医疗机构及其工作人员有下列行为之一的,除追究当事人的责任外,视其情节追究主管领导的责任。涉嫌犯罪的,移交司法机关依法处理。

(一)不参加高值医用耗材集中采购活动,以其他任何方式规避集中采购活动的;

(二)提供虚假的高值医用耗材采购历史资料的;

(三)不按照规定同医用耗材生产经营企业签订购销合同的;

(四)不按照购销合同采购入围品种,擅自采购入围品种外高值医用耗材替代入围品种,不按时结算货款或者其他不履行合同义务行为的;

(五)高值医用耗材购销合同签订后,再同企业订立背离合同实质性内容的其他协议,牟取其他不正当利益的;

(六)收受医用耗材生产经营企业钱物或其他利益的;

(七)其他违反法律法规的行为。

第四十七条 集中采购工作人员有下列行为之一的,除追究当事人的责任外,视其情节追究主管领导的责任。涉嫌犯罪的,移交司法机关依法处理。

(一)违反集中采购方式、程序、时限要求和信息发布等有关规定实施集中采购的;

(二)在文件材料审核、高值医用耗材评审遴选等方面疏于监管或设置歧视性条件的;

(三)违反规定建设、管理和使用专家库的;

(四)违反有关信息维护和安全保障规定,或者谎报、瞒报、擅自更改高值医用耗材采购数据信息的;

(五)对医疗机构和医用耗材生产经营企业的违约情况调查处理不及时的;

(六)接受可能有碍公正的参观、考察、学术研讨交流等,索取或收受钱物,谋取单位或个人不正当利益的;

(七)其他违法违规行为。

第十一章　附　则

第四十八条 本规范未尽事宜,按照政府相关部门政策法规执行。其他医用耗材集中采购可以参照本规范执行。

第四十九条 本规范由卫生部会同相关部门负责解释。

第五十条 本规范自印发之日起施行。

二〇一二年十二月十七日

参考目录

类别	包括但不限于以下品目
血管介入类 涉及:冠状动脉、结构性心脏病、先天性心脏病、周围血管等	导管、导丝、球囊、支架及辅助材料
非血管介入类 涉及:气管、消化道(食管、肠道、胆道、胰腺)、膀胱、直肠等	导管、导丝、球囊、支架、各种内窥镜涉及的材料
骨科植入 涉及:脊柱、关节、创伤等	人工关节(椎体、椎板),固定板(钉、针、架、棒、钩),人工骨、修补材料等
神经外科	颅内植入物、填充物等
电生理类	标测导管、消融导管等
起搏器类 涉及:心脏、膀胱等	永久、临时、起搏导管、心脏复律除颤器、起搏导线等
体外循环及血液净化	人工心肺辅助材料、透析管路、滤器、分离器、附件等
眼科材料	晶体、眼内填充物等
口腔科	印膜、种植、颌面创伤修复、口腔充填、根管治疗、粘接、义齿、正畸、矫治等材料
其他	人工瓣膜、人工补片、人工血管、高分子材料等

做好区域卫生规划和医疗机构设置规划促进非公立医疗机构发展的通知

卫规财发〔2012〕47号

各省、自治区、直辖市卫生厅局,新疆生产建设兵团卫生局:

为贯彻落实《国务院关于印发“十二五”期间深化医药卫生体制改革规划暨实施方案的通知》(国发〔2012〕11号)和《国务院办公厅关于转发发展改革委卫生部等部门关于进一步鼓励和引导社会资本举办医疗机构意见的通知》(国办发〔2010〕58号)的精神,指导各地做好区域卫生规划和医疗机构设置规划,促进非公立医疗机构发展,现将有关要求通知如下:

一、要将政府主导与市场机制相结合,充分发挥医疗卫生服务体系的整体功能,实现公平与效率的统一。明确政府责任,维护基本医疗卫生的公益性。同时,注重发挥市场机制作用,鼓励社会力量参与,促进有序竞争,提高医疗卫生服务效率、质量和水平。到2015年,非公立医疗机构床位数和服务量达到总量的20%左右,实现非公立医疗机构与公立医疗机构协调发展。

二、要坚持全行业与属地化管理,加强对医疗卫生全行业的宏观管理,打破现有按照部门和行政隶属关系形成的条块分割、布局不合理的资源配置格局,对区域内医疗卫生资源的规划、审批、调整、监督、评价等进行统一管理。

三、要统筹各方资源,科学规划卫生资源的总量、结构和布局,确定区域卫生发展与资源配置重点。充分考虑经济社会发展水平和卫生资源现状,深入分析供需双方的现实需求和潜在需要,因地制宜,确保规划科学、合理、有效和可行。引导卫生资源向公共卫生和基层倾斜,向薄弱区域和薄弱领域倾斜,增强医疗卫生服务体系的综合服务能力。

四、要坚持分级分类管理,明确医疗卫生机构的功能定位,对区域内不同类型、不同级别的医疗卫生机构及其所属的卫生资源如床位、人力、技术以及医疗设备的数量和布局进行合理的安排和部署,制订与其功能相适应的设置或配置标准,满足居民医疗卫生服务需求。

五、要给非公立医疗机构留出足够的发展空间。鼓励有实力的企业、慈善机构、基金会、商业保险机构等社会力量以及境外投资者举办医疗机构,鼓励具有资质的人员(包括港、澳地区)依法开办私人诊所,鼓励社会资本举办和发展具有一定规模、有特色的医疗机构。调整和新增医疗卫生资源时,在符合准入标准的条件下,优先考虑由社会资本举办。

六、要拓宽社会资本举办医疗机构的准入范围。积极引导社会资本举办康复医院、护理院(站)、老年病和慢性病诊疗机构等医疗机构。鼓励和引导社会资本进入医疗服务的薄弱领域,如儿科、精神卫生、院前急救等。鼓励设置独立的医学影像诊断、医学检验、病理诊断机构等医疗机构。

七、要加强非公立医疗机构与公立医院、专业公共卫生机构以及基层医疗卫生机构之间的分工协作,鼓励公立医疗机构和非公立医疗机构建立双向转诊关系,提高医疗卫生资源的整体效率。鼓励有条件的地区通过合作、托管、重组等方式,促进医疗资源合理配置。

八、要切实加强对区域卫生规划和医疗机构设置规划工作的指导,把规划工作提上重要的议事日程。要主动与发展改革、财政、规划、人力资源社会保障和机构编制等部门沟通,认真履行职责,确保规划的可行性、可操作性和权威性。

九、所有新增卫生资源,特别是城市医院的设置和改扩建、病床规模的扩大、大型医疗设备的购置,无论何种资金渠道,必须按照区域卫生规划和医疗机构设置规划的要求与管理程序,严格审批。不符合规划的项目一律不予审批建设。

十、要强化规划监督和评价,建立区域卫生规划和医疗机构设置规划监督评价机制,运用法律、经济和行政手段,规范、管理和保障规划工作的健康开展和有效运行,落实各项规划要求。

十一、各地在开展区域卫生规划和医疗机构设置规划工作的过程中,要着力采取有效措施促进非公立医疗机构发展,并将工作中发现的问题及时反馈给我部。

二〇一二年六月二十九日

卫生部甲类大型医用设备集中采购工作规范(试行)

第一章 总则

第一条 为规范甲类大型医用设备集中采购管理,保障采购质量和采购价格合理,依据《中华人民共和国招标投标法》、《中华人民共和国政府采购法》、《机电产品国际招标投标实施办法》等相关规定,制定本规范。

第二条 本规范所称甲类大型医用设备,是指列入大型医用设备甲类管理品目的医用设备。

第三条 甲类大型医用设备集中采购(以下简称集中采购)由卫生部统一组织实施。

第四条 各级政府、国有企业(含国有控股企业)举办的非营利性医疗机构配置甲类大型医用设备,均应当参加集中采购。配置包括新增购置、更新和以核心硬件更换为主的性能升级。

第五条 集中采购应当遵循公开透明、公平竞争、公正廉洁和诚实信用原则。

第六条 本规范适用于参加集中采购活动的集中采购工作机构、医疗机构、招标代理机构和供应商。

第二章 组织管理

第七条 卫生部成立集中采购工作领导小组(以下简称领导小组)。领导小组由卫生部分管部领导、规划财务司、直属机关党委、监察部驻卫生部监察局和集中采购工作机构等相关部门负责人组成,分管部领导任组长。

领导小组负责集中采购有关重大事项决策和相关事宜协调,对集中采购工作进行全过程监督。

第八条 集中采购工作领导小组下设办公室。办公室设在卫生部规划财务司,由领导小组成员单位相关人员组成。办公室承担领导小组日常工作,负责建立和管理专家库,指导集中采购工作机构开展相关工作,提出工作建议报领导小组审议等。

第九条 卫生部根据工作需要委托部直属单位作为集中采购工作机构承担具体集中采购工作。

第十条 集中采购工作机构应当建立健全集中采购工作制度和内部监督机制,保障人力配备,提高工作人员专业水平,加强职业道德和廉洁自律教育。

第三章 当事人

第十一条 当事人是指在集中采购活动中享有权利和承担义务的各类主体,包括集中采购工作机构、医疗机构、招标代理机构和供应商。

第十二条 集中采购工作机构是指受卫生部委托,在领导小组和办公室的领导下,承担具体集中采购工作的机构。

第十三条 集中采购工作机构主要职责包括:

(一)根据国家有关法律法规,组织开展集中采购工作;

(二)制订集中采购工作方案、实施程序和各项规章制度;

(三)编制集中采购工作相关文件;

(四)与医疗机构签订集中采购委托协议;

(五)与招标代理机构签订委托代理招标协议;

(六)组织医疗机构与供应商根据集中采购结果签订采购合同并监督合同的执行;

(七)协调和处理相关询问、质疑和投诉;

(八)负责集中采购工作相关资料归档和保存;

(九)承办领导小组和办公室交办的其他工作。

第十四条 参加集中采购的医疗机构,应当取得甲类大型医用设备配置许可,并具备采购资金准备到位、资金来源符合国家规定、基础设施条件满足装机要求等条件。

第十五条 医疗机构主要职责包括:

(一)与集中采购工作机构签订采购委托协议,配合和监督集中采购工作机构实施集中采购;

(二)提交真实、完整、明确的采购需求计划、资金筹措和基础设施等情况;

(三)依据集中采购结果,在规定时间内与供应商签订采购合同,但不得与供应商订立背离合同实质性内容的其他协议,牟取不正当利益;

(四)根据合同约定,及时完成付款、装机等后续工作;

(五)采购合同签订后,及时向集中采购工作机构报送合同副本、设备配置清单和履约情况。

第十六条 招标代理机构是指依法设立、从事招标代理业务并提供相关服务的社会中介机构。招标代理机构按照国家相关规定承担相应职责。

第十七条 供应商是指甲类大型医用设备生产企业或经营企业。

第十八条 供应商参加集中采购活动应当具备以下条件:

(一)具有独立承担民事责任的能力;

(二)具有良好的商业信誉和健全的财务会计制度;

(三)具有履行合同所必需的设备、专业技术能力和完善的售后服务体系;

(四)具有依法缴纳税收和社会保障资金的良好记录;

(五)参加集中采购活动前3年内,在经营活动中没有重大违法记录;

(六)法律法规规定的其他条件。

第十九条 供应商应当承担以下责任与义务:

(一)遵守法律法规,按照规定接受供应商资格审查并客观真实地反映相关情况;

(二)及时响应集中采购工作机构、医疗机构、招标代理机构提出的与集中采购活动有关的正当要求,并如实提供有关材料;

(三)遵循公平竞争原则,不得采取非正当行为参与集中采购活动;

(四)根据集中采购结果,及时与医疗机构签订采购合同和廉洁供货协议,并按照合同规定落实运输、保险、安装、维修、培训等相关事宜;不得在采购合同规定之外给予医疗机构或个人任何形式回扣。

第四章 采购方式

第二十条 集中采购采用以下方式:

(一) 公开招标;

(二) 邀请招标;

(三) 竞争性谈判;

(四) 单一来源采购;

(五) 询价;

(六) 国家规定的其他采购方式。

第二十一条 集中采购一般应当采用公开招标方式进行。

第二十二条 符合下列情形之一的,可以采用邀请招标方式采购:

(一)具有特殊性,只能从有限范围的供应商处采购的;

(二)采用公开招标方式的费用占采购项目总价值比例过大的。

第二十三条 符合下列情形之一的,可以采用竞争性谈判方式采购:

(一)招标后没有供应商投标或者没有合格标的或者重新招标未能成立的;

(二)技术复杂或者性质特殊,不能确定详细规格或者具体要求的;

(三) 采用招标所需时间不能满足紧急需要的;

(四)不能事先计算出价格总额的。

第二十四条 符合下列情形之一的,可以采用单一来源方式采购:

(一)只能从唯一供应商采购的;

(二)发生了不可预见的紧急情况,不能从其他供应商处采购的;

(三)必须保证原有采购项目一致性或者服务配套的要求,需要继续从原供应商处添购,且添购资金总额不超过原合同采购金额10%的。

第二十五条 采购设备规格、标准统一、现货货源充足且价格变化幅度小的,可以采用询价方式采购。

第二十六条 集中采购采取邀请招标、竞争性谈判、单一来源采购或询价采购方式,应当报经领导小组审核同意,按照国家有关规定严格履行审批程序后实施。

第二十七条 符合国家有关规定,集中采购工作机构具有编制招标文件和组织评标能力的项目,集中采购工作机构可以自行办理招标事宜。依法必须进行招标、可由集中采购工作机构自行办理招标事宜的项目,应当报经领导小组审核同意后实施,并报有关部门备案。

第二十八条 集中采购项目属于国家规定国际招标范围的,应当通过国际招标方式采购,不得以国内招标或其他方式规避国际招标。已经明确采购设备原产地在国内的,可以采用国内招标方式进行。

第五章 招标代理机构遴选

第二十九条 遴选招标代理机构,应当按照公开、公平、公正、择优的原则确定。

第三十条 招标代理机构的遴选,应当充分考虑机构资质、业绩、信誉、社会评价、专业水平、服务承诺和服务费率等因素综合评定。

第三十一条 办公室成员单位、医疗机构代表和专家组成招标代理机构遴选小组,负责招标代理机构遴选工作。

第三十二条 招标代理机构应当符合以下基本条件:

(一)具有独立资格的法人单位;

(二)具有机电产品国际招标代理甲级资质;

(三)具有政府采购代理机构甲级资质;

(四)具有中央投资项目招标代理机构甲级资质;

(五)根据具体项目要求必须具备的其他条件。

第三十三条 招标代理机构遴选应当按照以下程序进行:

(一)编制遴选文件。

(二)向候选招标代理机构发出遴选邀请。

(三)候选招标代理机构递交申请及相关文件。

(四)候选招标代理机构资格审查。有必要的,可进行现场考察。

(五)遴选小组对候选招标代理机构组织现场评审。

(六)遴选小组对候选招标代理机构进行综合评价,确定遴选结果。

(七)根据遴选结果,集中采购工作机构与招标代理机构签订委托协议。

第三十四条 招标代理机构原则上每项目一年遴选一次。对服务行为规范、服务质量良好,上一年度工作中没有受到质疑、投诉的招标代理机构,经集中采购工作机构报办公室同意,可延续承担下一年度同一品目集中采购招标代理工作,但最多延续一次。

第三十五条 招标代理机构按照国家相关规定和委托协议收取服务费。除此之外不得以任何方式向其他当事人收取其他任何费用。

第三十六条 招标代理机构承担与集中采购有关的全部工作费用。不需招标代理机构参与的集中采购项目,由领导小组研究决定工作费用来源。

第六章 集中采购准备工作

第三十七条 每年初集中采购工作机构应当依据当年卫生部甲类大型医用设备配置规划实施计划,拟订当年集中采购工作计划。

第三十八条 同一品目设备集中采购,原则上每年组织一次。根据工作需要等实际情况,可以调整采购次数。

第三十九条 卫生部审批同意医疗机构配置甲类大型医用设备后30个工作日内,集中采购工作机构会同办公室应当组织完成以下准备工作:

(一)收集、汇总和分析拟采购设备国内外市场情况等信息。

(二)通知医疗机构所在地省级卫生行政部门,启动集中采购工作。

(三)组织医疗机构签订委托协议,明确采购需求及采购数量。

(四)严格论证医疗机构采购需求的合理性,剔除违背集中采购公开、公平、公正原则的排他性需求。

(五)汇总医疗机构采购需求、资金筹措情况、基础设施条件及进口设备免税申请等信息。使用财政资金采购的医疗机构,须按照国家有关规定完成论证、报批工作。

(六)与潜在供应商沟通,收集、汇总和分析产品技术参数等相关信息。

(七)组织专家对产品技术参数进行交叉论证。

第四十条 准备工作完成后20个工作日内,集中采购工作机构应当制订集中采购工作方案,报领导小组审批后实施。

第七章 实施程序与要求

第四十一条 集中采购包括以下基本工作程序:根据采购项目具体情况和工作方案确定采购方式;制订采购文件;组织实施采购;确定成交结果;签订采购合同;履约验收。

第四十二条 集中采购文件一般应当包括技术和商务两部分。技术部分编制由医疗机构提出技术需求,集中采购工作机构或招标代理机构组织专家编写。商务部分由集中采购工作机构或招标代理机构负责编写。

第四十三条 集中采购采用公开招标方式的,按照以下程序实施:

(一)按照第五章规定,遴选招标代理机构。

(二)集中采购工作机构和招标代理机构编制招标文件。

(三)专家组审核招标文件,集中采购工作机构确认。

(四)招标代理机构向招标监督管理部门备案招标文件。

(五)招标代理机构发布招标公告和发售招标文件。

(六)集中采购工作机构和招标代理机构接受咨询和质疑,并对标书做出修正。

(七)供应商按照招标文件要求投标。

(八)招标代理机构组织开标、评标。

(九)招标代理机构将评标报告报集中采购工作机构,集中采购工作机构确认中标供应商。

(十)招标代理机构发布中标公告。

第四十四条 集中采购采取邀请招标方式采购的,采购人应当从符合相应资格条件的供应商中,选择3家以上的供应商,向其发出投标邀请书。具体程序按照**第四十三条**规定实施。

第四十五条 集中采购采用竞争性谈判方式采购的,按照以下程序实施:

(一)集中采购工作机构编制谈判文件。

(二)确定邀请参加谈判的供应商名单。

(三)成立由办公室成员单位和专家组成的谈判小组,

制订谈判方案。

(四)谈判小组与供应商进行价格谈判。

(五)确定中标供应商。

第四十六条 集中采购采用单一来源方式采购的,采购人与供应商应当在保证采购项目质量和双方商定合理价格的基础上进行采购。一般采用价格谈判方式,按照**第四十五条**规定实施。

第四十七条 集中采购采用询价方式采购的,按照以下程序实施:

(一)集中采购工作机构编制询价文件。

(二)成立由办公室成员单位和专家组成的询价小组。询价小组应当对采购项目的价格构成和评定标准等事项作出规定。

(三)确定被询价的供应商名单。询价小组根据采购需求向其发出询价通知书。

(四)询价。被询价的供应商一次报出不得更改的价格。

(五)确定中标供应商。

第四十八条 招标代理机构根据评标结果向供应商和医疗机构发出中标通知书。不需招标代理机构参与的集中采购项目,由集中采购工作机构向供应商和医疗机构发出中标通知书。

第四十九条 采购进口设备的,由集中采购工作机构协调国家机电产品进出口办公室,协助医疗机构在当地机电产品进出口办公室办理机电产品进口手续。

第五十条 医疗机构与供应商按照集中采购结果签订采购合同。

第五十一条 集中采购工作机构对医疗机构和供应商履约情况进行跟踪抽验。

第五十二条 集中采购工作机构在采购项目完成后及时总结采购工作,向办公室报告。

第五十三条 集中采购工作机构、医疗机构、招标代理机构应当妥善保存集中采购项目文件,不得伪造、编造、隐匿或者销毁。采购文件的保存期限为自采购结束之日起不少于15年。

第八章 专家管理

第五十四条 规范和加强集中采购专家管理,实行专家库维护管理与专家抽取使用相互分离的管理制度。

办公室负责建立和管理集中采购专家库;集中采购工作

机构从专家库抽取专家开展工作,并对专家工作情况进行评价。

第五十五条 集中采购专家库专家参与集中采购文件制订、产品论证、技术评估等工作。标书审核、评标活动涉及的专家,按照国家有关规定抽取、使用和管理。

第五十六条 专家进入集中采购专家库,需自愿申请并填写卫生部集中采购专家库专家推荐表,经所在单位、所在地省级卫生行政部门推荐后报办公室。审核合格的,纳入专家库。

第五十七条 入库专家应当具备以下基本条件:

(一)具有较高业务水平和良好职业道德,客观公正、廉洁自律、遵纪守法;

(二)熟悉国家有关招标投标的法律、法规和政策,具有招标评审工作经验;

(三)具有大学本科及以上学历,具有高级技术职称,并从事相关专业领域工作8年以上,能够胜任集中采购评审工作;

(四)熟悉本专业领域国内外技术水平和发展动向;

(五)以独立身份参加集中采购评审工作,并愿意接受监督管理;

(六)身体健康,能积极参加集中采购评审工作,原则上年龄在65岁以下;

(七)无违纪违规等不良纪录。

第五十八条 专家在集中采购工作中,享有以下权利:

(一)对集中采购工作制度及相关情况的知情权;

(二)按照集中采购文件确定的标准和方法论证、评审,提出建议、意见,不受任何单位或个人的干预;

(三)按照规定获得相应的劳务报酬;

(四)向有关监督部门反映评审活动中发现的违法违规行为;

(五)法律、法规规定的其他权利。

第五十九条 专家在集中采购工作中,承担以下义务:

(一)准时出席评审活动,客观公正地进行评审;

(二)严格遵守评审工作纪律,不得私下接触参加该次集中采购的供应商,不得向外界透露评审情况,不得收受集中采购工作利益相关方的财物;

(三)积极协助和配合监督部门的监督检查,发现供应商在集中采购活动中有不正当竞争或恶意串通等违规行为的,应当及时向集中采购评审工作的监督部门或组织者报告并加以制止;

(四)具有法定回避情形的,应当主动提出回避;

(五)遵守集中采购工作机构制定的工作人员守则;

(六)法律、法规规定的其他义务。

第六十条 建立健全专家监督评价制度和退出机制。对不能公正、廉洁履行职责的专家应当及时取消其资格并从专家库中清除。

第九章 质疑与投诉

第六十一条 供应商对集中采购相关事项有疑问的,可以向集中采购工作机构提出询问。集中采购工作机构应当及时做出答复,但答复内容不得涉及商业秘密。

第六十二条 供应商认为集中采购文件、采购过程或成交结果使自己的合法权益受到损害的,可以在知道或者应当知道其权益受到损害之日起7个工作日内,以书面形式向集中采购工作机构提出质疑。

第六十三条 集中采购工作机构应当在收到书面质疑后7个工作日内以书面形式作出答复,但答复内容不得涉及商业秘密。

第六十四条 供应商可以向招标代理机构提出询问或者质疑。招标代理机构应当按照有关法律法规规定,就集中采购工作机构委托授权范围内的事项作出答复。

第六十五条 质疑供应商对集中采购工作机构、招标代理机构的答复不满意,或者未在规定时间内收到集中采购工作机构答复的,可以在答复期满后15个工作日内向办公室投诉。

第六十六条 办公室应当在收到投诉后30个工作日内,对投诉事项作出处理决定,并以书面形式告知投诉人和与投诉事项有关的当事人。

第六十七条 投诉人对投诉处理决定不服或者逾期未收到处理决定的,可以依法申请行政复议或者向人民法院提起行政诉讼。

第十章 监督检查

第六十八条 办公室按照共同监督、权责一致的原则履行对集中采购工作机构的日常监督和集中采购活动的全程监督。

第六十九条 日常监督的主要内容应当包括:

(一)有关法律法规和规章制度的执行情况;

(二)采购信息公开情况;

(三)采购工作制度建设情况;

(四)内部监督制约机制和岗位责任制建设情况;

(五)法律法规规定的其他情形。

第七十条 全程监督的主要内容应当包括:

(一)招标代理机构遴选情况;

(二)工作方案执行情况;

(三)集中采购文件制订和论证情况;

(四)招标、询价、谈判情况;

(五)采购合同订立、履行和资金支付情况;

(六)当事人询问和质疑处理情况;

(七)法律法规规定的其他情形。

第七十一条 集中采购工作机构对医疗机构参加集中采购活动及执行集中采购结果的情况进行监督检查。

第七十二条 集中采购工作机构要加强对招标代理机构的监督检查。招标代理机构违反有关法律法规,或未完成委托协议要求的,集中采购工作机构视情节严重程度可终止招标代理机构的代理权。造成严重损失的,招标代理机构依法承担赔偿责任。

第七十三条 对存在以下情形之一的企业,建立不良记录:采购过程中提供虚假证明文件的;蓄意抬高价格或恶意压低价格的;中标后无正当理由拒不签订合同的;供应设备质量不达标的;进行贿赂或变相贿赂的;违反大型医用设备配置管理有关要求,向未取得大型医用设备配置许可的医疗机构销售大型医用设备的;违反集中采购有关要求,向医疗机构销售应当实行集中采购的大型医用设备的。

第七十四条 对不参加集中采购或无正当理由拒不执行集中采购结果的医疗机构,由办公室进行全国通报批评并取消其相应大型医用设备配置许可。

第七十五条 办公室根据集中采购工作需要,可适时委托第三方机构,对集中采购工作实施情况进行外部评估。

第十一章 附则

第七十六条 本规范由卫生部负责解释。

第七十七条 本规范自印发之日起施行。

二〇一二年八月七号

卫生部关于下达(2011~2015年)全国乙类大型医用设备配置规划的通知

卫规财发〔2011〕89号

各省、自治区、直辖市卫生厅局:

根据我部、国家发展改革委和财政部《大型医用设备配置与使用管理办法》(卫规财发〔2004〕474号)和《卫生部办公厅关于编制2011~2015年乙类大型医用设备配置规划的通知》(卫办规财函〔2011〕246号)规定,按照深化医药卫生体制改革总体要求,围绕调整资源配置和降低医疗费用两个基本目标,我部对各省(区、市)2011~2015年乙类大型医用设备配置规划进行了评审。现下达核准的配置规划控制数,并就规划实施工作提出如下要求:

一、加大政务公开力度,规范开展配置审批工作。各地要按照规范有序、公开透明、廉洁高效的原则,严格依据核准的配置规划,组织开展大型医用设备配置审批工作。配置规划、准入标准、审批结果要及时向社会公布。各地要严格审核医疗机构配置条件,着重考虑专业人员资质、辐射防护安全和医疗机构管理水平,保障医疗质量安全,维护患者权益。

二、重点保障装备空白地区、边远地区和交通不便的县和市(地)配置需求。各地要结合健全基层医疗服务体系建设规划实施工作,满足县医院建设与装备的合理需要,切实提高县域医疗服务能力和群众看病就医的公平性、可及性。在充分提高现有设备合理利用的基础上,原则上公立医疗机构新增配置须满足当地设备使用率不低于本省(区、市)平均水平的80%的条件。

三、落实大型医用设备阶梯配置政策,新增配置要以临床实用型为主,严格控制高端机型配置。按照《乙类大型医用设备阶梯配置指导意见》(卫办规财发〔2009〕182号)规定,各地审批配置时应当依据功能定位、技术水平、学科发展和群众健康需求等因素明确医疗机构装备X线计算机断层扫描仪(CT)、医用磁共振成像系统(MRI)和医用直线加速器(LA)的具体机型类别,杜绝医疗机构盲目追求高端设备。临床研究型和科研型两种类型设备审批结果须在10个工作日内报我部备案。

四、优先考虑政府投资装备和非公立医疗机构配置需求。落实公立医院政府补助政策,争取财政投入,坚持公立医疗机构购置大型医用设备以政府投入为主。严格落实政府出资购置的公立医院大型设备按照扣除折旧后的成本制订检查价格政策,降低大型医用设备检查价格。按照《国务院办公厅转发发展改革委卫生部等部门关于进一步鼓励和引导社会资本举办医疗机构意见的通知》(国办发〔2010〕58号)要求,充分考虑非公立医疗机构的发展需要,合理预留规划配置空间,支持非公立医疗机构按照批准的执业范围、医院等级、服务人口数量等,合理配置大型医用设备。

五、积极推进集中采购工作。按照我部加强医疗器械集中采购工作的总体部署,加快推进乙类大型医用设备集中采购。各地要紧紧围绕深化医药卫生体制改革总体目标,立足于体制改革、机制创新和制度完善,规范大型医用设备采购行为,保障采购质量,最大限度降低采购价格,促使医疗成本进一步下降,减轻群众医疗费用负担,使群众真正得到实惠。

科技部:医疗器械科技产业“十二五”专项规划

“十二五”是我国全面建设小康社会的关键时期,是提高自主创新能力、培育战略性新兴产业、建设创新型国家的重要阶段,也是进一步深化医药卫生体制改革的攻坚时期。医疗器械是医疗卫生体系建设的重要基础,具有高度的战略性、带动性和成长性,其战略地位受到了世界各国的普遍重视,已成为一个国家科技进步和国民经济现代化水平的重要标志。

为加快推进医疗器械产业发展,更好地满足广大人民群众健康需求,支撑我国医疗卫生服务体系建设,促进医疗卫生体制改革的顺利实施,按照《国家中长期科学和技术发展规划纲要(2006~2020年)》、《中华人民共和国国民经济和社会发展第十二个五年规划纲要》、《国务院关于加快培育和发展战略性新兴产业的决定》与《中共中央、国务院关于深化医药卫生体制改革的意见》等相关要求,特制定医疗器械科技产业“十二五”专项规划。

一、形势与需求

(一)医疗卫生体系建设的重要基础

医疗器械是医疗服务体系、公共卫生体系建设中最为重要的基础装备。近年来,在国家财政的支持下,我国医疗装备的整体水平有了很大提高,但是我国基层医疗机构设备配置水平偏低的总体格局尚未改变,还存在功能少、性能低、不好用、不适用等问题。在大城市、大医院,尤其是三级甲等医院的装备,已经达到或接近发达国家一般医院的装备水平,但是大中型医疗装备、中高端医疗器械和高值医用材料主要以进口为主,价格昂贵,给国家和患者带来了沉重的负担。

(二)医学诊疗技术发展的重大需求

医疗器械领域的创新发展,革命性地解决了许多以往诊疗手段无法解决的问题,促进疾病诊治和医学服务水平不断提高。当前,现代医学加快向早期发现、精确定量诊断、微无创治疗、个体化诊疗、智能化服务等方向发展,对医疗器械领域的创新发展不断提出新的需求。在以疾病为中心向以健康为中心的医学模式转变过程中,面向基层、家庭和个人的健康状态辨识和调控、疾病预警、健康管理、康复保健等方向正在成为新的研究热点,进一步对医疗器械领域的创新发展提出了新的需求。

(三)科技创新的前沿高地

医疗器械是典型的高新技术产业,具有高新技术应用密集、学科交叉广泛、技术集成融合等显著特点,是一个国家前沿技术发展水平和技术集成应用能力的集中体现,是带动和引领多学科技术发展的重要引擎。当前,国际医疗器械领域的科技创新高度活跃,电子、信息、网络、材料、制造、纳米等先进技术的创新成果向医疗器械领域的渗透日益加快,创新产品不断涌现。但是,由于创新能力薄弱,创新体系不完善,产学研医结合不紧密,我国医疗器械科技发展水平与发达国家存在较大差距。

(四)产业竞争的焦点领域

近年来,全球医疗器械产业快速发展,贸易往来活跃,平均增速达7%左右,是同期国民经济增长速度的两倍左右。医疗器械产业作为全球高新技术产业竞争的焦点领域,其竞争正在向技术、人才、管理、服务、资本、标准等多维度、全方位拓展。与发达国家相比,我国医疗器械产业基础薄弱,产业链条不完整,整体竞争力弱,基础产品综合性能和可靠性存在一定差距,部分核心关键技术尚未掌握,在产业竞争中处于不利地位。

(五)我国战略性新兴产业的发展重点

近年来,我国医疗器械产业平均增速在25%左右,远高于同期国民经济平均增长水平。我国已初步建立了多学科交叉的医疗器械研发体系,产业发展初具规模,一些地区呈现集群发展态势。随着新医改政策和扩大内需政策的实施,尤其是对基层卫生体系建设投入的大幅增加,我国医疗器械产业市场前景非常广阔。2010年,先进医疗设备、医用材料等生物医学工程产品的研发和产业化列入我国战略性新兴产业的发展重点,我国医疗器械产业迎来了前所未有的重要战略发展机遇。

二、指导思想和发展原则

(一)指导思想

贯彻落实科学发展观,按照《国家中长期科学和技术发展规划纲要(2006~2020年)》确定的发展重点,落实《国务院关于加快培育和发展战略性新兴产业的决定》,紧密围绕全民健康保障需求和医疗卫生体制改革需要,以需求为导向,以企业为主体,以创新为动力,以整合为手段,统筹项目、人才、基地、联盟、平台和示范的布局,加强多学科交叉,大力推进产学研医结合,积极探索市场机制下的优化组织模式,高效推进医疗器械领域的关键技术、核心部件和重大产品创新,大幅提高医疗器械产业核心竞争力,有效支撑医疗卫生服务体系建设。

(二)发展原则

政府推进和市场机制相结合。突出市场需求,以企业为主体,加强引导性科技投入支持和组织模式优化,加快推进技术创新、产品开发和产业发展。对于基础研究、共性关键技术、核心部件和重大产品的创新开发,予以重点投入支持。

系统布局和重点突破相结合。系统布局医疗器械创新链、产品链、产业链和人才链,整体优化创新体系和发展环境;着力突破一批严重制约产业发展的共性关键技术和核心部件,重点开发一批配置需求迫切、市场容量大、临床价值突出的基础装备和创新产品。

当前急需和未来发展相结合。重点发展基层卫生体系建设急需的普及型先进实用产品,以及临床诊疗必需、严重依赖进口的中高端医疗器械。把握前沿技术发展趋势,加强技术储备,加快发展围绕疾病早期发现与预警、精确/智能诊断、微/无创治疗以及与未来医学模式变革相适应的创新医疗器械产品。

创新驱动和需求拉动相结合。立足自主创新,着力突破一批重大技术瓶颈,创制一批重大产品,改变以仿为主的局面,让创新真正成为产业发展的重要驱动力;大力优化应用环境和完善配套政策,加强创新产品的示范应用,积极扩大内需市场,以基本配置、基层医疗和基础装备的需求为牵引,促进医疗器械产业快速发展。

立足国内与面向国际相结合。统筹国内国际两种资源、两个市场,加强国际科技合作和开放创新,在全球范围内配置研发资源,加快重大产品的创新突破;积极开拓国际市场,加快把中国制造、中国创新的产品推向全球,促进医疗器械产品的国际化发展。

三、发展目标

(一)总体目标

到2015年,初步建立医疗器械研发创新链,医疗器械产业技术创新能力显著提升;突破一批共性关键技术和核心部件,重点开发一批具有自主知识产权的、高性能、高品质、低成本和主要依赖进口的基本医疗器械产品,满足我国基层医疗卫生体系建设需要和临床常规诊疗需求;进一步完善科技创新和产业发展的政策环境,培育一批创新品牌,大幅提高产业竞争力,医疗器械科技产业发展实现快速跨越。

（二）具体目标

(1)技术目标:突破20–30项关键技术和核心部件,形成核心专利200项;在若干前沿技术领域取得重要突破,并形成产业优势。

(2)产品目标:创制50–80项临床急需的新型预防、诊断、治疗、康复、急救医疗器械产品,重点开发需求量大、应用面广以及主要依赖进口的基础装备和医用材料,积极发展慢病筛查、微创诊疗、再生修复、数字医疗、康复护理等新型医疗器械产品。

(3)产业目标:重点支持10–15家大型医疗器械企业集团,扶持40–50家创新型高技术企业,建立8–10个医疗器械科技产业基地和10个国家级创新医疗器械产品示范应用基地,完善产业链条,优化产业结构,提高市场占有率,显著提升医疗器械产业的国际竞争力。

(4)能力目标:大幅提升我国医疗器械创新和产业化能力,培育和引进一批学科带头人和创新团队,建立20–30个技术研发平台,新建10个国家工程技术研究中心和国家重点实验室,完善我国医疗器械标准、测试和评价体系,发挥产业技术创新战略联盟的作用,推动产学研医深度结合,切实保障我国医疗器械产业的可持续发展。

（三）指标体系

表1　“十二五”科技发展主要指标

类别	序号	指标	属性
科技	1	核心专利200项	约束性
	2	重点开发50–80项基础装备和新型产品	
	3	新建10个国家工程技术研究中心和国家重点实验室	
	4	建立8–10个国家科技产业基地	
	5	建立20–30个技术研发平台	
经济	1	科技进步和示范应用带来的新增医疗器械产值2000亿元,出口额占国际市场总额比例提高到5%以上	预期性
	2	形成8–10家产值超过50亿大型医疗器械企业集团	预期性
社会	1	基本医疗器械产品性价比大幅提升,有效满足基层医疗和常规诊疗需求	预期性
	2	建立10个创新医疗器械产品示范应用基地,推广应用10万台(套)创新产品	预期性

四、发展重点

（一）基础研究重点

研究力、光、声、电、磁等物理作用的生物学效应,重点开展生物电子学、生物力学、生物光子学、生物声学、生物磁学研究,尤其是分子、细胞、组织、器官、系统、人体等不同层次生命活动中物理–化学–生物学之间耦合作用的规律和机制研究,以及不同层次生命现象的建模与模拟;研究不同物质的生物学效应,重点开展生物材料与细胞组织相互作用机制,以及不同尺度特别是纳米尺度的生物学效应研究等。

加强新理论、新方法、新材料、新技术应用于医疗器械的基础研究;重点开展新型的生物医学成像,医学图像处理,生理信号获取,生化、免疫和微生物检测,组织修复和再生,医学神经工程等基础研究。

（二）关键技术发展重点

满足医学诊疗、健康服务和产业发展需要,围绕医疗器械数字化、智能化、自动化、精准化、无/微创、低负荷、个性化、网络化、协同化等发展趋势,重点发展以下技术:

原理方法类:充分利用基础医学、生物化学、信息科学、电子科学、材料科学、高能物理等领域的最新进展,加强新原理、新方法的应用研究,重点开展多模态融合成像、生物传感、微弱信号检测、神经接口及刺激、高能粒子与射线治疗、高通量/微量/快速体外检测、生物医用材料改性等技术研究。

设计制造类:充分利用先进制造、微纳技术、生物力学、人机工程、计算机科学等领域的最新进展,重点开展精密传动与控制、精密加工与组装、生物医用材料改性、个性化设计与制造等技术研究,着力突破计算机断层扫描仪(CT)、磁共振成像仪(MRI)、正电子发射断层扫描仪(PET)、PET-CT、医用加速器等大型诊疗装备整机及核心部件,微型泵阀、微型传感器、微型光学镜头等高精密零件,以及介入支架、人工关节、骨修复等新型医用材料的设计、制备、制造等技术瓶颈。

应用服务类:充分利用信息技术、生物信息学、网络通信、物联网、云计算等领域的最新进展,积极推进医学影像技术与手术规划、放射治疗、导航定位、医用机器人等技术的结合,加快发展数字化医疗、移动医疗、远程诊疗等新型服务技术。

1. 重大前沿技术

重点突破神经接口及刺激、低剂量光子探测成像、精准定位与导航、动态适形调强、电阻抗功能成像、微弱光电信号检测、电化学/生化传感、无创生理信号获取及参数辨识技术、细胞组织诱导材料和植介入体的个性化设计与制造等技术。储备发展多模态融合成像、分子成像、太赫兹(THz)波检测、微流控等前沿技术。

2. 共性关键技术

重点发展数字化医疗、医学虚拟现实、人机交互设计、生物医用材料加工与制备、精密制造、电磁兼容、可靠性设计等共性技术。积极推进与医疗器械发展和应用密切相关的支撑技术研究,包括工程物理技术、光学技术、无线通信技术、移动计算技术、物联网技术、先进制造技术等。

(三)产品发展重点方向

“十二五”期间,围绕重大疾病防治和临床诊疗需求,重点开发一批适宜基层的先进实用产品和主要依赖进口的中高端产品,积极发展适应医学模式转变的创新产品,显著提升医疗器械产业的市场竞争力。

在预防领域,根据预防为主、战略前移和重心下移的发展要求,重点支持血压、血糖、血脂等生理生化指标的无/微创检测产品,以及恶性肿瘤、心脑血管疾病、出生缺陷等重大疾病筛查产品,积极发展不同状态下的低负荷生理参数检测与监护设备,个人健康指标检测和功能状态评价装置,移动体检系统等产品,满足农村基层/社区和个体/家庭对预防类医疗器械的需要。

在诊断领域,针对疾病诊断无创、早期、精确、低负荷、定量化等要求的发展趋势,重点支持超导MRI、高性能彩色超声成像仪、高分辨内窥镜、多排螺旋CT、PET、PET-CT、数字化平板X射线机、低剂量数字减影血管造影(DSA)系统、高性能免疫分析系统、全自动高通量生化分析仪、高性能五分类血细胞分析仪、自动化微生物检测分析仪等重点产品、核心部件以及新型诊断试剂;积极发展生物芯片、现场快速检测仪器(POCT)、弹性超声成像等新产品,力求改变我国高端产品依赖进口、国产产品可靠性差、长期跟踪仿造的情况。

在治疗领域,根据微/无创治疗、精确治疗以及智能化、个性化等新的治疗技术发展趋势,重点支持影像导航辅助系统、实时适形调强放射治疗系统、血液透析系统、神经刺激器、高强度超声聚焦治疗系统、高频/激光等手术治疗设备、射频消融系统、新型介入支架、人工关节、骨修复材料、人工血管、口腔种植系统等重点产品;发展手术机器人、人工心脏辅助装置等产品,切实改变高性能治疗产品被国外垄断、治疗费用高的现状。

在康复领域,围绕我国“人人享有康复”的需求,根据普惠化、智能化、个性化等发展趋势,研究结构替代、功能代偿、技能训练、环境改造等技术产品,积极发展肌电及神经控制等智能假肢、人工耳蜗等智能助行

/助听/助视辅具,老年人行为功能训练系统,脑卒中病人及运动功能缺失病人的康复训练系统等产品,加快智能化、低成本的先进康复辅具的研发,提高康复设备普及率。

在应急救援领域,围绕灾难医学救援、公共卫生事件应急、战创伤救治和基层医疗急救等不同需要,研发伤员搜寻、现场急救、转运救治、院内急救等应急医学救援链装备及系统,积极发展移动式重症监护救治系统、除颤仪、生命支持呼吸机、快速止血输血设备等产品,保障城乡急救体系、公共卫生应急体系建设需求。

1. 基本医疗器械产品

紧密围绕基层医疗和常规诊疗需求,重点发展低成本、高性能、普惠型的数字X射线机、彩色超声成像仪、生化分析仪、血液分析仪、微生物分析仪、心电图机、监护仪、除颤仪、呼吸/麻醉机、血液净化设备等当前基层配置急需的基础装备,加快突破螺旋CT、MRI、PET-CT、内窥镜、医用加速器、免疫分析系统等主要依赖进口的中高端主流装备和血管支架、人工关节等常用高值耗材,促进普及应用。

2. 新型医疗器械产品

紧密围绕疾病预防、临床诊疗、健康促进的需要,突出融合成像、无创检测、动态监测、微创治疗、精确治疗等新的技术发展方向,积极发展新型医学成像、无/微创动态生理参数检测与监护、分子生物分析仪器、现场快速检测仪器(POCT)、新型微创治疗、术中监测/定位/导航、药械结合产品、医疗机器人、新型中医诊疗等医疗器械产品和系统,以及数字医疗、远程医疗、移动医疗等新型产品,不断提高医学诊疗水平和服务能力。

五、“十二五”重点任务布局

“十二五”期间,力求技术突破、产品创新、能力建设和应用普及,重点实施基础装备升级、高端产品突破、前沿方向创新、创新能力提升以及应用示范工程五项任务。

(一)基础装备升级

紧密结合县级、乡镇、社区等基层医疗卫生机构建设和医疗器械配置升级的紧迫需求,重点支持一批适宜基层、高可靠性、低成本、先进实用的医疗器械产品,提高基层医疗机构装备水平和服务保障能力。

重点发展适宜基层的数字化X射线机、彩色超声成像仪、免疫分析仪、血液分析仪、生化分析仪、心电图机、多参数监护仪、除颤仪、呼吸/麻醉机、血液净化设备等基础装备、耗材及应用解决方案,提高产品可靠性、安全性、易用性,降低成本,满足基层医疗机构的基本装备需求;加快适宜基层的慢病筛查、全科医疗、健康管理、中医诊疗、康复保健、家庭护理等新产品的开发,以及数字化医疗、移动医疗、远程医疗等应用技术发展。

(二)高端产品突破

着力突破高端装备及核心部件国产化的瓶颈问题,实现高端主流装备、核心部件及医用高值材料等产品的自主制造,打破进口垄断,降低医疗费用,提高产业竞争力。

重点研制64排螺旋CT、1. 5/3. 0T超导MRI、PET-CT、实时三维彩色超声成像仪、高清内窥镜等高端影像设备;研制全自动管式化学发光免疫分析系统、全自动高通量生化分析仪等体外诊断系统与试剂;研制影像导航辅助治疗系统、实时适形调强放射治疗系统和神经电刺激器等先进治疗装备;开发介入支架、人工关节、人工血管、骨修复材料和口腔材料等高值医用材料。重点突破超导磁体、多通道磁共振谱仪、高分辨率PET探测器、大热容量CT球管、X射线平板探测器、超声换能器等核心部件,以及精准定位与导航技术、微弱信号检测技术、电化学/生化传感技术、可再生修复材料技术等关键技术。

(三)前沿方向创新

加强新原理、新材料、新方法和新工艺的研究,加快前沿技术突破和创新产品开发,抢占未来科技产业竞争的制高点。

积极发展多模态融合成像、分子成像、太赫兹波检测、低剂量光子探测成像、电阻抗功能成像、体内光学相干成像、超声聚焦治疗、神经接口与刺激、微弱生理信号采集、微流控和微纳制造等前沿技术;加快发展精准手术机器人、碳纳米管CT、无创血糖、全降解血管支架、细胞组织诱导性生物材料、中枢神经再生修复材料、新型中医诊疗器械等前沿创新产品。积极推进人体传感器网络、云计算、物联网相结合的全民健康感知、管理和促进等新型服务技术的发展和应用。

(四)创新能力提升

统筹布局项目、人才、联盟、平台、基地,大力加强体制、机制和管理创新,通过产学研医技术创新联盟等多种形式,有效整合优势科技资源,系统构建国家医疗器械创新体系,大幅提升我国医疗器械行业的自主创新能力。

一是重点培养和引进一批具有世界前沿水平的战略科学家、学术带头人、高级工程技术人才和中青年专家等领军人才与创新团队。二是加强产业技术创新战略联盟的建设,建立完善重大产品、核心部件的研发联盟等。三是加强医疗器械共性技术平台建设,重点建设医用电子、医学成像、物理治疗、体外诊断、医用材料、个性化设计和制造、可靠性保障等20~30个技术研发平台,建成10个国家工程技术研究中心和国家重点实验室,加强医疗器械战略研究体系的建设。四是加强区域创新和产业化基地建设,重点推进8–10个国家科技产业基地建设。

(五)应用示范工程

以“创新发展,惠及民生”为宗旨,实施“创新医疗器械产品应用示范工程”和“数字化医疗示范工程”,加快创新医疗器械产品的应用推广,优化医疗资源配置,让科技创新成果更好地服务于医疗卫生体系建设和惠及广大人民群众。

一是实施创新医疗器械产品应用示范工程。遴选一批创新医疗器械产品,在科学评价的基础上普及推广,大力优化创新医疗器械产品的应用环境,打造创新医疗器械产品示范应用和普及推广的平台,实现创新驱动和需求拉动的合力发展。二是实施数字化医疗示范工程。在大型综合性医院、专科医院以及不同区域建设一批大型数字化医院和区域医疗服务协同示范工程,提高医疗机构的诊疗水平和服务能力,促进不同医疗机构间的医疗信息共享、协同医疗和整合服务。

六、保障措施

(一)强化创新引导

以企业为主体,加大国家科技引导投入,统筹多渠道资源,多种资助模式相结合;加强部门联合、军民结合,鼓励国际合作;推进产学研医联盟建设,促进学科交叉、技术融合和资源整合;加大创新人才、创新团队培育和人才引进力度。

(二)完善政策措施

加强多部门协调,完善医疗器械临床试验、注册、监管、定价、收费、医保、配置、采购、标准等相关政策和法规,加强知识产权保护,扶持创新医疗器械产品发展。

(三)优化产业环境

改善创新产品应用环境、企业融资环境,促进企业创新;推进企业兼并重组,优化产业结构,完善产业链条;加强区域发展,加强园区建设,促进产业集聚发展;优化贸易政策,扩大国际市场份额。

二〇一一年十二月三十一日

关于囊袋扩张环等158个产品分类界定的通知

国食药监械[2012]241号

各省、自治区、直辖市食品药品监督管理局(药品监督管理局)

为适应医疗器械监督管理工作的需要,国家食品药品监督管理局组织有关单位和专家对囊袋扩张环等158个产品的管理类别进行了界定。现通知如下:

一、作为Ⅲ类医疗器械管理的产品(27个)

(一)囊袋扩张环:由聚甲基丙烯酸甲酯(PMMA)制成,为过半圆的圆弧环结构,圆弧环两端有手术夹持定位孔。与人工晶状体配套用于白内障摘除和晶体乳化后囊袋张力的保持,可防止囊膜皱褶,对抗囊袋收缩。适用于有悬韧带断裂、悬韧带脆弱及囊袋皱缩风险的患者。分类编码:6822。

(二)猪皮生物敷料:由猪皮消除脂肪层,进行常规清洗并灭菌的表皮与真皮相连部分组成,厚度0.5mm-0.8mm。用于深Ⅱ度烧伤创面和Ⅲ度烧伤创面切削痂后临时覆盖。分类编码:6864。

(三)手术用一次性使用麻醉导管:由导管、导管接头、麻醉套筒及手柄组成,材质主要是软聚氯乙烯。与麻醉针麻醉仪配合使用,用于口腔内实施手术中提供麻醉注射通道。分类编码:6866。

(四)人白蛋白医用可吸收缝线:运用基因工程技术生产重组人血清蛋白,再使用电纺丝技术生产出医用可吸收白蛋白纤维材料,用该材料纺织成纤维缝合线。用于创口的缝合,为无菌产品。分类编码:6865。

(五)胶原贴敷料:由胶原液及无纺布组成。用于烧伤切痂创面、烧伤创面、肉芽植皮创面、激光治疗后损伤创面的覆盖,促进伤口愈合。分类编码:6864。

(六)牙本质封闭剂:由异丙醇、环已烷、低分子聚酰胺100组成。用于封闭暴露的牙本质小管及术后牙齿敏感区域。分类编码:6863。

(七)防渗医用涂敷系统:由医用高分子聚合物粉末、缓冲溶液、凝胶溶液和混合涂敷装置组成。用于在脊椎外科或脑外科手术后涂敷在脊椎或脑硬膜伤口外表面,形成水凝胶。分类编码:6866。

(八)快速交换治疗灌注导管:是一种治疗灌注导管,导管末梢部分为双内腔,其中外侧内腔用于球囊充气,而内侧内腔作为导丝通道。用于将溶血栓剂定点传送至冠状或外周脉管系统。分类编码:6877。

(九)髋关节用骨水泥定型模具:由一个不锈钢制成的加固柄和医用级硅胶制成的骨水泥定型模具组成,一次性使用无菌产品。适用于塑造临时半髋关节置换假体,为因脓毒性感染而需进行二期翻修的骨骼发育成熟患者使用。分类编码:6846。

(十)宫腔防粘连海绵:由壳聚糖、去离子水、pvf海绵等组成。用于预防宫腔内膜粘连。分类编码:6864。

(十一)宫腔防粘连凝胶:由壳聚糖、生理平衡液等组成。用于预防宫腔内膜粘连,防止渗血。分类编码:6864。

(十二)男性真空治疗仪:由套环、传送套管、手动气泵等组成。由手动持续缓慢抽气,促进血液流入阴茎的方式,引发勃起。用于阴茎不能正常勃起的辅助治疗。分类编码:6826。

(十三)骨活组织切片检查套件:由手动操作的套管针、探针、钻子和弹出器组成。用于经由皮肤进行的骨活组织切片检查的仪器,核磁共振成像后,在磁场环境中进行骨组织的活检。分类编码:6815。

(十四)外用可溶性止血纱布:由天然棉纤维、羧甲基纤维素钠盐构成。用于拔牙术、皮肤外科术、外伤止血及保护创伤面。分类编码:6864。

(十五)牙齿美白贴:主要成份有水、氟化钠、氢氧化钠、甘油、过氧化脲、木糖醇、卡波姆、过氧化氢、二氧化硅、香料以及其它微量添加剂。靠近牙龈部分的胶体成份为甘油、聚山梨醇酯、二氧化硅以及微量填料。用于16岁以上身体健康人群外源性染色牙的牙齿美白。分类编码:6863。

(十六)一次性自动使用混药注射器:由溶质瓶外套、溶媒瓶外套、混药制动外套、推进机构、注射推竿和针头组成。不含溶媒、溶质卡式瓶。配合相应溶媒、溶质卡式瓶使用,用于混合后注射。为一次性使用无菌产品。分类编码:6815。

(十七)水胶体敷料:内层由明胶、羧甲基纤维素钠、胶质为主要成分组成的黏胶剂,外层为聚氨酯薄膜、聚氨基甲酸乙酯或聚氨基甲酸乙酯覆盖聚氨酯薄膜。用于处理少量渗液至中等渗液的伤口,也可用于下肢溃疡、糖尿病溃疡及褥疮、手术伤口、烧伤、外伤伤口等。分类编码:6864。

(十八)乙型肝炎病毒表面抗原中和试剂盒:由特异性抗体试剂、对照试剂、阳性对照组成。用于临床诊断中乙型肝炎病毒表面抗原诊断试剂盒检测呈阳性的血清或血浆样本的确认试验,用以明确此类样本中是否真正含有HBsAg。分类编码:6840。

(十九)人体癌细胞原代培养试剂盒:由胶原蛋白溶液、10倍浓度F-12培养基、再构成用缓冲液、细胞分散用酶EZ 、预培养用胶原凝胶包被细胞培养瓶、预培养用培养基PCM-1. 无血清培养基PCM-2. 中性红溶液组成。通过体外立体培养给药评价各种抗癌药物的临床敏感度,用于人体癌原代细胞的体外立体培养及抗癌药物敏感性检测。分类编码:6840。

(二十)封闭创伤负压引流套件:由引流管、贴膜、海绵、吸引连接管、Y型接头、阻水过滤器、负压罐、止流夹等组成。利用贴膜使开放创面封闭,通过与负压源连接产生一定的负压,通过引流管和海绵作用于清创后的创面。用于患者体表创面的引流,促进其愈合。分类编码:6866。

(二十一)根管扩大液:主要由依地酸、苯扎氯铵和异戊醇组成。用于使根管壁牙本质脱钙软化,扩大根管。分类编码:6863。

(二十二)根管清洗剂:由乙二胺四乙酸(EDTA)、过氧化脲、聚乙烯(乙烯乙二醇)、丙二醇、丙三醇、1-十六烷醇等组成。用于清洁牙根管,去除残渣,促进牙质脱钙,有助于仪器在牙髓腔中的操作。分类编码:6863。

(二十三)带硫酸铝的排龈线:主要由带有硫酸铝的棉线组成。用于取印模,安装愈合帽、牙冠、牙桥前用,或在备牙的过程中排龈,减少临床对牙龈的创伤。分类编码:6863。

(二十四)止血封堵敷料:由聚-D-氨基葡萄糖和聚-N-乙酰胺基葡萄糖的醋酸盐(水溶性壳聚糖)制成的无纺布。用于血管通路入口、穿刺导管或穿刺管相关流血创口的局部管理。分类编码:6864。

(二十五)伤口愈合剂:主要由氰基丙烯酸乙酯、聚甲基丙烯酸甲酯组成。用于手术切口处,起到粘结作用,并抑制细菌,促进伤口愈合。分类编码:6865。

(二十六)干细胞过滤富集器套件:主要由干细胞过滤富集器、真空抽吸注射器、骨穿针组成。适用于与生物滤膜或生物多孔材料配合使用,并在蠕动泵联合作用下采集自体骨髓血中的干细胞,用于临床干细胞的分析检测或自体干细胞收集。分类编码:6841。

(二十七)尿中巯基测定试剂盒:由醋酸、磷钨酸、乙二胺四乙酸等组成。通过定性检测尿液中的巯基,用于对宫颈CIN(宫颈上皮细胞不典型增生)的辅助诊断,达到早发现早诊断早治疗以及疗效监测、判断预后和警示复发与否的目的。分类编码:6840。

二、作为Ⅱ类医疗器械管理的产品(42个)

(一)输卵管造影导管:由弯头引导管、牵引杆、内导管、导丝组成。通过宫腔镜操作通道或其他子宫介入器械使用,在宫腔镜或其他子宫介入器械下注入色素液或注入造影剂来评估输卵管的的通畅性,并进行近端输卵管的选择性插管和疏通。分类编码:6866。

(二)牙科光学喷粉:由乙醇、氟化烃、薄荷香料组成。用于牙科修复体计算机辅助设计的制作过程,喷涂在病人牙齿上,以辅助口腔摄像机获取清晰的牙齿3D图像。分类编码:6863。

(三)膀胱样本收集器:由收集篮、冲洗器帽、冲洗器中心管、托杯、固定环和球囊组成。用于在前列腺或膀胱手术中进行冲洗灌注,并收集膀胱组织样本进行进一步的病理检查。分类编码:6866。

(四)新生儿血液收集卡:由纯棉绒制成。卡上有专用染料绘制的圆圈用于标记样品位置。用采血针等器械扎破指部等处的皮肤,用滤纸卡轻沾伤口处的血液,吸取少量血液于卡上,经过干燥处理,适当保存以备下游实验。收集的血液样本用于新生儿的疾病筛查。分类编码:6841。

(五)种植基台用保护帽:由聚甲基丙烯酸甲酯和塑料聚甲醛组成。适用于口腔科种植手术后的临时修复过程,用以保护种植体的上部结构(基台)不受口腔环境的影响,防止细菌进入种植体及上部结构(基台)内部引起感染,防止划伤表面。分类编码:6863。

(六)齿科二氧化锆胚块:制作义齿内冠的材料,用于制作义齿内冠。分类编码:6863。

(七)椎弓根定位测量器:由工作台、定位定向杆组成。根据术前X线的有关数据,在术中精确导向置钉,安置内固定系统。分类编码:6810。

(八)一次性无菌点刺针:由柄部和针头两部分组成。用于速发型超敏反应皮肤测试时的点刺。分类编码:6815。

(九)活性炭吸附栓:由栓粒和包裹在栓粒外边的医用脱脂纱布组成。栓粒由药用级活性碳、卡波姆及羧甲基纤维素钠混合脂肪酸甘油酯组成。用于阴道炎及其他妇科炎症中,利用活性碳的吸附性降低细菌的浓度。分类编码:6864。

(十)膝关节用骨水泥定型模具:由医用级硅胶制成的骨水泥定型模具,不包含加固柄,供一次性使用的无菌产品。分类编码:6846。

(十一)可调式鼻腔冲洗器:由瓶体、瓶盖和带流量控制阀的出水管组成,不包括冲洗液。作为鼻腔冲洗的容器。分类编码:6866。

(十二)一次性防污染样本刷:由管路组件、刷头组件、聚乙二醇和保护塞组成,用于内窥镜下刷取患者病变部位细胞组织或分泌物。分类编码:6822。

(十三)颅骨成形术材料形成模具:包括术前对照用头骨缺损部分的模型(主要成分为塑料材质)及材料形成用造型正负模具(主要成分为医用硅胶),头颅造型术的辅助工具。帮助骨水泥成形,为颅骨修补材料的成形模具。分类编码:6810。

(十四)椎间融合器工具:包括铰刀、刮刀和刮匙,组成材质为630不锈钢。铰刀、刮刀用于将髓核、纤维环捣碎,刮匙用于刮干净已经捣碎的纤维环并去除软骨板。分类编码:6810。

(十五)双腔冲洗管:由穿刺器、保护套、管道夹、管路、滴斗、流量调节器、导管连接器组成。用于膀胱尿路、手术器械的冲洗。分类编码:6866。

(十六)一次性使用吸球:主要由聚氯乙烯瓶、单向过滤器瓶盖、乳胶管组成。将瓶内装满生理盐水,选择合适的电切镜转换接口进行连接,通过挤压瓶身排出瓶内液体,使得瓶内与体内压强不同从而吸引提取膀胱内的异物。分类编码:6854。

(十七)造口袋底盘(造口防漏膏、造口皮肤保护剂):由粘附基质等组成。用于造口护理,防止使用造口袋时渗漏和保护皮肤。分类编码:6866。

(十八)支撑棒:由尼龙棒和旋转头组成。用于袢式造口手术,穿过肠系膜支撑肠管在固定位置,阻止肠袢返回腹腔。分类编码:6809。

(十九)清石鞘:由鞘、闭孔器和连接阀及密封帽组成。用于输尿管镜或经皮肾镜碎石手术中的结石清除通道。分类编码:6822。

(二十)消化内窥镜用一次性导丝:由导丝本体和保护器组成。通过消化道内窥镜进入腔内,用于引导各种导管到指定位置。分类编码:6822。

(二十一)碳纤维敷料:由经过活化处理的碳纤维毡加工而成。用于Ⅱ度烧伤烫伤。分类编码:6864。

(二十二)水溶性牙科用试用糊剂:由丙三醇、氧化铝、二氧化硅、颜料组成。用于模拟永久复合树脂的颜色,检查最终修复体颜色与牙齿颜色的配合度,在试戴技工室修复体时也可用于保护酸蚀处理后的酸蚀面。分类编码:6863。

(二十三)假牙稳固剂:是一系列山羧甲基纤维素钠和聚甲基乙烯醚钠盐、钙盐和缩苹果酸混合物及其它辅料组成的膏体。用于使假牙与牙龈紧密贴合,防止食物残渣进入假牙与牙龈缝隙。分类编码:6863。

(二十四)辅助发声阀:由外壳、单向翼形阀及氧气端口组成。配合带有接头的气管切开插管使用,可帮助在无辅助机械通气设备情况下自主呼吸、警觉和清醒状态下的气切术病患发声。分类编码:6854。

(二十五)腹部手术胶乳防护膜:采用优质天然离心胶乳制成,适用于简化手术中的护皮操作,预防手术造成的接触性切口污染。分类编码:6864。

(二十六)大便失禁收集套件:由硅胶导管配件、注射筒以及带过滤器的大便收集袋组成。用于肠道不受控制或控制不良,并且排出液体或半液体粪便患者的粪便收集,连续使用不超过29天。分类编码:6866。

(二十七)免缝医用塑料胶带:由医用PVC组成,高温灭菌。用于伤口两侧皮肤牵拉吻合固定。分类编码:6864。

(二十八)穴位压力刺激贴:由不锈钢金属颗粒和医用胶布组成。主体是不锈钢金属颗粒,前端为球状体。通过穴位进行压力刺激,缓解肩、颈、腰部僵硬及酸痛感。分类编码:6827。

(二十九)核酸分子杂交仪:由加样系统、运动系统、控制系统组成。用于核酸分子斑点膜条杂交实验。分类编码:6840。

(三十)红细胞渗透性检测试剂盒(一管法):由氯化钠、磷酸氢二钠、磷酸二氢钠、皂素、防腐剂组成。用于红细胞脆性检测。分类编码:6840。

(三十一)凝血酶激活纤溶抑制物(TAFI)测定试剂盒:由ELISA板、样品稀释液、漂洗缓冲液、标准血浆、HRP标记抗体、30%过氧化氢、显色缓冲液、反应终止液、OPD底物组成。用于心脑梗死早期临床诊断,通过定量检测待测血样中TAFI的含量来判定患者是否有患血栓性疾病的风险。分类编码:6840。

(三十二)含树脂需氧培养瓶:由蒸馏水、大豆酪蛋白分解肉汤、酵母浸膏、氨基酸、聚茴香脑磺酸钠、维生素、非离子吸附树脂、阳离子交换树脂等组成。和全自动细菌培养系统一同使用,用于来自血液的需氧微生物(细菌和酵母菌)的培养和检测。分类编码:6840。

(三十三)乏因子血浆试剂盒(凝固法):血浆中因子Ⅱ(Ⅴ、Ⅶ、Ⅹ、Ⅻ)被人工去除,并含有缓冲液和稳定剂。残留因子的活性低于或等于1%,而其他因子活性则在正常水平。用于检测患者血浆中因子Ⅱ(Ⅴ、Ⅶ、Ⅹ、Ⅻ)

的活性。分类编码:6840。

(三十四)羊水漏出检测套件:由内裤护垫和一个嵌入式含有pH显色指示剂的测试条组成。用于正常妊娠妇女和羊水漏出高风险患者,以确认不明原因的液体漏出是否为羊水。分类编码:6864。

(三十五)阴道病检测拭子:主要由聚乙烯手柄和顶端覆盖的高分子聚合物(pH指示剂)组成。用于检测妇女阴道有无细菌性和滴虫性感染。分类编码:6864。

(三十六)瘘管刷:由刷柄、刷毛和丝线三部分组成。为一次性无菌产品,主要用于识别、清洁或清扫直肠瘘管。分类编码:6864。

(三十七)颞颌运动康复系统:主要由颞颌活动器(包括微调节旋钮、握杆、范围设置臂、上介面件、下介面件)、咬合垫、支撑臂等组成。用于牙关紧闭症、颌关节可动性减少和功能失调的患者,帮助使用者扩大颞颌活动范围和增强力量。分类编码:6826。

(三十八)鼻翼支撑架:由医用硅橡胶材料制成。呈筒状结构的支撑部分分别安置在左右腔内,暂时使用。用于鼻部整形后的辅助支撑塑形,保持鼻腔呼吸道的通畅。分类编码:6866。

(三十九)一次性使用妇科冲洗治疗头:由PE塑料经注塑而成,为一次性管状物。连接于医用臭氧冲洗治疗仪的治疗或冲洗手柄上,插入女性阴道内作为输送臭氧气体或液体的一次性耗材。分类编码:6866。

(四十)骨粉收容器:由骨粉收集通道、控制阀、骨粉收集腔、导管、滤网、接嘴等组成。用于种植牙手术的种植体窝洞制备过程中,吸取钻孔时产生的血液、唾液和骨粉。分类编码:6855。

(四十一)一次性使用埋线针:由衬心座、针座、针管、衬芯和保护套组成。用于埋线治疗中的穴位埋线。分类编码:6827。

(四十二)透明固定敷料:由聚氨酯薄膜被衬和低致敏粘胶丙烯酸胶组成,一次性使用。用于保护创口,固定导管于穿刺部位,同时通过敷料观察伤口情况。分类编码:6864。

三、作为Ⅰ类医疗器械管理的产品(21个)

(一)酸性组织预处理缓冲液:由柠檬酸、丙三醇、表面活性剂组成。用于全自动染色机中福尔马林固定,石蜡包埋的组织的热介导抗原修复。分类编码:6840。

(二)碱性组织预处理缓冲液:由EDTA缓冲基质和表面活性剂组成。为即用型抗原决定簇修复液,适用于福尔马林固定,石蜡包埋组织的热介导抗原修复。分类编码:6840。

(三)胸腰骶固定矫形器:由带子、无横向支撑后板、带横向支撑后板和前板组成。用于腰部外固定使用。分类编码:6826。

(四)尿失禁束带:由带球囊的绑带(尼龙搭扣式)和一个充气阀组成。用于男性在进行外科手术或者神经紊乱时,临时控制尿液失禁。分类编码:6809。

(五)样本保存试剂:由甲醇和二甲亚砜组成。用于阴道炎检测时样本的收集、运输和保存。分类编码:6840。

(六)牙种植手术导板:由光敏树脂材料制成的模体和医用钢套组成。用于辅助种植牙手术,定位种植体空间位置,引导种植体植入。分类编码:6855。

(七)二尖瓣夹系统附件-导管固定器:由稳定器、平台和支撑板组成。用于二尖瓣夹闭合手术中,配合二尖瓣夹系统用于固定导管。分类编码:6807。

(八)红细胞/血小板试剂:由十二烷基硫酸钠、磷酸氢二钠EDTA二水化合物、四钠EDTA二水化合物、氯化钠、戊二醛、缓冲液等组成。用于血液分析仪,使样本中的红细胞和血小板球形化。分类编码:6840。

(九)牙种植体附件:由替代体、转移体、修复套和保护帽等组成,为牙种植体附件。制作牙冠过程中的辅助设备。分类编码:6863。

(十)医用下肢护具:由主体、可替换软护物、足跟契块组成。用于二级和三级踝关节扭伤、稳定性骨折、术后、创伤的固定。分类编码:6864。

(十一)淋巴结溶解试剂:由甘氨酸、表面活性剂组成。前期制备基因扩增分析仪上进行检测的样本所使用的试剂。分类编码:6840。

(十二)减压环:为低密度乙烯材料。配合造口底盘和造口袋使用。在造口袋扣到底盘上时减少对腹部的压力,不与皮肤接触。分类编码:6866。

(十三)透析用废液袋:由液袋、管路、管路夹、接头、保护帽组成,液袋及管路材料为PVC。用于血液透析/滤过治疗时的透析废液收集。分类编码:6845。

(十四)全自动电解质分析仪用缓冲液:由甲醛、磷酸、蒸馏水等组成。测量Na、K、Cl离子浓度时起缓冲作用。 分类编码:6840。

(十五)特异性IgE酶标二抗:由β-半乳糖苷酶抗IgE、叠氮化钠组成。用于临床实验室中在采用ImmunoCAP特异性IgE检测系统对人血清或血浆中过敏原特异性IgE检测时标记抗原-抗体复合物。仅用于封闭系统。分类编码:6840。

(十六)总IgE酶标二抗:由β-半乳糖苷酶抗IgE 和叠氮化钠组成。用于临床实验室中在采用ImmunoCAP总IgE检测系统对人血清或血浆中总IgE检测时标记抗原-抗体复合物。仅用于封闭系统。分类编码:6840。

(十七)全自动免疫检验系统用底物液:由4-四基伞形酮酰-β-D-吡喃糖苷和防腐剂组成。与其他多种试剂(如标准品、终止液、过敏原检测试剂等)配合使用,完成基于免疫荧光原理的过敏原检测体外诊断试验。仅用于封闭系统,分类编码:6840。

(十八)全自动免疫检验系统用终止液:主要由碳酸钠组成。用于临床实验室中在采用ImmunoCAP特异性IgE或ImmunoCAP总IgE检测系统对人血清或血浆中过敏原特异性IgE或总IgE检测时,用于终止酶标二抗与底物液的荧光反应。仅用于封闭系统。分类编码:6840。

(十九)医用抽吸泵管路及收集系统:由集液瓶、集液瓶保护盖、连接管和过滤器组成。与抽吸泵配合使用,供医疗机构用于一般抽吸操作。分类编码:6866。

(二十)巩膜定位器(眼科巩膜标示器):由不锈钢材质制成。用于在巩膜上做标记,随后沿着用器械所留的标记做出切口。用于眼科显微手术中非穿透性深层巩膜手术中引导标示。分类编码:6804。

(二十一)水性膨润土医用超声耦合剂:由水性膨润土、去离子水、适量无机色素组成。用于非介入性超声诊断及治疗中,用作探头(或治疗头)与人体皮肤之间的透声媒质。分类编码:6823。

四、根据具体情况判定管理类别的情形(7个)

(一)神经干细胞分离试剂盒:主要成分为氯化钠、DMEM/F12培养基、青霉素、链霉素、蒸馏水等。用于脑组织样本中神经干细胞的分离或嗅球组织中嗅鞘细胞的分离。分离提取如仅用于体外诊断,作为Ⅰ类医疗器械管理,分类编码:6840;如用于其他目的,不作为医疗器械管理。

(二)淋巴细胞提取试剂盒:主要成分为氯化钠、羟乙基淀粉、聚蔗糖、泛影葡胺、蒸馏水等。用于血液样本中淋巴细胞的分离。分离提取如仅用于体外诊断,作为Ⅰ类医疗器械管理,分类编码:6840;如用于其他目的,不作为医疗器械管理。

(三)免疫细胞功能测定试剂盒(化学发光法): 由裂解试剂(内含低渗液中的消化剂)、发光试剂、CD4磁珠等组成。用于检测三磷酸腺苷(ATP)的浓度。如与肿瘤诊断、辅助诊断、治疗过程监测相关,作为Ⅲ类医疗器械管理;用于其他相关检测的,作为Ⅱ类医疗器械管理。分类编码:6840。

(四)高强纤维增强复合树脂:由环氧硅烷(γ-甲基丙烯酸基丙氧基硅)表面处理的E型玻璃纤维纱、聚甲基丙烯酸甲酯(PMMA)、双酚A-甲基丙烯酸缩水甘油酯(Bis-GMA)、低痕迹量α-樟脑二烷酮组成。如用于口腔的修复及正畸的增强,作为Ⅲ类医疗器械管理;如仅用于正畸增强,作为Ⅱ类医疗器械管理。分类编码:6863。

(五)子宫止血球囊:由带球囊的硅胶支架、导管、导管座和注射器组成。用于减少子宫手术后的子宫出血。放置时间如小于24小时,作为Ⅱ类医疗器械管理;如大于24小时,作为Ⅲ类医疗器械管理。分类编码:6866。

(六)组织制备试剂:由裂解缓冲液、洗涤液、洗脱缓冲液、石蜡包埋(FFPE)组织缓冲液、蛋白酶K、磁珠和脱氧核糖核酸酶Ⅰ及缓冲液等组成。用于从福尔马林固定的石蜡包埋(FFPE)组织样本中提取核酸(DNA 和 RNA),进行体外诊断。若处理致病性病原体或用于人类基因组遗传性疾病的诊断,作为Ⅲ类医疗器械管理;若仅作一般检测,作为Ⅱ类医疗器械管理。分类编码:6840。

(七)体外辅助生殖技术用医疗器械:有关精子、卵子、胚胎等的培养液、冲洗液、缓冲液、冷冻液等,按Ⅲ类医疗器械管理,分类编码:6854。体外辅助生育过程中使用的工具及器械,如采集器、操作管、辅助生育针、辅助生育显微工具等,按Ⅱ类医疗器械管理。辅助生育针的分类编码:6815;其他工具及器械的分类编码:6813。

五、不作为医疗器械管理的产品(61个)

(一)化学发光分析仪用反应杯:由塑料组成。与化学发光分析仪配套使用,作为化学发光反应的反应容器。

(二)样品低温保存塑料管:由管子,保护套,塞子组成。用于低温保存(尤其在液氮中)生物样品的塑料管。

(三)塑料弯头:与全自动生物样品包装机配套使用的非无菌一次性用品。

(四)开塞露导管:为非无菌产品,分为连接部分和导管部分。用于开塞露肛门注射用。

(五)针头移除器:由手持拔除端、安全保护罩和针头固定端三个部分组成。用于移除胰岛素注射用笔针头,防止使用者在移除注射用笔时针头引起伤害。

(六)美容金线:用99.99%纯金制造而成。通过外科美容手术植入需要治疗的区域,减少治疗区域皮肤的皱纹和松弛现象。

(七)疱疹唇膏:一种黏性高渗溶液。涂抹在疱疹上时,局部治疗唇部疱疹。

(八)关节内多核苷酸:主要由多核苷酸组成。用于骨关节病的治疗。

(九)垫片:由表层、中间层和底衬组成。表层采用可渗透无纺布材料制造,中间层采用聚丙烯酸钠、纤维素木浆材料制造,底衬采用透气性无纺布材料制造。用于卧床病人或其他失禁患者的护理。

(十)实验室质量评估系统:由样本、报告和网站组成。作为实验室的自我评价,以帮助室间质量评估,提高实验室凝血检测的准确性。

(十一)自酸蚀预处理剂简易滚轮:由滚轴、滚轴杆和底座组成,材质为塑料、橡胶。将自酸蚀预处理剂中的两个液体部分挤压混合,代替手工挤压的工具。

(十二)病历夹:由底板、面板、夹板、铰链及弹簧等组成。供医院、病房加持资料、病历等使用。

(十三)伤湿定痛贴:产品以医用压敏胶、天然可食用龟叶草为主要原料,涂敷于医用无纺布基材,表面覆盖PTFE(聚四乙烯)高分子材料作保护膜面构成。用于骨伤后遗症、骨关节炎引起的疼痛。

(十四)生理性海水壳聚糖滴眼液:由壳聚糖、生理海水、薄荷、聚六亚甲基双胍等组成。用于眼睛湿润,抑制眼内有害菌的生产,治疗干眼症,抗眼疲劳等。

(十五)眼睛冲洗液:由氯化钠、柠檬酸三钠、硫酸锌、硼酸、氢氧化钠、净化水等组成。用于眼睛清洗,保持眼睛清洁卫生。

(十六)生物(异体蛋白)负离子栓:由多种中药材组成的栓剂,用于治疗颈椎病、腰椎病等。

(十七)INR质控品:INR为凝血酶原时间检测结果的国际标准化比率。用于验证凝血酶原时间检测结果中的国际标准化比率值。

(十八)ISI校准品:ISI为凝血酶原时间检测结果的国际标准化比率。用于校准凝血酶原时间试剂的国际敏感度指数值。

(十九)胶囊按压器:用于水门汀胶囊隔膜的挤破。

(二十)充气式上肢护具:由气囊、绑带、搭扣、泡棉、铆钉护套、薄膜等组成。用于上肢关节的保护,预防损伤。

(二十一)医用氧气阀:用于医疗供氧的阀门控制,能控制氧气供给的流量,便于选择输氧量。

(二十二)颌面支架:由基本部件和附件组成,基本部件包括上、下颌体,切导管,颌叉转移架,颌叉转移杆,颌叉,面弓,颌架支撑架,颌架盘。附件包括髁突出移位测量仪和测试柱。用于技工室制作全口义齿、可摘局部义齿、嵌体、冠、固定桥及种植义齿等。

(二十三)病理分析工具:由刀片、刀柄和刀架组成。用于病理样本的制作。

(二十四)助产凝胶:由注射器和凝胶组成。凝胶由丙二醇、卡波姆、羟乙基纤维素、纯净水、氯化钠和氢氧化钠组成。用于缩短产程,减少分娩痛苦和分娩创伤。

(二十五)妊娠纹治疗凝胶:由聚二甲硅氧烷、硅氧烷、甲烷基硅橡胶组成。用于防止和治疗萎缩纹(妊娠纹)。

(二十六)除虱液:由环聚二甲基硅氧烷和肉豆寇酸异丙酯,或环戊硅氧烷和聚二甲基硅氧烷等组成。用于杀死头虱和虱卵。

(二十七)斑贴试验诊断盒:由胶带层、粘贴面保护层及铝片等组成。用于检测接触性皮肤过敏。

(二十八)光路检测试剂:以冻干粉剂的状态提供,为包含异鲁米诺衍生物与甲状腺素的结合物,含有小牛血清的缓冲液。在化学发光分析仪上使用,在进行常规检测前,检测机器和启动试剂是否正常。

(二十九)清洗试剂:由去污溶液和清洗溶液组成。分为化学发光仪管路清洗试剂和泵清洗试剂。用于化学发光分析仪的日常保养和维护。

(三十)细胞原位培养盒:由培养槽、玻片和培养盖组成,为无菌产品。用于产前诊断中,为羊水或绒毛膜细胞培养提供无菌环境。

(三十一)质控菌株保存管:一种即用型管装冻干试剂,其中含有稳定剂和活性微生物(ATCC菌株),包含冻干菌株水化物和接种棒,用于在相应培养基上接种。

(三十二)益生菌棉条:棉条主体由粘胶纤维制成,内含乳酸菌,尾线由纯棉制成。用于妇女阴道不适及保持阴道健康菌群平衡。

(三十三)阴道抗菌器/凝胶:主要由抗菌凝胶发挥作用。抗菌凝胶由微生物杀灭剂等组成,其有效成分为“N-椰子油脂肪酸酰基-L-精氨酸乙基酯-DL-吡咯烷酮羧酸盐”或带阴电荷的乙酰化混合物(2QR-复合体)等,另可添加稳定湿润剂或增稠剂,或pH缓冲剂等,用于阴道炎等妇科疾病,其作用机理主要不是通过物理方式实现。

(三十四)铂铱环铂铱头:由铂铱合金制成。用于EP导管、支架、球囊的显影材料。在X线的透视下,利用其显影特性追踪产品的位置。

(三十五)去皱贴:由无纺布、亲水高分子凝胶、天然植物提取物薄荷油、薰衣草等组成。用于疼痛、面红、皱纹、皮肤发炎。

(三十六)润眼液:由无菌胶原与等渗葡萄糖配制。用于缓解眼干涩、视疲劳、日常保健及各种眼科手术所致的角膜损伤的修复。

(三十七)清洗棒A:由粉筒和无水碳酸钠粉剂组成。用于联机在线制备碳酸钠溶液,以去除透析装置水路中的有机沉淀物、脂肪和蛋白质。

(三十八)清洗棒C:由粉筒和无水柠檬酸粉剂组成。用于联机在线制备柠檬酸溶液,以去除透析装置水路中的钙和镁沉积物。

(三十九)口腔溃疡用透明质酸凝胶(溶液、喷剂):主要成分为透明质酸钠的凝胶、溶液或喷剂。用于口腔性溃疡、口疮性口炎、复发性口腔溃烂损伤的治疗。

(四十)集尿袋用绑带:由绷带和扣子组成。用于配合引流袋腿袋使用,将引流袋固定于使用者腿上。

(四十一)预防性鼻喷剂:由活性成分卡拉胶和辅料氯化钠水溶液组成。用于鼻粘膜的预防性和持续性增湿。

(四十二)晕车贴:由背衬层、凝胶层、防粘层等组成,粘胶层含洋金华天然植物萃取成分。具有醒脑提神作用,用于预防晕车、晕船、晕飞机。

(四十三)座便椅:由支架、扶手、便盆、椅座等组成。供下肢伤残或行动不便者如厕。

(四十四)手杖:由一个或多个支脚和一个手柄以及连接支脚和手柄的杖体组成。用于辅助行动不便者行走。

(四十五)淋浴椅:由靠背、座垫板、脚管及脚垫等组成。供行动困难者、病人及年老体弱者作洗澡用的辅助工具。

(四十六)病理分析解剖工具:由刀片和刀柄组成。用于尸体解剖和尸检过程中的切割、修剪,不用于人体活体。

(四十七)罗伊氏素妇用隐形抗菌膜:由喷瓶、罗氏素、甘油、纯化水组成。用于治疗细菌白色念珠菌引起的外阴炎、外阴瘙痒及外阴的消毒清洁、保健护理。

(四十八)罗伊氏素妇用敷料:由推注器和敷料组成,其中敷料主要成分为罗伊氏素、卡波姆、甘油。用于白色念珠菌性阴道炎、细菌性阴道炎和宫颈糜烂的辅助治疗。

(四十九)消毒湿巾:主要成分为苄索氯铵和异丙醇。用于杀灭肠道致病菌、化脓性球菌等细菌。

(五十)拇外翻预防矫正拖鞋:由趾间隙保持部件、拖鞋鞋面、鞋底、鞋带组成。用于矫正拇外翻及变形脚趾,缓解行走疼痛等。

(五十一)针头保护器:由主体、针头保护罩、弹簧和环组成。用于注射器注射药物后,保护注射器针头,直至丢弃到相应容器中,防止针刺伤。

(五十二)透明质酸阴道栓剂:主要成分为透明质酸盐、芦荟油提物、积雪草油提物和金盏草油提物等组成。对阴道粘膜萎缩和营养不良及雌激素缺乏造成的阴道干燥有保湿润滑作用。

(五十三)凝块捕捉器:由外壳和筛网组成。用注射器在血气分析仪加样时使用,防止凝块和组织进入仪器,防止仪器堵塞。

(五十四)抽吸过滤器:由上盖和下盖以及中间填充的过滤纸组成。用于负压抽吸系统中,置于安全瓶前端,滤除抽吸时所引导出的细菌等悬浮颗粒,进一步保护后段压力表等设备及中央负压管路。

(五十五)易可凝胶:由去矿质水、甘油、柠檬酸、乳酸镁、乳酸锌、葡糖酸铜、卡波姆和植物脂(丁香、红玫瑰、葡萄籽油)等天然成份和维他命组成。用于缓解牙根膜、牙龈、口腔黏膜的敏感、红肿、疼痛,促进伤口复原。

(五十六)加强型易可凝胶:由没药和芦荟等组成。用于牙周治疗或手术后,收敛护理口腔黏膜,或治疗压迫性溃疡、阿弗他溃疡等。

(五十七)擦拭皮肤用乳剂:由成膜脂蛋白乳化剂、矿物油、保湿剂、脂膜重组剂和维生素K1等组成。用于消除红肿和滋润皮肤。

(五十八)增强会阴弹性化凝胶:由羧甲基半光氨酸、柠檬酸、抗坏血酸棕榈酸酯、维生素E、卵灵脂、二氧化硅等组成。用于增强骨盆底部肌肉和会阴的弹性,并具有润滑作用。 有助于恢复肌肉组织的延展性,可避免分娩时会阴损伤和撕裂,减少会阴侧切手术的发生和产后并发症。

(五十九)心脏定位装置用连接管:由软管、阴极接头、阳极接头组成。用于体外,将心脏定位装置与吸引源相连接,起连接延长管的作用。一次性使用。

(六十)透明质酸钠及其他盐类,用于治疗关节炎、干眼症、皮肤溃疡的产品。

(六十一)血液滤网、药液过滤器滤膜、空气过滤器滤膜、粒料:为一次性使用无菌医疗器械(注、输器具)的配件或原料,用于生产一次性使用无菌医疗器械(注、输器具)。

关于吸入笑气镇痛装置等76个产品医疗器械分类界定的通知

国食药监械[2012]271号

各省、自治区、直辖市食品药品监督管理局(药品监督管理局):

为适应医疗器械监督管理工作的需要,国家食品药品监督管理局组织有关单位和专家对吸入笑气镇痛装置等产品的管理类别进行了界定,现通知如下:

一、作为Ⅲ类医疗器械管理的产品(9个)

(一)吸入笑气镇痛装置:由主机、脉搏血氧指夹探头和液晶屏等组成。根据笑气镇痛的原理,调节吸入的笑、氧混合气的浓度。用于在口腔治疗和妇科人流及分娩时进行镇痛。分类编码:6854。

(二)超声骨手术设备:由主机、脚踏开关、机头等组成。采用40KHz的超声振荡,将关节置换植入物与表面长入的骨质及附着的骨水泥分离。用于取出置换植入物。分类编码:6823。

(三)体外无线充电器:由无线充电器和电源适配器组成。用于对植入体内配套的可充电神经刺激器进行经皮无线充电。分类编码:6821。

(四)眼内照明光纤探头:为一次性无菌器械。与眼科照明光源连接使用,可直接插入人眼,也可和套管针系统一起使用。用于眼内手术时传输照明光源发出的光,进行眼内照明。分类编码:6822。

(五)细胞分选仪:由计算机、永久性磁铁、蠕动泵、液体感受器和挤压阀等组成。用于从混合细胞群体中分选出特定的细胞亚群。不含细胞分选剂。分类编码:6821。

(六)脊柱探针:由尖端含传感器的探针和含电路的手柄等组成。通过测量和分析不同组织的电阻,检测并反馈探头尖端与软组织的接触情况。用于判断是否出现椎骨皮质穿孔。分类编码:6854

(七)热能手术系统:由主机和足控开关等组成。用于外科手术中不失血的封闭、切割粗大血管及腺体和软组织(如肝、脾等)。分类编码:6854。

(八)臭氧前列腺治疗仪:由超声雾化臭氧发生器、除臭装置、专用床、导管等组成。使用导管将臭氧通过男性尿道至前列腺部位进行治疗。用于改善前列腺临床症状。分类编码:6826。

(九)真空采血管脱盖机(含生物安全柜处理模块):由传送装置、横移推进装置、定位推进装置、管盖夹持装置、揭盖装置和生物安全处理模块等组成。用于替代采血管的人工脱盖操作并具生物安全处理功能,以避免脱盖过程中产生的气溶胶对操作人员造成感染。分类编码:6840。

二、作为Ⅱ类医疗器械管理的产品(41个)

(一)诊察器械专用电源及照度控制系统:由供电模块、诊察镜手柄扩展模块、耳罩架和手柄等组成。用于为指定型号的检眼镜、检耳镜、喉镜及皮肤镜提供工作电源和照度控制。分类编码:6820。

(二)认知矫正辅助软件:用于对精神分裂症患者认知缺陷进行矫正。分类编码:6870。

(三)红外观测相机:由红外CCD相机、激发光LED和光学滤光片等组成。用于采集示踪剂标记后的淋巴管/结或血管等的示踪图像信号,该信号可传输到视频监视器等外部设备,辅助判断淋巴结、静脉瘤的位置。不含示踪剂。分类编码:6821。

(四)MRI辅助刺激系统:由在控制室使用的计算机、操作员显示器、光纤介质转换器等部件,和在磁共振扫描室内使用的患者界面显示器、电源、光缆、按钮响应单元、耳机等部件组成。和指定型号的MRI系统配套使用。用于在大脑扫描时,通过播放文本、图片、幻灯片、声音、CD和DVD,向患者提供视觉、运动、听觉和语言任务。分类编码:6821。

(五)婴儿头部激光扫描系统:由摄像头架、扫描床、婴儿平台和配套软件等组成。用于婴儿头部的扫描,为婴儿颅骨矫形器的制作提供依据。分类编码:6824。

(六)术后胆管引流管:由螺旋部分、管身和尾部等组成。为一次性无菌器械。用于内窥镜胆道结石手术和内窥镜胆囊摘除术后进行胆汁引流。分类编码:6866。

(七)体外叩击刺激仪:由主机和叩击头等组成。用于叩击下肢长骨骨折病人的足跟,促进其骨折断端骨痂生长。分类编码:6826。

(八)过敏原半定量分析软件:内含标准曲线,配合普通扫描仪使用。用于对免疫印迹法和免疫层析法的过敏原特异性抗体和自身免疫抗体的反应试条进行半定量检测。分类编码:6870。

(九)全自动血库系统:由加样器、振荡器、离心机、判读仪和微机系统等组成。对血型的凝集反应进行凝集判别,确定血型。分类编码:6840。

(十)足跟保护器:由足跟翼盖、衬垫、软布内衬、聚氯乙烯磨砂搭扣、气腔和充气阀等组成。通过适应小腿部及足部轮廓,均匀承担压力,减少组织剪切和摩擦。用于预防和治疗褥疮,预防跖屈和足下垂。分类编码:6826。

(十一)足托:由L形夹板、鞋垫内衬、水垫、防旋转条、魔力贴、聚氯乙烯磨砂搭扣和安全粘脚板保护垫等组成。用于促进调整踝关节、膝盖和髋部,预防和治疗行动不便、外伤或其他疾病引起的足下垂、踝关节挛缩以及足跟褥疮。分类编码:6826。

(十二)显微镜荧光附件:由光源、荧光激发块、荧光专用物镜和电源适配器等组成。与普通光学显微镜连接,使普通光学显微镜具备荧光功能。分类编码:6822。

(十三)振动声桥调机数据库:用于导入振动声桥产品数据,对配套软件的功能进行更新,使其与指定型号的振动语音处理器匹配,从而实现对振动声桥的调试。分类编码:6870。

(十四)手术灯配用摄像系统:由摄像头、连接线和控制器等组成。安装在独立臂上使用。通过摄像头对手术过程进行摄像。分类编码:6854。

(十五)体液平衡监测仪:由主机、测量电极和电源适配器组成。用于测量人体小腿部电阻率,计算细胞外液含量,以监测血液透析者的水负荷状态的变化,评估其水平衡状态。分类编码:6821。

(十六)台式培养箱:由恒温系统、电子显示系统、左/右培养箱、一次性使用加湿瓶、连接软管等组成。使用时,温度控制在35~40℃,同时具备加湿、通气的功能。用于细胞培养。分类编码:6841。

(十七)植入式神经刺激器体外程控器:由掌上电脑、编程器和控制磁铁等组成。用于对植入体内配套的植入式神经刺激器进行经皮无线遥测和程控。分类编码:6821。

(十八)测试刺激器:通过调节测试刺激器输出一组电脉冲,对神经组织实施电刺激,通过观察患者的反应来判断电极头端位置的准确性。用于脑深部电刺激手术患者的术中测试。分类编码:6821。

(十九)患者用控制器:用于术后,患者对植入体内配套的植入式神经刺激器进行经皮无线遥测和医生授权范围内的程控。分类编码:6821。

(二十)人体淋巴荧光成像系统:由CCD探测器、镜头、激发光源、滤光片、成像腔和软件组成。使用时,将示踪剂注射在观测区域附近,随后被淋巴组织吸收,经激发光源照射后产生荧光。用于观察该区域的荧光强度动态分布,根据病变和正常淋巴组织的表现不同,辅助检测淋巴水肿疾病。不含示踪剂。分类编码:6821。

(二十一)干眼检测仪:由白光光源、CCD相机、控制系统、电脑和配套软件等组成。通过患者眼表泪膜干涉成像,用于诊断干眼程度。分类编码:6822。

(二十二)人工耳蜗调试软件:用于术中和术后检测和调试人工耳蜗植入体和人工耳蜗言语处理器。分类编码:6870。

(二十三)人体健康数据综合分析仪:由测量电极、主机、显示屏等组成。用于检测人体相关参数、辅助判断相关疾病是否在消耗或破坏身体内的蛋白或氨基酸。分类编码:6821。

(二十四)上肢和下肢主被动运动设备:由控制器、动力源等组成。用于防止肌肉、骨骼、神经萎缩恶化,促进患者血液循环、增强免疫力,预防褥疮。分类编码:6826。

(二十五)印迹法分析软件:用于将经平板扫描仪扫描获得的膜条信息保存为电子图片,识别膜条位置,鉴别条带特异性。分类编码:6870。

(二十六)输液信息采集系统:由带有红外通讯接口和电源的移动支架、集成软件组成。为输液泵/推注泵供电,并通过红外接口与指定型号的输液泵/推注泵进行数据通讯。用于采集输液泵/推注泵的数据,通过网络传输到中央工作站,并提示报警信息。分类编码:6854。

(二十七)一次性射频等离子手术电极:由工作电极、导联线和引流管等组成。为一次性无菌器械,与射频等离子手术治疗设备配套使用,不与内窥镜配合使用。用于传导射频能量。分类编码:6825。

(二十八)气管插管用导管光棒:由导管光棒和手柄等组成。用于气管插管时的指引光源。分类编码:6854。

(二十九)呼吸阀:由外壳、感应式膜片、宝塔头和软管组成。使用时,分别连接面罩和气源。用于通过感应病人自主呼吸,输送氧气或笑/氧混合气。分类编码:6854。

(三十)管路消毒机:由臭氧发生器、过氧化氢雾化装置、气泵、滤芯、臭氧检测装置和冷却风机等组成。用于对呼吸机、麻醉机管路内部回路进行消毒。分类编码:6857。

(三十一)心脑电检测用导电凝胶:通过皮肤预处理来增强EEG、ECG导电效果。分类编码:6821。

(三十二)负压伤口治疗仪:由主机、储液罐和电源等组成。用于吸除冲洗液、体液、伤口分泌物等,以加速伤口愈合。不含敷料。分类编码:6854。

(三十三)食道听诊器:由温度传感器、气囊、连接器和管体组成。使用时,将带有气囊的管体插入处于麻醉状态患者的食道,温度传感器的接口与监控仪相连以显示患者体温,连接器与听诊器相连以辅助医生听取患者的心音、肺音。用于监测麻醉状态患者的体温及心音、肺音。分类编码:6821。

(三十四)气压弹道式体外压力波疼痛治疗仪:由主机(内含空气压缩机)、控制手柄(内含撞击弹头)和治疗头组成。利用压缩空气产生的能量驱动治疗手柄内的撞击弹头,使弹头脉冲式冲击治疗头,利用二者的弹性碰撞产生压力波,经皮传导作用于疼痛部位。用于缓解肩周炎和网球肘引起的疼痛。分类编码:6826。

(三十五)人工耳蜗植入体阻抗测量仪:由主机、模拟器、连接主机和模拟器的连接线、连接主机和计算机的充电连接线组成。用于测量植入体的工作状态。分类编码:6821。

(三十六)人工耳蜗外部装置调试仪:由主机、连接人工耳蜗外部装置和主机的调试连接线、连接主机和计算机的充电连接线。用于调试测量人工耳蜗外部装置的参数,比如频率、载波、增益和能量参数。分类编码:6821。

(三十七)金属延长线:由延长线和固定鞘管组成。为一次性无菌器械。将待经皮取出的心脏电极或导管加以延长,以便后续取出操作。分类编码:6877。

(三十八)头皮冷却系统:由主机和冷却帽组成。将冷冻剂传送到冷却帽内的回路中对头皮进行冷却,并利用冷却帽上的传感器,监控并自动调节头皮的温度。用于冷却头皮,以预防因化疗而导致的脱发。分类编码:6858。

(三十九)全自动免疫印迹仪:由控制面板、显示屏、蠕动泵、吸液针、分液头、试剂瓶、废液瓶、吸液通道、废液通道、孵育板槽、电源线、数据线和软件等组成。用于免疫印记和杂交瘤印迹膜条实验程序,可完成基于免疫印迹原理的多种疾病的诊断实验或常规的生物测试,比如HIV确证试验、细菌感染检测、自身免疫性疾病检测、过敏原检测等。分类编码6840。

(四十)三维多功能牵引床:由床面、腰椎牵引杆、颈椎牵引杆、电脑操纵箱、床架、电机和熏蒸发生装置等组成。分为单纯牵引型和熏蒸复合牵引型两种。用于医院作牵引和熏蒸治疗。分类编码:6826。

(四十一)静电理疗膜:由医用脱敏胶、聚丙烯超细纤维滤材组成。主要用于缓解各种急慢性软组织损伤、肩周炎、关节炎、乳腺炎等引起的疼痛症状和慢性的腰背疼痛。分类编码:6826。

三、作为Ⅰ类医疗器械管理的产品(3个)

(一)肢体固定器:由聚酯纤维、PP板和铝支架等组成。用于上肢各关节的术后支撑和固定。分类编码:6864。

(二)微探针处理仪:由主机(含机械臂)、片匣、电压变压器、程序卡和裂解模块等组成。与阴道炎微生物检测试剂盒配套使用。用于在阴道炎微生物检测过程中,机械臂携带探针分析卡通过反应井中的一系列试剂,自动控制样本和试剂的混合以及培养时间。不含试剂盒。分类编码:6840。

(三)非接触式眼底广角观察镜:由镜体、悬挂装置、眼底镜、调焦杆等组成。用于眼后节手术,增大观察角度,在术后观察病人眼底。不含光源和电源。分类编码:6822。

四、不作为医疗器械管理的产品(20个)

(一)诱导睡眠仪:由电源、控制器、磁场发生器等组成。使用时,置于枕下。用于加速入眠过程,提高睡眠

(二)纱布计数与探测系统:由电子纱布和电子纱布统计装置两部分组成。使用无线射频识别电子标签技术,在纱布内部植入微型电子标签。用于手术前后纱布数量的统计和探测。

(三)自动血袋贴签机:由前操作台传输系统、血液品种和规格判别装置、标签生成打印粘贴装置、标签校验装置、电脑数控装置等组成。用于代替血液手工贴标方式,实现流水线的机器贴标签。

(四)载玻片自动进样机:由载玻片放置架和传送装置等组成。用于将载玻片自动放置在显微镜载物台上。该产品不包括显微镜。

(五)产前染色体非整倍体和基因缺失数据处理软件:用于为BACs-on-Beads化学产品提供数据处理,用于取代手工计算,不具备分析功能。

(六)安全标签打印系统:由显示器、控制器、主机和打印机等组成。用于打印不同颜色的标签,以区别管理药品或医疗器械。

(七)A、B浓缩液配液设备:由液罐、进水阀、排液阀、温度传感器、液位传感器、电机、搅拌器、紫外线灯管、显示模块和监控模块等组成。用于配制A、B浓缩液,具有消毒功能,配置好的浓缩液装入消毒后的储液桶中,再供透析机使用。

(八)血液透析用集中供液系统:由透析粉溶解搅拌器、浓缩液过滤器、浓缩液储存装置和管道等组成。用于配制A、B浓缩液,并通过管道直接输送给透析机使用。

(九)无菌制冰机:用于在心脏外科手术中快速制出无菌冰泥或冰屑,以便放置于心包腔内进行物理降温。

(十)液晶显示器:用于磁共振检测时,播放具有娱乐效果的影片,用以减低扫描过程中患者的焦虑感。

(十一)视频集成传输系统:由电脑和机电柜等组成。用于将医用视频集成和压缩,以方便传递、存储和记录。不具备诊断和治疗功能。

(十二)视频信息传递存储系统:由电脑、机电柜、服务器和软件等组成。用于将指定型号设备采集的医用视频集成显示、压缩后存储。仅用于教学和交流,不用于诊断和治疗目的。

(十三)脑电图帽:与脑电图机、脑电监护仪等设备以及脑电电极配合使用。用于固定脑电电极。不含脑电导联线及电极。

(十四)DICOM数据格式转换软件:用于将DICOM数据格式文件转换成标准的PostScript图像格式,以方便打印。不用于诊断、治疗、手术规划及其他相关医疗目的。

(十五)气压氧气舱:利用空气泵向舱内注入空气,使舱内气压上升,并保持氧浓度高于纳入体内的氧浓度。仅用于体能恢复和美容保健。

(十六)毛囊钻取机:由主机、脚踏控制开关、操作手机和环形取毛针组成。用于切割毛囊周围真皮层、抽取完整毛囊。

(十七)负压式隆胸系统:由圆形杯罩、微型处理器、传感器、真空压泵和传感器等组成。将杯罩分别戴在两边胸部。利用负压扩张及扩大女性乳房。

(十八)灌流器预冲机:由控制系统、蠕动泵、预冲液输液袋悬挂装置和灌流器固定支架等组成。通过单片机控制蠕动泵,以固定的流速带动输液袋中的预冲液流过灌流器,使其排出原有液体,同时单片机控制灌流器固定支架以固定频率和固定轨迹带动灌流器运动,使灌流器中的树脂发生翻腾现象,排出灌流器中大部分空气,完成预冲操作。用于以机械预冲灌流器代替人工手动预冲灌流器,规范摇晃灌流器的频次、幅度等预冲操作。

(十九)电子注射器连接器:由红外线窗口、USB接口组成。用于读取、存储、传输指定电子注射器内部的数据及信息。

(二十)终端氧气增压机:由无油气泵和电路控制装置组成。以移动和固定两种方式安装在手术室、ICU室、病房和高压氧舱室内。用于对医院中心供养系统分路提供的氧气进行增压和储存,以达到为医院用氧设备提供正常供氧压力的状态。

五、其他(3个)

(一)透析治疗用专用椅:用于调整包括背垫、坐垫、脚垫的位置,以方便患者在透析治疗进行当中的几个小时中寻找最适合的就医姿势。若为电动设备,作为II类医疗器械管理;若为手动设备,作为I类医疗器械管理。分类编码:6856。

(二)皮肤分析仪:用于将超声脉冲波导入皮肤,接收并显示来自皮肤的超声波回声,以分析皮层结构和皮肤胶原蛋白、观察皮层和皮下组织、对局部皮肤色素、水分流失等进行测量。若用于临床诊断等医疗目的,作为II类医疗器械管理。分类编码:6823。若不用于医疗目的,不作为医疗器械管理。

(三)牙胶尖切断器:由手柄(内装7号电池)、加热丝和加热丝固定头组成。用于切断牙胶尖。若插入口腔内使用,作为Ⅱ类医疗器械管理;若仅在体外使用,作为Ⅰ类医疗器械管理。分类编码:6855。

国家食品药品监督管理局关于超声肿瘤治疗系统等17个产品分类界定的通知

国食药监械[2012]361号

各省、自治区、直辖市食品药品监督管理局(药品监督管理局):

为适应医疗器械监督管理工作的需要,国家食品药品监督管理局组织有关单位和专家对超声肿瘤治疗系统等产品的管理类别进行了界定,现通知如下:

一、作为Ⅲ类医疗器械管理的产品(2个):

(一)超声肿瘤治疗系统:由主机和治疗床等组成。治疗时,患者注射或口服声敏剂,以一定频率、声强的超声波对患者进行全身辐照。利用超声波辐照激活患者服入体内的声敏剂,该声敏剂能特异性地积聚在肿瘤细胞和其他异常细胞中,达到杀伤恶性肿瘤细胞和其他异常细胞的目的。用于各种恶性肿瘤的治疗。该产品不含声敏剂。分类编码:6823。

(二)皮肤镜图像诊断仪:由计算机、图像采集装置、图像分析处理软件、隔离电源等组成,图像采集装置由医用放大镜、图像传感器和光源等组成。具有图像实时观测、采集、按良性皮损/恶性皮损等对采集图像进行分类、测量病灶部位的形态尺寸等功能。用于筛查、诊断皮肤肿瘤、白癜风等皮肤病。分类编码:6821。

二、作为Ⅱ类医疗器械管理的产品(10个):

(三)压力分布测量垫:由一个或多个传感器、连接电缆和软件等组成。使用时,患者躺或坐于传感垫上。用于压力测试。自身无分析诊断功能,其测试结果可辅助分析康复治疗的效果。分类编码:6821。

(四)中医汗出检测仪:由主机和固定在人体皮肤表面的探头等组成。通过检测病人的出汗特征和情况,辅助医生诊断。分类编码:6827。

(五)医学影像处理软件:用于对CT、MRI等医学影像信息进行立体三维重建。分类编码:6870。

(六)荧光成像和图文报告软件:用于保存和处理与荧光显微镜连接的摄像头所采集的图像,提供辅助诊断信息,制作和管理图文报告。分类编码:6870。

(七)呼吸机呼气加温过滤器:安装在呼吸机呼气管路中。用于将病人呼出的废气加温、过滤,减少呼吸机末端排气对室内空气的污染,同时保护呼吸机的呼气传感器。分类编码:6854。

(八)医用激光光纤:与激光发生器配套使用。由连接器和光导纤维等组成。用于静脉炎手术和颈腰椎介入手术传导激光能量。分类编码:6824。

(九)人工耳蜗信号转换器:与听觉脑干反应(ABR)设备连接使用。由主体、模拟器和连接线等组成。体外使用,使用时,将模拟器吸附到已植入人体的人工耳蜗植入体上。用于将ABR设备的声音信号转换成电信号,通过模拟器传给人工耳蜗植入体,然后通过ABR设备来观察大脑产生的波形,以确认人工耳蜗植入体的状态。分类编码:6821。

(十)带眩光的对比敏感度仪:由主机灯箱、眩光灯和检测面板组成。通过眩光灯干扰正常状态下的对比敏感度检测,来检测人眼在光照等特殊环境下的对比敏感度功能。分类编码:6822。

(十一)纤维胆道镜:由头端部、弯曲部(内有扎丝)、插入部(内有导像束)、操作部(带有可控制方向的控制杆)、导光束、导光接头和目镜部组成,目镜部下方装有吸引管接头和器械孔道,头端部装有物镜、两个导光窗和一个钳道孔,导光接头外接光源。通过导光束将光传导到头端部的导光窗,对腔内组织照明,被观察的腔内组织图像通过物镜、导像束和目镜传递,操作者通过控制操作部的控制杆可以控制头端部的方向,对腔内组织进行观察。用于对人体胆道病变的诊察。不与高频手术设备配合使用。分类编码:6822。

(十二)超声光散射乳腺诊断系统:由主机(含光散射成像模块和黑白超声模块)、复合探头等组成。通过超声检查确定乳腺可疑区域后,通过光散射模块测量可疑区域组织。用于乳腺健康普查与乳腺疾病的临床检查。分类编码:6824。

三、作为Ⅰ类医疗器械管理的产品(1个):

(十三)眼科手术非接触观察装置:由前置眼底镜、旋转组件、显微镜固定装置、镜头定位装置和镜片反转系统等组成。使用时,将前置眼底镜片固定在显微镜上,无需医生手拿镜片操作。用于眼科手术观察。分类编码:6822。

四、不作为医疗器械管理的产品(4个):

(十四)医疗用注射头高效处理器:由主机和电极板等组成。通过超高温金属熔解处理,破坏针头的尖锐部分,使其丧失针刺功能,并达到密封状态,使注射器中残留的血液、药物等无法泄露。

(十五)一站式冲洗液生产系统:由纯水加工系统、配药及供应系统组成。通过适当的膜法水处理技术处理(含蒸馏处理)和添加适宜的药品。按预期的要求获得不同用途的冲洗液并直接提供患者使用。

(十六)医用空气清净机:由主机、过滤网和送风机等组成。利用过滤网,对需要无菌手术的手术室内的空气进行过滤,以净化空气。

(十七)移动推车:用于摆放内窥镜摄像系统的图像采集主机、冷光源、显示器等部件以方便移动。该产品不含电源。

国家食品药品监督管理局关于做好药品医疗器械保健食品广告监测工作的通知

国食药监稽[2013]27号

各省、自治区、直辖市食品药品监督管理局(药品监督管理局):

全国广播电视报纸药品医疗器械保健食品广告监测网,经过试点已于2013年1月1日正式启动,并覆盖了部分县。为确保该监测网的规范使用,进一步做好广告监测工作,现就有关事项通知下:

一、各级食品药品监督管理部门要进一步建立和完善广告监测制度,切实加强广告监测网系统运行工作的组织领导,要有1名局领导分管,指定1个具体部门牵头负责,相关部门密切配合,确保分工明确、责任落实。

二、各级食品药品监督管理部门要对系统监测到的严重违法广告数据及广告样件进行核实。于每月底以前填写《违法药品广告移送通知书》连同违法广告样件等材料,移送同级广告监督管理机关查处;同时将汇总处理结果报上级食品药品监督管理部门。要每季度将行政区域内违法广告监测结果及处理情况向当地宣传、纠风、广电、新闻出版等部门通报,必要时向当地党委、政府报告。对系统提供的广告监测数据定期备份,建立广告监测数据档案,保存不得少于2年。

三、各级食品药品监督管理部门要高度重视药品、医疗器械、保健食品广告监管工作,切实履行监管责任,对监测发现的含有夸大产品适应症(功能主治、保健功能、适用范围)、表示功效的断言或者保证、标示有效率、获奖等综合性评价内容、利用(国家机关、医药科研单位、学术机构、医疗机构、专家、医生、患者及其工作人员名义和形象为产品功效作证明等违法广告,按照情节严重依法从严查处,提高治理工作的针对性。

四、省级食品药品监督管理部门要加强行政区域内的药品、医疗器械、保健食品违法广告监测工作的指导和监督。定期根据系统提供的广告监测数据对行政区域内药品、医疗器械、保健食品严重违法广告进行核查,并依据有关规定,作出予以行政告诫、公告、暂停销售、撤销广告批准文号、建议撤销或收回广告批准文号、记入企业信用档案等相应的处理措施。处理结果上报国家食品药品监督管理局,并将有关处理结果数据上传至“广告审批监督管理系统”。

五、地(市)级食品药品监督管理部门要及时根据系统提供的广告监测数据对行政区域内严重违法广告涉及的药品、医疗器械、保健食品进行核查,处理结果要上报省级食品药品监督管理部门并向社会通报。对情节严重的违法广告产品,地(市)级食品药品监督管理部门可受省级食品药品监督管理部门委托对该产品在行政区域内采取暂停销售限期整改的措施。

六、国家食品药品监督管理局将加强对药品、医疗器械、保健食品违法广告监测工作的指导、监督和考评,对各地广告监管工作的考评情况予以通报。省级食品药品监督管理部门要定期对下级部门违法广告的监测及处理情况进行监督检查,对于监测中发现的违法广告未能按规定进行处理的,要给予警示,逾期不改的要通报批评,严重失职渎职的要追究相关人员责任。

药品和医疗器械行政处罚裁量适用规则

第一章 总 则

第一条 为规范食品药品监督管理部门行使行政处罚裁量权,准确适用《行政处罚法》、《药品管理法》、《药品管理法实施条例》和《医疗器械监督管理条例》等法律、法规和规章,依据国务院《关于加强法治政府建设的意见》等规定,制定本规则。

第二条 本规则所称行政处罚裁量权,是指食品药品监督管理部门在作出行政处罚时,依据法律、法规和规章规定,对行政处罚的种类和幅度所享有的自主决定权。

第三条 食品药品监督管理部门办理药品和医疗器械违法案件,行使行政处罚裁量权,适用本规则。

第四条 食品药品监督管理部门行使行政处罚裁量权,应当遵循处罚法定原则、公平公正原则、过罚相当原则、行政处罚与教育相结合原则。

第二章 实体规则

第五条 对当事人实施的违法行为,按照违法行为的事实、性质、情节、产品的风险性以及社会危害程度,给予从重处罚、一般处罚、从轻或者减轻处罚、不予处罚。

第六条 当事人有下列情形之一的,应当依法给予从重处罚:

(一)以麻醉药品、精神药品、医疗用毒性药品、放射性药品冒充其他药品,或者以其他药品冒充上述药品的;

(二)生产、销售以孕产妇、婴幼儿及儿童为主要使用对象的假药、劣药的;

(三)生产、销售的生物制品、血液制品、注射剂药品属于假药、劣药的;

(四)生产、销售、使用假药、劣药或者不符合标准的医疗器械,造成人员伤害后果的;

(五)生产、销售、使用假药、劣药或者不符合标准的医疗器械,经处理后重犯的;

(六)拒绝、逃避监督检查,或者伪造、销毁、隐匿有关证据材料的,或者擅自动用查封、扣押物品的;

(七)在自然灾害、事故灾难、公共卫生事件、社会安全事件等突发事件发生时期,生产、销售用于应对突发事件的药品系假药、劣药,或者生产、销售用于应对突发事件的医疗器械不符合标准的;

(八)法律、法规和规章规定的其他从重处罚情形。

第七条 当事人有下列情形之一的,应当依法从轻或者减轻行政处罚:

(一)主动消除或者减轻药品和医疗器械违法行为危害后果的;

(二)受他人胁迫有药品和医疗器械违法行为的;

(三)配合食品药品监督管理部门查处药品和医疗器械违法行为有立功表现的;

(四)其他依法应当从轻或者减轻处罚的。

第八条 当事人违法行为轻微并及时纠正,没有造成危害后果的,不予行政处罚。符合《行政处罚法》第二十五条、第二十六条规定的不予行政处罚情形的,不予行政处罚。违法行为在二年内未被发现的,不再给予行政处罚。法律另有规定的除外。

第九条 一般处罚,是指当事人违法行为不具有从重处罚、从轻或者减轻行政处罚、不予行政处罚等情形,在法定处罚幅度中限依法给予的行政处罚。

第十条 当事人有下列情形之一的,应当按照药品和医疗器械监管法律法规和规章规定的"情节严重"处罚:

(一)药品生产中非法添加药物成份或者违法使用原料,生产的药品为假药的;

(二)药品生产中违法使用辅料,生产的药品为劣药,造成严重后果的;

(三)不按照法定条件、要求从事药品和医疗器械生产经营活动或者生产、销售不符合法定要求的药品和医疗器械,造成严重后果的;

(四)药品、医疗器械经营企业未建立或者未执行药品和医疗器械进货检查验收制度,造成严重后果的;

(五)药品、医疗器械生产企业发现其生产的药品或者医疗器械存在安全隐患,可能对人体健康和生命安全造成损害,不通知销售者停止销售,不告知消费者停止使用,不主动召回产品,不向食品药品监督管理部门报告,造成严重后果的;

(六)药品、医疗器械经营企业发现其销售的药品或者医疗器械存在安全隐患,可能对人体健康和生命安全造成损害,不立即停止销售该产品,不通知生产企业或者供应商,不向食品药品监督管理部门报告,造成严重后果的;

(七)拒绝、逃避监督检查,或者伪造、销毁、隐匿有关证据材料的,或者擅自动用查封、扣押物品,导致假药、劣药、不符合标准的医疗器械难以追缴、危害难以消除或者造成严重后果的;

(八)其他属于"情节严重"情形的

本条所称的"造成严重后果"包括造成人员伤害后果以及社会危害程度严重的情形。造成人员伤害后果是指轻伤以上伤害,轻度以上残疾,器官组织损伤导致功能障碍及其他严重危害人体健康的情形。

第十一条 药品经营企业、医疗机构未违反《药品管理法》、《药品管理法实施条例》的有关规定,且同时具备以下情形的,一般应当视为符合《药品管理法实施条例》第八十一条的"充分证据",并依据该条规定,没收其销售或者使用的假药、劣药和违法所得,但是,可以免除其他行政处罚。

(一)进货渠道合法,提供的药品生产许可证或者药品经营许可证、营业执照、供货单位销售人员授权委托书及审核证明、药品合格证明、销售票据等证明真实合法;

(二)药品采购与收货记录、入库检查验收记录真实完整;

(三)药品的储存、养护、销售、出库复核、运输未违反有关规定且有真实完整的记录。

第十二条 当事人的违法行为具有从重处罚情形,且同时具有从轻或者减轻行政处罚情形的,应当结合案情综合裁量。

第十三条 罚款数额按照以下标准确定:一般处罚为法定处罚幅度的中限,从重处罚为法定处罚幅度中限以上(不含中限)、上限以下,从轻处罚为法定处罚幅度中限以下(不含中限)、下限以上,减轻处罚为法定处罚幅度下限以下(不含下限)。

第三章 程序规则

第十四条 食品药品监督管理部门在进行案件调查和实施行政处罚时,对已有证据证明有违法行为的当事人,应当责令改正或者限期改正违法行为。

第十五条 食品药品监督管理部门在作出行政处罚决定前,应当依法、全面、客观收集可能影响行政处罚裁量的证据。

第十六条 食品药品监督管理部门在行政处罚裁量过程中,必须充分听取当事人的陈述和申辩。对当事人提出的事实、理由和证据,应当进行复核;当事人提出的事实、理由或者证据成立的,应当采纳。

第十七条 对情节复杂或者重大违法行为的行政处罚裁量,食品药品监督管理部门负责人应当集体讨论决定。

第十八条 食品药品监督管理部门作出行政处罚决定,应当在行政处罚决定书中说明裁量理由。

第十九条 食品药品监督管理部门举行听证时,案件调查人员提出当事人违法事实、证据和行政处罚建议及裁量理由。听证主持人应当充分听取当事人提出的陈述、申辩和质证意见。

第二十条 食品药品监督管理部门行政执法人员对违法行为适用简易程序时,应当合理裁量。

第四章 监督规则

第二十一条 各级食品药品监督管理部门应当加强行政执法规范化建设,规范行政处罚裁量权,落实行政执法责任制和过错责任追究制,建立健全行政处罚裁量监督机制。

第二十二条 省级以上食品药品监督管理部门应当结合本地工作实际,建立行政处罚裁量典型案例指导制度。通过开展典型案例分析和实务培训等多种方式,规范行政处罚裁量权的行使。

第二十三条 各级食品药品监督管理部门应当通过行政执法监督检查、行政处罚案卷评查等方式,对本部门行使行政处罚裁量权的情况进行监督检查。发现行政处罚裁量权行使不当的,应当及时主动纠正。

第二十四条 上级食品药品监督管理部门应当加强对下级食品药品监督管理部门行政处罚裁量权行使过程的指导和监督,发现裁量明显不当的,责令限期改正;逾期不改正的,有权予以改变或者撤销。

第五章 附 则

第二十五条 省级食品药品监督管理部门应当根据法律、法规、规章和本规则,制定和修订行政处罚裁量基准。裁量基准,是指在实施行政处罚时,根据法律、法规和规章规定,综合考虑违法行为的事实、性质、情节、产品的风险性以及社会危害程度等因素,合理适用处罚种类和幅度,依据本规则,对裁量权行使的具体规范。

第二十六条 本规则自2013年1月1日起施行。

关于医疗器械管理类别调整后注册相关工作要求的通知

国食药监械[2012]70号

各省、自治区、直辖市食品药品监督管理局(药品监督管理局):

为进一步规范医疗器械注册管理,依据《医疗器械注册管理办法》和《关于印发进一步加强和规范医疗器械注册管理暂行规定的通知》(国食药监械〔2008〕409号)等有关规定,现就医疗器械管理类别调整后相关注册工作实施要求通知如下:

一、管理类别由高类别调整为低类别

(一)对于已获准注册的医疗器械,在其医疗器械注册证有效期内产品无其他变化的,其重新注册事项按照国食药监械〔2008〕409号文件**第六条**执行,在有效期内的医疗器械注册证书继续有效。生产企业应当在医疗器械注册证书有效期届满前,按照改变后的类别到相应的食品药品监管部门申请重新注册。

对于在有效期内产品发生《医疗器械注册管理办法》**第三十四条、第三十八条**所规定的变化,或者发生《医疗器械说明书、标签和包装标识管理规定》**第十九条**规定的说明书变化的,生产企业应当按照调整后管理类别向相应的食品药品监管部门提出申请。

(二)原审批部门自管理类别调整之日起,不再受理产品重新注册申请。已受理但尚未作出审批决定的,继续由原受理部门按照相关法规要求开展技术审评、行政审批;批准注册的,按照原管理类别发放医疗器械注册证书。

二、管理类别由低类别调整为高类别

(一)对于已获准注册的医疗器械,生产企业应当按照《医疗器械注册管理办法》**第三十五条**的规定申请变更重新注册。对于按规定申请变更重新注册的,在重新注册审批决定作出之前,其原注册证在其有效期内继续有效。未按规定在6个月内申请重新注册的,原注册证书不得继续使用。

(二)原审批部门自管理类别调整之日起不再受理产品重新注册申请。已受理但尚未作出审批决定的,除国家食品药品监督管理局有特殊规定外,原受理部门按照相应法规要求开展技术审评、行政审批;批准注册的,按照原管理类别发放医疗器械注册证书。产品获得注册证书6个月内,应向类别调整后相应食品药品监管部门提出变更重新注册申请。

(三)对于在有效期内产品发生《医疗器械注册管理办法》**第三十八条**所规定的变化,或者发生《医疗器械说明书、标签和包装标识管理规定》**第十九条**规定的说明书变化的,生产企业应当按照调整后管理类别向相应的食品药品监管部门提出申请。

三、管理类别调整后办理相关注册申请时的资料要求

生产企业在按有关规定提交申请资料的同时,还应当提交原注册时核准的说明书、标准等资料。此外,还须提交资料真实性自我保证声明,保证申报资料与原注册审查批准的资料相同。必要时,食品药品监管部门可对申报资料真实性进行核查。管理类别升高的产品,食品药品监管部门依据系统评价的需要可以要求企业补充产品相关临床试验资料或上市后临床评价资料。

四、不再继续作为医疗器械管理的产品

食品药品监管部门不再受理其注册申请,对于已受理尚未完成注册审批的,食品药品监管部门应按规定不予注册,相关注册申请资料予以存档。尚在有效期内的医疗器械注册证不得继续使用。

安徽省大型医用设备配置与使用管理暂行办法

第一章 总 则

第一条 为优化资源配置,提高大型医用设备使用效率,控制医疗费用不合理增长。根据卫生部、国家发展和改革委员会、财政部《大型医用设备配置与使用管理办法》(卫规财发[2004]474号)及《安徽省“十二五”卫生事业发展规划》,制定本办法。

第二条 本办法适用全省各级各类医疗机构大型医用设备的配置与使用管理。

第三条 本办法所称大型医用设备是指列入国务院卫生行政管理部门管理品目的医用设备,分甲类大型医用设备(以下简称甲类设备)、乙类大型医用设备(以下简称乙类设备)两类。其品目根据卫生部的有关规定进行确定、调整和公布。有关分类情况见附件。

第四条 大型医用设备的管理实行配置规划和配置证制度。乙类设备配置许可证由省卫生厅审批颁发;甲类设备配置许可证由卫生部审批颁发。

第二章 配置规划

第五条 各级卫生行政部门根据当地卫生事业发展规划及上级卫生行政管理部门大型医用设备配置规划制定本地大型医用设备配置规划。

第六条 大型医用设备配置规划必须适合我省省情,符合区域卫生规划原则,兼顾技术的先进性、适宜性和可及性。

第三章 配置条件

第七条 医疗机构配置乙类设备必须具备以下基本条件:

(一)具备卫生行政部门批准开设的相应诊疗项目;

(二)使用乙类设备的医师、操作人员、工程技术人员接受相应的岗位培训,取得与所使用的大型医用设备相关的资质;

(三)具备相应的基础设施或方案,并通过职业病危害放射防护预评价及环境保护预评估。

第八条 医疗机构配置乙类设备具体条件按照省卫生厅制定的同期乙类设备规划要求执行。

第九条 甲类设备遵照卫生部公布的配置申请条件执行。

第四章 配置申报

第十条 大型医用设备的配置,由医疗机构按属地化原则向所在地卫生行政部门提出申请,逐级上报;省直医疗机构直接向省卫生厅申请。乙类设备由省卫生厅审批;甲类设备经省卫生厅审核同意后报卫生部审批。

第十一条 设区市及省直管县卫生行政部门依据配置要求,对本区域内医疗机构申请配置的相关材料进行审核,将符合配置规划和准入条件的医疗机构申报材料,于每季度末集中统一上报至省卫生厅规财处。

第十二条 新增配置乙类设备需提供以下申请材料:

(一)设区市及省直管县卫生行政部门拟同意医疗机构新增配置的请示;

(二)安徽省乙类设备配置申请可行性研究报告。

第十三条 更新配置乙类设备需提供以下申请材料:

(一)设区市及省直管县卫生行政部门拟同意医疗机构更新配置的请示;

(二)安徽省乙类设备配置申请可行性研究报告。

第十四条 新增或更新配置甲类设备按照《卫生部甲类设备配置审批工作制度(暂行)》要求提供申请材料。

第五章 配置审批

第十五条 省卫生厅成立大型医用设备配置评审专家组,遵循科学、合理、公正、透明的原则,严格依据配置规划和配置条件,对申请配置大型医用设备的医疗机构进行评审。评审小组成员由专业技术、医学工程、卫生经济等专家和监察室人员组成。评审专家从大型医用设备评审专家库随机抽选。

第十六条 省卫生厅在每季度末后30个工作日内,组织专家评审,对申报配置的必要性和可行性进行评定。对符合规划并通过评审的,发放乙类设备配置决定书(附表1),对不符合规划或未通过评审的,及时书面通知申请单位。

第十七条 优选考虑公立医院以政府投资为主和非公立医疗机构配置需求。公立医院购置大型医用设备应以政府投入为主。

第十八条 省卫生厅从评审之日起20个工作日内,出具审批意见。

第十九条 配置决定书有效期为2年,逾期需重新履行报批程序。

第二十条 省卫生厅根据信息公开有关规定,及时将审批结果以适当方式向社会公开。

第六章 设备采购

第二十一条 医疗机构须取得同意配置决定批复后,方可购置大型医用设备。

第二十二条 坚持公立医疗机构购置大型医用设备以政府投入为主。

第二十三条 甲类设备由卫生部组织集中招标采购,省卫生厅积极探索和推行乙类设备集中招标采购。招标采购须按照国家规定的采购方式进行,政府拨款补助的设备实行政府采购。

第二十四条 购置的大型医用设备须具备医疗器械生产许可证或进口注册证,符合卫生部阶梯配置要求。

第二十五条 严禁使用国家已公布的淘汰机型,严禁购置二手大型医用设备。

第七章 核发许可证

第二十六条 医疗机构设备安装、调试、验收合格后,备好相关材料报请市卫生局审核,市卫生局派员到医疗机构进行现场审验,并出具书面审核意见(附表2)。

第二十七条 医疗机构申请材料经所在地卫生局审核合格后送至省政务中心卫生厅窗口进行受理;省直医疗

机构直接送至窗口进行受理。申请材料经初审符合受理条件的,省卫生厅窗口予以受理并出具《安徽省政务服务中心办件通知书》。医疗机构凭以下材料申请办理配置许可证:

(一)设区市或省直管县卫生行政部门审核意见书(省直医疗机构不需提供);

(二)安徽省大型医用设备配置决定书原件;

(三)购置合同复印件;

(四)购置发票复印件;

(五)验收合格证明复印件;

(六)加盖单位公章的《乙类设备信息登记表》(附件5);

(七)配置X线电子计算机断层扫描装置(CT)、医用电子直线加速器(LA)等设备另需提供省卫生厅大型医用设备应用质量评审委员会出具的新设备应用质量检测与评审合格证明材料复印件一份;

(八)更新配置乙类设备的,另需提供旧设备的处置意见和当地卫生行政部门出具的书面证明材料,并同时上交旧设备的配置许可证正、副本原件。

第二十八条 省卫生厅自受理之日起16个工作日内完成配置许可证审核工作。

省卫生厅规划财务处制发乙类设备配置许可证实行岗位负责制。承办人填写《乙类设备配置许可证印发审核表》(附表3),核实配置医疗机构提供的相关资料,经复核人复核、处室负责人审签,报厅领导签发后,再印制配置许可证,并在10个工作日内,交由省政务中心卫生厅窗口通知医疗机构凭《安徽省政务服务中心办件通知书》及领证人身份证原件、复印件在窗口领取。

第八章 使用管理

第二十九条 医疗机构应加强大型医用设备使用管理,建立技术档案,严格操作规范,保证设备使用安全、有效。

第三十条 大型医用设备必须计(剂)量准确,定期进行稳定性检测、校正和维护保养,安全防护、性能指标合格后方可使用。

第三十一条 大型医用设备上岗人员(包括医生、操作人员、工程技术人员等)要接受岗位培训,取得相应的上岗资质。

第三十二条 政府出资购置的公立医院大型设备按照折扣除旧后的成本制定检查价格政策,降低检查价格。

第九章 报废管理

第三十三条 符合下列条件之一的,须报废:

(一)国家主管部门发布淘汰的大型医用设备品目及种类;

(二)未达到国家计量标准,又无法校正修复者;

(三)严重污染环境,不能安全运转或可能危及人身安全和人体健康,又无法维修或无改造价值者;

(四)超过使用寿命,性能指标明显下降又无法修复者。

第三十四条 产权属国有的大型医用设备报废按照国家、省、市县(区)有关国有资产管理制度执行,报同级财政部门审批。

第十章 监督管理

第三十五条 各级卫生行政部门按照全行业及属地化管理原则,对大型医用设备配置与使用进行监管。对大型医用设备使用和操作规范情况以及应用质量的安全、有效、防护进行监督;对大型医用设备上岗人员取得资质情况进行检查。

第三十六条 对擅自购置大型医用设备的医疗机构,责令其停止使用,封存设备,对擅自使用产生的违规违法问题,按相关法规规定处置。

第三十七条 对使用淘汰机型和不合格的大型医用设备的医疗机构,及时封存该设备,吊销其《大型医用设备配置许可证》。

第三十八条 对聘用不具备资质人员操作、使用大型医用设备的医疗机构,及时封存其大型医用设备,并吊销《大型医用设备配置许可证》。

第十一章 附则

第三十九条 中国人民解放军、武警部队医疗机构的大型医用设备的配置和使用,由中国人民解放军卫生行政部门归口管理。

第四十条 本办法由省卫生厅负责解释。

附件:

大型医用设备管理品目

甲类设备(卫生部管理)

1. X线 正电子发射计算机断层扫描仪(PET-CT,包括正电子发射型断层仪即PET)
2. 伽玛射线立体定位治疗系统(γ刀,包括陀螺刀)
3. 医用电子回旋加速治疗系统(MM50)
4. 质子治疗系统
5. X线立体定向放射治疗系统(英文名为CyberKnife)
6. 断层放射治疗系统(英文名为Tomo Therapy)
7. 306道脑磁图
8. 内窥镜手术器械控制系统(英文名为da Vnici S)
9. 正电子发射型断层磁共振成像系统(PET-MRI)
10. 我省内首次配置的整套单价在500万元以上的医用设备

乙类设备(省卫生厅管理)

1. X线电子计算机断层扫描装置(CT)
2. 医用磁共振成像设备(MRI)
3. 800毫安以上数字减影血管造影X线机(DSA)
4. 医用电子直线加速器(LA)
5. 单光子发射型电子计算机断层扫描仪(SPECT)

北京市“十二五”期间卫生信息化发展规划

为贯彻落实《中共中央国务院关于深化医药卫生体制改革的意见》和北京市人民政府办公厅印发的《关于推进首都地区电子病历工作的意见》,加强“十二五”期间首都卫生信息化建设,制定此规划。

一、发展现状

(一)“十一五”工作回顾

根据2004年12月7日中共北京市委、北京市人民政府下发的《关于加强首都公共卫生建设的意见》(京发〔2004〕23号)的文件精神,围绕建立健全突发公共卫生事件应急反应机制,重点建设疾病预防控制、紧急医疗救治、卫生监督执法和公共卫生信息化四大体系。北京市卫生局制定了2005~2007三年公共卫生信息体系建设规划,并在“十一五”卫生事业规划中提出“进一步完善公共卫生信息系统”的要求,从而加快了卫生信息化建设的进程。经过“十一五”期间的建设,卫生信息化工作卓有成效。

市卫生局成立了市公共卫生信息中心,人员编制45人,16个区(县)中有12个区(县)成立了卫生信息中心,人员编制分别为5~8人。

北京市按照“统一规划、统一标准、统一建设、统一管理”的原则,建立了从规划、立项评审、实施、验收等全流程的卫生信息化项目规范管理体系、信息系统运维管理体系和信息安全管理体系,以公共卫生服务和卫生行政管理信息化应用为建设重点,统筹开展建设工作。

经过几年的持续建设,北京市卫生行政许可审批、卫生监督执法、卫生统计信息报送、疾病预防控制、妇幼保健管理、精神卫生、血液管理、院前急救、计划免疫、社区卫生服务管理、新型农村合作医疗等卫生核心业务信息化基础水平得到提高;实现了从无到有、从单机版到互联互通、从有线网络到无线网络的跨越;形成了执法相对人、卫生资源、医疗服务等一系列支持卫生管理的重要基础数据库;形成了基于信息化基础的工作模式,促进了业务规范建设,提高了工作效率,为北京市各级卫生行政部门、公共卫生职能机构提供了有力的信息支持和决策依据,为向公众提供健康信息和卫生防病咨询创造了良好的条件。

伴随着卫生信息化项目建设,制订出台了一系列公共卫生信息系统相关规范标准,如:《北京市公共卫生信息系统建设规范》,《公共卫生信息系统指标代码体系与数据结构》(DB11/T 320-2005)地方标准、《血液管理信息指标代码与数据结构》(DB11/T 486-2007)地方标准、《新型农村合作医疗管理信息指标代码与数据结构》(DB11/T 492-2007)地方标准等。

在网络基础建设方面,利用北京市政务外网实现了市卫生局、16区(县)卫生局、疾病预防控制中心、卫生监督所和社区卫生服务中心的网络连接,利用医保网实现了二、三级医院的网络联接,利用互联网实现了13个涉农区(县)新型农村合作医疗管理中心、全市采供血机构、社区卫生服务站和村卫生室等其他医疗卫生机构的网络联接。

随着医院的业务发展,北京地区医院信息化建设也有了较大程度的发展。截至2009年底,三级及以上医院全部建立了经济管理系统,二级医院达到96%;护士工作站的建设率在二级以上医院达到90%以上;2010年底,全市三级医院门急诊和住院医生工作站的建设率已达98%,十一家远郊区(县)区域医疗中心医院门急诊和住院医生工作站建设率达100%;100%的三级医院建立了网站。

卫生信息化建设在服务市民、服务医疗卫生工作人员、服务政府诸方面均获得成效。首先,市民在获得医疗卫生服务方面更加方便、全面,办事更加便利;第二,卫生信息化建设和应用在一定程度上改进了各项业务工作流程和工作模式,促进了业务的规范建设,使医疗卫生从业人员减轻了工作负担,提高了工作效率;第三,基于信息化建设可以及时、准确、完整地采集并积累大量数据资源,为政府科学决策提供了依据和参考。

（二）存在的问题

北京市卫生信息化虽然初见成效,但仍存在下列问题需要在“十二五”期间予以解决。

1. 卫生信息化发展与需求的矛盾

随着社会经济的发展,百姓对医疗卫生服务质量以及信息需求不断提高,管理部门对医疗卫生服务的精细化、科学化、规范化管理越来越高,卫生信息化发展不能满足日益增长的信息需求。

2. 资金有限性和信息化建设需求的矛盾

目前,信息化资金投入在市区之间、区(县)之间、部门之间存在不平衡,部分地区、部分机构信息化投入资金不足,使得信息化建设进程受到影响,难以发挥应用的效果。

3. 网络基础设施建设滞后

北京地区医疗卫生机构应用政务外网、医保网、互联网三种网络,相互之间的互联互通尚存在一定问题,部分基层医疗机构由于资金问题,网络建设没有到位,“横向到边,纵向到底”的网络体系还没有完成。

4. 标准规范有待完善

居民健康档案、门诊症状诊断、数据共享交换、临床术语、区(县)级卫生信息平台建设等相关标准和规范还有待进一步完善,已经制定的标准的维护、贯彻落实的机制没有形成。迫切需要制定公共卫生系统与医疗机构之间在信息标准开发、数据编码、交换方式和系统开发规范等方面的统一标准。

5. 公共卫生信息系统与医疗机构信息系统之间的互联互通和信息共享亟待加强

当前居民的健康信息散布在医院、疾病预防控制、社区卫生服务、体检等各级各类卫生机构中。同时由于不同医院信息系统标准不一致,导致信息资源难以整合共享,无法形成对居民整体性健康状况的描述,无法对各类疾病进行有效的追踪分析。

6. 信息安全有待加强

目前,在信息安全方面还存在安全意识不强、信息安全管理制度还不完善、已有信息安全管理制度执行力度不足等问题。

7. 卫生信息化人才缺乏

目前,全市16区(县)尚有4个区(县)未设立专门的卫生信息中心。市区两级卫生局信息中心、各医院、公共卫生机构、社区卫生机构在卫生信息技术人员数量、知识结构方面难以适应卫生信息化建设发展,具有医学和信息学双重背景的复合型专业人才更是十分缺乏。

（三）面临的形势

1. 居民健康需求不断增加

随着经济的发展,生活水平提高,工作节奏的加快,人民群众对健康的需求越来越高,对于医疗卫生服务的便利性和可及性的需求日渐迫切;对于服务质量、水平和效率的要求日益增高,对于服务内容和形式日趋多样化;居民自我健康保健的意识不断增强。百姓的日益增长的健康需求迫切需要信息技术的有效支撑。

2. 医疗卫生事业改革不断深化

我国人口众多,卫生问题复杂多样,卫生资源配置不均衡,“看病难、看病贵”问题日益突出。政府高度重视卫生工作,把深化医改、实现人人享有基本医疗卫生服务的目标,作为落实科学发展观的一项重大民生工程。大力推进医药卫生信息化建设,建立实用共享的医药卫生信息系统,也是深化医药卫生体制改革的重要任务。

将信息技术应用于医疗卫生业务领域,将能提高卫生服务水平和质量,减少差错,提高效率;实现各级各类医疗机构之间互联互通,信息资源共享,有效减少卫生资源浪费,促进卫生服务资源合理分布;方便城乡居民获得均等化的公共卫生服务,规范化、科学化的医疗保健服务,以及安全、有效、方便、价廉的药品和实时结报医药费用服务。卫生信息化对于有效落实医改任务、提高医疗卫生服务质量和效率、降低医药费用,促进实现人人享有基本医疗卫生服务目标具有重要意义。

3. 首都地位和建设世界城市的目标要求大力推进卫生信息化建设

北京是我国政治和文化中心,也是全国医疗中心。首都地位和建设中国特色世界城市的目标要求北京卫生信息化水平必须在全国领先,并能够与世界先进水平接轨,保持良好的可持续发展态势。

二、目标和内容

(一)总体目标

“十二五”期间,进一步加强信息技术在卫生领域的应用深度和广度,重点推进区域卫生信息资源的协同共享,提高整体卫生资源的利用率,满足城乡居民公共卫生和医疗服务需求,使患者就医更加方便、卫生服务更加有效、卫生管理更加精准、政府决策更加科学。

(二)主要内容

建立“健康北京、智慧卫生工程”,以居民电子健康记录为核心,建设一张网络、两级平台、三个基础数据库。

一张网络,即一个卫生专网。在互联网、政府专网的基础上,建立连接市、区(县)、基层各级各类医疗卫生机构的网络联结,实现 “横向到边、纵向到底”的目标,全面支持卫生信息化应用服务。

两级平台,即满足公共卫生和医疗服务数据信息互联共享的市区两级卫生信息交换平台,为居民获得全面动态连续的卫生服务提供支持。

三个基础数据库,即居民电子健康记录数据库、执法相对人数据库和医疗卫生资源数据库,为卫生管理、居民健康服务、领导决策提供全面的数据资源支持。

(三)阶段目标

1. 第一阶段(2012~2013年)

出台电子病历系统建设的总体规划方案及电子病历相关标准与规范的框架;完成新社区卫生服务综合管理信息系统在全市推广应用,并对其进行完善,支持社区与医院之间转诊预约服务;全市二级(含)以上医院建设医生工作站,三级医院实施门(急)诊信息上报;完成推进电子病历工作首批试点医院的工作任务;试点开展大医院和远郊区域医疗中心的远程会诊。启动并完成国家区域卫生信息化试点项目,在试点区(县)实现信息互联互通;推进公共卫生各信息系统的升级改造,加快互联互通工作;搭建市级卫生信息平台和试点区(县)卫生信息平台,初步建立逻辑集中、市区两级物理分布、统一标准的卫生数据库。

2. 第二阶段(2014年)

完成满足带宽需求的网络信道铺设到全市所有医疗卫生机构的工作,重点实现社区卫生服务机构的网络互联互通;完善市级卫生信息平台,完成区级卫生信息平台建设,深化卫生数据应用,建设居民健康信息门户;全市所有二级(含)以上医疗机构基本完成电子病历建设,实现门(急)诊信息上报;完善相关标准规范;研究制定保护患者隐私和信息安全的政策法规。

3. 第三阶段(2015年)

完善市区两级卫生信息平台,以健康记录管理和综合卫生管理为主要内容,逐步实现数据整合、资源共享和协同。完善医院电子病历系统功能应用,进一步提高各级医疗卫生机构的信息化服务水平、技术能力和工作效率。通过公共卫生和卫生管理信息体系的完善,进一步提高公共卫生服务和卫生管理效率和水平。

三、建设原则

1. 统筹规划、协调推进。

建立市区(县)两级统筹协调机制,市区两级卫生行政部门、各级各类医疗卫生机构按照统一规划,协调建设,避免盲目投资、资源浪费和信息孤岛。

2. 多方筹资、合力建设。

各级政府应加强对公共卫生和基本医疗信息化的财政投入力度;各级医疗机构是实施主体,应充分发挥自身的主观能动性,加大对单位内部的信息化投入;同时引导社会力量积极参与,形成多方筹资,合力建设的局面。

3. 互联互通、资源共享。

全市卫生管理部门、各级各类医疗卫生机构逐步实现互联互通,资源共享,逐步做到信息一点采集、多点利用。

4. 面向应用、惠及居民

惠及居民是卫生信息化建设发展的出发点和落脚点,信息化建设要以保障和促进居民健康服务为核心;以提高效率,保障质量,降低成本为宗旨;以优化流程,促进业务融合,实现互联互通和信息共享为基本要求。大力推动面向居民、面向患者直接服务的信息系统建设。

5. 加强管理、保证安全。

必须把信息与系统安全放在首位,落实信息系统等级保护相关要求,保证信息在采集、存储、传输、处理及共享交换过程中的安全和保密,保证系统稳定、可靠运行。做好信息系统安全加固、应急预案及演练,建立相关的信息安全管理体系,不断提高卫生信息化安全水平。

四、主要任务

"十二五"期间,围绕"健康北京智慧卫生工程",确定下列主要建设任务:

1. 建立各级各类医疗卫生机构互联互通的卫生信息网络

依托现有网络,合理规划并建立全市安全、可靠的卫生信息网络体系,所有社区卫生服务中心(站)、农村卫生室实现网络接入,逐步推进市、区(县)、基层等各级各类医疗卫生机构(医院、社区、血液、疾控、急救、保健院、康复院、护理院等)的网络互联互通。

2. 建设卫生信息化标准规范体系

重点加强相关标准制定、维护、宣贯和执行,发挥标准规范的作用。重点建设和完善的标准包括:居民健康档案和电子病历相关标准和规范,包括健康档案基本数据集、门诊症状诊断编码标准、药品编码、临床术语标准、医疗机构网站建设规范标准和医院系统与公共卫生信息系统数据交换标准等。

3. 构建市区两级卫生信息平台

在市卫生局和区(县)卫生局构建互相联通的市区两级卫生信息平台,并能与国家卫生信息平台互联互通。平台包括四方面功能:(1)以电子病历为核心的区域医疗协同共享平台,为医疗服务协同提供支持;(2)以健康档案为核心的健康管理平台,为居民全面动态连续服务提供支持;(3)以卫生管理为核心的卫生数据管理平台,为政府决策和政策制定提供数据支撑和科学依据;(4)以面向公众服务为目的的综合卫生信息服务平台,为信息公开,切实保障人民群众知情和监督权提供途径。

4. 构建三大卫生信息基础数据库

构建市区逻辑统一、物理两级分布的、统一标准的、以电子健康记录、执法相对人、医疗卫生资源三大主题数据库为核心内容的、协同共享的卫生信息基础数据库,为政府有关部门、社会公众了解相关信息提供数据保障,为医疗卫生服务人员健康服务过程中的信息调阅和共享打下基础。

5. 推进以电子病历为核心的医院信息化建设

(1) 加强医院电子病历系统建设

按照国家和北京市电子病历的有关要求,加强以电子病历为核心的医院信息系统建设,以"以病人为中心,开展优质便民服务;以员工为中心,提高工作效率;以数据为依据,提高科学管理水平"为主要内容开展工作。

(2) 推进远程医疗会诊和双向转诊

推进三级医院与远郊区(县)区域医疗中心远程医学影像和病理会诊系统的应用,方便远郊区患者就医,提高远郊区(县)区域医疗中心的诊断水平和医疗质量。

承担双向转诊任务的医院,与社区卫生机构全面建立双向转诊信息系统,实现医院与基层卫生服务机构之间的双向转诊,促进形成社区首诊、层级转诊的有序就医新格局。

6. 完善公共卫生和卫生管理信息体系建设

进一步完善疾病预防控制、精神卫生、结核病管理、妇幼卫生、体检信息、院前急救、门急诊信息采集(医联码)、卫生监督执法、行政监察、卫生财务管理、卫生人力资源管理、医政管理、血液管理、新型农村合作医疗管理、综合卫生统计、应急指挥、中医管理、药品监管等公共卫生和卫生管理信息体系建设。大力推进物联网在公共卫生领域的应用,逐步实现实时、动态、连续的电子卫生监管,促进公共卫生安全。

在完善垂直的公共卫生和卫生管理信息系统建设基础上,进一步加强区域卫生信息平台建设,实现信息系统建设和应用的新转变。在信息化统一规划下,强化数据标准和统计口径统一,做好与市区两级卫生信息平台的对接,实现与卫生管理部门和相关机构的信息互联互通。

7. 构建居民健康信息门户

在市区两级卫生信息平台基础上,构建以面向公众服务为目的的居民健康信息门户,实现综合卫生信息服务,居民可通过网络查阅个人健康记录、健康知识、医疗护理和政策信息等内容,进行门诊预约、健康咨询等,为促进居民健康服务。

8. 健全全市信息安全保障体系

落实信息系统等级保护制度。建立行业主管部门的信息安全监督和检查机制,建立信息安全管理员岗位准入机制。各医疗卫生单位建立健全信息安全管理体系。

建立全市统一的数字认证服务平台,逐步实现电子签名在医疗卫生信息化中的广泛应用。依托北京市统一的电子认证基础设施,按照卫生部的相关规范要求,从集约化建设北京市医疗卫生信息化网络信任体系出发,在市卫生局建立全市统一的医疗卫生电子认证服务平台,为医疗卫生信息化提供统一的身份认证服务和责任认定服务,为疾病诊断、检查、治疗、康复等医疗卫生服务的信息安全管理提供支持,同时为居民健康档案和电子病历的共享提供可信的安全保障。

五、保障措施

(一)组织领导保障

市区(县)卫生行政管理部门要切实加强卫生信息化工作的领导,在有关部门的支持下,落实组织机构和人员职责任务。加强卫生信息化统筹规划、项目建设管理、标准规范化建设、信息资源整合方面的组织领导,统筹协调发展。

市区(县)经济和信息化部门要积极支持卫生行业信息化建设,在规划、指导、技术、项目等方面予以体现。各级各类医疗卫生机构加强本单位的卫生信息化的组织领导,落实机构和人员,责任到位,统筹协调各业务部门信息化建设。

(二)管理机制保障

各区(县)卫生局、各级各类医疗机构要把卫生信息系统建设规划列入本部门本单位发展规划,有组织地梳理和规范本地数据资源,逐步打破数据和信息资源条块分割壁垒,优化信息处理流程,提高医药卫生信息资源共享和利用效率。

1. 切实加强建设项目全流程管理

按照国家、北京市有关信息化项目管理办法,加强和规范市区两级卫生信息化项目申报、审批、建设、验收等各阶段的管理,保证项目按照既定目标顺利实施,并取得成效。

建立项目建设绩效考核评估机制,管理部门研究制定卫生信息化项目绩效考核管理办法和评估指标体系,每年抽取一定数量的政府投入的信息化项目进行绩效考核评估,以促进信息系统利用,提高应用效果。

2. 充分调动各方在区域卫生信息化建设中的积极性

在市区两级卫生信息平台建设中,既发挥市级部门的组织指导作用,又发挥区(县)级部门的实施贯彻作用,市区(县)二级之间建立信息流和沟通机制;既加强各部门内部的信息化建设,又加强相互协同、资源共享利用的建设;全市卫生信息化在统一的框架体系和管理体系下开展。凡覆盖全市、面向公众服务的公共卫生信息系统建设由市和区(县)共同投入。为保证公共卫生服务均等化,市级重点建设全市统一的软件系统,区(县)匹配软硬件支撑环境,可结合本辖区内特殊需求进行个性化的扩展补充。

各医疗机构的信息化建设要在本规划和属地卫生部门的领导指导下,按照国家和本市的有关标准规范和管理办法实施,有助于全行业监管和信息互联互通目标的实现。

(三)政策制度保障

建立健全与卫生信息化工作相关的政策法规制度,创造卫生信息化项目建设、维护与应用的良好环境,避免重建设、轻管理、轻应用和轻维护等问题。要抓紧研究制定电子病历、电子处方和远程会诊应用和标准维护的政策法规,以及数字签名、信息安全、隐私保护、信息公开等方面的管理制度和技术规范。

(四)人力资源保障

市区两级卫生行政部门要通过落实编制、引进人才、加强培养等方法保证信息化工作队伍、提高人员工作能力。大中型医疗卫生机构要成立信息化管理职能部门,并配备适宜数量的合格人员。

依托首都地区教学科研机构,加强卫生信息化复合型专业人才的培养,加强在职人员继续教育培训,尽快补充到区(县)卫生局信息部门、医疗卫生机构信息岗位。建立业务考核制度,多渠道探索卫生信息技术人员能力提升、职称晋升体系,为信息化建设提供人才保障。

(五)资金投入保障

市区两级卫生行政部门要积极争取财政、发改、经信等部门的资金与项目支持,不断加大对卫生信息化工作的投入。各医疗卫生机构所需信息化建设和运行维护资金由政府按照隶属关系给予补助。要积极争取科研基金对卫生信息化建设基础性研究和信息标准研发的支持机会和力度,要积极探索引入社会资源和力量参与卫生信息化建设的思路和做法,不断拓宽筹资和建设渠道。

2012年甘肃省医疗器械日常监管工作指导意见

为加强2012年医疗器械生产、经营企业和使用单位的日常监管,提高医疗器械监督管理的针对性和有效性,结合我省实际,提出以下指导意见:

一、工作思路

以科学发展观统领医疗器械监管工作,围绕确保人民群众使用医疗器械安全、有效为目标,巩固医疗器械市场秩序整顿成果,加强日常监督与生产过程监管、监督抽验、专项整治工作的结合,强化医疗器械企业是医疗器械质量第一责任人意识,建立完善医疗器械质量信用评价体系,严厉打击制售假劣医疗器械的违法行为,全面提升医疗器械生产、经营质量管理水平和监督管理水平。

二、工作重点

(一)加强医疗器械监管队伍建设。坚持从基础抓起,先易后难,循序渐进,逐步提高的原则,强化医疗器械监管法律法规和医疗器械专业技术知识学习培训,提高医疗器械产品标准、注册审评、临床试验专业知识和应用水平,提高医疗器械产品生产过程、质量控制的监管技能。

(二)进一步贯彻落实《甘肃省植入性医疗器械监督管理暂行规定》,加强医疗机构植入性医疗器械的监督管理,强化植入性医疗器械采购、储存、使用和监管等长效机制建设,保证植入性医疗器械各环节可追溯性和质量的可监控性。

(三)加快医疗器械生产经营企业信用体系建设,积极探索科学、公正、严谨、有效的诚信考核评价机制,完善信用评价及其信息发布制度,强化日常监管与行政许可的联动,强化信用评价与市场退出的联动,引导和促进企业诚实守信,不断提高企业守法生产经营意识。

(四)积极探索科学、有效的医疗器械不良事件监测、评价、警示和应急处理机制,切实发挥不良事件监测的作用,实现医疗器械不良事件监测工作的新突破。进一步加强医疗器械产品质量评价抽验,不断提高技术监管在医疗器械监管中的作用。

(五)进一步深化和巩固专项整治成果,深入推行《医疗器械生产质量管理规范》,强化植入性、无菌等高风险医疗器械产品的监督检查,强化医疗器械生产、经营行为的监督检查,使医疗器械市场秩序进一步规范有序。

(六)进一步健全、完善医疗器械监督管理体系,建立科学、公正、透明、高效的行政管理机制,积极推进医疗器械行政审批和日常监管的电子信息化进程,提高医疗器械生产、经营、使用等环节的监督管理效能。

三、工作要求

(一)各市州局要切实加强日常监督检查力度,医疗器械生产企业全年监督检查次数应不少于4次,经营企业、使用机构全年检查覆盖率应达到100%,对重点企业、重点产品(附件1)应加大检查频次。现场检查应紧紧围绕医疗器械产品质量控制环节(附件2)进行,保证监督检查效果,对检查中发现的有可能影响产品质量的情形或违法违规行为,要及时采取控制措施并予以调查处理。

(二)各市州局、各单位要充分认识医疗器械法规、专业技术知识学习的紧迫性,把对医疗器械监管人员的教育培训作为提升队伍素质,夯实监管工作的基础来抓。要以解决医疗器械监管中的实际问题为着眼点,制定长期、可行、有效的学习培训规划,采取请进来、走出去以及讲解案例、专题授课、业务演练等方式,加强监管人员医疗器械政策、法律、法规和相关专业知识的培训。同时,要强化监管人员的自学意识,达到学以致用的目的,不断提高医疗器械执法监管水平。

(三)各市州局要立足于当前医疗器械使用监管法规不完善的现状,加强植入、介入医疗器械使用的法规、制度建设,建全和完善医疗机构医疗器械采购、验收、储存、使用、跟踪等质量管理制度;加强与卫生行政管理部门的沟通协作,积极探索科学有效的医疗器械使用监管机制,着力督查和引导医疗机构法律法规和业务知识培训,强化医疗器械质量管理的责任意识,强化各项管理制度的落实,营造良好的使用环境。

(四)要进一步深化和巩固药品专项整治成果,结合各地实际,开展植入性医疗器械、口腔义齿、分子筛制氧设备和彩色角膜接触镜的专项或集中整治活动,消除植入性医疗器械产品生产、流通和使用中的安全隐患,查处彩色角膜接触镜生产、销售、使用过程中的违法行为,规范口腔义齿、分子筛制氧设备的生产、使用行为,严厉打击销售、使用未取得医疗器械注册证的彩色角膜接触镜、口腔义齿等非法产品的行为。

要进一步加强企业法制宣传教育,结合实际,开展多种形式的法律法规和质量管理培训,从思想和管理技能上着力解决企业管理上存在的难点问题。

(五)全面推行《医疗器械生产质量管理规范》,加强《医疗器械生产质量管理规范》的监督检查,不断提高和完善企业质量管理体系和管理水平。各市州局要在2011年《医疗器械生产质量管理规范》专项检查的基础上,做好缺陷项目的跟踪检查,监督企业落实整改措施,确保专项检查效果落到实处。

(六)进一步推进医疗器械电子监管进程,完善《甘肃省食品药品监督管理局医疗器械行政审批系统》,实现医疗器械生产、经营监管的信息化。建立健全医疗器械生产、经营企业信用体系和信用评价信息发布制度,积极探索科学公正、严肃有效的诚信考核评价机制,强化日常监管与行政许可的联动,强化信用评价与市场退出的联动,引导和促进企业诚实守信,不断提高企业的守法意识。

(七)要充分发挥技术支撑在保障人民群众用械安全中的重要作用。进一步健全医疗器械不良事件监测组织网络,完善监测制度,积极探索不良事件的定期评价、安全警示信息的方式方法,完善不良事件应急处理机制,实现医疗器械不良事件监测工作的新突破,切实发挥不良事件监测的作用。进一步督促医疗器械生产、经营企业和使用单位建立并实施不良事件监测制度,提高依法上报医疗器械不良事件的主动性。进一步加强医疗器械产品质量监测评价抽验,加大对重点产品、可疑产品的监督抽验力度。

附件:1. 医疗器械重点监管单位及产品目录

2. 日常监督重点检查内容

3. 医疗器械重点监管企业目录

附件1

医疗器械重点监管单位及产品目录

一、重点监管单位

1. 医疗器械重点监管企业目录
2. 上年度产品质量监督抽验不合格经营企业
3. 日常监督检查中存在问题或有不良行为记录、违法违规的经营企业
4. 擅自改变经营场所的企业
5. 市级医疗机构
6. 省、市、县局认为应进行重点监督检查的企业

二、重点监管品种

1. 体外诊断试剂
2. 定制式义齿
3. 植入性等高风险医疗器械
4. 医用分子筛制氧设备
5. 彩色角膜接触镜

附件2

日常监督重点检查内容

一、注册环节

1. 一、二类产品的注册申报资料是否真实、有效、规范;

2. 产品规格型号、性能结构与组成是否与注册证内容一致,有无擅自增加和改变产品规格型号及性能结构与组成;

3. 产品包装、标签和使用说明书是否符合国家局10号令的规定;是否存在扩大适用范围宣传及与产品注册证限定内容不一致现象;

4. 一类产品注册审批是否严格落实相关规定。

二、生产环节

1. 企业生产、质量、技术负责人的资质是否符合相关规定,并在职在岗;

2. 生产环境和生产条件是否符合相关要求。尤其是一次性使用无菌注、输器具的生产企业是否按照《一次性使用无菌医疗器械(注、输器具)生产实施细则》进行生产;其它无菌医疗器械是否执行《无菌医疗器具生产管理规范》(YY0033-2000);无菌产品的灭菌工艺是否经过验证,是否按操作规范灭菌并记录;

3. 企业的检验能力是否具备,是否能满足产品的出厂检验要求,尤其无菌医疗器械是否具备检测无菌的能力,检验是否按操作规范进行,并具有可追溯性;医用电气设备是否具备安全项目的检测设备(耐压检测仪、接地电阻检测仪、漏电流检测仪),并按产品标准进行出厂检验;企业的出厂检验报告是否规范;

4. 企业的生产许可项目变更是否及时办理变更手续。

三、经营环节

1. 是否销售无《医疗器械产品注册证》等资质证明文件或资质证明文件不符合规定要求的医疗器械;

2. 是否销售假冒伪劣、过期失效、违禁淘汰及标签说明书等不符合规定的医疗器械;

3. 是否擅自变更企业名称、企业注册地址、仓库地址、法人代表、企业负责人、质量负责人、超范围经营医疗器械;

4. 是否从非法渠道购进医疗器械或向无证单位和个人销售医疗器械;

5. 是否医疗器械未入库验收、复核就进行销售;

6. 是否使用医疗器械管理系统;

7. 是否采购验收、出库销售记录不符合规定,内容有虚假现象;

8. 企业是否建立不良事件监测机构并开展工作;

9. 是否有企业负责人、质量负责人或从业人员不符合规定要求,质量负责人和质量管理机构负责人不在岗或未能履行工作职责;

10. 是否有针对“免费体验、免费试用”这种特殊销售模式的医疗器械夸大疗效进行宣传、降低经营条件进行经营的。

11. 食品药品监督管理部门认为其它需要重点检查的内容。

四、使用环节

1. 是否建立和健全医疗器械使用质量管理体系,有相应的组织机构、人员、制度、措施、实施方案及其考核与评价办法,并使之有效运行。

2. 是否对医疗器械的购置、验收、储存、保管、养护、维护、使用等环节实施质量管理。是否设置与医疗器械使用量相适应的验收、保管、发放、维修、保养、不良事件监测人员,负责医疗器械质量管理工作的开展和管理制度的具体落实。

3. 是否定期开展医疗器械法规、规章、管理制度、专业技术、医疗器械知识的教育培训,并建立教育培训档案。

4. 各医疗器械使用单位是否有购买或使用无注册证的医疗器械产品的行为。

5. 大型在用医疗设备的定期维护、保养制度是否落实等。

6. 植入性医疗器械的采购、验收、储存等管理措施是否符合规定要求。

附件3

医疗器械重点监管企业目录

序号	企业名称	生产品种	备注
1	兰州康顺医药器械有限公司	一次性使用血袋、输血器	国家重点监管企业
2	兰州兰飞医疗器械有限公司	心脏瓣膜	
3	兰州西脉记忆合金股份有限公司	植入器材	
4	甘肃宏康医疗器械有限公司	一次性使用输液器、注射器	
5	甘肃辰旭医疗科技有限公司	一次性使用自毁式注射器	
6	兰州生物制品研究所有限责任公司	二、三类诊断试剂	省重点监管企业
7	兰州标佳生物技术有限公司	两对半、血凝	
8	中农威特生物科技股份有限公司	FOB	
9	兰州雅华生物技术有限公司	肺炎支原体、结核抗体、弓形虫、沙眼衣原体	
10	甘肃康视达眼镜有限公司	隐形眼镜	
11	兰州凯希医疗器械有限公司	一次性使用无纺布系列	
12	兰州中加医疗科技有限公司	冲击波软组织损伤理疗仪	
13	甘肃长风集团西龙电子有限公司	注册证过期	
14	庆阳市康盛医疗器械有限公司	一次性使用无纺布、纱布	
15	天水魏氏彤泰药业有限公司	魏氏磁疗骨痛贴	
16	天水华圆医疗器械有限公司	灭菌器	
17	兰州汶河医疗器械研制开发有限公司	鼻氧管、面罩、湿化给药器	
18	兰州三元神通敦煌医学有限公司	敦煌272脐密仪、敦煌骨通摩磁仪	
19	兰州海结瑞医疗科技有限公司	一次性使用皮肤缝合器、一次性使用包皮环切器、一次性脐带剪夹器、经皮椎体成形系统	
20	甘肃利汇医药有限公司	肤创宁敷料	
21	兰州万龙喜工贸有限公司		
22	兰州兰宝生物科技有限公司		
23	甘肃鸿冠义齿技术开发有限公司		

河北省卫生厅关于印发《2011~2015年河北省乙类大型医用设备配置规划》的通知

冀卫规财〔2012〕14号

各设区市卫生局:

根据卫生部、国家发展和改革委员会、财政部《大型医用设备配置与使用管理办法》(卫规财发〔2004〕474号)、河北省《〈大型医用设备配置与使用管理办法〉实施细则》(冀卫规财〔2006〕7号)和《卫生部办公厅关于编制2011~2015年乙类大型医用设备配置规划的通知》(卫办规财函〔2011〕246号)的规定和要求,结合我省医疗卫生资源现状和医疗需求情况,我厅编制了《2011~2015年河北省乙类大型医用设备配置规划》,报经卫生部评审核准,现印发给你们。同时,就规划执行和加强我省乙类大型医用设备管理工作提出如下要求:

一、加大政务公开力度,规范开展配置审核工作。各市要按照规范有序、公开透明、廉洁高效的原则,依据配置规划开展配置审核工作。要严格审核医疗机构配置条件,专业人员资质、辐射防护安全和医疗机构管理水平,保障医疗质量安全,维护患者权益。

二、严格落实大型医用设备阶梯配置政策。新增配置要以临床实用型为主,严格控制高端机型配置。各市要按照卫生部办公厅《乙类大型医用设备阶梯配置指导意见》(卫办规财发〔2009〕182号)规定,切实负起责任,审核配置时应当依据功能定位、技术水平、学科发展和群众健康需求等因素明确医疗机构装备X线计算机断层扫描仪(CT)、医用磁共振成像系统(MRI)和医用直线加速器(LA)的具体机型类别,杜绝医疗机构盲目追求高端设备。

三、重点保障空白地区、边远地区和交通不便的县(市)配置需求。各市要结合健全基层医疗服务体系建设工作,满足县级医院发展与装备的合理需要,切实提高县域医疗服务能力和群众看病就医的公平性、可及性。在充分提高现有设备合理利用的基础上,原则上公立医疗机构新增配置须满足当地设备使用率不低于全省平均水平80%的要求。

四、优先考虑政府投资装备和非公立医疗机构配置需求。落实公立医院政府补助政策,争取财政投入,坚持公立医疗机构购置大型医用设备以政府投入为主。严格落实政府出资购置的公立医院大型设备按照扣除折旧后的成本制订检查价格政策,降低大型医用设备检查价格。按照《国务院办公厅转发发展改革委卫生部等部门关于进一步鼓励和引导社会资本举办医疗机构意见的通知》(国办发〔2010〕58号)要求,充分考虑非公立医疗机构的发展需要,合理预留规划配置空间,支持非公立医疗机构按照批准的执业范围、医院等级、服务人口数量等,合理配置大型医用设备。

五、妥善解决历史遗留问题,规范大型医用设备配置管理。各市要按照严格管理、区别情况、保证质量、重在规范的原则,对辖区内取得临时配置许可证的设备,以及我厅在组织专项检查中查出的违规装备的设备进行认真清理并提出处理意见。对符合配置条件、质量合格、相关人员具有上岗资质的,纳入大型医用设备配置规划;达不到上述条件的,要予以封存或淘汰。各市要及时将清理结果报我厅,我厅将组织专家进行集中论证审核及配置审批。

六、积极推进乙类大型医用设备集中采购工作。各市要按照《卫生部关于进一步加强医疗器械集中采购管理的通知》(卫规财发〔2007〕208号)要求,规范大型医用设备采购行为,最大限度降低采购价格,促使医疗成本进一步下降,减轻群众医疗费用负担。

七、各地要组织辖区内各级卫生行政部门和医疗机构认真学习有关大型医用设备管理的政策和制度,进一步提高认识,坚决杜绝违规装备,严格控制公立医疗机构负债购置大型医用设备,严禁公立医疗机构采取合作分成等形式引进大型医用设备,维护公立医疗机构公益性。

(2011~2015年)河北省乙类大型医用设备配置规划

为加强大型医用设备管理,规范我省乙类大型医用设备配置工作,根据卫生部、国家发展和改革委员会、财政部《大型医用设备配置与使用管理办法》(卫规财发〔2004〕474号)、《河北省〈大型医用设备配置与使用管理办法〉实施细则》(冀卫规财〔2006〕7 号)和卫生部办公厅《关于编制2011~2015年乙类大型医用设备配置规划的通知》(卫办规财函〔2011〕246号)的规定和要求,结合我省医疗卫生资源现状和医疗需求情况,制定本规划。

一、指导思想和主要原则

(一)指导思想

本规划以《中共中央、国务院关于深化医药卫生体制改革的意见》和国家与我省卫生事业发展"十二五"规划及卫生资源配置标准为指导,从我省实际出发,对乙类大型医用设备实行总量控制,适度发展,统筹规划,优化结构,提高使用效率,改善服务质量,不断满足我省城乡居民医疗卫生服务需求。

通过实施规划,使我省乙类大型医用设备配置总量基本适宜,布局更加合理,资源利用效率进一步提高,从而促进医学相关学科的良性、健康发展,使广大患者能够享受到更加便捷、实惠、高效的医疗服务。

(二)主要原则

规划编制坚持区域规划、分类规划、阶梯配置和统筹兼顾的原则。

根据全省医疗机构设置规划和专业技术人才队伍建设情况,对全省不同区域、不同性质、不同类别的医疗机构进行分类指导,分别制定综合医院、专科医院及非公立医院的乙类大型医用设备准入标准。

二级医疗机构主要配置临床实用型设备,临床研究型和科研临床型乙类大型医用设备主要配置三级医疗机构。

坚持统筹兼顾,保障群众看病就医公平性和提高设备利用效率,统筹处理医疗机构局部利益和卫生事业发展整体利益的关系,在提高现有存量设备利用率的同时,合理新增配置,优先保障基本医疗需求,兼顾医学高端技术发展需要。

CT、MRI以设区市为单位编制规划,DSA、SPECT、LA以省为单位编制规划。

二、配置规划的适用范围及期限

本配置规划由省卫生厅负责制定。全省区域内各部门、各行业、各类性质医疗机构的乙类大型医用设备均纳入规划范围(不含部队医院)。全省区域内所有乙类大型医用设备实行全行业和属地化管理。

本配置规划期限为2011年-2015年。

三、配置标准

乙类大型医用设备配置标准对不同区域、不同类型和不同性质的医疗机构实行分类指导。准入标准按医疗机构的类型,分为综合医院准入标准和专科医院准入标准(SPECT除外);中医院及中西医结合医院参照专科医院准入标准执行;非公立医院准入标准按照专科医院准入标准适度降低的原则单独设置。

1. X线电子计算机断层扫描装置(CT)

主要配置二级及以上或相当规模的医疗机构。

按平均每个三级医院3台,每个二级或相当规模的医疗机构1台,单台使用率超过全省平均水平150%的医疗机构可增加1台配置,并结合区域内经济发展水平和县级行政区划进行综合测算,以设区市为单位确定配置数量。地处偏远、交通不便、服务半径平原地区大于50公里、山区大于30公里的医疗机构,一般应配置1台。

2. 医用磁共振成像设备(MRI)

主要配置三级医院、二级综合医院和部分规模较大的二级专科医院。

按平均每个三级医院2台,每个二级综合医院1台,部分规模较大的二级专科医院及相当规模的非公立医院1台,单台使用率超过全省平均水平120%的医院可增加1台配置,并结合各设区市区域经济发展水平进行综合测算,以设区市为单位确定配置数量。

3. 800MA以上数字减影血管造影X线机(DSA)

主要配置三级医院和部分具备相应条件的二级综合医院、心脑血管病专科医院。

按平均每个三级综合医院2台,每个500床以上的二级综合医院1台,并结合区域内经济发展水平及心脑血管病发病率和死亡率进行综合测算,确定配置数量。

4. 单光子发射型电子计算机断层扫描仪(SPECT)

主要配置三级医院。

5. 医用直线加速器(LA)

主要配置设有肿瘤科的三级医院和二级综合医院及肿瘤专科医院。

四、配置要求

(一)医疗机构配置基本要求

1. 医疗机构必须具备卫生行政部门批准开设的相应诊疗项目。

2. 使用大型医用设备的医师、操作人员、工程技术人员及其他相关专业人员必须接受相应的岗位培训,取得与所使用的大型医用设备相关的资质,方可上岗。

3. 医疗机构必须具备适宜的房屋、水电、防护、环保等相应的基础设施。

4. 医疗机构配置乙类大型医用设备的资金来源应以政府财政拨款、单位自有资金为主,要严格控制医疗机构利用贷款、融资等形式负债购置大型医用设备。

5. 配置标准应充分考虑现有配置设备利用情况等因素。区域新增配置大型医用设备,原则上当地同类大型医用设备使用率不得低于本省平均水平的80%。

(二)阶梯配置要求

1. 科学研究型:主要配置在临床、科研水平处于省内领先地位,承担教学、科研任务的三级甲等综合或特定专科医院,配置医疗机构近五年相关学科曾获省部级科研二等奖以上或承担国家自然科学基金研究等工作。

2. 临床研究型:主要配置在临床、科研水平处于省内前列的三级医疗机构,以及临床和科研水平达到同等水平的其它医疗机构。

3. 临床实用型:主要配置在二级或以下医疗机构以及首次配置该类设备的医疗机构。

(三)设备配置具体要求

1. X线电子计算机断层扫描装置(CT)

配置CT的医疗机构,要具备常规X线和普通超声检查设备,相关专业技术人员具有相应资质。

综合医院准入标准:

年门急诊量6万人次以上、X光年摄片量1. 6万张以上的二级医院可配置1台。500张床位以上的三级医院可根据需要适当增加配置。

专科医院准入标准:

年门急诊量4万人次以上、X光年摄片量0.8万张以上的二级医院可配置1台。300张床位以上的三级医院可根据需要适当增加配置。

非公立医院准入标准:

年门急诊量2. 5万人次以上、X光年摄片量0.5万张以上可配置1台。

偏远地区医疗机构准入标准参照非公立医院准入标准。

2. 医用磁共振成像设备(MRI)

配置MRI的医疗机构,要具备常规X线和超声检查设备以及CT,具有相应资质专业技术人员。

综合医院准入标准:

年门急诊量12万人次以上、年住院手术量0.2万台次以上、CT年检查0.8万人次以上的二级医院可配置1台。年门急诊量24万人次以上、年住院手术量0.4万台次以上、CT年检查 1. 5万人次以上的三级医院可根据需要适当增加配置。

专科医院准入标准:

年门急诊量6万人次以上、年住院手术量0.1万台次以上、CT年检查0.4万人次以上的二级医院可配置1台MRI。

非公立医院准入标准:

年门急诊量4万人次以上、年住院手术量0.1万台次以上、CT年检查0.3万人次以上可配置1台。

3. 800MA以上数字减影血管造影X线机(DSA)

配置DSA的医疗机构,要具备常规X线和超声检查设备,具有相应资质专业技术人员,并经卫生行政部门批准开展心脑血管疾病等诊疗技术。

综合医院准入标准:

年门急诊量15万人次以上、心脑血管科年诊疗人次0.8万以上,可配备1台。年门急诊量30万人次以上、心脑血管科年诊疗人次1. 6万以上,可根据实际需要适当增加配置。

专科医院准入标准:

年门急诊量7.5万人次以上、心脑血管科年诊疗人次0.4万以上心脑血管病专科医院,,可配备1台。

非公立医院准入标准:

年门急诊量5万人次以上、心脑血管科年诊疗人次0.3万以上,可配备1台。

4. 单光子发射型电子计算机断层扫描仪(SPECT)

配置SPECT的医疗机构,应设置核医学科、肿瘤科、心血管科,要具备常规X线和超声检查设备,具有相应资质专业技术人员。

年门急诊量35万人次以上、核医学科年诊疗人次1万以上、肿瘤科年诊疗人次1万以上、心脑血管科年诊疗人次2万以上,可配备1台。

非公立医院准入标准:

年门急诊量20万人次以上、核医学科年诊疗人次0.7万以上、肿瘤科年诊疗人次0.7万以上、心脑血管科年诊疗人次1. 5万以上,可配备1台。

5. 医用直线加速器(LA)

配置LA的医疗机构,应设有肿瘤科或放射治疗科,具有相应资质专业技术人员,一般要装备在设有肿瘤科的综合性医院或设有放射治疗科的肿瘤专科医院。

综合医院准入标准:

年门急诊量17万人次以上、年住院手术0.3万台次以上、肿瘤科年诊疗0.4万人次以上可配备1台LA。年门急诊量34万人次以上、年住院手术0.6万台次以上、肿瘤科年诊疗0.7万人次以上,可根据实际需要适当增加配置。

专科医院准入标准:

年门急诊量8.5万人次以上、年住院手术0.15万次以上可配备1台LA。

非公立医院准入标准:

年门急诊量6万人次以上、年住院手术0.1万次以上可配备1台LA。

五、保障措施

(一)加强宏观调控,强化卫生资源准入监管。按照规划要求严格准入管理,合理配置卫生资源,引导医疗机构公平竞争,使有限卫生资源发挥最佳效益。

(二)认真执行《医疗机构管理条例》、《大型医用设备配置与使用管理办法》、《乙类大型医用设备阶梯配置指导意见》等法律法规和规范性文件,继续完善乙类大型医用设备配置审批工作制度,定期向社会公布大型医用设备配置许可证核发清单。同时,继续加强大型医用设备检查治疗价格的管理,对全省大型医用设备实行单台(件)收费许可制度,由省物价局统一核发大型医用设备收费许可证,严格执行一机一证。要将大型医用设备配置作为规范医院管理,特别是加强公立医疗机构监管的一项重要考核指标,确保配置规划落到实处。

(三)加强对乙类大型医用设备配置、使用及人员上岗等情况的监督检查,加大对医疗机构不经批准装备、使用,以及卫生行政部门超规划、越权审批配置行为的查处力度,对违反有关规定的一律进行严肃处理。

2013年河南省医疗器械监督管理工作要点

2013年,我省医疗器械监管工作的指导思想是:以党的十八大精神为指导,以践行科学发展观为主题,以“两创一争”为主线,以建立长效机制为目标,以从源头抓质量为重点,依法规范医疗器械生产、经营、使用行为,确保公众用械安全有效,促进我省医疗器械产业健康发展。

一、认真学习贯彻党的十八大精神

广泛深入开展学习活动,用党的十八大精神武装头脑、指导实践,把系统人员的思想和行动统一到党的十八大精神上。准确把握党的十八大对监管工作提出的新要求,认真研究、谋划、推进监管事业发展。主动融入中原经济区建设大局,加快转变监管方式,在保障公众用械安全的基础上,积极发挥职能作用,推动医疗器械产业健康发展。

二、夯实基础,大力开展医疗器械法规宣传培训

一是6月底前为行政相对人提供法律法规和专业知识的培训。二是9月底前组织举办省、市、县三级医疗器械监管人员参加的医疗器械生产质量管理规范培训班;组织监管人员到苏州大学进行无菌方面的培训,提高监管人员的动手能力。三是采取多种形式,宣传普及医疗器械监管的法规知识,强化企业的法律意识及产品质量安全第一责任人意识,增强消费者自我保护和参与意识。

三、抓住重点,着力强化医疗器械日常监督管理

1. 抓好医疗器械生产环节的监督管理。一是10月底前组织对高风险医疗器械生产企业的质量体系专项检查。二是继续加大对一次性使用无菌医疗器械、骨科植入物、人工晶体、婴儿培养箱、橡胶避孕套、体外诊断试剂、义齿、医用胶片等产品的突击检查力度,确保产品质量安全有效。三是结合医疗器械生产质量管理规范实施情况,10月底前组织对高风险医疗器械生产企业的专项检查,同时对各地《规范》复查工作进行督查。四是4月底前组织开展定制式义齿产品生产、使用监督检查。五是8月底前组织开展对贴敷类医疗器械产品注册工作的专项检查,重点检查所有贴剂类产品是否按医疗器械定义审批,检查其包装、原材料,绝对不允许将含药产品批为医疗器械。六是加强与国医械华光公司的战略合作,探索建立新形势下的新机制。针对我省企业发展存在的薄弱环节和问题,省局与华光公司联合组织人员到企业调研,科学提出监管对策,督促企业解决问题,规范发展,实现“三赢”。七是针对个别脱脂棉纱布、脱脂棉粘胶混纺纱布及其制品生产企业未严格按照行业标准(YY0331-2006脱脂棉纱布、脱脂棉粘胶混纺纱布的性能要求和试验方法)组织生产、采购等问题,加大突击检查力度,加强针对性监督抽验,严厉打击违法违规行为。八是修订《河南省医疗器械生产经营企业日常监督管理规定》,规范和细化省、市、县三级监管部门的工作任务和责任。

2. 抓好医疗器械经营环节的监督管理。一是做好《经营许可证》下放审批权的衔接工作,保障审批工作的顺利进行。二是修订经营企业验收标准,规范市场流通秩序。三是9月底前组织开展医疗器械经营企业专项检查。四是加大对企业宣称“无偿赠送”、“无偿试用”等营销模式的检查力度,重点查看其注册证是否在有效期内、是否超出产品的适用范围进行宣传、是否擅自扩大经营范围;必要时可采取监督抽验等手段。

四、建章立制,全面提高医疗器械监管工作水平

1. 进一步加强调查研究。带着十八大精神、带着思路、带着问题,深入基层、深入企业调研,提出监管对策和办法,完善相关制度和机制,切实促进全省监管工作水平不断提升。

2. 进一步规范行政许可行为。严格按照《行政许可法》的有关规定,建立和完善确保许可质量的相关程序和制度,层层落实审批责任,强化责任追究,不断提高工作效能和服务水平。

3. 进一步强化对医疗器械安全分析工作的指导。组织对各省辖市、省直管试点县(市)局提交的医疗器械质量安全分析报告以及医疗器械检验分析报告进行评估,必要时提出后续处置措施。

4. 进一步加强对医疗器械审批审评工作的指导。一是进一步强化对第一类医疗器械审批的管理指导。各省辖市局、省直管试点县(市)局开展第一类贴敷类医疗器械产品注册工作要按照国家局《境内一类医疗器械注册审批操作规范(试行)》和《关于印发<进一步加强和规范医疗器械注册管理暂行规定>的通知》的要求制订办事指南,并将受理、审核、审批等环节在局网站公示,接受行政相对人监督。对于高类低划或不属于医疗器械按医疗器械审批的行为,及时加以纠正,确保注册审批工作的合法、有序。二是进一步加强对第二类医疗器械技术审评工作的指导。继续完善医疗器械技术审评机制,着力推进和规范产品注册审评工作,提高行政审批质量和效率。三是建立健全第二类医疗器械审评审批工作制度。组织编写第二类医疗器械审评工作指南、临床试验真实性现场核查工作指南,规范第二类医疗器械审评审批工作。

5. 进一步加强对检测机构的业务指导。围绕我省医疗器械主导产业发展的需要,拓宽产品检验的项目。完善内部管理制度和工作机制,提高检验质量和服务水平。

6. 进一步加强医疗器械不良事件监测和再评价工作。认真贯彻落实《医疗器械不良事件监测和再评价管理办法(试行)》、《医疗器械不良事件监测工作指南(试行)》以及《河南省医疗器械不良事件监测和再评价管理办法实施细则(试行)》的有关要求,强化医疗器械生产经营企业、医疗机构不良事件监测报告的意识,大力提高报告数量和质量,将不良事件监测与日常监管、注册审批等工作有机结合,使监测工作成效转为监管效能;加强与卫生行政部门的横向联系,建立齐抓共管的合作机制。

7. 进一步加强医疗器械广告检测工作。一是2013年1月1日起,在全省正式运行“国家局在线违法广告监测管理系统”,建立覆盖全省地市以上的电视、报纸、广播违法医疗器械广告监测体系。二是按照属地监管要求,加强违法医疗器械广告监测和管理,加大对违法医疗器械广告的打击力度。

8. 进一步加强信息化监管手段的运用。结合省局稽查信息化监管平台,将医疗器械监管内容纳入其中,实现省局与省辖市局监管信息、监管记录、监管数据的双向通连,从而提高监管工作效率,促进监管工作不断向信息化迈进。

9. 进一步强化服务理念,为中原经济区建设助力添彩。一是要加强日常监管,为企业营造一个公平公正、竞争有序的良好环境。二是要鼓励支持医疗器械生产企业研制远程心电监护、新型医用材料、家用理疗和体外诊断试剂等新产品,形成一批具有自主知识产权和核心竞争力的企业。三是要鼓励企业以市场为导向,积极建立现代企业管理制度,加强企业资源整合,促进企业向集约化、规模化发展,全面提升我省医疗器械产业的发展水平。四是积极参与中原经济区建设,结合我省实际,提出服务我省医疗器械产业健康发展的措施,为企业营造良好的发展环境:凡涉及医疗器械产品重大项目落户我省的,办理二类医疗器械产品注册(由省局审批)时,在医疗器械注册资料的受理、形式审查、产品检验、临床核查和质量体系考核等环节开辟“绿色通道”,加快办理;办理三类医疗器械产品注册(由国家局审批)时,在保证产品质量的前提下,对其产品注册工作予以针对性的指导和服务,帮助其熟练掌握国家有关政策,提高注册工作水平;同时,尽最大努力帮助企业进行协调。

五、狠抓落实,进一步转变作风

继续深入开展“两创一争”活动,将“两创一争”精神溶入到各项工作中去,营造“比、学、赶、超”的浓厚氛围,树立积极、健康、向上的精神风貌。以良好的作风促进责任意识、创新意识、服务意识不断增强,工作效能得到进一步提升;用监管的工作成果来检验“两创一争”活动的成效,真正做到“两促进,两不误”。

六、狠抓教育,切实推进党风廉政建设工作

一是要加强学习,坚定信念。深入开展社会主义核心价值体系教育、宗旨教育、社会主义荣辱观教育和职业道德教育。树立正确的人生观、价值观、权力观,切实加强思想教育学习,用理性控制私欲,用信念抵御诱惑,做一个真正合格的共产党员。二是要廉洁从政,依法用权。要始终牢记党的宗旨,依法行使自身职责,切实树立执政为民的理念。要筑牢思想防线,严格按程序办事,处理好人情关、金钱关,切实维护公平、公开和公正原则,扎扎实实工作,清清白白做人。三是要完善制度,严格落实。要切实加强制度建设,围绕行政许可、行政审批等关键岗位和重点环节,分析、查找“风险点”,制定出防范措施,要以制度管人、用流程管事。四是要加强监督,接受监督。特别要加强对关键岗位的监督力度,常教育、常提醒、常警示,严格约束自己,自觉接受组织、群众、舆论的监督。五是要牢记宗旨,坚定信念,以高度的政治责任感和历史使命感,坚持把《廉政准则》落实到工作中去,抗得住诱惑,管得住小节,珍惜岗位,珍重自己,真正履行好党和人民赋予的各项职责。

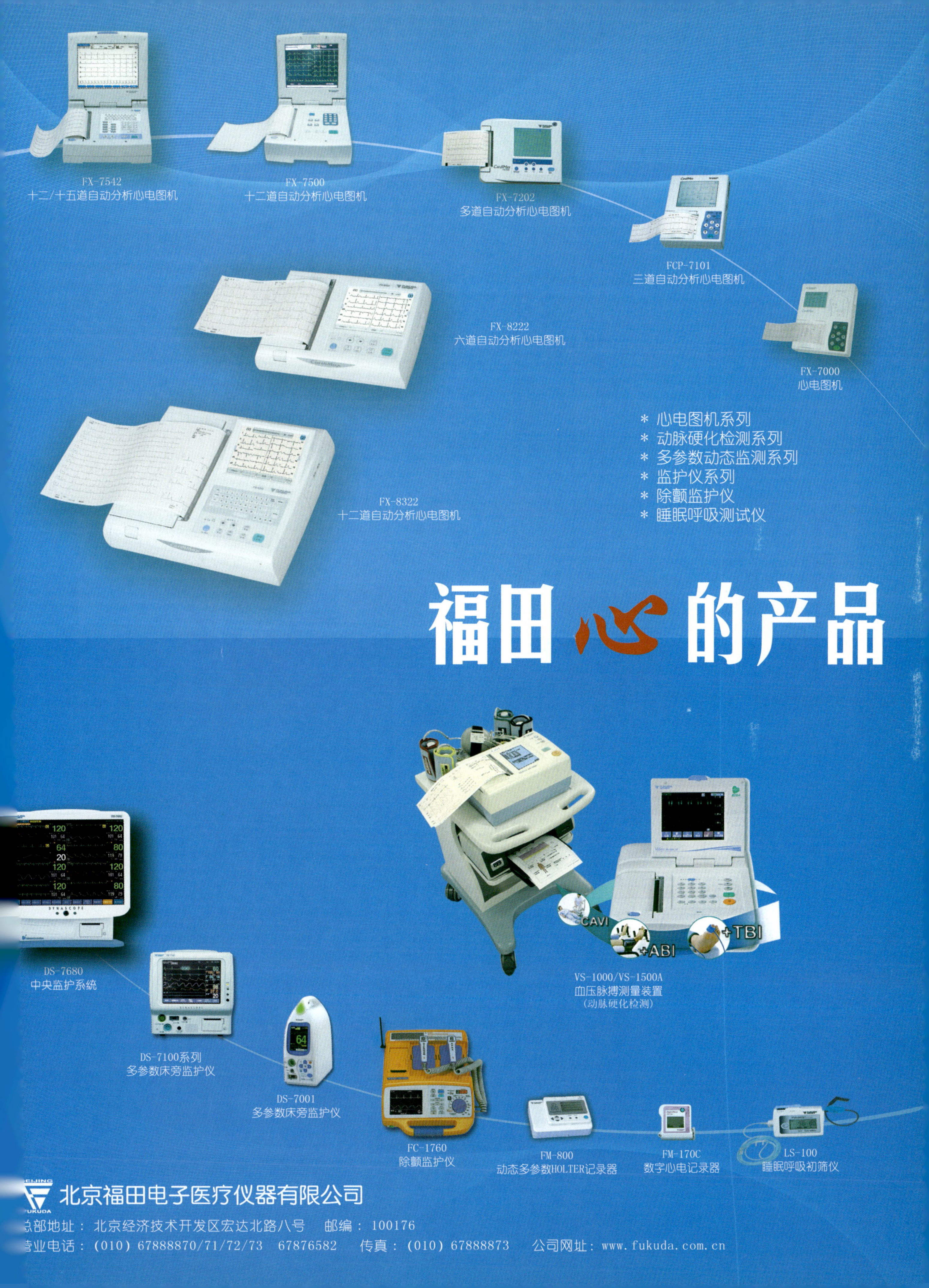
FX-7542
十二/十五道自动分析心电图机
FX-7500
十二道自动分析心电图机
FX-7202
多道自动分析心电图机
FCP-7101
三道自动分析心电图机
FX-8222
六道自动分析心电图机
FX-7000
心电图机
FX-8322
十二道自动分析心电图机
* 心电图机系列
* 动脉硬化检测系列
* 多参数动态监测系列
* 监护仪系列
* 除颤监护仪
* 睡眠呼吸测试仪
福田心的产品
CAVI
+ABI
+TBI
VS-1000/VS-1500A
血压脉搏测量装置
(动脉硬化检测)
DS-7680
中央监护系统
DS-7100系列
多参数床旁监护仪
DS-7001
多参数床旁监护仪
FC-1760
除颤监护仪
FM-800
动态多参数HOLTER记录器
FM-170C
数字心电记录器
LS-100
睡眠呼吸初筛仪
北京福田电子医疗仪器有限公司
总部地址：北京经济技术开发区宏达北路八号　邮编：100176
专业电话：(010) 67888870/71/72/73　67876582　传真：(010) 67888873　公司网址：www.fukuda.com.cn

TOSHIBA

Leading Innovation >>>

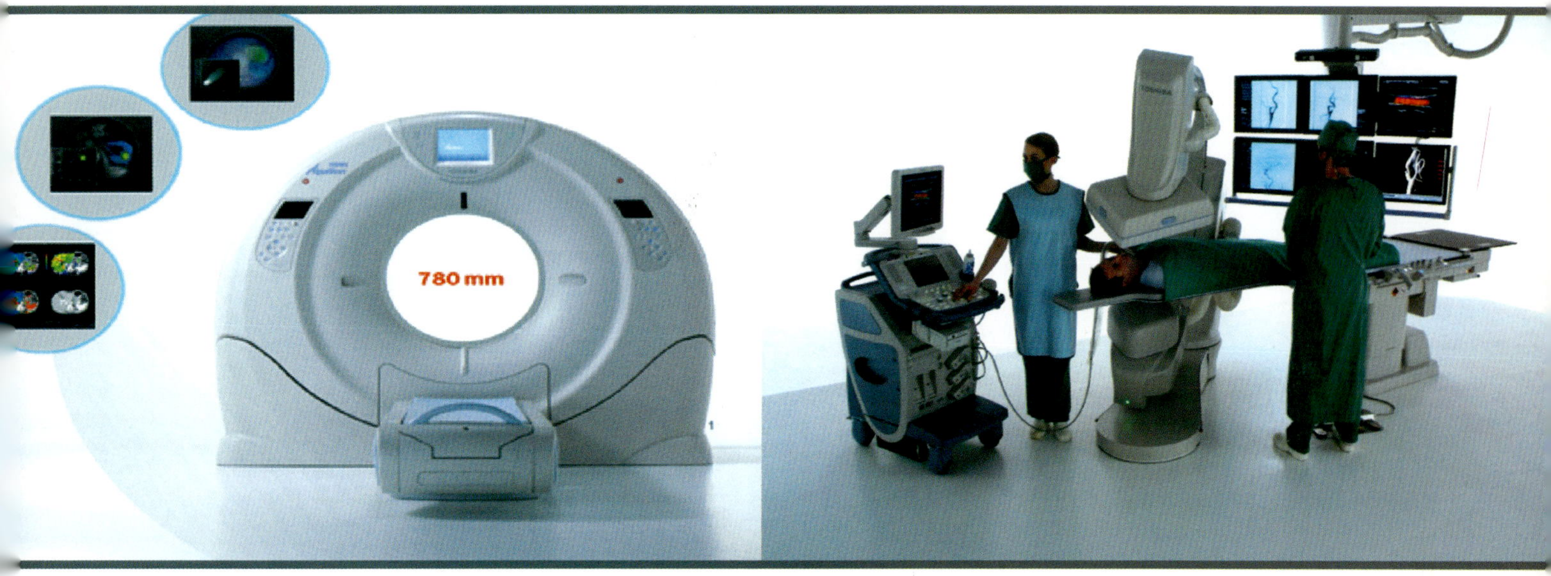

东芝医疗系统（中国）有限公司先进技术及产品：

● **CT-计算机断层成像设备：**

东芝公司作为世界顶尖影像设备厂商之一，一直领先着CT技术的发展。从螺旋CT的基础滑环技术到现在的动态容积成像，从未中断技术的研发和更新，是伴随着CT技术的发展成长起来的生产厂家.

东芝的CT设备产品线完备，从4排到320排，从螺旋CT到动态容积CT，以过硬的质量和领先的技术赢得客户的口碑，屡次斩获诸多国际大奖。

一、动态容积CT Aquilion ONE开启后螺旋时代

Aquilion ONE 320排CT无疑是医学影像设备发展史上一场空前的革命。从表面上看，Aquilion ONE和过去CT的发展一样，是探测器范围的增宽，但实质上，这次的“增宽”产生的变化却是革命性的，它使Aquilion ONE 从本质上区别于以往的螺旋CT，从扫描方式重建算法的革新，使CT的发展进入动态容积成像这一全新的领域。而之所以能获得这种进步，依赖于软硬件的技术历经10年的研发革新，使其获得独一无二领先地位。

二、Aquilion PRIME，全功能能谱容积CT

Aquilion PRIME是成熟顶级的螺旋能谱ＣＴ，同时是能谱ＣＴ中最高端的160层、大孔径的螺旋ＣＴ。东芝2011年ONE 家族新成员，融合ONE平台尖端科技于一身，前沿的能谱成像和能谱分析功能，最快速的凤凰工作流设计。最新的第三代ADIR 3D三维迭代算法，使超低剂量成像变成可能。

三、成熟的螺旋CT产品线

螺旋CT产品包含4层、两款16层（Aquilion16以及新型Alexion16），64层（Aquilion 64）以及128层产品（Aquilion CX）。随着产品的发展，在技术平台持续更新，更好的为患者服务。

● **XR-X光设备：**

东芝公司作为世界顶尖X线影像设备厂商之一，早在1914年就开始生产X线球管，并进行X光设备的研发，从1955年X线透视机面世、1993年CCD取代摄像管采集图像的开始，从检查方式到图像质量上，一直遵循着Leading Innovation（领先?创新）的理念，不断引领着行业内X光机的发展。

七十年代至今，东芝一直致力于向国内医院提供全面的X线影像设备解决方案，诸如血管造影机，数字胃肠机、DR、骨科移动式C型臂、乳腺机、床边X线机、多科室应用的高端多功能x光机。坚持日本原产品质，多年来获得了用户的一致好评，国内装机近万台。

东芝医疗系统（中国）有限公司　　电话：010-57956688；传真：010-57762366

飞利浦公司简介

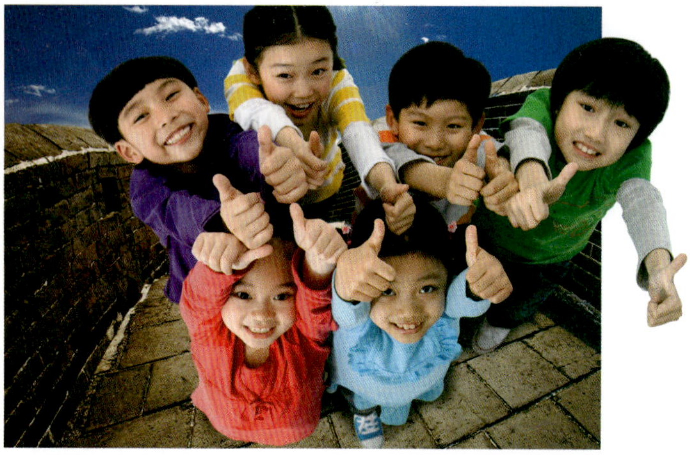

我们致力于通过有意义的医疗解决方案来提升临床医生和患者的体验。

影像系统

- 超声系统介入X线系统
- X线诊断和妇女健康系统
- 计算机断层扫描系统(CT)
- 磁共振成像系统(MR)
- 核医学(NM)
- 肿瘤放疗(Oncalogy)
- 医疗环境优化系统(AE)

家庭医疗保健解决方案

- 睡眠呼吸紊乱
- 家庭呼吸关护
- 家庭监护

监护治疗和临床信息

- 病人监护
- 临床信息系统
- 心脏复苏
- ECG解决方案
- 呼吸机

客户服务

- 全生命周期解决方案
- 全球远程服务系统
- 医学影像/超声/监护产品服务解决方案
- 设备效能优化方案
- 质量体系认证
- 中国学院（客户培训）

关注飞利浦更多信息，请登录：www.philips.com.cn

备受景仰的稳健成长型企业

荷兰皇家飞利浦电子公司是一家“健康舒适、优质生活”领域的多元化公司，致力于在医疗保健、优质生活和照明领域，用有意义的创新来改善人们的生活。飞利浦公司总部位于荷兰，2011年销售额达226亿欧元，在全球拥有大约121,000名员工，销售和服务遍布世界100多个国家。飞利浦在心脏监护、紧急护理和家庭医疗保健、节能照明解决方案和新型照明应用、以及男性剃须和仪容产品、便携式娱乐产品以及口腔护理产品等领域均居于世界领先地位

创造最出色的医疗体验

全球医疗保健需求正在迅速演变。由于人们的文化和背景的独特性，对医疗保健的需求也是千变万化的。不同人群有着不同的健康问题，而不同的医疗保健体系也需要不同的解决方案。我们致力于满足日益演变的医疗保健领域的需求，通过开发创造的产品和技术，在全球范围改善医疗保健水平，降低医疗保健成本。飞利浦医疗保健的独特之处在于，我们关注的起点是人——患者和医务工作者。通过深入了解患者和医生体验医疗的过程，我们能够确定更多医疗需求。因此，我们能开发出更直观、更经济和更优异的技术方案来解决医疗保健中的难题。这有助于得到更好的诊断、更适合的治疗计划、更快的康复过程和长期健康。我们将独特的临床知识和人的需要相结合，开发出最终改善人们生活质量的创新性产品和解决方案，飞利浦以此来简化医疗保健。

- 总部：美国马萨诸塞州安多佛市
- 销售和服务业务：在63个国家中有6,000余名服务技术人员
- 研发：在世界各地22个飞利浦所在地和40多个医疗技术
- 研究机构进行

与中国共成长

1、1920年，飞利浦产品首次进入中国

从1985年设立第一家合资企业起，就秉承扎根中国的长期承诺，将医疗保健中领先的产品和服务带到了中国市场。经过26年的战略部署，飞利浦医疗在中国市场取得了可喜的成绩。

2、2007年12月，收购伟康公司

伟康公司可以为患者提供创新的呼吸和睡眠疗法解决方案，是全球治疗阻塞性睡眠呼吸中断的领导者，成功收购伟康公司使飞利浦成为睡眠管理、呼吸关护和非创伤辅助呼吸的全球领导者，同时也使飞利浦迈出了增强家庭医疗保健实力的重要一步。

3、2008年4月，收购金科威公司

金科威公司是中国第二大病人监护解决方案制造商，成功收购金科威公司使飞利浦进一步巩固和加强在中国市场的领导地位，扩大了其在成长型市场的市场份额，对飞利浦现有的病人监护业务是一种补充。飞利浦金科威的产品不仅满足中国市场的需求，而且还出口到全球范围内那些注重价格而又增长迅速的市场。

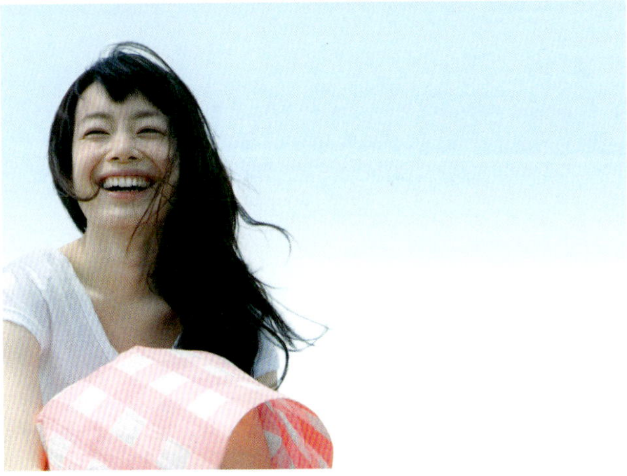

4、2009年11月，宣布在苏州建立医疗影像基地

苏州建立的飞利浦医疗影像中国基地将集研发、制造、组装与采购等设施于一体，开发符合中国市场需求的、为本地医院量身定制的影像系统。基地将生产64排CT（计算机断层扫描系统）、1.5T MR（磁共振成像系统）和X射线设备，以满足国内大多数三级、二级医院对于主流影像类设备的需求。

5、2010年3月，成立飞利浦医疗保健中国学院

飞利浦医疗保健中国学院是飞利浦专门为自己的工程师和客户提供高质量技术和应用培训的基地。此培训中心配备了最先进的设施和精英培训团队，是全球第四个飞利浦医疗保健培训中心，也是飞利浦在成长型市场建立的第一家培训中心。

6、2010年7月，收购上海爱培克公司

上海爱培克公司是国内著名的超声探头制造商，成功收购爱培克巩固了飞利浦高品质超声探头在成长型市场的优势，并扩大了针对经济型细分市场的产品线。

7、2012年10月，“蒲公英”工程发布，全面实施基础医疗战略

2012年10月，飞利浦发布了以“传递健康，惠及大众”为主旨的“蒲公英”工程，标志着其在华全面推进基础医疗战略实施的开始。立足于对本地市场的深入调研与审慎的战略决策分析，飞利浦基础医疗的形象工程——“蒲公英”工程从用户的实际需求出发，设计打造完整的“基层价值链”，以满足基层医疗机构在不同发展阶段的各项需求。

企业社会责任 可持续发展

可持续发展是飞利浦长期坚持的信念。在医疗保健领域，飞利浦致力于提供以人为本、简化的医疗保健解决方案，提高医疗保健服务在中国的可负担性和可及性；在教育领域，飞利浦积极在为发展中国农村教育做着不竭贡献；在环境领域，飞利浦以改善地球环境作为创新的机会，极大减少产品、运营和服务过程中对环境产生的不良影响。

目前，我们所开展的项目有

- 与卫生部合作开展农村妇女两癌（乳腺癌，宫颈癌）筛查培训工作，提高基层医务人员的医疗技术水平(2010-2011)

- 支援抗震救灾捐赠超过1000万人民币的产品和现金，支援四川和玉树抗震救灾（2008-2010）

- ”飞利浦先心病慈善救助行动”每年投入100万元人民币以救助来自于贫困家庭的先天性心脏病患儿，飞利浦利用自己在儿科影像诊断上的优势，携手北京儿童医院和上海儿童医学中心，为先心病患儿提供一流的救助服务（2011年发起）

- 与国际青年成就组织的五年合作计划“绿动梦想”大学生商业计划挑战赛：旨在鼓励大学生设计和开发真正突破性的产品或服务，促进环境的可持续发展。

PHILIPS

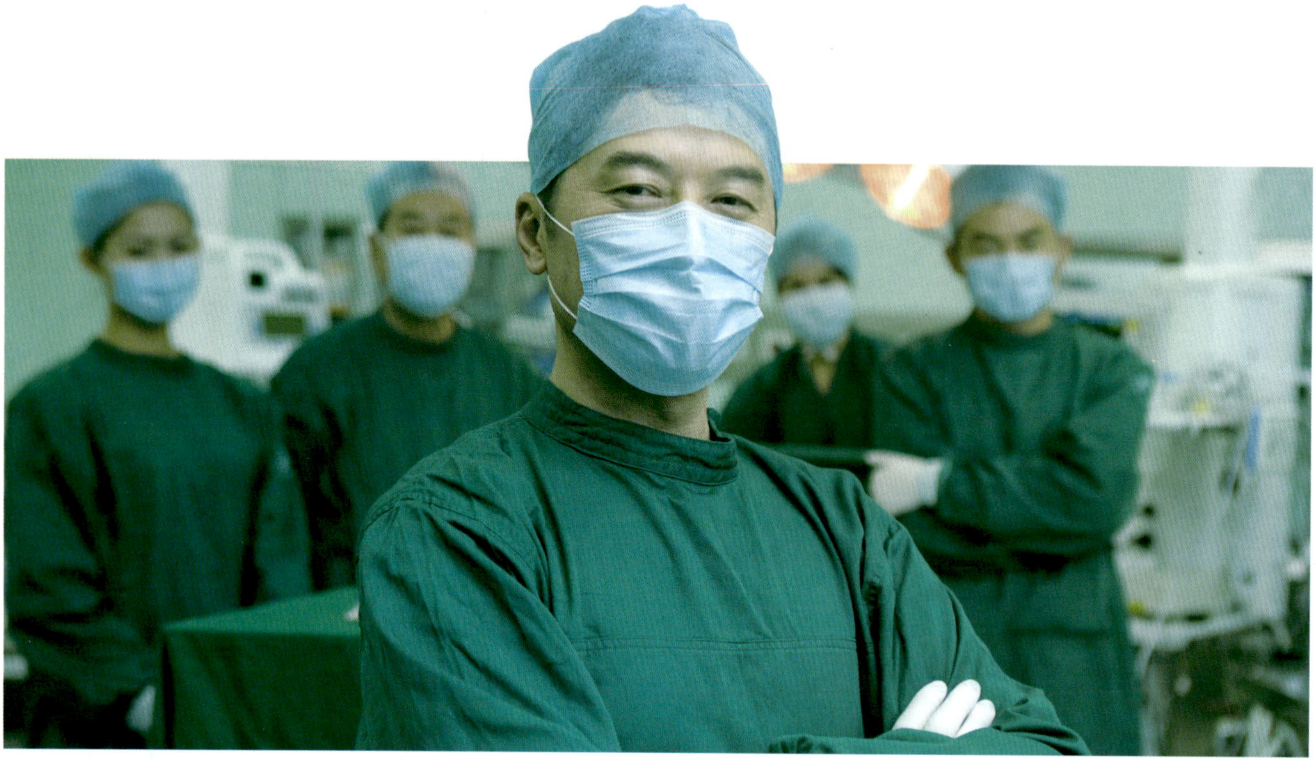

飞利浦医疗保健最新创新实践

飞利浦秉承“以人为本 简化医疗保健”的品牌理念，及时推出有意义的创新产品，利用先进的技术帮助提高医疗服务的质量，降低成本，满足人们对健康舒适、优质生活的追求。创新关爱，携手共进！

飞利浦云系列监护仪，从传统向智能的飞跃

1、革新性的强大功能

飞利浦云系列监护仪的上市，解决了传统监护仪之前面临的诸多问题，如：实现监测从“报警”到“预警”的转变；在病床旁快速调阅患者散落在不同系统中的病患资料；安全、易扩展的临床数据平台全面提升应用前景。凭借精准的监测功能，“云”平台的无限扩展功能开创了智能监护的新时代。

2、监护及“云”平台一体化设计，双核双网

双核：指监护仪和“云”平台有各自的处理系统。

双网：一边连接监护仪中央站，一边连接医院内网。

双核双网的设计能够保证无缝访问院内信息系统，并为云平台进行系统内信息整合提供必要的技术支持。

“智能、多源、全数字”的磁共振家族

飞利浦以业界最佳的“智能”解决方案、独有的“多源”磁共振以及首创的“全数字”技术掀起磁共振领域的新一轮变革。

1、智能

优质的图像质量、全面的临床应用和高效的工作流程，是临床应用及科学研究的最佳解决方案。Smart E全程智能平台，便捷、可靠、高效的磁共振工作流程。RF-Smart智能射频管理，有效改善超高场MRI介电伪影及SAR问题。

2、多源

使3T临床应用更为广泛，图像更清晰更均匀，从根本上解决了超高场磁共振的技术难题——抗电伪影和SAR限制。允许磁共振每个射频源根据病人独有解剖结构而单独调整（包括幅度、相位、波形、功率等），对于任何个体都能达到最佳的图像效果。

3、全数字

飞利浦的全球首台全数字磁共振Ingenia，具备数字线圈、数字线圈接口与全程数字传输，完美呈现磁共振信号采集源头数字化、数字接口、全程数字传输的完整全数字磁共振定义，全面提升磁共振科研与临床应用整体能力，实现高病人流通量与高

病人满意度检查的完美结合，是全数字、全性能的大孔径磁共振技术。dStream技术实现图像信噪比大幅提升，具有无限射频通道技术，优化磁共振线圈设计与工作流。全数字从根本上解决了传统模拟磁共振受制于模拟信号源的瓶颈，引领了磁共振的临床、科研价值达到了前所未有的新高度，被誉为是当今最振奋人心的磁共振技术里程碑式的革新，更被诸多专家称之为21世纪磁共振的革命。

Ingenuity CT——微平板CT

1、微平板探测器

Ingenuity CT运用全新封装工艺及超级芯片技术实现CT探测器平板化——微平板纳米II探测器，其进一步优化了从感光层到DAS芯片之间的信息传递通路，实现信号无损传递，通过革新工艺流程实现探测器矩阵单元之间平板无缝拼接，从而增强信噪比提高图像质量，显著提升X射线的利用效率。CT探测器技术进入面向未来的“平板”时代，以此奠定微辐射成像的硬件基础。

2、微幅射星光iDose^{4}成像

星光iDose^{4}以强大的辐射剂量降低及图像质量提升能力，开创了CT微辐射成像的新时代，可确保在图像不失真的情况下降低扫描剂量、提升图像质量和预防伪影，并快速完成重建。不论是儿童或筛查等辐射剂量敏感型成像，还是肥胖患者及支架成像等图像质量敏感型成像，星光iDose^{4}均能实现最完美的效果。

3、O-MAR无伪影成像

基于微平板探测器和微幅射星光iDose^4，Ingenuity CT推出了最新的O-MAR金属植入物伪影消除技术，其在原始投影空间运用迭代技进一步消除了CT检查中各种复杂和较大的金属植入物伪影，同时减少图像噪声，明显改善周围软组织图像质量，实现CT无伪影成像。

4、Patient量体成像——以患者为中心

iPatient是飞利浦最新推出的智能流程技术，系统会自动根据患者状况和诊断目的来制定“个性化”的扫描参数、注射方案，自动优化剂量与图像质量之间的关系，达到更优化的图像质量、更精确的诊断、尽可能低的辐射剂量和更少的造影剂用量。通过智能造影注射优化程序配合专用注射器及相应联动软件，将极大程度简化造影注射工作流程，提升增强扫描成功率。医生不再需要关注如何设置扫描参数、注射方案、优化剂量与图像质量，而只需关注患者和疾病本身。

星云太空站IntelliSpace Portal

1、第二代网络工作站

全新第二代网络工作站——星云太空站IntelliSpace Portal，真正诠释了第二代网络工作站的定义：不是简单的产品升级，而是网络后处理的革命，首次实现网络工作站全面超越单机后处理工作站，真正实现没有任何妥协的、无处不在的高级三维后处理。与第一代相比，星云太空站拥有100余项全新技术，打造完全超乎想象的应用体验，开启云端后处理新时代。

“量”家族，提高传统血管机的剂量控制新标准

1、微剂量

Allura Xper FD-“量”家族，将血管机的剂量控制标准提升到一个新的水平。在确保图像质量的基础上，射线剂量降低了73%，在业内首次真正实现了剂量安全方面的全面领先。

2、Clarity IQ技术——实现微剂量呈现完美图像

• 微光信号处理引擎

融合飞利浦最新研制的微光图像后处理技术，依靠最新计算机科技对图像进行全新高效后处理，不仅有效提高系统图像质量，同时还可以自动对采集图像进行实时运动补偿。

• 自适应型全数字化影像通道

提升系统整体性能，扩大手术应用范围。卓越的性能提升将血管机的剂量控制标准提高到了一个新的水平。有效降低患者及医护人员的辐射风险，因而使复杂且耗时的手术类型也变得更加安全。

• 云架构影像链系统

建立了以超低剂量为基础的全新影像链系统，优化了从X线发射到图像显示整套影像链系统模块。该系统是实现“量”系列DSA以微剂量呈现完美图像的保证。

About EASEPAL
蒙发利简介

厦门蒙发利科技（集团）股份有限公司创立于1996年，主要从事按摩器具产品的设计、研发、生产和销售，是目前国内最大的按摩器具产业集团。2011年9月9日，公司在深圳交易所挂牌上市（股票代码：002614），是中国按摩器具行业唯一上市的龙头企业。

公司注册资本为2.4亿元人民币，总部位于厦门，在国内外设有11家全资及控股子公司。截至目前，蒙发利出口份额和工业产值已连续六年保持国内行业第一，不仅是中国医药保健品进出口商会按摩器具分会理事长单位，也是中国按摩器具行业相关产品国家标准的主要制定者。

蒙发利拥有按摩器具行业最具规模的技术研发团队，700多名专业人才，每年投入7、8千万元研发费用用于科技创新和专利技术开发。截至2012年10月31日，公司已获得186项专利技术，其中多项自主研发的核心技术已达到国际先进或国际领先水平。公司研发生产的产品品类逾千种，涵盖了保健按摩产品的大部分品类，每年推出的各类新产品数量占当年销售额的比重超过50%。

多年来，蒙发利通过与全球知名品牌的合作已建起了科学严谨的品质管控系统，先后通过ISO 9001、美国UL/FCC/CETL/ETL认证、欧盟CE认证、德国GS认证、英国BS认证、日本PSE认证、韩国KC认证、台湾CNS认证、沙特阿拉伯SASO认证等，优秀的品质保障保证了国际标准的高品质产品，市场遍及美国、加拿大、欧盟、日本、东南亚等主要国家和地区。近年来，蒙发利积极开拓国内市场，发展自有品牌。目前集团旗下品牌“OGAWA奥佳华”、“Cozzia”正在快速有序的推进中。

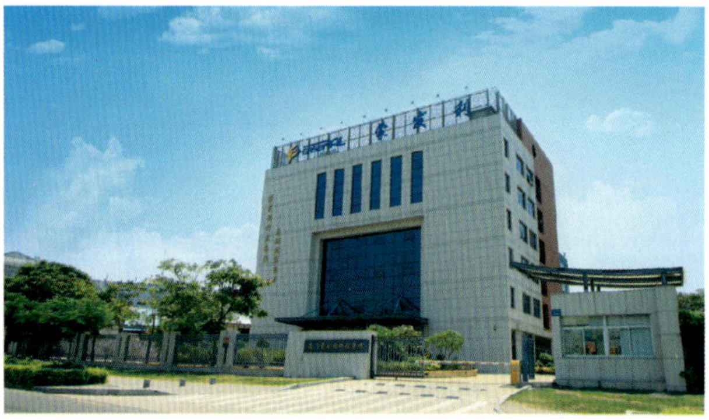

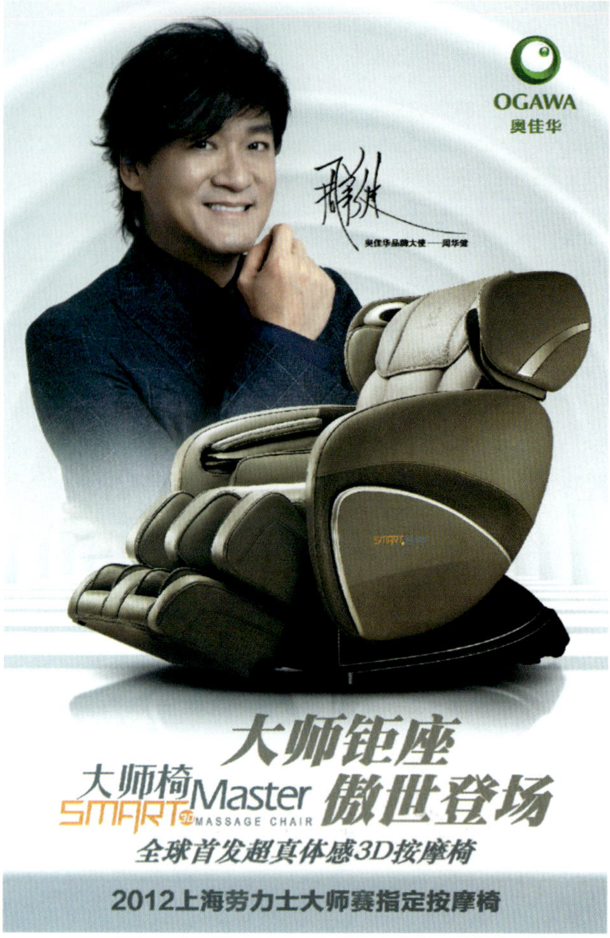

About OGAWA
奥佳华简介

全球著名健康品牌奥佳华1996年在马来西亚创立，2007年在马来西亚主板成功上市，2008年启动全球扩张战略并在马来西亚、新加坡、中国、印尼、澳大利亚、沙特阿拉伯、越南、泰国和缅甸等多个国家开展跨国经营，目前在全球已经拥有近800家品牌专卖店/专柜。2012年，奥佳华全球化战略升级，携手自品牌创始之初以来的合作伙伴——厦门蒙发利科技（集团）股份有限公司成立合资公司，大力开拓中国市场。奥佳华成为蒙发利集团旗下的合资品牌，蒙发利拥有其中国内地的独立品牌运营权，开启中国市场品牌运作的新纪元。

多年来，奥佳华通过为消费者提供高品质的按摩保健产品和服务，为健康生活注入永续动力，让消费者享受因科技创新带来的高端健康关怀。

OGAWA Main Products
奥佳华主要产品介绍

▼ 大师椅——超真体感3D按摩椅

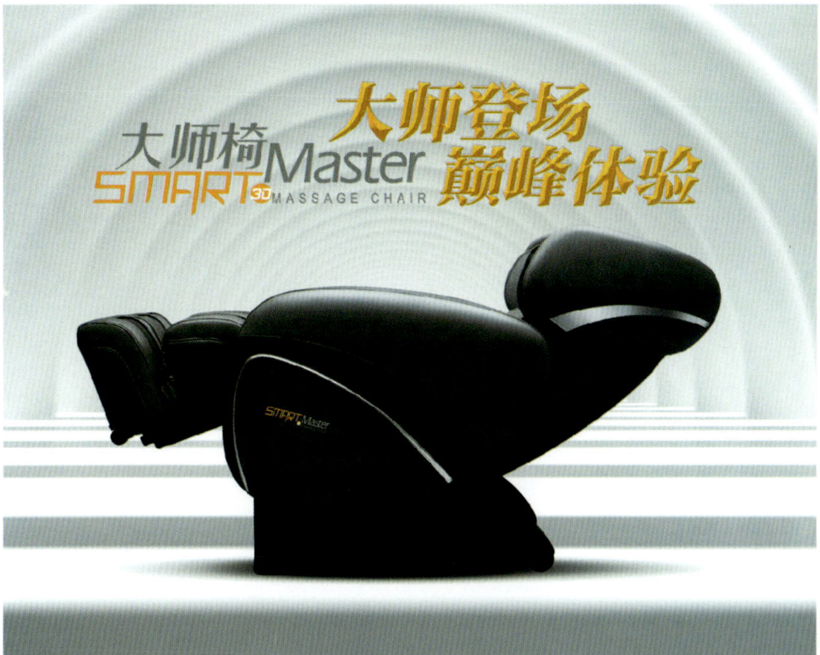

2012上海劳力士大师赛唯一指定按摩椅

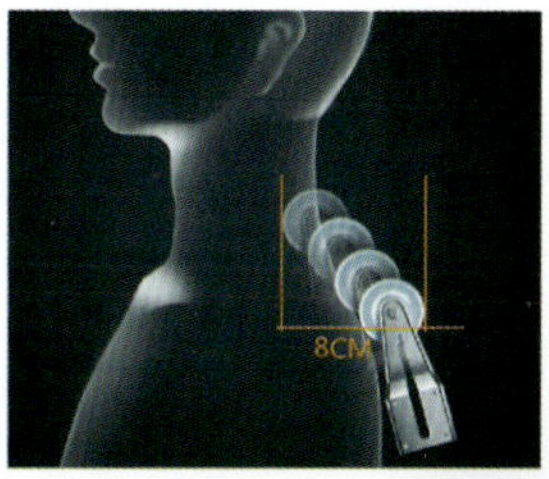

◀ 首创专利真3D按摩机芯

首创专利人体曲线智能检测功能 ▶

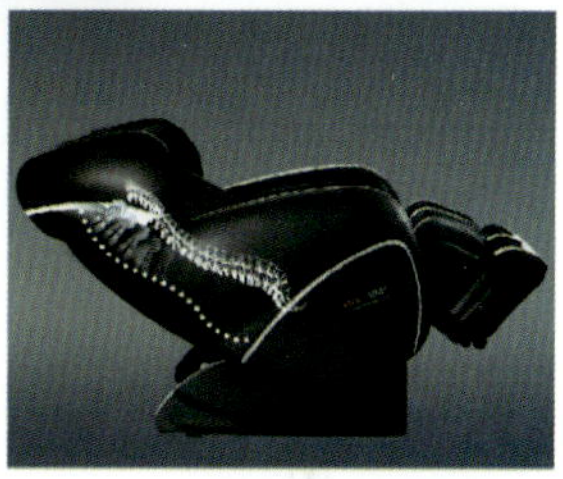

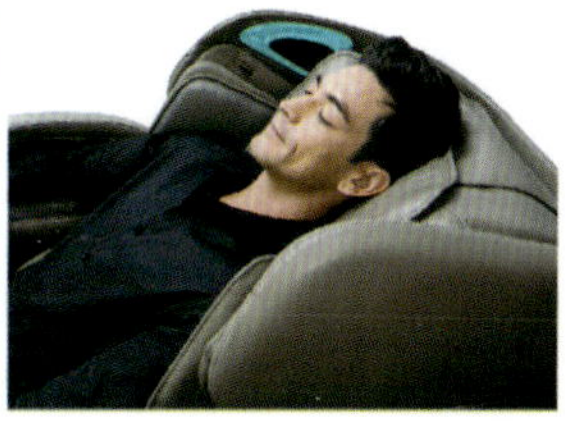

◀ 首创阿尔法Alpha脑波音乐+LED光疗助眠科技

便携式按摩产品 ▼

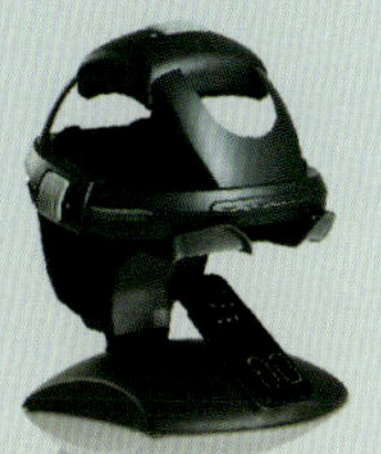

头部按摩器

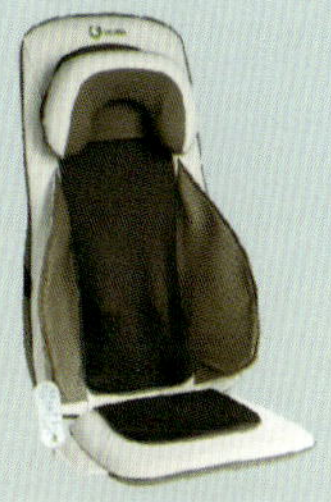

颈肩背按摩器

荣获中国家用电器研究院“好设计”产品称号 ▼

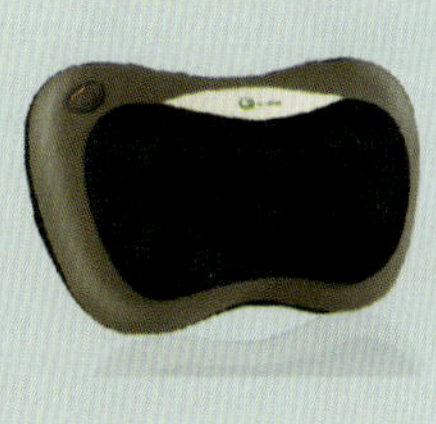

腰部按摩器

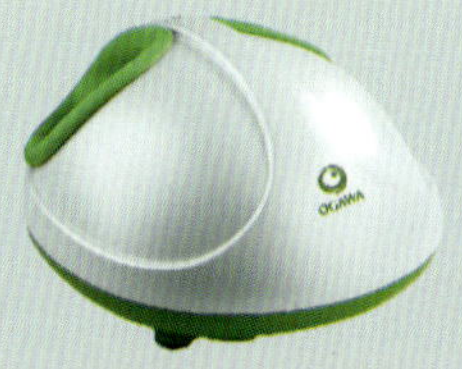

足部按摩器

Product Introduction

健康按摩椅介绍

行业领先的技术优势

- 创新型产品，完美融合了按摩理疗、健康管理与物联技术
- 将健康参数的检测、管理融入健康家居产品，真正实现便捷的健康管理
- 认证的医疗级检测设备，参数准确可靠
- 平板电脑作为客户端，界面友好，功能齐全，操作智能化
- 按摩技术与医疗电子技术相结合，用户可根据检测结果，选择更具针对性的智能化按摩程序

全球领先的按摩功能

- 行业领先的模块化设计，安装、维护人性化
- 超真体感3D按摩技术，领略超凡境界
- 零重力功能，太空舱无重力式按摩
- 独创180度悬浮功能，畅享深度睡眠
- 创新头罩设计，融合光疗、音乐功能

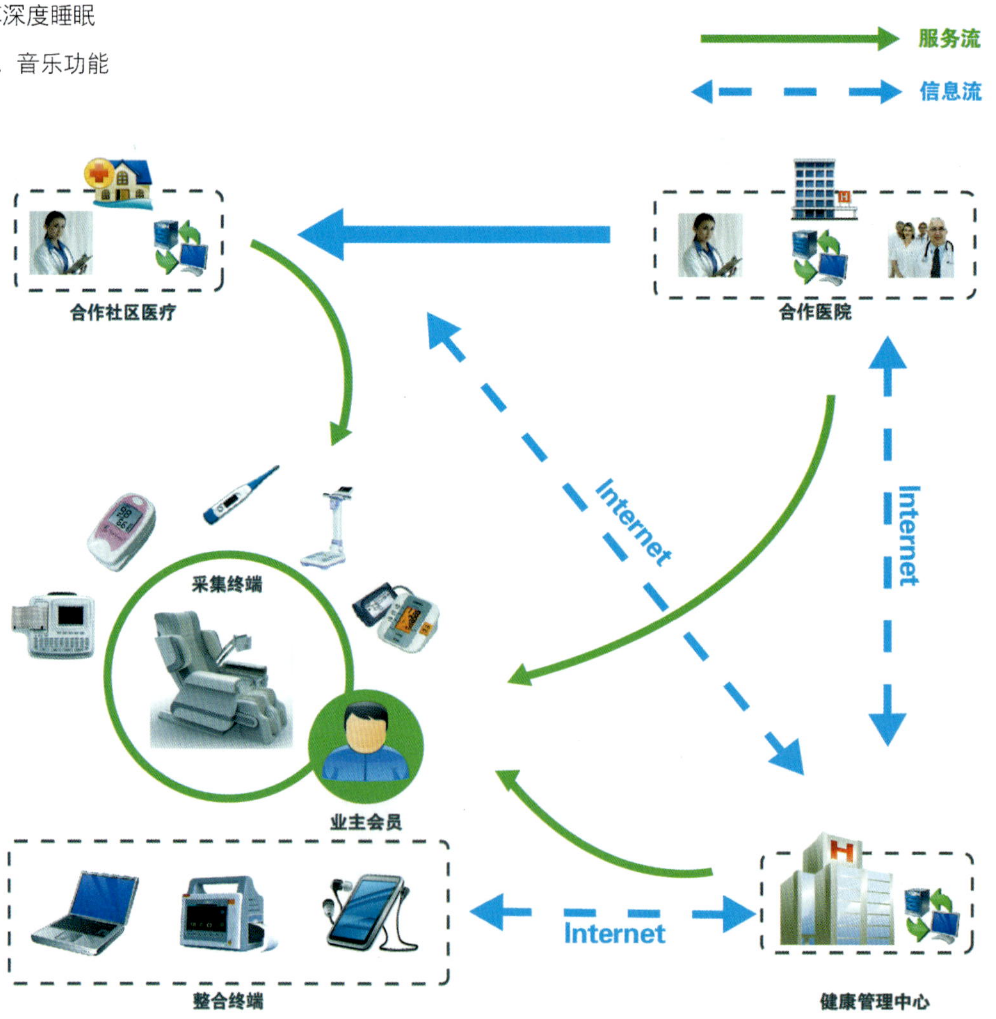

健康按摩椅云健康流程图

Application Cases
健康按摩椅实际应用案例

蒙发利先后与东软熙康有限公司、北京中卫莱康科技发展（北京）有限公司、中国远程心电血压监测网络中心等公司开展多方面合作，共同开发智能健康监测设备，并整合物联网、云计算、GSM移动通信系统、3D传感器等多项尖端IT科技，利用现代化的科技技术，通过云健康平台建立起专业、有效、个性化的居家个人健康管理方案。该方案可广泛应用于健康管理中心、疗养院、社区医疗机构、养老院等相关机构，目前已在重庆国奥村健康会所、盛京熙康健康管理中心等机构成功应用，帮助人们建立起健康的生活方式，提前对疾病进行监控和预防，取得了良好的社会效益与经济效益。

同时，针对亚健康人群过劳、紧张、焦虑等身心特点，依托国家863的技术成果，蒙发利开发出了专利产品——智能按摩机（专利号：201120577950.2）。它能针对消费者身心健康的实际状况，为消费者提供放松调理、音乐调理、定位按摩等不同相应服务方案，从而达到让消费者的身心得以减压调理、全面放松的效果。该智能按摩机可广泛应用于广大亚健康人群，尤其适用于体育训练人士、军干警等特殊高压人群的减压放松，此外还能作为心理治疗的有效辅助工具。

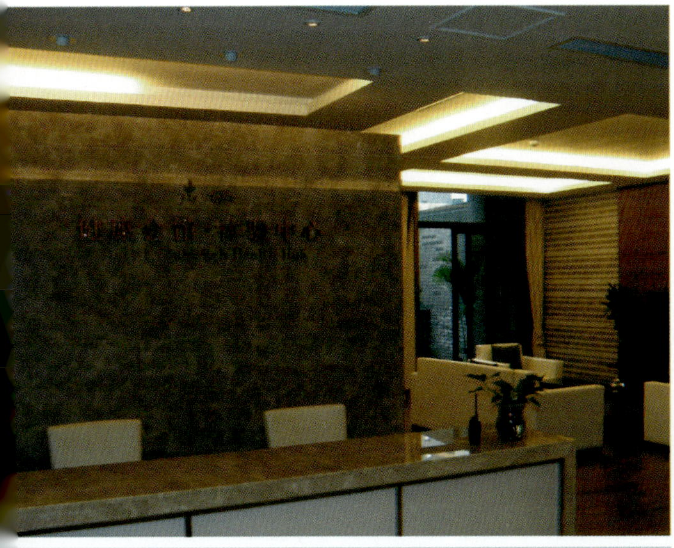

▲ 重庆国奥会所应用

心理辅助治疗应用 ▼

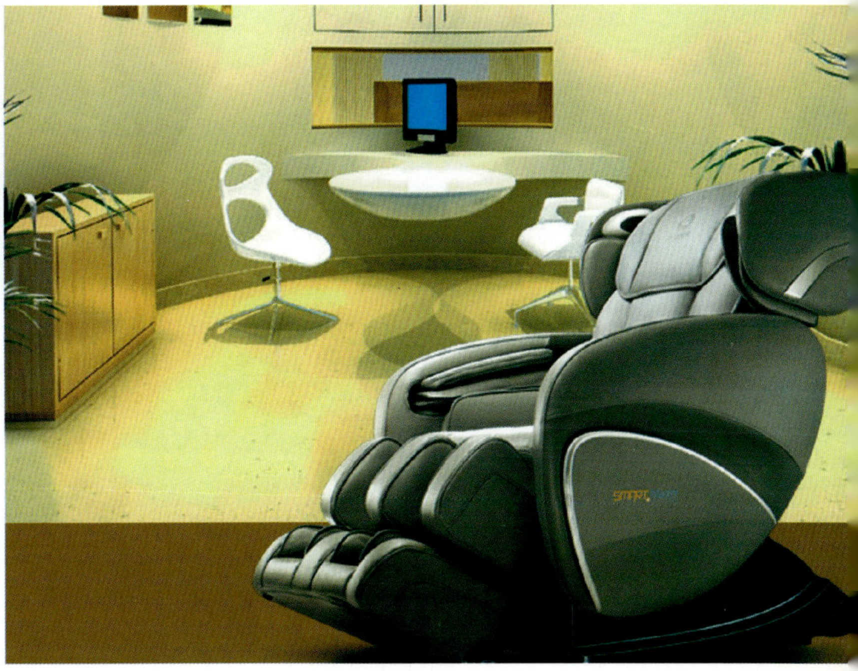

厦门蒙发利科技（集团）股份有限公司
地址：中国厦门市思明区前埔路168号
邮编：361008
电话：0592-3795758
传真：0592-5564012
网址：www.easepal.com.cn

□关于我们

欧迈世纪-为您打造现代化药房

北京欧迈世纪科技有限公司是成立于北京生物医药产业基地的一家高新技术企业。

公司秉承“进取、合作、创新、负责”的企业精神，致力于中国药房现代化的推广和实施：为医院、医药零售企业提供专业药房整体解决方案，实现药房的理念现代化、设计专业化、设备自动化和管理信息化。

我们的使命是：促进医药流通终端服务现代化。

我们的目标是：打造中国药房服务业第一品牌。

北京欧迈世纪科技有限公司以引进、推广国际药房自动化技术设备和对药房进行空间规划设计及装饰装修、药房专用设施的设计与制作为业务核心，并在药房管理、经营、服务上提供咨询与人员培训。

优良药房不仅是体现在技术服务，还应体现在药房的健康环境，让患者得到了健康产品的同时也得到了健康的身心。高效、健康、安全、专业化是中国药房未来发展的必然趋势。药房整体解决方案，以药师和患者为中心，采用欧洲最先进的药房自动化设备和设计理念，突出每个药房的个性，布局高效简洁，运用灯光、色彩、音乐等多种元素，营造出健康和谐的氛围，采用绿色环保材料构建，全方位维护药师与患者的身心健康，进而进一步提高医院的可信度及医疗环境。

“客户满意就是我们的追求”，我们庄严承诺，将以严谨的态度、专业化的团队、先进的理念为广大客户提供优质、高效的专业化服务。

北京欧迈世纪科技有限公司
BEIJING OUMAI CENTURY S&T Co.,Ltd

地址：北京大兴工业开发区广茂大街12号北楼3层
邮编 Post Code: 102600
电话：Tel: +86 10 60215274
传真：Fax: +86 10 60215274
Web: www.oumai.com.cn
E-Mail: Public@oumai.cn

欧迈 OUMAI
BEIJING OUMAI CENTURY S&T Co.,Ltd.

关于我们:欧迈世纪-为您打造现代化药房

药房整体解决方案

药房自动化设备

药房用品用具

欧迈 OUMAI

BEIJING OUMAI CENTURY S&T Co.,Ltd.

□药房整体解决方案

何谓药房整体化解决方案?

药房整体化解决方案是在对药房进行实地调研，对该药房以往的业务情况、工作流程、人流物流信息以及药房用品用具等进行充分调研的基础上，结合该药房的实际需求，通过分析，为药房提供包括自动化设备、工作流程优化建议、现代化药房用品用具以及个性化装饰装修的整体方案，帮助药房解决全部细节问题。

药房整体解决方案

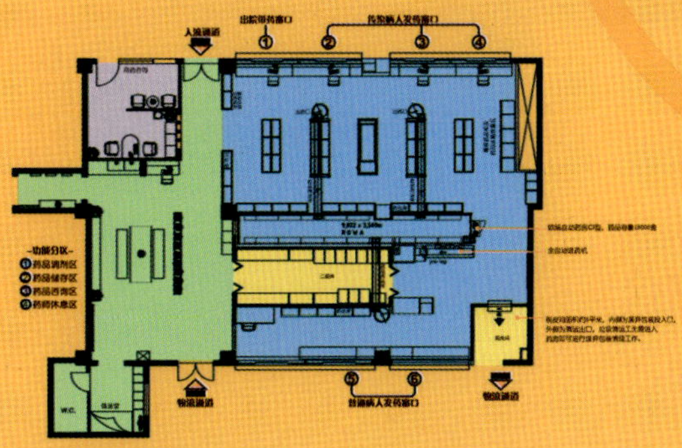

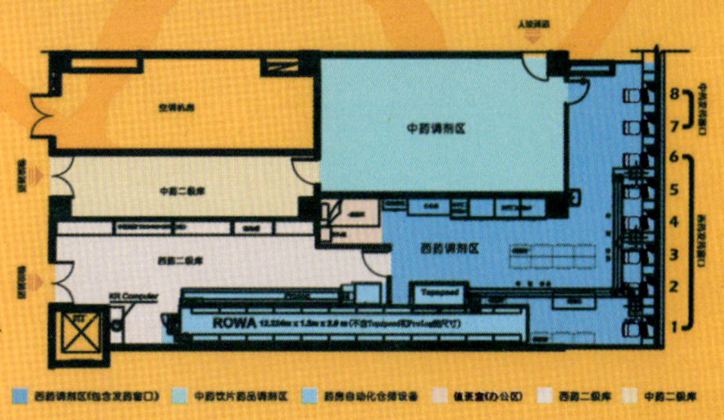

药房自动化设备

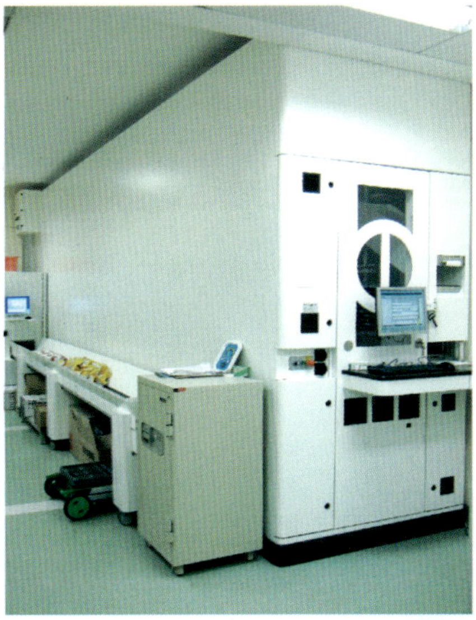

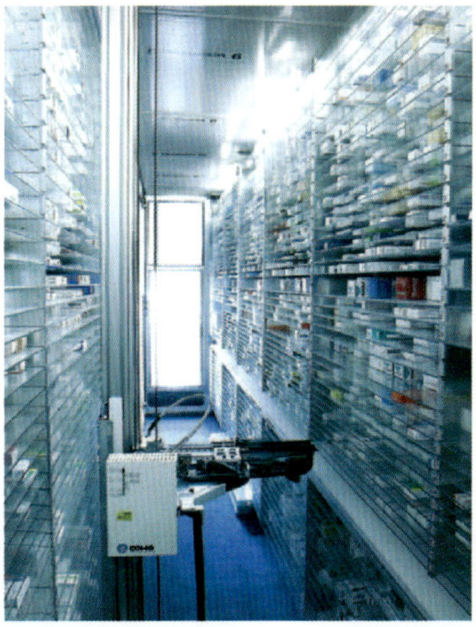

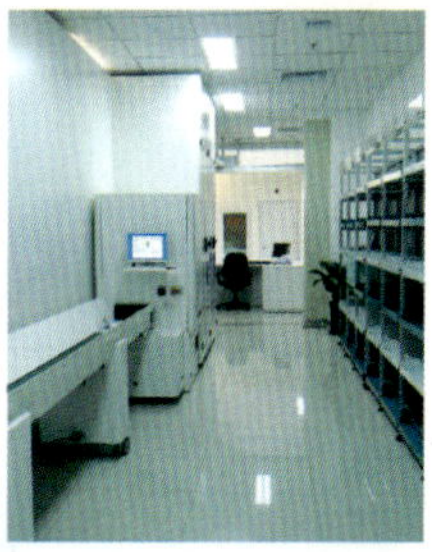

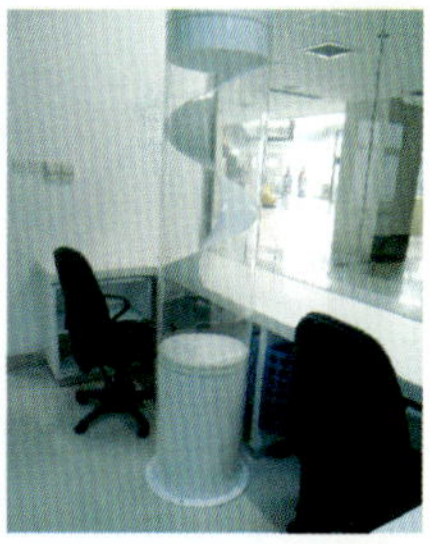

药房用品用具

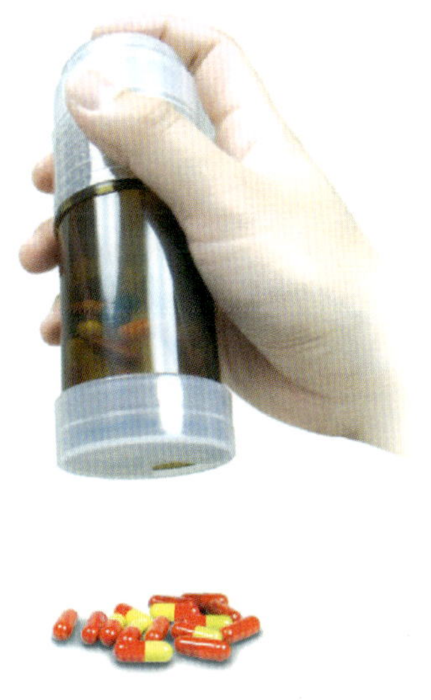

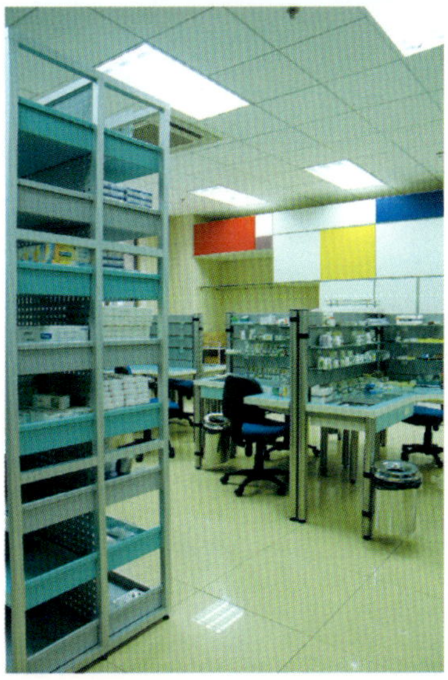

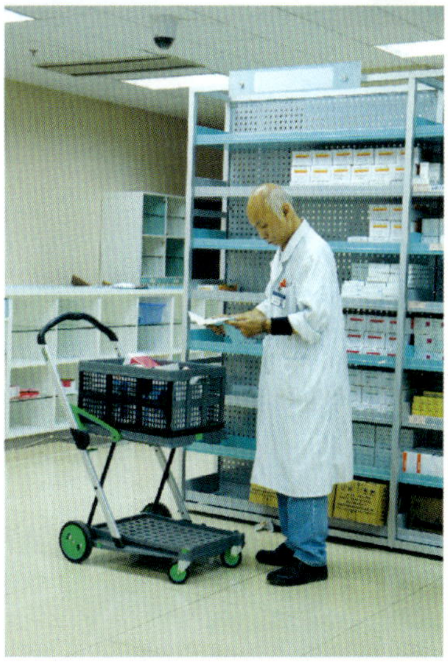

OUMAI 欧迈世纪-为您打造现代化药房

湖北省卫生资源配置标准(2011~2015年)

第一章 总则

第一条 政策依据

根据《中共中央 国务院关于深化医药卫生体制改革的意见》、《国务院关于印发〈医药卫生体制改革近期重点实施方案(2009~2011年)〉的通知》和《中共湖北省委 湖北省人民政府关于印发〈湖北省深化医药卫生体制改革实施方案〉的通知》,为了进一步推进卫生管理体制改革,加强卫生资源配置的宏观管理,特制订《湖北省卫生资源配置标准(2011~2015年)》(以下简称《标准》)。

第二条 指导思想

以科学发展观为指导,坚持预防为主、以农村为重点、中西医并重的方针,从湖北实际出发,借鉴国内先进经验,科学制定卫生资源配置标准,实施区域卫生规划和医疗机构设置规划,加强卫生行业管理,充分利用和优化配置医疗卫生资源,促进全省卫生事业科学发展。

第三条 基本原则

(一)坚持公平与效率统一,政府主导与发挥市场机制作用相结合。强化政府在卫生资源配置与准入方面的规划和监管职责,维护公共医疗卫生的公益性,促进公平公正。同时,注重发挥市场机制的作用,鼓励民营资本举办医疗卫生事业,促进有序竞争,满足人民群众多层次、多样化的医疗卫生需求。

(二)坚持实施属地化与全行业管理。所有医疗卫生机构,不论所有制、投资主体、隶属关系和经营性质,均由所在地卫生行政部门实行统一规划、统一准入、统一监管。

(三)坚持统筹规划与区别发展。从全局出发,按照控制总量、盘活存量、优化结构的要求,统筹规划全省医疗卫生资源配置。同时,对城乡之间、区域之间实施不同的配置政策,新增卫生资源重点投向农村和社区卫生等薄弱环节。

(四)坚持以人为本,科学发展。卫生资源配置着眼于实现人人享有基本医疗卫生服务的目标,加快发展步伐,超过全国平均水平,在中部地区领先。同时,对不符合规划要求的医疗机构逐步整合,严格控制大型医用设备配置,鼓励共建共享,提高医疗卫生资源利用效率。

第四条 卫生资源的界定

根据提供医疗卫生服务的构成要素,卫生资源包括机构、床位、人力、设备、经费和科研技术等。

(一)卫生机构:包括医院、乡镇卫生院、社区卫生服务中心(站)、疗养院、护理院(站)、门诊部、诊所(医务室、卫生所)、村卫生室、专科疾病防治院(所、站)、妇幼保健院(所、站)、临床检验中心、疾病预防控制中心、卫生监督局(所)和其他卫生机构。

(二)医院病床:指各级各类医疗机构设置的正规床、简易床、监护床、超过半年加床、正在消毒和修理床位、因扩建或大修而停用床位。不包括产科新生儿床、接产室待产床、库存床、观察床、临时加床和病人家属陪侍床。门诊部(所)、专科防治院(所)不得设病床,可设少量观察床。

(三)卫生人力:包括卫生技术人员(含执业医师、执业助理医师、注册护士、药师、检验及影像技师等)、其他技术人员、管理人员、工勤技能人员。

(四)医疗设备:指医疗卫生机构开展日常业务工作所必须的常规医用设备和大型医用设备。

(五)卫生经费:指各级政府财政预算安排的卫生事业经费和卫生基本建设投资,以及医疗卫生机构的各种业务收入。

(六)科研技术:指医疗卫生机构的科学研究、医疗技术、重点学科等。

第五条 适用范围

本《标准》是指导各地制定区域卫生规划和医疗机构设置规划,监督和评价各地卫生事业发展的重要依据。适用于全省各级各类医疗卫生机构。

第六条 适用期限

本《标准》适用期限为:2011~2015年。

第二章 卫生机构设置标准

第七条 总体要求

(一)应考虑区域范围、人口密度、健康水平、疾病谱分布等因素,结合当地经济社会发展状况和趋势,按照各自的功能,设置各类卫生机构,形成规模适宜、分工明确、定位准确、各司其职、功能互补的卫生服务体系。

(二)根据实际需要,充分体现卫生服务的公平性、可及性和效率效益原则。在结构和布局上突出预防保健、社区卫生、农村卫生、中西医并重的战略重点,保持适度规模,避免重复设置。

(三)积极稳妥地把部分公立医院转制为民营医疗机构,鼓励民营资本举办非营利性医疗机构,积极发挥民营医疗机构在资金、设备、管理等方面的优势,营造区域内不同所有制医疗机构协调合作、良性竞争的格局。

(四)加强卫生机构内涵建设,重点提高和改进现有卫生机构的基础设施和技术装备水平,提高服务质量和效率。

第八条 医院设置

医院主要由综合医院、中医医院(包括中西医结合医院、民族医医院)、专科医院组成。其发展重点是提高服务能力、辐射能力和疑难病的诊治能力,适度控制规模。

(一)综合医院。到2015年,全省规划设置政府举办的三级综合医院60-70家。一般县(市、区)设1所政府举办的二级综合医院,人口超过80万的县(市、区)可设2所。原则上不再在各市(州)中心城区增设政府举办的综合医院。三级综合医院主要承担辖区内疑难病症的诊断治疗和医学科研、教学工作;二级综合医院承担基本医疗、急救、保健及基层卫生技术培训等工作。

(二)中医医院:省和市(州)设政府举办的三级中医医院1所(武汉市可设2所);以农业人口为主的市辖区和县(市)设政府举办的二级中医(民族医、中西医结合)医院1所。

(三)专科医院:各地可根据当地疾病谱等,设置一定数量的专科医院,具体数量由各市(州)确定。到2015年,全省规划设置三级专科医院50-60家。

鼓励社会资本投资兴办民营医疗机构,特别支持举办500张床位以上大型综合性民营医院和100张床位以上的专科医院。民营医疗机构设置数量由各市(州)确定。

加快发展中间性医疗服务。大力发展医院内康复医学科、社区康复、家庭病床、护理院、护理站、老年病和慢性病医院。

第九条 基层医疗卫生机构设置

(一)社区卫生服务机构

社区卫生服务机构设置以社区卫生服务中心为主体、社区卫生服务站为补充,坚持以政府主导为主、以调整现有卫生资源为主。

社区卫生服务中心:设区的市原则上按每个街道办事处范围或覆盖3-10万居住人口设置1所社区卫生服务中心。人口规模大于10万的街道办事处,可增设社区卫生服务中心;人口规模小于3万人口的街道办事处,其社区卫生服务中心的设置由市级卫生行政部门确定。县级市原则上按每个街道办事处设置1所社区卫生服务中心,人口规模小于3万人口的街道办事处不设置社区卫生服务中心。县政府所在地的城关镇原则上只设置1所社区卫生服务中心,人口规模大于10万的可增设1所社区卫生服务中心。

社区卫生服务站:按0.5-1万人口设置1所社区卫生服务站,社区卫生服务站的个数原则上不超过社区卫生服务中心数的4-6倍,社区卫生服务中心和站的服务人口不重叠。

社区卫生服务机构的主要功能:以社区、家庭和居民为服务对象,以社区内妇女、儿童、老年人、慢性病人、残疾人、贫困居民等为重点,开展健康教育、预防、保健、康复、计划生育服务和一般常见病、多发病的诊疗服务。

(二)乡镇卫生院

每个建制乡镇必须设置1所政府办的乡镇卫生院。

乡镇卫生院的主要功能:承担基本医疗、预防保健、计划生育技术服务指导、健康教育和卫生行政部门委托的行政监督执法等综合性卫生工作,并对村卫生室进行业务管理、技术指导和人员培训,推行“乡村一体化”管理模式。

(三)村卫生室

每个行政村原则上设1个卫生室。居民居住分散,步行1小时才能到达村卫生室的自然村,或3000人口以上的行政村,可增设1个卫生室。人口较少或交通便利的村,可联合设置村卫生室。乡镇卫生院所在的行政村不再设村卫生室。

村卫生室的主要功能:承担农村基本医疗、预防、保健、健康教育等工作。为村组群众提供预防保健服务和常见病、多发病的初级诊治和传染病的报告及转诊工作。

第十条 公共卫生机构设置

(一)疾病预防控制中心

省、市州、县各设置1所疾病预防控制中心。市辖区可设置疾病预防控制中心,也可不设置疾病预防控制中心,其功能由市(州)疾病预防控制中心承担。乡镇卫生院、村卫生室和社区卫生服务机构组成疾病预防控制的基层网络。

疾病预防控制中心的主要功能:负责疾病预防与控制、突发公共卫生事件的应急处置、疫情报告及健康相关因素信息管理、健康危害因素监测与控制、实验室检测分析与评价、健康教育与健康促进、技术管理与应用研究指导等工作。

(二)卫生监督执法机构

省、市州、县(市、区)各设置1所卫生监督局。县(市、区)以下组建卫生监督派出机构。

卫生监督执法机构的主要功能:依法监督管理餐饮消费安全、化妆品、消毒产品、生活饮用水及涉及饮用水卫生安全产品;依法监督管理公共场所、职业、放射、学校卫生等工作;依法监督传染病防治工作;依法监督医疗机构和采供血机构及其执业人员的执业活动,整顿和规范医疗服务市场,打击非法行医和非法采供血行为;承担法律法规规定的其他职责。

(三)妇幼保健机构

省、市(州)、县各设置妇幼保健机构1所。除武汉市外,其他市(州)所在地原则上不设区级妇幼保健机构(8个参照县级管理的农村区已设置妇幼保健机构的,予以保留),其功能由市(州)妇幼保健机构承担。

妇幼保健机构的主要功能:提供妇女保健、儿童保健、健康教育等公共卫生服务,以及与妇女儿童健康密切相关的基本医疗服务,开展妇幼保健技术培训、业务指导、检查考核、健康教育、信息管理、科学研究、适宜技术推广、教学等工作。

(四)医疗紧急救援机构

全省以湖北省医疗紧急救援中心(简称急救中心)为龙头,以市(州)、县(市)级急救中心为主干,以各级医疗机构急诊科为支撑,建成比较完善的三级急救网络。

省级急救中心设在华中科技大学同济医学院附属协和医院。各市(州)设1所市(州)级急救中心,根据区域地理位置,在急救中心下可设若干基层急救站;各个县(市)设1所县级急救中心,县级急救中心可独立设置或在县(市)级医院附设。

医疗紧急救援中心的主要功能:负责市区内日常院前急救或指挥调度辖区内的院前急救工作;发生突发公共卫生事件时,指挥调度辖区内医疗急救资源,开展紧急救援;对市区内急救站、医院急诊科以及辖区各县市进行业务技术培训。

(五)采供血机构

全省设血站16所。武汉市设1所血液中心,每个市(州)设1所中心血站,天门、潜江、仙桃参照中心血站设置标准各设1所血站。血液中心或中心血站可根据区域内供血需要和地理位置,在供血区域内部分县(市)设分支机构。根据原料血浆需求、疾病流行情况、供血浆能力等,在郧县、监利、武穴、罗田、恩施、云梦、松滋等县(市)设置单采血浆站。

血液中心或中心血站的主要功能:开展无偿献血的的招募、血液的采集与制备、临床用血供应以及医疗用血的业务指导等。单采血浆站的主要功能:采集供应血液制品生产用原料血浆。

(六)精神卫生机构

省、市(州)、县(市)和以农业人口为主的区,各设置1所精神卫生中心,每个市(州)可确定1所综合医院设置精神专科。在各市(州)、县(市、区)精神专科床位总量控制范围内,鼓励民营资本举办精神病专科医院,但每个精神病医院病床规模不得少于50张。

精神卫生机构的主要功能:承担本辖区精神疾病急性住院治疗和科研教学,精神疾病监测、预防、治疗、培训、康复,开展精神卫生咨询,加强精神卫生知识宣传教育,对精神卫生防治工作进行监督、检查、评估和技术指导。

(七)临床检验中心

根据临床检验工作需要,设置1所省级临床检验中心,各市(州)可独立或挂靠综合医院设置1所临床检验中心,县级原则上不设临床检验中心。

(八)其他专业防治机构

各市(州)应设置1所传染病专科医院,县(市、区)应在综合医院或中医院内设置传染病区。

武汉、十堰、孝感、黄冈、荆州、恩施各设置1所麻风病防治中心。

各市(州)可依据本地防病工作实际需要,设立从事疾病疾病预防控制工作的结核病、血吸虫病、职业病、肿瘤、口腔疾病和慢性非传染性疾病专科防治机构。县级原则上不设置专科防治机构,现有专科防治机构归口到疾病预防控制中心进行统一管理或与其它机构合并。

第三章 病床配置标准

第十一条 总体要求

病床设置要满足基本医疗需求,适应不同病种、不同病情需要,有利于病人合理流向,有利于充分利用卫生资源,有利于节省病人医药费开支和方便病人,有利于医学技术的发展和为科研与教学提供良好的条件。

第十二条 配置总量

根据各地近几年病床变动情况,结合未来人口变动和居民潜在医疗需求,到2015年,各市(州)的病床配置标准如下(见表1):

表1 各市州病床配置标准(2015年)

市 州	2015年末床位总数	2015年末千人口病床
全省	253220~284260	4. 0~4. 5
武汉市	59900~64200	7.0~7.5
黄石市	11000~12400	4. 2~4. 7
十堰市	15000~17000	4. 2~4. 7
宜昌市	17400~19500	4. 2~4. 7
襄樊市	24000~27000	4. 0~4. 5
鄂州市	4400~5000	4. 0~4. 5
荆门市	12300~13800	4. 0~4. 5
恩施州	16200~18200	4. 0~4. 5
神农架林区	320~360	4. 0~4. 5
荆州市	23200~26500	3. 5~4. 0
咸宁市	10300~11800	3. 5~4. 0
黄冈市	22000~26000	3. 0~3. 5
随州市	7800~9000	3. 0~3. 5
孝感市	16000~18000	3. 0~3. 5
仙桃市	4800~5600	3. 0~3. 5
潜江市	3600~4100	3. 0~3. 5
天门市	5000~5800	3. 0~3. 5

省对各市(州)的病床实行总量控制。在总量控制范围内,各市(州)对病床在县(市)之间、综合医院与专科医院之间、公立医院与民营医院之间的配置比例,应根据区域内疾病谱的变化和按照加强农村、加强基本医疗服

务的原则合理安排。

第十三条 各类医疗机构病床的具体配置标准

(一)城市内综合医院、中医院、专科医院床位配置应根据其地理位置、服务人口、床位利用率、平均住院天数、床护比、医护比等因素进行综合核定,原则上核定病床后的床位利用率不低于90%,平均住院天数不超过全省同类医院平均数,床均建筑面积和卫生技术人员配置要达到相关要求。

(二)县级综合医院床位配置原则上按服务人口进行核定:100~150张/10万人以下;200~300张/10~30万人;300~500张/30~50万人;400~600张/50~80万人;500~800张/80~100万人;800~1000张/100万人口以上。县级中医院根据现有床位及利用率等综合因素设置床位,但最低不少于100张。

(三)乡镇卫生院:乡镇卫生院床位规模应根据其服务人口数量、当地经济发展水平、服务半径、地理位置、交通条件等因素,按照乡镇卫生院的类型、基本任务和功能合理确定。每千服务人口宜设0.6~1. 2张(服务人口一般卫生院按乡镇常住人口加暂住人口;中心卫生院在此基础上,加上辐射乡镇人口的1/3)。乡镇卫生院床位规模宜控制在100床以内。

(四)社区卫生服务中心:按每千服务人口(指户籍人口)0.3~0.6张床位,设置以护理康复和慢性病治疗康复为主要功能的病床,一般不超过50张。社区卫生服务站至少设日间观察床1张,不设病床。

第十四条 每床占用面积

综合医院每床占用建筑面积:100~300张床位的,80㎡/床;400~500张床位的,83㎡/床;600~700张床位的,86㎡/床;800~900张床的,88㎡/床;1000张床位以上的,90㎡/床。大型设备用房、制剂室和科研、教学、公共卫生用房等按《综合医院建设标准》另计。

中医院每床占用建筑面积:200张床以下,69~75㎡/床;200~400张床的,75~84㎡/床;500张床以上的,84~87㎡/床。大型设备用房、中医制剂室、中医传统疗法中心和科研、教学、公共卫生用房等按《中医院建设标准》另计。

乡镇卫生院、社区卫生服务中心、专科医院等,每床占用面积参照国家相关标准执行。

第四章 卫生人力配置标准

第十五条 总体要求

保证卫生人力总量与结构科学合理,满足医疗卫生机构正常工作开展,适应居民不同层次的医疗卫生需求,提高工作效率,促进医学技术的发展。

第十六条 配置总量

根据各地近几年医师变动情况,结合未来人口变化和居民潜在医疗需求,到2015年,各市(州)的医师(含执业医师和执业助理医师)配置标准如下(见表2):

表2 各市州医师配置标准(2015年)

市 州	2015年末医师总数	2015年末千人口医师
全省合计	121850~134970	1. 95~2. 15
武汉市	27800~30600	3. 25~3. 58
黄石市	5300~5800	2. 00~2. 20
十堰市	7200~7900	2. 00~2. 20
宜昌市	8300~9100	2. 00~2. 20

续表

襄樊市	10800~11900	1.80~2.00
鄂州市	2000~2200	1.80~2.00
荆门市	5600~6100	1.80~2.00
恩施州	7300~8000	1.80~2.00
神农架	150~170	1.80~2.00
荆州市	10600~11900	1.60~1.80
咸宁市	4700~5300	1.60~1.80
黄冈市	12000~13500	1.60~1.80
孝感市	8600~9700	1.60~1.80
随州市	4200~4700	1.60~1.80
仙桃市	2600~2900	1.60~1.80
潜江市	2100~2300	1.60~1.80
天门市	2600~2900	1.60~1.80

省对各市(州)的医师配置实行总量指导。在总量范围内,各市(州)对医师在县(市)之间、综合医院与专科医院之间、公立医院与民营医院之间的配置比例,应根据区域内疾病谱的变化和按照加强农村、加强基本医疗服务的原则合理安排。

第十七条 医疗卫生机构的人员具体配置标准

以满足业务工作需要为原则,根据国家与省的相关标准,结合实际情况合理配置。

第五章 医用设备配置标准

第十八条 总体要求

医用设备配置要体现分级原则,满足不同层次医疗卫生机构需要;要体现功能原则,满足医疗卫生机构的功能需要;要体现适宜原则,满足当地居民卫生服务需要与需求,同时又考虑到经济承受能力;要体现资源共享原则,提高使用效益,避免卫生资源的浪费;要体现重要性原则,大型设备实行分级管理、严格审批,一般设备按国家相关标准自主配置。

第十九条 大型医用设备管理目录分为甲、乙两类,其配置标准严格遵照卫生部、国家发改委、财政部发布的《大型医用设备配置与使用管理办法》。

(一)甲类设备由卫生部管理并颁发配置许可证,包括:1. X线~正电子发射型电子计算机断层扫描仪(PET~CT,包括正电子发射型断层仪即PET);2. 伽玛射线立体定位治疗系统(γ刀);3. 医用电子回旋加速治疗系统(MM50);4. 质子治疗系统;5. X线立体定向放射治疗系统(CyberKnife);6. 断层放射治疗系统(Tomo Therapy);7. 306道脑磁图;8. 内窥镜手术器械控制系统(da VniciS);9. 其它未列入管理品目、区域内首次配置的单价在500万元以上的医用设备。

(二)乙类设备由卫生部实行总量控制,包括:1. X线电子计算机断层扫描装置(CT);2. 医用磁共振成像设备(MRI);3. 800毫安以上数字减影血管造影X线机(DSA);4. 单光子发射型电子计算机断层扫描仪(SPECT);5. 医用电子直线加速器(LA)。省卫生厅根据卫生部下达的总量分配各市(州)控制指标(见表3)。

附表3　2015年各市州大型医用设备配置标准(乙类)

市 州	CT	MRI	DSA	LA	SPECT
全省合计	479	182	145	130	48
部省直	36	24	34	32	12
武汉市	67	35	28	16	5
黄石市	24	7	4	4	2
十堰市	34	12	8	9	3
宜昌市	40	15	12	9	3
襄樊市	40	15	11	10	3
鄂州市	9	3	3	3	1
荆门市	24	7	5	6	2
孝感市	33	9	5	6	3
荆州市	39	15	9	7	3
黄冈市	36	10	6	9	2
咸宁市	27	7	4	4	2
随州市	15	4	3	3	2
恩施州	29	9	6	5	2
仙桃市	7	3	2	2	1
潜江市	7	3	3	3	1
天门市	9	3	2	2	1
神农架林区	3	1	0	0	0

第二十条　常规医用设备配置标准

参照《医疗机构基本标准(试行)》、《综合医院建设标准》、《疾病预防控制中心建设标准》、《妇幼保健院、所建设标准》、《城市社区卫生服务中心基本标准》、《城市社区卫生服务站基本标准》、《血站基本标准》、《医疗紧急救援中心建设标准》、《乡镇卫生院建设标准》和《中医医院建设标准》等。

第六章　临床重点专科设置标准

第二十一条 临床重点专科分省、市(州)两级配置。省级临床重点专科一般设于三级医院,市(州)级临床重点专科设于区域内二、三级医院。

到2015年,全省在综合医院建立省级临床重点专科80个,争创10个左右国家级临床重点专科;国家级中医重点专科达到50个、省级中医重点专科达到80个。各市(州)根据当地实际,在二、三级医院中建设一定数量的市级临床重点专科。全省形成以省级临床重点专科为龙头,市(州)级临床重点专科为主体,院级临床重点专科为基础的临床重点专科体系,进一步发挥特色医疗,不断提升全省临床医疗技术水平。

第七章 卫生经费配置标准

第二十二条 卫生经费安排要坚持优先发展和保证基本卫生服务,有利于促进实现健康的公平性,有利于卫生事业健康持续发展。

第二十三条 卫生事业是关系广大人民群众身体健康、家庭幸福和生活质量的重大民生问题。要建立和完善政府卫生投入机制,逐步提高政府卫生支出占卫生总费用的比重,使居民个人基本医疗卫生费用负担有效减轻。政府卫生投入增长幅度要高于经常性财政支出的增长幅度,使政府卫生投入占经常性财政支出的比重逐步提高。

第二十四条 各地卫生事业费补助政策和标准严格执行《财政部、国家发展和改革委员会、民政部、人力资源和社会保障部、卫生部关于完善政府卫生投入政策的意见》(财社[2009]66号)和《省财政厅、省发展和改革委员会、省卫生厅、省人力资源和社会保障厅、省民政厅、省食品药品监督管理局关于完善政府卫生投入政策的实施意见》(鄂财社发[2009]129号)。

第八章 附 则

第二十五条 各市(州)、直管市、林区应按本《标准》的规定,在当地政府的领导下,结合本地实际,制订区域卫生规划和医疗机构设置规划。各地区域卫生规划和医疗机构设置规划报经省卫生厅、省发展与改革委员会、省财政厅审核同意后,由当地政府发布和组织实施。各县(市、区)人民政府根据本《标准》,结合市(州)区域卫生规划,编制本辖区的区域卫生规划,并积极实施。

第二十六条 本《标准》由湖北省卫生厅、湖北省发展和改革委员会、湖北省财政厅共同负责解释。

江西省区域卫生规划(2011~2020年)

为适应我省经济社会发展的需要,强化区域卫生规划管理,优化卫生资源配置,提高卫生服务能力,增进人民健康,根据中共中央、国务院《关于深化医药卫生体制改革的意见》、《国务院关于印发"十二五"期间深化医药卫生体制改革规划暨实施方案的通知》和省委、省政府《关于深化医药卫生体制改革的实施意见》以及《江西省国民经济和社会发展第十二个五年规划纲要》等文件精神,结合我省卫生资源现状及未来健康需求,制定本规划。

第一章　基本现状

一、社会经济发展概况

全省国土面积16.69万平方公里,设11个设区市、100个县(市、区)。2010年全省总人口4462万,其中,城镇人口1966万人,乡村人口2496万人;国民生产总值9451亿元,财政总收入1226亿元,城镇居民人均年可支配收入15481元,农村居民人均年纯收入5788元。

二、卫生事业发展现状

(一)卫生资源状况

(1)医疗卫生机构。2010年,全省共有医院505所,其中综合医院330所,中医院96所,中西医结合医院7所,专科医院72所。三级医院43所,其中综合医院28所、中医院、中西医结合医院8所、专科医院7所;二级医院177所,其中综合医院106所、中医院66所、专科医院5所。乡镇卫生院1587所,社区卫生服务中心(站)700所,村卫生所26904所。妇幼保健院(所)111所,疾病预防控制中心113所,卫生监督所112所。

(2)床位数。2010年,全省每千人口医疗机构床位数达2. 87张,每千人口拥有医院床位数1. 74张,每千农业人口乡镇卫生院床位数0.97张。

(3)卫技人员。2010年,全省每千人口拥有卫生技术人员3. 55人、执业(助理)医师1. 39人、注册护士1. 31人。每千农业人口乡村医生和卫生员数1. 37人。疾病控制机构人员1. 1人/万人口。妇幼保健机构2. 09人/万人口。卫生监督机构人员0.52人/万人口。

(4)大型医用设备。2010年,全省有甲类大型医用设备1台。乙类大型医用设备共440台,其中:X线电子计算机断层扫描装置(CT) 300台、医用磁共振成像设备(MRI)60台、800mA以上数字减影血管造影X线机(DSA) 37台、单光子发射型电子计算机断层扫描仪(SPECT)8台、医用直线加速器(LA)35台;省级为61台、市级为111台、县级为139台、乡镇卫生院6台、其他医疗机构64台、非公立医疗机构59台。

(二)卫生服务状况

2010年,全省总诊疗人次15666.37万次,其中医院占27.21%,社区卫生服务机构占4. 6%,卫生院占14. 97%;全省出院人数500.04万人, 其中医院占50.49%,社区卫生服务机构占1. 06%,卫生院占41. 31%;全省医疗机构病床使用率为80.51%,其中医院为87.56%,卫生院为71. 16%,社区卫生服务中心为34. 63%。

(三)医疗保障水平

2010年全省实现了新型农村合作医疗、城镇居民基本医疗保险、城镇职工基本医疗保险等医疗保障“三张网”全覆盖,城乡三项基本医疗保险参保率超过90%。

(四)居民健康状况

2010年,全省人均期望寿命达到74岁;全省人口出生率13.87‰,死亡率5.98‰,自然增长率7.89‰,婴儿死亡率控制在11.76‰以内,孕产妇死亡率控制在12.95/10万以内,甲乙类法定传染病报告发病率230.98/10万。

三、卫生事业发展面临的新形势

(一)卫生事业面临的发展机遇

党和政府对卫生工作给予高度重视,把保障和改善民生作为加快转变经济发展方式的根本出发点和落脚点,持续增长的综合国力为卫生发展提供了坚实基础。社会各界对卫生工作给予高度关注和支持,人民群众对卫生服务提出了更高的要求,卫生事业面临难得的发展机遇。

(二)卫生事业面临的挑战

1.经济社会发展新阶段带来多重健康问题挑战。

工业化、城镇化、人口老龄化和生态环境变化等都给医药卫生工作带来新的一系列严峻挑战。一方面,由生态环境、生产方式和生活方式变化导致的食品药品安全、饮水安全、职业安全和环境问题日益凸显,对人民群众的健康影响更加突出,给社会卫生管理带来巨大挑战。另一方面,我省面临的传染性疾病和非传染性疾病双重负担的格局没有改变,对人民群众的健康威胁和经济社会发展的影响反而日益加重。肝炎、结核等传统传染病防治形势依然严峻,一些曾被消灭的传染病死灰复燃,艾滋病、SARS、禽流感、甲型H1NI等新发传染病不断出现。尤其值得关注的是,心脑血管疾病、恶性肿瘤以及糖尿病等慢性非传染性疾病对健康的危害出现“井喷”式变化。同时,随着居民生活水平不断提高、各类社会保障制度逐步健全,城乡居民消费观念和消费结构正在发生快速转型与升级,人民群众基本物质消费需求得到满足后,更加追求生命质量和健康安全,医疗保健需求更高、更加多样化,对看病就医等卫生服务的要求更高、更敏感。医疗卫生服务供给与需求之间的矛盾日趋突出,服务理念、服务模式等亟需做出相应调整。

2.制约卫生事业发展的问题依然突出。

一是卫生资源总量不足、质量不高。我省卫生资源明显低于全国平均水平。2010年,我省每千人口卫生资源与全国比,床位数差0.68张,执业(助理)医师数差0.47人、注册护士数差0.28人。高层次卫生管理人才、医疗人才、学科带头人、名医名专家数量偏少;基层医疗机构的全科医师、社区医生和部分专科人才紧缺。护理人员、疾病预防控制人员、妇幼保健人员、卫生监督人员配置比例偏低。注册护士、社区卫生技术人员、乡村医生的学历偏低。

二是结构不合理,卫生资源利用效率不平衡。资源配置不合理,医疗资源特别是优质医疗资源主要集中在城市大医院和人口密集的区域,农村、社区医疗卫生工作比较薄弱,“大医院人满为患,基层医疗卫生服务利用不足”现象仍然严重。医疗机构以综合医院为主,专科医院数量少、规模小、医疗服务能力和医疗服务辐射能力不强。医院学科建设不平衡,一些急需的专业如儿科、妇产科、重症医学等专业发展缓慢,影响了医院的整体水平。

三是多元办医的格局尚未形成。民营医疗机构发展水平还比较低,特别是具备一定规模的民营医院还比较少。民营医院存在低水平重复设置,规模小,功能不全,服务水平和能力有限,病床使用率低的问题,尚未形成公立医院与非公立医院相互促进、共同发展的格局。

四是卫生信息化建设滞后。卫生信息化建设投入不足,资源分散,信息标准化程度低,缺乏统一的规范和协调管理,影响信息资源共享,卫生信息资源利用率低,与信息现代化要求不相适应,不能满足卫生服务及卫生管理的需要。

五是卫生投入总体不足。我省人均卫生总费用偏低,卫生投入不足,资源总量偏低。2010年,我省人均卫生总费用为992元,远远低于全国的1490元。近年来政府对卫生投入虽有较大增长,但仍未形成长效机制,卫生投入保障机制有待完善。

第二章　指导.思想、基本原则和总体目标

四、指导思想

深入贯彻落实科学发展观,坚持公共医疗卫生服务的公益性质,坚持预防为主、以农村为重点、中西医并重的方针,以提高人民健康水平和生活质量为目标,以优化配置卫生资源为主线,以深化医药卫生体制改革为动力,从资源总量、结构、布局调控入手,围绕“保基本、强基层、建机制”,突出公益、公平、效率,逐步建立起覆盖城乡的层级清晰、结构科学、方便可及、分工合理、协调合作的医疗卫生服务体系,全面提升卫生综合服务能力,不断满足人民群众日益增长的医疗卫生需求,确保城乡居民的主要健康指标达到全国中等以上的水平。

五、基本原则

(一)坚持政府主导与市场机制相结合,坚持公平与效率相统一。强化政府在基本医疗卫生制度中的责任,不断增加投入,维护社会公平正义,逐步实现建立覆盖城乡居民的基本医疗卫生制度。同时,注重发挥市场机制作用,动员社会力量参与,促进有序竞争机制的形成,提高医疗卫生运行效率、服务水平和质量,满足人民群众多层次、多样化的医疗卫生需求。

(二)坚持统筹兼顾,突出重点原则。统筹公共卫生、医疗服务体系建设,加快推进基本医疗卫生制度建设;统筹城乡、区域发展,不断缩小人群之间卫生服务利用和健康水平差异。坚持中西医并重,充分发挥中医药特色优势。优化卫生资源配置,城市重点强化三级医院整体功能,调整市区二级医院结构,农村重点强化三级医疗卫生服务网络,城乡大力发展社区卫生服务。

(三)坚持实事求是,因地制宜。充分考虑经济社会发展水平和卫生资源现状,深入分析供需双方的现实需求和潜在需要,因地制宜,量力而行,制定卫生发展目标、规模和速度,合理配置卫生资源,努力实现卫生服务供需间的基本平衡。

(四)坚持全行业与属地化管理。加强对医疗卫生全行业的宏观管理,打破现有按照部门和行政隶属关系形成的条块分割、布局不合理的资源配置格局,对区域内医疗卫生资源的规划、审批、调整、监督、评价等进行统一管理。

六、总体目标

通过实施区域卫生规划,使区域内卫生资源数量更加适宜,配置更趋合理,布局更加均衡,结构更为优化,卫生资源配置与国民经济和社会发展水平相适应,与居民健康需求相匹配,地区间、城乡间卫生资源配置差异明显缩小,到2020年,基本建立覆盖城乡居民的基本医疗卫生制度。

(一)人群健康指标

到2015年,全省人均期望寿命76岁;孕产妇死亡率控制在20/10万以下;婴儿死亡率控制在10‰以下;到2020年,

全省人均期望寿命77岁;孕产妇死亡率控制在20/10万以下;婴儿死亡率控制在10‰以下。

(二)卫生资源指标

到2015年,千人口床位数3. 5张;千人口执业(助理)医师数1. 75人;千人口护士数1. 86人;到2020年,千人口床位数4. 2张;千人口执业(助理)医师数2人;千人口护士数3人。

第三章　建设任务

七、公共卫生服务体系

进一步完善以专业公共卫生机构为龙头、以城乡医疗卫生机构为基础的疾病预防控制网络,建立各司其职、各负其责、分工明确、协调运转的新型疾病预防控制体系。各地应建立健全疾病预防控制、健康教育、妇幼保健、精神卫生、应急救治、传染病救治、职业病防治、采供血、卫生监督等专业公共卫生服务网络;完善医疗机构疾病预防控制职能,规范医疗机构公共卫生科室设置和工作职责、落实公共卫生工作人员,明确岗位职责。"十二五"要重点改善疾病预防控制、妇幼保健、精神卫生、应急救治、职业病防治、卫生监督等专业公共卫生机构的设施条件,提升卫生服务能力;建成省、市、县三级卫生应急管理与指挥决策信息系统,并实现互联互通。

八、医疗卫生服务体系

坚持增加总量、调整布局、优化结构、提升水平、提高效率的原则,加强医疗卫生服务体系建设。

(一)加强农村三级卫生服务网络建设。按照"保基本、强基层"的要求,建立健全以县级医院(县级综合医院、县中医院)为龙头、乡镇卫生院为骨干、村卫生室为基础、集医疗、预防、保健为一体的农村三级医疗卫生服务网。政府在每个县(市)重点办好1~2所县级医院(含中医医院)。按照"填平补齐"原则完成县级医院标准化建设,30万人口以上的县(市)至少有一所医院达到二级甲等水平。在每个乡镇政府负责举办一所乡镇卫生院,在每个行政村有一所标准化的村卫生室,积极推进乡镇卫生院和村卫生室一体化管理。乡镇卫生院和村卫生室以公共卫生服务为主,综合提供预防、保健和基本医疗等服务。

(二)完善城市医疗卫生服务体系。建立以社区卫生服务机构、大型综合医院(区域医疗中心)和专科医院为基础、门诊部、诊所等为补充的新型城市医疗卫生服务体系。进一步健全社区卫生服务体系,充分利用社区综合服务设施,继续加强社区卫生服务中心(站)能力建设,完善社区卫生服务功能,逐步建立社区首诊、分级诊疗和双向转诊制度。

城市医院按每百万人口设置一所三级综合医院的标准,到2020年,全省共设置三级综合医院48所,根据城市疾病构成、居民医疗服务需要等特点,设置必要的专科医疗机构。到2020年,省级设置5–7所省级综合性医院、2~3所中医院(中西医结合医院)以及承担区域性疑难病症诊治的专科医院等机构。各设区市原则设1~3所综合医疗机构、1所中医医疗机构,根据城市疾病构成、居民医疗服务需要等特点,设置必要的专科医疗机构。在城市新区,重点建设一批三级综合性医院和特色专科医院,提升集散和辐射能力,与城市经济和社会发展相协调。合理调整部分医疗机构功能,一些服务人口较多、服务能力已经达到二级医院标准的乡镇卫生院,可将其转为公立二级医院,符合条件的二级医院可向三级医院发展,资源利用率低、病源萎缩的要调整规模、资源下沉,向社区卫生服务机构转型,或向妇产、儿童、老年护理、康复、传染病、精神卫生等我省较为缺乏的、又符合居民健康需求的、有市场发展前景的专科特色医院发展。

(三)建立医疗卫生机构分工协作机制。要建立和完善公立医院、专业公共卫生机构以及基层医疗卫生机构之间的分工协作关系,坚持医防结合、中西医结合。公立医院要通过技术支持、人员培训、管理指导等多种方式,提高基层医疗卫生机构的服务能力和水平;专业公共卫生机构要对公立医院和基层医疗卫生机构开展公共卫生服务加强指导、培训和监管。公立医院和基层医疗卫生机构要实行分级医疗、双向转诊。鼓励有条件的地区通过合作、托管、重组等方式,促进医疗资源合理配置。

(四)大力发展非公立医疗机构。鼓励社会资本举办和发展具有一定规模、有特色的医疗机构和中间性医疗服务设施,包括康复、护理院、护理站、老年病和慢性病专科医疗机构,力争到2020年,每个地市培育1家三级综合医院,根据需求建立1~3家具有一定规模的二级及以上专科医院,全省民营医疗机构的床位、门诊和住院量分别达到总量的20%左右。

九、医疗应急救治体系

完善由急救中心、急救站和医院急诊科(室)组成的急救医疗服务体系。设区市各设置1所急救中心,县(市、区)原则上可在综合实力强的医院附设医疗急救站。二级以上医院应设置急诊科,与急救中心构成本区域急救网络。

十、区域卫生信息化体系

加强省、市、县三级区域信息平台建设,推动医疗卫生信息资源共享,逐步实现医疗服务、公共卫生、医疗保障、药品供应保障和综合管理等应用系统信息互联互通。加快基层医疗卫生机构和医院信息化建设,完善电子健康档案和电子病历等基础数据资源库与信息网络,鼓励三级医院广泛开展远程医疗会诊、数字医学影像、数字医学检验等为重点的信息技术的应用,发展面向农村和社区、面向边缘地区的远程医疗服务。到2015年,基层医疗卫生信息系统基本覆盖乡镇卫生院、社区卫生服务机构和有条件的村卫生室。

第四章　政策措施

十一、明确各级政府责任

省级制定全省区域卫生规划,提出卫生资源配置指导原则和指导标准,并根据人口分布、医疗卫生服务需求和交通状况等重点规划省级医疗卫生机构。地市级负责制定区域卫生规划并组织实施,要重点规划地市(级)医疗卫生机构,并按照属地化原则对卫生资源实行行业管理。县级应按照所在地区域卫生规划的要求,负责辖区内县乡村三级医疗卫生机构的设置。

十二、加强组织领导与部门协作

实施区域卫生规划需要进一步强化政府领导、加强各部门合作、动员全社会参与。要把区域卫生规划纳入当地经济和社会发展的总体规划,按照科学发展观的要求,切实保证卫生事业同社会经济协调发展。要建立目标管理责任制,将区域卫生规划落实纳入各级领导干部任期目标考核的重要内容。政府有关部门要制定配套政策,确保资金对重点领域的投向,引导医疗卫生资源向基本、基层、基础配置。

十三、建立和完善政府卫生投入机制

坚持把基本医疗卫生制度作为公共产品向全民提供。科学界定政府和市场在医疗卫生方面的投入责任,确定政府在提供公共卫生和基本医疗服务中的主导地位。积极调整财政投入结构,把公共卫生和基本医疗服务作为公共财政安排的优先领域。合理划分省、市、县三级政府的医疗卫生投入责任,形成职责明确、分级负担、

财力与事权相匹配的政府卫生投入机制。政府卫生投入增长幅度要高于经常性财政支出增长幅度,使政府卫生投入占经常性财政支出和卫生总费用的比重逐步提高,有效减轻居民基本医疗卫生费用负担。建立多渠道筹措卫生事业发展资金的新机制,对区域卫生规划的实施和卫生机构的改造建设给予经费支持。鼓励和引导社会资本举办医疗机构,增加医疗卫生资源,扩大服务供给,满足人民群众多层次、多元化的医疗卫生服务需求。

十四、建立实施与评估机制

各级人民政府要强化规划实施进度和效果评价,建立区域卫生规划实施评价制度,成立专门的评价工作小组,组织开展区域卫生规划实施进度和效果评价,及时发现实施中存在的问题,并研究解决对策。根据职责分工,建立问责制,落实各项规划要求。

附件: 1. 江西省医疗卫生资源配置指导标准

2. 江西省医疗机构设置规划

附件1

江西省医疗卫生资源配置指导标准(2011~2020年)

第一章 总则

第一条 为深化全省医药卫生体制改革,指导各地实施区域卫生规划,合理配置卫生资源,促进卫生事业健康发展,提高人民健康水平,根据卫生服务需求和卫生资源配置情况,制定本标准。

第二条 本标准为指导性标准,设区市可参照本标准,提出符合本地实际的卫生资源配置标准,制定本地区域卫生规划,并指导所辖县(市、区)区域卫生规划的编制。各地制订的区域卫生规划,应报上一级行政主管部门审核,并由当地政府批准实施。

第三条 本期规划目标既要满足全省人民基本医疗卫生服务需求,实现“常见病、多发病不出乡和社区、大病不出县、疑难杂症少出省”的目标,又要满足不同层次医疗卫生服务需求,同时还要与全省经济和社会发展水平相适应,与江西在新的起点上实现科学发展、进位赶超、绿色崛起的目标要求相协调。

第四条 卫生资源配置的基本原则

(一)实行全行业统一规划和管理。

(二)卫生资源配置与国民经济社会发展水平相适应,与人民群众的实际需求相协调。

(三)方便群众、布局合理,提高卫生服务可及性。

(四)坚持公平与效率相统一、政府主导与市场机制相结合。

(五)坚持统筹兼顾、突出重点,加强人才培养、基层卫生、预防保健和中医药建设。

第五条 本标准规划周期为2011~2020年。

第二章 卫生机构的设置

第六条 卫生机构设置须遵循下列原则:

合理布局与可及性原则。按地域、人口、健康水平等因素,结合本区域社会经济发展状况,合理布局卫生机构,易于为居民提供卫生服务。

结构合理与功能互补原则。根据区域内社会需求和卫生事业发展的要求,逐步建立起结构合理、层次分明、功能完善的卫生服务体系,并在功能上进行互补,发挥各类卫生机构(医疗、预防、保健、康复)的整体效益。

第七条 医疗机构设置应注重其总量控制、结构调整与发展的关系,加强内涵建设,避免重复设置和无序竞争,新、改、扩建的医疗卫生机构必须符合区域卫生规划的要求。

第八条 农村医疗机构设置,重点建立以县级医院为龙头、乡镇卫生院为骨干、村卫生室为基础的集医疗、预防、保健为一体的三级农村卫生服务网络。

(一)村卫生室设置

原则上每个行政村只设一所村卫生室,对地域较广、人口较多、自然村较为分散的行政村,可以增设;对人口较少的行政村可以合并设立,乡镇所在地可以不设村卫生室。鼓励各地将村卫生室纳入乡村一体化管理。

(二)乡镇卫生院设置

政府负责在每个乡镇举办一所乡镇卫生院。每3~4所乡镇卫生院可设1所中心卫生院,县城所在镇不得设置中心卫生院。

(三)县级医院设置

每个县设置一所政府办县级综合医院和一所中医医院。积极引导社会资本在县级开设专科医院或门诊部所,满足多样化医疗需求。

第九条 城市医疗机构设置,重点发展社区卫生服务,逐步调整医疗机构的层次、结构、功能和布局,加强医学中心、区域性医疗中心、专科医院的内涵建设和发展。并建立公立医院与基层医疗机构分工协作机制,逐步实现基层首诊、分级医疗和双向转诊,提高基层医疗资源利用率。

(一)社区卫生服务机构设置

政府负责按照街道办事处范围或3~10万居民规划设置社区卫生服务中心。人口规模大于10万人的街道办事处,根据需要可设置若干社区卫生服务站。

(二)城市医院的设置

以设区市为单位,非省会城市按合理布局的原则设1~3所综合医疗机构,一所中医医疗机构;根据城市疾病构成、居民医疗服务需要和跨地区卫生服务特点,设必要的专科医疗机构。

第十条 卫生监督机构设置,分省、市、县(市、区)三级设立。县(市、区)卫生监督所在乡镇和街道可设立派出机构或派出人员。经省批准的设区市建立的开发区可设立市级派出的卫生监督机构。除国家法律、法规另有规定外,其它行业、部门不得另设卫生监督机构。

第十一条 疾病预防机构设置,省级设省疾病预防控制中心和职业病防治研究院、寄生虫病研究所等专科防治机构。设区市和县各设1所疾病预防控制中心。经省批准的设区市建立的开发区可设立市级派出的疾病预防控制机构。各设区市可依据本地防病工作实际需要,设立从事疾病疾病预防控制工作的职业病、结核病、麻风病、慢性非传染性疾病等专科防治机构。县级疾病预防控制中心执行综合性疾病预防控制职能。血吸虫病防治地区的县(市、区)级现有血吸虫病防治机构设置不变,原则上不再设立新的防治机构。县级麻风病防治机构按现有的机构履行职能,人员配置应纳入疾病预防控制机构中一并予以考虑。

第十二条 妇幼保健机构设置,分省、市(地)、县三级设立。妇幼保健院的机构、床位和人员的配置,要按照医疗机构配置指导标准,纳入当地的区域卫生规划。

第十三条 精神卫生防治机构设置,省会城市重点建设1所省级精神卫生专科机构,除省会城市外,各地市支持1所地市级精神卫生专科机构建设,对部分精神卫生科床位缺口较大的地区可支持1所现有县级精神专科机构,还没有精神卫生专科机构的县(市),应在其综合医院设置精神卫生科;鼓励满足条件的医疗机构调整转制为精神卫生专业机构。

第十四条 医疗紧急救援机构设置,设区市各规划1所急救中心,县(市、区)原则上可在综合实力强的医院附设医疗急救站。二级以上医院应设置急诊科,与急救中心构成本区域急救网络。

第十五条 采供血机构设置,省会城市设置一所血液中心;各地市设置一所中心血站,县级依托县医院设置中转血库。

第十六条 临床检验中心设置,省级设置1所临床检验中心,各地市可独立或挂靠综合医院设置1所临床检验中心,县级原则上不设临床检验中心。

第十七条 非公立医疗机构设置,在制定和调整本地区域卫生规划、医疗机构设置规划和其他医疗卫生资源配置规划时,要给非公立医疗机构留有合理空间。需要调整和新增医疗卫生资源时,在符合准入标准的条件下,优先考虑由社会资本举办医疗机构。

第十八条 其他卫生机构,应根据社会需求和规划条件统筹设置。

第三章 医疗机构床位的配置

第十九条 医疗卫生机构床位是指各级医院、卫生院、社区卫生服务中心、精神病院、保健院和疗养院等医疗卫生机构设置的正规床位,不含医院的观察床、新生儿床、待产床和简易床。

第二十条 床位配置原则,主要依据区域内人口数量、居民卫生服务需求、医疗机构的级别与功能定位、现有床位使用率等因素来配置。地处边远,交通不便,人口密度较低的地区适当提高配置标准。

第二十一条 各地应按照床位配置标准,结合本地实际,合理分配综合医院、中医医院、专科医院、乡镇卫生院、妇幼保健机构、社区卫生服务中心等机构床位数,在满足基层医疗机构床位配置的基础上,重点加强县级综合医院的床位配置。全省床位配置指导标准见附表1。

第四章 卫生人力的配置

第二十二条 执业(助理)医师指取得执业(助理)医师证书且从事医疗、预防保健工作的人员。注册护士指具有注册护士证书且实际从事护理工作的人员。

第二十三条 加强卫生人才队伍建设规划与管理,使人才数量、质量和结构能够适应卫生服务需求,改善农村、城市社区的公共卫生和医疗服务人才短缺的局面。

1. 医院。以执业(助理)医师和注册护士配置为重点,以居民卫生服务需求量和医师标准工作量为依据,结合服务人口、经济状况、自然条件等因素配置医生和护士的数量,合理确定医护人员比例。应当按照医院等级与功能任务的需要设置床位与人员配比。承担临床教学、带教实习、支援基层、援外医疗、应急救援等任务的医疗卫生机构可适当增加人员配置。

2. 城乡基层医疗卫生机构。城乡基层医疗卫生机构人员配备应当综合考虑机构功能定位、职责任务、服务人口和服务范围以及当地交通状况等因素,按照适应人民群众基本医疗卫生服务需求的原则,合理配备。到2020年,基本实现城乡每万名居民有2–3名合格的全科医生。

3. 专业公共卫生机构。专业公共卫生机构的人员数量和结构应当按照辖区人口数、工作量、服务范围和经济水平等因素科学合理确定。疾病预防控制、妇幼保健和卫生监督机构等公共卫生机构人员按照卫生部《各级疾病预防控制中心基本职责》、《妇幼保健机构管理办法》、《关于卫生监督体系建设的若干规定》等有关规定配置。

第二十四条 全省卫生人力配置指导标准见附表2。

第五章 大型医用设备配置

第二十五条 大型医用设备的配置原则

大型医用设备的配置应坚持区域规划、分类规划、阶梯配置、资源共享和统筹兼顾的原则,对不同区域、不同类型、不同级别和不同性质的医疗机构实行分类指导。制定和调整大型医用设备配置规划应当充分考虑当地非公立医疗机构的发展需要。

第二十六条 大型医疗设备配置标准

甲类大型医用设备的配置标准按照卫生部甲类大型医用设备配置规划执行。

乙类大型医用设备包括X线电子计算机断层扫描装置(CT)、医用磁共振成像设备(MRI)、800MA以上数字减影血管造影X线机(DSA)、单光子发射型电子计算机断层扫描仪(SPECT)、医用直线加速器(LA)。乙类大型医用设备的配置许可证由省级卫生行政部门颁发。乙类大型医用设备的配置标准按卫生部核准我省的乙类大型医用设备配置规划执行。

第六章 卫生经费的配置

第二十七条 卫生经费,是指各级政府财政预算安排的卫生事业经费和专项经费。

第二十八条 各级政府要认真落实《财政部国家发展改革委民政部人力资源社会保障部卫生部关于完善政府卫生投入政策的意见》(财社[2009]66号),切实加大对卫生事业的投入,政府卫生投入增长幅度要高于经常性财政支出增长幅度,政府卫生投入占经常性财政支出的比重逐步提高。

第二十九条 新增加的卫生投入应重点向公共卫生、农村卫生、城市社区卫生、中医药等重点领域倾斜,逐步提高上述领域卫生投入占财政卫生投入的比例。各级财政对卫生事业发展落后地区,应给予专项扶持,加大对贫困地区卫生事业的转移支付力度。

第七章 附则

第三十条 本标准由省卫生厅、省发改委、省财政厅、省人保厅负责解释。

第三十一条 本标准自印发之日起实施。

附表1 2011~2020年全省医疗卫生机构床位配置指导标准

	2010年基础标准	2015年配置标准	2020年配置标准
全省床位总量(万张)	12. 79	16.28	20.2
其中省直(万张)	0.9	1.5	2. 1
全省总床位(张/千人口)	2. 87	3. 5	4. 2
其中地市(张/千人口)	2. 38-3. 62	3. 1-4. 0	3. 6-4. 5

注:各地市床位数不含省直医疗机构。

附表2 2011~2020年全省医疗卫生机构人力配置指导标准(单位:人/千人口)

		2010年基础标准	2015年配置标准	2020年配置标准
全省	执业(助理)医师	1. 39	1. 75	2. 0
	注册护士	1. 31	1. 86	3. 0
地市	执业(助理)医师	1. 09-1. 91	1. 47-1. 91	1. 85~2. 3
	注册护士	0.95-1. 91	1. 57-2. 07	2. 7~3. 2

注:各地市卫生人力资源不含省直医疗机构。

附件2

江西省医疗机构设置规划(2011~2020年)

根据国务院《医疗机构管理条例》规定,按照中共中央、国务院《关于深化医药卫生体制改革的意见》和省委、省政府《关于深化医药卫生体制改革的实施意见》,为进一步合理利用、科学调整和优化配置医疗资源,健全我省医疗服务体系,促进医疗卫生事业又好又快发展,满足区域内城乡居民健康需要,结合我省实际情况,编制《江西省医疗机构设置规划(2011~2020年)》。

一、指导思想

坚持以科学发展观为指导,坚持以人为本的服务理念,坚持把人民群众的健康权益放在首位的宗旨,以满足人民群众日益增长的多层次多样化的医疗服务需求为出发点,通过保基本、强基层、建机制规划原则,以《江西省区域卫生规划(2011~2020年)》为总纲,构建布局合理、功能完善、便捷高效的分级分工医疗服务体系,为群众提供安全、有效、方便、价廉的医疗卫生服务,促进医疗事业与全省经济社会同步发展。

二、设置原则

(一)依法设置原则。各级各类医疗机构的设置必须依据现有法律法规,符合医疗机构设置规划。各地、各部门、各单位不得擅自设立未经卫生行政部门确定标准的医疗机构,也不得越权设置医疗机构。

(二)公平可及原则。坚持城乡区域布局统筹,以基层为重点,大力发展和加强基层医疗机构建设,提高基层医疗机构服务能力和水平,缩小城乡差距。各级各类医疗机构服务半径适宜,交通便利、布局合理,便于群众就近得到服务,保证城乡居民公平、公正地享有基本医疗服务。

(三)多元办医原则。坚持以公立医疗机构为主导、非公立医疗机构共同发展的原则,加快形成多元化办医格局,积极引导社会资本和外资进入医疗服务领域;鼓励县医院帮扶乡镇卫生院;鼓励有条件的农村实行乡村一体化,建立良性竞争机制,建设结构合理、覆盖城乡的医疗服务体系。

(四)科学发展原则。坚持中西医并重,实事求是,注重可持续发展,以满足医疗服务需求为宗旨,在规划执行期间,根据国家医药卫生体制改革有关政策、当地社会经济发展状况、人口与疾病谱变化、城镇化建设等情况,适时动态调整规划,达到增加总量、盘活存量、提高质量的目标。

(五)分级医疗原则。明确定位医疗机构的功能和职责,建立和完善分级医疗、双向转诊的医疗服务体系,强化县级医院功能,做到常见病、多发病在基层医疗机构诊疗;充分发挥三级医院解决急危重、疑难、复杂问题及对口支援的指导作用,稳步提高基层医疗机构的服务水平。

三、规划目标

(一)总体目标

以居民健康为核心,以医疗服务需求为依据,以人人享有基本医疗卫生服务为落脚点,坚持统筹兼顾、协调发展的原则,合理规划医疗机构。各地卫生行政部门统一规划布局医疗资源,将不同所有制、不同投资主体、不同隶属关系、不同经营性质的医疗机构统一纳入规划,实行统一准入、统一监管。在农村建立以县级医院为龙头、乡镇卫生院为骨干、村卫生室为基础的服务网络;在城市建立以社区卫生服务机构为基础,省、市二三级综合和专科医院为架构,门诊部、诊所等为补充的新型城市医疗卫生服务体系,实现层次清楚、布局合理、结构优化、功能齐全,效益显著的医疗服务体系目标。

(二)医院设置

1. 综合医院

(1)三级综合医院:按每百万人口规划一所三级综合医院的标准,到2020年,全省三级综合医院达到48所。其中,全省规划新建20所三级综合医院。

到2015年,省级规划新建(含新建设的分院)4所三级综合医院。即江西省人民医院红谷滩医院,南昌大学第一附属医院象湖医院,南昌大学第二附属医院红角洲医院,赣南医学院第一附属医院黄金医院。

到2015年,设区市共规划新建9所三级综合医院。其中南昌市、宜春市各2所;九江市、鹰潭市、赣州市、上饶市、吉安市各1所。

三级综合医院规划新建数中预留7所民营或中外合资合作(或者外商独资)三级综合医院。

(2)二级综合医院:原则上每个县(市、区)规划1所政府办二级综合医院。服务人口达到50万以上的县(市、区),可增设1所二级综合医院。县(市、区)二级综合医院床位控制在500张以内。到2020年,全省二级综合医院达到140~150所。

到2015年,设区市共规划新建二级综合医院14所(不含一级医院升二级医院)。其中上饶市5所,吉安市3所,抚州市2所,九江市、景德镇市、新余市、鹰潭市各1所。

(3)一级综合医院:严格控制一级医院数量,原则上不再举办一级医院。

2. 中医医院(中西医结合医院)

(1)三级中医医院(中西医结合医院):到2015年,全省规划新建(含新设)15~20所三级中医院(中西医结合医院);到2020年,全省三级中医院(中西医结合医院)达到30~35所。

到2015年,省级规划新建2所三级中医医院。即江西中医学院第二附属医院、江西省灸疗医院。

到2015年,各设区市至少设1所政府办三级中医院(中西医结合医院)。同时,将基础好,规模大,辐射范围广,服务人口多的县(市、区)级政府办中医医院(中西医结合医院)设为三级中医医院(中西医结合医院),数量为20所。

(2)二级中医医院(中西医结合医院):原则上每个县(市、区)规划1所政府办二级中医医院(中西医结合医院)。县(市、区)级二级中医院(中西医结合医院)床位控制在500张以内。到2020年,全省政府办二级中医院(中西医结合医院)达到90-100所。

3. 妇幼保健院(所)

妇幼保健机构由政府设置。到2015年,每个县以上行政区域均设置1所妇幼保健机构;到2020年,全省三级妇幼保健院达到13~15所,二级妇幼保健机构达到90~100所。

到2015年,省级规划新建1所三级妇幼保健院,即江西省妇幼保健院分院。

到2015年,各设区市规划1所三级妇幼保健院;各县(市、区)规划1所二级妇幼保健院,人口不足10万的县(市、区)可规划妇幼保健所。

4. 专科医院

专科医院设置数量由各设区市根据当地人口资源现状、疾病谱等确定。其中:

(1)精神病医院:设区市规划1所三级或二级精神病专科医院。二级及以上综合医院设置精神科门诊。

(2)传染病医院:设区市规划1所三级或二级传染病医院。二级及以上综合医院设置感染性疾病科。

(3)儿童医院:省级规划新建1所三级儿童医院(即江西省儿童医院红谷滩医院)。设区市规划1所三级或二级儿童医院。二级及以上综合医院加强儿科建设,儿科床位应占医院总床位的10%以上。

(4)康复医院:设区市根据实际情况规划1所三级或二级康复医院。二级及以上综合医院设置康复医学科。

(5)职业病医院:重点建设省职业病医院,按照三级专科医院和国家职业病临床重点专科建设标准,将省职业病医院建成全省职业病诊断、治疗、康复、科研核心力量,强化职业病群体性事件的技术处置能力。鼓励赣州市、萍乡市、上饶市规划建设独立的职业病防治机构。

(6)其他专科医院:设区市根据本地人口资源、经济发展、疾病谱合理规划设置其他专科医院。

(三)基层医疗卫生机构设置

1. 乡镇卫生院

乡镇卫生院由政府设置,以乡镇为单位,每个乡镇应规划一所乡镇卫生院,因乡镇撤并造成当地居民就医不方便的地方,可设立卫生院分院,对原有卫生院继续保留。乡镇卫生院根据其功能分为中心卫生院和一般卫生院,中心卫生院与一般卫生院的规划比原则上控制在1:3~4。县城所在地原则上不设中心卫生院。

对于规模较大的乡镇卫生院,在确保每个乡镇有一所政府办乡镇卫生院的前提下,在医疗机构设置规划允许范围内,可以改扩建为二级综合医院。

2. 社区卫生服务机构

社区卫生服务中心由政府设置,按照街道办事处范围或3~10万居民规划1所社区卫生服务中心。对社区卫生服务中心难以覆盖的区域,人口相对集中达0.6~1. 2万人左右,根据居民医疗需求规划1所社区卫生服务站。新建社区,可由所在街道办事处范围的社区卫生服务中心就近增设社区卫生服务站。

3. 其它基层医疗机构

门诊部、诊所作为城市医疗卫生服务体系的补充,应适当控制其数量,做到合理布局,在一定的区域内,不重复规划同一类别的门诊部、诊所;原则上,每个行政村设1个村卫生室。对村型较大,人口较多、自然村较为分散的行政村,可酌情增设村卫生室;乡镇卫生院所在地的行政村原则上不再设置村卫生室。

(四)其他医疗卫生机构

到2020年,全省规划设置其他医疗机构30~40所,包括临床检验诊断机构、护理院(站)、其他诊疗机构。加快发展中间性医疗服务。

(五)构建区域医疗中心

1. 开展区域医疗中心建设

到2020年,通过优化医疗资源配置,加强基础项目建设,积极扶持现有政府举办的三级甲等医院创建国家级区域医疗中心。到2015年,对基础条件好、辐射范围广、医疗服务优质的设区市三级甲等医院规划1~3个省级综合性医疗中心,3~6个专科性医疗中心;各设区市选择规划1~2个辐射范围广的设区市级综合性医疗中心。

各级区域中心分别代表区域内先进医疗服务水平,在承担日常的医疗服务工作同时,还要承担相应人才培养和医疗教学工作。

2. 加强临床重点专科建设

到2020年,三级甲等医院要努力创建国家级临床重点专科,其他医疗机构要努力创建省级和本地区的临床重点专科。省内各级各类医疗机构要根据本机构的实际情况,突出重点,打造有特色的临床重点专科。

(六)床位配置

全省一级、二级和三级医院床位数按照3:4:3标准配置,其中综合医院中医床位数不低于医院标准床位数的5%。非营利性医院,可在确保基本医疗服务的基础上,开设适量特需医疗床位,按不超过医院核定床位数的10%

设置。

社区卫生服务中心:可设一定数量以护理康复为主要功能的病床。社区卫生服务站至少设观察床1张,不设病床。

乡镇卫生院:床位配置要综合考虑辖区的服务人口、经济发展水平、服务半径、地理位置、交通条件等因素,按照卫生院的功能和承担的任务以及居民的卫生服务需要和需求情况合理确定。乡镇卫生院床位配置标准为每千人口0.6张~1. 2张,原则上不超过100张,中心乡镇卫生院可按每千服务人口1. 2张床位设置,原则上不超过150张。

(七)执业(助理)医师和注册护士的配置

医院应以居民卫生服务需求和医师标准工作量为依据,结合服务人口、经济状况、自然条件等因素配置医师和护士的数量,合理确定医护人员比例。应按照医院等级与功能任务的需要设置床位与人员比例。承担临床教学、带教实习、应急救援等任务的医疗卫生机构可适当增加人员配置。至2015年,三级医疗机构医护比大于1:1. 5,床护比达到1:0.6;医师本科以上学历应达90%以上,护士大专以上学历应达85%以上,专业技术人员比例要达到80%;二级医疗机构医护比大于1:1. 3,床护比达到1:0.4;医师本科以上学历应达75%以上,护士大专以上学历应达70%以上,专业技术人员比例要达到75%。

城乡基层医疗卫生机构:全科医生达到城市每万人口3名,农村每万人口2名。每个社区卫生服务中心在医师总编制内配备一定比例的中医类别执业医生。全科医生与护士比例按1:1的标准配备。设护理康复或日间观察床位的社区卫生服务中心,增配适量医师和护士。其他人员按不超过医师、护士和医技人员编制总数的5%配备。社区卫生服务机构的临床医生20%达到本科以上学历、60%达到大专学历,护士大专以上学历应达50%以上。

乡镇卫生院原则上按照每千乡镇总人口数1. 2名的标准配置卫生人员,并有1名全科医生,卫生专业技术岗位占总岗位的90%以上,从事公共卫生服务岗位应占总岗位的20%~40%,其中中心卫生院和独立设置防保站可上浮5%~10%。有条件的乡镇卫生院可选派医技人员到村卫生室工作。乡镇卫生院的后勤服务工作实行社会化,新进后勤人员不使用人员编制。乡镇卫生院的临床医生20%达到本科以上学历、60%达到大专学历,护士中大专以上学历达50%以上。

村卫生室人员按每千服务人口1. 2~1.6人的标准进行配置,其中有1名能够掌握中医药服务技术的乡村医生(执业助理以上医师)。乡村医生20%达到大专以上学历、50%达到中专学历。

(八)医疗技术配置

1. 省级三级医疗保健机构作为全省医疗中心,负责向全省居民提供急危病症、疑难疾病诊疗和专科医疗服务,承担高等医学教育和科研工作,培养高层次卫生技术人员,指导和培训下级医院卫生技术人员开展诊疗活动的任务。可以提供第一、二、三类医疗技术服务。

2. 设区市三级医疗保健机构作为设区市医疗中心,主要向多个县(市、区)居民操供代表本地市高水平的综合性和专科性医疗服务,并承担基层卫生人才培养和一定的医学科研任务。主要提供第一、二类医疗技术服务。

3. 县(市、区)医疗保健机构作为县(市、区)域内的医疗中心,主要负责基本医疗服务及危重急症病人的抢救,并承担对乡镇卫生院、社区卫生服务机构、村卫生室的业务技术指导和卫生人员的进修培训,主要提供第一类医疗技术服务。

4. 乡镇卫生院、社区卫生服务中心等基层卫生医疗机构,负责提供公共卫生服务和常见病、多发病的一般诊疗、应急转诊等服务。

山西省卫生厅(2011~2015年)乙类大型医用设备配置管理实施细则

为进一步加强全省乙类大型医用设备管理,规范申报审批等工作程序,根据卫生部、国家发展和改革委员会、财政部联合下发的《大型医用设备配置与使用管理办法》(卫规财发〔2004〕474号)和卫生部印发的《医疗卫生机构医学装备管理办法》(卫规财发〔2011〕24号)等有关文件精神,结合我省实际,制定2011~2015年乙类大型医用设备配置管理实施细则 。

一、适用范围

(一)卫生部指定的X线电子计算机断层扫描装置(CT)、医用磁共振成像设备(MRI)、800毫安以上数字减影血管造影X线机(DSA)、单光子发射型电子计算机断层扫描仪(SPECT)、医用电子直线加速器(LA)等五种乙类大型医用设备。

(二)主要适用于山西省境内除部队医院以外的各级各类公立医疗机构,其他医疗机构参照执行。

二、配置原则

乙类大型医用设备实行全行业和属地化管理,实行统一规划、总量控制、合理配置、分级管理的原则。

省卫生厅根据卫生部下发的乙类大型医用设备配置规划指导意见,结合我省卫生资源配置标准制定《山西省乙类大型医用设备配置规划》,报卫生部审批核准后下达各市卫生行政部门组织实施。

各设区的市级卫生行政部门按照省卫生厅下达的乙类设备配置标准和配置总量,结合当地区域卫生规划,制定乙类大型医用设备配置规划实施方案,并报省卫生厅备案。

三、配置条件

各级医疗机构配置乙类大型医用设备应当符合本区域内卫生规划和医疗机构设置规划,与其功能定位和任务相适应,具备相应技术要求和安装条件,能够满足医疗机构基本配置标准。

(一)医疗机构配置乙类大型医用设备必须符合卫生行政部门批准开设的相应诊疗科目。

(二)使用乙类大型医用设备的医师、操作人员、工程技术人员必须接受相应的岗位培训,取得与使用的乙类大型医用设备相关的资质。

(三)配置乙类大型医用设备,必须具备符合《职业病防治法》等有关法律法规规定的房屋、水电、防护、环保等相应的基础设施条件,并做好职业病危害放射防护预评价和建设项目卫生审查验收工作。

(四)大型医用设备的选型,要注重经济、适用。科学研究型配置应以省级三级甲等综合或专科医院为主。临床研究型配置以设区的市级及以上区域内临床、科研水平达到三级以上的综合或专科医院为主,或相关学科为省级以上重点专业,临床和科研水平达到三级甲等标准要求水平的医疗机构。临床实用型以设区的市级及以下医疗机构和首次配置该类设备的医疗机构为主。

(五)公立医疗机构购置乙类大型医用设备资金应以政府投入为主。严格禁止公立医疗机构利用贷款、融资租赁、集资等形式,负债购置大型医用设备。

四、申报审批流程

(一)医疗机构申请配置或更新乙类大型医用设备,财务关系隶属于省卫生厅的省直医疗机构直接向省卫生厅提出申请,其他各级各类医疗机构按属地化原则向所在地同级卫生行政部门提出申请,并逐级上报。各申请单位应对其申请材料的真实性负责。

(二)设区的市卫生行政部门严格依据乙类大型医用设备配置的基本条件,对本区域内医疗机构申请配置或更新乙类大型医用设备的相关材料进行审核,将符合配置规划和准入条件的医疗机构申报材料,统一上报至省卫生厅。

(三)省卫生厅每年组织三次乙类大型医用设备评审会,组织医院管理、大型医用设备管理和专业技术等方面专家,对设区市卫生局和省级医疗机构申报的乙类大型医用设备的必要性和可行性进行集中评定,根据评定意见和乙类大型医用设备规划要求予以审批。

(四)配置批复有效期为1年,逾期未装备到位的,批复自动失效。医疗机构仍计划配置该品目大型医用设备的,需重新履行报批程序。对基础设施建设周期长、技术复杂的设备,经专家论证同意,可延长1年批复有效期。

五、省级卫生行政部门集中受理审批时间

(一)集中受理截止时间: 3月、7月、10月第一周最后一个工作日;

(二)初步审核时间:3月、7月、10月中旬;

(三)专家评审会时间:3月、7月、10月下旬;

(四)批复时间:4月、8月、11月上旬。

(时间如有变动,另行通知)

六、申报材料要求

按照有关规定编制顺序排列依次为:

(一)市级卫生行政部门申请材料

1. 设区的市卫生行政部门拟同意医疗机构新增或更新乙类大型医用设备的请示;

2. 设区的市卫生行政部门乙类大型医用设备配置计划和评审意见汇总表。

(二)县级卫生行政部门向设区的市卫生行政部门申请本辖区内医疗机构新增或更新乙类大型医用设备的请示。

(三)各级医疗机构申请材料

1. 新增配置

(1)医疗机构向同级卫生行政部门申请配置乙类大型医用设备的请示。主要内容包括:申请机构基本情况;拟申请配置设备的名称、规格和主要配件;相关辅助配套设备名称、数量和使用人员取得岗位培训合格证书。

(2)医疗机构配置大型医用设备申请报告。主要内容包括:申请机构基本情况;申请机构近三年运营情况;申请配置设备所使用专业近三年运营情况;新增设备类型、价格和经费来源;上岗人员相应的岗位资质证书;可行性论证报告、需求分析等。

(3)医疗机构执业许可证正本和副本(注册科目及变更注册部分)复印件(医疗机构诊疗科目代码应明确到二级科目)。

(4)卫生部颁发的大型医用设备上岗人员技术合格证复印件,磁共振设备人员上岗合格证可替代CT人员上岗证。上岗证注册地点与申请医疗机构应相符,如聘用其他医疗机构具有相应资质的技术人员,必须将其注册执业地点变更为本单位(或省厅批准的多点执业证件)。

(5)医疗机构近三年度的会计报表(主要包括:资产负债表和收入费用总表)。

(6)资金来源证明(如购置资金来源为财政拨款,需提供政府部门资金批复文件)。

2. 更新配置

(1) 医疗机构配置乙类大型医用设备更新申请报告(见附件3),主要内容包括:申请机构基本情况;申请机构近三年运营情况;申请配置设备所使用专业近三年运营情况;更新设备类型、价格和经费来源;上岗人员相应的岗位资质情况;可行性论证报告、需求分析;按国有资产管理相关规定对旧设备提出处理意见等。

(2)医疗机构执业许可证正本和副本(注册科目及变更注册部分)复印件(医疗机构诊疗科目代码应明确到二级科目)。

(3)卫生部颁发的大型医用设备上岗人员技术合格证复印件,(磁共振设备人员上岗合格证可替代CT人员上岗证)。上岗证注册地点与申请医疗机构应相符,如聘用其他医疗机构具有相应资质的技术人员,必须将其注册执业地点变更为本单位。

(4)医疗机构近三年度的会计报表(主要包括资产负债表和收入费用总表)。

(5)资金来源证明(如购置资金来源为财政拨款,需提供政府部门资金批复文件)。

(6)原设备的乙类大型医用设备配置许可证正本复印件。

(7) 原设备运行情况报告及相关处理意见。

七、采购与使用

(一)医疗机构获得省卫生厅同意配置或更新的批复后,方可购置乙类大型医用设备。

(二)购置的乙类大型医用设备必须具有国家颁发的《医疗器械注册证》,进口产品应具有机电产品进口许可证。

(三)乙类大型医用设备必须按照政府采购法及有关规定的采购方式进行采购。

(四)严禁医疗机构购置进口二手乙类大型医用设备和国家已公布的淘汰机型。购置(接受捐赠)其他医疗机构更新替换下来的乙类大型医用设备,必须按本办法规定的程序办理配置审批。

八、配置证申领

乙类大型医用设备到货验收合格并投入使用后,医疗机构应向省卫生厅申请领取《大型医用设备配置许可证》。申请时需提供如下材料:

(一)山西省卫生厅关于乙类大型医用设备配置的批复

(二)乙类大型医用设备采购合同和中标通知书原件及复印件;

(三)乙类大型医用设备购置发票复印件;

(四)乙类大型医用设备验收报告原件及复印件;

(五)乙类大型医用设备及操控台设备装机完成图像资料2张;

(六)申请更新设备的《大型医用设备配置许可证(乙类)》原件。

九、监督与管理

各级卫生行政部门对所属医疗机构配置与使用大型医用设备负有管理和指导责任。对违反相关规定,擅自购置、使用不合格和淘汰机型、聘用不具备资质人员操作和使用乙类大型医用设备的医疗机构,卫生行政部门应按管理权限依法查处,并追究其单位和相关人员的责任。

陕西省卫生事业发展“十二五”规划

“十二五”时期,是深入贯彻落实科学发展观,着力构建社会主义和谐社会,加快建设西部强省的关键时期,是全省卫生事业改革与发展的攻坚时期。为进一步深化医药卫生体制改革,解决卫生事业发展与人民群众不断增长的健康需求以及经济社会发展不相适应的突出矛盾,根据《陕西省人民政府关于全省国民经济和社会发展第十二个五年规划编制工作的意见》结合卫生工作实际,提出我省卫生事业发展第十二个五年规划。

一、“十二五”卫生事业发展面临的机遇和挑战

“十二五”时期,我省卫生事业依然面临诸多挑战。卫生事业发展与人民群众健康需求不相适应的矛盾依然突出,卫生资源配置不够合理,基层卫生人才依然缺乏,保障机制尚未完全建立,基层医疗卫生服务能力有待提高。艾滋病、结核病等重大传染性疾病尚未得到有效控制,新发传染病和人畜共患病不断出现,慢性病危险因素呈进行性上升趋势。重大公共卫生安全事件时有发生。人口老龄化、城镇化和工业化、人群疾病谱转变和流动人口增加,对卫生事业发展提出新的挑战。随着深化医药卫生体制改革步入攻坚阶段,一些深层次矛盾问题日益凸显。同时,党中央国务院和省委省政府坚持民生优先,加快推进和谐社会建设的战略决策对卫生事业创造了良好的政策环境。国家统筹城乡发展的基本方略为基层医疗卫生事业发展带来了新的机遇。全社会对医药卫生体制改革的关注、理解和支持也为深化医改创造了良好的社会环境和舆论环境。

二、指导思想、原则和目标

(一)指导思想

深入贯彻落实科学发展观,以深化医药卫生体制改革为主线,坚持公共医疗卫生事业的公益性质,强化政府的责任和投入,坚持预防为主、以农村为重点、中西医并重的方针,保基本、强基层、建机制,努力缩小城乡之间、区域之间、不同收入人群之间医疗卫生服务差距,满足人民群众日益增长的医疗卫生服务需求,促进卫生事业与经济社会协调发展。

(二)基本原则

坚持以人为本。把人人享有基本医疗卫生服务、提高人民群众健康水平作为“十二五”期间卫生事业发展的根本目的。

坚持政府主导。强化政府在建立基本医疗卫生制度中的责任,注重发挥市场机制作用,形成促进科学发展的体制机制。

坚持统筹兼顾。优化卫生资源配置,促进城乡之间、区域之间、中西医之间均衡发展,增强卫生发展的整体性和均衡性,实现卫生事业与区域经济社会协调发展。

坚持实事求是,一切从实际出发。进一步解放思想,创新体制机制,促进卫生事业健康可持续发展。

(三)发展目标

到2015年,初步建立覆盖城乡居民的基本医疗卫生制度,公共卫生服务体系、医疗服务体系、医疗保障体系和药品供应保障体系进一步完善,地区间人群健康状况和资源配置差异明显缩小,人民群众健康水平进一步提高,主要健康指标达西部地区前列,实现“西部卫生强省”的奋斗目标。

三、主要发展指标

⑴人均期望寿命。到2015年,人均预期寿命达到73.6岁。

⑵孕产妇死亡率。到2015年,孕产妇死亡率下降到35/10万。

⑶婴儿死亡率。到2015年,婴儿死亡率下降到10‰。

⑷每千人口床位数。到2015年平均每千人口医疗机构床位数达到3.9张。

⑸每千人口执业(助理)医师数。到2015年平均每千人口执业(助理)医师1.85人。

⑹每千人口注册护士数。到2015年平均每千人口注册护士2.13人。

⑺农村自来水普及率。2015年增长到70%。

⑻2015年,政府卫生投入占卫生总费用的比重提高到30%以上,个人支出比重控制在30%以下。

四、主要任务

㈠健全公共卫生服务体系

进一步明确职能定位,加强和完善疾病预防控制、妇幼保健、卫生监督、应急救治、采供血、精神卫生、健康教育、职业病和地方病防治等公共卫生服务体系。

开展疾病预防控制机构标准化建设,更新优化实验室设备,实现全省90%以上的疾病预防控制机构达到卫生部《疾病预防控制中心建设标准》基本配置要求。健全疾病预防控制网络,加强结核病、地方病等专业防治机构建设,加强传染病网络直报系统建设和管理,建立和完善慢性病监测系统。疾病预防控制中心实行全额预算管理。加强对疾病预防控制机构专业人员培训,加强对乡、村两级医务人员基本公共卫生服务项目的培训和指导。健全各级疾病预防控制机构规范化管理制度,建立科学的考核评估机制。强化对医疗机构疾病预防控制工作的业务指导。

开展妇幼保健机构标准化建设,实现全省50%的各级妇幼保健机构达到国家相关建设标准。继续实施国家妇幼卫生综合项目,开展妇幼保健机构等级评审,加强母婴保健服务市场监管。

建立健康促进与健康教育服务体系。建立健全省市县三级健康教育工作网络,重点加强省、市级健康教育基地建设。加强乡镇卫生院和社区卫生服务中心健康教育设施建设,为村卫生室和社区卫生服务站配置健康教育设备。到2015年,各级健康教育机构专业人员全部接受系统教育培训。加强健康知识的传播,倡导文明健康的生活方式,2015年居民健康知识知晓率城市达80%以上,农村达70%以上;居民健康行为形成率城市达60%以上,农村达50%以上。全面推进全省无烟医疗卫生系统创建工作。

加快卫生应急体系建设。按照政府主导、属地管理、条块结合的原则,健全卫生应急指挥系统,完善省级决策指挥信息平台,全面提升突发事件卫生应急管理效率和水平。完善综合监测预警制度。建立省级卫生应急总队和分队,配置装备,培训人员,开展应急演练。开展地市级卫生应急队伍建设。加强农村卫生应急体系建设。健全卫生应急物资储备和调运系统,建立物资储备目录,完善地区间、部门间和卫生系统内部应急物资调运机制,在西安市中心医院等4家省级单位建立应对中毒、核和辐射事故、外伤野战医疗救援以及生物恐怖实验室鉴定物资储备库,在11个设区市疾控中心建立卫生防疫物资储备库。重点抓好鼠疫、人感染高致病性禽流感、手足口病等重大突发公共卫生事件的防范和应对工作。完善信息报送、风险评估和监测预警制度。

实施卫生监督体系建设。全面加强卫生监督机构业务用房建设,配备基本设备和执法车辆,加强人员培训,提高监督能力。每个乡镇卫生院和城市社区卫生服务中心设立专职岗位承担卫生监督工作。构建以省级职业病防治机构为龙头,以市、县级疾病预防控制机构和各级医疗机构为主体的全省职业病防治体系。

进一步加强全省采供血机构建设。以省为基础,建立全省采供血机构信息管理平台,实现血资源信息共享。进一步加强血站实验室质量控制体系建设。逐步扩大核酸检测技术在血站的应用。加强采供血机构基础设施建设,更新、添置必要的仪器设备装备,提高应急采供血能力。

健全精神卫生防治体系。实施全省精神卫生机构基础设施建设专项规划,全面完成精神卫生机构标准化建设任务。进一步建立政府主导、部门合作、社会参与的精神卫生工作机制,形成覆盖城乡、功能完善的重性精神疾病管理治疗网络。

专栏1 公共卫生服务体系重点工程

1. 疾病预防控制体系建设。对以往未安排建设的区级疾控中心及未达标县级疾控中心开展基础设施建设。更新省、市、县三级疾病预防控制机构实验室设备。

2. 妇幼保健服务体系建设。对全省妇幼保健机构开展基础设施建设,配备相应设备。

3. 健康教育体系建设。建立健全省市县三级健康教育工作网络,重点加强省、市级健康教育基地建设。加强乡镇卫生院和社区卫生服务中心健康教育设施建设,为村卫生室和社区卫生服务站配置健康教育设备。

4. 突发公共事件卫生应急体系建设。一是省市县三级卫生应急指挥平台建设,包括视频会议系统、移动指挥平台和通讯保障系统建设。二是卫生应急队伍能力建设。包括车辆和设备装备、人员培训、应急演练以及设备维护。三是卫生应急物资储备和调运系统建设。

5.卫生监督体系建设。开展卫生监督机构业务用房基础设施建设,装备执法设备、工具和车辆。

6.职业病防治体系建设。建立健全与职责任务相适应、规模适度的省、市、县三级职业病防治网络。

7.采供血机构建设重点工程。一是建立全省采供血信息网络管理中心。二是配备专用车辆(采、接、送血车)。三是建设街头献血屋。四是配置专用设备。

8. 精神卫生体系建设。实施全省精神卫生机构基础设施建设专项规划,全面完成精神卫生机构标准化建设任务。

(二)健全医疗服务体系

通过省部共建,大力支持我省重点医疗科研机构,打造西北医疗科研中心,力争在医疗、科研和教学等相关领域达西部先进水平,增强临床服务辐射能力。加强省市级综合医院和专科医院建设,重点建设西北妇女儿童医院、省人民医院、省肿瘤医院和省中医院。

健全农村三级卫生服务网。优先建设发展县医院,全面实施县医院标准化建设,加强设备配置,力争全部达到二级甲等水平。完成全省乡镇卫生院标准化建设任务,统筹安排乡镇卫生院医疗设备更新,开展职工周转房等配套设施建设,解决乡镇卫生院职工住房难、吃饭难、洗澡难、文化生活贫乏等问题。

加强医疗救治体系建设。建设以省级三级甲等综合医院为主体的省级医疗救援基地。建立健全以省为指挥中心,以各设区市综合医院为救治中心,以107个县区急救站为主阵地,反应迅速灵敏的三级院前急救网络。开展县级急救站业务用房建设,配备必要急救设备。通过住院病房改扩建,设备装备、人员培训和人才引进等方式,开展6所省级医院、11所市级中心医院和107个县区级医院重症医学科建设。

健全城市社区卫生服务体系。坚持政府主导,鼓励社会参与,全面完成城市社区卫生服务中心、站的标准化建设任务。对政府举办的城市社区卫生服务机构实行全额预算管理。改革人事分配制度,建立健全内部运行管理机制,完善绩效考核标准。鼓励公立医院的中高级离退休医师到社区卫生服务机构工作。逐步建立社区首诊、分级诊疗和双向转诊制度。全省所有社区卫生服务机构纳入基本医疗保障定点范围。逐步将辖区内预防保健、妇幼卫生、残疾康复等职能交由社区卫生服务机构承担。

专栏2 城乡医疗服务体系重点工程

1. 基层医疗卫生服务体系建设。实施县医院、中心乡镇卫生院和城市社区卫生服务机构等基层医疗卫生机构标准化建设。

2. 区域医疗科研中心和省市级重点医疗机构建设。通过省部共建,大力支持我省重点医疗科研机构,打造西北医疗科研中心,力争在医疗、科研和教学等相关领域达西部先进水平,增强临床服务辐射能力。加强省市级综合医院和专科医院建设,重点建设西北妇女儿童医院、省人民医院、省肿瘤医院和省中医院。

3. 急救体系建设。建立健全以省为指挥中心,以各设区市综合医院为救治中心,以107个县区急救站为主阵地,反应迅速灵敏的三级院前急救网络。开展县级急救站业务用房建设,配备必要急救设备。

4. 乡镇卫生院“安心工程”。开展乡镇卫生院职工周转房等配套设施建设,解决职工住房难、吃饭难、洗澡难、文化生活贫乏等问题。

(三)巩固和完善新型农村合作医疗制度

逐步提高新农合筹资标准,力争2015年达到人均300元,参合农民住院政策性补助随筹资增加而逐步提高。门诊统筹覆盖所有县区。在全省开展儿童白血病、先天性心脏病等大病医疗保障,提高医疗救治和保障水平。健全监督制约机制,规范基金管理使用,合理控制基金结余,保障基金安全。加大定点医院医疗服务行为监管力度,控制医药费用不合理增长。加强新农合经办机构服务能力建设,做到机构健全、办公场所固定、编制落实、经费保证。提高装备水平,加强人员培训。建立新农合信息管理计算机平台,完成新农合信息化建设工作。

专栏3 医疗保障体系重点工程

新农合经办机构建设。按照每千人口2平米的标准,实施全省新农合经办机构业务用房建设,配备相应办公设备,提升管理服务能力。

(四)健全药品供应保障体系

加快建立以国家基本药物制度为基础的药品供应保障体系。全面推行国家基本药物制度,规范药品网上集中招标采购,推行“三统一”管理。适时补充和调整基本药物目录。基层医疗卫生机构全面实施基本药物制度,其他医疗机构逐步实现全面配备,优先使用基本药物。加强对医务人员合理使用基本药物的培训,实行基本药物全品种覆盖抽检。建立基本药物制度实施监测评价指标体系和信息管理系统。落实基层医疗卫生机构综合补偿相关政策。完善基本药物报销办法,提高实际报销水平。做好国家基本药物制度与城镇职工、居民基本医疗保险和新型农村合作医疗制度的衔接。严格食品、药品和医疗器械质量监管,完善监管机构,提升监管能力,加强检验监测、认证检查和不良反应监测等技术支撑体系建设。实施新一轮国家药品(医疗器械)标准提高行动计划。加强药品监管信息化建设。加强保健食品、化妆品监管和安全风险监测。

(五)加强医疗质量管理和医疗服务监管

进一步加强医院管理,提高医疗质量,保障医疗安全。严格医疗机构、人员、技术、大型医疗设备等医疗服务要素的准入管理。继续深入开展“医疗质量万里行”活动。推行医疗技术临床应用分级分类管理。积极推行临床路径管理,全面实施医疗服务质量全程控制和医院评价工作。建设国家级临床重点专科10个,省级临床重点专科40个。逐步建立城市大型综合医院与县级医院之间远程会诊系统。进一步加强药事服务管理,完善临床药师制度和处方点评制度。规范抗生素临床应用管理,加大合理用药监测力度。建立医院感染防控工作标准体系。加强护理队伍建设,调整护理人员结构,加大专科护士培养力度,全面落实分级护理制度,深入开展优质护理示范活动。积极推动无偿献血工作,无偿献血率100%,建立健全以临床用血需求为基准的预约采血管理机制。

加强临床合理科学用血管理,成分输血率90%以上,确保血液质量和用血安全。

加强医疗服务质量监管制度,提高服务质量和效率。规范医院投诉管理,健全医疗纠纷人民调解制度和医疗责任保险制度,进一步推动平安医院创建工作。继续完善推广预约诊疗服务,简化就诊程序,方便群众就医。加大对医疗机构运行状况的监管力度,加强对人体器官移植的监管,严格医疗广告的审批和监管。

继续实施以“万名医师支援农村卫生工程”为主要形式的城乡医院对口支援工作,积极巩固和完善城市三级医院与县级医院之间的对口支援和协作关系。注重调动支援医院和受援医院双方的积极性,建立合作双赢的运行模式。开展二级以上医疗机构对口支援乡镇卫生院工作。

(六)促进基本公共卫生服务逐步均等化

在实施国家基本和重大公共卫生服务项目的基础上,根据我省居民主要健康需求,逐步增加和扩大服务项目和内容。逐步提高补助标准,建立和完善经费补偿机制。将流动人口纳入基本公共卫生服务范畴,促进农民工与城镇居民享受同等基本公共卫生服务,努力提高流动妇女儿童和留守儿童基本医疗卫生服务可及性。

全面落实针对艾滋病高危人群和重点人群的有效干预措施,健全免费检测和咨询网络,继续落实“四免一关怀”政策,到2015年全民预防艾滋病性病知识知晓率城市达85%以上,农村75%以上,流动人口80%以上,艾滋病发病控制在全国低流行区。积极开展结核病快速诊断和结核菌耐药研究,扩大免费治疗范围和内容,巩固现代结核病控制策略100%覆盖的成果,到2015年新涂阳病人发现率70%以上,治愈率85%以上,加强结核菌/艾滋病病毒双重感染防治工作。开展重点人群疫苗接种、健康教育和灭鼠防鼠,到2015年流行性出血热发病率下降到6/10万以下。稳步减少乙肝病毒携带人群,到2015年5岁以下儿童乙肝表面抗原携带率降到0.8%以下。加强地方病综合防治和效果监测,到2015年全省大骨节病和克山病病区县达到国家控制区标准,碘缺乏病达到国家消除目标。加强省级麻风病院建设和管理工作。提高免疫规划疫苗常规接种率和流动人口预防接种管理质量。继续保持无脊髓灰质炎状态。努力实现消除麻疹目标。建立健全慢性非传染性疾病防治的组织管理体系和网络,开展高血压、糖尿病等基层综合防控,在各级医疗机构推行35岁以上首诊患者测量血压制度,在80%以上的社区、乡镇医疗卫生机构开展血糖测定服务,加强脑卒中的筛查和防治工作。广泛开展全民健康生活方式行动。全面推进全省无烟医疗卫生系统创建工作。建立重性精神疾病病例报告制度,加强重性精神疾病患者的管理治疗。加强心理卫生服务制度化和规范化管理。加强龋病和牙周病防治,开展儿童伤害预防和控制工作。

继续实施农村孕产妇免费住院分娩,建立危重孕产妇和新生儿急救中心和绿色通道,提高产科、儿科服务质量。继续实施降消项目。开展出生缺陷三级综合防治,加强婚前孕前保健宣传教育、产前筛查和产前诊断以及新生儿疾病筛查管理。深入开展预防艾滋病、梅毒和乙肝母婴传播工作。做好以农村妇女两癌筛查为重点的农村常见妇女病防治工作。加强7岁以下儿童保健管理,重点提高农村医疗卫生机构对危重新生儿、早产/低出生体重儿的诊治和管理水平。

开展爱国卫生运动,积极创建卫生城市、卫生县城、卫生村镇活动。启动建设健康城镇活动。以建设农村卫生厕所示范县、乡、村为突破口,提高农村无害化卫生厕所普及率。到2015年新建无害化卫生户厕195万户,提高农村生活饮用水水质卫生监测质量。

专栏4 减少烟草危害行动项目

开展重点人群烟草流行监测,推动全省无烟医疗卫生系统创建活动,实施控烟干预,开展戒烟服务。

(七)深化公立医院改革,加快形成多元化办医格局强化区域卫生规划,实施医疗机构设置规划,做好公立医院布局与结构调整工作,合理确定公立医院的功能、数量和规模。坚持公立医院的公益性质,把维护人民健康权益放在第一位,改革公立医院管理体制、运行机制、补偿机制和监管机制,推进体制机制创新。积极推进县级公立医院综合改革和卫生管理县镇一体化改革。建立公立医院之间、公立医院与城乡基层医疗卫生机构的分工协作机制、有激励有约束的内部运行机制、多元办医的外部竞争机制,提高公立医院服务效率。加强和改善对公立医院的治理,初步建立现代医院管理制度。完善医务人员激励机制和管理制度,创造良好职业发展条件和执业环境。鼓励支持和引导社会资本发展医疗卫生事业,加快形成投资主体多元化、投资方式多样化的办医体制。

(八)加强卫生人才队伍建设。

大力实施人才强卫战略,把卫生人才建设作为卫生工作的重中之重。在省市两级选择部分三级医院建立住院医师和全科医师培训基地,建立住院医师规范化培训制度,实施基层医疗卫生机构万名医师培训项目,重点加强乡镇卫生院和城市社区卫生服务机构全科医师的培训。为乡镇卫生院招聘执业医师和订单定向免费培养医学本科生。对村卫生室在职在岗卫生人员每年培训一次。加强公共卫生人才培养,加强重大疾病预防控制、健康教育、卫生监督、妇幼保健和卫生应急等方面人员的业务培训。在每个城市社区卫生服务机构和乡镇卫生院配备防保专干。

专栏5 卫生人才队伍建设重点工程

1. 乡村卫生人员培训项目。对乡村两级卫生技术人员和市县卫生行政部门主管农村卫生工作的人员和乡镇卫生院院长进行短期培训,提高其服务能力或管理水平。

2. 基层卫生人才215工程项目。培养200名基层医疗卫生单位管理干部。为缺少执业医师的乡镇卫生院招聘执业医师。依托西部人才工程,培养农村基层卫生技术带头人。为乡镇卫生院订单定向免费培养医学本科生。

3. 基层医疗卫生机构万名医师培训项目。依托在陕高等医学院校,开展针对乡镇卫生院和城市社区卫生服务机构的全科医生培训,五年培训1万人。

4. 全科医生临床培养基地建设项目。

(九)加强食品安全监管和卫生监督工作。

完善食品安全综合协调机制,建立健全省市县三级食品安全风险检测体系。建立健全食品安全地方标准制定、批准和企业标准备案制度。提高食品安全事故流行病学调查能力。加大重大食品安全事故查处力度。加强餐饮食品安全监管。继续深化卫生监督体制改革,加强饮用水卫生安全监测,提高水质检验能力。实施公共场所卫生监督量化分级管理,规范消毒产品、涉水产品等健康相关产品卫生许可和监督工作。加强以医疗机构放射性危害控制为重点的放射卫生监督检查工作。加强环境污染对健康影响监测、评估工作,提高重金属污染健康危害监测、诊疗服务水平。加强农村等薄弱地区学校卫生监督工作。加强传染病防治监督检查。严厉打击无证行医和非法采供血活动。完善职业病监测和职业健康风险评估体系,逐步扩大职业健康检查覆盖面,开展对尘肺、职业中毒和职业性放射性疾病等重点职业病的监测,进一步规范和强化职业病诊断与鉴定程序和管理,加大职业病防治执法力度,严厉查处严重危害劳动者健康的违法行为。

(十)大力发展中医药事业,促进中医药继承和创新。

实施中医药强省战略。启动省级中医药临床、教学和中西医结合研究基地建设。加快陕西省中医医院建设。推行市、县级中医院标准化建设。做好综合医院、乡镇卫生院和社区卫生服务中心中医科、中药房规范化建设,强化村卫生室中医药工作,逐步建成区域规划科学、功能定位准确、中医特色突出、技术优势明显、运行管理规范、办医格局多样的中医医疗服务体系。在县级以上中医院开展重点专科建设,着力打造一批特色突出、优势明显、疗效显著、多层次的中医名科,形成中医药优势明显的专科群。开展中医“治未病”工作,加大重大疾病预防、疾病康复、亚健康干预、保健等方面研究力度,探索中医药“治未病”健康服务模式。加强各层次中医药人才培养,完善名中医评选制度,为名老中医和名中医配备高层次的学术继承人,培养新一代名医,鼓励无学历人员和西医人员学习中医,提高基层中医药人员学历层次和综合素质。健全中医药文化平台,打造陕西特色鲜明的中医药文化品牌,传承和繁荣中医药文化。建设中医药重点研究室、实验室。加大中医药防治重大疾病、常见病、多发病、慢性病研究力度,加快中医药科技进步与创新,逐步建立中医药科研课题立项和科技成果评审同行评议制度。

专栏6 全省中医药服务体系建设重点工程

1. 中医药临床科研教学基地建设。建设1所国家级中医药临床研究基地、1所省级中医药临床教学基地、2所中西医结合三甲医院及4所省级中医药临床基地;

2. 市县级中医院标准化建设。对5所市级中医院进行标准化建设,使其成为本地区中医医疗康复中心;建设61所标准化的县级中医院,使之成为服务功能完善,中医特色突出的综合性中医院。

3. 中医药文化宣传教育基地建设。包括陕西省中医药博物馆建设项目、药王孙思邈文化宣传教育基地建设项目。

4. 中医药重点学科和重点专科建设。在全省省级和市级中医院建设29个重点学科,在全省省、市、县级中医院建设128个重点专科。

5.中医药服务体系设备配置项目。对4所省级,9所市级,97所县级中医院按照填平补齐的原则进行医疗设备配置

6.基层医疗卫生机构中医药体系建设。在全省1706所乡镇卫生院和640所社区卫生服务中心(站)开展中医科、中药房规范化建设。

7.中医药人才培养项目。开展高层次和基层中医药人才培养工作,建设名中医工作室50个。

8.中医药科研能力建设项目。通过开展全省中草药资源普查及研究、中医药防治重大传染性疾病临床基地建设、中医药重点研究室建设、中医药科研中心实验室建设、中医药治未病中心试点,加强中医药科研能力建设。

9.开展中医药科普文化巡讲活动。启动“中医中药中国行•进社区、进乡村、进家庭”活动,加强中医院中医药文化建设。

(十一)加强卫生系统惩防体系建设和精神文明建设。

贯彻落实中央关于建立健全惩治和预防腐败体系工作规划,坚持标本兼治、综合治理、惩防并举、注重预防的方针,建立完善具有卫生行业特色的惩治和预防腐败体系框架。加强反腐倡廉教育,以领导干部为重点,建立完善反腐倡廉和医德医风教育长效机制,落实医德考评制度,抓好职业道德竞赛活动。认真贯彻落实党风廉政建设责任制,加强权力运行监控机制建设。深入推行政务公开和院务公开。严肃查办违法违纪案件和严重损害群众利益的行风案件。继续推进卫生系统精神文明建设,深入开展创先争优活动,树立先进典型,发挥好基层党组织战斗堡垒作用和党员先锋模范作用。加大卫生新闻宣传工作力度,坚持正确的舆论导向,努力营造卫生事业改革发展良好氛围,树立卫生行业良好形象。

五、保障措施

(一)建立协调统一、高效规范的管理体制和运行机制。

加强部门协调,统筹规划和整合卫生资源,努力实现卫生事业全行业管理和属地化管理,建立协调统一、高

效规范的卫生管理体制。公共卫生机构和政府举办的基层医疗卫生机构收支全部纳入预算管理,合理确定人员编制、工资水平和经费标准,加强绩效考核。建立健全基层医疗卫生机构补偿机制,通过服务收费和政府补助补偿政府办基层医疗卫生机构人员支出和业务支出等运行成本。坚持以投入换机制,大力推进基层医疗卫生机构综合改革。理顺公立医院药品和医疗服务价格体系,适当提高医疗技术劳务收费标准。加强对医疗机构的财务监管。推进以岗位聘用为核心的人事制度,完善卫生专业技术人员职称评定制度。合理确定并不断提高医务人员薪酬水平。

(二)完善政府主导的多元卫生投入机制。

各级政府是发展医疗卫生事业的责任主体,要按照财政部等五部委《关于完善政府卫生投入政策的意见》(财社〔2009〕66号)精神,继续保留和不断增加卫生重点领域的专项投入,政府卫生投入增长幅度要高于经常性财政支出增长幅度。要把深化医药卫生体制改革作为财政支持的重点领域,把公共卫生和基本医疗服务作为公共财政安排的优先领域。加大对公立医院改革、基本药物制度建设的经常性投入。鼓励民间资本投资医疗卫生事业,形成政府投入为主导,其他渠道为补充的多元化卫生投入机制。

(三)加快推动医药卫生科技进步。

做好省科技计划项目和省科技奖组织申报。继续实施重点学科建设。推广卫生“十年百项”适宜技术项目,提高农村和城市社区基层医疗卫生机构技术服务能力。大力开展医学科学普及工作。继续与第四军医大学联合举办医学临床研究生课程班。加强对人类辅助生殖技术和病原微生物监督管理、医用特殊物品出入境管理工作。

(四)大力推进医药卫生信息化建设。

开展省级综合管理、市级区域卫生信息平台建设,鼓励有条件的县(区)建立县级信息平台。建设公共卫生、医疗服务、医疗保障、药品供应保障、卫生综合管理等五大领域重点业务系统。以平台建设和重点业务系统建设为依托,充分利用我省电子政务服务平台资源,建设居民电子健康档案和电子病历基础数据库,建立并完善“居民健康卡”管理信息系统,建立标准统一规范、资源合理利用、信息互通共享的全省卫生信息系统。以数据质量为核心,加大统计执法检查和处罚力度。完善《陕西省卫生统计调查制度》,积极开展全省居民病伤死亡原因调查,编制居民平均寿命表,做好第五次全国及陕西省卫生服务调查工作。

专栏7 卫生信息化建设重点工程

开展省级综合管理、市级区域卫生信息平台建设,鼓励有条件的县(区)建立县级信息平台。建设公共卫生、医疗服务、医疗保障、药品供应保障、卫生综合管理等五大领域重点业务系统。建设居民电子健康档案和电子病历基础数据库。

(五)建立健全医药卫生法律制度。

增强卫生系统人员民主法制观念,全面提高法律素质。在全面贯彻落实现有卫生法律法规的基础上,结合本省实际制定地方性卫生规章条例。制定并实施卫生系统“六五”普法规划,营造有效保护群众健康权益和促进医疗卫生机构健康发展的法制环境。规范卫生监督执法行为,推进依法行政。配合开展行政审批制度改革。推进政务公开,深入开展卫生新闻宣传。

(六)建立健全规划实施评价机制。

成立陕西省卫生“十二五”规划实施评估小组,加强规划执行的督导检查和沟通协调,开展规划实施的中期评估和终末评估,及时对执行效果进行论证,努力实现规划目标。

天津市食品药品监督管理局医疗器械技术专家管理办法

第一条 为提高本市医疗器械科学监管水平,规范医疗器械技术专家(以下简称:专家)的聘用与管理,健全专家在医疗器械审评、审批、评价、应急处置等环节的工作机制,保障专家在医疗器械上市前审批、上市后监测等工作中有效发挥技术支撑作用,根据《医疗器械监督管理条例》、《医疗器械注册管理办法》、《医疗器械召回管理办法(试行)》、《医疗器械不良事件监测和再评价管理办法(试行)》制定本办法。

第二条 天津市食品药品监督管理局(以下简称:本局)负责专家的聘用和管理,设立医疗器械技术专家库和专家管理办公室。专家库由来自临床医疗机构、科研院所、检验检测机构、大专院校等单位的相关领域内专家组成。

专家管理办公室设在市局医疗器械监管处;其中对医疗器械技术审评方面专家的管理工作委托市医疗器械审评中心承担。

第三条 专家应具备以下基本条件:

(一)作风正派,科学公正,认真负责,坚持原则;

(二)熟悉掌握医疗器械及相关领域的法律法规、标准规范、专业技术等;

(三)具备大学本科以上(含大学本科)学历;

(四)在本专业具有较高的学术造诣、学术影响力和丰富的实践工作经验,在相应专业岗位工作5年以上,一般应具有高级专业技术职称;

(五)能正常参加医疗器械审评、审批、评价、应急处置等有关工作会议、活动和培训等,并能按要求承担和完成医疗器械技术支撑有关工作;

(六)本人不在医疗器械申报中介机构任职或兼职,一般也应不在医疗器械相关企业任职或兼职;

(七)身体健康,原则上年龄在65周岁以下。

第四条 市局聘任专家的来源包括候选专家所在单位推荐,现任专家署名推荐,市医疗器械检验中心、市药品不良反应监测中心、市医疗器械审评中心推荐,市医疗器械监管处直接提名;推荐或提名经征得本人及所在单位同意后。由专家管理办公室组织遴选进入专家库。

第五条 专家遴选程序:

(一)市局根据工作需要,向相关单位发出征集医疗器械技术专家的通知;

(二)凡被推荐进入专家库的专家需填写《天津市医疗器械技术专家推荐表》(见附件);

(三)推荐单位须据实填写推荐意见,并经本人和所在单位同意后报市局;

(四)专家管理办公室组织遴选,经市局批准后向入选专家颁发入选通知和聘书;

第六条 专家聘用期为5年,聘期届满后,可根据需要续聘。

第七条 对于专家库目前暂时缺少的医疗器械上市前审批、上市后监测等工作急需领域的专家,可由所需单位提出申请或提名推荐,经专家管理办公室研究确定人选,报市局批准后,可作为医疗器械技术特需专家予以聘用,进入应届专家库。

第八条 对于在某一专业领域具有极高声誉和学术造诣并长期参与我市医疗器械监管技术支撑工作的专家,如存在超龄等情况时,可由所需单位推荐,经市局批准后担任“医疗器械荣誉技术专家”,不再进入遴选程序。

第九条 专家的主要职责:

(一)对拟申请上市医疗器械产品进行技术审评,对产品的安全性、有效性提出意见,完成专家审评报告; (二)参与对医疗器械不良事件的调查、分析、评价等有关工作;

(三)参与对已上市医疗器械的再评价工作;

(四)参与医疗器械召回方案评价、重大案件及应急处置控制措施制定等相关工作;

(五)参与医疗器械技术规范等制定的咨询工作;

(六)参与医疗器械审评、审批、评价、监管、应急处置等相关政策的研究;

(七)承担医疗器械上市前审批、上市后监测等相关的其他有关工作。

第十条 凡需要专家提供技术意见的单位,应向专家管理办公室提出书面申请,申请内容包括:拟聘请技术专家涉及的专业、数量和具体事项名称。专家管理办公室负责从专家库中随机遴选专业对口的专家参与具体工作,并以书面、电话或电子信息方式通知有关专家及所需单位。

第十一条 专家参与某项医疗器械相关工作的方式一般采取专家会议的形式,并形成专家综合意见,也可以采取审阅资料并提出书面意见等其他形式。

第十二条 专家在参与医疗器械相关工作时,享有以下权利:

(一)查阅医疗器械相关工作的有关资料,了解医疗器械相关工作的有关情况;

(二)对参与的医疗器械相关工作提出技术评价、咨询意见和建议;

(三)要求记录个人与专家综合意见不同的意见;

(四)按有关规定获得相应报酬;

(五)法律、法规、规章规定的其他权利。

第十三条 专家在参与医疗器械相关工作时,承担以下义务:

(一)按照国家有关法律、法规和有关规定等进行医疗器械技术支撑相关工作,独立、客观地提出意见,并对所提出的意见负责;

(二)以科学、公平、公正的态度从事医疗器械相关工作,认真履行职责,廉洁自律,不得借工作之机谋取私利;

(三)遵守保密规定,对讨论意见和其他有关情况予以保密,不得擅自发布、抄录和外传;

(四)不得参与可能有碍公正性的活动;

(五)如发现医疗器械相关工作中的违法违规行为,应及时向市局反映情况;

(六)接受市局对专家的培训、考核及监督;

(七)对与自己有利害关系的相关活动,应主动提出回避;

(八)积极参加有关医疗器械公益性活动,不得以市局专家名义进行相关商业性活动;

(九)法律、法规规章规定的其他义务。

第十四条 专家应按时全程参加医疗器械相关工作,工作期间原则上不得请假;特殊情况需请假的应当经专家管理办公室批准后方可离开。

第十五条 专家有下列情况之一的,经专家管理办公室研究同意,报市局批准后,应中止其工作,直至予以解聘,并将有关情况通报专家所在单位:

(一)违反本办法**第十三条**中有关规定的;

(二)在医疗器械相关工作中出现技术或责任差错并造成不良后果的;

(三)因其他原因不适于继续参加医疗器械相关工作的。

第十六条 市局对在医疗器械相关工作中做出突出成绩的专家可予以表彰或奖励,并将有关表彰情况通报专家所在单位。

第十七条 本办法自2013年1月1日起施行,《天津市医疗器械审评专家管理办法(试行)》同时废止。

第十八条 本办法有效期至2017年12月31日。

二、重要会议及领导讲话

第二十一届中国国际医用仪器设备展览会暨技术交流会

由卫生部支持,卫生部国际交流与合作中心、中国医院协会、中国医学装备协会共同主办的第二十一届中国国际医用仪器设备展览会暨技术交流会(CHINA-HOSPEQ 2012)于8月16日~18日在北京成功举办。通过各方的共同努力,展会已成为提高我国医疗机构装备水平、引进和推广先进适宜技术、促进民族工业发展、加强国际间交流与合作的有效平台,受到了业界的关注和好评。

CHINA-HOSPEQ 2012展出面积22,000平方米,为方便专业人员采购、参观、调研,展会继续按产品类别进行分区展示,设立大型影像设备、X线设备、超声设备、卫生信息化、临床检验及实验室设备、内镜及手术室建设、重症医学及抢救设备、医用高值耗材、护理康复设备、消毒感控设备、眼科设备及医用车辆等专业展区。

CHINA-HOSPEQ 秉承“服务卫生事业发展,以学术交流带动展览,以展览促进学术交流”的办展宗旨,以推广新产品、新技术为重点,促进诊疗水平的提高,产、学、研交汇融合,产品技术创新和产业发展。展会期间共举办学术、技术交流活动57场,涉及专题293个,其内容涵盖医学装备采购与管理、医学影像、重症医学、眼科、骨科、临床检验等多个学术领域,吸引了上万名专业人士到场参观调研。

2012中国医院论坛与展会同期举办。该论坛由中国医院协会主办,论坛主题为“重在内涵建设,持续改进管理”。论坛内容包括医院重点专科建设、等级评审、质量安全、能力提升、数字化医院、精益医疗、医院文化、和谐医患关系和两岸四地医院管理经验分享等。同期,还举办了中国医院管理突出贡献奖、优秀院长表彰、医院科技创新奖颁奖和百姓放心示范医院授牌等项活动。

中国医学装备协会于展会期间举办了2012中国康体佳健康联盟论坛、IHE中国2012年第二次测试大会颁证以及中国医学装备协会磁共振成像装备与技术专业委员会成立大会等活动,也吸引了较多的业内人士参与。

(卫生部国际交流与合作中心)

第二十四届国际医疗仪器设备展览会

由中国人民解放军总后勤部卫生部、中国国际贸易中心股份有限公司、惠通兴业国际展览(北京)有限公司和杜塞尔多夫展览(上海)有限公司共同主办的第二十四届国际医疗仪器设备展览会(以下简称为China Med 2012)于2012年3月25~27日在北京国家会议中心成功举办。

3 天的展会吸引了来自中国、德国、日本、意大利、美国、瑞典、瑞士等23个国家和地区的515家知名厂商参展。展览会展示总面积达30,000平方米,较上一届稳中有升。德国展团、日本展团、美国展团、意大利品牌区、瑞士品牌区及其他国际品牌区华丽亮相展会。本届展会观众的参观热情高涨,共有来自34个国家和地区27,012人参观了展览会,其中有5,500人次参加了学术会议。观众所属的单位类型涵盖医院诊所等医疗机构、医疗科研单位、医疗器械生产厂家、国内经销商、代理商、批发商、零售商及进出口商、政府机构、医科院校等。

西门子公司的Biograph mMR PET、瓦里安公司的Trilogy医用电子直线加速器等全球领先的产品和技术竞相亮相CHINA MED,现场反响热烈。根据展会现场的调查数据显示,95.35%的展商对此次参展感到满意,并表示和潜在新客户与现有客户均进行了深入的交流。96.15%的观众对参观China Med 2012感到满意,认为此行达成了既定目标。专业观众的三大职能为企业采购主管(32.86%)、技术人员(15.21%)及企业管理层(13.82%)。观众的数量之多与质量之高再次证明了China Med在亚洲医疗仪器设备展览会中的领先地位。

高水平的同期学术会议也是China Med的一大亮点,经过多年发展,学术交流水平和针对性不断提高。主办方基于骨科、超声、放疗、放射影像、核医学、重症医学、检验、医学工程、康复理疗9大主题举办了9个大型学术会议,还邀请全军相关专业委员会、中华医学会及各专业分会、中国生物医学工程学会举办了多场学术论坛。值得关注的是,China Med今年首次与《解放军医学杂志》合作召开学术会议,并将后续刊发会议论文及对展会进行深度报道。China Med已经成为国际知名企业与海内外医学学者共同探讨最先进技术、最前沿医学动态的舞台。

China Med自举办以来,以国际化、专业化、服务优质化为目标,推进服务创新,经过二十四届的不断发展壮大,现已成为国际医疗设备工业领域中有着重要影响力,最具权威性、代表性的知名展会,为中外企业和机构拓展新市场、开发新产品提供了大量的信息和商机,搭建了相互交流与合作的平台。

第67届中国国际医疗器械(春季)博览会

2012年4月17日上午9点30分,亚太地区最大的医疗器械及相关产品、服务展览会—第67届中国国际医疗器械博览会(英文简称CMEF)在深圳会展中心隆重开幕。

卫生部原副部长中国医学装备协会理事长朱庆生先生,深圳市政协副主席王学为先生,深圳市人民政府副秘书长高国辉先生,深圳市卫生和人口计划生育委员会副主任许四虎先生,深圳市食品药品监督管理局副局长王夏娜女士, 英国驻广州总领事馆总领事摩根先生,法国企业国际发展局项目经理克里斯蒂安女士,中华医学会副会长中国医学装备协会副理事长CMEF影像融合论坛荣誉主席戴建平先生,中国医师协会常务副会长兼秘书长杨镜先生,中国医科大学附属盛京医院院长CMEF影像融合论坛主席郭启勇先生,CMEF影像融合论坛主席田嘉禾先生,复旦大学副校长中华医学会放射医学分会主任委员冯晓源先生,中国医疗器械行业协会会长新华医疗董事长赵毅新女士,韩国医疗器械工业协会会长李载和先生,英国医疗器械行业协会国际业务部主任保尔本顿先生,GE医疗集团大中华区总裁兼首席执行官段小缨女士,迈瑞医疗首席运营官刘杰先生,西门子医疗(中国)有限公司高级副总裁西门子东北亚医疗业务领域临床产品集团总经理曹永胜先生,美敦力全球副总裁&大中华区总裁李炳容先生,威高集团总裁张华威先生,深圳安科总裁王必战先生,东软医疗首席运营官韩东龙先生,中国科学器材公司总经理于清明先生,鱼跃医疗副总裁刘杰先生,深圳蓝韵高级副总裁王国忠先生,日立医疗(北京)总经理张镜先生,华润万东营销总监刘海晨先生,中国医药集团副董事长、党委书记国药励展董事长王丽峰女士,励展博览集团大中华区总裁国药励展副董事长陈汉文先生,国药励展董事总经理胡昆坪女士等来自海内外政府机构、协会、参展企业及主办方相关领导出席了本次大会开幕式。

作为亚太地区最大的医疗器械及相关服务展览会,本届展览会展出面积达到12万平方米,展位数量达到6000个,展出内容全面涵盖了医用影像、体外诊断、电子、光学、急救、康复护理以及医疗信息技术、外包服务等上万种产品。GE、西门子、飞利浦、新华、迈瑞、东软、万东、锐珂、鱼跃、安科、岛津、上医、普朗、富士、阿洛卡等医疗行业知名企业将悉数参展,参展企业达到2600家。在第67届CMEF上美国、英国、德国、日本、韩国等16个国家组团参展。国际企业的直接参展大大提升展览的国际化水平,同时也将国际上的先进医疗技术与最新产品带进国内市场,为国内医疗产业的进步做出贡献。

CMEF医博会历经30多年的发展,已经成为医疗行业内最具影响力的综合“云”平台。展会集创新(Innovation)、贸易(Trading)、学习(Learning)、交流(Networking)四大功能于一体,服务广大业内同仁。“云”平台理念致力于汇集医疗行业内每一个参与者的智慧与力量,通过展会平台的沟通与分享,为广大参展企业及专业观众提供维度广泛、便捷易得的优质商务服务。

本届CMEF医博会期间举办的30多场主题论坛中,内容不仅涉及到了政策法规、市场信息,还覆盖到医学影像系统、医用光学系统以及医疗器械产业配套系统等一系列的医疗系统解决方案。百余位政府官员、院长、产业领袖和资深专家一同分享,探讨技术创新与商业模式创新的价值以及如何与医疗技术发展趋势相结合,探寻中国医疗服务提升的突破之道,为医疗专业人士提供了专属的培训、学习和交流的平台和解决方案。

高质量的专业服务是保障参展商、专业观众成功参展的重要保障。CMEF大会组委会从客户需求出发,结合国际先进经验,推出 “关心百分百 We Care”主题客户服务品牌,为参展商、观众提供免费地铁公交券服务及各种便利服务措施,以大力提升客户的参展效果和参会体验。

第68届中国国际医疗器械(秋季)博览会

以“创新科技、智领医疗”为主题的亚太地区最大的医疗器械及相关产品、服务展览会—第68届中国国际医疗器械(秋季)博览会(英文简称CMEF)在成都世纪城国际会展中心隆重开幕。据统计,有15万人次的专业人士参观了本届盛会。下届展会将于2013年4月17~20日在深圳举办。

2012年10月18~21日,以“创新科技、智领医疗”为主题的亚太地区最大的医疗器械及相关产品、服务展览会第68届中国国际医疗器械(秋季)博览会(英文简称CMEF)在成都世纪城国际会展中心隆重开幕。集团副董事长、党委书记、国药励展董事长王丽峰,四川省卫生厅厅长沈骥,成都市人民政府副市长田蓉,总后勤部卫 生部药品器材局副局长夏晓东,国药励展董事、总经理胡昆坪,中国科学器材公司总经理于清明等和来自海内外政府机构、协会、参展企业及主办方相关领导出席了本次大会开幕式。

作为亚太地区最大的医疗器械及相关服务展览会,本届CMEF汇聚了全球顶尖医疗行业精英和医疗设备,服务品牌, 产品覆盖整个产业链,展出面积近12万平方米,展位数量达6000多个,展出内容涵盖了医用影像、体外诊断、电子、光学、急救、康复护理以及医疗信息技 术、外包服务等上万种产品。展会不仅吸引了GE、西门子、飞利浦、新华、东软、华润医疗、国药器械、鱼跃、安科等医疗行业知名企业参展,还有美国、英国、 德国、韩国、中国台湾等15个国家和地区组团参展,参展企业达到2500多家。有600多个新产品、新技术在会上发布,这大大提升了展会的国际化水平,也 进一步巩固了展会在国际上的领先地位。

CMEF医博会历经30多年的发展,已经成为医疗行业内最具影响力的综合“云”平台。通过围绕创新、贸易、交 流、学习等四大主题开展的一系列活动,为整个医疗行业提供服务。本届CMEF期间还举办了20多场主题论坛,百余位政府官员、院长、产业领袖和资深专家一 同探寻中国医疗服务提升的突破之道。

在与本届医博会同期同地举办的中华医学会第十九次全国放射学学术年会(19th CCR)上,来自海内外放射影像领域的300多位知名专家与超过3000名从事医学放射影像及相关学科的专业医生代表进行了精彩的学术交流。本届CMEF 与CCR两会同期耀成都,堪称近年来国内外参会人数最多、学术水平最高的一次医疗行业的空前盛会。据统计,有15万人次的专业人士参观了本届盛会。

中国医学装备协会第二十一届学术年会隆重召开

2012年7月20日,中国医学装备协会第二十一届学术年会在素有“人间天堂”美称的苏州隆重召开。中国医学装备协会理事长朱庆生,苏州市人民政府副市长王鸿声,卫生部规划财务司副司长刘殿奎,国家食品药品监督管理局医疗器械监管司副司长孙磊,首都医科大学校长、中国医学装备协会副理事长吕兆丰,河南省卫生厅副厅长周学山,青海省卫生厅副厅长刘魁,苏州市卫生局局长张月林,中国医学装备协会常务副理事长赵自林、副理事长王东升、副理事长兼秘书长白知朋以及来自青海、广东、湖北、安徽、河北、重庆、四川、河南、宁夏、内蒙古、江苏、浙江等省市自治区卫生厅和兄弟协会的相关负责人出席了本届年会。参加本届年会的会员、理事、专家及企业代表共计1500余人,参会人数、办会规模均堪称历届年会之最。

本届年会以医药卫生“十二五”发展规划和中共中央国务院《关于深化医疗卫生体制改革的意见》为指导,围绕当前我国医学装备管理和产业发展的形势和任务,集中探讨“十二五”卫生事业发展与医学装备的配置规划,“十二五”我国医学装备发展规划与支出重点以及医学装备的质量控制和安全保障;研讨我国医学装备发展的前景,分析市场需求,交流医学装备各学科的新理论、新知识、新技术、新方法,展示企业先进的技术成果。

中国医学装备协会理事长朱庆生同志在开幕词中指出,中国医学装备协会召开本届年会,围绕“十二五”时期装备的产业发展,配置管理和质量控制等重要问题进行交流和研讨,目的就是要在国家战略规划和方针政策的指导下,统一思想、明确目标、理清思路,谋划方略,破解难题。本届年会不但内容丰富,而且立意高远,求真务实,具有很强的指导性。开好本届年会对于正确理解我国“十二五”医学装备产业发展及配置管理规划和相关政策,理清发展思路,规范管理措施,从而进一步加强我国医学装备的科学管理,促进我国医学装备产业的科学发展都有着重要的意义。

中国医学装备协会作为业界的桥梁纽带和政府主管部门的参谋助手,坚持以服务为理念,不断创新服务的形式,扩展服务的领域,坚持求实作风,一步一个脚印,一年一个台阶,扎实开展工作,得到了政府主管部门的大力支持和充分信任。希望各位会员、理事认真学习领会“十二五”发展规划和医改的相关政策,振奋精神,再接再励,在政府主管部门领导和业界广大同仁的热情支持下,充分发挥各位专家的专长和聪明才智,积极出谋划策,把各项工作做得更好,努力开创协会工作的新局面,为促进我国医学装备产业发展和科学管理不断做出新的贡献。

除主会场外,本届年会还举办了15场分论坛,分别由协会和各专业委员会及企业组织交流当前医学装备的最新技术和应用经验。其中,医用车辆、核医学、计量、药房四个专委会进行了换届改选或选举;药房专委会在年会上举行了成立大会。同时,年会还设70个展台,展示和推介各个企业的先进装备技术和产品。在卫生部的领导下、在兄弟单位的大力协助和共同努力下,中国医学装备协会第二十一届学术年会获得了圆满成功。

中国医学装备协会召开第五届第四次常务理事(扩大)会议

中国医学装备协会于2012年12月20日召开第五届理事会第四次常务理事(扩大)会议。中国医学装备协会理事长朱庆生,常务副理事长赵自林,副理事长李洪山、王宝亭、王东升、彭东平、戴建平,副理事长兼秘书长白知朋等出席了会议。

会议由朱庆生理事长主持。

常务理事长赵自林作《中国医学装备协会2012年度工作总结和2013年度工作计划》报告。他指出,一年来,协会紧紧围绕卫生改革和卫生事业发展的中心任务,充分发挥职能作用,开展了相关政策和产业发展趋势研究、学术交流,教育培训,适宜技术推广等大量学术性、服务性工作,圆满完成了五届三次常务理事会确定的各项工作任务。2013年,协会将以“十八大”精神为指导,紧紧围绕我国卫生事业发展和卫生改革的大局,坚持以服务为己任,创新工作思路,拓展工作领域,加强自身建设,提升服务能力,根据医学装备产业发展和医学装备配置管理及安全有效利用的需要,做好个项工作,为我国医学装备事业的发展做出新的贡献。

赵自林常务副理事长还将一年来财务收支情况向大会做了报告。

根据协会章程,大会通过民主程序增补了8名常务理事和9名理事;通过了增设药房装备与技术专业委员会、放射治疗装备与技术专业委员会、磁共振成像装备与技术专业委员会、医用供气装备与技术专业委员会、妇幼医学装备与技术专业委员会、临床检验装备与技术专业委员会等六个专业委员会的议案。

常务理事(扩大)会议就协会2012年工作总结和2013年工作安排展开了热烈讨论。通过了赵自林常务副理事长所作的2012年工作报告和2013年工作计划。

中国医学装备协会理事长朱庆生在总结发言中指出,2012年,中国医学装备协会在各位常务理事、理事、广东会员和各个专业委员会的支持下拓宽工作思路,扩大服务领域,提升服务水平和能力,协会的凝聚力、整体形象和对外影响力逐年提高,大家对协会的认可程度也有所增强。对于协会2013年的工作,朱庆生理事长提出四点要求:第一,协助政府部门做好医学装备质量控制与安全保障工作。协会要以卫生部颁发的医学装备临床使用质量控制系列标准、医学装备质量控制制度为指导,协助卫生部做好医学装备质量控制与安全保障工作调研,组织医学装备临床使用质量安全培训,保证医学装备在配置合理的基础上,能够安全、有效、经济、有效率的使用,推动院内医学装备质量管理体系建设;第二,充分发挥协会我们作为政府、医院、企业、大专院校之间桥梁纽带的作用,努力搭建产学研的平台;第三,认真落实新职业—医学设备管理师的推广、建设、培训、考试工作;第四,继续开展信息化技术服务,推动我国医学装备信息化建设。

2012年度全国医疗器械监督管理会议

2012年8月2~3日,全国医疗器械监督管理工作座谈会在山西太原召开。国家食品药品监督管理局党组成员、副局长边振甲出席会议并讲话。

会议围绕深入贯彻落实2012年全国食品药品监督管理工作座谈会精神,全面回顾了上半年医疗器械监管重点工作进展,认真研判了医疗器械监管工作形势,深入分析了医疗器械监管中存在的薄弱环节和潜在风险,研究提出了加强医疗器械监管的新思路和新措施。

边振甲指出,2012年上半年,医疗器械监管各项工作取得明显成效,日常监管进一步深化。但是,当前医疗器械监管工作仍然存在复杂性和不确定性,须不断完善医疗器械相关配套规章和规范性文件,明确权责关系;持续创新审评审批机制,提高审查质量和效率;加强标准、编码、分类等工作,夯实监管基础;不断细化日常监管程序,强化执法威慑力;加强不良事件监测,及时反馈问题;加快检验检测机构建设步伐,提升技术支撑能力。

边振甲强调,要以“铬超标药用胶囊”事件为警钟,汲取教训,举一反三,充分查找医疗器械监管各个环节在风险意识、监管机制、执行力度和技术支撑等方面的不足,进一步强化责任感和使命感,以监管为民为指导思想,持续改进监管作风,不断规范监管行为,完善监管手段。要进一步落实地方政府负总责、监管部门各负其责、企业是第一责任人的要求,高度警惕系统性风险,坚决打击行业潜规则。要继续加强能力建设和队伍建设,以《国家药品安全“十二五”规划》为目标,全面落实医疗器械监管各项工作任务。

会议期间,国家食品药品监管局医疗器械监管司、医疗器械技术审评中心、国家局医疗器械标准管理中心相关负责人发了言。会议还邀请有关专家就医疗器械技术创新和行业发展趋势作了专题报告。

各省(区、市)及新疆生产建设兵团食品药品监管局(药品监督管理局)、解放军总后卫生部药品监管局、国家食品药品监管局相关直属单位的代表参加会议。

全国医疗器械质量管理和通用要求标准化技术委员会2012年年会

全国医疗器械质量管理和通用要求标准化技术委员会(SAC/TC221)2012年年会于2012年11月6日至7日在北京召开。参加会议的有国家食品药品监督管理局医疗器械监管司生产经营监管处朱宁副处长,国家食品药品监督管理局医疗器械标准管理中心中检院标准化研究所李静莉所长、SAC/TC221陈思平副主任委员、陈志刚秘书长、郑一菡副秘书长以及省市药监局、医疗器械检测机构和企业等委员和代表41人出席了会议。

SFDA医疗器械标准管理中心中检院标准化研究所李静莉所长介绍了SFDA标管中心2012年的工作情况及2013年的工作重点,强调了SAC/TC221标技委的重要性,肯定了SAC/TC221标技委所取得的成绩和进步,提出了进一步加强标技委建设的要求。

SFDA医疗器械监管司生产经营监管处副处长朱宁介绍了SFDA进行的全国医疗器械生产企业飞行检查反映出来的问题,阐明了质量管理体系标准、风险管理标准的重要性,肯定了SAC/TC221标技委多年来的工作,对SAC/TC221标技委下一步工作重点和推进《医疗器械生产质量管理规范》的实施提出了要求和希望。

SAC/TC221陈思平副主任委员在讲话中要求进一步加强质量管理标准的应用和推广,针对目前企业质量管理存在的问题,要进一步发挥医疗器械质量管理标准对保证医疗器械产品安全有效的作用,加强SAC/TC221标技委的建设,提出SAC/TC221标技委的工作和高校的教学、科研相结合等工作思路。

SAC/TC221陈志刚秘书长向会议汇报了SAC/TC221工作总结和2013年工作计划。

SAC/TC221秘书处米兰英汇报了ISO/TC210十五届年会的情况,介绍了ISO/TC210国际标准动态、标准制修订趋势以及2013年ISO/TC210十六届年会事宜。

SAC/TC221郑一菡副秘书长介绍了本届标技委的换届提议方案,提请会议讨论。

会议进行了热烈讨论,通过了陈志刚秘书长所做的SAC/TC221标技委工作总结和SAC/TC221 2013年工作计划。关于标技委会换届问题,会议认为要按照国标委、SFDA标管中心换届工作的程序和要求开展2013年的换届工作。

委员们还就SAC/TC221标技委两个重要标准YY/T0287《医疗器械 质量管理体系 用于法规的要求》和YY/T0316《医疗器械 风险管理对医疗器械的应用》在贯彻实施过程中的问题以及如何加大宣传力度、加大培训力度等解决方案提出了建议。

本次会议由北京国医械华光认证有限公司常务副总李朝晖介绍ISO/TR24971《ISO14971应用指南》,SAC/TC221秘书处副秘书长郑一菡介绍ISO WG1N137文件《ISO13485修订的设计规范》和WG1N142文件ISO13485:2003 WD1修订版。委员们认为这两个标准相当重要,要很好的学习理解,并结合我国的实际情况提出修改意见。

本次年会期间,SAC/TC221标技委的质量管理体系工作组和风险管理工作组举行了工作组会议,徐强委员主持了医疗器械质量管理体系工作组的讨论,高春宇委员主持了风险管理工作组的讨论并介绍了西门子公司如何在设计开发过程以及产品生命周期全过程中结合风险管理、结合可用性工程的经验体会。与会各位委员结合以上两份标准的制修订内容都积极踊跃的发表了意见。会议决定由秘书处汇总各委员意见,将意见及时反馈给ISO/TC210WG1和JWG1工作组,力争更深入的参与国际标准制修订过程。

会议最后总结中提出了按照领导要求,SAC/TC221标技委要努力提升标准制修订能力、标准的宣贯应用能力、参与国际标准化活动的能力和标准的综合协调能力,做好标技委的各项工作,努力建设一个影响力大、权威性高的医疗器械质量管理和通用要求标准化技术委员会。当前要抓紧参与ISO13485和ISO/TR24971的制修订工作;积极做好参加ISO/TC210第十六届年会的组团准备工作;努力参与医疗器械风险管理的试点;继续对换届工作多提宝贵意见和建议;标技委要继续履行好各项职责完成好新老标技委的交接工作,秘书处要规范有序的做好日常工作,努力完成2013年工作计划和各项任务。

数字化X射线摄影系统市场状况以及未来发展趋势座谈会

2012年4月17日,中国医学装备协会在第67届中国国际医疗器械(春季)博览会期间召开"数字化X线成像系统(DR)市场状况及未来发展趋势座谈会"。会上,由中国医学装备协会、北京华通人商用信息有限公司共同完成的《中国DR市场发展分析报告》(以下简称《报告》)正式发布。该《报告》对近年来中国DR机市场发展趋势,包括配置状况、品牌格局、市场销售情况等进行了分析。调研数据显示,截止2011年,我国DR设备拥有量为8986台;2007年到2011年以50.4%复合增长率增长,DR设备在这5年内得到快速发展。

全国县医院DR配置情况

《报告》指出,2011年全国平均每家县医院有0.61台DR。其中华东地区县医院平均配置水平为全国最高,达到了平均每家县医院拥有0.92台;其次是华北地区,其达到了平均每家县医院拥有0.78台;平均配置量最少的地区是华南和西南地区,平均每家县医院配置量为0.36和0.38台。

销量呈现快速上升态势

《报告》指出,2007~2011年,五年间我国DR设备年销量由720台增加到3294台,年均复合增长率为42.8%,2011的销量较上年同期增长了36.6%。

DR设备的市场集中度不高

2010年,销量排名前四位的企业分别为飞利浦、锐珂、西门子和通用医疗,四家销售份额约占市场总值的49.13%,再加上东芝、万东、岛津和东软等四家企业合计份额占总市场的77.68%.与CT、MRI等大型医用设备相比,DR设备的市场集中度不高。

未来五年预测

随着基层医疗建设需求的扩大,预计2012~2015年,中国DR市场的年销量将会以15%左右的速度增长,年销量将由2012年的3795台增加到2015年的5772台。

由于DR的价格会不断下降,因此销售收入的增长速度没有销量的增长速度那么快,预计未来五年的销售收入将由34.2亿元增加到51.9亿元,复合增长率为15%。

DR设备的市场保有量随着销量的增加而增加,同时会有一些设备的更新和淘汰,预计未来五年中国DR设备的保有量复合增长率在21%左右,由2011年的8986台增加到2015年的27918台。

中国医学装备协会、省卫生厅、临床专家,以及通用医疗、西门子、东芝、蓝韵、柯尼卡美能达和锐珂等有关企业的代表出席了本次座谈会。

中国医学装备协会召开TOMO放疗技术座谈会

2012年2月23日下午,中国医学装备协会召开TOMO放疗技术专题座谈会。卫生部规财司基建装备处处长于世利,卫生部规财司基建装备处李军,中国医学装备协会副理事长王东升、理事长兼秘书长白知朋和医科院肿瘤医院、卫生部北京医院、卫生部中日友好医院、协和医院、北京大学人民医院、解放军总医院、空军总医院、北京军区总医院李晔雄、戴建荣、张福泉、邱杰、王连元、周桂霞、夏廷毅、郑明民、王颖杰、周伟、陈亚林、王雅棣等专家出席了会议。本次会议由中国医学装备协会副理事长兼秘书长白知朋主持。

王东升副理事长首先介绍了召开这次会议的目的,他说,TOMO是放疗设备当中目前技术领先的一个高科技装备,它与传统的放疗设备相比在处理复杂肿瘤病例上具有一次治疗范围大、治疗定位精度高、剂量调强能力强等特点,尤其是对多发转移病灶和大范围的转移具有治疗上的优势,在临床上甚至改变了能治与不能治的界限,很多原来不能治的病症现在用它可以治疗。TOMO作为先进的放疗设备,但是由于购入和治疗成本比较高,所以国家把它列入甲类设备,实行计划管理。受卫生部委托,中国医学装备协会就TOMO的配置与使用做专题调研工作,将分别在上海、北京、昆明已经配置了TOMO设备的医疗机构进行实地调研,形成调研报告,希望能够对卫生部"十二五"期间TOMO的配置规划的制订起到一些帮助作用。今天协会专门召开在京地区的专家座谈会,希望听取专家们的意见和建议。

与会的专家就TOMO的临床适用症,与其他的肿瘤临床治疗手段如手术、化疗、常规放疗相比TOMO具有与哪些优势,以及"十二五"期间我国TOMO临床合理配置的规划等方面上提出了意见和建议。

卫生部规财司基建装备处处长于世利发表了讲话,他说,协会对这项工作进行了积极的研究,专家也提出了很好的意见,对我们下一步做好规划非常有帮助。我们的规划配置管理应该紧紧围绕日常需求,TOMO无论是从技术、设备还是临床的应用来讲都还处于一个不断的发展过程中,希望各位专家能够从临床的角度多提意见和建议,希望协会能把各位专家的意见充分吸收,对我们下一步的装备配置工作提出建议。最近这几年我国的保障制度越来越完善,所以TOMO的需求量还是非常大的,希望大家结合今后的医疗服务需求和装备特点多提宝贵意见。

中国医学装备协会副理事长兼秘书长白知朋做了总结发言,他说,医学装备技术是当代最重要的医疗卫生资源,是医疗卫生体系当中很重要的一个组成部分,也是在医疗卫生事业乃至我们医疗卫生的活动当中最活跃的元素之一。医学装备技术的发展与进步,造就了一批新型的医学科技人才,促进了整个学科的整合和新学科的建立,改变了传统医学的面貌和模式。高新的、先进的医学装备与具备熟练操作技术的应用人才的结合,形成了医药卫生事业先进的生产力。这次座谈会上,很多专家都发表了很好的意见。大家对"十二五"期间如何进行配置TOMO也提出了很好的意见,协会将综合各位专家的意见,按照工作计划开展调研,形成报告上报卫生部。

中国医学装备协会召开医用呼吸机配置使用座谈会

为了解医用呼吸机装备技术发展和临床使用情况,促进医疗卫生机构医用呼吸机科学配置,2012年2月18日,中国医学装备协会在北京召开“医用呼吸机配置使用座谈会”。卫生部规划财务司副司长刘殿奎、基装处处长于世利、中医药管理管理局规财司司长武东、医政司副司长金二澄、医管司的领导,中国医学装备协会常务副理事长赵自林,副理事长王东升,副理事长兼秘书长白知朋,以及北京协和医院急诊科主任朱华栋、北京大学第一医院呼吸科主任王广发、北医三院重症医学科主任朱曦、解放军309医院呼吸科主任赵卫国、北大人民医院设备处赵超颖、北京良乡医院呼吸科主任乜庆荣、河北省儿童医院设备科科长翟贵富、浙江省慈溪市人民医院呼吸科主任胡征、山西大同第五人民医院呼吸科主任林爱俊等临床专家、企业代表共30余人参加了会议。会议由中国医学装备协会副理事长王东升主持。

座谈会上,北京医院副院长、中华医学会呼吸分会主任委员王辰做《呼吸性疾病治疗现状和无创呼吸机配置、应用建议》的报告,北京朝阳区医院呼吸科主任曹志新做《无创呼吸机治疗体会与经验》的介绍,河北省故城县医院副院长张聚静做《基层医疗机构呼吸机应用情况》的交流。苏州凯迪泰医疗科技有限公司介绍呼吸机技术发展。

与会专家一致强调呼吸机在临床治疗中的重要性,详细介绍了呼吸机装备技术分类和临床适用范围以及呼吸机配置和使用面临的问题。专家建议:第一,大力推广无创呼吸机在县级医疗机构、社区卫生服务机构和卫生院的配置使用。第二,制定呼吸机临床使用规范,加强医护人员技术培训。第三,加强医疗器械临床使用质量控制,制定设备使用质量控制标准,严格确保设备性能稳定和质量合格。第四,进一步完善无创呼吸机技术,缩短传感相应时间,提升漏气补偿效果,完善人机控制界面,设计符合亚洲人脸型的面罩。

中国医学装备协会副理事长兼秘书长白知朋做了总结发言,他指出:无创呼吸机技术的发展进一步丰富医学诊疗手段,促进学科的整合,促使医学模式的转变,提高卫生资源使用效率,值得大力推广和宣传。各级医疗卫生机构应根据功能定位和所承担的任务配置适宜的呼吸机装备,同时,要严格设备临床使用规范和质量控制,加强人才培训,保证设备的使用安全有效。

中国医学装备协会召开国内外高值医用耗材采购座谈会

2012年2月26日,中国医学装备协会在京召开国内外高值医用耗材采购座谈会。卫生部规划财务司刘殿奎副司长,卫生部规划财务司基建装备处于世利处长、李军博士,卫生部规划财务司规价处庄宁处长、朱佩慧同志,国家药品食品监督管理局医疗器械注册司王宝亭司长,卫生部药政司刘嘉楠同志、苏巍巍同志,卫生部医管司综合信息处高学成处长,卫生部医政司医疗管理处胡瑞荣同志,卫生部纪检监察局张继泽主任,中国医学装备协会常务副理事长赵自林,副理事长王东升,副理事长兼秘书长白知朋和北京、天津、深圳、甘肃、河南、河北、山东、内蒙古、江苏、重庆、四川等省市的有关领导郭晋和副局长、汤毅副主任、吴帆、尹远芳主任、曹辉、王彦成处长、郑胜主任、吴蒙、张兰成、范建伟、邹开勋、任培刚、席朋飞、张宜城、夏晋副总经理、张俊才主任、周松以及北京大学第一医院、安贞医院、北京大学人民医院、阜外医院的霍勇、王彦平、沈晨阳、韩春雷、Ken Graves、田村诚、Krishnan Nagasubramani等国内外专家出席了本次座谈会。座谈会由中国医学装备协会副理事长兼秘书长白知朋主持。

Ken Graves、田村诚、Krishnan Nagasubramani、北京大学第一医院心脏中心霍勇主任分别就医疗机械采购模式最佳方式、日本医疗卫生体系及医疗产品采购的形式、急性心肌梗死项目研究的情况、冠心病的介入治疗和降低高值耗材的费用等问题进行了探讨。

集中采购首先要对医药采购的物品统一名称,统一规格,进而才能统一价格。为此,中国医学装备协会在卫生部的指导下,联合阜外医院、北京大学第三医院的相关专家,在高值耗材编码的编制方面做了大量工作。会上,阜外医院设备处张凤琴主任就高值耗材分类编码的必要性,编制高值耗材分类编码的相关依据,高值耗材分类编码的原则和方法的探索以及高值耗材分类编码要实现的目标等问题做了介绍。

国家食品药品监督管理局医疗器械司的王宝亭司长发表了讲话。他说,中国医学装备协会今天召开本次座谈会非常及时,也非常必要,各位专家在医用高值耗材方面的生产、经营、采购、招标、使用各方面提出的一些新的经验和认识,对于完善我国医疗器械招标采购的制度、评标的标准等都很有意义,这些信息对于医疗器械的监管部门非常重要。我们的招标采购工作不能仅凭价格,应该把产品质量、售后服务、企业信誉等各种因素进行综合考虑才更科学、更公平、更符合病人的利益。无论何时,我们都应该把病人的利益、公众的利益放在第一位。他表示,国家食品药品监管局医疗器械监管司将一如既往地密切配合中国医学装备协会的研究工作,加强与协会以及医疗机构相关专家沟通协作,听取专家们的意见和建议,根据协会研究的需要,根据医疗机构、医疗装备配置的需要,根据医学专家给病人提供的治疗所需设备的信息,积极地开展工作。不断完善医疗器械监管的法规和政策,不断完善医疗器械的审评、审批的机制,为公众医疗保健提供更好的服务,为器械行业的健康发展提供更好的服务。

中国医学装备协会常务副理事长赵自林做了总结发言。他指出,本次座谈会开得很成功,相信将会对高值医用耗材的招标采购产生一定的影响和积极的推动作用。中国的高值医用耗材招标采购工作卫生部共做了三次,第一次是以专家参与的座谈的方式,第二次和第三次是委托了卫生部国际交流与合作中心做的,这三次工作的目的就是为了规范医院的采购行为,扼制在采购中的不正之风,统一价格,降低费用,减少病人的负担。无论是哪一级的招标采购,我们首先考虑的还是质量,而不是唯价格论。我们之所以降低价格,是压低流通环节的价格,当然在这个过程中也一定会考虑生产企业的利益和流通环节的合理费用。在招标采购过程中,我们首先是规范政策,从源头上解决问题。卫生部组织了很多专家考察了国外的市场,并要求各省在招标采购工作中要广泛征求各方的意见。由于中国的高值医用耗材采购工作开展的时间还不长,肯定还存在这样那样的问题,我们会在工作中不断总结经验,提请主管部门不断完善政策,逐步纠正出现的问题。相信通过我们大家的努力,中国的高值医用耗材的招标采购工作一定会更加规范有序。

2012中国卫生论坛

健康中国2020战略研究报告

卫生部 部长 陈竺

健康是人类社会生存和发展的永恒话题,2008年,为积极应对我国主要健康问题和挑战,推动卫生事业全面协调可持续发展,在科学总结建国60年来我国卫生改革发展历史经验的基础上,我们开展了健康中国2020战略研究。此项研究历时三年多,由全国人大常委会韩启德和桑国卫副委员长领衔,公共政策等六个研究组400多位专家学者参与,系统深入研究了对推动卫生改革发展和改善人民健康具有战略性、全局性、前瞻性的重大问题,取得了一批富有理论创建和实践价值的研究成果,这些成果在深化医改和研究编制卫生事业发展规划方面已经发挥了重要的作用。现在我荣幸地向大家报告一下这项战略研究报告的主要内容。

今天发布的《健康中国2020战略研究报告》包括总报告以及促进健康的公共卫生研究、药物政策研究、公共卫生研究、科技支撑领域前沿研究、医学模式转换与医疗体系完善研究以及中医学研究等6个分报告。其中,总报告共8万多字,分5章,主要阐述了我国卫生事业发展所面临的机遇与挑战,明确了发展的指导思想与目标,提出了发展的战略重点和行动计划以及政策措施等。下面我简要介绍一下这5章的主要内容。

一、引言

引言部分阐述了健康和健康中国2020战略的含义,明确提出“健康中国2020战略”是以科学发展观为指导,以全面维护和增进人民健康、提高健康水平和公平、实现社会经济与人民健康协调发展为目标,以公共政策为落脚点,以重大专项、重大工程为切入点的国家战略,厘清了深化医药卫生体制改革与“健康中国2020战略”的关系,分析了国内经济社会发展与健康需求发展的特征,梳理了国际卫生发展趋势,提出了研究制定“健康中国2020战略”的意义,明确了“健康中国2020战略”的总体思路,指出健康中国2020战略研究既要体现前瞻性和预见性,突出战略重点,又要对当前影响群众健康的主要危险因素、近期需要解决的重大问题和需要制定的重要政策提出建议。

二、机遇与挑战

这部分全面分析了我国卫生事业发展面临的挑战,也总结了我们所具有的优势和面临的重大机遇,建设小康社会的目标和经济社会转型对保障国民健康提出了更高要求,但目前我国居民的健康状况仍需改善,不同人群之间健康水平差异显著,疾病发病和死亡的模式快速转变,健康危险因素的影响持续扩大,城乡居民疾病负担日益沉重,而医疗卫生服务与人民健康需求之间仍有较大差距,相关公共政策也不适应健康需求的快速转型。与此同时,医药科技进步为促进国民健康提供了有力手段,而深化医药卫生体制改革为实现国民健康目标奠定了重要的制度基础。

三、指导思想与目标

在这一部分,报告提出了健康中国2020战略的指导思想、基本原则、总体目标以及具体目标。卫生事业发展要以邓小平理论和“三个代表”重要思想为指导,深入贯彻落实科学发展观,把健康摆在优先发展的战略地位,将“健康强国”作为一项基本国策。要坚持以人为本,以社会需求为导向,把维护人民健康权益放在第一位,以全面促进人民健康、提高健康的公平性、实现经济社会与人民健康协调发展为出发点和落脚点。要强调预防为主,实现医学模式的根本转变,以公共政策、技术进步、中西医结合、重大行动为切入点,着力解决长期或长远威胁我国人民生命安全的重大疾病和健康问题。要实施综合治理,有机协调部门职能,充分调动各方面积极性,共同应对卫生挑战,实现健康中国、多方共建、全民共享。

基本原则:卫生事业发展要坚持把“人人健康”纳入经济社会发展目标,要坚持公平表率的统一,注重政府责任与市场机制相结合,要坚持统筹兼顾、突出重点,增强卫生发展的整体性和协调性,要坚持预防为主,适应并推动医学模式的转变。

卫生事业发展的总体目标是:改善城乡居民健康状况,减少不同地区健康状况的差异。到2020年,主要健康指标基本达到中等发达国家水平。

报告还提出了2010年到2015年及2015年到2020年两个时期的主要阶段目标,为实现卫生事业与国民健康的发展目标,健康中国2020战略还构建了一个体现科学发展的卫生发展综合目标体系,并将总体目标分解为可操作性、可测量的10个具体目标和95个分目标。这些目标涵盖了保护和促进国民健康的服务体系及其支撑保障条件,是监测和评估国民健康状况、有效调控卫生事业运行的重要依据。

10个具体目标是:国民主要健康指标进一步改善,到2020年,人均预期寿命达到77岁,5岁以下儿童死亡率下降到13‰,孕产妇死亡率降低到20/10万。列发展中国家前位;要完善卫生服务体系,提高卫生服务可及性和公平性,健全医疗保障制度,切实减少居民疾病的经济风险;要控制危险因素,遏止、扭转和减少慢性非传染性疾病的蔓延和健康危害;要强化传染病和地方病防控,降低感染性疾病的危害;要加强监测与监管,保障食品药品安全;要依靠科技进步,适应医学模式的转变,实现重点前移,转化、整合战略;要继承创新中医药,发挥中医药等我国传统医学在保障国民健康中的作用;要发展健康产业,满足多层次、多样化卫生服务需求;要切实履行政府职责,加大健康投入,到2020年,卫生总费用占GDP的比重达到6.5%–7%,保障健康中国2020战略目标实现,建设健康国家。

四、战略重点和行动计划

在这一部分,报告确定了卫生事业发展优先领域的筛选原则,提出了针对重点人群、重大疾病及可控健康危险因素的三类优先领域,并进一步提出了分别针对该三类优先领域以及实现病有所医可采取的21项行动计划,包括针对重点人群的母婴健康行动计划、改善贫困地区人群健康行动计划、职业健康行动计划,针对重大疾病的重点传染病控制行动计划、重点慢性病防控行动计划、伤害监测和干预行动计划,针对健康危险因素的环境与健康行动计划、食品安全行动计划、全民健康生活方式行动计划、减少烟草危害行动计划,促进卫生发展,实现病有所医的医疗卫生服务体系建设行动计划、卫生人力资源建设行动计划、强化基本医疗保险制度行动计划、促进合理用药行动计划、保障医疗安全行动计划、提高医疗卫生服务效率行动计划、公共安全和卫生应急行动计划、推动科技创新计划、国家健康信息系统行动计划、中医药等我国传统医学行动计划、发展健康产业行动计划。

五、政策措施

这一部分提出了推动卫生事业发展的八项政策措施,一是建立促进国民健康的行政管理体制,形成医疗保障与服务统筹一体化的大卫生行政管理体制;二是健全法律支撑体系,依法行政;三是适应国民健康需要,转变卫生事业发展模式,从注重疾病诊疗向预防为主、防治结合转变,实现关口前移;四是建立与经济社会发展水平相适应的公共财政投入政策与机制,通过增加政府卫生投入和社会统筹,将个人现金卫生支出降低到30%以内;五是统筹保障制度发展,提高基本医疗保险筹资标准和补偿比例,有序推进城乡居民医保制度管理统一;六是实施人才强卫战略,提高卫生人力素质;七是充分发挥中医药等我国传统医学优势,促进中医药继承和创新;八是积极开展国际交流与合作。

以上就是总报告的重要内容,整个报告是课题组所有专家学者集体智慧的结晶,凝聚了所有人富有创造性的辛勤劳动,在此谨向参与这项研究工作的各位专家学者表示衷心的感谢。

接下来,我简单谈一下认识健康中国2020战略研究的意义,坚定不移地走中国特色卫生事业发展道路。

健康中国2020战略的过程是统一思想、凝聚共识的过程,我们希望社会各界能够充分认识健康中国2020战略研究的意义,全面支持和广泛参与我国卫生事业的发展,推动国民健康水平的持续提高。

第一,健康中国2020战略研究提出了“健康中国”这一重大战略思想,对科学制定我国中长期卫生发展战略目标和战略步骤具有重要的意义。

健康中国2020战略研究站在经济社会全面协调发展的战略高度做出了从现在到2020年是大幅度提高国民健康水平、改善健康公平性的关键时期,也是通过保障健康,促进我国经济社会协调发展,实现全面建设小康社会奋斗目标的战略机遇期的科学判断,从大健康、大卫生、大医学的高度出发,将健康战略融入社会经济发展之中,针对卫生事业改革发展的机遇挑战,确定了健康中国2020战略的指导思想、基本原则、总体目标,提出了重点参与行动计划和政策措施。实施这一战略,有利于全面改善国民健康,确保医改成果为国民共享,有利于促进经济发展方式转变,充分体现贯彻落实科学发展观的根本要求,同时也是构建和谐社会的重要基础性工作。

第二,开展健康中国2020战略研究是全面建设小康社会的必然要求,也是学习借鉴国际经验、探索中国特色卫生事业发展道路的必要举措。

健康中国战略是一项旨在全面提高全民健康水平的国家战略,从我国经济社会发展的全局出发,总结我国卫生发展规律,适应新的发展要求,在卫生改革发展的理论创新和制度创新方面取得了一系列积极成果。同时,这一战略研究也开展了大量的国际中长期国民健康战略研究,总结了国际社会制定和实施国民健康战略的主要做法和成功经验,并从中凝练出适应我国国民健康战略的一般规律,很好地实现了与国际卫生发展趋势的接轨,是卫生系统探索中国特色卫生改革发展道路集体智慧的结晶。

第三,健康中国2020战略研究科学论证并明确提出了我国卫生事业发展的基本思路和主要举措,为实现卫生事业发展和国民健康水平提高提供了循证依据和重要抓手。这一战略研究全面分析了卫生事业发展面临的形势、任务,明确了新形势下卫生事业发展的指导思想和核心目标,有助于我们抓住关键环节,突出重点任务,脚踏实地,有针对性地做好工作。

健康中国2020战略研究对人均预期寿命等指标作了系统深入研究,全民分析了对促进经济增长和社会进步的重要作用及其发展规律,科学预测了未来一个时期的变化趋势,为决策提供了有力的循证依据。正是在这一研究相关成果的有力推动下,经过不懈努力,我国已经把提高人均预期寿命纳入国民经济和社会发展第十二个五年规划纲要的主要目标体系,这对促进各级政府履行卫生职责意义重大,必将对我国卫生事业的发展产生深远影响。

健康中国2020战略研究围绕全面提高国民健康水平的战略任务,提出了包括病有所医在内的一系列行动计划和重大专项,这些行动计划和重大专项涉及当前卫生改革发展的重点领域和薄弱环节,是实现卫生事业发展和国民健康水平提高的主要抓手,是落实深化医药卫生体制改革各项任务的重要载体。

最后,我简单说一下充分吸收健康中国2020战略研究的成果,进一步加强和推动卫生事业发展中长期战略的研究工作。

从现在起到2020年,是全面建设小康社会的重要时期,我们必须深刻认识卫生事业改革发展面临的形势,科学判断和准确把握发展趋势,充分利用各种有利条件,加快解决突出矛盾和问题,我们希望以《健康中国2020战略研究报告》的出版为契机,继续加强和推动我国卫生事业发展中长期战略研究工作。

第一、树立全局观念,更加注重全面协调可持续发展

卫生事业发展战略研究必须从维护居民健康和促进经济社会发展的大局出发,着眼于增强卫生事业发展的整体性和协调性,要统筹局部利益与整体利益、当前利益与长远利益,实现卫生事业与经济社会的协调发展,要科学界定政府、社会和个人在基本医疗卫生服务中的权利与义务,统筹兼顾各方面的利益关系,维护人民群众的健康权益,要统筹公共卫生、医疗服务、医疗保障、药品供应保障等政府监管体系的协调发展,建立比较完善的基本医疗卫生制度。

第二、立足中国国情,更加注重卫生发展总体效应

中长期卫生事业发展战略研究不能脱离现阶段的基本国情,必须从经济社会发展水平和人民群众承受能力出发,提出有效对策,要把加大政府卫生投入、优化投入结构、控制医疗费用、大力发展适宜卫生能力和卫生技术等作为重要研究目标,进一步加强对影响人民健康的重大疾病和重大危险因素进行有效干预的研究,努力使有限的资源获得最大的健康效应。

第三、以增进健康为中心,更加重视转变服务模式

未来一个时期,我国疾病模式将继续快速转变,要求我们认真研究如何实现卫生事业发展方式从偏重治疗向健康促进进行转变,从注重个体服务向家庭和社会群体转变,从专科服务向更加注重全科服务转变,进而建立涵盖整个生命周期的持续性服务模式。认真研究如何全面落实预防为主方针,如何保证卫生投入更多向预防保健倾斜,认真研究服务机构如何调整、完善和强化预防保健功能,认真研究如何加强健康教育和健康促进,增进公众的健康意识,培养健康生活方式,形成全社会参与、人人对健康负责的新局面。

第四、坚持中西医并重,更加注重发挥中医药特色优势

中医药作为我国具有原创优势的医学科学和独具特色的医疗卫生资源,具有广泛和深厚的群众基础,是中国特色社会主义医疗卫生事业不可或缺的重要组成部分,要认真研究新形势下如何健全有利于发挥中医药作用的体制机制,使中医药为提高人民群众健康素质发挥更大作用。

第五、坚持人才优先发展战略,健全各级各类人才队伍建设规划体系

未来一段时期,卫生人力资源仍然是制约卫生发展的关键因素,卫生发展既要重视基础设施条件的建设和改善,更要注重卫生人才培养;既要重视人才培养规模,更要重视人才培养质量。要认真研究人才培养和致用体制机制的改革模式,造就一支技术高超、医德高尚、能适应未来医学模式转变和人民群众健康需求的卫生人才队伍。

提高全民健康水平,为全面建设小康社会提供强有力的健康保障,建设健康国家,是时代赋予我们的历史使命,我们要深入贯彻落实科学发展观,解放思想,实事求是,与时俱进,开拓创新,切实把健康中国2020战略研究的成果吸纳到各项具体工作中,以健康中国战略为导向,积极投身深化医药卫生体制改革这一伟大历史进程,努力开创中国特色社会主义卫生事业发展新局面。

2012中国卫生论坛

承前启后 继往开来 持续不断地把医改推向深入

国家发展改革委副主任、国务院医改办公室主任 孙志刚

今年是深化医改承前启后、持续深入推进的关键之年。在这个时候邀请各位嘉宾,共同探讨深化医改中的一些重大问题,对推动中国医改不断拓展、深化,并取得成功具有重要意义。在此,我代表国家发展改革委、国务院医改办公室对大会的召开表示由衷地祝贺。

医改是关系13亿人民切身利益的重大民生工程,是贯彻科学发展观的重大实践行动,也是协调推进经济社会建设、扩大内需的重大发展工程。2009年4月,中国启动了新一轮医药卫生体制改革。三年多来,在党中央、国务院的坚强领导下,各地区、各部门同心同德,克难攻坚,锐意进取,医改取得了重大阶段性成效。三年来我们从实际出发,用中国式办法正在破解医改这个世界性难题,具有鲜明的特点。

第一个特点,坚持"三个基本"。在改革中,中央提出了坚持将基本医疗卫生制度作为公共产品向全民提供的基本理念,坚持保基本、强基层、建机制的基本原则,坚持统筹安排、突出重点、循序推进的基本路径。这"三个基本"是破解医改这个世界性难题中国式办法的核心,很多改革举措都是源自于这"三个基本"。譬如,按照基本理念的要求,政府办的医疗卫生机构是提供公共产品的主要载体,应该是公益性的,而不是营利性的,必须增加政府投入,破除"以药补医"机制,建立起维护公益性、调动积极性、保障可持续的运行新机制。

第二个特点,坚持从基本入手、从基层改起。医疗卫生服务体系规模庞大,医改涉及的利益关系错综复杂,改革必须找到突破口,才能顺利推进。这次医改把医疗卫生服务分为基本和非基本,基本医疗卫生服务包括基本医疗保障、基本医疗服务和基本公共卫生服务等,这些都是政府应尽的职责,非基本的应交给市场去完成。在整个医疗服务体系中,基层是最薄弱的环节。改革就选择从基本入手,从最薄弱的环节改起,把大量的资金、财力投向基层,把更多的人才、技术引向基层,使广大人民群众能够尽快从改革中得到更多实惠,从而激发对医改的拥护和支持,也增强全国人民对医改取得成功的信心。实践证明,这个选择是正确的。

第三个特点,坚持把增加投入与建新机制结合起来。深化医改必然会伴随着大量的投入,比如增加医疗资源的供给和配置,提高医疗机构的服务能力,促进基本医疗卫生服务的公平性和可及性,破除"以药补医"的机制等等,都需要增加政府的投入。如果增加的投入不和体制机制的改革创新结合起来,这些投入不但不能促进改革,很有可能会固化旧有的利益格局,反而为下一步改革增添阻力。因此我们强调增加的投入必须和新机制的建设结合起来,用投入来促进改革,用投入来换取新的机制。基层医改破除了"以药补医"的机制,建立一个维护公益性、调动积极性、保障可持续的新机制,使广大医务人员感受到大量的投入是改革带来的,条件的改善和待遇的提高是新机制带来的,从而从内心里拥护和支持改革、积极主动的参与到改革中去。

第四个特点,坚持从实际出发,谋划整体设计。实践是认识的源泉,丰富多彩的实践必然会给我们带来许多新的启示。中国的医改只能从中国的实际出发,照抄照搬任何一个国家的模式都不可能在中国大地上取得成功。我们坚持从实践中来,到实践中去,在中央确定改革的方向、原则和基本的框架后,鼓励各地进行试点、探索,取得成功经验再总结、提炼,上升为国家政策,然后在全国范围内推开。这样就保证了改革的整体方案符合中国实际,符合人民利益,符合医疗卫生事业发展规律。譬如,在实施基本药物制度过程中,如何通过综合改革建立新的机制,如何创新基本药物招标采购办法,这些就是在地方率先破冰取得成功经验之后,进行总结提炼上升

为国家政策,再在全国推广的。

第五个特点,坚持建立强有力的领导体制和推进机制。为推进改革,国务院成立了由20个部委组成的医改领导小组,李克强副总理亲自担任组长,领导全国的医改工作。各地也相应成立医改领导小组和办事机构。建立医改目标责任制,层层分解落实改革任务,加大督促检查力度。这种领导体制和推进机制为全国医改的推进提供了有力有效的组织保证,也充分体现了我们的政治优势和社会制度优势。

中国三年医改取得了重大阶段性成效,概括起来,就是建成了一个世界上覆盖人口最多的医疗保障网;重新构建了一个崭新的基层医疗卫生服务平台,这个平台的硬件建设、软件建设、功能设置和运行机制较改革前发生了质的变化。很多改革的举措都聚焦在基层,形成了政策的叠加效应,其效果和能量正在逐步释放,效果越来越好,在经济社会发展全局中的重要作用也越来越明显。同时,公立医院改革试点取得了新的突破。

一是人民群众得到了明显的实惠。城乡居民基本医疗保障水平明显提高。到2011年底,基本医保已覆盖了全国13亿人口,参保率超过了95%。政府对城乡居民医疗保障的补助标准逐年提高,政策范围内报销比例大幅提升;同时积极探索大病救助办法,切实解决群众因病致贫、因病返贫问题。积极为城乡居民做好预防保健工作,在保持原有公共卫生服务经费不变的基础上,三年期间中央又专门安排300多亿元用于全国人民的预防保健,开展了10大类基本公共卫生服务和七大类重大公共卫生服务项目,提升全民族健康素质,这在中国历史上是第一次。在基层机构普遍建立了基本药物制度,基本药物全部实行零差率销售,结束了几十年基层以药补医的历史,基本药物价格全国平均比改革前下降了30%,大大减轻了老百姓看病的负担。在公立医院广泛开展便民惠民措施,正在有效地改变人民群众看病就医的感受。

二是有力调动了基层医务人员的积极性。基层医改把基层医疗卫生机构定位为公益性事业单位,政府加大财政投入,建立了长效性多渠道补偿机制,运行和发展费用有了保障,解除了医疗机构的后顾之忧,医务人员职业价值得到了体现,事业有了广阔的发展空间,也赢得了社会的尊重。同时,推进人事制度和分配制度改革,建立以服务数量、质量、效果以及居民满意度为核心的新的考核和激励制度。新机制的建立,使基层医疗卫生人员的待遇普遍提高,关键岗位、业务骨干收入水平大幅提升。积极性调动了,活力增强了,效率也明显提高。

三是推进了医疗卫生事业的快速发展。三年医改是建国以来基层医疗卫生服务体系投入最多、建设规模最大、条件改善最明显时期。中央政府安排了630多亿元重点支持了3. 3万多个基层医疗卫生机构的建设。大力推进基层医疗卫生机构信息化建设,加强培养以全科医生为重点的基层人才队伍,制定一系列政策吸引高层次人才到基层去工作。基层医疗卫生服务体系面貌焕然一新,服务能力有了明显提高。

四是为推动经济平稳较快发展作出了积极贡献。三年医改,中央财政加大对基层医疗服务体系建设的投入力度,带动了各地对医疗卫生行业的大规模投入,从而为扩大有效投资,拉动经济增长起到了积极作用。三年医改各级财政对全民医保制度建设投入了大量资金,明显提升了人民群众基本医疗保障水平,逐步解除了老百姓的后顾之忧,正在有效地释放出大量的消费需求,为扩大内需,拉动经济增长起到日益重要的作用。实施基本药物制度,创新基本药物招标采购机制,一方面使基本药物价格比改革前大幅下降,为稳定物价总水平发挥了积极作用,另一方面正在有力推动制药企业和流通企业的结构调整和资源整合,为促进医药产业的健康发展发挥着积极作用。这次医改把医疗卫生服务区分为基本和非基本,正确处理了政府和市场的关系,为社会资本投入医疗服务业创造了条件,正在有力地推动医疗服务业的繁荣和发展。总之,随着医改的深入推进,医改对推动经济发展的作用会越来越明显。

五是促进了社会和谐稳定。基层是连接党和人民群众的纽带,也是把党和政府惠民政策送给人民群众的平台。基层医改让老百姓直接享受到改革的好处。在偏僻农村,老年人得到了免费体检,激动得热泪盈眶。不少大病患者因高额医疗费用陷入困境时,新医改向他们伸出了援助之手,使他们看到了生活的希望。基层医疗服务模式的转变,促进了医患关系的和谐,社区居民把基层医务人员比作贴心人。新医改密切了党群干群关系,促进了社会和谐。

同时,我们也清醒地认识到,当前医改已经进入深水区,体制性结构性矛盾不断凸显,改革面临一系列重大挑战,任务依然艰巨而繁重。全民医保体系还不健全,困难群体因大病致贫、返贫问题亟待解决,医保管理体制亟需理顺;巩固基层改革成果任务十分艰巨,长效补偿机制和绩效考核等改革措施尚需进一步完善;推动公立医院改革涉及各方利益格局重大调整,遇到的阻力会越来越大。对此,我们一定要再接再厉,肩负起责任和使命,继续加大力度,持续不断地把改革推向深入。

“十二五”期间是实现人人享有基本医疗卫生服务目标的关键时期。今年初国务院颁布出台了“十二五”医改规划,对未来四年医改目标和任务作出了全面部署。深化改革跨入了新阶段,要从打好基础向提升质量转变,从形成框架向制度建设转变,从试点探索向全面推进转变。为了实现这些转变,要突出抓好三方面重点改革。

第一,进一步健全全民医保体系。全民医疗保障体系是以基本医疗保障为主体,以多种补充保险和商业保险为辅助,以大病救助为兜底的全民医保体系。前三年改革我们基本建成了全民基本医保制度框架,今后要全面推进全民医保体系建设。要继续提高政府对基本医保的补助标准,巩固扩大覆盖人群,继续提高政策范围内医保报销的比例,推进支付方式改革,控制医疗费用过快增长。要积极开展城乡居民大病保险,建立一整套大病保障机制,切实解决因病致贫、返贫问题。同时,要完善医疗救助制度和发展社会慈善事业,积极发展各类补充保险和商业健康保险,从制度上进一步筑牢、织密社会安全网。

第二,巩固完善基本药物制度和基层运行新机制。要加大督促检查力度,全面推动经常性收支差额补助、基本公共卫生服务经费、机构发展建设支出、化债资金、绩效工资实施、村医补助等各项政策落实到位。对一些需要完善的改革要进一步深化,完善基本药物招标采购机制,完善长效性、多渠道的补偿机制,完善对基层医务人员的绩效考核办法等。要扩大基本药物制度实施范围,细化在村卫生室和非政府办基层医疗卫生机构实施基本药物制度的政策。同时要继续推进基层信息化建设,加大力度培养以全科医生为重点的人才队伍,加强村医队伍建设,筑牢基层医疗服务网底。

第三,积极推进公立医院改革。公立医院改革主要做好破除“以药补医”、创新体制机制和调动医务人员积极性三篇文章。要以破除“以药补医”为关键环节,统筹推进管理体制、补偿机制、人事分配、药品供应、价格机制等综合改革,建立起体现公益性和高效率的运行新机制。今后四年要把县医院作为改革的重点,2015年要基本完成县医院阶段性的改革。要积极鼓励社会办医,力争到2015年社会办医占整个医疗卫生的比例达到20%左右。

与此同时,还要继续推进基本公共卫生服务均等化,实施好基本公共卫生服务和重大公共卫生服务项目;科学制定区域卫生规划,推进医疗资源结构优化和布局调整;加大药品生产流通领域的改革力度,改革药品价格形成机制,规范生产流通秩序,压缩流通环节,切实降低流通费用;积极推广中医适宜技术,发挥好中医药在疾病预防控制和医疗服务中的作用;积极探索医药卫生监管体制的改革,强化医疗卫生服务行为和质量监管等等一系列的配套改革。

各位来宾!我们正在走出一条具有中国特色的医改道路,沿着这条道路走下去,我们坚信中国的医改一定能够取得成功。中国医改的成功必然会造福全国人民,并为世界医疗卫生事业发展做出重大的贡献。

2012年全国内镜诊疗管理和技术交流会上的讲话

卫生部 副部长 马晓伟

2012年是全面实施卫生事业发展和深化医药卫生体制改革“十二五”规划承前启后的重要一年,是公立医院改革转向全面推进的关键一年。在党的十八大刚刚胜利闭幕之际召开此次会议,分析现阶段深化医药卫生体制改革的形势和任务,探讨我国临床学科的建设与发展,交流微创诊疗技术管理政策、研究成果和先进经验,对于促进我国微创诊疗技术和临床学科的良性可持续发展,推动深化医药卫生体制改革具有十分重要的意义。

一、现阶段深化医药卫生体制改革的形势和任务

党的十八大明确提出,要按照保基本、强基层、建机制要求,重点推进医疗保障、医疗服务、公共卫生、药品供应、监管体制综合改革,完善国民健康政策,为群众提供安全、有效、方便、价廉的公共卫生和基本医疗服务。医改3年多来,在党中央、国务院的坚强领导下,取得了重大成效,基本医疗保障面大幅扩大,基层医疗卫生服务能力明显增强,基本公共卫生服务均等化取得新进展,基本药物制度建立和公立医院改革试点有序推进。同时我们也要看到一些深层次的问题依然存在,要想从根本上解决这些问题还有相当长的一段路要走。“十二五”时期是深化医改承上启下的关键五年,是中国特色基本医疗卫生制度稳固发展的五年,医改任务更繁重、更复杂,责任也更重大。

(一)当前医药卫生事业改革发展的主要成就

一是确定了卫生改革发展的新思路。在多年探索基础上,党中央、国务院制定了《关于深化医药卫生体制改革的意见》,明确了改革总体思路、基本框架、政策措施和近期重点工作,着力通过制度创新解决体制性、机制性、结构性矛盾,用基本制度维护人民群众的健康利益。按照把基本医疗卫生制度作为公共产品向全民提供的原则,“保基本、强基层、建机制”,全面落实改革任务。三年多来,卫生改革的各个领域都取得重大进展和明显成效。

二是卫生事业发展迈出新步伐。在公共卫生和基层卫生服务领域继续进行大规模的基础设施改造和人才队伍建设,服务能力显著提高。新型农村合作医疗参合人数从2005年的1. 79亿增加到2010年的8.35亿,城乡基本医疗保障制度覆盖率从30%提高到90%以上,卫生筹资公平性得到显著改善,保障制度实现了跨越式发展。政府卫生支出形成了优先保障公共卫生和基本医疗服务、兼顾供需双方的新格局。卫生体系中长期存在的薄弱环节得到明显加强,发展不平衡问题开始有所改善。

三是国民健康指标显著改善,群众得到更多健康利益。“十一五”时期末,我国人均期望寿命提高1岁;孕产妇死亡率、婴儿死亡率均提前实现“十一五”规划目标。人民群众医疗服务需求得到更好满足,看病就医更加方便。卫生费用结构发生重大变化,个人卫生支出占卫生总费用比重从2005年的52. 21%下降到2009年的38.19%,居民个人医疗卫生支出过快增长的趋势得到进一步遏制。

四是公立医院改革试点有序推进。在17个国家试点城市、37个省级试点城市、超过2000家公立医院开展改革探索,在完善服务体系、创新体制机制、加强内部管理、加快形成多元化办医格局等方面取得积极进展,积累了经验。首先,稳步推进县级公立医院综合改革试点。全国共有19个省(区、市)的600余所县级医院启动了综合改革试点工作,以取消以药补医为抓手,统筹推进管理体制、补偿机制、人事分配、采购机制、价格机制等方

面的综合改革。其次,不断完善医疗服务体系。全面优化资源配置,加强薄弱区域和薄弱领域能力建设,加快提升区域医学中心临床重点专科和县级医院服务能力。推动建立公立医院与基层医疗卫生机构之间的分工协作机制,1300多所三级医院与2800多所县级医院建立了长期对口协作关系。第三,全面推行便民惠民措施。各地建立了预约诊疗和分时段就诊制度,开展双休日和节假日门诊,探索先诊疗、后付费服务模式,方便群众就医。开展优质护理服务和临床路径管理,推行同级医疗机构检查检验结果互认和医师多点执业试点。第四,加快推进社会办医。2011年新增非公立医疗机构1. 3万个。非公立医疗机构床位数达到52万张,占总床位数的13%。

(二)当前医改面临的挑战

医改是一个长期、复杂、艰巨的过程。虽然目前医改取得了重大阶段性成效,但与党中央、国务院的要求和亿万人民群众的期盼相比,还有较大的差距,改革的成果还是初步的、阶段性的,医改面临着诸多问题和挑战。一是人口老龄化加速和疾病模式转变;城乡居民消费观念和消费结构快速转型与升级,医疗保健服务需求不断增长,对健康和医疗卫生服务的期望更高。二是卫生资源配置不平衡依然存在,特别是优质资源仍然短缺,还不能满足人民群众日益增长的医疗卫生服务需求。三是深层次体制机制改革推进相对缓慢。四是各地改革进展不平衡,一些重点领域和关键环节有待进一步突破。因此,深化改革的任务十分艰巨、任重道远。

(三)抓好突破点,扎实推进公立医院改革

公立医院是医疗服务体系的核心,公立医院改革也是医改的难点和重点。围绕“上下联动、内增活力、外加推力”的基本思路,不断深化公立医院改革,建设和发展中国特色公立医院制度,适应我国经济社会发展水平,保障人人享有基本医疗卫生服务。

一是加快支付制度改革,推动公立医院实现“三个转变、三个提高”。长远来看,伴随着技术水平的提高,要不断加强支付制度的科学化、精细化进程,推进按病种、按床日、按疾病诊断相关组支付等方式。在此基础上,促进公立医院实现“三个转变”,即转变发展方式,从规模扩张型转向质量效益型;转变管理模式,从粗放的行政化管理转向精细的信息化管理;转变投资方向,公立医院支出从投资医院发展建设转向扩大分配、提高医务人员收入水平。同时,要在“三个转变”的基础上实现“三个提高”,即提高效率,通过资源纵向流动提升服务体系整体绩效;提高质量,以临床路径管理为抓手加强医疗质量管理;提高待遇,通过改善医务人员生活待遇切实调动医务人员积极性。

二是改革管理和运行机制,破除以药养医。公立医院改革的实质是政府办医职责的改革,要促使政府真正履行举办公立医院的职责和义务。要加强部门间相互协调和配合,形成合力,才能真正履行好政府举办公立医院、维护公益性的职责。医疗机构要改革运行机制,加强内部管理,提高公立医院运行绩效。此外还应当“多管齐下”,通过加大财政投入、调整医疗服务价格等途径,弥补医院取消药品加成的收入损失,对医疗机构有合理的补偿。

三是加快建立公立医院与基层医疗卫生机构上下联动的分工协作机制。按照“上下联动”的要求,建立公立医院与基层医疗卫生机构有内在利益纽带、长期稳定、制度化的分工协作机制,逐步形成基层首诊、分级医疗、双向转诊的医疗服务模式。修订区域卫生规划和区域医疗机构设置规划,约束医疗机构不合理扩张。鼓励社会资本举办医疗机构,形成多元办医格局。

四是开展各项便民惠民措施,提高医院管理水平。在改善群众就医感受的同时,也对编制管理、价格调整、分配机制等形成了倒逼机制,同时还对医院管理提出了更高的要求。随着改革的深化,公立医院要转变目前粗放的行政化管理方式,提高管理水平,依托信息平台提高管理效率,使医院管理进一步满足群众需要,并为体制机制创新提供管理支持。

五是多管齐下,控制医药费用不合理上涨。加强药品和耗材集中招标采购,加强医院内部管理,规范处方行为,合理使用抗生素,推广使用适宜技术,优先使用基本药物。同步推进支付方式改革,形成医院和医务人员自觉控费的激励机制。

二、把握历史机遇,加强内涵建设,推动专科建设与发展

(一)开展国家临床重点专科工作有关背景和思路

改革开放30年以来,我国医疗服务体系逐步完善,医学学科得到较快发展,但是我国医疗服务体系,尤其是在专科医疗服务能力方面仍存在着医疗技术水平和医疗服务能力不高、专科技术资源分布不平衡、高新技术的引领和适宜技术的推广有待进一步加强,专科发展程度不均衡,学科发展忽略了临床能力建设等弊端。针对我国医院专科建设方面存在的问题,在总结医政管理实践经验的基础上,经过反复思考和研究,卫生部提出了开展国家临床重点专科评估和建设的思路,并以临床服务能力和医疗质量作为评估的重点内容。

国家临床重点专科建设工作得到了财政部门的支持,并于2010年设立了国家临床重点专科建设项目。中央财政连续5年,每年安排12亿元专项资金,支持医院专科能力建设。该项目的设立,对于深化医药卫生体制改革和促进卫生行业的健康发展具有十分重要的意义。通过国家临床重点专科的建设,将努力解决以下几个问题:一是提高我国专科医疗能力,满足群众“看得好病”的需求。深化医药卫生体制改革,发展医疗卫生事业,根本目的是要让群众“看得上病、看得起病、看得好病”。国家大力加强基层医疗服务体系建设,培养全科医师是解决群众就近“看得上病”的问题。大力发展保障体系,扩大医疗保险覆盖面,提高保障水平,是解决群众“看得起病”的问题。而开展国家临床重点专科建设,通过对以提高医疗服务能力为核心的专科建设的支持,包括在专科设备购置、人才引进与培养、技术研发与推广等方面的投入,将提高各个专科诊断疾病和治疗疾病的能力,促进专科技术水平的提升,并带动学科群和整个医院的服务能力的提高,解决好群众“看得好病”的问题。二是引导医院走内涵建设为主的道路。目前,部分医院的工作存在着重科研,轻临床的倾向。医师的临床实践能力和动手能力下降,解决患者实际问题的能力降低,专科发展乏力,医疗安全隐患增加。国家临床重点专科的评估标准以临床为核心,有利于引导医院把建设与发展的重心转移到以临床技术水平和服务能力为主题的内涵建设上来,形成以技术和质量为核心的良性医院竞争局面,提高专科医疗技术水平和医疗质量。通过国家临床重点专科人才培养基地的作用,还将促进临床型医学人才的培养和学科队伍建设,建立行业良好的工作作风和学风,促进医疗行业的健康发展。三是努力扭转资源配置不平衡的问题。现阶段,我国优质医疗资源短缺和资源配置不平衡的问题同时存在。我们一方面争取各级政府加大卫生资源投入,努力把盘子做大,满足群众日益增长的看病就医需求;另一方面,也要对薄弱学科,如儿科、病理、急诊等进行重点支持,对中西部欠发达地区进行重点倾斜,以促进不同学科、不同地域的均衡发展,避免无序竞争和资源的不必要浪费。四是推动公立医院改革。公立医院改革是“十二五”期间力求取得新突破的三项重点改革之一。随着公立医院改革试点逐步向纵深推进,需要我们在关键问题上敢于突破,完成几项重点工作。一是支付方式改革。目前按项目付费的支付制度,既浪费了医疗资源,也不利于调动医务人员积极性。支付方式改革将作为体制机制改革的突破口全面推进,部分地区已经试点实行总额预付、按病种付费等支付方式改革,探索了一些经验。二是控制医疗费用。2010年,我国卫生总费用达到近2万亿,特别是医保制度的建立和发展,显著提高了群众看病就医的支付能力,但是医疗服务中存在的一些浪费现象加剧了费用的不合理上涨。控制费用就是要将不合理的费用降下来,提高优先医疗资源的利用率。在国家临床重点专科建设项目评估中,我们对医院的临床路径、医药费用控制、优质护理服务、预约诊疗和对口支援等工作都提出了明确的要求,这些要求对于公立医院主动改革起到了重要的推动作用。同时,国家临床重点专科建设项目的设立,确定了政府对医院学科建设投入的渠道,使得政府对公立医院的投入政策得到一定程度的落

实,为公立医院体制机制改革创造了条件。

(二)国家临床重点专科相关工作进展情况

2010年项目设立以来,在中华医学会的组织下,在相关专家和医院的配合下,圆满完成了30个专科的重点专科建设项目的评估工作,覆盖了31个省、自治区、直辖市和新疆生产建设兵团的265个医院。经过近2年的建设,各项目有序实施,疗效、疗程、费用、群众就医感受等方面的指标不断得到改善。如,上海市2010年的项目单位目前购置设备440余台件,创新或改进原有技术50余项,开展新技术50余项,在国内外培训医师620余人次,接收进修医师860余人次,组织学习班、培训班90余次,推广适宜技术30余项。通过项目建设,有效地促进了上海市医疗技术和服务能力的均衡发展,为上海及全国群众提供了安全、有效、方便、价廉的医疗服务,让人民群众感受到了学科建设和医改的成果。新疆、西藏、甘肃、四川、贵州等省(自治区)的医院通过项目建设,填补了大量省(区)内技术空白,相应专科转往外院外省的患者的比例大幅下降。如贵州遵义医院项目建设后,新生儿呼吸窘迫征患儿的外传率由20%降到3%。一大批医院通过项目建设,提高了疗效,缩短了疗程,降低了费用。如华西医院消化内科开发了胸腔镜和腹腔镜联合治疗消化道间质瘤技术,患者住院天数从7天降到3天,平均费用减少5000元。项目建设取得了初步成效。

(三)认真落实,全力做好专科建设和项目执行工作

国家加大对医药卫生体制改革的支持,并划拨专项经费用于临床科室能力建设,充分体现了党中央、国务院对医院发展的重视和关心,对医院来说是好事、幸事,也是一项富有挑战性的工作。把好事办好,加强项目的管理,实现国家临床重点专科建设的既定目标。重点做好几个方面的工作:一是要做好学科发展规划。根据科室发展情况,结合医院的功能任务,对专科发展设计整体规划,要用制度实现专科的可持续发展,尽量减少人为干扰因素,点面兼顾;要立足现在,着眼长远,整体规划,统筹协调,实现医院学科的长远发展。二是要与医改工作紧密结合。医院落实医改任务工作情况,充分体现了一个医院的管理水平和执行力,我相信医改任务落实好的医院,有能力也有实力把学科建设好,我们将把医院日常落实医改工作特别是公立医院改革的情况,作为国家临床重点专科建设项目评估准入标准。三是医院要加大国家临床重点专科建设项目的支持力度。对于国家临床重点专科建设项目所在科室要积极创造条件,引进和培养人才,在设备配置和临床技术研发方面予以支持,按照国家要求1:1配套资金,确保资金按时到位,为学科发展营造一个良好的环境。四是要加强项目资金的使用管理。国家给以经费,支持医院的专科能力建设,目的是帮助医院在现有基础上把专科诊疗水平提高到一个新的高度,在资金使用上是有明确要求的。因此,医院要把项目设计好,把预算制订好,培养多少人才、攻克几个疑难病症、推广了哪些技术、购置了哪些设备,都要作出详细的计划,医院应当将项目经费纳入单位财务部门集中核算、统一管理,中央补助资金要专款专用,医院负责项目具体实施和经费使用管理,要严格遵守国家预算管理和财政资金管理的有关规定,严禁用于日常公用经费和人员工资、津补贴等与本项目无关的支出;涉及政府采购的,要按照《中华人民共和国政府采购法》规定执行。五是要确保项目执行最终成效。国家临床重点专科建设项目所在医院的院长为项目责任人,相应科室主要负责人为项目执行人。院长对于项目执行及最终结果负责,各医院应当认真按照项目安排执行,确保实现项目既定的目标,确保项目在疾病诊治能力、人才培养、技术研发、适宜技术推广等方面项目结果的质量和水平,以及对相关学科群的推动提高,切实为群众带来实惠。

三、统一思想,提高认识,规范管理,进一步推进我国医疗技术管理与健康发展

自上世纪90年代以来,我国陆续依法建立了医疗机构、医务人员准入制度,2009年开始了医疗技术准入管理,这些措施的实施对于保障医疗质量和医疗安全发挥了重要作用。近年来,为落实深化医药卫生体制改革要

求,进一步规范临床诊疗行为,控制不合理医疗费用,卫生部重点加强了对植(介)入、微创等风险高、难度大、费用昂贵的诊疗技术规范化管理工作。通过制定技术管理规范、实施技术准入管理、开展医疗质量控制、组织规范化培训考核等一系列手段,指导各地和医疗机构加强相关诊疗技术管理,不断提高医疗服务供给能力。

一直以来在外科领域存在三大重点问题:出血、疼痛、感染。随着诊疗技术和医学材料的发展,这些问题都陆续得到了很好的控制和解决,特别是以内镜为代表的微创诊疗技术的出现,有效缓解了出血、疼痛和感染问题,已经成为亟待规范化管理和推广的适宜技术。自上个世纪80年代以来,随着我国经济发展水平不断提高,内镜诊疗技术传入我国并得到了快速发展,现已成为我国医疗机构众多临床专业日常诊疗工作中不可或缺的重要技术手段,为保障人民群众身体健康和生命安全发挥了重要作用。

在内镜诊疗技术快速发展惠及广大人民群众的同时,我们也应该看到,内镜诊疗技术涉及到临床诸多专业领域,部分技术专业性很强,操作复杂,风险高、难度大,如果不加强管理,也会存在一定的安全隐患。长期以来,各地在内镜诊疗技术临床应用水平、内镜医师培养等方面参差不齐,发展十分不平衡。有的医疗机构在自身条件和技术能力尚不满足的情况下,盲目开展新技术和复杂技术,忽视了技术的复杂性和高风险性,对患者的身体健康和生命安全造成严重威胁。

随着深化医药卫生体制改革工作不断深入,基本医疗保障制度不断健全,人民群众看病就医需求得到了快速释放。内镜诊疗技术作为适宜医疗技术,城乡需求都比较大,应当在规范管理的前提下进行推广。今天,我们召开此次会议,讨论内镜诊疗技术的管理与发展,交流内镜诊疗领域研究成果和先进经验,促进技术管理和临床应用交流与合作,以此推动我国内镜诊疗技术管理不断深化,非常重要也很有必要。小镜子里有大学问,微“镜界”里要有大视野。下面,我就做好内镜诊疗技术临床应用管理工作,提几点要求:

(一)规范内镜诊疗技术准入管理

对医疗机构和从业人员进行严格的技术准入管理,是保障内镜诊疗技术科学、规范应用,保障医疗质量和医疗安全的必要前提。各级卫生行政部门要进一步统一思想,提高认识,按照卫生部制定的《医疗技术临床应用管理办法》、《手术分级管理办法》和各专业内镜诊疗技术管理规范相关要求,妥善组织,周密安排,切实做好医疗机构和从业人员的内镜诊疗技术准入管理工作。准入名单要按照要求向社会公示,主动接受社会监督。各级卫生行政部门要加大对医疗机构开展内镜诊疗工作的监督检查力度,对于不符合开展条件的医疗机构和从业人员,要立即责令停止;对于违规擅自开展的,要依法依规进行严肃处理。

(二)加强内镜诊疗技术质量控制

加强内镜诊疗技术质量控制,是保障内镜诊疗技术科学、规范应用,保障医疗质量和医疗安全的重要手段。各级卫生行政部门和医疗机构要充分认识做好内镜技术质量控制工作的重要意义,努力创造条件,加大投入,加强内镜相关专业医疗质量控制中心的建设和管理。各医疗质量控制中心所在医疗机构要在办公场所、设备、经费和必要的人员等方面提供保障。各级医疗质量控制中心要根据地方实际,加强组织领导,制订工作规划,统筹安排进度,应用质量管理与控制的专业手段,通过建立信息资料数据库等方式,对内镜诊疗质量全过程实施动态控制与管理,对医疗机构和从业人员进行专业质量考核,逐步研究建立内镜诊疗技术临床应用动态考核和退出机制。

(三)开展规范化培训工作,加强内镜医师人才队伍建设,不断提高内镜诊疗技术临床应用水平。

随着人民群众生活水平的提高和健康意识的增强,内镜技术会有更加广阔的发展前景。开展规范化技术培训,不断加强内镜医师人才队伍建设,对于推动内镜技术作为适宜技术推广、下沉,不断提高我国内镜诊疗技术临床应用水平,满足人民群众日益增长的医疗服务需求具有十分重要的意义。各级卫生行政部门和医疗机构要充分认识到开展技术规范化培训、加强内镜医师人才队伍建设的重要意义,加大投入,精心组织,保障工作顺利推进。

“十二五”时期,我国经济社会发展呈现新的阶段性特征,仍处于大有作为的重要战略机遇期,既面临难得的历史机遇,也面对难以预见的风险挑战。希望同志们紧密围绕人民群众的医疗服务需求,充分遵循医疗卫生行业的客观规律,紧紧围绕医改目标和重点任务,抓住机遇,迎接挑战,攻坚克难,为实现公立医院改革的目标、推动临床学科可持续发展、推动我国医疗技术的不断进步而努力!

中国医学装备协会第二十一届学术年会讲话

中国医学装备协会 理事长 朱庆生

本届年会以医药卫生“十二五”发展规划和中共中央国务院《关于深化医疗卫生体制改革的意见》为指导,围绕当前我国医学装备管理和产业发展的形势和任务,重点安排了三个议题:一是“十二五”卫生事业发展与医学装备的配置规划,二是“十二五”我国医学装备发展规划与支持重点,三是医学装备的质量控制和安全保障。三个议题由卫生部、国家发改委主管部门的领导同志主讲。同时,年会还由各专业委员会分别组织了15个专业学术论坛,交流当前医学装备的最新技术和应用经验;开设了70个展台,推荐各个企业的先进装备技术和产品。大家可以看出,本届年会不但内容丰富,而且立意高远,求真务实,具有很强的指导性。开好本届年会,对于正确理解我国“十二五”医学装备产业发展及配置管理规划和相关政策,理清发展思路,规范管理措施,从而进一步加强我国医学装备的科学管理,促进我国医学装备产业的科学发展都有着重要的意义。

医学装备是医疗卫生体系建设的重要基础,具有高度战略性、带动性和指导性,是21世纪十分活跃的经济增长点,其战略地位受到了世界各国的普遍重视,已经成为一个国家国民经济现代化水平和卫生事业发展的重要标志。

中国医学装备协会作为我国医学装备领域的唯一国家一级协会,在我国医学装备的产业发展和医学装备的配置管理中负有重要的意义和责任。目前,我们医学装备行业虽然取得了长足的进步,但还不适应人民群众医疗健康需求和卫生事业发展的需要,研发能力和生产规模与发达国家有较大的差距。提高自主创新能力,促进医学装备产业又好又快发展,成为我国医学装备行业亟待解决的问题。同时,随着医学装备的广泛应用,科学合理配置和质量控制与安全保障也成为我们医学装备管理中的一个重要问题。为此卫生部、国家发改委和有关部门采取了一系列具体、有效的措施,鼓励和扶持我国具有自主知识产权的医疗器械产业发展,中国医学装备协会也通过评估选型、适应装备技术推广、信息化建设、编辑出版《中国医学装备配置状况与发展趋势绿皮书》等工作进行了积极配合。

为了加强医学装备管理,卫生部相继制订了一系列法规制度,协会根据卫生部的要求,深入开展了多项专题调研,协助主管部门摸清了我国医疗机构医学装备配置的状况和管理使用中存在问题,向主管部门报送了多份详实的调研报告,提出了多项政策性建议,并先后起草了多份管理制度或技术标准。

为更好的发挥协会的专业技术优势,协会针对我国医学装备临床使用和管理中的问题,积极开展医学装备质量控制和安全保障工作。根据中央创新争优活动的精神,协会明年还将组织开展医学装备质量控制与安全保障的先进单位和先进个人的评选活动,为落实医疗卫生体制改革的目标,强化医学装备的科学管理作出积极的贡献。

当前“十二五”规划已经开始,医药卫生改革也进入关键阶段,医学装备的产业发展和配置管理也面临新的机遇和挑战,如,如何加强团结协作,集中优势力量开展技术研发,探索适宜的国产自主的创新模式?如何做好创新要素的组合,建立产业联盟整合产业链,学科集成,优势互补,形成技术创新合力,突破关键技术难关,形成自主品牌生产规模?如何实现创新产品与临床应用需要的紧密结合,确保产品切合医疗卫生需求?如何完善产品质量和社会服务,进一步降低成本,优化功能配置,保证应用质量?如何加强医学装备的配置管理和质量控制和安全保障?等等。

今天我们中国医学装备协会在这里召开年会,围绕“十二五”时期医学装备的产业发展、配置管理和质量控制等重要问题进行交流和研讨,目的就是要在国家战略规划和方针政策的指导下,统一思想、明确目标、理清思路,谋划方略,破解难题。希望大家集中精力开好这次年会,认真学习领会"十二五"发展规划和医改的相关政策,充分发挥各位专家的专长和聪明才智,积极出谋划策,为促进我国医学装备产业发展和科学管理不断作出新的贡献。

中国医学装备协会作为业界的桥梁纽带和政府主管部门的参谋助理,坚持以服务为协会的理念,不断创新服务的形式,扩展服务的领域,坚持求实作风,一步一个脚印,一年一个台阶,扎实开展工作,得到了政府主管部门的大力支持和充分信任。参加本次年会的代表达1500多人,国家有关部门和十多个省市卫生厅局的负责同志也应邀莅临,年会的规模和规格都是前所未有的,这说明我们的工作水平和作风有了新的提高,协会的凝聚力和影响力也有了进一步的扩大,我们的扎实工作得到了广泛的认可,希望各位会员、理事振奋精神,再接再励,在政府主管部门领导和业界广大同仁的热情支持下,把各项工作做得更好,努力开创协会工作的新局面。

中国医学装备协会第二十一届学术年会

关于医学装备质量控制与安全管理

卫生部医管司 司长 张宗久

一、医学装备质量控制现状与问题

我们国家医学装备临床应用中,由于质量管理和维护保养不当而引发的问题日益突出。因为国家食品药品监督管理局下发了一个不良事件的报告制度,逐渐事件的收集在争夺。2002年建立药品的安全报告制度,现在每年药品安全不良反应报告已经达到了70万份,器械安全报告开展以后,现在逐渐接近10万份,可能以后报告的情况会更多。

医学装备在2010对全国6省市99所医院检查,合格率并不高,由此引发的医疗纠纷,每年占到医疗纠纷总数的17%。医疗纠纷其实有几个方面组成,一个是服务质量问题,一个是医疗质量安全问题,一个是器械装备的质量管理问题,一个是试剂标准化的问题。有一些诊断的设备不准确,发的结果是相反的结果,临床上也没有进行有效的更正,所以引发了一些问题。

医学装备质量控制工作主要存在的问题:1. 医学装备质量控制标准缺失; 2. 医学装备管理体系不完善; 3. 医学装备质量控制工程技术资格认证制度尚未建立; 4. 医学装备质量控制专用监测仪器配置不到位。

二、医学装备质量控制体系

医学装备质量控制体系建设主要涵盖两个层面:1. 规章制度、组织机构和资源保障等的建立; 2. 质控标准、检测工具、工程技术人员培训等的建立。

其实装备协会一直也在研究这项工作,我下面还会说装备协会在这里边要发挥关键性的作用。

医学装备质量控制体系具备可以划分为以下五个环节:1. 采购环节; 2. 使用环节, 这主要在临床的设备使用部门与临床环节的配合; 3. 保障环节, 我们如何保障设备的参数能够持续的达到出厂标定的状态,这里面的问题也有很多; 4. 健全组织管理机构, 现在装备的容量都比较大,如何进行设备的管理; 5. 完善质控监管机制, 这里一个是内部的,一个是外部的; 现在临床检验质控标定系统比较全一些,其实很多影像、放射各种装备都有一个外部质量控制管理问题,当然内部的质量管理问题也是一个关键。我们在临床检验方面我们把它叫室内置评和室间置评两个环节。

三、医学装备质量控制技术内容

现在我们主要做一些医学装备风险评估体系的建立。比如说不接触患者的设备,一直到用于生命支持的设备,如呼吸机,起搏器这样作为最高级别的风险评估。直接进行治疗的设备,如高频电刀,输液泵这些设备,这是不同的风险评估体系。

针对不同的风险等级制定质量控制规程:1. 高风险医学装备每次使用前应当进行适应性、安全性、有效性测试与评估。这实际上已经列入到国家法规里边,我们器械管理条例,职业医师法,要求医护人员在使用时对设备进行安全管理。中风险医学装备每周应进行适应性、安全性、有效性测试与评估。低风险医学装备每周应进行适应性、安全性、有效性测试与评估。这应当列成了医院设备管理检查的基本规程。

2. 医学装备的质量验证: (1)用于功能检查的标准体模和模拟器; (2)标用于标定的标准物质; (3)用于测试和

校验的性能测试仪器和校验仪;(4)用于计量的测量标准和检定装置。

3. 医学装备性能测试:性能测试是在电器安全基础上医学装备的功能验证和测试评价。测试的性能指标和技术方法可以参考国家检定规程和行业标准等。完成医学装备质量控制技术工作内容,需要补充完善医学装备质量控制标准,为医院配置医学装备检测工具。

四、医学装备质量控制工作的开展

卫生部职责是:1. 要组建专门机构,发布行业的标准;2. 要支持并监督医院开展医学装备质量工作;比如说我们有临床检验的装备管理问题,质控管理问题,标控问题。现在病理也在管,麻醉也有一些各省的质控管理中心。今天我看药学人员也来了不少,但是需要有一个体系来统领起来,所以下一步这个工作还需要延伸。

医院职责要建立设备操作规程,落实技术人员资质准入。要做好设备维护保养,定期实施质控检测等工作。刚才我在问题里边已经强调,我们现在报告安全事件的量在增长,现在每年在10万份左右,实际上设备装备的问题比药品的问题不少,直接入的材料问题,一直到检测结果的质控问题,还有设备直接的质控问题,还有操作管理问题。

另外备件管理问题很多公司垄断,我们现在维护费用远远高于国际市场。另外所有的维护都是换大件,小修问题就变成很昂贵的社会运转成本,较同水平国家要高。

这里边我们自己要做工作,装备的管理规范,维修管理规范,医学管理规范都需要有人去做起来,利用大家的力量把这项工作做好。

今天我看装备就放疗这一项每年检测的问题就不少,上去多少放疗装备,后装的,加速器的,操作问题,设备安全问题,计量有一些不够,有一些还超,所以我们说一定是要做好这种管理工作。

中国医学装备协会职责。中国装备协会是一个行业组织,我们看应当做好四项工作:(1)开展医学装备风险评估和风险分级。这项工作是需要行业组织来进行管理的。(2)起草医学装备质量控制标准。(3)推广推荐医学装备质量控制检测仪器,并对检测仪器进行技术评估和校验。(4)开展医学装备质量控制技术人员培训。使我们用最小的成本达到有效的运作器械装备

五、医疗卫生机构医学装备管理办法

2011年3月29日,卫生部出台《医疗卫生机构医学装备管理办法》。这主要是从设备管理层面上说明问题,就是这个仪器,这个装备,其实这个装备还包括耗材等等这些都应当纳入这里边管理。因为高值耗材你说是耗材,你说是高级植入性耗材,一个起搏器装进去用一辈子,一个关节装进去用一辈子,这确实有很多管理问题在这儿,还有关系到生命的,还有一些检测,包括检测的这些设备能不能达到检测的精标准。另外大家注意现在微创的技术也越来越多,导航的技术,这些技术的发展。这里边需要分类管理,分类质控,分类评价,不断地提高安全系数,另外设备的维护、维修、标定这些标准等等。

医疗监管部门在使用安全管理办法,现在也在定规矩,另外医院的评审,你这个医院能不能通过质量安全评价评审,也要在里边设定指标来进行管理。这里边有一些具体的就不讲了,大家可以看文件。

使用管理是一块,为什么说使用管理呢?就是这个设备标定的最好状态,使用不当,设备标定本身没有问题,但是不正当的操作,这也需要操作培训。包括现在各种腔镜使用要培训,各种放疗设备使用要培训,各种影像设备,麻醉手术都要进行有效的培训和管理。

现在腔镜技术的使用开在脑子里,做大器官的切除,设备使用的准入范围越来越广,这个广的基础,安全度的设置就要高,如果安全度设置不高,这里边出现的问题就比较多。原来拿着听诊器听,现在靠监护仪,这个监护设备有时候也会发假的信息,所以我们就要进行使用的管理。

我曾经在美国杰克森(音)医院看超声中心。刚才科技部领导讲创新问题,那个超声中心在2007年开看出的时候,已经看到非接触式超声,就是那个探头不接触人身上也可以做出人体三维。现在做什么工作呢?在做这一代设备的采集数据问题,最后使这个影像回归到真实水平,因为声学的抗干扰问题在进一步解决。但是在屏蔽了的实验室里边,我们看到的图像是非常好的。

惠普、西门子、GE好几个公司都在这儿做实验,他们也不怕知识产权问题,另外这里边首要的问题就是把握质控的问题。最近去法国巴黎总医院看机器人手术,机器人到现在的质控管理,他们的机器人比咱们的机器人要聪明了,为什么要聪明呢?咱们是一个装备,买的也一样,但咱们可能扣了几年没让用,这个机器人在学习,学你的手术以后,越学越聪明,结果那个医院做了多少台手术以后,这个机器人就聪明了。

中国人说下国际象棋的,当时报道说有一个森蓝这样的机器人跟人下棋,咱们国家国际象棋大师击败了国际象棋机器人,但是1991年以后,人类再也下不过机器人了,为什么呢?它把全世界高手都一直记录学习,你偶尔把人家胜一下,你取了这个路径把人家胜了一下,结果又把你这招记住了。我们培养的大师学一辈子就那么几招,完了以后,一闭眼睛就把那几招带走了,但机器人那几招都在它脑子里。

所以在巴黎看这个手术机器人的时候,发现已经很聪明了,精细化操作,而且操作技术现在趋于简单化。看完以后有一个印象,觉得在有二三十年,估计外科大夫悬了,除非你有新发明的术士。我们那天观摩二十分钟就出来了,比较感叹,他们这个地方的机器人跟他们干了好多年,大概用了四五年,做了多少台手术以后,用电脑记录,然后重建动作的时候会做的比较精,另外神经血管敏感度不比医生敏感度低。

你把这件事情都交给机器人的时候,万一今天这个机器人没标定好,这个人可能就死在台子上了。所以里头转了一圈工程技术人员,看着这个钢铁的怪物。

所以我们说医学装备的进步是给我们医学带来很大的进步,各种检验、检测,但是我们也越来越依赖于它,依赖于它有时候也是不可逆转,我们说一些设备上来成本高,这十年成本高,另十年成本就持平,过十年它就下降了。

1980年代我们引进第一台CT的时候,成本高的不得了,当时我们引进这么一台CT要近千万块钱,在80年代是天文数字,现在这些装备大幅度降价。80年代的装备,我们现在任何一个国产的CT都比它精度要高得多,而且是80年代价格的十分之一,这表明通过科技进步,很多诊断问题便宜了。我们现在很可能做一个头部的CT往下降价还有空间。

仅仅看一个是不是脑门外出血,用最普通的CT就能看出来了,当时的CT还得猜一猜。所以我们说医学的进步,总体来说发展降低了成本。不断地发展,使我们的手术品质提高,但是工业化生产带来的一个问题,质量控制问题,安全控制问题,有效管理问题是摆在我们面前需要组织起来。

我们相信通过“十二五”进一步发展,通过国家改革的深入,改革里边有一条,不断地提高我们医疗技术的水平,这个医疗服务体系的建设。还有一个建设问题是很关键的,就是我们的质量安全的监管体系建设,这个要适应现代医学发展,适应把基本医疗卫生服务作为公共产品,向全体人民提供,这样一个目标。

这也是我今天说明这个题目的核心所在,就是我们的人民群众享有的基本医疗保障,党和国家提出的目标是高水平的,是要不断地提高水平,提高保障能力,来使我们国家走向现代化的国家。你要简单像印度那样的水平,我们现在老百姓感觉太低了,很多装备也没有,也不答应。所以我们说达到这样一个目标,我们要共同努力,把工作做好。

第二届中国医疗设备自主创新研讨会

中国医疗器械监管法规现状与未来

国家药监局医疗器械监管司 司长 王宝亭

一、医疗器械监管法规现状

国务院法规 《医疗器械监督管理条例》,共六章四十八条。2000年4月1日起实施。该条例是我国医疗器械监管工作走上法制化的标志,对规范我国医疗器械监管工作、保障公众用械安全有效发挥了非常重要的作用。

但是由于我国卫生事业和医疗器械行业的快速发展,现行《医疗器械监督管理条例》已经难以满足医疗器械监管工作的实际需要。比如,有些工作太原则甚至没有,有些规定很难操作等。因此,国务院决定对其进行修订,已列入今年国务院立法计划。

现行部门规章有12个,分别是:

1.《医疗器械临床试验规定》(SFDA局令第5号)

2.《医疗器械说明书、标签和包装标识管理规定》(SFDA局令第10号)

3.《医疗器械生产监督管理办法》(SFDA局令第12号)

4.《医疗器械分类规则》(SFDA局令15号)

5.《医疗器械经营企业许可证管理办法》(SFDA局令第15号)

6.《医疗器械注册管理办法》(局令第16号)

7.《医疗器械生产企业质量体系考核办法》(SFDA局令第22号)

8.《一次性使用无菌医疗器械监督管理办法》(暂行)(局令第24号)

9.《医疗器械标准管理办法》(试行)(SFDA局令第31号)

10.《医疗器械广告审查办法》(卫生部工商行总局SFDA令第65号)

11.《医疗器械广告审查发布标准》(卫生部工商行总局SFDA令第40号)

12.《医疗器械召回管理办法(试行)》(卫生部令第82号)

以上者12个部门规章,在医疗器械监管中发挥着重要作用。但将随着《医疗器械监督管理条例》的修订大部分将做相应的修改。

现行规范性文件:

如《医疗器械生产质量管理规范》等197份。这些文件也将根据《医疗器械监督管理条例》的修订,做相应的修改。

医疗器械标准:1051项

其中国家医疗器械标准187项(强制标准88项,推荐性标准99项)

行业医疗器械标准864项(强制标准376项,推荐性标准488项)

二、医疗器械监管法规未来

国务院法规:修订后的《医疗器械进度管理条例》,国务院法制办开征求意见稿共9章88条。今后正式颁布实施是很可能会有变动,但大的变动可能性小。

《医疗器械监督管理条例》征求意见稿

总则

共9条,涉及立法目的、适用范围、定义、分类管理、鼓励创新、基本要求、执法主体、行业自律、社会监督。

医疗器械产品管理

共12条(10~12),对产品注册、检验、临床试验等做了规定。

医疗器械生产管理

共8条(22~29),对医疗器械生产企业监督管理做出了规定。

医疗器械进出口管理

共6条(30~35),对医疗器械进出口的管理做出了规定。

医疗器械经营、使用、广告管理

共10条(36~45),分别对医疗器械经营、使用与广告的监督管理做出了规定。

医疗器械不良事件监测与召回

共9条(46~54),对医疗器械不良事件的监测、召回做出了明确规定。

监督管理

共14条(55~68),就医疗器械如何监督管理做出了比较具体规定。

法律责任

共14条(69~81),对各种违法行为的处罚做出了比较明确的规定。

附则

共6条(83~88),对有关证书时限、有关名词解释、实施时间等做出了规定。

现行规章

大部分将要修订,特别使五年前出台的规章修订的必要性更大。

现行规范性文件

部分已经做了修订,少数已经废止,还有部分将要修订,特别是五年前出台的文件修订的必要性更大。

已经根据《医疗器械监督管理条例》征求意见稿,调研并进行初步论证的规章和规范性文件有:

拟按照规章发布的

医疗器械注册管理办法

医疗器械标准管理办法

医疗器械生产监督管理办法

医疗器械经营许可证管理办法

医疗器械临床试验机构认定管理办法

医疗器械检验机构管理办法

拟按照规范性文件发布的有:

医疗器械注册特别审批程序

医疗器械说明书、包装标识管理规定

医疗器械命名规则

医疗器械编码制度

医疗器械批签发管理办法

医疗器械安全性、有效性基本要求

医疗器械质量管理体系检查办法

医疗器械临床试验审批管理规定

医疗器械临床试验质量管理规范

医疗器械进口通关管理办法

医疗器械检验机构资格认可管理办法

医疗器械检验机构资格认可评审细则

医疗器械检测机构比对试验管理规则

医疗器械检验机构资格认可评审工作指导书(含资格认可申请表格、评审表格)

指定医疗器械检验机构检验规定

医疗器械检验机构资格认可评审员管理规定

医疗器械检验责任和过错追究办法

医疗器械检验操作规范制修订管理办法

医疗器械质量仲裁检验规定

未来医疗器械监督管理法规、规章与规范性文件的制修订工作总体设想是:

从我国医疗器械监管实际出发

借鉴发达国家和地区的经验

规定应当全面、明晰、可行、便于操作

法规、规章与规范性文件层级明确、相互协调

法规应具有10年的前瞻性,再累积8~10年经验后力争上升为国家法律

法规应具有5年的前瞻性

"十二五"卫生事业发展规划解读

卫生部规划财务司 副司长 刘殿奎

一、"十一五"卫生事业发展取得的成就回顾

(一)全面完成了《卫生事业发展"十一五"规划纲要》确定的主要目标和任务,人民群众健康水平明显提高。

(二)主要健康指标总体处于发展中国家前列,卫生事业发展为我国经济社会协调发展作出了突出的贡献。

"十一五"规划主要指标实现情况

类别	指标	规划目标(2010年)	2010年
主要健康指标	人均预期寿命	达到72.5岁	73.5岁
	孕产妇死亡率	控制在40/10万以内	30.0/10万
	婴儿死亡率	控制在14.9‰以内	13.1‰
	5岁以下儿童死亡率	控制在17.7‰以内	16.4‰
主要疾病控制指标	艾滋病病毒感染人数	控制在150万以内	累计报告379,348例
	有效治疗传染性肺结核病患者数	200万以上	246万
	全人群乙肝表面抗原携带率	控制在7%以内	7.18%(2006年数据)
	血吸虫病控制指标	疫情控制标准	2008年已达到
	碘缺乏病控制指标	95%以上县(市、区)实现消除碘缺乏病	97.94%
妇幼卫生	农村孕产妇住院分娩率	90%以上	96.7%
	5岁以下儿童中重度营养不良患病率	比2000年下降25%	2010年为1.55%,比2000年下降49.8%
	新生儿疾病筛查覆盖率	达到50%	57%
医疗保障	新型农村合作医疗覆盖率	>80%	96%
爱国卫生	农村卫生厕所普及率	65%	67.43%

(三)深化医改工作实现了"开好局、起好步"

● 新型农村合作医疗制度实现全面覆盖,参合率达到96%,人均筹资水平从"十五"末期的30元提高到156元,较好保障了农村居民的健康权益。

● 医疗卫生服务体系建设步伐明显加快,中央累计安排专项资金558.4亿元支持近5万个医疗卫生机构项目建设,基层医疗卫生机构基础设施条件得到明显改善,服务能力全面提升。

● 国家基本药物制度稳步推进,在全国60%以上政府举办的基层医疗卫生机构全面实施。

● 国家基本公共卫生服务项目和重大公共卫生服务专项全面实施,基本公共卫生服务均等化水平进一步

提高。

● 公立医院改革取得积极进展

(四)群众看病就医问题得到有效缓解。个人卫生支出占卫生总费用的比重从52. 2%下降到35.5%,2010年全国医疗机构诊疗人次数与出院人次数均为历史最高水平。

二、"十二五"卫生事业发展规划

(一)面临的形势

● 卫生事业在国民经济和社会发展中的地位和作用进一步提高,处于重要战略机遇期。

● 社会由生存型向发展型转变带来居民健康需求新变化,卫生事业发展水平亟待提升。

● 经济社会发展新阶段带来多重健康问题挑战,疾病防控和社会卫生管理任务艰巨。

● 制约卫生事业发展的体制机制和结构性问题日益凸显,深化医药卫生体制改革进入攻坚阶段。

(二)指导思想和基本要求

1. 指导思想

以邓小平理论和"三个代表"重要思想为指导,深入贯彻落实科学发展观,以全面促进人民健康为中心,以促进卫生事业科学发展为主题,以深化医药卫生体制改革为主线,坚持医药卫生事业的公益性,坚持预防为主、以社区和农村为重点、中西医并重的方针, 依靠科技与人才,坚持保基本、强基层、建机制,转变卫生发展方式,把基本医疗卫生制度作为公共产品向全民提供,不断提高群众健康水平,促进卫生事业与经济社会协调发展。

2. 基本要求

坚持统筹兼顾,增强卫生发展的整体性和协调性。

坚持以增进健康为中心,实现卫生发展方式和服务模式的转变。

坚持政府主导、全社会参与科学界定政府、社会和个人在基本医疗卫生中的权利和义务。

坚持人才优先发展战略,保障人人享有基本医疗卫生服务目标的实现。

(三)发展目标

紧紧围绕"人均预期寿命提高1岁"的核心目标,到2015年,初步建立覆盖城乡居民的基本医疗卫生制度,使全体居民人人拥有基本医疗保障,人人享有基本公共卫生服务,医疗服务可及性、服务质量、服务效率和群众满意度显著提高,居民个人就医费用负担明显减轻,地区间卫生资源配置和人群健康状况差异不断缩小,基本实现全体人民病有所医,国民健康水平居于发展中国家前列。

(四)指标体系(主要指标)

类别	指标	2015年
健康状况	人均预期寿命(岁)	74. 5
	婴儿死亡率(‰)	12
	5岁以下儿童死亡率(‰)	14
	孕产妇死亡率(/10万)	22

续表

疾病预防控制	法定传染病报告率(%)	100
	艾滋病病毒感染人数(万)	控制在120万左右
	新涂阳肺结核患者治愈率(%)	≥85
	全人群乙型肝炎表面抗原携带率(%)	6
	以乡(镇)为单位适龄儿童免疫规划疫苗接种率(%)	≥90
	重点慢性病防治核心信息人群知晓率(%)	50
	重性精神疾病患者管理率(%)	70
妇幼卫生	3岁以下儿童系统管理率(%)	≥80
	孕产妇系统管理率(%)	≥85
卫生监督	食品安全风险监测点覆盖人口数占总人口数比例(%)	80~90
医疗保障	城乡三项基本医疗保险参保率(%)	提高3个百分点
	政策范围内医保基金支付水平(%)	≥70
卫生资源	每千人口执业(助理)医师数(人)	1. 88
	每千人口注册护士数(人)	2. 07
	每千人口医疗机构床位数(张)	4
医疗服务	二级以上综合医院平均住院日(天)	9
卫生投入	个人卫生支出占卫生总费用的比重(%)	≤30
	人均基本公共卫生服务经费标准(元)	≥60

(五)重点工作

1. 建立分工明确、信息互通、资源共享、协调互动的公共卫生服务体系

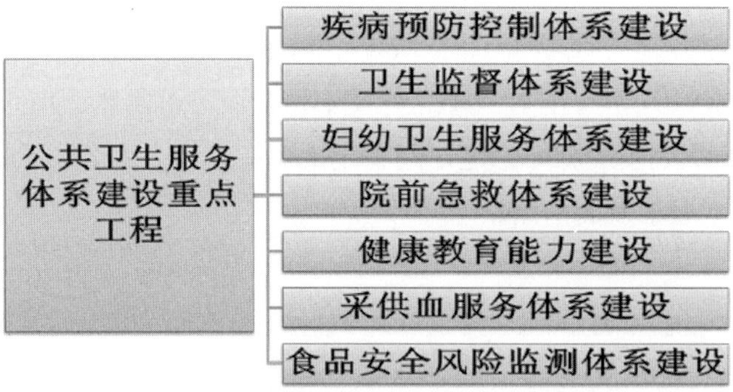

2. 建设结构合理、职责明确、密切协作、覆盖城乡的医疗服务体系,保障群众就近获得高质量的医疗服务。

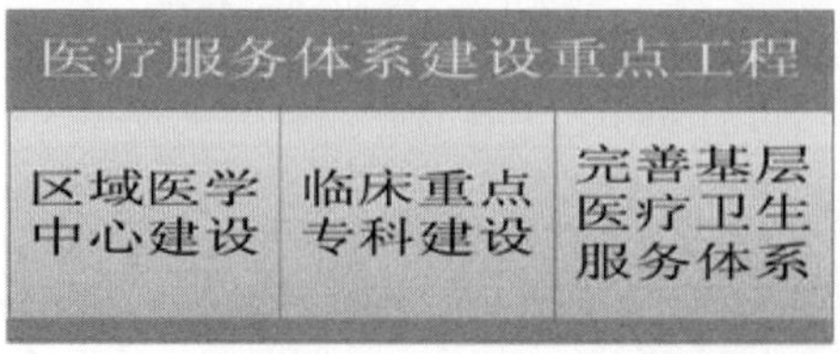

3. 加快建立和完善以基本医疗保障为主体,其他多种形式补充医疗保险和商业健康保险为补充,覆盖城乡居

民的多层次医疗保障体系。

逐步提高基本医疗保险最高支付限额和住院费用支付比例,均衡城镇职工医保、城镇居民医保和新农合的待遇水平,城镇职工医保政策范围内住院费用支付比例达到75%以上,城镇居民医保和新农合达到70%以上,明显缩小与实际支付比例间的差距。

4. 建立和完善以国家基本药物制度为基础的药品供应保障体系。

制定和完善基本药物制度相关配套政策,提高基本药物供应保障能力。

政府办基层医疗卫生机构和村卫生室全面实施基本药物制度,非政府办基层医疗卫生机构可由各地政府结合实际采取购买服务的方式将其纳入基本药物制度实施范围。

鼓励公立医院和其他医疗机构优先使用基本药物。

完善以政府为主导的省级网上药品集中采购办法,加强集中采购和配送工作监督管理,进一步规范采购行为 。

5. 加强公共卫生服务工作

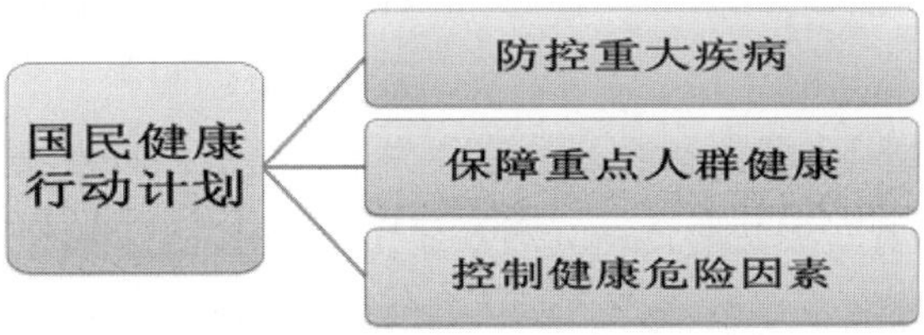

6. 其他重点工作

强化食品安全和卫生监督工作

努力提高医疗服务水平

大力发展中医药事业

加强医药卫生人才队伍建设和医学科技发展

大力推进医药卫生信息化建设

加快健康产业发展

中国医学装备协会第二十一届学术年会

"十二五"生物产业发展规划思路

国家发展改革委员会高新技术司 副司长 任志武

一、国家"十二五"战略新兴产业发展对生物产业发展的要求

首先,战略性新兴产业发展目标积极对生物产业发展的要求。在2009年应对全球金融危机的时候,温家宝连续主持三次专家座谈会,研究生物产业发展问题。2011年5月份,胡锦涛总书记又组织了中央政治局第29次集体学习,学习内容就是培育发展战略性新兴产业研究。今年5月30号,国务院常务会议又审议通过了"十二五"国家战略性新兴产业发展规划。那么这个规划也将在近日向全社会公布。战略性新兴产业经过三年多时间,对战略性新兴产业的主要领域,主要方向,发展目标和发展措施都提出了明确要求。

通过国务院培育发展战略性新兴产业的决定和规划,目前已经明确了国家要在未来一个时期,重点培育和发展节能环保、新一代信息技术、生物技术、高端装备、新能源、新材料和新能源汽车等七大战略性新兴产业。那么也明确要求要把培育发展战略性新兴产业的任务放在调结构、转方式的突出位置来抓,并且要求抓出成效。按照国务院的总体部署,培育发展战略性新兴产业要在2020年在节能环保,新一代信息技术,生物技术和高端装备培育成为国民经济的支柱产业,把新能源、新材料培育成为国家的先导产业。

那么我们说这是在2020年实现的战略性新兴产业的总体目标,这个总体目标也提出来2015年战略性新兴产业的增加值占国民生产总值8%左右,到2020年将达到15%左右,那么在2015年实现战略性新兴产业在国民生产总值8%的比例和2020年实现15%的比例,那我们说对四个支柱产业和三个先导产业客观上提出了明确要求。我想对于我们生物产业也提出了明确的要求,这意味着什么呢?也就是说,在2015年生物产业比2010年的总规模要翻番,2020年比2015年也要翻番,才能实现生物产业占比值2. 5~3%的要求。

这样的要求我们提出来了,我们分一下,2010年生物产业总规模1. 6万亿,2011年2万亿,基本上保持了22.4%的速度在增长。那我们说未来10年能不能实现生物产业在国民生产总值比重达到2.5%~3%的要求呢?我们觉得还是有相当大的困难,比如说去年按照2万亿计算,要到2020年实现2.5%这么一个比重的话,我们预计生物产业在2020年总规模应该在7~10万亿,这样增加值才能占到GDP比重3%左右,这样的翻番,也就是说,每五年产业总规模必须实现翻一番,因此对生物产业发展提出很高的要求,这是介绍的第一个问题。

二、介绍"十二五"生物产业发展规划的主要思路

第二个问题给大家介绍"十二五"生物产业发展的主要思路。既然国家对生物产业的发展给予了厚望,我们也分析一下生物产业在"十二五"有没有可能实现大幅度的跨越式发展,或者在此基础上,"十三五"进一步发展,我们也做了分析。

我们认为近几年来,无论是国内形势也好,还是国际形势也好,对我们推动生物产业发展都是非常有利的,我们总结一下十一五,国际的发展情况有三个目前方面情况是值得大家关注的。从生物产业构成来看,我们说生物产业的内涵意义丰富,生物产业的技术在取得全面的突破。几年前,很多没有听到的产业,现在已经听到了。几年前没有看到的产品,我们这几年看到了。比如说干细胞、基因治疗、生物芯片这都是这几年新出现的名词,所以技术在突破,产业不断丰富。

在全球生物产业发展里面还有一个很重要的因素,不是被少数国家所垄断,那么在最近几年所表现出来,除了欧美日传统的发达国家在快速发展的同时,新兴经济体的发展力量不容忽视,特别是印度在生物产业发展所表

现出来的活力,中国发展生物产业的表现出来的活力,这也构成了重要的动力因素。

我们看到生物产业发展模式给上个世纪后半叶发展的以医药产业模式也在发生很大的变化。我们说最典型的以生物服务业发展为代表的生物产业发展的模式在发生根本性的变化,是以服务为主导的。

这些因素对我们生物产业快速发展提供了良好的国际环境,我们再看国内。国内生物产业发展也有很多积极信号。比如说生物产业规模最近十年来都是在快速的增长。近五年来生物产业产值一直保持22.4%的增速,在高技术产业比重增加3个百分点。信息产业一度占到高技术产业80%的比重,那么生物产业仅仅占到15%比重,按照这个分析,尽管信息产业也在提升,但它的提升速度小于生物产业提升速度。

生物产业我们看到一个新形势就是投资活跃,最近五年以来,生物企业的固定资产投入高速增长,2009年和2010年在医药制造领域连续两年的投资,同比增长30%以上,同时我们也关注一下创业板,关注一下近期所发起的投资基金,我们说在这个领域里边的活跃程度远远高于其他任何一个领域。

中国在改革开放以后,特别是近三十年来,在科技领域投资最大的一个方向就是生命科学和生物技术。国家重点实验室50%建在生命科学领域,国家建设的企业技术中心,国家工程实验室大量的也在生物产业领域,我所看到的数据,在以企业为主体的三大中心里边,已经建了将近100多家,这些中心多数布局在生命科学和生物科学前沿。比如说建了干细胞国家工程实验室,我们也建了分子预警中心,生物芯片等等一系列前沿的实验室,因此我们说在这个领域,我们具备了向产业快速提成的支撑能力。

三、对于生物医学工程产业发展的几点认识

1. 以坚持掌握核心关键技术,形成主动发展能力为主线。我们说以往产业的发展,实际上都是靠引进,靠三来一补起来的,规模迅速增长,但技术并没有掌握。因此我们必须掌握关键技术,形成主动发展能力,也就是说我们绝不跟随发展,而是要引导发展潮流,这是在“十二五”以及“十三五”培育生物产业发展的基本想法。

2. 要把工作重点放在两个方面。第一个方面要着重培育生物产业发展的生态。目前生物产业也好,其他高新技术产业也好,应该说环境得到了很大的改善,但是我们仔细的在跟欧美一些国家比较研究的时候,我们也会发现我们的政策环境跟国外还是有比较大的差距。比如说行业进入门槛就非常非常的高。要审批一个产品也好,审批一个技术也好,花的周期非常长,还有其他的门槛,这种政策环境是不利于新兴产业发展的,那必须把创新创业发展的生态要建立起来。

第二要把着力点放在培育特色产业上面。创新我们不能停留在一个点的创新,核心应该推动整个产业的发展,这个产业的发展,我们并不是说世界上有的产品我们都要去做,我们必须要做什么?能够形成优势?能够形成特色的产业?这些我们要来做,而没有特色,没有优势的产业我们可以不做。所以在“十二五”生物产业关注两个着力点,一个是政策环境,第二就是对重要发展的产业链。

那么“十二五”发展我们要关注几个事。我们要关注四项原则,我们发展医药产业也好,发展生物医学工程产业也好,前一阶段讨论的时候,都遇到一个问题,是发展高端产品?还是发展基层医院用的产品?实际上这两个命题始终在困扰着我们。我们应该发展哪一个?我想这个问题还会继续争论下去。这个潜台词意味着基层医院配备的,有人说是低端的,这种想法是有问题的,主要是你买不买得起。

我们在研究“十二五”的时候,提出一个想法,叫做高品质发展。高品质发展意味着什么?就是你这个东西要发展,我就发展高品质,不要发展一个低端的产品,这意味着什么呢?意味着向市场提供具有世界先进水平的高质量产品和服务。

我们不能说中国人用的生物产品就是低端的,低附加值的。第二意味着产业要具备竞争力。第三生物发展要用得起,靠得住。第四意味着原创发展大幅度提升。

无论是战略性新兴产业也好,还是生物产业也好,我们强调高品质发展,最终讲就是高性能,低成本,技术上都

是先进的东西,但我自己用得起,跟我的经济发展水平相适应。

第二,我们在“十二五”生物产业中明确提出要以企业的主体地位,我们要发展生物产业,必须把企业推到第一位。这是前几天中央召开国家创新大会里边所强调的内容。

第三,我们在谈生物产业发展的时候,提出要坚持产业链协调发展。我们原来在谈很多创新的时候都是点上的突破,结果做了很多的创新成果,最后是生态上用不起来的,那产业链协同发展就意味着有主导企业或者企业集群来共同完成一系列的任务,协同来实现一个产品或者一系列产品的产业化和推广应用问题。

第四,在发展生物产业的时候,注意要国际化发展。生物技术也好,生物产业也好,还是其他战略性新兴产业也好,我们说任何人都不具备绝对的优势,都是在国际环境下拥有相对优势,如果没有国际化发展,谁也不可能发展的快,也不可能发展的有质量。所以我们要国际化,国际化发展并不意味着都在中国国际化发展,并不是把所有的科研机构办在中国,其实可以走进来,也可以走出去。

因此在“十二五”谈生物产业强调四项原则,在“十二五”发展也提了五个主要指标,五项发展目标。五项目标里边第一个是结构和布局更加合理、第二创新能力明显增加、第三是规模和质量大幅度提升、第四发展环境显著改善、第五是社会效益更加显现。

在这五个生物产业发展目标里边,突出强调的一个就是创新能力明显增强和规模质量大幅提升。我为什么强调这两个呢?创新能力如何大幅增强?这是生物产业在“十二五”发展面临最困难的事。按照目前国家企业研发投入占消费收入比重来看,我们说医疗器械行业是多少?医药总体行业在1%~3%,个别企业达到了7%的水平。

按照2万亿规模大体上测算的话,2%是很可怜的,如果我们说到2020年实现具有世界水平的,高品质发展的生物产业,没有研发的大量投入是没有办法实现高品质发展的生物产业。如果要按照世界上目前生物产业研发投入占销售收入比重进行测算,医药行业的企业基本上是一个水准,10%~15%的研发投入才支撑了它高品质产业的发展。要实现产业规模的发展目标,也要实现我们技术发展目标,就意味着2020年生物产业研发投入的总量要达到1万亿左右,才能实现我们高品质发展的。

如果说我们产业规模2020年是现在四倍的话,研发投入的比重要从400亿变成1万亿,因此这是一个无比艰巨的事情。所以企业提升创新能力是做生物产业行业里边最核心的问题,不是比规模,而是比投入,而且是持续的投入。

这里边还有规模和质量的大幅提升。我们以前往往考核规模比较多,我们考核工业产值,考核工业消费额。我们现在所谈的所谓高技术不是高技术,而是一般技术,甚至有的高技术还不如传统行业的利润率高,因此我们说,规模和质量大幅提升,意味着我们要把知识和技术大量的应用在生产和产品当中去,这是生物产业发展中所要强调的,这同样也要提高研发投入。

在“十二五”期间生物产业发展什么东西?我们在生物产业里边明确提出发展七个领域:生物医药,生物医学工程,生物育种,生物制造,生物环保,生物能源,生物技术服务。它涵盖了生物技术渗透到生活的方方面面。在生物医药里边我们明确提出来重点发展三大类内容。

1. 以基因工程为代表的现代制药。2. 以化学合同药物为代表的化学合成药的发展。我们在发展这些药的同时,就包括基因工程药也好,包括化学合同药也好,我们强调的不仅仅是新药的创制,也包括通用药物的生产和药品品质的提高。3. 我们强调现代中药发展,这里边主要提到提高中药标准化。

生物医学工程领域强调重点发展三大类方向:1. 医学诊断设备。2. 发展的介入材料及产品。3. 重点发展的是体外诊断产品。在这三类里边,如果细分的话又可以分影像诊断、介入治疗。

在这儿强调一下,在“十二五”期间,我们特别提出来大力发展着眼市场需求,培育生物服务新业态,我们提出这么一个概念,这是在“十一五”研究生物产业的时候提出来,而没有在规划里边明确的一个概念。

我们说现代生物产业发展模式发生根本性变化,由于生产模式的变化,由于科研模式的变化,也有消费模式的变化,集成生物技术和现代服务理念,推动合同研发、委托制造和终身服务的发展,积极推进生物服务新业态。

上个月我们在泰州召开了中国生物产业大会,其中在这个大会上专门组织了生物服务业的论坛,这些生物服务业的论坛,我听完之后对我产生了很大的冲击。生物服务业我们往往把它看成工业当中比较轻的一个内容,事实上它是不靠实体工业在支撑,但一系列企业是靠大量的投资和设备来支撑的一个服务业,所以它从事的真正的药物创新,所以这个行业的发展,如果能发展的快,发展的好,将对整个生物产业发展产生更多的动力。

生物产业规划当中明确提出来在生物产业实施四个创新发展工程,这四个创新工程进一步细分为12个重要行动计划。

第三给大家介绍对生物医学工程产业发展的考虑。最近大家对医疗器械为代表的生物医学工程产业高度的关注,发改委跟有关部门也在研究,近期会提一些意见。我们在分析产业整体发展的时候,整体上最近几年来,我们的市场在快速的扩大,但是供给不足。这里并不是说全球供给不足,是国产设备供给不足,换句话说,供给不足还有另外一个问题,就是你供得起,我用不起,尽管他们有产品,但不是有效供给,同样是供给不足。

从总量上来讲,企业总数和产业规模都在快速增长,但这个增长只意味着长高,换句话说,也可能长粗,但是并没有实力,就是基础很薄弱。很多产品是仿造过来的,没有自己的核心技术,换句话说,我掌握了一点,这类的情况非常多。

另外我们也注意到尽管我们比别人还是有很大差距,但是创新成果也在不断地增加,而且逐年的增多。这些问题都对产业发展是比较大的影响。

针对这几个问题,我们也在研究怎么办。在近期我们是不是按照这个思路来考虑。第一,市场扩大供给不足,我们还是以市场需求为导向,市场需求为导向并不意味着你全面的要满足市场需求,你还是要满足一部分市场需求,因此我们说,是不是可以聚焦一些优势领域,把我们能做好的要做好,把能做好的领域进行系列的安排,使能做好的东西一定要产业链协同发展。

“十二五”第一件事要聚焦产业链,形成高品质规模化发展,形成产品品牌和企业品牌,来支撑市场需求,当然在这个过程当中,我们并不意味着仅仅是自主创新的产品,也包括国际化发展的战略。

第二,我们要解决基础薄弱的问题。基础薄弱靠现在的做法是解决不了的,科研经费在这个领域的投入也非常大,科技部在去年也发布了“十二五”生物医学工程科技的有关规划。在“十二五”对生物医学工程怎么来支持?我们要突出来支持,企业来形成,形成产学研医的协同创新中心。原来我们建的很多科研机构都是建在大学科研单位的,到目前为止我也认为大学科研单位还需要进一步强化和支持,但更重要的应该把创新中心更多的向企业倾斜,尤其把产品和技术的创新中心要建在企业,这样可以加快成果的转化。

在生物医学工程领域单单建在企业行不行?这跟其他行业有很大的不同,我们认为可能是不行的,所以如何把临床医生的经验在产品创新过程当中,能够发挥出来,这是一个核心问题,因此我们在地创新中心的时候,是围绕着我们要发展的优势产业,以企业为主体,但是必须跟学研医很好的结合,单独一方面去发展会遇到困难。

第三,如何把自己做出来的东西用起来?在讨论的时候,很多企业跟我们反映,在刚刚创新创业开始,产品卖不出去,东西没人要,如何解决这个问题,人家是不是可以集中的扶持一批做临床示范中心,把这些设备在应用面比较宽,比较基层的医院大部分应用,这就是高性能设备在基层能不能应用的问题。

按照这么一个思路,目前提出了17类产品,在“十二五”可以重点来推进。在扶持这些方向的同时,不仅仅扶持产业发展,同时也要支持它形成产品协同创新中心,增强企业的持续发展能力。第三为了解决应用问题,能否建一些示范应用中心使产品得到应用。

中国医学装备协会第二十一届学术年会

苏州医疗器械产业园区介绍

苏州市人民政府 副市长 王鸿声

推进自主创新,发展新兴产业,是贯彻落实科学发展观,加快转变发展方式,破解现实发展难题的一项刻不容缓的战略任务。近年来,苏州市规划发展的新能源、新材料、生物医药等八大新兴产业迅速壮大。作为高新技术朝阳的产业,医疗器械产业是生物技术和新医药产业的重要组成部分,发展势头尤为突出,凭借独特的产业优势和投资环境,苏州市吸引了一大批海内外医疗器械和知名企业的高端人才落户,形成了门类齐全,规模较大,具有一定技术水平的产业体系。

拥有一批技术含量较高的产品系列。全市医疗器械的规模总量呈逐年上升趋势,在国内、省内均处于领先地位。苏州高新区在加快推进新兴产业发展中把医疗器械产业作为重点和新的增长点,一个全新2+3产业振兴发展规划,出台了一系列扶持政策和措施,引进了国家级中科院,苏州医工所和浙大苏州工业院,全力打造国内、省内一流的医疗器械科学产业基地,引导医疗器械产业实现可持续跨越式的发展。

目前全区共医疗器械相关企业160家,2011年实现产值近30亿,今年有望实现翻番增长,形成较为明显的特色和颇具实力的规模。当前和今后一段时期是苏州加快转变发展方式,推动新兴产业跨越发展的关键阶段,无论是从国内经济发展大环境,还是从苏州市高新区自身发展要求来看,提高自主创新能力,抢占新兴产业发展制高点都刻不容缓。

下一步我们要仅仅抓住科技产业转移和海外人才回归的大趋势,牢牢国家创新医疗器械示范应用工程试点的新机遇,坚定不移的加快推进全市医疗器械产业实现跨越式发展。我们将充分发挥各级政府新兴产业发展引导专项资金的作用,对关键技术研发、公共平台建设、重要载体建设、科技成果转化等给予重点支持,对重点企业,重点项目在土地、资金、环保、人才领域、政策扶持方面都给予倾斜。我们将加快推动以苏州高新区为主体的苏州市医疗器械装备产业的建设,充分发挥中科院、苏州医工所的核心带头作用,尽快引进一批龙头企业,科研研发机构的配套体系,特别是引进一批医疗器械产业领域内的龙头、旗舰型企业,形成较为完整的产业链,提高新区的凝聚力和知名度。

作为此次年会的医疗器械行业的领导和专家、企业家朋友们,你们都是国内行业的领军人物,不少企业都是行业的龙头企业,代表着当今国内医疗器械产业发展的最高水平,欢迎大家在苏州期间多走多看,为苏州医疗器械产业快速健康发展多提宝贵意见和建议,也真诚的希望在座的各位朋友来宾能够充分发挥示范引领的作用和联系广泛的优势,向更多的朋友宣传苏州,推介苏州,欢迎你们来苏州投资创业,大展宏图。

苏州定的目标是到2014年要率先实现基本现代化,打一个形象的比喻,苏州要建成创新的天堂,宜居的苏州,幸福的家园,在此希望大家多到苏州看看,也多到苏州考察考察,多提宝贵意见,为苏州今后的经济社会发展提出你们宝贵的建议。

中国医学装备协会第二十一届学术年会

医学装备信息交互与集成发展研讨会

中国医学装备协会 常务副理事长 赵自林

卫生信息化是我国卫生事业发展的必然要求,也是深化医改的迫切需要,是实现人人享有基本医疗卫生服务一个很重要的手段。卫生信息化在国家信息化发展战略中也占有很重要的位置,国家也把它当成一项重要的民生工程。

“十二五”是深化医改,促进卫生事业科学发展很重要的时期,也是卫生信息化发展的重要机遇。规划好“十二五”期间的卫生信息化的建设,对于卫生信息化乃至卫生事业的发展都有着很重要的意义。推进医疗卫生信息化建设写进了“十二五”规划。国务院二十九个部门都有五年规划,但是经国务院研究批准的像农业、卫生、教育等等共十一个规划。要实现这个规划需要财政支持,有些专项是需要国家发改委给费用,所以规划上所有写的项目都必须经发改委、财政部的同意。

总体上看,我们要建设三级平台(国家级、省级、地市级或县级)。我们提出“三五二一”工程。三:三级信息平台;五:五项业务(公共卫生、医疗服务、医疗保障、药品监管、综合管理),二:主要规范城乡居民的电子健康档案和电子病历。一:一个专用网络。重点是以三级卫生信息平台作为横向联系的枢纽,系统整合五项业务的纵向功能和应用,实现互联互通,数据共享,这是我们的目标。

目前,卫生信息化建设还存在很多问题,这里面最主要的是缺少顶层设计与规划。现在卫生部有标准,但这个标准是几年前做的,随着科技发展很多已经不大适应。另外缺乏标准和规范,导致信息不能互联互通。

信息化的建设人才缺乏,严重影响了卫生信息化建设的步伐。特别是医院各类检查治疗设备和管理之间的信息互联互通,因为大部分东西还是在医院。健康档案和电子病历这两个基础数据库基本设置在医院或者卫生部管理组织。

设备从注册到使用,特别是在这些医学装备从注册到使用都没有在信息的互联互通上没有标准,也没有应用规范,使得很多设备成为“信息孤岛”。

由于这些问题,中国医学装备协会按照医疗卫生体制改革的目标和卫生部的工作部署,为了医疗卫生服务信息化建设,我们成立了中国医学装备协会医学装备信息交互与集成分会(IHE-C)和健康管理装备与技术专业委员会(康体佳)。这两个分会我们组织专家,依照国际上通用标准和规范应用,开展技术交流和医学装备互通互联的测试。

互联互通的测试是根据现存情况,中国医学装备协会就从装备信息的交换上开始做工作。因为这是我们生产的产品,我们所有大型高精尖设备还要进口,我们有了依照国际的通用标准和规范做出来一个软件就可以使医院的这些设备关联起来,这是最基础的工作。

国家医疗信息化建设从一开始国家就很重视卫生信息化建设。医疗领域里的信息化和网络建设是今后医疗管理的发展趋势,这个趋势也会影响引发出影像、数字化等高精尖设备的增长。

普遍建立信息化能够使医院的信息管理发生一系列的变化。以前我们都是纸质的资料,特别影像,一个档案建起来有一大堆,如果利用信息化技术可以很方便的查询与记录,还可以节约纸张。

设备信息化在医院信息化工作比例的60~70%。比如这个人过来做检查开始治疗,治疗过程的所有情况都可以记录下来,所以信息化也节省了空间。我们国家的医疗设备占整个卫生设备支出(含耗材)20%左右,药品支出占

40~50%,管理费用占30%左右。随着经济的发展,技术的进步,按照发达国家将来药品支出要低于医疗器械的支出和耗材的支出。我们国家这部分支出很多是结构不合理的,所以这块以后会越来越多。

人有钱了,看病也多了,这个工作量也大,我们信息化的建设这里面的空间非常大。政府每年拿出来20多个亿,只是补助和试点一些单位。我估计要建成全国所有这一块至少需要1000个亿,每年省级维护费用10–15%,大概100多个亿,所以每年至少有100多个亿的市场。

我们今天在这里组织召开"医学装备信息交互与集成发展研讨会",主要是给大家搭建一个技术交流平台,让各级卫生行政主管部门了解一下,我们国家医学装备信息交互与集成技术的现状和发展趋势。

第二,也是让企业了解一下政府信息系统建设的需求,促进医学装备信息的交互与集成的开发和完善。

第三,通过提高相应标准、合作,与国际最先进的信息化接轨,希望此次"医学装备信息交互与集成发展研讨会"能够为我们基层医疗信息机构信息化建设提供有价值的解决方案。协会也愿意跟大家一起共同努力推动我国医疗卫生信息化建设作出贡献,

2012中国康体佳健康联盟论坛上的讲话

中国医学装备协会 副理事长兼秘书长 白知朋

大家都知道今年是我们国家巩固三年医改成果,实施医改十二五规划开局的一年,是深化医改承上启下的关键一年。十二五计划时期,医改的目标是巩固2009年到2011年五项重点改革成果,以人均预期寿命提高一岁为核心目标,以完善基本医疗保障制度、基本药物制度和深化公立医院改革为重点。到2015年初步建立覆盖城乡居民的基本医疗卫生制度。使全体居民人人拥有基本医疗保障,基本医疗卫生服务更加公平可及,地区间卫生资源的配置和人群健康状况差异要不断地缩小,医疗服务可及性、服务质量、服务效率和人民群众的满意度显著提高,卫生总经费用增长得到合理的控制,政府卫生投入增长幅度高于经常性的财政支出的增长幅度,政府卫生投入占经常性财政支出的比重逐步的提高,群众的负担明显减轻,各人卫生支出占卫生总费用比例降低到30%以下。所谓的看病难、看病贵问题能够得到有效的缓解,人均的期望寿命能达到74. 5岁,基本实现全体人民病有所医,居民健康水平居于发展中国家的前列。这就是十二五计划期间医改的目标。

随着我们国家医疗信息化、远程医疗和物联网等技术的逐步发展和基础医疗建设的逐步推进,近几年各种具备远程医疗保健服务功能的家庭健康产品开始异军突起,逐年增多。家庭健康产品或者也可以称作基础医疗保健设备,主要包括各种基础生理参数的检测设备,比如说血压计、血糖仪、电子体温计、脉搏血氧仪、体重计及其相应的软件以及一些中医的设备、健身的设备和日常系统的监控器等等。将血压、血糖、心电、脉搏、体重、医学影像等医疗设备的信息与电脑的设备、手机或者是电视机的机顶盒相连接,并通过无线、有线、3G网络等等传递至医疗健康服务机构,并回馈相关服务及个人和家庭。可以使健康管理人员或医生跟患者的交流更加有效,电子病历及健康方案的信息更加连贯,使患者得到及时的护理和健康提醒,从而帮助人们享有尊严和安全的健康服务,过上更加健康和舒适的康复生活。

只有当各种设备将检测到的各种生理参数有效、准确地传输到居民电子档案以后,才能以后有效的挖掘和分析,为健康管理提供更加有效可靠的科学依据,才能更好的发挥新型社会医疗保健体系的作用。这其中的关键是信息共享,信息共享的基础是互联互通,保证信息畅通,正确可靠的传输。

基础医疗保健设备信息互联互通这是信息医疗前端的延伸,通过结合现代的电子技术、数据传输技术、物联网技术等相关行业的支持技术,实现设备与管理器和服务器的互联互通,解决基础医疗保健设备检测数据的传输和共享。我们称之为的基础医疗保健设备信息互联互通服务的框架,包括了前端的检测设备和管理器。管理器,比如说电脑、手机、电视机的机顶盒等等,用于接受检测设备的数据,并且将其传输到服务器。服务器一般是指医疗机构和医疗服务机构提供远程服务的医疗服务。在我们国家,前端检测设备可能是个人基础的医疗保健设备,也可能是社区、医院的基础医疗保健设备,而社区也同时可能是远程医疗服务机构,为社区的居民提供远程的医疗服务。

基础医疗保健设备信息的互联互通离不开数据的传输技术,是建立在现代通讯技术的基础上,这些通讯技术分为电缆传输和无线传输两类。每种传输方式都有自身的通讯协议。而基础医疗保健设备信息的互联互通,需要在这些基础上的通讯协议之上建立能够互相识别和交换信息的高层数据的通讯协议。因此,需要充分考察和研究现有基础医疗保健设备以及医疗保健信息互联互通的要求,制定普遍适用的协议框架和规范,并充分考虑其可扩展性,以便于随着基础医疗保健设备和技术的发展,事业不断出现新型基础医疗保健设备,这要建立统一可的标准。

中国康体佳健康联盟,借鉴国际成熟的通信医疗标准,依靠互联互通测试的工程建设,在国内已经有技术和产业的基础上,重点突破中国基础医疗保健设备互联互通的测试标准、技术、流程等关键技术和共性的技术,形成了自主知识产权,并建成工业化示范标准和服务,并适时开展认证工作。这个主要任务包括建立基础医疗保健设备与信息化设备间的通讯协议标准,验证和推广相关的通讯协议标准,建立个人健康管理的产业联盟,协调并联合国内生产厂家和组织共同促进个人健康管理的发展,参考国际康体佳认证工作的经验。我们国家康体佳认证工作,我觉得大体上可以分为五大步骤:第一,统一标准。第二,进行检测的准备。第三,到了适当时机请有关的企业、生产厂商提交测试的申请。第四,在授权机构当中进行测试。第五,向测试合格者发放认证标识或者是证书。

按照这五个步骤,2011年我们已经做出了两个标准:第一,血糖仪信息互联互通的基本要求。第二,血压检测仪信息互联互通标准的要求。这两个要求已经陆续下放到企业,2012年将陆续做出心电图仪、脑电图仪、血氧脉搏仪、计步器等标准要求。将来的测试,按照基本要求去进行测试,中国康体佳的基本要求,首先应该以国际康体佳的标准为基础,这个标准应该是统一的,当然我们还要融入中国的特点,考虑到中国的国情,考虑到中国居民的要求。

随着国际康体佳有关基础医疗保健设备信息互联互通测试标准的不断完善,以及中国基础医疗保健设备行业的不断进步,我们还要充分考虑基本要求的可扩展性,以适应不断出现的新型基础医疗的保健设备。在基础医疗保健行业的种类、技术发展到一定程度的时候,这个基本要求也要随之进行修订。

在这儿,我简单地向大家介绍一下中国医学装备协会已经开展了五年的IHE的检测和认证工作,IHE的检测也是1997年北美的放射协会和美国的医疗信息传输协会共同提出的。中国的IHE就是把国际的标准拿到中国,所以前不久我们在研究的时候我说要很好的总结IHE这五六年来很成功的经验。从检测和认证工作来讲,中国的IHE是最阳光、最公平、最公正、最客观的测试。为什么这么讲?标准是统一的,测试是各个所有参测试的企业一块提的。参加测试的企业,申请测试的企业,既是运动员,自己也是裁判员,标准是客观的、统一的,三家互通互联,一通就给发证书。不像有的是主观的给予评定、给予打分。

我想中国IHE的测试,这个经验,中国康体佳的测试要很好的吸取这个经验。我们在翻译制定基本要求的同时,我们目前做的是第二项工作,就是测试的准备工作。按照年初制定的工作计划,我们在年内要组织开展第一次测试,协会组织相关的机构和人员,从今年年初开始开发中国康体佳相关的测试软件,搭建用于进行基础医疗保健设备测试的技术平台。目前,相关的测试软件已经初步开发完成,待会儿有关人员会专门做介绍。除了软件的开发工作,我们还要组织相关人员编写《中国基础医疗保健设备开发设计指南》和相关的培训教材,定期组织中国康体佳研发和生产企业开展信息互联互通测试的培训,定期组织研发和生产企业开展信息互联互通的测试。中国医学装备协会将向通过测试的企业颁发中国基础医疗保健设备信息互联互动的认证标志。希望在座的企业能够积极地支持参与这项工作,使我们这项工作更加顺利、健康的向前推进。

朋友们,同志们,《十二五规划纲要》将健康作为新的发展度量指标,中国康体佳健康联盟作为为公众健康管理的信息互通共享提供技术支持和技术服务的行业联盟,是大有可为的。让我们充满信心,团结一致,抓住当前国际经济和发展大变革的历史机遇,努力把我们的健康事业做大、做强,促进健康产业的可持续发展。

第四届中国IHE/PACS大会

IHE-C的业绩和未来发展空间

—IHE荷兰战略委员会活动报告的启示

中国医学装备协会 副理事长 戴建平

我想IHE的工作其实为我们也做了很多的工作,也感谢主办方中国装备协会以及参与的各家医院和医疗机构,应该说我们取得了很大的业绩,当然了IHE从基础建立就是一个国际化的组织,在这个国际化的组织当中,它也有一定的工作程序,比如说每年IHE都邀请各个国家的IHE组织做一块有关自己战略的活动的报告。那么今天我主要想通过荷兰战略委员会活动报告看一看我们中国IHE今后的发展空间。

IHE也有自己的网站,有关它做什么?它怎么做?为什么做?也讲的都很清楚。同时IPCS也有相关的IHE的介绍或者说是内容。从根上来讲,我们可以看出来IHE实际上它既有PACS的内容,同时也有健康的内容。实际上今天装备协会、IHE等都在探讨我们怎么结合,同样也进行了有关的测试。

从装备学的角度来讲,我们的网站对IHE也有介绍,但我想说的是我们还是应该在我们的网站上再仔细的看一下,因为我发现我们的网站上有一些现在的文字和现在的组织机构是不一样的,因为毕竟年代已经改变了,比如说中国的IHE会展是我们中国人等等,我们医学装备协会的网站还希望大家关注看一下。

接下来我想讲中国的IHE展示和教育,2012年3月12日至16日IHE—C CONNECTATHON会议在北京天坛医院举行,有44个厂家的80套系统设备参加了放射学和IT基础框架两个领域的测试,共有376个角色通过了测试。我想在短短的几年时间之内。就规模而言,应该说我们还是形成了一定的气侯和规模,就队伍而言,我们使用了北医大的测试者,可以看出来我们的测试都是专业人员来辅助进行的。从模式来讲,我们延续了国际测试的这样一条道路,同样我们使用的一些模板,或者说我们使用的文本也是国际IHE统一的。

从装备协会的网络讲堂上,我们也可以看到IHE中国第一次测试的结果,也可以看到Connect的测试,还有等等一系列关于IHE的测验。总得来讲,说实话,IHE在中国是以测试为中心展开的。当然在各种展示上,比如说我们的医疗杂志,还有我们一些相关的科技的媒体,也都在这方面报道了相关的IHE的测试的结果或者是组织。在各种医疗器械展览会,特别是中国的展览会上,我们也对通过IHE测试的单位给予了证书。我们还办了各种教育,来讲解和推广IHE的测试和技术。总的来讲,我觉得从这么几年时间内,IHE—C还是做了大量的工作,就这点而言,特别是测试中心而言,我们知道信息化首先是从收钱开始的医院,我们怎么从经费上挂号、收费、做帐目的统计,然后我们进入了电子病例这条道路上。当相对来讲,监管和测试就没有,所以就不容易起来对接。但是以PACS为基础的,或者是以电子病例为文本过程中,我们图像能连得起来,用得上,应该说装备协会IHE委员会做了大量的工作。那是这个是我们最近IHE所做的测试,这些有公司,有不同的角色和内容。

除了测试、展示、教育之外,IHE—C也一直在注重于与国际的交往,这个是IHE网站,IHE网站它对于不同的参加的机构给予了公布,像装备协会、放射协会、医院协会,以及我们的生物医学工程协会,还有我们的标准化委员会等六家,都是在IHE整个国际组织当中列入其中的,所以我们有些资料也是互通的。

那么我想从这点来讲是很重要的,因为在今年跨国公司为基础的这样大规模的经济活动,应该说作为标准化来讲,应该是做了和国际的对接,从这一点上来说IHE也做了大量的国际交往,我们每一年都参加亚大的IHE的国际交往和全球的IHE交流活动,都和他们一起开会,然后通过报告的形式互相交流。

今天我想注重介绍一下IHE荷兰有关战略委员会活动的报告。我们中国的IHE—C实际上也有我们自己的战略委员会,有技术委员会,有测试委员会,当然我们更多的工作可能还是在测试委员会层面上,在规划和战略上我觉得我们做的相对的差一些。

第一点,荷兰的战略委员会的活动报告它在国家和区域的任务,IHE荷兰它是在基金会的使命下,是在基金会的这种模式下进行的,我们今天的IHE也离不开一些经费,但是我们可能更多的都是收取相关于测试的费用。而荷兰,或者是国际上通行的IHE都是由基金会,或者是说收取会员费等方面来谈你怎么参加这个组织,然后再谈你怎么共享IHE的利益。所以IHE荷兰的使命是通过集成提高、互联互通和医疗保健的IT系统,以改建和共享临床信息的安全可靠性为此目的,IHE荷兰组织工作委员会举办了教育、测试、展示和清总其他活动,部署推广了荷兰国内系统与国内IHE开发的技术框架的兼容。有两点值得我们注意,一个是基金制和会员制,还有一个和国际的技术框架兼容。

第二点IHE荷兰寻求信息和通讯技术以及医疗专业人员参与上述活动,直尺IHE国际开发的技术框架,以促进其在荷兰的应用,IHE荷兰与有关的政府、非政府、专业社团和发展组织在荷兰的医疗保健、标准发展中相互配合,因此IHE荷兰与世界各地的IHE组织保持着紧密的联系,尤其是在IHE欧洲和国际IHE中的联系。我记得IHE荷兰也送过这些人来和我们国内的IHE组织进行过一些活动。所以我想通过荷兰的IHE委员会在国家和区域的任务当中我想提醒大家注意的就是“国际合作”。

第二个就是IHE国家和区域发起的初衷是什么?为什么要成立IHE?发起机构它是由NIC、TIZ,也就是荷兰医疗保健国家IT研究所,它是医疗保健行业的知识中心和国家创新协调中心。所以它也很强的在国家当中赋予权利的,同时能够实施IHE统筹安排的国家机构来做这件事情。所以从这一点上来讲,我们也应该在国内寻求这样的一个能够构成电子通信核心部门,也国家IPR骨干、LSP和国家开关电这样的一个窗口来和我们合作,来做这件事情。同样的,Nictiz,我们把它叫做国家的IT研究所,应该和医疗保健行业磋商需求,以持续发展和精炼医疗保健电子通信的国家标准。此外Nictiz有开发IT解决方案的功能,使之在全国范围内得到行业的支持,并有助于IT问题与相关于国家和国际水平医疗服务政策的制订。所以我觉得报告的第二点实际上是强调了要有国家专业和技术机构。我刚才问了一下李处长,我们国家都没有相应的这样的组织,我们在卫生部也信息办,它在办公厅里面,直属于办公厅做事情。而且这块他们也不是很关心,现在我们可能更多的还是和规财司的赵司长和朱部长他们进行联系。我想这两点应该是值得注意的。像我们刚才所看到的,第一点,我们强调的是国际合作,第二点我们强调的是国家的专业和机构,简言之,第一点是勾结洋人,第二点是依托官府。这两点非常重要,因为作为标准化来讲,我们今天做多少事情都要考虑到全球化,但全球化的实现必须要通过地方政府来实现,所以要有通用的、合计的需求,但同样要有国内的很强的执行力。

再接下来IHE荷兰在个报告当中特别强调了它的关键任务,也就是在国家IT的机构下,在荷兰发展和促进IHE的配置文件,IHE荷兰要合作开发国家的实验室数据进行交换指南,另一个涉及全国范围内实施的项目就是发展和支持使用HDS—i数据的E-Radio log的指南,在欧洲区域层面,Nictiz参与了epsos和IHE药学IHEPharmacy的工作,IHE荷兰和Nictiz进行着BPPC配置文件的本地化工作。所以说IHE荷兰不仅是在测试工作上,应该是在测试、展示和教育上,但是在上层管理上应该给予更多的注意。

再接下来我们的网站上,中国的IHE—C只是做活动的,而不是一个机构,我觉得这个话是不对的。你可以看荷兰的IHE聘请经理,这个经理是每一周两天业余兼职,他在国家的IHE部门工作,同时也是IHE技术的经理,经理的作用是组织测试活动,提供IHE的基础教育,IHE展示的管理及相关的其他任务,在此层面上和国际的IT研究所合作,大大有组有助于促进和支持IHE的想法和实施。一个人实际上挂了两块牌子,所以在实施上很容易。所以这方面要强调的向他们学习的是什么呢?有严格的组织和办事机构,同样也要有专业的技术内容。

IHE荷兰合作集成机构,不仅是做PACS,刚才有人问IHE是否可以和PACS联系在一起,确实把IHE30多个国家的组织和标准结合在一起,IHE的标准包括所有医疗的标准以及分支等数据进行交换,所以HL7荷兰基金会的责任是改善保健服务的互操作性,在这一点上来讲,我觉得李保罗教授领导的HL7项目也和我们的项目希望共同的测试,有人问我什么时候开始?我觉得这个双方面已经谈妥了,只是什么时候定下来就可以了。

再有支撑机构,在整个医疗服务过程当中,就像荷兰所说的,我们要相互的合作,IHE和HL7要联合起来,他们的会议要定期召开,并且影响国家层面的医疗保健的标准,所以从这一点上来说,应该是我们下一步的工作重点,也就是我们如何和HL7联合在一起,为医改提供不同等级医院标准的有关信息化的模式,或者说是标准。所以它强调了和HL7共同来做工作。

IHE荷兰有很多的合作支撑机构,比如说OIZ,这个就是行业组织,我们当然也有行业组织,我们内部发起当时中有行业组织。那么同样这些支撑机构有的时候起了很重要的作用特别是行业组织。我想在IHE—C整个的建设过程当中,我们确实也和行业、部门或者是厂家做了很好的合作。比如说西门子、阿尔法等等正是由于这些合作,所以支撑着我们今天的一些测试。当然我们的国内企业,像东软,像西安的华海等等,也都是给予了大量的支持。所以我觉得这方面离不开厂家,换句话说,它既要有国家的IT研究机构,同样要有政府的背景,还要有国际的标准,更离不开厂家和供应商,以及用户,所以一定要和行业、行业协会共舞。

再接下来IHE有国际的董事会代表,也就是说作为荷兰送到国际上,他们有自己的荷兰的代表。同样他们在国内级和区域级都有自己的秘书处。IHE荷兰的组织机构是由委员会和专业的经理人来进行运转的,所以我觉得前一部分谈了代表主要讲的是国际化和参与。再有它强调了行政的管理,我觉得可以看得出来它的活动背后有一个很强的组织机构存在的。

那么这个是荷兰的IHE的组织,这个是支持利益相关者团体的利益,它包括57个供应商,特别是IHE国际的供应商的一些成员,再有它包括政府机构和私人伙伴关系,包括国家的IT,包括所有的医疗信息系统的交换,还有电子健康档案,还有保健教育和研究组织,以及IHE的咨询公司。所以我说IHE应该是共同利益单位,这一点上给我们留了很大的空间。IHE活动不应该仅仅是测试,而是应该着重于今后顶层的设计和实施。

像我们刚才所列的,它作为荷兰的IHE来讲,它支持相关的团体包括医疗保健协会等等一大堆,包括标准化的组织,还有一些行会等等,所以我觉得我们也应该从保健专业协会的角度上来讲,固然我们有装备协会,也医疗管理协会,作为标准化的组织,我们有标准化的研究院,行会我们也是有器械行会在这。但总的来讲,我觉得这块还要加强我们这方面的活动。我倒是有一个建议,以后我们可以利用深圳的会议,每年至少在这开一次有关顶层的设计的会议。也就是说来达到共同的利益,那么它还报告了有关一年来的业绩,包括测试、展示和教育等等。我觉得我们在这方面的工作还是不错的,但是相反的差的是在顶层设计和整个机构上。我再谈一点,我想强调的是什么内容呢?我们在这进行了一大堆的测试,或者是做了一些什么东西,我们要考虑受众,参与的这些人能够做了一些什么,回去能够做什么。IHE荷兰的报告最后一部分讲的就是挑战,它说第一在操作层面工作,级别有时候难以保持供应商和专业医疗人员的积极性,我觉得我们这块的积极性还是很好的,最起码我们有44个,而且一年比一年增加,一年一次测试还不够,一年要做两次。

第二,区域一级而言,建立管理和财务模式在临床类同域中是最容易的,起草文件、技术解决方案和部署必须要考虑,大量的政治、经济和社会需要讨论的地方。在医疗保健提供商机构内部推进IHE仍然是一个挑战,很多IHE荷兰提供商成员本身都不是很积极促进IHE的宗旨。这一点上我们做得很好。还有一点,荷兰因为有很多XDS和XDS—I的项目,IHE荷兰需要解释和促进实际上域有更多多的配置文件,即IHE比单一的XDS多得多。这一方面我们是要努力的。通过这个报告我们要考虑到问题和普及。

这个是在今年的几个大的活动。我觉得它特别考虑到了要建立核放射学小组和药物小组,尤其是在药物小组上,我们要跟得上,我们做得更多的是药房、化验科等都是通过药物来做测试的,我们这方面要以学科作为基础。

最后我想总结一下,通过IHE荷兰的报告,我们有什么启示呢?IHE荷兰是一个有基金支持,层次清楚,有专业内容,任务明确的组织,并非我们网站所说的,由发起单位组织的一个活动。它不仅仅是一个活动,它是一个组织,并非仅仅是由发起单位,如北美放射学会,医疗信息管理系统学会等组织的一个活动,它是一亿基金作为管理,解决了钱的来源。那么IHE是国家IHE开发技术框架内互联互通的医疗保健IT系统。

测试应该说是中心,学科是通道,也就是说今后的IHE的测试更多的是和学科相联系作为通道。研发是基础个,特别是是我们怎么能够做IHE的中国化。标准是关键,合作是保障。合作的保障既应该包括国际组织,又包括政府,同样还包括广大的供应商和所需求的单位。而且我们更有核心IT能力的组织来参加我们的协会。那么互联互通的医疗保健IT系统的基础是共同开发,特别是IHE要与HL7. 行业组织、国家的IT机构以及用户要密切合作。总之IHE—C的挑战与机遇是共存的。

感谢在协会这几年来在部门的领导下我们做了大量的工作,同样感谢各厂商作为合作者积极的参与,我希望我们行业还有很大的空间来进一步的发展,使我们的国家的IHE工作进一步取得更大的发展。

医学装备临床使用设备质量控制与安全保障学术会议

医疗器械质量控制为临床医疗保障保驾护航

首都医科大学宣武医院 教授 严汉民

质量管理对于各行各业来说,应该都是一个永恒的话题,也是一个永恒的课题。对于医学装备来说,质量管理显得尤为重要,因为它是与人们的生命与人的身体健康是紧密相连的。质量管理的核心是质量控制和质量保证。

我发言的主要内容是四条:

第一个是医学装备的质量控制、质量保证,是临床医疗质量管理与控制体系建设的主要组成部分。

第二个质量控制、质量保证是保证临床医疗设备使用安全、有效的必须手段。

第三个是医学装备的质量控制和质量保证的工作现状。

第四个是介绍一下我们医院这个质量控制和质量保证的情况,主要是大家共同来探讨这个话题。

首先说一下医学装备,它的质量控制和质量保证是临床质量与控制体系建设的重要组成部分,我们首先就想到了医学装备,在医学活动中的作用与地位,说到这个话题我总喜欢把医学装备和我们部队的军事装备联系起来相比较。我们部队原来是三个总部,总参、总政、总后,后来增加了一个总装备部,为什么?那就说明了意识到了装备在现代战争胜负,它起的作用,应该说是起关键性的作用,我们从前南斯拉夫、科索沃的战争,从伊拉克战争我们吸取了很多教训,也得到了很好的警示,让我们更加重视军事装备的发展。

事实上医学装备在提高医疗水平,保证医疗质量,提高人民的健康水平方面,它所起的作用,与军事装备对现代战胜胜负所起的作用,应该说有异曲同工的这么一个相同之处,这是我个人的看法。所以说医学装备是医学体系中的,重要组成部分,是全部医学活动中最活跃最重要的元素之一。医学装备是现代医学发展的引擎和动力,医学上的每一项突破都无一例外的得益于医学装备所提供的技术支持。我个人为我这个说法,还是客观的。

下面我们说一下医学装备的安全准确有效,它是保证医疗质量的重要前提,我们说医学装备中有两大要题,一个是医疗,一个是诊断。

我们首先看这个诊断环境,我们的医学装备为临床正确诊断,提供可靠的依据,我们知道诊断环境应该说有三大指标,一个是电生理的指标,一个是升华、检验指标,另外形态学和功能学影像资料。我们电生理主要是心电、脑电、肌电、诱发电、血氧饱和度。在形态学大家更清楚了,CT、MRI、DSA、PET—CT,这些为形态学和功能学的影像,提供了有力的支持。

刚才我们已经说了,诊断方面离开了我们的医学装备,那它是一事无成的,但是如果说在这个环境里出了质量问题,就会得出的数据不客观不真实,导致了诊断的错误,最后导致质量的错误,甚至会出医疗事故。

我们再看医学装备,它的治疗环境,应该说是为临床有效治疗提高了科学手段,我们说在治疗手段,药物和科学装备是同等地位的,但是光靠药物很多疾病是治不了的,尤其是一些重大的疾病,它是靠药物是不可能解决问题的,还得依靠装医学装备,比如说我们的外科手术治疗,那是离不开医学装备的,我们就不说手术室的灯、床、麻醉剂、电刀、内窥镜、手术显微镜等离开这些装备,外科治疗是空谈。非手术治疗,比如说血液偷袭、介入治疗放支架、射频消融、放疗、机械通气,这些都是物理治疗。

这个时候也同样一样,如果说出了质量问题,请一点的话影响治疗,或者说延缓治疗,重一点的话出医疗事故,甚至是会致命。所以说我们的医学装备,无论是在诊断环节,还是在治疗环节,它都是起了一个无可替代的作用。但是如果说我们不能搞好质量控制和质量保证工作,那么医学装备,它本身又是一个双刃剑,弄得不好它会伤害医疗本身,伤害患者,影响医疗质量。所以我们一定要重视质量控制质量保证工作,防止医学装备的双刃剑的这么一个效应。

下面我说一下,质量控制质量保证,是保证临床医疗设备使用安全有效的必要手段,为什么它是个必要的手段?首先我们说一下质量控制的定义,质量控制是质量管理的一部分,它致力于满足质量要求,你首先要提出一个要求,我这个质量它的标准,一个什么要求?质量控制是一个设定标准,根据质量的要求,测量结果,判定是否达到了预期要求,对质量问题采取措施进行补救,并进行防止再发生的这么一个过程。

质量控制的目的是保证质量满足要求,为此要解决这个标准是什么?你要求达到的标准是什么?如何来做,需要对哪些控制,哪些环节进行控制的问题。

比如说我们2011年版的卫生部颁布的,三级综合医院的评审标准里面,就有一条核心标准,就要求急救设备和生命支持设备,要保证100%的合格,这是一个核心条款,这个质量要求很高的,非常高。

作为医院的医学工程部门的头,这个压力很大,所以如果说要完成这么一个目标,我们一定要定义一个非常严密的质量控制的这么一个,这个体系一定要非常的严密,要我说的话,这一类设备,你必须每天去巡查,第二个你的PM计划,你要定一个特殊的PM计划,你不能半年检测一次,你至少三个月检测一次,否则你怎么保证它100%合格,随时有病人抢救随时都得用得上,另外一个就是这个应急的备份设备,一定要到位,不能说我这个设备100%的一点问题都没有,如果有问题那么我有备份的,我照样能解决问题,在质量方面我们很好的去考虑。

另外我说一下质量保证的定义,质量保证是质量管理的一部分,它是致力于提供质量要求会得到满足的信任。质量保证定义的关键词是信任,对达到预期质量要切的能力提供足够的信任。

比如说你买一个公司的设备,你首先对他信任了,通过长期的调研,通过试用他的产品得到信任,那么才买他的东西。这种信任在订货之前就已经建立,如果顾客对供方没有这种信任,他就不会与他订货。

另外质量保证,它不是说买到不合格的产品以后,包修、包换、包退,不是这个理念,他是这样子,保证质量、满足要求,是质量保证的基础和前提,也就是它的基础和前提就是要保证质量满足要求,怎么能做到这一点,首先我们要搞好质量控制,搞好了质量控制你才能能有质量的保证。

质量保证管产于医疗设备全生命周期过程,从购置阶段到报废阶段,都是有一个控制的,也就是说质量控制是永恒的,只要你在做这件事,这个质量控制就一直要进行下去的。我们购置阶段有效调研、论证、规范采购程序,严格按规定指标验收。使用阶段,强化应用培训,考核和操作准入制度,这个非常重要。因为下面我要说,医疗设备的质量,实际上使用质量或者我们叫应用质量特别重要,而且特别困难,这个要做好特别困难,所以我们一定要强化应用培训考核,和操作准入制度,要定期检查保养维护,定期测量指标检测,要定期维修,维修以后还要检测验证。另外要强检设备严格按照《计量法》执行,不良事件检测与再评价。

报废阶段,有些医院明明已经到了不能使用他还在使用,那他的指标和性能肯定是不合格的,所以性能、指标检测、专家论证、规范等。

治学装备质量的内涵,首先它有工程学质量,它的要素取决于材料、工艺、技术及设计、临床试验和生产中的质量控制和质量保证的水平怎么样。

第二个就是临床的应用质量,其要素拒绝域:人员资质、素质、培训程度、管理保证及环境条件。这两者都必须重视,二者共同作用:体现出临床整体效果—安全性、有效性的程度。

下面我说一下保证临床应用质量是医疗设备质控体系的重要环境。

介绍一下国外清情况,美国医疗产业促进会指出,每年器械不良事件报告的8000多例中,有二分之一属于使用问题。医疗器械不良事件全球协调工作小组曾明文指出:在器械相关医疗责任事故中,约有60%~70%是由于使用不当造成的,称之为“错误使用”,“操作事物或“人为错误”。系统故障主要是自然的老化、退化,性能退化、故障,这个约占20%~30%。医疗设备质量问题,对医疗质量的影响: 第一个最严重的就是死亡;第二危及生命;第三视愿治疗或延长治疗时间;第四残疾、缺陷;第五轻微伤害、潜在伤害。哈佛医学院研究人员调查结果表明,美国在连续十年间,约有370名病人,由除颤器故障导致死亡。加拿大委身不分析了15年间所受理的425例与树叶泵有关的医疗事故,其中23例导致死亡,153例导致伤害,127例可能引发潜在的死亡或伤害事故。这个就是加拿大安全用药协会,树叶泵安全调查,前十项问题。比如说管路气泡引发的问题,流量失控、停止、断电,这些不报警等等,这些问题都是有数据的。美国医院联合评审会层连续两年把安全使用树叶泵作为患者安全目标,计划的内容之一。

我国的医疗设备情况,2010年卫生部医疗管理研究所组织对全国99所医院六种临床风险高的医疗设备进行质量评估,检查结果不乐观,总不合格率大于30%,当然这里有三级医院和二级医院,但是总体情况还是不乐观的。第三我们说一下医学装备的质量控制和质量保证的工作现状。政府已经开始重视质量控制和质量保证工作,最近两年政府主管部门接连出文件,规范质量控制和质量保证文件及2010年1月18日颁布的,第十六条,组织开展医疗器械临床使用过程中的质量控制,操作规程等相关培训,建立培训档案。第二十四条:医疗机构应当对在用设备类医疗器械的预防性维护,检测于准确。

2011年3月24日颁布了第九条,医学装备管理部门主要职责包括,就是明确写进去了。另外2011年三级医院评审体系,这两条是明确加入到里面。有保障管理处于完好状态的制度与规范,对用于急救、生命支持系统仪器始终保持在待机状态。

科主任、工程师与具备自治的质量控制人员组成的质量与安全管理团队,能够用质量与安全管理核心制度,岗位职责与质量安全指标,落实全面质量管理与改进制度,定期同胞医疗器械临床使用安全与风险的检测结果。医学装备的质量控制与质量保证,目前在各级医院,应该说还是刚刚起步。总体上来说,应该说对质量控制和质量保证这个工作,还是缺乏主动性、积极性,我觉得认知问题还是比较多,比如说有很多医院,院长就认为医疗设备只要不出事故就行,没有必要投入大量人力、物力、财力抓,我想说不重视这些工作,一家医院尤其三级医院,他的医疗设备就是上万件,只要其中有一个两个出了问题,出事故,那这个影响就非常大,我们都知道报上已经公布了上海某假医院出了这个问题,死了人,这个后果就不堪设想。每年医学装备出问题出医疗事故,这个也不是少数,所以我觉得不能说不出事故最好,你不做这些工作,迟早要出事故。

第二个没有把医学装备的质量控制质量保证工作,纳入医疗质量管理与控制体系。我们知道医疗控制在各个工作是核心工作,医院都围绕这个核心工作的。如果说医疗设备的质量管理与质量控制这个工作,不纳入医疗质量和医疗质量的控制体系里边去,要想做好医学装备的质量控制工作很困难,这是我自身的体会,第三个我就要说一下医学装备生产销售厂商的责任与业务。现在我们很多的,可以说90%以上的医院,他都有大设备外包,包括生产厂商销售厂商进行售后服务,我就呼吁这些厂商们,你不能就做故障性回收,不能等设备坏了你才去维修,一台CT,一台子宫振,一年维护费120万到150万,也就是每一个工作公司,就要交5000块钱给维修公司,所以我跟几个大公司,你们不能跟用户绑定回期合同,应该要订售后的技术保障协议,不仅要做故障维修,你们更要重视预防性维修,你们要做风险评估,做质量控制检测,必须要对医院负责。

现在很多医院有这样的情况,医院的工程技术人员,这个设备外包了,他不管这个事,为什么?我们花了那么多钱了,所以对于医学装备生产和销售厂商,你们的责任和义务,这个时候要好好想一想。

如何落实政府的文件精神,首先我五觉得要理顺管理体制和体系,建立必要的组织机构。这个我在有关会议上说过这个事,但是我觉得目前我的观点还是这样,如果不制定相应的组织,这个工作很难推进,要制定管理制度和规范,统一质控检测标准,落实监管评价机制。

管理体系必须把医学装备质量管理纳入医疗质量管理与控制体系,对医疗质量进行检查、评价和考核时,要把医学装备的质量作为一项重要内容纳入其中,质量指标要进行量化。

组织机构建设,建议参照卫生部《医疗质量控制中心管理办法》文件精神,成立国家医学装备质量管理与控制中心,在此基础上,逐步建立各省市医学装备质量控制中心。我觉得没有这个机构要往下推的话很困难,从目前实际情况也是这样,真正把质量控制作为一项中国东西抓的医院,恐怕不是很多。

另指令管理文件,国家医学装备质量控制中心负责制定《医学装备质量控制工作制度与管理规范》,《医装备质量管理与控制工作检查标准》,当然卫生部现在已经再做这项工作。

下面我想介绍一下,咱们医院的一些质量控制情况,主要是想起到一个抛砖引玉的这么一个效果,大家共同来讨论,我们医院起步比较早,从上世纪90年代末就购置了全套的影像设备和生命支持设备,2000年在我院成立了首都医科大学质量控制研究新,在我们宣武医院,这是我们影像设备的全套检测设备,实际上我们已经换了第二代的,第一代已经用了十年,这个是第二代。这个是生命支持设备的检测设备,第一代产品过去我们是从欧洲挪威那儿拿来的,这个是一个模拟人体的模型,主要是为了检测,比如说做CT,病人到底在个过程里面,吸收了多大的计量,受这个X线辐射多少,我们用这个模拟检测。这个病人在做一个思维过程中,到底吸收了多少计量,他这里分很多层,包括他的内脏,他的一些特殊的部位所吸收的计量,都能接受。

十年来我们在质控方面所做的工作,第一个致力于保障全院医疗设备临床使用的安全和有效,制定严格的质量管理和质量控制制度。比如说我们呼吸机的管理,成立了呼吸机管理中心。从病人做完呼吸机以后,每做一个病人都要进行清洗消毒进行检测,如果临床从网上借用呼吸机,可以从网上借也可以到呼吸机管理中心。我们会把呼吸机的型号它的编号,以及使用的时间,全都从网上记录了病人程序。这样如果出了问题,可以追踪的。 另外按计划要求,定期完成影像设备,生命支持设备的质控检测。开发了医疗设备权声明周期的质量管理软件。这个就是生命支持设备的质控检测流程图,这个是高值耗材的条码管理。整理和收集了全套IEC技术标准和全套《医疗电气安全标准》。另外近五年获得三项以医学装备质量控制为研究放心的国家自然科技基金项目,近五年培养了4名以医学装备为学科的研究生。

IRON 中国药房自动化产业领航者

NAVIGATOR OF CHINESE PHARMACY AUTOMATIOM

公司简介 COMPANY PROFILE

苏州艾隆科技有限公司(Suzhou Iron Technology CO.,LTD)成立于2006年1月，是目前国内最大的药房自动化设备生产制造企业，公司下辖苏州艾隆设备装配厂、苏州艾隆设备安装工程技术有限公司,已经发展成为集科研、生产、销售和安装调试于一体的高新技术企业。

艾隆科技是国内最早自主研发和生产药房自动化设备的高科技企业，是目前行业内唯一的国家高新技术企业,也是目前国内唯一能提供医院药房自动化整体解决方案的厂商。

2007年，公司研发了第一代药房自动化产品，该系统全部拥有自主知识产权，达到和超过了国际同类产品的水平，获得了22项专利，并取得国际CE认证。2007年8月，公司的核心产品，亚洲第一家药房全自动化系统在国内医院正式使用，取得了良好效果和反响。方案中所有设备及信息管理系统均由我公司设计、生产和安装，这一药房全自动设备的应用，是中国药房自动化发展史上的重要标志。

截止目前，公司已成功实施了多个项目；积累了丰富的项目经验， 门、急诊药房以及静脉药物配置中心自动化产品更以卓越的品质和服务稳居市场占有率榜首得到众多三甲医院和各级医疗机构的青睐，如北京301医院、上海瑞金医院、中南大学附属湘雅医院、安徽省立医院、苏州大学附属第一医院、济南军区总医院等。

地址：苏州工业园区新昌路28号　邮编：215123　电话：0512-66607096　66607093　传真：0512-66607096

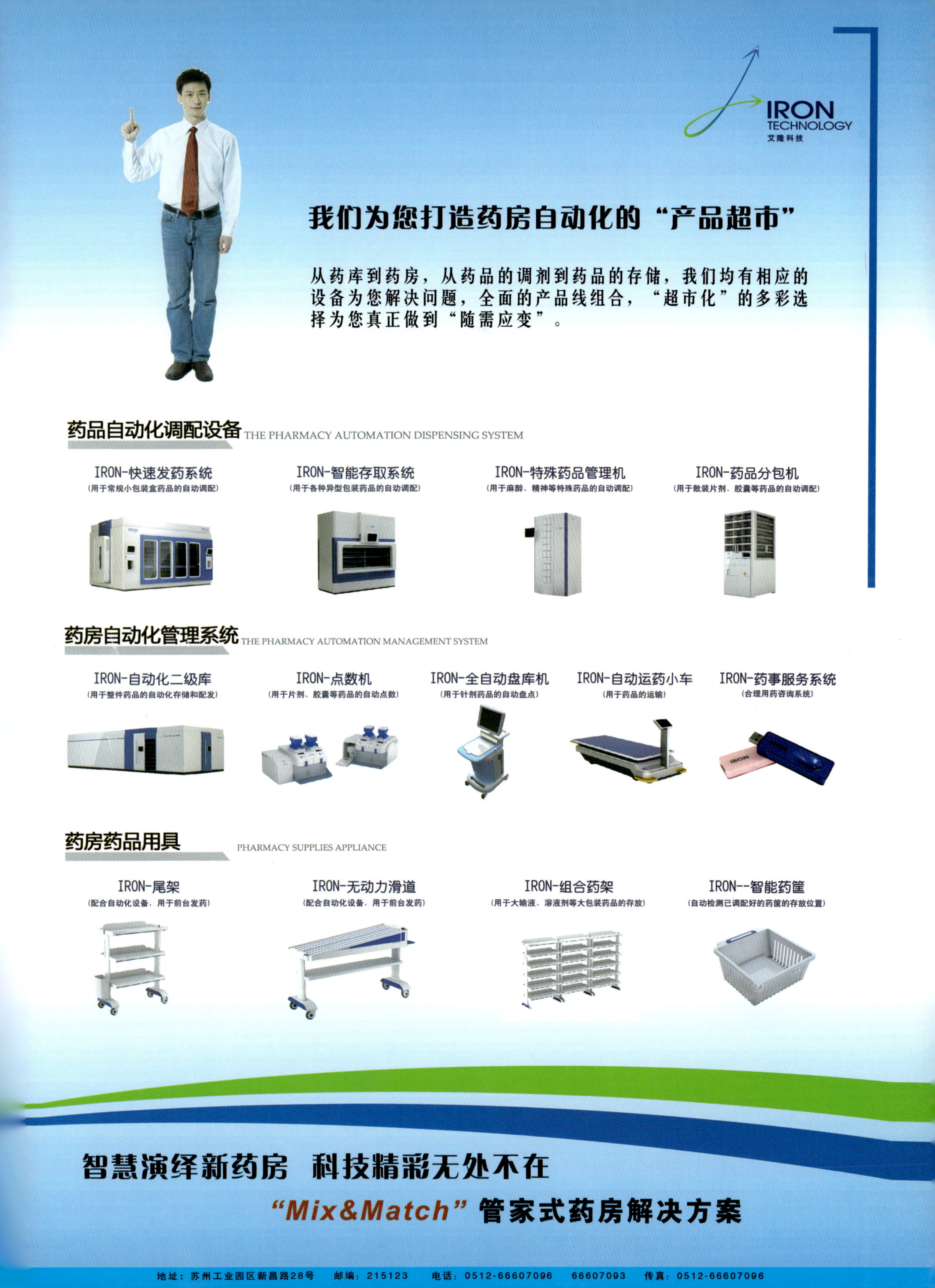
IRON TECHNOLOGY
艾隆科技
我们为您打造药房自动化的“产品超市”
从药库到药房，从药品的调剂到药品的存储，我们均有相应的设备为您解决问题，全面的产品线组合，“超市化”的多彩选择为您真正做到“随需应变”。
药品自动化调配设备 THE PHARMACY AUTOMATION DISPENSING SYSTEM
IRON-快速发药系统
(用于常规小包装盒药品的自动调配)
IRON-智能存取系统
(用于各种异型包装药品的自动调配)
IRON-特殊药品管理机
(用于麻醉、精神等特殊药品的自动调配)
IRON-药品分包机
(用于散装片剂、胶囊等药品的自动调配)
药房自动化管理系统 THE PHARMACY AUTOMATION MANAGEMENT SYSTEM
IRON-自动化二级库
(用于整件药品的自动化存储和配发)
IRON-点数机
(用于片剂、胶囊等药品的自动点数)
IRON-全自动盘库机
(用于针剂药品的自动盘点)
IRON-自动运药小车
(用于药品的运输)
IRON-药事服务系统
(合理用药咨询系统)
药房药品用具 PHARMACY SUPPLIES APPLIANCE
IRON-尾架
(配合自动化设备，用于前台发药)
IRON-无动力滑道
(配合自动化设备，用于前台发药)
IRON-组合药架
(用于大输液、溶液剂等大包装药品的存放)
IRON--智能药筐
(自动检测已调配好的药筐的存放位置)
智慧演绎新药房 科技精彩无处不在
“Mix&Match”管家式药房解决方案
地址：苏州工业园区新昌路28号 邮编：215123 电话：0512-66607096 66607093 传真：0512-66607096

IRON
TECHNOLOGY
艾隆科技

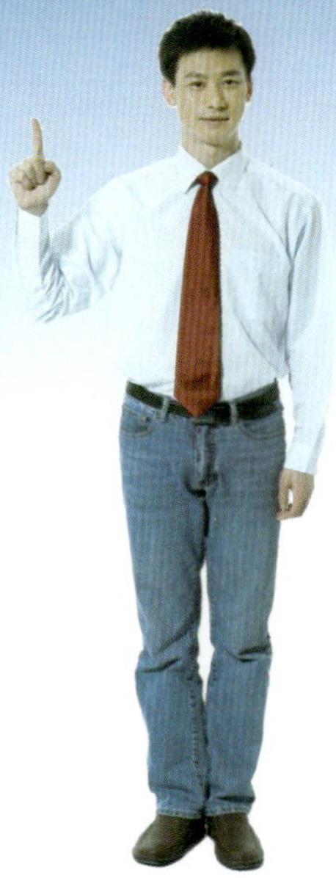

模块式药房用品用具和装修风格

除了提供设备，我们为药房提供多种用品和用具，提供不同的装饰风格，生产了药房的模块式用品用具，以及模块式的药房装饰物品，为药房提供快捷的个性化装修和装饰服务。

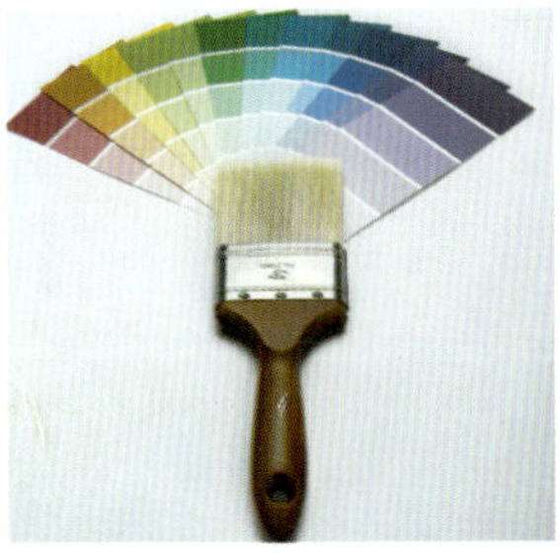

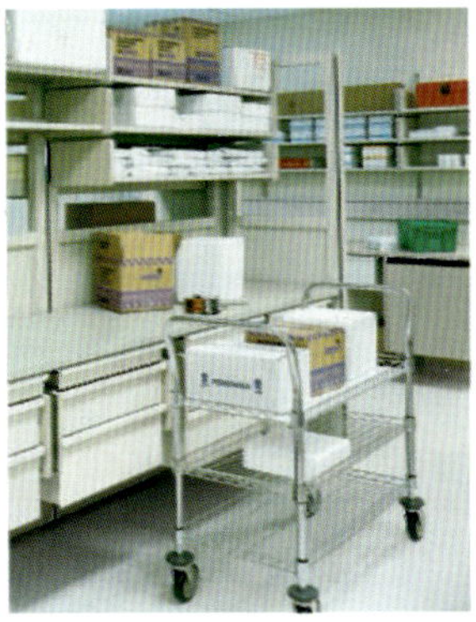

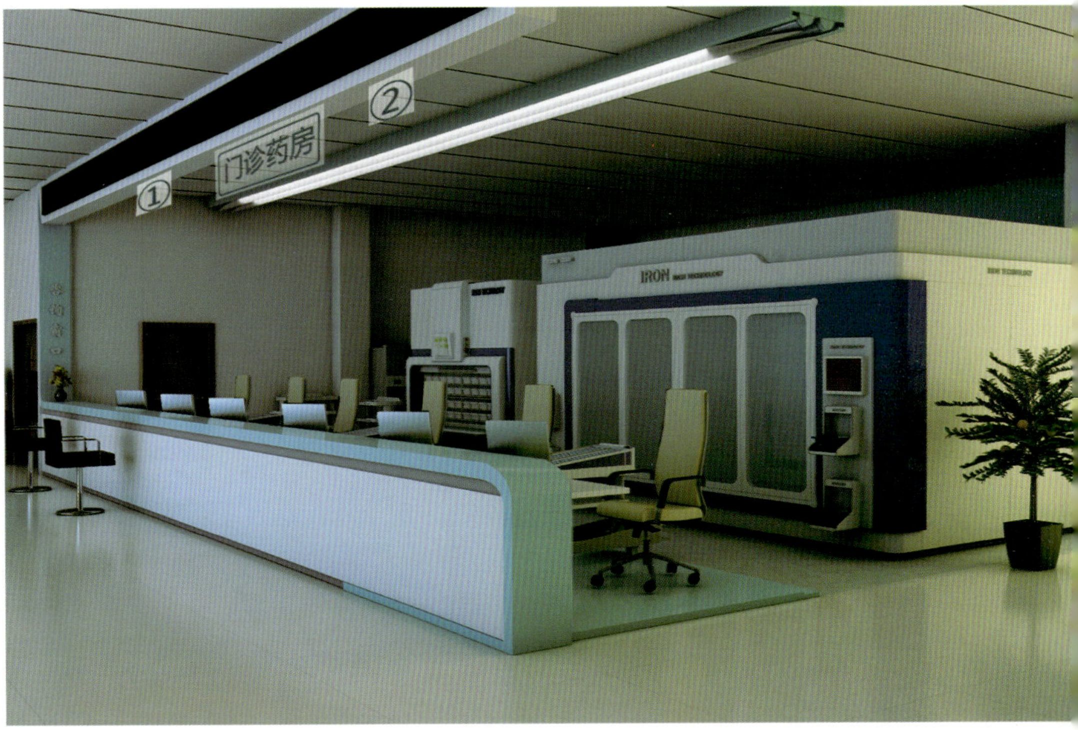

智慧演绎新药房　科技精彩无处不在

"Mix&Match" 管家式药房解决方案

地址：苏州工业园区新昌路28号　邮编：215123　电话：0512-66607096　66607093　传真：0512-66607096

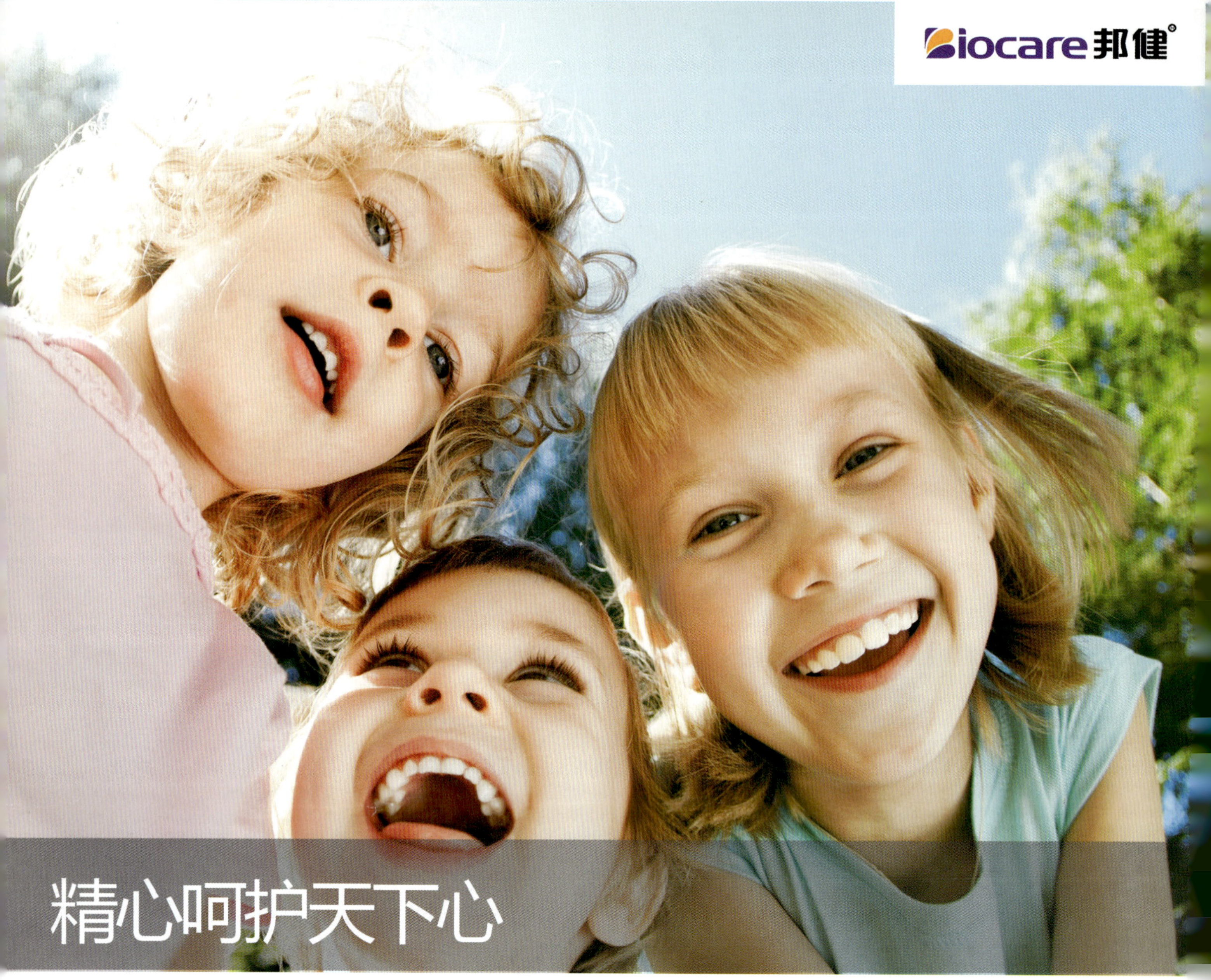
Biocare邦健
精心呵护天下心

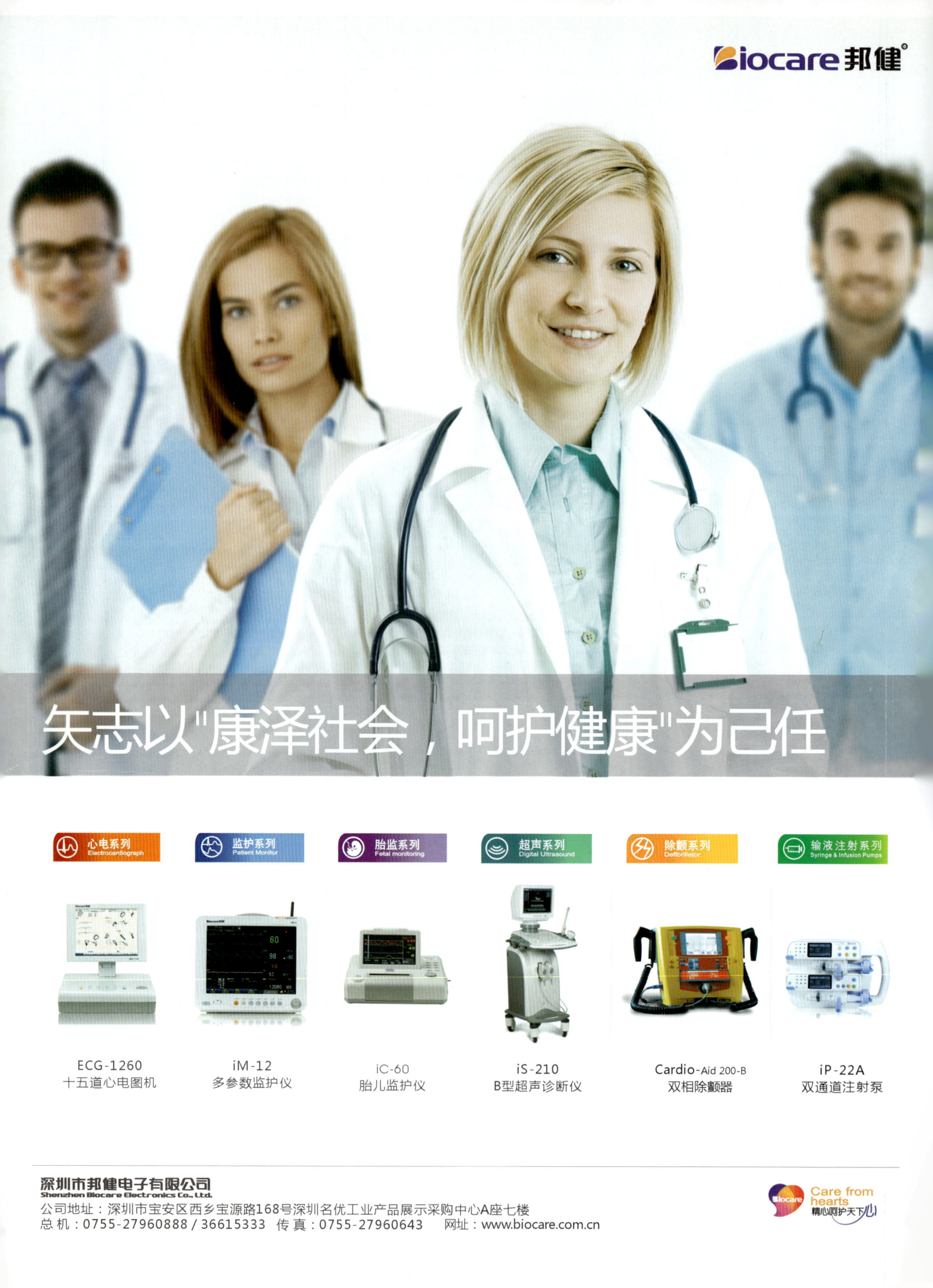
Biocare 邦健
矢志以"康泽社会，呵护健康"为己任
心电系列 Electrocardiograph
监护系列 Patient Monitor
胎监系列 Fetal monitoring
超声系列 Digital Ultrasound
除颤系列 Defibrillator
输液注射系列 Syringe & Infusion Pumps
ECG-1260
十五道心电图机
iM-12
多参数监护仪
iC-60
胎儿监护仪
iS-210
B型超声诊断仪
Cardio-Aid 200-B
双相除颤器
iP-22A
双通道注射泵
深圳市邦健电子有限公司
Shenzhen Biocare Electronics Co., Ltd.
公司地址：深圳市宝安区西乡宝源路168号深圳名优工业产品展示采购中心A座七楼
总 机：0755-27960888 / 36615333 传 真：0755-27960643 网址：www.biocare.com.cn
Care from hearts
精心呵护天下心

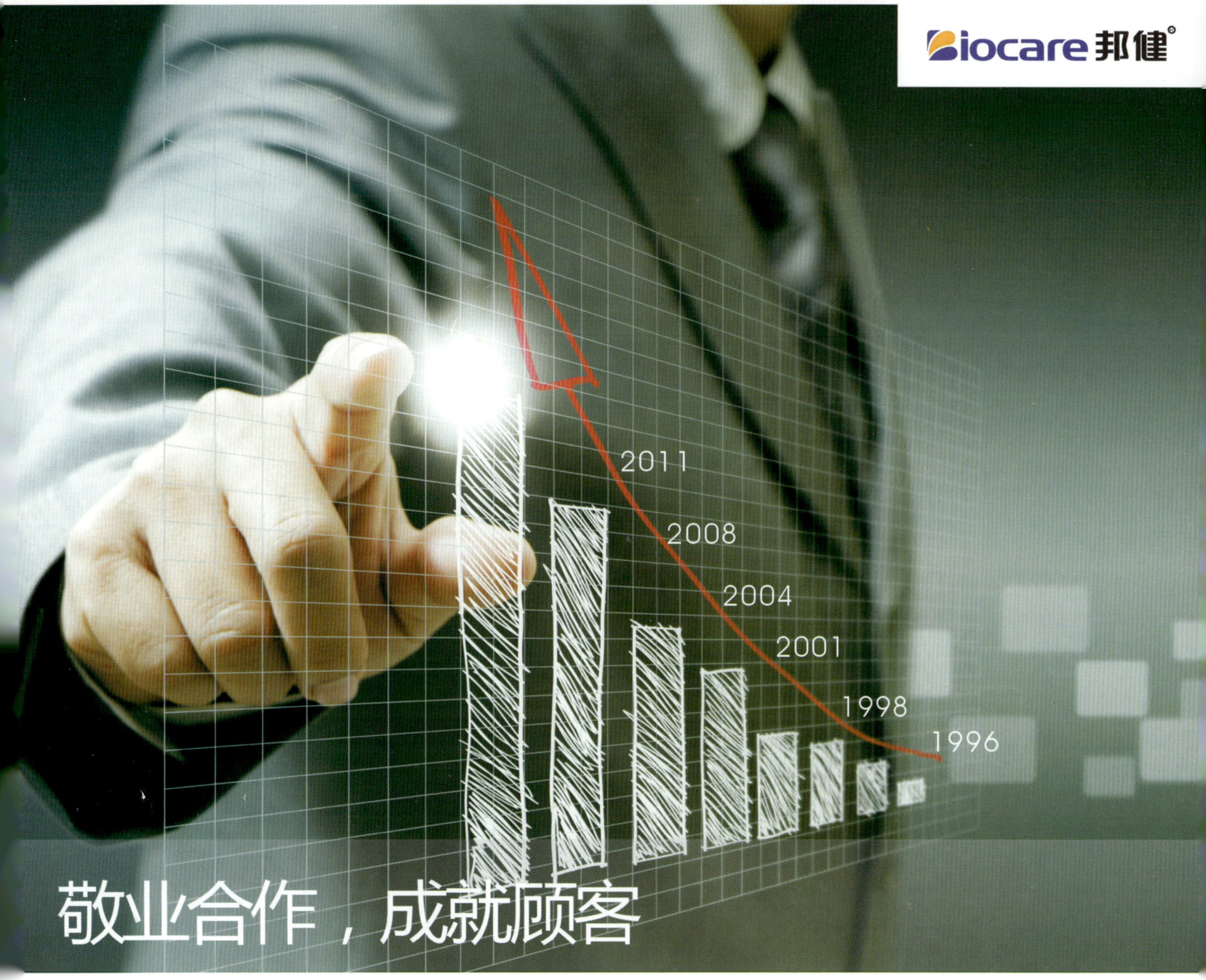
Biocare邦健
2011
2008
2004
2001
1998
1996
敬业合作，成就顾客

公司介绍

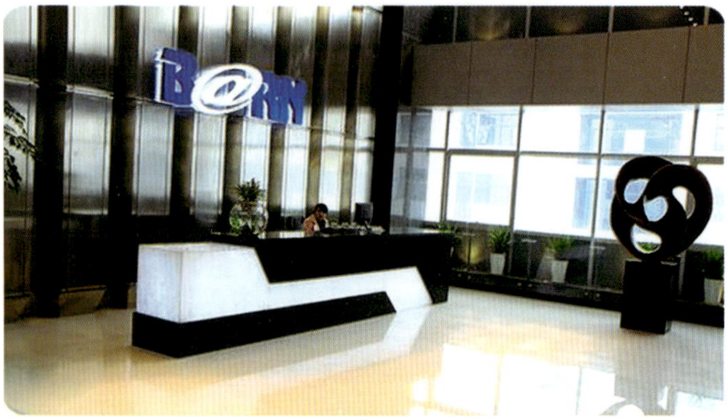

重庆博恩富克医疗设备有限公司成立于2005年，是研发、生产、销售数字化医疗仪器的高科技企业。公司位于重庆北部新区高新科技园内，注册资金三千肆佰万元，拥有8000平方米的生产厂房及办公楼。目前公司已通过了ISO9001:2008和YY/T0287—2003 idt 13485：2003质量管理体系认证。属于“高新技术企业”、“软件企业”、“国家生物产业基地医疗器械产业集群”重点企业；“中国医学装备协会”会员单位、“重庆市医疗器械行业协会”会长单位，在业界享有很高的声誉。

公司凝聚了一批从德国、美国学成归国的博士为技术人才核心，形成了有三十人的美国和国内的两个医疗设备研发基地。公司现有两个产品系列——脑水肿监护系列和超声诊断系列。

公司产品

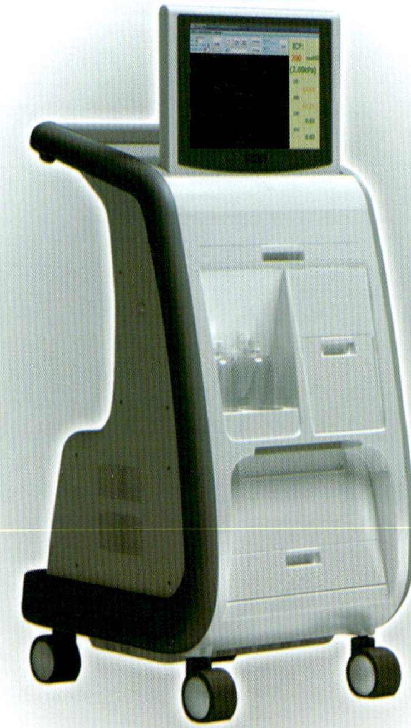

BORN-BE无创脑水肿动态监护仪

公司产品系列之-无创脑水肿监护系列

产品的专业系统组成及特点：

设备由高精度数据采集系统、高速数据分析系统、高容量存储管理系统、高通量通讯系统、高清打印管理系统等组成，具有以下特点：

1、操作简单：设备临床应用操作简便，界面友好；各项有效数据提示醒目，容易判读。

2、监测时间长：设备可一次性监测时间从15分钟-24小时按需要设置，可满足临床对病情进行持续动态观察的需要。

3、存储量大：具有先进的信息存储与读取功能，可长期保存数万名患者的监护数据，不仅可保留齐全的数据与证据，也可提供宝贵的研究资源。

4、可靠性好：数据实行模块化统计分析，根据不同的病种进行精确建模，可对病情变化进行实时报警。

5、符合率高：根据医学统计，本监护仪对病情变化监护数据符合率高达90%以上。

电 话：023-86815325、86815327 传 真：023-86815341 网 址：www.bornfuke.com
地 址：重庆市北部新区高新园黄山大道中段木星科技大厦一区5楼 E-mail：bornfuke@vip.163.com

BORN 博恩富克

重庆博恩富克医疗设备有限公司
CHONGQING BORN-FUKE MEDICAL EQUIPMENT CO., LTD.

BORN-BE无创脑水肿动态监护仪在神经内科、神经外科、ICU等临床科室应用，具有以下临床作用：

1、动态监护高危脑水肿，及时预警颅内压失代偿
2、反映脱水降低率，提示医生合理使用脱水药
3、检测早期脑梗塞，提供诊断信息
4、监测脑水肿动态变化，判断病情转归与预后
5、颅脑手术监测
6、开展科学研究，从全新领域探索脑的病理生理

目前我公司根据磁场原理与国外科学家共同研制开发的颅脑疾病影像诊断系统即将进入动物和人体实验阶段，该产品的问世将会更加安全、准确、快捷地反映颅脑疾病成因。

使用对象： 脑血管病人
（脑中风、脑出血、脑溢血等）
脑疾病病人
（脑中毒、脑积水、脑炎）
脑外伤、脑缺氧，脑肿瘤等病人

致患者死亡的主要因素：脑水肿加剧

临床对患者脑水肿实时监护设备：国际国内独创

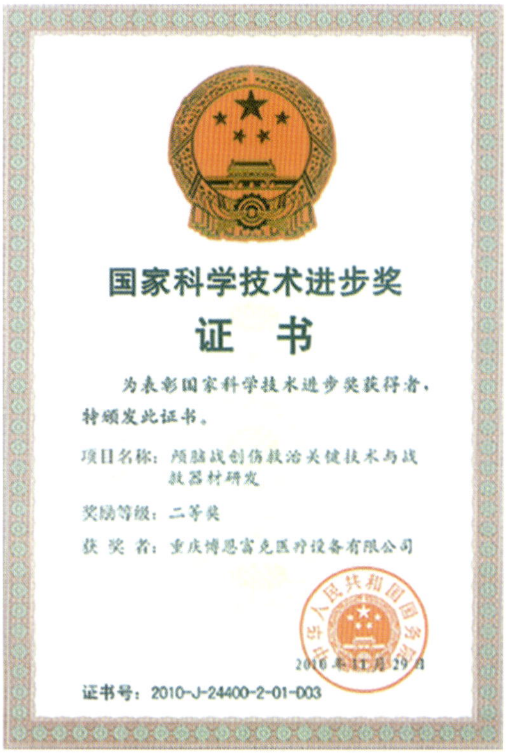
国家科学技术进步奖

证　书

为表彰国家科学技术进步奖获得者，特颁发此证书。

项目名称：颅脑战创伤救治关键技术与战救器材研发

奖励等级：二等奖

获 奖 者：重庆博恩富克医疗设备有限公司

2010年11月29日

证书号：2010-J-24400-2-01-003

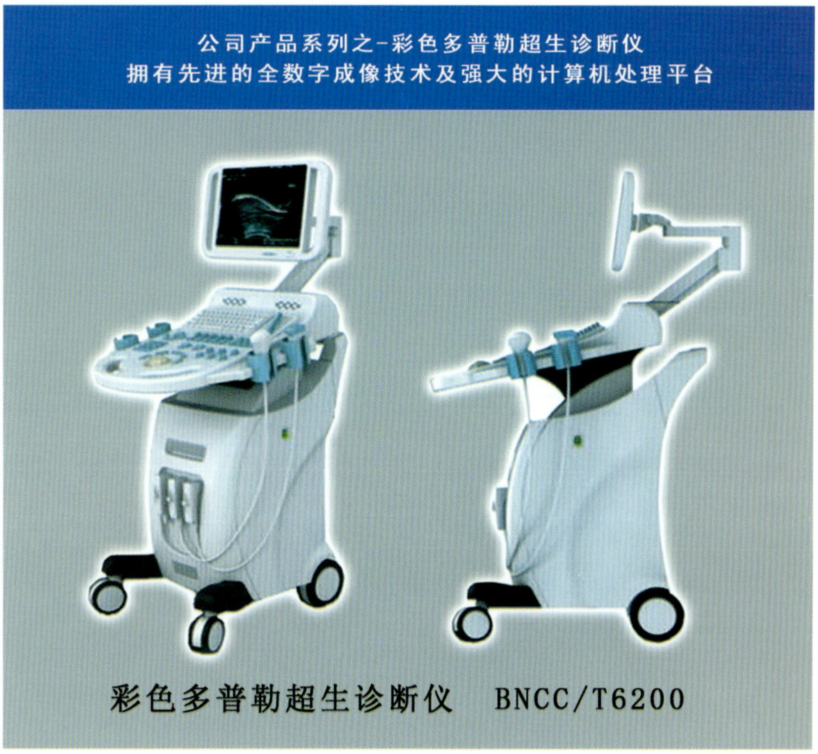

电　话：023-86815325、86815327　传　真：023-86815341　网　址：www.bornfuke.com
地　址：重庆市北部新区高新园黄山大道中段木星科技大厦一区5楼　E-mail：bornfuke@vip.163.com

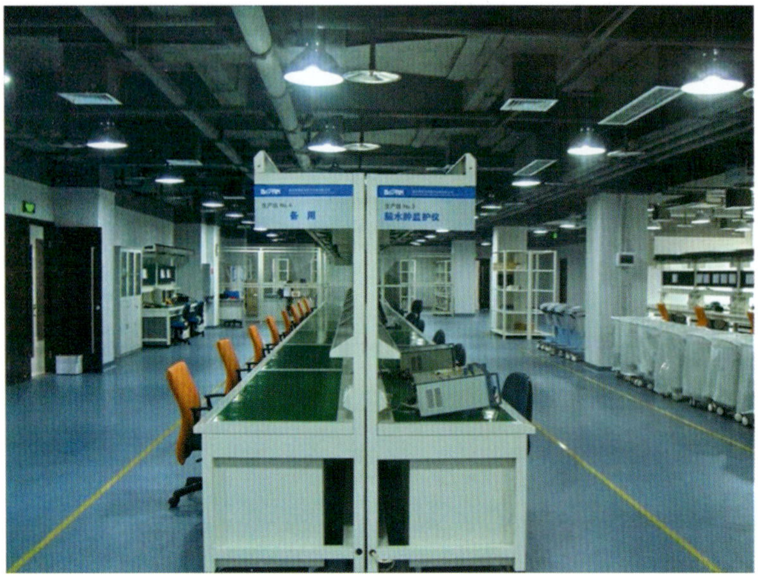

目前公司具备四条标准生产线
可以根据市场需要生产各型产品
设备检测和生产符合质量标准
可以达到监护仪3000台/年产量
彩超5000台/年的产能。

监护仪获得多项国家重点项目基金支持

年份	名称	部门	万元
2002年	BORN-BE无创脑水肿动态监护仪	信息产业部，电子信息产业发展基金	100
2004年	无创脑水肿动态监护仪	信息产业部电子信息产业投资基金	1000
2005年	BORN-BE无创脑水肿动态监护仪	国家发改委高技术产业化专项基金	600
2006年	开放式电阻抗成像原理和技术研究	科技部国家高技术研究发展计划（863计划）	260
2004年	生物电阻抗图像监护技术基础研究	国家自然科学基金重点项目	250
2005年	电阻抗成像关键技术及装置研究	俄罗斯国际合作	360

公司目前拥有13项发明专利、10项实用新型专利、2项外观专利

类型	名称	专利号
发明专利	一种生物电阻抗测量电极及测量方法	ZL200610161085.7
	一种生物电阻抗测量中消除干扰的方法和装置	ZL200610161086.1
	一种实现超声波逐点聚焦的方法及装置	ZL200910145739.0
	无创临床监测颅内水肿的方法	02133518.4
	一种生物电阻抗测量方法及测量装置	200610161084.2
	一种多波束逐点聚焦延时参数处理方法及装置	201110226070.5
	基于广义相干参数的合成聚焦成像方法	201110289882.4
	用于监测脑积水和脑水肿的装置	201210045721.5
	用于监测脑积水和脑水肿的电波发射装置	201210045732.3
	用于监测脑积水和脑水肿的装置及其监测方法	201210045725.3
	用于监测脑积水和脑水肿的电信号处理装置	201210045733.8
	一种基于最小阻抗频率的脑部水肿变化测量方法	201210255630.4
	基于虚拟阵元的双聚焦波束合成方法及装置	201210255474.1
实用新型	颅内血肿水肿图像动态监护仪	ZL01207034.3
	一种生物电阻抗测量电极	ZL200620159891.6
	一种B超图像合成与显示装置	ZL201020605616.9
	一种B超仪器控制平台	ZL201020605531.0
	一种数字化黑白B超光盘刻录装置	ZL201020605614.X
	一种多波束逐点聚焦延时参数处理装置	ZL201120286161.3
	用于监测脑积水和脑水肿的装置	201220065650.0
	用于监测脑积水和脑水肿的电波发射装置	201220065643.0
	用于监测脑积水和脑水肿的电信号处理装置	201220065635.6
	一种基于最小阻抗频率的脑部水肿变化测量装置	201220357608.6
外观专利	无创脑水肿动态监护仪	ZL03334657.7
	无创脑水肿动态监护仪	201230071365.5

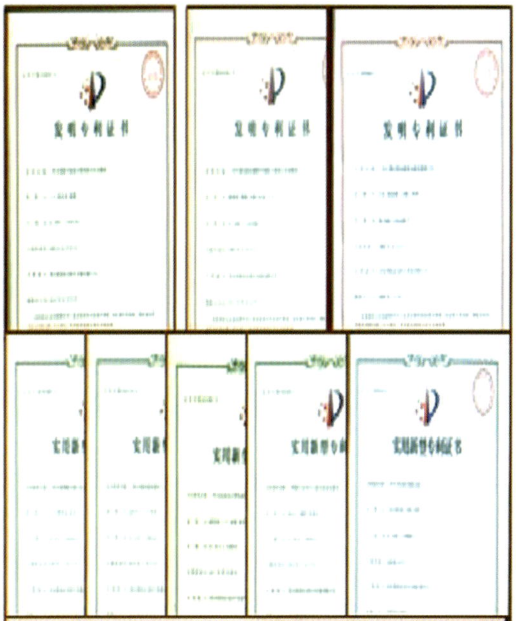

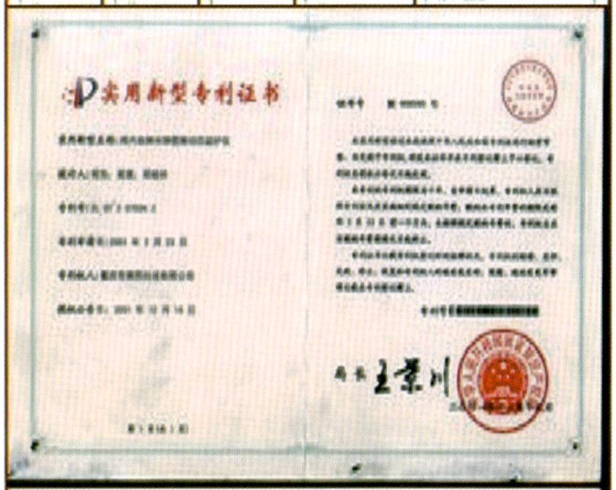

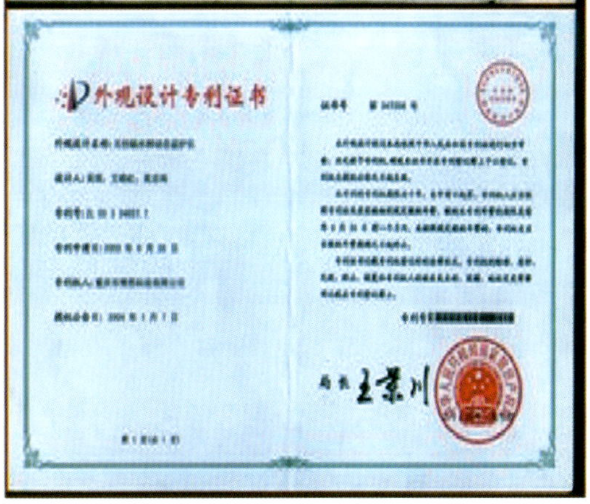

电 话：023-86815325、86815327 传 真：023-86815341 网 址：www.bornfuke.com
地 址：重庆市北部新区高新园黄山大道中段木星科技大厦一区5楼 E-mail：bornfuke@vip.163.com

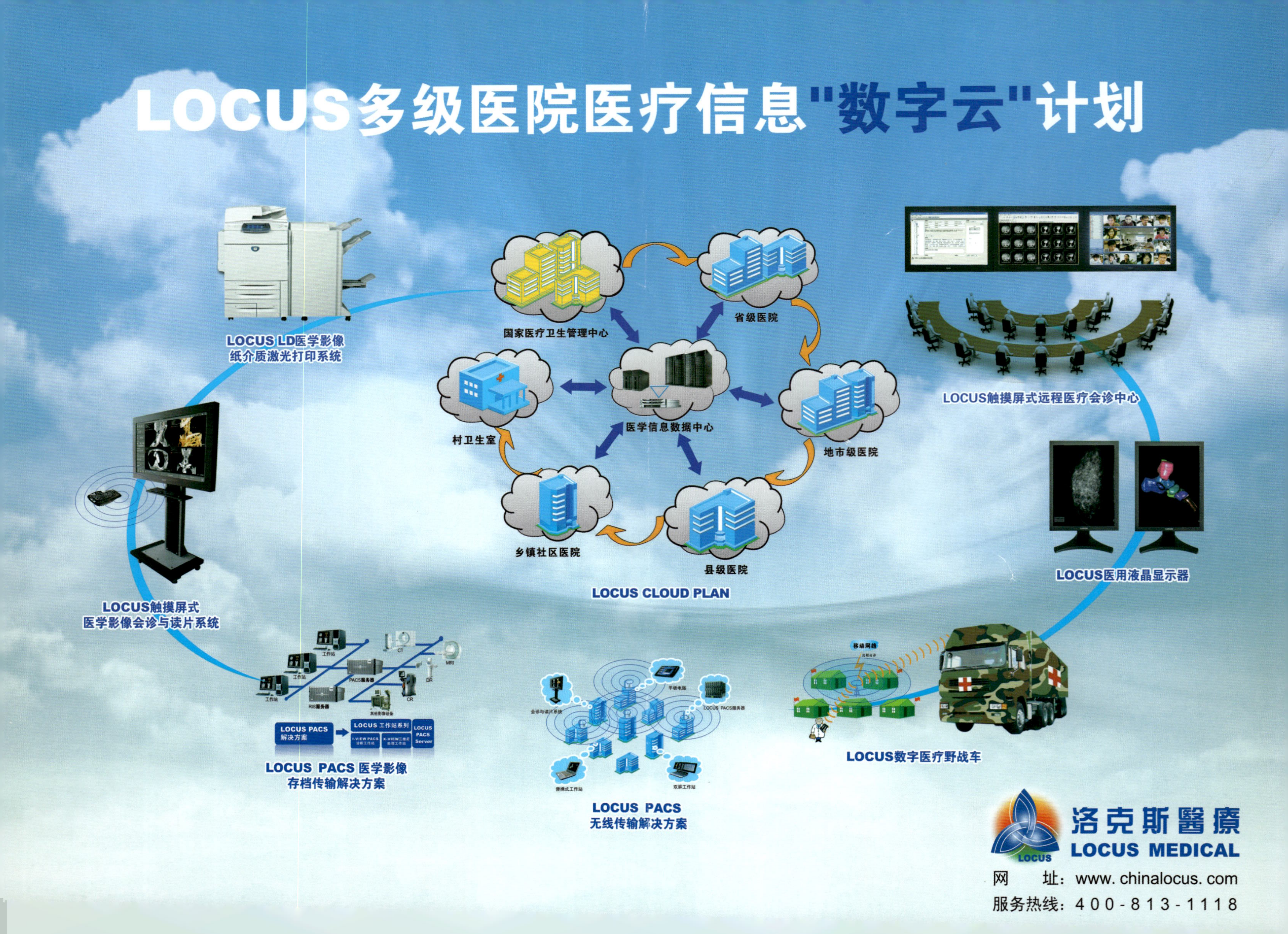

LOCUS多级医院医疗信息"数字云"计划
LOCUS LD医学影像
纸介质激光打印系统
国家医疗卫生管理中心
省级医院
村卫生室
医学信息数据中心
地市级医院
乡镇社区医院
县级医院
LOCUS CLOUD PLAN
LOCUS触摸屏式远程医疗会诊中心
LOCUS医用液晶显示器
LOCUS触摸屏式
医学影像会诊与读片系统
LOCUS PACS 医学影像
存档传输解决方案
LOCUS PACS
无线传输解决方案
LOCUS数字医疗野战车
洛克斯醫療
LOCUS MEDICAL
网 址：www.chinalocus.com
服务热线：400-813-1118

三、医学装备配置使用状况

大型医用设备

大型医用设备是指500万元以上的医学装备。大型医用设备具有投入资金量大,运行成本高、应用技术复杂和检查治疗费用高等特点。为了便于管理,卫生部把大型医用设备划分为甲类和乙类。

甲类大型医用设备包括:PET-CT、伽马射线立体定位治疗系统(刀)、医用电子回旋加速治疗系统(MM50)、质子治疗系统、其他未列入管理品目、区域内首次配置的单价在500万元以上的医用设备。

乙类大型医用设备包括: X线电子计算机断层扫描装备(CT)、医用磁共振成像设备(MRI)、800毫安以上数字减影血管造影X线机(DSA)、单光子发射型电子计算机断层扫描仪(SPECT)、医用直线电子加速器(LA)。

大型医用设备按品目分级管理,按高低阶梯分型为科学研究型、临床科研型和临床实用型3类。

一、甲类大型设备配置状况

(一)正电子发射计算机断层扫描仪(PET-CT)

PET-CT融合了PET和CT在医疗诊断方面的优势,诊断效率高于前两者,是目前医疗诊断领域的高端产品。中国PET-CT市场不断增大,年均销量在11台以上。到2015年底,全国总体规划配置PET-CT270台,2011~2015年全国规划新增配置160台(含社会资本举办医疗机构配置30台)。

(二)伽玛射线立体定位治疗系统(γ刀)

伽玛射线立体定位治疗系统(γ刀)是一种融立体定向技术、放射医学和神经外科技术为一体,以治疗颅脑疾病为主的立体定向放射外科治疗设备。2011年底全国头部γ刀配置总量已达到166台。

(三)医用电子回旋加速治疗系统(MM50)

MM50是一种医用回旋加速器,它是一种融合现代计算机技术、立体定向技术和放射外科技术于一体的全身立体定向放射治疗设备,其放射物理特点是电子线和X线联合,超高放射能量、超高放射精度,能量逐级可调,三维适形、电磁扫描调强,放射线流纯净,可在多照射野情况下提供更多的灵活性和提高病灶区放射剂量分布,具有治疗时间短的突出优点。截至2011年,全国MM50 配置总量达到70台。

(四)质子治疗系统

质子治疗系统是利用质子作为带正电荷的粒子,以极高的速度进入人体,由于其速度快,在体内与正常组织或细胞发生作用的机会极低,当到达癌细胞的特定部位时,速度突然降低并停止,释放最大能量,产生Bragg峰(博拉格峰),将癌细胞杀死,同时有效地保护正常组织。由于质子治疗具有穿透性能强、剂量分布好、局部剂量高、旁散射少、半影小等特征,尤其对于治疗有重要组织器官包绕的肿瘤,显示出较大的优越性。截至2011年,全国共配置质子治疗系统4台,但目前仅一台投入使用。

(五)断层放射治疗系统(Tomo Therepy)

螺旋断层放疗系统(Tomotherapy system TOMO),简称拓姆刀。是目前世界上唯一采用螺旋CT扫描方式治疗癌症的放射治疗设备。简单地说就是螺旋CT机+6MV的直线加速器,该加速器可产生的兆伏级(MV)X射线,既用于螺旋CT一样扫描病人,也可以用来治疗癌症病人。TOMO治疗步骤是患者平躺在特制治疗床上,安装上体位固定装置,每次治疗前首先进行CT的螺旋扫描,根据CT扫描图像与定位CT图像比较,机器会自动修正摆位误差,然后像螺旋CT扫描一样,射线逐层围绕肿瘤进行360度旋转聚焦照射。截至2011年,全国共配置断层放射治疗系统

(Tomo Therepy)8台。

(六)X线立体定向放射治疗系统 (Cyberknife)

X线立体定向放射治疗系统(Cyberknife)是一种影像引导的立体定向治疗机,可以治疗患者各个部位的病变。主要由直线加速器、支撑加速器的机器人和X线照相机组成的影像装置等设备组成,在治疗过程中不断获取患者病灶图像并利用这些图像信息使射束始终对准靶区。X线立体定向放射治疗系统(Cyberknife)治疗计划有其独到之处,它是唯一能够提供非等中心治疗计划的立体定向外科系统并且还有逆向计划功能。截至2011年全国共配置X线立体定向放射治疗系统(Cyberknife)5台。

(七)306道脑磁图

306道脑磁图是目前世界上最先进的脑功能检测技术,它通过多达306个脑磁图通道,获得头部全面的神经生理学资料,然后经过计算机综合影像信息处理,转换成脑磁曲线图、等磁线图,再通过相应数学模型的拟合得到信号源定位。最终与核磁共振、CT等解剖影像信息叠加整合,形成磁源性影像,进行脑解剖功能定位,从而以ms/mm级别,准确反映脑功能的瞬时变化状态,包括思维、情感等高级脑功能的研究。截至2011年,全国共配置306道脑磁图7台。

(八)内窥镜手术器械控制系统(de Vinci S)

内窥镜手术器械控制系统(de Vinci S)是目前最先进的机器人手术辅助系统,是微创手术技术的较高阶段,其仅通过4~6个钥匙孔样操作通道行手术精细操作,是新一代微创外科技术的代表。该系统为智能化机械臂辅助及高清3D显像系统等设备,融合诸多新兴学科,实现了外科手术微创化、功能化、智能化和数字化。截至2011年,全国共配置内窥镜手术器械控制系统(de Vinci S)6台。

二、 乙类大型设备配置状况

(一)X线电子计算机断层扫描装置(CT)

CT作为临床医疗中的一种检测手段,已普遍应用于临床各科,其检查范围几乎包括人体的每一个部位。截至2011年,CT全国拥有量为12232台。

目前,我国CT市场主要集中在大、中型城市,城市CT消费占我国总体CT市场的70%以上。我国城市居民生活水平的快速提高,使得健康需求以及与之对应的医疗电子产品需求随之提升。尤其是近年来,中国城市化进程加速,大量农村人口迁至城市,这在一定程度上也扩大了城市CT的需求。同时,大中型医院主要集中在城市,城市医院的现代化建设也推动了CT的发展。从国内各地区招标采购CT的情况来看,经济发展较快的江苏、广东,浙江是我国CT设备国际招标的采购大户。

(二)医用磁共振成像系统(MRI)

中国于1985年引进第一台MRI,目前已有外资品牌在国内设厂,本土企业也在加大研发和生产力度,生产能力逐渐增强。MRI领域有两个发展趋势,一个是超导方向,又称为高场,场强一般在1.5T~3T之间;一个是永磁方向,又称为低场,场强在0.2T~0.35T之间。 从市场变化来看,0.5T以下的MRI份额逐渐减少,1.5T和3.0T的市场则快速上升。但是1.5T和3.0T核磁主要集中在外资品牌,国产品牌主要生产0.5T以下的产品。截至2011年,全国MRI拥有量为3300台。

(三)数字减影血管造影X线机(DSA)

数字减影血管造影X线机(DSA), 即血管造影的影像通过数字化处理,把不需要的组织影像删除掉,只保留血管影像,这种技术叫做数字减影技术,其特点是图像清晰,分辨率高,对观察血管病变,血管狭窄的定位测量,诊断及介入治疗提供了真实的立体图像,为各种介入治疗提供了必备条件,适用于全身血管性疾病及肿瘤的检查及治疗。应用DSA进行介入治疗为心血管疾病的诊断和治疗开辟了一个新的领域,主要应用于冠心病、心律失常、瓣膜病和先天性心脏病的诊断和治疗。截至2011年,全国DSA拥有量为2805台。

(四)医用直线加速器(LA)

医用直线加速器(LA)是生物医学上的一种用来对肿瘤进行放射治疗的粒子加速器装置。 中国直线加速器市场起步于上世纪七十年代,其技术和产品发展历程为:上世纪80年代以前的常规放疗,90年代初的立体定向治疗,90年代中期的适形放射治疗,90年代末期的适形调强放射治疗,以及当今的图像引导放射治疗。

医用直线加速器按照能量可以分为低能机和高能机。低能机是市场需求的主体,总体市场份额约93%。截至2011年,全国LA拥有量为1922台。

(五)单光子发射计算机断层成系统(SPECT)

单光子发射计算机断层成像术(Single-Photon Emission Computed Tomography,SPECT)和正电子发射断层成像术(Positron Emission Tomography,PET)是核医学的两种CT技术,由于它们都是对从病人体内发射的γ射线成像,故统称发射型计算机断层成像术(Emission Computed Tomography,ECT)。

截至2011年,全国单光子发射计算机断层成系统(SETCT)拥有量为813台。

(资料来源于中国医学装备协会)

万元以上常规设备

近年来,我国医疗装备水平得到较大提升,各级医疗卫生部门的配置情况都得到了较大发展。2003年全国医疗卫生机构装备万元以上的医学装备是138.5万台(件),2011年全国医疗卫生机构装备万元以上的医学装备是282.5万台(件),8年间增长幅度达到了104%,平均年增长率为10.6 %。

与2010年相比,2011年全国医疗卫生机构万元及以上设备配置量及其价值总额分别增加了13.9%和11.7%。50万元以下设备增长率为11.6%,50~99万元设备增长率为11.5%,百万元以上设备增加幅度为16.6%。

从医院类型来看,综合医院万元以上设备的拥有量占全国的76.5%,中医医院和专科医院分别占11.1%和11%,中西医结合医院占1.1%,其他医院占0.2%

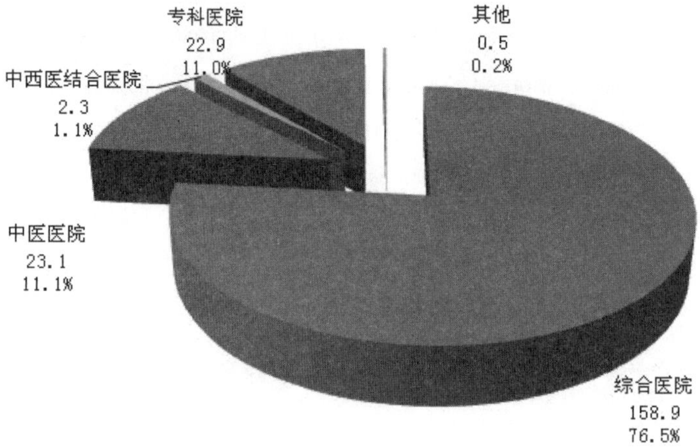

图1 2011年不同医院类型万元以上设备拥有比例

2011年万元以上医学装备在省市级医疗机构拥有比率55.7%,在县级医疗机构拥有比率为43.78%,乡镇卫生院拥有比率为9.4%。省市级医疗卫生机构的配置比率明显高于县级医疗机构以及乡镇卫生院,但与2010年相比县级医院和乡镇卫生院所占比率有所增加。

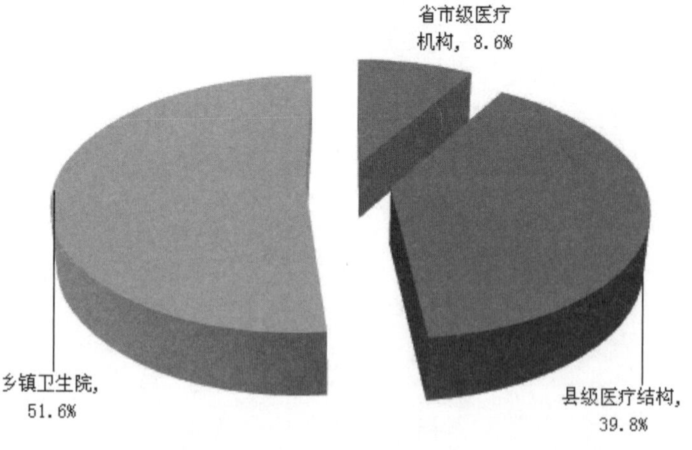

图2 2011年不同级别医疗机构万元以上设备拥有率

（资料来源于中国医学装备协会）

骨科植入耗材情况

第一章 产品概览

概览

肌肉骨骼系统为人体提供形状、稳定性及活动能力,主要由骨骼、肌肉、关节、软骨及肌腱与韧带等结缔组织构成。这些肌肉骨骼系统组成部分如有任何损害,轻者给病人带来疼痛和行动不便的困扰,重者会导致患者失去行动能力、丧失器官功能甚至失去生命, 因此骨科是一门重要医学专科。骨科领域的疾病及创伤可利用医疗器械、处方药物及非处方药物、消费保健膳食补品、手术及物理方法加以治疗。

本文将针对骨科医疗器械中的植入类器械进行分析。根据我国食品药品监督管理局颁布的《医疗器械分类目录》,骨科耗材为第三类医疗器械中的植入材料类别,监管对产品质量和品质具有较高要求。

产品种类

传统上,骨科医疗器械按照其物理框架可分为三个类别:固定装置、植入物及其他如软类制品及支撑物料等配套设备。固定装置主要包括棒、接骨板、螺钉、钉子及框架等,用以限制或塑造骨骼运动与定位加快痊愈速度。植入物为全部或部分替代关节、骨骼、软骨或肌肉骨骼系统其他组成部分的装置,脊柱、髋、膝、肘、肩及手腕的植入物是这个类别的主要产品。软类产品及支撑物料主要用做康复用途,并提供固定位置、舒适感和保护作用。

骨科产品根据治疗用途可分为创伤产品、脊柱产品和关节产品。

创伤产品

创伤是指任何因意外、损伤或撞击引致突发身体损伤所造成的身体伤害。骨科创伤常见原因包括交通意外、失足或跌到,以及被尖锐或坚硬的物体伤害以及骨质疏松症骨令骨骼退化引致创伤。骨科创伤产品用于以上各种原因所造成的四肢骨折,包括肱骨、桡骨、尺骨、股骨、胫腓骨、锁骨、掌骨、骨盆和跟骨等骨折。

创伤器械可以分为内固定和外固定器械。创伤植入器械为内固定创伤器械,包括髓内钉、接骨板和螺钉等。其中,接骨板在创伤骨折器械中占有重要地位。目前我国使用的大多是传统接骨板,而新型的锁定加压接骨板可能成为未来发展的方向。与传统接骨板相比,锁定接骨板和螺钉形成的内固定支架可以提供更加稳定的内固定,避免初期及继发复位的丢失,对一般骨折或骨质疏松的骨折均可提供足够的固定。在发达国家使用较多。

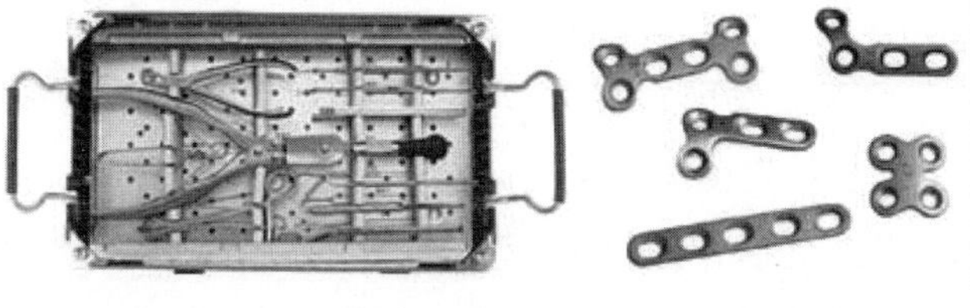

图1 接骨板螺钉系统

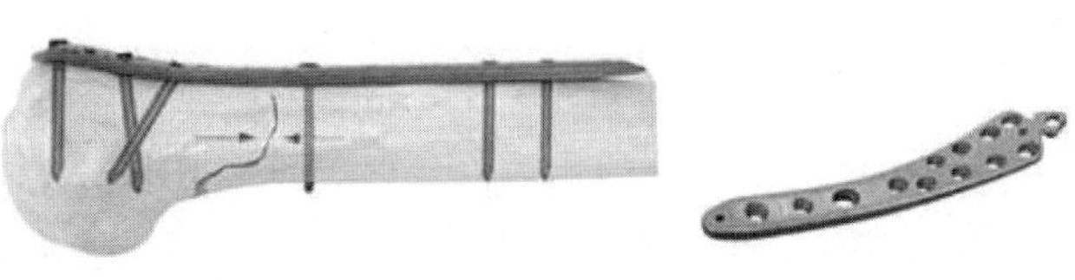

图2 锁定加压接骨板

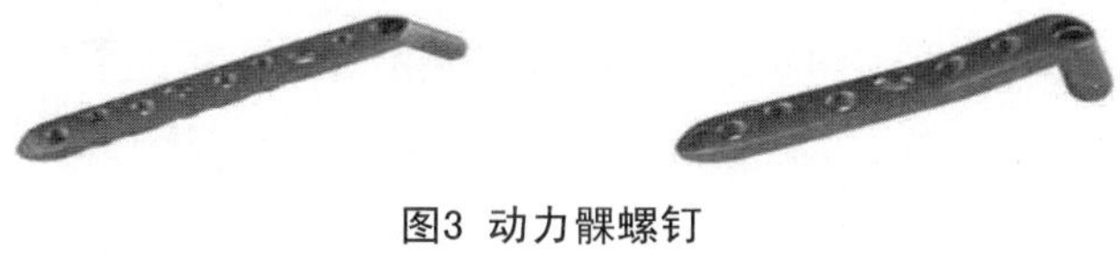

图3 动力髁螺钉

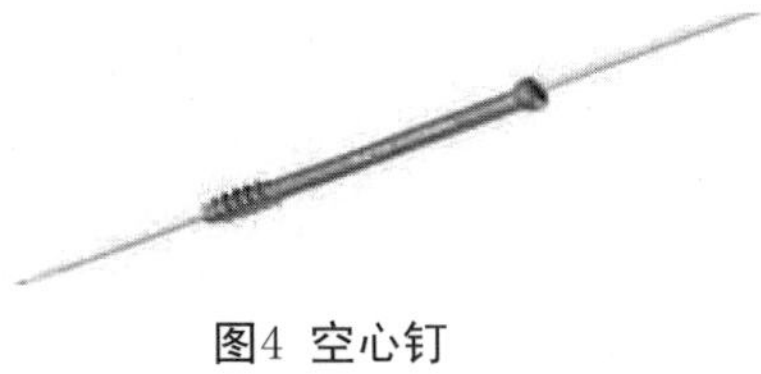

图4 空心钉

脊柱产品

脊柱是人体最重要的骨骼系统之一,因为脊柱支撑头部、肩部及骨盆,并连接上下肢及保护脊椎。脊柱主要由称为椎骨的小骨头、椎间盘、韧带、肌肉及关节突关节组成。脊柱方面的疾病包含颈椎,胸椎和腰椎的各种病变,例如下腰椎退变、脊柱侧弯、颈椎病和脊柱肿瘤及脊柱创伤等等病理原因造成的脊柱疾患、畸形、骨折及背部疼痛情况。造成脊柱疾病最常见原因包括急性脊柱疾患、若干类型肿瘤、骨折、退化或椎体与椎间盘脱位,另外患有骨质疏松、关节炎及其他骨骼退化问题的人亦较容易发生脊椎疾病。另外,工伤和交通事故也是导致脊椎损伤的重要原因。

脊椎植入器械包括胸腰椎钉板系统、颈椎钉板系统和融合器系统等。胸腰椎钉板系统主要用于治疗需要通过器械进行融合的胸腰椎及骶骨的严重机械不稳定或畸形,以及胸腰椎骨折和错位。颈椎钉板系统适用于颈椎退行性疾病、创伤和肿瘤等病理性疾病的治疗。椎间融合系统主要用于椎间盘更换的治疗,椎间融合手术是将压迫神经的椎间盘部分切除,以达到治疗目的,但是切除椎间盘部分后会导致病人自体骨骼融合,影响活动能力。通过植入椎间融合系统可以帮助恢复脊椎的功能。 脊柱产品中融合器系统是最重要的细分领域,约占整个脊椎植入器械市场的一半。

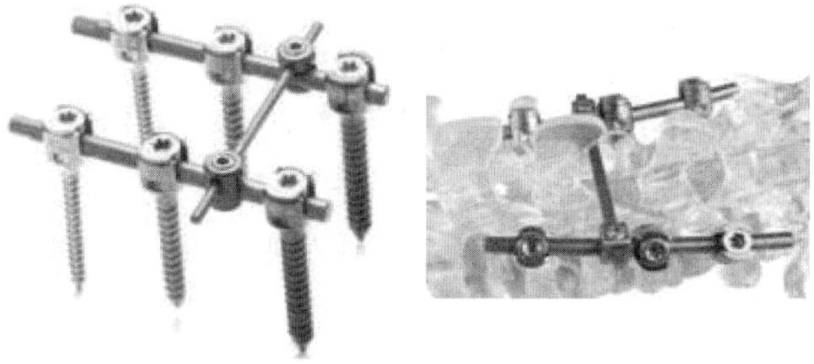

图5 胸腰椎脊柱系统

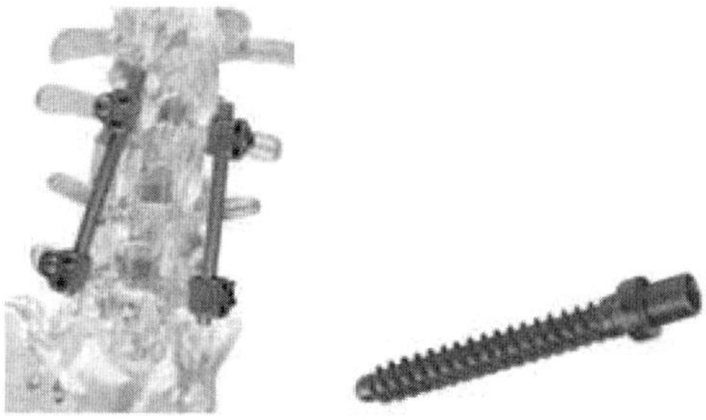

图6 脊柱复位系统

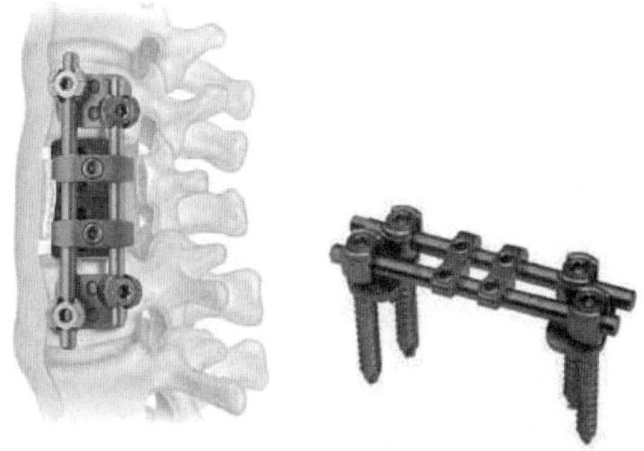

图7 胸腰椎前路钉棒系统

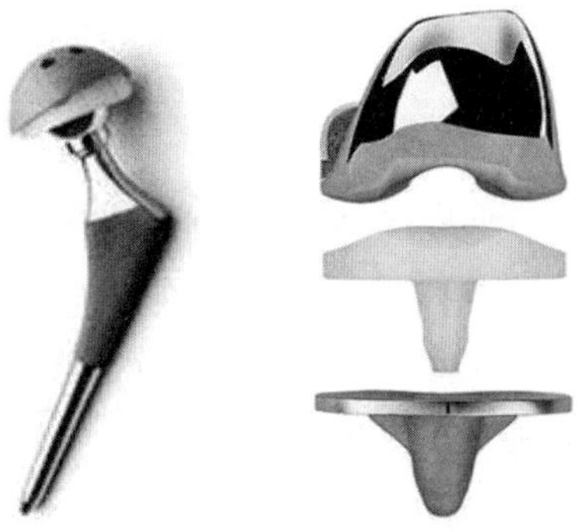

图8 人工髋关节和人工膝关

关节产品

关节是两个或以上骨头接合一边身体部位移动的地方。关节通常由纤维结缔组织、软骨和韧带组成。造成关节损坏的主要原因包括关节炎和对关节的直接创伤。关节炎引发的关节受伤或发育异常是导致关节疾病的主要原因,骨关节炎、类风湿性关节炎、股骨头缺血坏死、关节肿瘤、创伤及其他特殊疾病可引起关节炎进而导致关节失去功能,在严重的病理情况下,需要进行关节置换来恢复关节功能。最主要的关节置换包括髋关节和膝关节,合计超过全球关节置换市场的95%。磨损导致的关节炎一般在50岁以上人群发病。另外,较年轻的群体也可能因为运动受伤或交通事故受伤而提早发病。在欧美日等发达国家,人工骨/关节移植已经成为了重要的常规手术。利用生物陶瓷,纳米羟基磷灰石等新材料制造的人工关节发展迅速,将成为未来关节产品发展趋势。

技术发展

骨科耗材的技术进步主要体现在材料改进上,材料改进的主旋律是表面改良,由于器械植入身体后与身体直接接触,提高生物相容性和长期性是未来重点需要突破的方面。

目前常用的植入性器械金属原材料包括不锈钢、钛和钛合金、钴基合金,这三大种类材料将会长期存在。钛和钛合金方面,国内器械厂一般用纯钛和Ti6Al4V合金(TC4),美国则有12种钛合金材料用于植入器械,欧美最常用的为 Ti6Al4VELI、Ti6Al7Nb等,中国市场相对复杂,不同产品都有相应的市场,总体来说比较青睐钛和钛合金。

在骨科材料产生重大突破之前,骨科一直使用坚固、不易折断的金属材料。金属材料的使用引起一系列问题,例如固定结合剂引起炎症、金属离子有可能深入血液引起有害反应、再吸收而造成的骨质丧失。为了解决植入材料所带来的问题,人们开始研究非金属材料的应用,研究的发展方向包括具有“生物活性”的磷酸钙陶瓷、生物玻璃和玻璃陶瓷,其表面可与相邻的骨骼形成化学键,促进新骨形成。这些材料不会引起炎症和集体的排斥反应,可以靠骨骼粘结机制牢固的结合在骨头上而不干扰骨骼矿物质的自然沉积。但是此类材料在载重的情况下会破裂,因此未来的研究重点是利用混合或表面覆盖的陶瓷、玻璃或玻璃陶瓷等生物活性材料。另外一个方向是发展人造生物材料用于改进韧带及修补肌腱。目前正在研究和使用的材料包括橡胶状聚合物、大可龙聚酯纤维、聚四氯乙烯聚合物基热解碳纤维等,以上材料单独使用都具有一定缺陷,需要继续改进。

第二章 市场分析

市场概述

根据上文所述骨科医疗器械产品可分为创伤产品、脊柱产品和关节产品三类,三类产品具有较强相似性,因此本文将三类产品市场统一描述,在需要进行区分的地方分别进行描述。

市场需求

市场需求空间巨大

中国骨科器械的发展将直接受益于中国经济的快速发展。根据发达国家医疗卫生费用支出的情况来看,人均医疗费用与人均GDP存在显著的正相关关系,随着人们健康意识的不断提高和愿意支付的人均医疗费用上涨,医疗器械费用支出增长速度往往要高于医药市场增长速度,根据欧盟医疗器械委员会数据显示,2002-2008年全球医疗器械市场规模复合增长率为14.3%,高于医药市场的9.2%增长率。随着经济复苏、发达国家医改政策消化和新兴市场需求的快速增长,预计全球医疗器械销售增速将达到10%-15%。在我国,人口老龄化及平均寿命延长、支付能力上升、广泛的资源覆盖、出行方式和生活方式的变化将直接推动骨科医疗器械市场需求的快速扩大。

人口老龄化及平均寿命延长

人类骨科疾病发病率会随着年纪增长而提高,老龄化推动骨科医疗器械需求上升。英国的统计数据显示,髋关节置换手术的病人平均年龄为72岁,而膝关节置换手术病人的平均年龄为70岁。

根据中国统计局2010年全国人口普查数据显示,60岁及以上人口约为1.78亿人,占人口总数的13.26%,其中65岁及以上人口为1.189亿人,约占8.87%。同2000年第五次全国人口普查相比,60岁及以上人口的比重上升2.93个百分点,65岁及以上人口的比重上升1.91个百分点。未来中国人口老龄化格局加剧趋势确定,预计到2025年和

2050年,65岁以上老年人口比例将达到12.6%和19.6%。根据上海老龄科学研究中心数据,人口老龄化将导致医疗卫生总费用年增长率提高1.54%。人口老龄化将有力支撑骨科市场的持续增长趋势。

支付能力上升

过去骨科产品,特别是脊椎和关节类高端产品价格偏高造成器械植入率过低,以脊柱患者为例,具有脊椎疾病患者中植入相关器械的比例每年只有1~2%。收入增长和医保覆盖扩充使支付能力上升将有利于骨科医疗器械市场突破增长瓶颈。

根据中国卫生统计年鉴显示,2002年~2009年,人均卫生支出从450.7元上涨到1289元,复合增长率达到16.2%。骨科植入器械医保覆盖额度也大幅上升,尤其国产器械覆盖额度已达到较高比例。

表1 部分省市骨科植入器械医保覆盖额度

地区	进口器械	国产器械
北京	40%	60%
广州	最高18000元	最高18000元
南京	60%,最高15000元	70%,最高15000元
武汉	30%	65%
云南	60%,最高10000元	70%,最高10000元
重庆	50%	70%

大部分发达国家的医疗保险开支占GDP比重在8%~11%之间,相比之下中国医疗卫生支出占GDP比例较低,因此未来医疗卫生支出还将大幅提升。截至2011年医疗保险保障人数占总人口90%以上,未来目标达到全覆盖。因此骨科医疗费用支出具有保障,保证了未来骨科植入器械市场的增长。

广泛的资源覆盖

更多医疗资源向中低端医院倾斜将使骨科手术能在更多医院进行。以往有限的合格骨科专家过于集中成为阻碍骨科植入器械市场增长的另一重要原因。根据网上骨科医院排名显示 ,全国排名前十的骨科医院均位于大城市,其中四家医院位于北京,上海和广州各有两家,优质骨科专家资源集中在大型城市中的高端医院,造成不发达地区骨症患者看病难的问题。为解决医疗资源发展不平衡问题,医疗体制改革计划推行医生多点执业,促进发达与落后地区人才交流,促进城市医院与社区卫生服务机构的合作等措施将提升落后地区医疗服务水平,此举将有利于培养优质骨科医疗人才,促进骨科在医疗资源不发达的地区发展,从而提高骨科植入器械的使用。

出行方式和生活方式的变化

人类出行方式和工作方式的变化促进了骨科患者数量的增加。从出行方式上,电梯、火车、飞机、汽车取代了过去人们大部分依靠步行出行的历史,人们运动的机会大大减少了,不断增加的体重对膝关节造成了巨大负担。

从生活方式上,机械替代手工,“电脑工作族”快速发展壮大,上班族长时间伏案工作,以上现象导致肥胖从而增加了骨骼负担、引起骨骼萎缩和脊柱变形,促进了退变性疾病患者的增长和患者年纪分布的不断年轻化。另外,现代人以室内为主的生活习惯严重阻碍维生素D的摄取和钙质的吸收并导致骨质酥松,导致骨折现象增加。在过去40年中,香港和新加坡的髋部骨折人数分别增长了300%和500%。日本75岁以上人群中的骨折人数在过去12年中经历了显著增长。在中国大陆,约有7000万50岁以上的人患有骨质疏松症,由此导致每年约687,000例髋部骨折。以上地区中与骨折相关的治疗费用经历了显著增长 。

市场规模

据Frost&Sullivan统计,2009年中国骨科市场规模约为人民币61亿元,预计2009年~2015年将维持18.1%的年复合增长,至2010年上升为全球第三大骨科市场,2015年超过日本,成为第二大骨科市场。

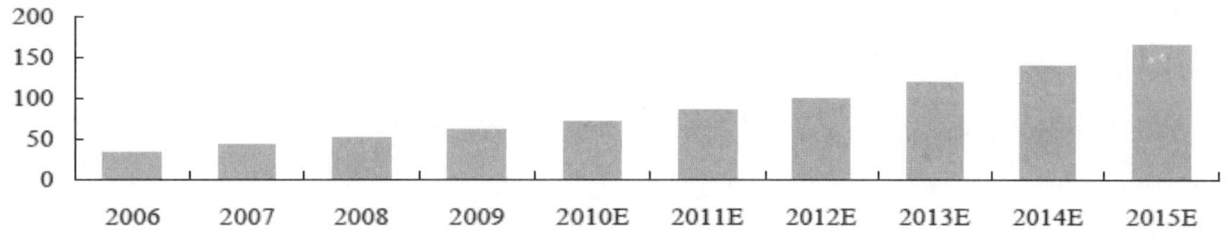

图1 我国骨科植入器械市场规模(单位:亿元)

创伤市场

创伤骨科为国内骨科第一大类,占据骨科市场43%市场份额。2009年创伤骨科植入器械市场规模为21亿元,预计2009年~2015年复合增长率为19.1%,至2015年市场规模达到60亿元人民币。

脊柱市场

2009年脊柱植入器械市场规模为8亿元,预计2009年~2015年复合增长率为19.1%,至2015年市场规模达到33亿元人民币。

关节市场

2009年关节植入器械市场规模12亿,预计2009年~2015年复合增长率为18%,至2015年市场规模达46亿元。

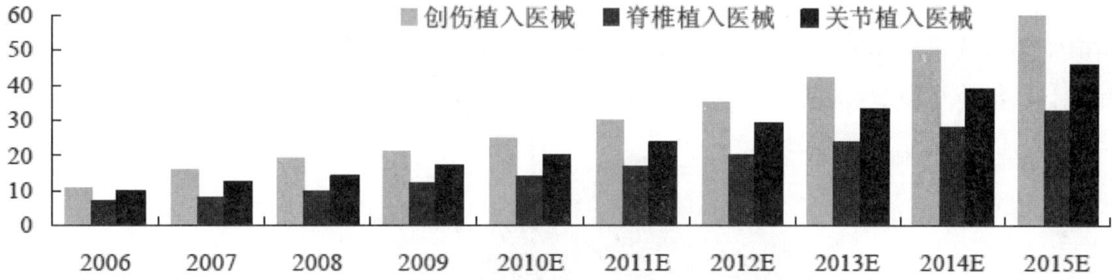

图2 我国各类骨科植入器械市场规模(亿元)

价格分析

骨科植入器械从几千元到几万元不等,主要由于厂家和材料不同而产生价格差异。在价格分布上,脊柱和关节产品价格比创伤骨科产品高。国外品牌比国内品牌价格高,一般来讲,本土品牌的经销商进货价约为外资品牌的1/3,终端销售价格约为外资品牌的50%~60%。

从整体来看,骨科市场正在经历打破技术壁垒、进口替换的过程当中,参考过往几年地方招标价格每年10%以内的降幅,考虑到未来政府统一采购的可能性,预计未来几年将维持10%左右的年均降幅。而创伤类产品价格降幅将小于脊柱产品和关节产品的价格降幅。

市场发展趋势

市场需求进入快速增长周期

骨科患者植入率将大大提升,带动市场需求快速增长。从国内骨科患者植入率来看,2009 年中国创伤骨科植入率为2.7%,美国为21.9%;中国脊柱骨科植入率为1.0%,美国为3.8%;中国关节骨科植入率为0.4%,美国为43.0%。美国三大骨科植入率分别是中国的8 倍、6 倍和108 倍,其中关节植入率差距巨大。在美国,人们步入老年以后置换关节较为普遍,是解决关节炎造成行动不便病症的常规治疗方法,而在中国,由于高额关节置换器械和手术费用,只有少数高收入家庭选择可以一劳永逸的关节置换手术,而其他大部分家庭的老人只是采用药物治疗方法来缓解疼痛,并不能够解决行动不便的根本问题。随着国内居民收入水平提高,根据Forst& Sullivan 估计,2014 年和2020 年中国创伤、脊柱和关节植入率将分别提高至5.2%、1.9%、0.6%和9.5%、3.6%和0.9%。植入率提高将有效带动骨科器械需求, 在人口老龄化及平均寿命延长、支付能力上升、资源覆盖和医保覆盖等因素支持下,市场将进入快速增长期。

国内产品加速替代进口产品,产品更加丰富

由于国外产品质量好、公司市场运作成熟,国外产品占据了几乎所有高端市场。但是国外产品依据西方人体骨骼特点设计制造,往往不适合国内患者的骨骼特征,增加了手术难度并造成术后稳固性方面的困扰。未来随着外资企业加大国内工厂的生产规模和国内企业的成熟,可以预见市场上将出现更加丰富、更加适合中国人的骨科植入器械。

全球骨科市场状况

全球骨科市场规模

根据Frost&Sullivan统计,2006年全球骨科市场规模为129亿美元,2009年增加至173亿美元,年复合增长率达10.3%。预计2009年至2015年全球市场整体维持8.1%的年复合曾占率,到2015年全球市场规模预计达277亿美元。

全球市场区域分布

骨科市场区域分化明显,发达国家市场占据大部分市场份额但是增长缓慢,新型市场成为拉动全球骨科市场增长的主要动力。2009年美国市场规模为89亿美元。其中以中国和印度为代表的亚洲地区2009年至2015年复合增长率为16.1%,市场规模从2009年的22亿美元增至2015年的54亿美元。南美和拉丁美洲地区2009年至2015年复合增长率预计将维持在15.2%。东欧地区2009年至2015年复合增长率将维持在9.8%左右。

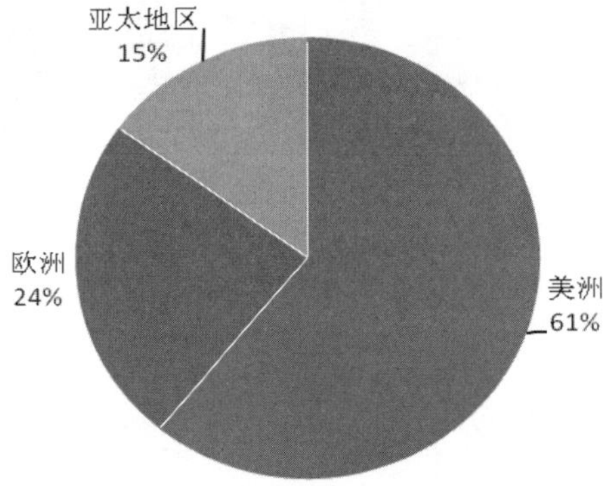

图3 全球骨科区域市场份额

第三章 政府监管

监管部门

设计医疗器械监管的主要部委有国家食品药品监督管理局、卫生部和国家质量监督检验总局。其中药监局主管产品的审查、注册和监督工作;卫生部负责医疗器械资源整体配置规划工作;国家质量监督检验总局负责进出口器械的质量监管工作。

监管政策

骨科植入器械适用于各部委颁布的所有医疗器械管理条例,包括:

《医疗器械监督管理条例》国务院令第276 号2000 年1 月4 日

《医疗器械分类规则》局令第 15 号2000 年4 月10 日

《医疗器械注册管理办法》局令第 16 号2004 年8 月9 日

《医疗器械生产企业监督管理办法》局令第 12 号 2004 年7 月20 日

《医疗器械生产企业质量体系考核办法》局令第 22 号 2000 年7 月1 日

《医疗器械经营企业许可证管理办法》局令 第 15 号2004 年8 月9 日

《医疗器械临床试验规定》局令第 5 号 2004 年4 月1 日

《医疗器械说明书、标签和包装标识管理规定》局令 第 10 号2004 年7 月8 日

《医疗器械标准管理办法(试行)》局令 第 31 号2002 年5 月1 日

《关于印发医疗器械生产质量管理规范植入性医疗器械实施细则和检查评定标准(试行)的通知》(国食药监械[2009]836号)

重点监管政策

监管部门主要通过标准管理、注册管理、生产和经营管理对医疗器械进行全面的管理,骨科植入器械属于第三类医疗器械,对人体健康具有重大影响,因此适用于最严格的监管条例。

首先,根据《医疗器械监督管理条例》和《关于印发医疗器械生产质量管理规范植入性医疗器械实施细则和检查评定标准(试行)的通知》(国食药监械[2009]836号),规定自2011年7月1日起,生产企业申请生产植入性医疗器械首次注册和重新注册时,应当按要求提交经检查合格的《医疗器械生产质量管理规范检查结果通知书》,并获得《医疗器械生产企业许可证》后方可生产产品,生产许可证有效期为5年。

其次,骨科植入耗材产品需注册并获得《医疗器械注册证》后企业方可制作用于出售的医疗器械。产品上市前由国家药监局直接进行审查,产品注册证有效期有4年。境内第三类和境外医疗器械注册审批工作由受理、技术审评、行政审批环节构成,一般产品审批过程长达2-3年。受理由国家食品药品监督管理局行政受理服务中心负责;技术审评由国家食品药品监督管理局医疗器械技术审评中心负责;行政审批由局机关负责。

最后,在器械制造企业的经营过程中,产品的生产和经营环节都将受到持续性监管。监管工作由国家药监局质量体系负责,药监局规定了医疗器械制造商需建立、执行及遵守的若干设计、测试、控制、文件及其他质量保证程序 。企业需建立不良反映监测系统,记录各个产品出现的不良反应及其他特殊事件,每年向不良反应监察部门提交年度不良反应报告 。另外,制造商需提供完整的采购资料、质量检测程序及产品测试器械等相关资料。针对不符合监管要求的企业,食品药品监督管理部门可对企业采取查封、扣押、罚款、撤销注册证等监管手段。

(资料来源于北大人民医院)

全国各类医院主要设备配置情况比较

(一) 综合医院

与2010年相比,2011年全国综合医院万元以上设备配置量及其价值总额分别增加了11.4%和17.1%。50万元以下设备配置量增长率为11.3%,50~99万元设备配置量增长率为11.5%,百万元以上设备配置量增长率为16.9%。

(二)中医医院

与2010年相比,2011年全国中医医院万元以上设备配置量及其价值总额分别增加了13.5%和13.3%。50万元以下设备配置量增长率为13.6%,50~99万元设备配置量增长率为12.3%,百万元以上设备配置量增长率为18.5%。

(三)中西医结合医院

与2010年相比,2011年全国中西医结合医院万元以上设备配置量及其价值总额分别增加了7.3%和17.4%。50万元以下设备配置量增长率为6.9%,50~99万元设备配置量增长率为13%,百万元以上设备配置量增长率为20.5%。

(四)专科医院

与2010年相比,2011年全国专科医院万元以上设备配置量及其价值总额分别增加了15.7%和11.9%。50万元以下设备配置量增长率为15.8%,50~99万元设备配置量增长率为11.1%,百万元以上设备配置量增长率为21%。

(五)妇幼保健院(所、站)

与2010年相比,2011年全国妇幼保健院(所、站)万元以上设备配置量及其价值总额分别增加了12.9%和19.5%。50万元以下设备配置量增长率为12.6%,50~99万元设备配置量增长率为18.2%,百万元以上设备配置量增长率为26.4%。

(六)社区卫生服务中心(站)

与2010年比,2011年全国社区卫生服务中心(站)万元以上设备配置量及其价值总额分别增加了40.6%和23.6%。50万元以下设备配置量增长率为44.6%,50~99万元设备配置量增长率为45.7%,百万元以上设备配置量增长率为61.6%。

(七)卫生院

与2010年相比,2011年全国卫生院万元以上设备配置量增加了8.8%,其价值总额却减少了3.5%。50万元以下设备配置量增长率为8.5%,50~99万元设备配置量增长率为21%,百万元以上设备配置量增长率为26.1%。

(资料来源于中国医学装备协会)

四、中国医学装备产业发展状况

2011年中国医疗卫生发展状况

2011年,各级卫生部门按照党中央、国务院的决策和部署,以健全国家基本药物制度和加快公立医院改革试点工作为重点,努力完成各项医改任务,做好重大疾病防控和医疗卫生服务工作,有效缓解群众“看病难、看病贵”问题,卫生事业保持平稳较快发展,实现了“十二五”时期良好开局。

一、卫生资源

(一)医疗卫生机构总数。2011年末,全国医疗卫生机构总数达954389个,比上年增加17462个。其中:医院21979个,基层医疗卫生机构918003个,专业公共卫生机构11926个。与上年比较,医院增加1061个,基层医疗卫生机构增加16294个,专业公共卫生机构增加91个(见表1)。

医院中,公立医院13542个,民营医院8437个。医院按等级分:三级医院1399个(其中:三级甲等医院881个),二级医院6468个,一级医院5636个,未定级医院8476个。医院按床位数分:100张床位以下医院13136个,100-199张医院3426个,200~499张医院3402个,500~799张医院1158个,800张及以上医院857个。

基层医疗卫生机构中,社区卫生服务中心(站)32860个,乡镇卫生院37295个,诊所和医务室175069个,村卫生室662894个。政府办基层医疗卫生机构56671个,比上年增加1064个。

专业公共卫生机构中,疾病预防控制中心3484个,其中:省级31个、市(地)级399个、县(区、县级市)级2796个。已设立卫生监督机构3022个,其中:省级31个、市(地)级384个、县(区、县级市)级2538个。

表1 医疗卫生机构及床位数

	机构数(个)		床位数(张)	
	2010	2011	2010	2011
总计	936927	954389	4786831	5159892
医院	20918	21979	3387437	3705172
公立医院	13850	13542	3013768	3243902
民营医院	7068	8437	373669	461270
基层医疗卫生机构	901709	918003	1192242	1233675
#社区卫生服务中心(站)	32739	32860	168814	187126
#政府办	18390	19821	126232	137264
乡镇卫生院	37836	37295	994329	1026211
#政府办	37217	36850	978983	1014272
村卫生室	648424	175069	–	–
诊所(医务室)	173490	662894	120	119
专业公共卫生机构	11835	11926	164515	178127
疾病预防控制中心	3513	3484	–	–
专科疾病防治机构	1274	1294	29307	31431
妇幼保健机构	3025	3036	134364	145861
卫生监督机构	2992	3022	–	–
其他机构	2465	2481	42637	42918

注:#系其中数。以下各表同。

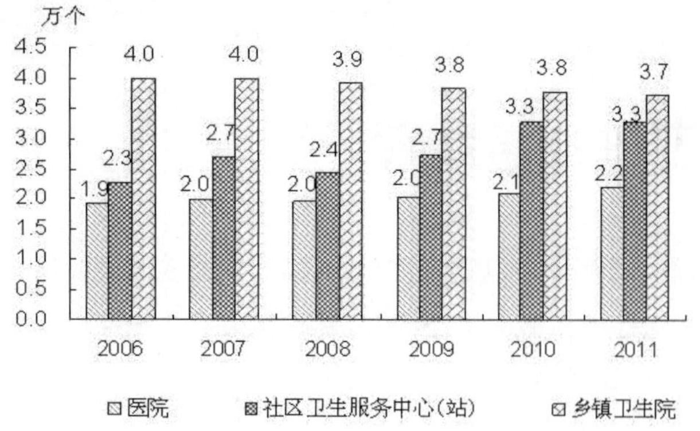

图1 2006年～2011年医疗卫生机构数

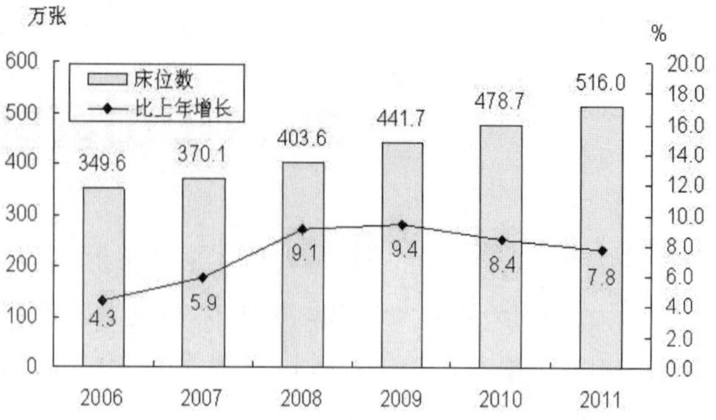

图2 2006年～2011年医疗卫生机构床位数及增长速度

(二)床位数。2011年末,全国医疗卫生机构床位516.0万张,其中:医院370.5万张(占71. 8%),基层医疗卫生机构123. 4万张(占23. 9%)。与上年比较,床位增加37.3万张,其中:医院床位增加31. 8万张,基层医疗卫生机构床位增加4. 1万张。每千人口医疗卫生机构床位数由2010年3. 56张增加到2011年3. 81张。

(三)卫生人员总数。2011年末,全国卫生人员总数达861. 6万人,比上年增加40.8万人(增长5.0%)。

卫生人员总数中,卫生技术人员620.3万人,乡村医生和卫生员112. 6万人,其他技术人员30.6万人,管理人员37.5万人,工勤技能人员60.6万人。卫生技术人员中,执业(助理)医师246.6万人,注册护士224. 4万人。与上年比较,卫生技术人员增加32. 7万人(增长5.6%),其他人员数见表2。

卫生人员机构分布:医院452. 7万人(占52. 5%),基层医疗卫生机构337.5万人(占39.2%),专业公共卫生机构64. 1万人(占7.4%)。与上年比较,3类机构卫生人员均有所增加(见表3)。

2011年,每千人口执业(助理)医师1. 82人,每千人口注册护士1. 66人;每万人口专业公共卫生机构人员4. 73人。

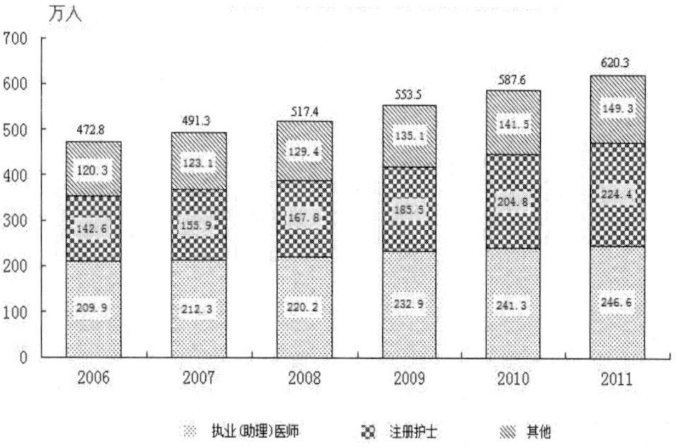

图3 2006年～2011年卫生技术人员数

表2 卫生人员数

	2010	2011
卫生人员总数(万人)	820.8	861. 6
卫生技术人员	587.6	620.3
其中:执业(助理)医师	241. 3	246.6
内: 执业医师	197.3	202. 0
注册护士	204. 8	224. 4
药师(士)	35.4	36.4
技师(士)	33. 9	34. 8
乡村医生和卫生员	109.2	112. 6
其他技术人员	29.0	30.6
管理人员	37.1	37.5
工勤技能人员	57.9	60.6
每千人口执业(助理)医师(人)	1. 79	1. 82
每千人口注册护士(人)	1. 52	1. 66
每万人口公共卫生人员(人)	4. 64	4. 73

注: 卫生人员和卫生技术人员包括公务员中取得“卫生监督员证书”的人数。下表同。

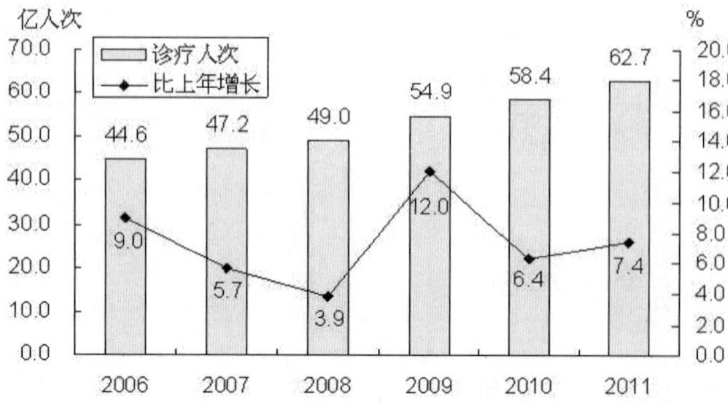

图4 2006年～2011年医疗卫生机构门诊量及增长速度

表3 各类医疗卫生机构人员数(万人)

	人员数		卫生技术人员	
	2010	2011	2010	2011
总计	820.8	861. 6	587.6	620.3
#医院	422. 7	452. 7	343. 8	370.6
公立医院	377.0	398.1	309.0	328.6
民营医院	45.8	54. 6	34. 8	41. 9
基层医疗卫生机构	328.2	337.5	191. 4	196.3
#社区卫生服务中心(站)	39.0	43. 3	33. 1	36.8
乡镇卫生院	115.1	116.6	97.3	98.1
专业公共卫生机构	62. 5	64. 1	48.7	49.8
#疾病预防控制中心	19.5	19.5	14. 7	14. 5
卫生监督机构	9.4	9.0	7.4	7.0

(四)卫生总费用。2010年全国卫生总费用达19980.4亿元,其中:政府卫生支出5732. 5亿元(占28.7%),社会卫生支出7196.6亿元(占36.0%),个人卫生支出7051. 3亿元(占35.3%)。卫生总费用城乡构成: 城市15508.6亿元,占77.6%;农村4471. 8亿元,占22. 4%。人均卫生费用1490.1元,其中:城市2315.5元,农村666.3元。卫生总费用占GDP百分比为4. 98%。

2011年全国卫生总费用预计达22496亿元,人均卫生费用1643. 2元。

二、医疗服务

(一)门诊和住院工作量。2011年,全国医疗卫生机构总诊疗人次达62. 7亿人次,比上年增加4. 3亿人次(增长7.4%)。2011年居民到医疗卫生机构平均就诊4. 63次。

2011年总诊疗人次中,医院22. 6亿人次(占36.0%),基层医疗卫生机构38.1亿人次(占60.8%),其他医疗机构2. 0亿人次(占3. 2%)。与上年比较,医院诊疗人次增加2. 2亿人次,基层医疗卫生机构诊疗人次增加2. 0亿人次(见表4)。

表4 医疗服务工作量

	诊疗人次数(亿人次)		入院人数(万人)	
	2010	2011	2010	2011
医疗卫生机构合计	58.4	62. 7	14174	15298
医院	20.4	22. 6	9524	10755
公立医院	18.7	20.5	8724	9708
民营医院	1. 7	2. 1	800	1047
医院中:三级医院	7.6	9.0	3097	3717
二级医院	9.3	9.9	5116	5567
一级医院	1. 5	1. 5	464	536
基层医疗卫生机构	36.1	38.1	3950	3775
其他机构	1. 9	2. 0	700	768

2011年公立医院诊疗人次20.5亿人次(占医院总数的90.7%),民营医院2. 1亿人次(占医院总数的9.3%)。

2011年乡镇卫生院和社区卫生服务中心(站)门诊量达14. 1亿人次,比上年增加0.5亿人次。乡镇卫生院和社区卫生服务中心(站)门诊量占门诊总量的22. 5%,所占比重比上年下降0.8个百分点。

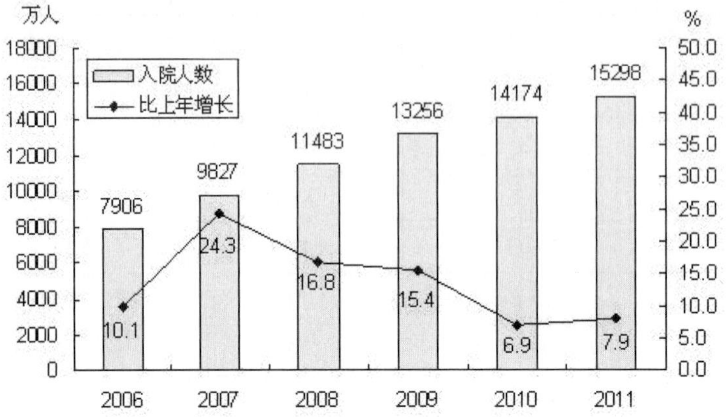

图5 2006年～2011年医疗卫生机构住院量及增长速度

2011年,全国医疗卫生机构入院人数15298万人,比上年增加1124万人(增长7.9%)。2011年每百居民住院11. 3人。

2011年入院人数中,医院10755万人(占70.3%),基层医疗卫生机构3775万人(占24. 7%),其他医疗机构768万人(占5.0%)。与上年比较,医院入院增加1231万人,基层医疗卫生机构入院减少175万人,其他医疗机构入院增加68万人(见表4)。

医院中,公立医院入院人数9708万人(占医院总数的90.3%),民营医院1047万人(占医院总数的9.7%)。

(二)医院医师工作负荷。2011年,医院医师日均担负诊疗6.9人次和住院2. 4床日,其中:公立医院医师日均担负诊疗7.1人次和住院2. 5床日。与上年比较,医院医师日均担负工作量增加(见表5)。

表5 医院医师担负工作量

	医师日均担负诊疗人次		医师日均担负住院床日	
	2010	2011	2010	2011
医院	6.4	6.9	2. 2	2. 4
公立医院	6.6	7.1	2. 3	2. 5
民营医院	5.1	5.5	1. 6	1. 8
医院中:三级医院	7.5	7.9	2. 6	2. 7
二级医院	6.1	6.5	2. 2	2. 4
一级医院	6.3	6.4	1. 5	1. 6

(三)病床使用。2011年,全国医院病床使用率88.5%,其中:公立医院92. 0%。与上年比较,医院病床使用率提高1. 8个百分点(其中公立医院提高2. 0个百分点)。医院出院者平均住院日为10.3日,其中:公立医院10.5日。与上年比较,医院平均住院日缩短0.2日。

表6 医院病床使用情况

	病床使用率(%)		出院者平均住院日	
	2010	2011	2010	2011
医院	86.7	88.5	10.5	10.3
公立医院	90.0	92. 0	10.7	10.5
民营医院	59.0	62. 3	8.4	8.5
医院中:三级医院	102. 9	104. 2	12. 5	12. 0
二级医院	87.3	88.7	9.4	9.3
一级医院	56.6	58.9	9.1	9.1

三、农村卫生

(一)新型农村合作医疗。截至2011年底,全国有2637个县(区、市)开展了新型农村合作医疗,参合人口数达8.32亿人,参合率为97.5%。

2011年度新农合筹资总额达2047.6亿元,人均筹资246.2元。全国新农合基金支出1710.2亿元;补偿支出受益13. 15亿人次,其中:住院补偿0.70亿人次,普通门诊补偿11. 67亿人次。

表7 新型农村合作医疗情况

	2010	2011
参合人口数(亿人)	8.36	8.32
参合率(%)	96.0	97.5
当年筹资总额(亿元)	1308.3	2047.6
人均筹资(元)	156.6	246.2
当年基金支出(亿元)	1187.8	1710.2
当年补偿支出受益人次(亿人次)	10.87	13. 15

(二)农村三级医疗服务体系建设。2011年底,全国2003个县(县级市)共设有县级医院10337所、县级妇幼保健机构1994所、县级疾病预防控制中心2212所、县级卫生监督所1957所,四类县级卫生机构共有卫生人员198.4万人。

2011年底,全国3. 33万个乡镇共设3. 7万个乡镇卫生院,床位102. 6万张,卫生人员116.6万人(其中:卫生技术人员98.1万人)。

与上年比较,乡镇卫生院减少541个(受城镇化影响,部分乡镇并入城市,乡镇卫生院相应转为社区卫生服务机构),床位增加3. 2万张,人员增加1. 5万人,其中执业(助理)医师减少1. 4万人(部分机构实施基层医疗卫生机构综合改革,清退了一些编外医师)(见表8)。每千农业人口乡镇卫生院床位由2010年1. 12张增加到2011年1. 16张、每千农业人口乡镇卫生院人员由2010年1. 30人增加到2011年1. 32人。

2011年底,全国59.0万个行政村共设66.3万个村卫生室。村卫生室中,执业(助理)医师19.3万人、注册护士3. 1万人、乡村医生和卫生员112. 6万人(其中:乡村医生106.1万人)。每千农业人口村卫生室人员1. 53人。与上年比较,村卫生室数增加1. 5万个,人员总数增加5.8万人(见表9)。

(三)农村医疗服务。2011年,全国县级(含县级市)医院诊疗人次达7.6亿人次,比上年增加0.7亿人次;入院人数

4995.3万人,比上年增加598.9万人;病床使用率85.0%,比上年提高2. 1个百分点。

表8 农村乡镇卫生院医疗服务情况

	2010	2011
乡镇数(万个)	3. 40	3. 33
乡镇卫生院数(个)	37836	37295
床位数(万张)	99.4	102. 6
卫生人员数(万人)	115.1	116.6
其中: 卫生技术人员	97.3	98.1
内: 执业(助理)医师	42. 3	40.9
每千农业人口乡镇卫生院床位(张)	1. 12	1. 16
每千农业人口乡镇卫生院人员(人)	1. 30	1. 32
诊疗人次(亿人次)	8.7	8.66
入院人数(万人)	3630	3449
医师日均担负诊疗人次	8.2	8.5
医师日均担负住院床日	1. 3	1. 4
病床使用率(%)	59.0	58.1
出院者平均住院日(日)	5.2	5.6

表9 村卫生室及人员数

	2010	2011
行政村数(万个)	59.4	59.0
村卫生室数(万个)	64. 8	66.3
执业(助理)医师数(万人)	17.3	19.3
注册护士数(万人)	2. 7	3. 1
乡村医生和卫生员数(万人)	109.2	112. 6
其中:乡村医生	103. 2	106.1
每千农业人口村卫生室人员	1. 46	1. 53

注: 村卫生室执业(助理)医师和注册护士数包括乡镇卫生院设点的数字

2011年,乡镇卫生院诊疗人次为8.66亿人次,比上年减少800万人次;入院人数3449万人,比上年减少181万人。2011年,医师日均担负诊疗8.5人次和住院1. 4床日。病床使用率58.1%,出院者平均住院日5.6日。与上年相比,乡镇卫生院医师工作负荷有所增加,病床使用率下降0.9个百分点,平均住院日延长0.4日。

2011年村卫生室诊疗量达17.9亿人次,比上年增加1. 3亿人次,平均每个村卫生室年诊疗量2700人次。。

四、社区卫生

(一)社区卫生服务体系建设。2011年底,全国已设立社区卫生服务中心(站)32860个,其中:社区卫生服务中心7861个,社区卫生服务站24999个。与上年相比,社区卫生服务中心增加958个,社区卫生服务站减少837个(吉林省1500余家农村社区卫生服务站划归村卫生室)。社区卫生服务中心人员32. 9万人,平均每个中心42人;社区卫生服务站人员10.4万人,平均每站4人。社区卫生服务中心(站)人员数比上年增加4. 3万人,增长11. 1%。

(二)社区医疗服务。2011年,全国社区卫生服务中心提供诊疗人次为4. 1亿人次,入院人数247.3万人。与上年相比,诊疗人次及入院人数增加(见表10)。2011年,平均每个中心年诊疗量5.2万人次,年入院量315人;医师日均担负诊疗14. 0人次和住院0.7日。

2011年,全国社区卫生服务站提供诊疗人次1. 4亿人次,平均每站年诊疗量5600人次,医师日均担负诊疗13. 8人次。

五、病人医药费用

(一)基层医疗卫生机构病人医药费用。2011年,社区卫生服务中心门诊病人次均医药费用81. 5元,按当年价格比上年降低1. 6%,按可比价格比上年下降6.6%;住院病人人均医药费用2315.1元,按当年价格比上年降低1. 8%,按可比价格比上年下降6.8%。2011年社区卫生服务中心门诊药费占67.4%,住院药费占45.8%,比上年均下降3. 5个百分点。

2011年,乡镇卫生院门诊病人次均医药费用47.5元,按当年价格与上年持平,按可比价格下降5.1%;住院病人人均医药费用1051. 3元,按当年价格比上年上涨4. 6%(主要是平均住院日延长0.4日),按可比价格下降0.7%。住院病人日均医药费用188.3元,按当年价格比上年下降3. 2%,按可比价格下降8.1%。2011年乡镇卫生院门诊药费占53. 3%,比上年下降7.1个百分点;住院药费占46.8%,比上年下降6.1个百分点。

表10 社区卫生服务情况

	2010	2011
街道数(个)	6822	7194
社区卫生服务中心数(个)	6903	7861
床位数(张)	137628	157322
卫生人员数(人)	282825	328676
其中:卫生技术人员	236966	276252
内:执业(助理)医师	103046	117608
诊疗人次(亿人次)	3. 5	4. 1
入院人数(万人)	218.1	247.3
医师日均担负诊疗人次	13. 6	14. 0
医师日均担负住院床日	0.7	0.7
病床使用率(%)	56.1	54. 4
出院者平均住院日	10.4	10.2
社区卫生服务站数(个)	25836	24999
卫生人员数(人)	106691	104247
其中:卫生技术人员	94356	91720
内:执业(助理)医师	41179	40946
诊疗人次(亿人次)	1. 4	1. 4
医师日均担负诊疗人次	13. 6	13. 8

表11 基层医疗卫生机构门诊和住院病人人均医药费用

	社区卫生服务中心		乡镇卫生院	
	2010	2011	2010	2011
门诊病人次均医药费用(元)	82. 8	81. 5	47.5	46.2
门诊费用上涨%(当年价格)	-1. 4	-1. 6	2. 8	8.7
门诊费用上涨%(可比价格)	-4. 6	-6.6	-0.5	9.5
住院病人人均医药费用(元)	2357.6	2315.1	1004. 6	897.2
住院费用上涨%(当年价格)	1. 7	-1. 8	12. 0	13. 5
住院费用上涨%(可比价格)	-1. 5	-6.8	8.4	14. 3
住院病人日均医药费用(元)	227.7	228.1	194. 5	187.3
日均费用上涨%(当年价格)	4. 2	0.2	3. 8	5.1
日均费用上涨%(可比价格)	0.9	-5.0	0.5	5.8
注:医药费用绝对数按当年价格计算。				

(二)医院病人医药费用。2011年,医院门诊病人次均医药费用179.8元,按当年价格比上年上涨7.8%,按可比价格上涨2. 3%;住院病人人均医药费用6632. 2元,按当年价格比上年上涨7.1%,按可比价格上涨1. 6%。住院病人日均医药费用643. 6元,上涨幅度高于住院病人人均医药费用上涨。

2011年医院门诊药费占50.6%,比上年下降0.7个百分点;医院住院药费占41. 8%,比上年下降1. 3个百分点。

不同等级公立医院门诊和住院病人人均医药费用涨幅不一,三级医院涨幅较低(见表12)。2011年公立医院中,三级医院门诊费用上涨5.3%(当年价格,下同),低于二级医院0.7个百分点;三级医院住院费用上涨4. 7%,低于二级医院0.5个百分点。

表12 医院门诊和住院病人人均医药费用

	医院		公立医院		三级医院		二级医院	
	2010	2011	2010	2011	2010	2011	2010	2011
门诊病人次均医药费用(元)	166.8	179.8	167.3	180.2	220.2	231. 8	139.3	147.6
门诊费用上涨%(当年价格)	9.7	7.8	9.7	7.7	8.1	5.3	8.8	6.0
门诊费用上涨%(可比价格)	6.2	2. 3	6.2	2. 2	4. 6	–0.1	5.4	0.5
住院病人人均医药费用(元)	6193. 9	6632. 2	6415.9	5856.2	10442. 4	10935.9	4338.6	4564. 2
住院费用上涨%(当年价格)	9.0	7.1	9.6	7.7	7.1	4. 7	9.2	5.2
住院费用上涨%(可比价格)	5.5	1. 6	6.1	2. 2	3. 6	–0.6	5.7	–0.2
住院病人日均医药费用(元)	590.6	643. 6	600.6	658.0	833. 3	912. 0	460.4	489.0
日均费用上涨%(当年价格)	9.3	9.0	9.5	9.6	8.5	9.4	9.1	6.2
日均费用上涨%(可比价格)	5.8	3. 4	6.0	3. 9	5.1	3. 8	5.6	0.8

注:医药费用绝对数按当年价格计算。

六、疾病控制与公共卫生

(一)传染病报告发病和死亡。2011年,全国甲乙类传染病共报告发病323. 76万例,死亡15264人。报告发病数居前5位的病种依次为病毒性肝炎、肺结核、梅毒、细菌性阿米巴性痢疾、淋病,占甲乙类传染病报告发病总数的94. 4%;报告死亡数居前五位的病种依次为艾滋病、肺结核、狂犬病、病毒性肝炎、流行性出血热,占甲乙类传染病报告死亡总数的97.6%(见表13)。

2011年,全国甲乙类传染病报告发病率为241. 44/10万,死亡率为1. 14/10万。

2011年,全国丙类传染病共报告发病308.25万例,死亡538人。报告发病数居前5位的病种依次为手足口病、其它感染性腹泻病、流行性腮腺炎、流行性感冒和风疹,占丙类传染病报告发病总数的98.7%。报告死亡数居前3位的病种依次为手足口病、其它感染性腹泻病和流行性感冒,占丙类传染病报告死亡总数的99.6%(见表14)。

2011年,全国丙类传染病报告发病率为229.88/10万,死亡率为0.04/10万。

(二)血吸虫病防治。2011年底,全国血吸虫病流行县(市、区)454个;累计达到血吸虫病传播控制标准的县(市、区) 103个,累计达到传播阻断标准的县(市、区)274个;年底实有病人29.0万人,比上年减少3. 6万人;年内治疗病人44. 3万人次,扩大化疗267.6万人次。

表13 全国甲乙类传染病报告发病及死亡数

病名	发病例数		死亡人数	
	2010	2011	2010	2011
合计	3185932	3237558	14289	14851
鼠疫	7	1	2	3
霍乱	157	24	0	0
传染性非典型肺炎	0	–	0	0
艾滋病	15982	20450	7743	6596
病毒性肝炎	1317982	1372344	884	1018
脊髓灰质炎	0	20	0	0
人感染高致病性禽流感	1	1	1	4
※甲型H1N1流感	7123	9360	147	654
麻疹	38159	9943	27	39
流行性出血热	9526	10779	118	104
狂犬病	2048	1917	2014	2131
流行性乙型脑炎	2541	1625	92	172
登革热	223	120	0	0
炭疽	289	309	6	3
细菌性和阿米巴性痢疾	252248	237930	36	38
肺结核	991350	953275	3000	3783
伤寒和副伤寒	14041	11798	3	9
流行性脑脊髓膜炎	325	228	33	73
百日咳	1764	2517	1	1
白喉	0	–	0	0
新生儿破伤风	1057	785	86	137
猩红热	20876	63878	0	0
布鲁氏菌病	33772	38151	1	0
淋病	105544	97954	1	0
梅毒	358534	395182	69	63
钩端螺旋体病	677	396	11	11
血吸虫病	4317	4483	0	2
疟疾	7389	4088	14	10

(三)地方病防治。2011年底,全国克山病病区县数326个,累计控制(消除)县257个,现症病人3. 97万人;大骨节病病区县377个,累计控制(消除)县216个,现症病人64. 21万人;碘缺乏病防治工作县(区) 2815个,现症病人33. 78万人。地方性氟中毒(饮水型)病区县数1136个,控制县数196个,氟斑牙病人2033. 13万人,氟骨症病人133. 65万人;地方性氟中毒(燃煤污染型)病区县数173个,控制县数24个,氟斑牙病人1480.23万人,氟骨症病人194. 58万人。

(四)农村改水改厕。截至2011年底,全国累计农村改水受益人口8.99亿人,改水受益人口占农村总人口的94. 2%。农村自来水普及率为72. 1%,比上年增加了1. 0个百分点。农村累计使用卫生厕所18108.5万户,其中:当年新增卫生厕所1028.9万户。农村卫生厕所普及率69.2%,比上年增加1. 8个百分点。

表14 全国丙类传染病报告发病及死亡数

病名	发病例数		死亡人数	
	2010	2011	2010	2011
合计	3224030	3082541	968	538
流行性感冒	64502	66133	7	4
流行性腮腺炎	298932	454385	4	1
风疹	43117	65549	1	0
急性出血性结膜炎	290767	34262	0	0
麻风病	381	352	4	0
斑疹伤寒	2235	2360	1	1
黑热病	361	293	1	0
包虫病	2515	2909	2	0
丝虫病	0	1	0	0
其它感染性腹泻病	746551	746551	43	23
手足口病	1774669	1774669	905	509

七、妇幼卫生

(一)妇幼保健。2011年,孕产妇产前检查率93.7%,产后访视率91.0%。与上年比较,产前检查率有所下降,产后访视率略有提高(见表15)。2011年住院分娩率为98.7%(市99.6%,县98.1%),比上年增加0.9个百分点(市增加0.4个百分点,县增加1. 4个百分点)。2011年,3岁以下儿童系统管理率达84. 6%,比上年增加3. 1个百分点;孕产妇系统管理率达85.2%,比上年增加1. 2个百分点。

表15 孕产妇及儿童保健情况

	2010	2011
产前检查率(%)	94. 1	93. 7
产后访视率(%)	90.8	91. 0
住院分娩率(%)	97.8	98.7
市	99.2	96.6
县	96.7	98.1
3岁以下儿童系统管理率(%)	81. 5	84. 6
孕产妇系统管理率(%)	84. 0	85.2

(二)5岁以下儿童死亡率。据妇幼卫生监测,2011年,5岁以下儿童死亡率15.6‰,其中:城市7.1‰, 农村19.1‰;婴儿死亡率12. 1‰,其中:城市5.8‰, 农村14. 7‰;新生儿死亡率7.8‰,其中:城市4. 0‰,农村9.4‰。与上年相比,5岁以下儿童死亡率、婴儿死亡率、新生儿死亡率均有不同程度的下降(见表16)。

(三)孕产妇死亡率。据妇幼卫生监测,2011年,孕产妇死亡率为26.1/10万,其中:城市25.2/10万,农村26.5/10万。与上年相比有所下降(见表16)。

表16　监测地区孕产妇和儿童死亡率

	合计		城市		农村	
	2010	2011	2010	2011	2010	2011
孕产妇死亡率(1/10万)	30.0	26.1	29.7	29.7	30.1	26.5
5岁以下儿童死亡率(‰)	16.4	15.6	7.3	7.3	20.1	19.1
婴儿死亡率(‰)	13. 1	12. 1	5.8	5.8	16.1	14. 7
新生儿死亡率(‰)	8.3	7.8	4. 1	4. 1	10.0	9.4

2011年,城市孕产妇主要死因构成:产科出血占19.7%、羊水栓塞占14. 5%、妊娠期高血压疾病占7.9%、合并心脏病占7.9%;农村孕产妇主要死因构成:产科出血占31. 3%、羊水栓塞占10.5%、妊娠期高血压疾病占12. 1%、合并心脏病占10.9%。孕产妇死亡率较上年下降。

八、卫生监督

(一)公共场所卫生监督。2011年,全国公共场所卫生被监督单位105.7万个,从业人员553. 8万人,持健康证人数占92. 9%。对公共场所进行经常性卫生监督135.7万户次,合格率为99.4%。依法查处案件1. 1万件,结案1. 0万件,依法作出卫生行政处罚案件1. 1万件。

(二)生活饮用水卫生监督。2011年,全国生活饮用水卫生(供水)被监督单位4.0万个,从业人员26.5万人,持健康证人数占79.3%。生活饮用水经常性卫生监督7.3万户次,合格率为98.8%。对涉水产品进行抽样监测153件,合格率98.7%。

(三)消毒产品卫生监督。2011年,全国消毒产品被监督单位 3862 个,从业人员5.8万人,有效卫生许可证3865份。消毒产品经常性卫生监督1. 8万户次,合格率为98.4 %。对 7.9万件消毒产品进行监测,合格率为96.3%。

(四)学校卫生监督。2011年,全国被监督学校21.6万所,78.0%的学校已建立学生健康档案,95.1%的学校开设健康教育课,96.1%的学校建立突发公共卫生事件应急预案。依法查处案件150件,结案163件,其中依法作出卫生行政处罚案件131件。

(五)职业卫生监督。2011年,全国职业卫生被监督单位14.0 万个,职工总数2224.6万人,职业病危害因素接触人数占27.0%。依法查处案件1586件,结案1050件,其中依法作出卫生行政处罚案件1562件。

(六)放射卫生监督。2011年,全国放射卫生被监督单位 5.8万个,放射工作人员22.2万人,放射工作人员持证上岗率88.0%。依法查处案件751件,结案667件,其中依法作出卫生行政处罚案件738件。

(七)医疗服务、采供血和传染病防治监督。2011年,依法对医疗服务作出卫生行政处罚并结案10.3万件,其中未取得执业许可证擅自执业4. 1万余户次。依法对采供血作出卫生行政处罚并结案61件。依法对传染病防治作出查处案件6547件,结案6329件,其中依法作出卫生行政处罚案件6490件。

(资料来源于卫生部统计信息中心)

2012年中国医疗器械行业分析

2012年以来,在政策鼓励与扶持之下,我国医疗设备市场需求持续保持增长,医疗设备及器械制造业生产总值稳步上升,但受经济增速下滑的大环境影响,增长幅度依然呈现出小幅走低的趋势。1~9月份,我国医疗设备及器械制造业累计实现工业总产值1103亿元,同比增长19.5%,增速较上年同期下滑7.1个百分点,较1~5月份下滑1.1个百分点。

3季度,医疗器械产品的主要原材料(钢铁、有色金属、化工材料等)依然延续了此前的下滑趋势,除有色金属于季末出现小幅反弹之外,其余原材料均下跌明显。居民医疗器具及用品消费价格指数(上年同期=100)从7月的102.34下滑至9月末的101.78。7~9月份,我国医疗设备及器械制造企业整体业绩表现良好,利润率相对于2季度,出现较大幅度的回升。1~9月累计实现利润总额113.91亿元,同比增长25.96%,增速较上年同期上升5.8个百分点,较2季度上升2.9个百分点。

进出口方面,随着我国国内市场对医疗器械产品需求的不断扩大,和鼓励进口政策的稳步推进,我国的医疗仪器及器械进出口量屡创新高,但受全球宏观经济不振影响,增速普遍趋缓。前3季度,我国医疗仪器及器械累计进口额达51.51亿美元,同比增长21.8%,增速较上年同期下滑6.1个百分点;出口额累计达53.31亿美元,同比上涨14%,增速同比下降4.6个百分点,较2季度下滑0.5个百分点。

国际医疗器械巨头的产品入侵和资本介入加剧了我国医疗器械产业的竞争激烈程度,从某种意义上可能蚕食本土企业的市场份额,阻碍本土企业的发展。但另一方面,随着我国接连推出“十二五”期间医疗卫生事业的各项改革发展计划,医改朝纵深方向发展,尤其是大病保险等政策向社区、农村深入,基层医疗机构正成为我国医疗器械市场的消费主体,县级医院、农村地区的常规医疗器械需求也将快速释放。加之海外新兴市场的医疗需求的持续高速扩张,以及发展中国家对医疗设备价格的相对敏感,本土医疗器械企业也迎来了难得的发展时机。未来,基层路线、性价比战略以及此后的产业升级将可能助力本土企业快速成长。

一、医疗器械行业市场运行情况

随着我国经济的持续高速增长和人均收入的不断提高,人民群众对于医疗保障的需求也与日俱增。尤其是进入“十二五”期间以来,国家出台了大量的医疗医保相关政策,旨在扩大医保覆盖面,促进医疗资源公平化发展,推动整个医疗生物行业的持续升级。目前,我国医疗器械产业的市场需求不断扩大,市场竞争不断增强,已经成为继美国和日本后世界第三大医疗器械市场。

(一)供给:医疗器械行业工业总产值增速小幅回落

2012年以来,在政策鼓励与扶持之下,我国医疗设备市场需求持续保持增长,医疗设备及器械制造业生产总值稳步上升,但受经济增速下滑的大环境影响,增长幅度呈现出小幅走低的趋势。1~9月份,我国医疗设备及器械制造业累计实现工业总产值1103亿元,同比增长19.5%,增速较上年同期下滑7.1个百分点,较1~5月份下滑1.1个百分点。

(二)需求:医疗器械产品销售收入增速缓中趋稳

随着我国居民收入的不断提高,国民对于健康的需求不断增强,老龄化时代的加速到来,医保意识的逐渐普及,都催生着我国医疗器械行业需求的高速发展。进入2012年以来,受外围经济长期不振和我国经济增长减速的影响,制造业整体都出现的一定程度的增长放缓。医疗器械行业也受到了一定的影响,进入三季度后,产品销售收入增速依然延续了2011年4季度以来的下滑趋势。2012年前三季度,我国医疗器械行业实现产品销售收入108.86亿元,同比增长19.94%,增速较上年同期下滑8.24个百分点,较上半年下滑0.33个百分点。

1. 人均医疗保健支出持续上扬带动医疗服务市场增长

近年来,随着居民收入的增加和国家财政的划拨力度增强,我国居民家庭人均医疗保健支出持续高速增长。2012年前三季度,城镇家庭人均累计医疗保健支出为793元,比上年同期上升10.64%;农村家庭人均累计医疗保健支出为390.1元,比上年同期大幅增长19.66%。3季度,受经济增速持续下滑,政策短期刺激作用减弱逐渐影响,人均医疗保健支出增速较上半年出现小幅下滑,但总体上依然较高。截至2012年9月底,农村与城镇家庭人均累计医疗保健支出之比,从2010初的0.37上升到0.49,城乡差距有所收窄。

然而,与全球人均医疗器械消费水平相比,我国国内医疗器械方面人均消费还有5~6倍的提升空间。消费升级及产品更新换代等方面的需求都会引领医疗器械领域投资升温。

2. 基层医疗机构发展提速促进设备需求释放

进入“十二五”后,基层医疗体系的建设被列为未来医疗卫生事业发展的工作重心,县级医院建设和新农合的完善将得到极大的推动。基层医疗机构将会成为未来5年内医疗设备的大采购方,带动整个医疗器械产业的爆发式增长。截至9月底,我国医疗卫生机构数目为961941个,较8月底增长594个,较2011年9月底增加16625个,涨幅1.76%;其中,较上年同期,医院增加1321个,基层医疗卫生机构增加15204个。

3. 城镇化进程、老龄化加速推动医疗器械行业持续发展

随着我国经济的持续快速发展,城镇化进程也将持续推进。截至2011年底,我国城镇人口已达6.9亿人,占总人口比例达到51.3%,较2010年提高1.4个百分点。而2012年城镇人口占比更是预计将提升至52.07%。

而另一方面,我国的老龄化进程也在加速,目前中国老龄人口比例已经达到14%,而在未来一段时间,我国将逐步成为世界上人口老龄化速度最快的国家。人口老龄化所带来的老年人问题,集中在老年经济问题和老年健康问题。

由于区域发展的不均衡,加之“城乡二元体制”的短期难改,我国社会养老保险仅在城镇推广。城市化的持续推进和人口老龄化的加速,都必然增大未来我国医疗健康市场的需求,成为推动我国医疗器械(同时包括家用和医用器械)行业高速增长的重要因素。

(三)存货:供需增长双双趋缓,3季度存货增速小幅回调

2012年3季度,我国医疗器械行业市场需求较为稳定,销售情况持续良好但增长趋缓,同时总产值增速也出现小幅下滑。综合而言,厂商库存量依然稳步提升,但增速较上半年出现小幅回调。9月末,我国医疗设备器械制造业存货达171.19亿元,同比增长16.01%,增速较上年同期下滑1.9个百分点,较2季度末下滑1.62个百分点。

(四)价格:通胀缓解带动原材料价格持续下跌,医疗器械价格同比继续下滑

2012年以来,国内经济内生增长动力减弱,外需持续疲软,各类原材料价格指数持续下跌。3季度,医疗器械产品的主要原材料(钢铁、有色金属、化工材料等)依然延续了此前的下滑趋势,除有色金属于季末出现小幅反弹之外,其余原材料均下跌明显,从一定程度上缓和了医疗器械生产企业成本压力。3季度,居民医疗器具及用品消费价格指数(上年同期=100)持续下跌,从7月的102.34下滑至9月的101.78。环比来看,居民医疗器具及用品消费价格指数(上月=100)呈现短期微幅波动的态势,在8月一度年内二次跌至100.01,但此后9月份又回升至100.05,与上季度末基本持平。

二、医疗器械行业进出口情况

受发达国家经济复苏乏力,新兴经济体增长动力减弱的影响,国际市场各项需求普遍下滑。3季度,我国医疗器械进出口增速同比持续小幅放缓,但依然保持在一个较高的数值上,相较于其他制造业,医疗设备制造业呈现出较强的刚性增长。总体而言,3季度我国医疗进出口贸易数值稳健增长,进口增速维持在22%左右,出口增速在14%附近徘徊。

(一)进口:进口规模总体保持快速增长,高端产品进口需求旺盛

随着我国国内市场对医疗器械产品需求的不断扩大,和鼓励进口政策的稳步推进,我国的医疗仪器及器械进口规模屡创新高。2012年3季度,我国医疗器械进口贸易依然保持较高的增速,但相较2010. 2011年的超高速增长则有所回落,增速稳定在22%左右。

2012年前3季度,我国医疗仪器及器械累计进口额达51.51亿美元,同比增长21.8%,增速较上年同期下滑6.1个百分点,较上半年小幅下滑0.2个百分点。从月度数据来看,8月份增速出现过小幅下滑,但整体增速较为平稳,处于一个较为理性的发展扩张范围之内。

从产品看,我国进口的医疗器械产品依然集中在中高端领域。国内一线城市亿元的升级换代需求和国内本土企业的技术相对薄弱,导致了这部分产品的进口量常年居高不下,外资企业几成垄断趋势。据中国医药保健品进出口商会医疗器械部数据,仅在CT设备领域,西门子、飞利浦、东芝等五家企业占国内市场的份额就高达90%。

(二)出口:医疗器械出口增速有所回升,但仍维续低位运行

2012年以来,面对发达经济复苏乏力、贸易摩擦日益加剧、发达经济体提升进口设备检验要求等不利因素,我国医疗器械企业积极拓展新兴市场开拓力度,调整自身产品定位,巩固在海外中低端产品中的市场优势。前三季度我国医疗器械出口额依然保持稳步提升,但增速略有放缓。1~9月,我国医疗器械出口额累计53.31亿美元,同比上涨14%,增速低于上年同期4.6个百分点,较上半年下滑0.5个百分点。但从3季度每月数据来看,出口增速呈现出回升趋势。

三、医疗器械行业经营情况

(一)行业资产规模稳步上升,增速小幅回落

3季度,在国家新医改政策的推动下,我国基层医疗市场的刚性需求得以初步释放,加之一些医疗设备的升级换代需求,共同促成了我国医疗设备及器械制造行业的整体规模稳步扩张。但另一方面,由于国内宏观经济整体放缓,制造业增速普遍下滑的影响,医疗器械行业也受到一定波及,增幅持续回落。截至9月末,我国医疗设备及器械制造业总资产达1201.33亿元,同比增长17.36%,增速较上年同期下滑2.02个百分点,较上半年回落1.56个百分点。

(二)销售成本增速持续放缓,行业利润增速有所回升

随着国际巨头加速介入我国医疗器械市场,行业内的竞争日益激烈,本土企业的利润空间承压明显。但与此同时,高强度的竞争和持续缓和的通胀水平,使得3季度我国医疗器械行业的销售成本增速继续下滑。此外,QE3发布而导致的3季度人民币相对于多种货币的汇率下跌,在短期内也导致了我国相关医疗器械产品的国际竞争力增强。7~9月份,我国医疗设备及器械制造企业整体业绩表现良好,利润率相对于2季度,出现较大幅度的回升。

2012年前三季度,我国医疗设备及器械制造业产品销售成本达831.5亿元,同比增长18.85%,增速较上年同期大幅下降11.67个百分点,较上半年小幅下滑0.8个百分点,再创新低。1~9月累计实现利润总额113.91亿元,同比增长25.96%,增速较上年同期上升5.8个百分点,较上半年上升2.9个百分点,利润持续快速增长。

(资料来源于中经网数据有限公司)

骨科植入耗材 行业分析

一、行业特征

(一)经营模式

1. 丰富、高质量产品是企业得以发展的根本

目前骨科植入器械市场竞争激烈,拥有适合广大患者使用的、丰富的可覆盖不同类型骨科疾病的、可保证高品质的产品是骨科植入器械公司成功占领市场的关键因素。同一品牌拥有丰富的产品有助于医生减少与不同厂家经销商的沟通成本,因此增加医生对此品牌的使用粘性。由于骨科植入器械对人体产生直接影响,质量和安全性是产品吸引用户的根本。

骨科植入耗材的制作过程中,耗材同质性较强,创新性较弱,质量的提高取决于高端材料铸造工艺水平。骨科植入耗材铸造工艺融合了生物学、临床医学、材料学、结构设计、精密器械制造和动力学等多方面领域,具有相当的复杂性和难度,只有掌握了高端的铸造工艺才能生产出高质量的植入假体。只有拥有了高端材料铸造工艺的企业,方可拥有丰富的产品证,产品可保持一贯的高品质和可靠性,才能受到医生、分销商和终端消费者的认可,成为骨科植入器械品牌中的“乐普”。

2. 强大的经销商利益格局

介入医疗器械行业的绝大部分公司都采用经销商销售的经营模式,即生产厂家先将产品授权、销售给经销商,再由经销商将产品销售给医院。厂家得以获得稳定现金流,同时医院可节省空间及尽量减少存货资金需求。而分销商在医院附近设有据点以保证随时满足医院的需求。经销商与医院形成的利益网使经销商在出厂价和最终销售价之间获得稳定的利润,在没有重大外部干预的情况下生产商难以染指流通环节利润。2006年在中国市场处于领先位置的波士顿科学和强生医疗器材先后发起销售模式的变革,前者以失去大量的市场份额为代价,后者则在试点一年后放弃,改回以前的经销模式。有观点认为:医疗器械市场之所以无法推行由制造企业直接向医院供货的经销体系,是因为其打破了医疗器材销售中存在的潜规则,让那些有决定采购、使用医疗器械权力的人丧失了大笔灰色收入。因此,可以将两者的失败直接解读为“由企业自律、市场伦理引导下的医疗器材销售模式改革的失败”。

这种利益格局或将随着政府采购的推广而面临重大改变。但是这种改变受到政府采购的基本原则、透明性、公正性影响而难以判断。

(二) 产品定价机制

地方政府制定并执行定价程序,医院间接影响价格。地方政府定期为覆盖管辖区内国有非营利医院进行统一集中采购骨科医疗器械,政府会组织专家委员会对制造商投标产品和价格进行审核,对包括产品的各种属性、品质、安全记录、医生喜好和价格等多方面进行综合考量,决定产品是否纳入采购名单,器械采购价格由竞投程序决定。由于专家委员会由医生、医院行政人员组成,另外,进入名单只说明此产品在当地具有销售的权利,最终采购权还在医院手中。因此,医院对定价具有间接控制权。根据过往记录,招标价格呈现逐年递减趋势,一般年降幅在10%以内。

此种定价机制加大定价压力,能够压缩中间流通环节的利润空间。在多家企业激烈竞争下,成熟产品相对于

新产品具有更大的定价压力,低端产品相对于高端产品具有更大的定价压力。

(三)利润水平

国内三大上市骨科企业2010年利润水平如下:

	威高	康辉	创生	平均
毛利率	55.21%	70.6%	72.7%	66.17%
净利率	32.58%	41.07%	36.55%	36.73%

国内三大上市骨科器械企业中,均以创伤和脊柱产品为主,只有威高生产少量关节产品,由于威高同时生产并销售低端耗材,包括输液器、注射器等,导致其毛利率低于骨科企业毛利率平均水平。

(四)关键成功因素

1. 拥有丰富、高品质的产品

具有丰富、高品质的产品是骨科器械企业占领市场的根本。为了更容易掌握新产品的特性和使用技巧、降低沟通成本,医生更愿意选择熟悉的经销商和品牌,因此丰富的产品有利于培育医生品牌忠诚度。品质是产品在市场生存的基础,出现质量问题的产品不仅将面临销售下滑问题,并且将严重影响到公司的信誉。

对于骨科植入器械企业来讲拥有丰富的产品并保持高品质具有巨大难度。首先骨科器械产业是多学科交叉、知识密集、资金密集的高科技产业,需要高端综合型人才组成的研发队伍来完成产品研发。另外,成熟的产品需要较长的研发周期和审批周期,一般国内骨科第三类耗材产品获取产品注册证的审批流程为2.5年到3.5年,获取丰富的产品注册证需耗费巨大资源并且是非常艰辛的过程。因此,同时占领了产品丰富性和品质的双重至高点的企业将在市场竞争中拥有明显的竞争优势。

2. 持续的研发能力

与其他高值器械一样,可持续的研发能力是企业取得核心竞争力的关键,也是企业进入成熟期后取得增长的重要动力因素。从长远来看,本土品牌欲与外资品牌争夺市场,开发出可与外资品牌产品相媲美的产品是根本。2010年,本土三大品牌威高、康辉和创生的研发投入占营业收入比分别达4%、2.2%、4.6% ,投入数额呈逐年上升趋势。三大本土企业也分别投资设立了研究机构,提供较高待遇吸引科研人材,加快人才队伍建设。

3. 良好的信誉和品牌忠诚度

品牌信誉是医生选择产品时的重要参考标准。一旦一个品牌被医生,尤其是业内知名专家认可,医生对这种产品就会产生品牌忠诚,并且进一步影响其它医生对该品牌的态度。骨科企业普遍通过邀请著名骨科专家担任公司产品开发顾问、举办学术会议进行学术推广等方式来提高医生对品牌的认同感和忠诚度。

4. 广泛可控的分销网络

具有广泛的分销网络是骨科器械企业占领市场的重要因素。医院并不储备骨科器械存货,而是根据需求随时跟经销商联系取货。与其他医疗器械相比,骨科器械产品型号多、种类多,因此经销商需储备大量产品,并在医院附近设立储备点以随时满足医院需求。由于单个经销商存货实力有限,骨科器械企业需要数目更庞大的经销商来覆盖更多的客户。数目庞大的经销商网络增加了控制难度,具有广泛可控的分销网络也成为企业成功的必要因素之一。

二、产业格局

(一)行业竞争格局

总体来看,中国的骨科器械市场可以划分为一线城市构成的高端市场和二三线及低级别城市构成的中低端市场,分别被国际公司和国内公司两大阵营占据,双方都在努力向对方市场渗透。国际公司在产品、市场营销尤其是向医生提供最新临床培训上占有优势,近年来国内企业也在努力学习追赶国际公司的业务模式,尤其开始注重品牌美誉度的建设。

目前,中国骨科植入器械生产企业主要集中在北京、天津、上海、江苏等地。

1. 创伤市场

根据2009年China Orthopaedics数据来看,创伤骨科行业中前三大创伤企业集中度为27.3%,前十大企业集中度为44%,集中度较低。其中跨国公司占据45%市场份额,国内企业占据55%市场份额。国内三大骨科器械公司为:创生、康辉和威高。主要生产制造商所占市场份额如下图所示:

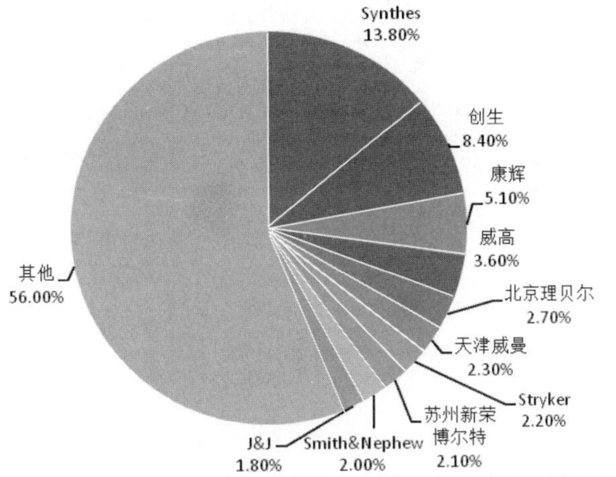

创伤市场格局

2. 脊柱市场

根据2009年China Orthopaedics数据来看,脊柱骨科行业中前三大创伤企业集中度为32.5%,前十大企业集中度为58.1%,集中度较低。其中跨国公司占据73%市场份额,国内企业占据27%市场份额。国内三大骨科器械公司为:威高、康辉和创生。主要生产制造商所占市场份额如下图所示:

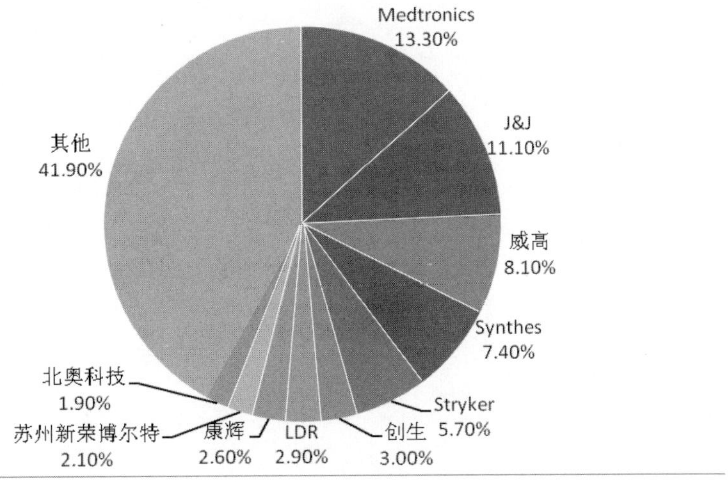

脊柱市场格局

3. 关节市场

根据2009年China Orthopaedics数据来看,跨国公司占据65%的市场份额,国内企业占据35%市场份额。在市场集中度方面,由于本土生产厂家较少,市场份额较小,因此没有相关统计数据。

(二)产业链构成

骨科植入器械产业链由上游原材料制造商和设计公司、中游器械制造商和下游经销商及医院组成。

产业链上游包括原材料供应商、零部件供应商和专业的骨科器械设计公司,其中大部分产值由原材料供应商产生。在行业上游企业和制造商之间,材料供应商具有较高议价能力。因为钛合金、钴、铬、钼合金等生产人工关节的主要原料需要进行工艺处理才能作为器械原材料使用,具有较高技术门槛,国内能够生产人工关节原材料的企业不超过10家,而骨科器械生产厂家超过70家。

产业链下游包括经销商、医疗机构和患者。在器械制造商下游机构及企业之间,具有技术优势的制造商具有较强的议价能力,随着政府采购成为常态,将在短期内大大削弱制造商的议价能力,但从长期来讲,采购将推动行业整合和集中度的提高,最后存活下来的企业有望提高议价能力。

(资料来源于北大人民医院)

我国进口医疗器械的监管与现状

近年来,进口医疗器械以越来越快的速度进入医疗领域及寻常百姓家,因其高端性、先进性和不可替代性,逐渐成为公众自我康复的辅助手段乃至医疗机构医疗水平的象征。而与此不相适应的是,相关监管工作未能同步跟进。除去一些外部因素的影响,其中最重要的原因莫过于监管者对于监管对象的仰视。

监管的确不易

属性使然,医疗器械监管不易,进口医疗器械监管尤其不易。

医疗器械涉及多个领域和学科,属于多门类技术的精妙组合和高度集成,几乎涵盖了工程、化学、电子、数字等传统和现代科技的所有科学。对于这种高端技术,专业人员和研究机构尚且望尘莫及,更何况行政监管人员。因此,对其监管存在胆怯心理实属正常。

目前,一般是用于人体的功能物化形态、作用于人体的方式、预期目的等方面来定义医疗器械。不同的形态、方式、目的决定了医疗器械的多样性,从预防、诊断、治疗、监护、缓解、补偿、解剖到生理过程的研究、替代、调节和妊娠控制等,几乎涉及医疗和服务生命健康的全部手段的运用。而不同功能用途的实现方式各不相同,判别的标准也千差万别,试图窥斑见豹、以不变应万变的可能性很小。

此外,医疗器械具有医民两用的双重性。医疗器械作用的发挥,一部分由医疗机构的医技人员通过医疗活动实现,另一部分则由患者根据医疗器械功能自我实现,或在他人帮助下辅助实现。有些医疗器械医民两用泾渭分明,有些则医民同用。如果说监管者尚可以把经营和使用单位的医疗器械纳入监管视野的话,对于患者自购自用的非一次性使用和消耗的医疗器械则很难兼顾。

法律法规缺失与滞后

现在的法律法规能否支撑对医疗器械尤其是进口医疗器械的监管?

目前,专门用于调整医疗器械生气、经营、使用行为的效力最高的法规是国务院颁布的《医疗器械监督管理条例》(下简称《条例》)以及根据《条例》制定的部门规章。而对医疗器械生产、使用行为具有调整作用的还有《产品质量法》。从与人的关联性来讲,医疗器械的监管应该严于、高于一般产品,但从目前《条例》的法律效力低于《产品质量法》的现状来看,还难以做到这一点。

至今尚无一部专门针对进口医疗器械的法律、法规和规章,这与目前进口医疗器械的进口量、技术含量、使用量与监管要求不想适应。除此之外,现有法律法规和规章缺少规范进口医疗器械注册进口、销售使用、检测检修、报废处理等行为和追责的可供操作的条款。

随着国际贸易的快速发展和国内需求的不断加大,进口医疗器械的进口量和市场占有量呈几何级增长。同时,现代科学技术的发展使得进口医疗器械越来越高端,更新换代的速度越来越快,互联网销售和现代物流业打破了传统的销售模式。而上世纪90年代制定的《医疗器械监督管理条例》是以当时的经济和科技发展为背景的,很难有效调整当下涉及进口医疗器械生产、经营和使用等行为。

“三少”现象求因

进口医疗器械监管中出现的主动检查少、发现问题少、实施处罚少的“三少”现象,可以归结为监管者心力不济的真实表现。

一是崇惧交织,望而却步。一方面以为进口的就一定比国产的好,所谓高科技产品就一定质量上乘、合法合规;另一方面,对洋产品的敬畏导致惧怕监管心理产生,与其管不好、管不了,还不如不管。如此一来,监管止步于进口医疗器械就不难理解了。

二是种类庞杂,辨别困难。医疗器械体系庞杂,仅国家食品药品监督管理局公布的《医疗器械分类目录》中就有42个体系,而每个体系都有若干个门类、科目、品种、规格型号。每个规格型号分属于不同类别,不同的类别又有不同的监管要求。因此,要想在第一时间、第一现场辨认出械与非械、械与药、进口与国产,并判定医疗器械的管理类别,作出合法与非法的分析判断,确实难度很大。

三是核查确证,路途遥远。与进口药品相比,涉及进口医疗器械案件的调查取证更为艰难。如果进口地不甚明确,而进口检验分属检疫检验和国家食品药品监督管理部门确认的部分器械检验院所,对于"向谁核查"都很难确定,而核查能否得到有效及时的回复则成为困扰监管者的另一难题。尤其是面广量大的进口植入性医疗器械,由于这些器械经过手术已经植入人体内,物证的调取几乎不可能。

四是利益博弈,法情交织。这是所有行政执法中面临的共同问题,但在进口医疗器械执法中表现得尤为突出。由于价格昂贵、代表医疗机构诊疗水平、能够带来可观效益等种种因素,进口医疗器械的执法难度可想而知。

五是职能交叉,执法不一。药监部门依据《医疗器械监督管理条例》对医疗器械实施监管的同时,质量技术监督管理部门则依据《产品质量法》对其实施监管。如此一来,难免出现不一致的情形。特别是一些大型诊断类进口医疗器械,药品监督管理部门因其拼装、报废检测后,颁发了检测合格允许使用证明。导致执法受阻,或处罚后继续使用的情况。

违法行为悄然难测

除了监管者认知方面的原因之外,进口医疗器械违法行为确实与其他监管对象有所不同。

一是以销定产及按订单生产进口的销售方式使许多环节游离于监管部门的视线之外。待监管部门发现违法行为时,已经货到款付,销售行为既成事实。

二是以用定购的销售方式也较为多见,特别是一些植入性进口医疗器械,使用多少便购进多少,什么时候手术便什么时候购进,有些器械直接进入手术室,有些则货随手术医生走。对于此种销售方式,运用正常的监管手段很难发现其行踪。

三是以进口医疗器械售后服务的名义,通过维修、更换独立配件、拼装、合作等方式销售进口医疗器械,这种方式也很难监控。

四是利用互联网发布信息,依靠现代物流进行配送。通过这种方式销售的自用进口医疗器械,很容易游离于日常监管视野之外。

(资料来源于中国医药产业杂志)

五、医学装备发展趋势

关于加快医疗设备创新发展的项目建议

一、磁共振(MRI)

(一)产品概述

磁共振成像(MRI)是物理学与现代计算机技术结合的产物,是当今最有效的临床影像诊断设备之一,它具有分辨率高、多方向扫描、多参数成像、兼具解剖与信息成像功能以及无电离辐射等优点。适用于人体绝大多数部位疾病的诊断。

MRI成像设备分为永磁型和超导型。永磁型MRI设备的优点是使用方便、制造及维护成本低(售价和维护费用为超导系统的30%和20%)、便于普及,缺点为场强较低、图像质量较高、场磁共振稍差、成像速度稍慢等,适用于中、小型医院。超导型MRI设备的优点为场强高、图像质量优秀、成像速度快、适用面广,缺点为需要定期补充液氦,制造及维护成本较高等,适用于大、中型医院。

(二)市场需求

我国有16000家县级以上医院,2011年底MRI的装机量近3300台,每百万人口约2台,远远低于2006年底美国每百万人口25台的拥有量。我国磁共振装配总量居于世界落后行列,且以低端产品为主。中国是永磁型MRI的大市场,主要需求来自于中、小型医院。超导型MRI市场需求主要来自大医院,近年来中等医院包括一些医疗任务较重的县级医院也显现出购置超导MRI的势头。按照我国经济发展趋势及医疗需求增长,从配置证规划增长、MRI/医院病床总量、MRI/CT总量及配置比例、MRI/人口渗透比等几个方法测算,2020年我国MRI的市场总量预计将达到9000台左右,年均增长速度为35%。国际市场每年MRI的需求量为6000台左右,年均增长保持在20%。

(三)竞争分析

超导型MRI市场主要由国际企业GE、西门子、飞利浦和东芝等公司垄断,永磁型MRI国际市场上的主要厂家是日立、GE和西门子。MRI为高科技产品,技术含量高,涉及多个学科,且资金投入量大、投资周期长,企业的持续发展需要不断的技术创新,及高标准的质量控制和完善的售后服务体系。

国内现有多家企业如安科、奥泰、东软、鑫高益、万东、嘉恒、稀宝博为、贝斯达等十多个MRI厂家,整体上产业化程度不高,缺乏原创技术和技术储备,产品性能较低且完整性较差,临床应用相对简单,质量不够稳定,售后服务不够完善。

稀土是制造永磁型MRI核心部件的关键材料,我国具备材料资源优势,技术综合性及产业发展要求较超导型MRI低,国内永磁型MRI产业起步较早并形成了一定的规模,已初步具备与国际品牌竞争的基础。

在超导型MRI方面,核心技术的发展主要集中在欧美个别国家,中国的发展起步较晚,原创技术、生产工艺、临床应用、配套能力等方面都有差距,与国际品牌在短期内较难形成明显的产业竞争优势,不过近年来国内企业在超导MRI研发、生产方面也取得了很大进步,成都奥泰具有自主知识产权的超导磁体与线圈技术专利,并已有产品上市销售。

(四)目标及重点任务

短期内重点发展国内基础较好的、材料资源具备优势的永磁型MRI,重点解决磁体技术、图像成像技术,满足二级医院的需求,快速形成规模化产业和国际竞争力。

开发可与国际1.5T MRI 基本型竞争的国产高场强MRI系统,重点突破1.5T超导磁体、谱仪和成像方法关键技术,研发梯度线圈、梯度功放关键零部件。

(五)重点扶持企业

1. 包头市稀宝博为医疗系统有限公司

稀宝博为已在包头建立了全球规模最大的一体化永磁型MRI生产基地,年生产能力约为300台。拥有完整的研发团队,以及世界领先的自主永磁型MRI核心技术和系列产品。独创的动态平衡技术解决了困扰永磁MRI多年的涡流、剩磁和磁场均匀性等核心物理问题,成像物理环境达到了超导系统的水平,产品具有优异的图像质量、稳定的性能、完整的临床功能以及成像参数灵活可优化等优点。在产品性能、生产质量、国际售后服务能力等方面已与国际一流企业接轨。已完成上下游产业链优势资源的组合,有望成为永磁型MRI国际龙头企业。

此外,深圳安科、宁波鑫高益、浙江嘉恒医疗等3家公司在永磁MRI技术方面也有一定基础,产品已经上市销售多年。

2. 奥泰医疗系统有限责任公司

奥泰公司具有较强的专业研发团队,打破了国外超导型MRI垄断,实现了大孔径超导体、8~16通道谱仪、序列和成像软件系统、多通道射频系统等一系列超导型MRI瓶颈技术和工艺的突破。已经实现了1.5T超导型MRI的规模化生产,近2年在国内外已经装机40余家。

二、X射线计算机断层摄影设备(CT)

(一)产品概述

X-球管发射的X线,从360度不同方向穿透人体,根据人体不同组织对X线的吸收率的不同,应用灵敏度极高的探测器采集和计算机系统对数据进行处理后,再现人体被检部位的横断面断层或立体数字图像,为临床提供被检部位的精确病生理信息。

(二)市场需求

根据卫生部CT配置规划,2011年底我国CT的装机量为12000台左右。县级以上医院应配置不同档次的CT设备,目前国内不同地域间的医疗机构CT设备配置档次存在很大差异,难以满足医疗需求。预计“十二五”期间新增及设备更新每年需要2000台左右,教学科研型医疗机构需要64排以上CT,临床型医疗机构需要64排以下CT,16排及以下CT在各级医院都有需求。

(三)竞争分析

CT的关键技术包括: CT探测器、高标准球管(X线发生器),高档CT硬件结构、成像软件。目前,高端市场完全被进口产品占领,我国能够生产中低档CT设备,但CT发生器(主要为Spellman,美国)、机架(主要来自法国、日本)、球管(来自瓦里安美国)、探测器(来自日本)、滑环(主要来自法国)等主要零部件基本依赖进口。国际主流CT厂商核心部件也多为国际采购,但其成像软件系统的自主研发使其成为高精密科技产品制造商。我国CT设备的软件系统在信号采集、成像处理及图像传输等方面还有较大差距。

(四)目标及重点任务

鉴于目前我国CT科研及生产能力的实际情况,在短期内实现探测器、球管(大容量、快速切换、高输出稳定性的球管)及机架等硬件设备突破的可能性不大,建议着力研发较容易突破的软件系统,生产出具有自主知识产权、高性价比的64排及以下CT产品。目前国内已具备研发相关软件系统的人才条件,在软件系统研发上实现突破是可能的。

(五)重点扶持企业

1. 东软公司。NeuViz 64多层螺旋CT填补了中国相关领域产品的空白,于2011年研发完成、2012年面向全球市场供货。

NeuViz 64CT以Quad-Sampling智能四重采样技术,实现任意螺距下无失真的数据采集,缩减了扫描时间,提高了图像质量。光栅屏蔽技术及ClearView双域迭代重建技术的应用,减少了无效射线的产生,降低了X-Ray对医生和患者的伤害。

2. 万东医疗是我国老牌的X射线诊断企业,技术力量雄厚,在X射线常规诊断设备领域一直居于国内领先,目前在研16排CT已进入注册阶段,凭借良好的技术基础和后发优势,在CT领域今后将大有可为。

三、直接数字化X线成像系统(DR)

(一)产品概述

X-球管发射的X线穿透人体,根据人体不同组织对X线的吸收率不同,穿透的X线被对侧的探测器采集和计算机系统处理,在数秒内快速再现人体被检部位X线数字性投影图像,为临床提供被检部位的病生理信息。

(二)市场需求

近年来,随着医药卫生体制改革的深入,全民医保制度的建立,医疗需求快速增长。X射线技术是疾病诊断的重要基础方法之一,按照临床需求和医疗信息化建设的要求,医疗机构需要更新配置大量数字化诊断设备,同时我国中西部地区大部分基层医院尚未配置DR设备,市场对于性能稳定,价位较低的中档DR设备需求巨大。预计我国医用DR设备市场的年增长率将保持在20%左右,年销售额将达到20亿元以上。

(三)竞争分析

目前,我国DR生产厂家为20家左右,产品多以CCD成像技术为主,平板DR研发制造能力落后。由于核心技术和关键部件无自主产品,DR设备的四大关键技术平板、球管、高压发生器、计算机后处理软件系统主要依赖进口。其中平板探测器为DR的核心部件,我国在此技术领域尚无突破,高端DR市场完全被进口产品占领。

我国X线诊断设备具有良好的工业和技术基础,在数字化设备方面起步虽晚,但进步迅速,已有部分厂家在平板DR关键技术方面取得较大进展,如北京万东在高频高压发生器、非晶硅平板生产线等方面正在实现自主创新,近期将有性能稳定,价格较低的平板DR上市销售。此外还有多家公司在DR核心技术方面开展研究攻关。

(四)目标及重点任务

我国DR技术发展应定位于关键部件的研发突破和创新上,短期内生产出性能稳定,价位较低的中高档平板DR。

在DR四大关键技术中,对平板和后处理两项有可能突破的关键技术进行重点研究。尽快突破TFT面板的设计和制造技术瓶颈,实现高性能非晶硅平板探测器的规模化生产,降低DR的核心成本。加大图像后处理软件系统研发力度,目前国内已具备研发相关软件系统的人才条件,在软件系统研发上实现突破是可能的。

(五)重点扶持企业

目前我国有七、八十家公司有自己的X线产品,部分优秀民族企业已进军国际市场,其中北京万东公司是老牌X线装备制造企业,技术力量雄厚,在多项核心技术方面实现了国产化突破,产品性能也较为稳定,国产普通X线诊断设备、DR市场占有率位居国内企业第一,可作为备选企业。上海医疗器械厂是我国最早的X线设备制造企业,具有较好的工业基础,近年来也在积极研发DR设备,可作为备选企业。实力较强的企业还有航天中兴、迈瑞、东软、蓝韵、中科美伦。

四、手术机器人与手术导航装备

(一)产品概述

手术导航与机器人系统是开展微创、精确手术的核心装备,随着外科内固定和微创治疗修复方法的不断创新,手术的切口和暴露越来越小,医生只有借助多模式医学影像的帮助,才能完成微创、高精度、定量化的操作。手术导航 (Image Guided Surgery,IGS)系统将医学图像处理、建模规划、三维可视化、空间三维定位等技术与治疗术式相结合,辅助医生完成精确,微创的治疗。目前在进行复杂的、需要随机应变的手术操作时,医生还是操作的主角。而手术机器人可以延伸医生的操作范围,更好、更快、更安全地完成手术。

(二)市场需求

目前,手术导航产品市场主要由几家欧美大公司控制,包括美敦力(Medtronic)、史塞克(Stryker)、博医来(BrainLab)等。另外,GE Medical、Aesculap和ZESS等公司也推出了手术导航产品。在手术机器人方面,美国Intuitive Surgical公司2000年上市的达芬奇(Da Vince)受到临床界热捧。尽管价格高达300-450万美元,但全球销量已经近2000套。根据英国BCC Research的研究数据,2006年全球计算机辅助手术系统市场约13亿美元,2011年已达57亿美元,平均年增长率高达67.7%。无论是发达国家,还是我国这样经济快速增长的国家,手术导航和手术机器人系统代表了未来临床微创精确治疗的发展方向。相关产品也是正在发展的计算机辅助手术和数字手术室的主要装备。

国内对手术导航系统的需求呈快速上升趋势。Medtronic、Stryker、BrainLab和Aesculap公司的产品都已经登陆中国,其他公司纷纷在中国SFDA注册,产品市场持续增长。但与发达国家相比,我们的装机量尚有明显差距,潜在市场非常广阔,其增长速度将大大超过发达国家。但目前国内手术导航和手术机器人装备市场基本被国外厂商所垄断,国产手术导航与机器人系统的产业化亟待取得突破和发展。

(三)竞争分析

由于手术导航与机器人系统涉及光学、机械、电子、计算机软件等多种技术,集成度和复杂性都很高,设计生产的难度大。国内传统的以单一机械、电子或软件为主要背景的医疗装备企业,普遍缺少这样大跨度综合开发能力。而国内智力密集型医疗创新企业的规模和生产销售能力,尚难以直接同国际巨头竞争。

国内手术导航和手术机器人的研究已有十多年积累,已经突破了核心技术并取得了知识产权。在手术导航方面,清华大学、复旦大学、上海交通大学等开展大量研究并形成了知识产权和产品样机;深圳安科、复旦数字医疗获得了产品注册。在手术机器人方面,北航、哈工大、清华、天大、南开、沈阳自动化所等单位在骨科机器人、神经外科机器人和腔镜机器人都进行了大量研究。但国内手术机器人产业化的企业很少,北京天智航公司的骨科机器人是目前唯一获得国家药监局许可上市的国产手术机器人系统。

在手术导航和手术机器人市场方面,由于法规监管、市场规模等因素,除美国、德国和以色列等少数国家之外,其他发达国家的产品化和商业化程度都不成熟,我们的差距不大。在政府的支持下,国内相关的研究开发与先进国家的差距正在迅速缩小,自主知识产权成果迅速增加。通过有针对性的支持,再通过五到十年的建设和加速发展,我国有望成为手术导航和手术机器人装备的产业大国。

(四)目标及重点任务

“十二五”期间突破手术导航与机器人系统关键技术、模块、部件,发展针对性临床适应症的新型手术导航与机器人产品。解决国产手术机器人的系统化、集成化、产品化及制造工艺瓶颈,达到目前国外同类产品水平,具有自主知识产权的骨科、神经外科、心血管等外科实用化手术导航和机器人系统,重点突破一系列核心技术。

(1)攻克多模式医学影像信息集成处理、交互式手术规划、快速建模、多光电跟踪的现场标定和精度优化、手术机器人的遥操作、力反馈、智能控制、实时网络通信、高稳定精密定位等关键核心技术。

(2)研制生产光电与电磁传感器核心组件、专用配套器械、主从操作系统、多自由度定位操作臂组件等核心部件。

(五)重点扶持企业

在手术导航方面,深圳安科高技术股份有限公司是国内最早开发成功手术导航设备并取得SFDA批准的企业,随后推出了ASA系列手术导航系统;上海复旦数字医疗科技有限公司是一家快速成长的高科技创新型企业,公司已经成功研发生产了脑肿瘤外科手术导航系统等产品,并在国内医院得到了应用。这两家企业具有比较好的基础。

在手术机器人方面,近年来北京天智航科技有限公司在骨科机器人的产品化方面取得重要进展,积累了丰富的临床经验并建立了结合科研、临床测试和产业化的基地。沈阳新松机器人股份公司作为国内工业机器人最大的创业板上市企业,正在积极进入内镜机器人领域。这两家企业有望成为国内医用机器人的产业化基地。

五、彩色多普勒超声诊断设备

(一)产品概述

彩色多普勒超声诊断设备是利用超声波获得人体组织的解剖结构信息、利用多普勒原理获取人体血流动力学等功能信息的现代化影像设备,具有高空间分辨率、实时快速成像、安全无创、无放射线、操作简便、可便携且经济(费用低)等众多优势,已成为临床众多疾患首选的影像检查设备。其临床应用也越来越广泛,包括腹部、心脏、妇产、泌尿、血管、浅表器官(如乳腺、甲状腺)、重症监护、急诊、麻醉、肌肉骨骼等等众多领域。

(二)市场需求

近年来,我国医疗市场对彩超的需求非常大,根据国际知名第三方机构InMedica的独立统计,2010年我国超声市场达到7.6亿美元规模,约占全球市场份额14.6%,预期未来五年将以每年约8.2%的速度增长。2010年我国医用超声诊断设备的市场销售额中,高端台式彩超约占49%,中端台式彩超约占23%。预计2015年中国超声市场可能达到11亿美元的规模,约占全球市场份额的16.4%,将成为全球超声的第一大市场。

(三)竞争分析

目前国内高端台式彩超全部是Philips,GE,Siemens,Toshiba等国外品牌。中端台式彩超也是以国外品牌为主,国内企业主要是深圳迈瑞参与一些中端机的竞争。低端台式彩超上,国内企业具有较大的优势,如深圳迈瑞,深圳开立,汕头超声,无锡祥生、无锡海鹰。便携式彩超主要是GE,Philips,深圳迈瑞和索诺声等。

国内超声企业现有产品和国外大的超声厂家相比,差距主要表现在两方面,一是成像性能、图像分辨率等基础超声成像技术有待提高;二是成像功能少,特别是先进的超声成像技术的缺失,因此超声诊断设备的档次较低。

(四)目标及重点任务

重点研发出能接收128通道或者256通道的高端台式彩超设备,提升与国外超声品牌的竞争力。进一步加强基础超声成像技术和超声换能器技术的研究,提高基础图像质量,增加成像功能,提高超声诊断设备的档次,如基础二维成像技术,基础彩色血流成像技术,高性能的超声换能器,新波束合成技术,超声造影成像技术,弹性成像技术以及实时三维成像技术,超声系统的稳定性等关键技术的研究与开发。使国内超声产品能够在中、高端台式彩超和高端便携式超声上与国外竞争。

(五)重点扶持企业

目前国内可生产彩超的企业有深圳迈瑞、汕头超声、深圳开立、深圳蓝韵、沈阳东软、无锡祥生等。深圳迈瑞公司是目前中国超声市场中最大的国内超声设备供应商,其研发了中国第一台拥有完全自主知识产权的全数字台式彩超和中国第一台全数字便携式彩超,获得国内国际超声专利数十项。在2010上市的DC-7彩超已达到中档彩超水平,具有了初步的造影成像技术和实时三维成像功能,是有望通过扶持在较快的时间内发展起来的超声企业。汕头超声是我国较早的医用超声设备制造企业,具有完整的研发、制造和销售体系,现已有中档数字化彩超上市销售。

六、免疫分析系统(仪器及配套试剂)

(一)产品概述

免疫分析系统包括酶免疫分析、时间分辨荧光免疫分析、化学发光免疫分析和电化学发光免疫分析等,在临床上可广泛用于对肿瘤标志物、心肌标志物、性激素、甲状腺激素、传染病相关抗原或抗体等的检测,在疾病的辅助诊断、病程监测、健康检查等领域发挥着重要的作用,是医疗、疾病控制单位必不可少的临床检测设备。

(二)市场需求

据测算我国目前免疫诊断试剂检测的市场份额约为100亿人民币左右,并且以每年17%左右的速度增长。关于免疫检测仪器,预计全国国产半自动装机医院为5000~6000家,国产全自动装机医院为2000~3000家,半自动仪器目前平均售价约10万元,中端全自动仪器的售价平均约50万元,市场容量约为20多亿元。目前从市场份额来看,国内全自动免疫分析市场被进口仪器所垄断,国产主要为半自动产品,技术含量低,多集中于中小城市的二级医院和私营医院,是面向低端市场的过渡产品。国内中高端产品严重依赖进口,如国产全自动产品进入免疫分析市场,将促使这类产品的国内价格趋于合理化,具有良好的社会效益。

(三)竞争分析

全自动化学发光免疫分析系统是光、机、电、液等的一体化的复杂工程,技术门槛高。从市场份额来看,主要有五个品牌:罗氏、雅培、贝克曼、西门子、强生。国内中高端产品市场严重依赖进口产品,200项测试/小时以上的产品则全部是国外厂商垄断。

国产化学发光主要为半自动化学发光产品,是面向低端市场的过渡产品,多集中于中小城市的二级医院和私营医院,2008年国产半自动设备约3000~4000台。由于技术能力有限,测试速度慢,分析系统的重复性、灵敏度、精密度等技术指标差。目前,我国已经突破了全自动化学发光免疫分析系统的关键技术。完成了磁微粒化学发光试剂和全自动免疫检测仪器的配套,能提供全面终端解决方案。

(四)目标及重点任务

我国应以完整解决方案为目标,构建仪器、试剂耗材、校准和溯源、质控为一体的免疫诊断系统,在性能、功能、可靠性、易用性等方面达到行业同期先进水平。在产品系列上,分别针对大型和中小型实验室开发高速(200测试每小时左右)和中速(100测试每小时左右)的全自动产品。检测项目上,优先开发二、三级医院开展最多的激素类、甲状腺功能类、传染病类、肿瘤和心肌标志物类等30余种诊断项目。

重点攻克的关键技术和难点包括微米级磁微粒及高效包被技术、抗原/抗体及标记技术、稳定的发光液技术、光子计数光度计技术、非均相免疫的清洗分离技术、极低样本携带污染率的加样技术,以及稳定复杂机电系统设计等。在此基础上,完成全自动免疫分析仪器及配套试剂的开发,并进行标准化及溯源体系研究,建立完整的检测系统。还需要建立起仪器和试剂所需要的生产条件和能力,提高产业化能力。

(五)重点扶持企业

1. 深圳迈瑞生物电子医疗股份有限公司早在2008年开始就着手进行化学发光免疫分析仪及配套试剂,校准品及质控品的研究与开发,并且已经突破了全自动化学发光免疫分析系统的关键技术, 近期将有全自动免疫分析系统产品上市销售。企业建立有超过150人的仪器、试剂开发团队,并且有掌握先进核心技术的海外归国人员带领研发团队进行试剂开发工作,是一只具有高素质,丰富经验的研发队伍。

2. 达成生物科技(苏州)有限公司(北京大成生物工程有限公司为其全资子公司)具备免疫诊断试剂和免疫检测仪器的研发能力,目前已获得注册证的试剂品种有48项,即将上市的全自动免疫检测仪器AULIA200,无论从检测速度、效率、功能和性能都可以和国际先进产品媲美,具备完全的自主产权。并且已完成磁微粒化学发光试剂和全自动免疫检测仪器的配套,能提供全面终端解决方案。并且公司开发成功了低成本的免疫检测仪器系列,以满足不同规模用户的需要。

七、呼吸机

(一)产品概述

呼吸机是通过正压呼吸支持,保证呼吸衰竭(呼衰)患者获得必要通气量的治疗设备,主要分为有创呼吸机(通过气管插管或气管切开与患者连接)和无创呼吸机(通过面罩与患者连接)。无创通气技术是临床治疗呼吸性疾病的重要手段,已成为研发热点。

(二)市场需求

近年来呼衰的治疗观念发生重大转变,一是从单纯抢救危重呼衰向注重早期治疗轻中度呼衰的转变,研究表明早期予以无创通气可以有效增加救治成功率,为临床特别是基层医疗机构提供了易行、有效的抢救手段。二是从局限于治疗急性呼衰向关注慢性呼衰治疗的转变,如“慢阻肺”(慢支、肺气肿)在国内40岁以上人群中总患病率达8.2%,其中并发慢性呼衰者达500~1000万,无创机械通气是治疗慢性呼衰的主要手段。

呼衰治疗观念的转变及家庭呼吸技术的应用对无创呼吸机提出了巨大的市场需求,目前国际上无创呼吸机的销量是有创呼吸机的15倍,预计我国5年内无创呼吸机需求量将达15万台/年,市场超过30亿元/年。

(三)竞争分析

国内企业在有创呼吸机低端市场中具有一定的占有率,在高端产品上和国外相比差距明显,难以在短时间内形成突破。

近年来,掌握无创呼吸机尖端核心技术的海归人员建立的企业发展迅速,在高性能低成本的气流阀门研发上,在响应速度上已达到国外同类产品技术水平,打破了进口产品对国内市场的垄断。2011年,国内无创呼吸机销量约8000台,其中二家美国大公司(PHILIPS伟康 和Resmed)占70%,国产(主要是苏州凯迪泰)占30%。国内企业由于起步较晚,在产品的先进性、适用性上与国外产品还有差距,但通过深入研发和政策扶持,有望在短时间内形成具有市场竞争力的高端产品。

(四)目标及重点任务

2~3年内研发出可与国外高端产品竞争的国产设备。在无创呼吸机技术方面主要突破,一是在漏气补偿上弥补国外产品的不足;二是结合临床设计新型通气治疗模式;三是开发符合中国人面部解剖学特征的人机连接装置;四是国产高效能涡轮气源开发;五是开发符合基层医院需求的多功能无创呼吸机,如整合常规生命体征监测。

(五)重点扶持企业:

苏州凯迪泰医学科技有限公司具有国家“千人计划”、“国家特聘专家”、“江苏省333人才工程”、“江苏省科技创新团队”等高层次人才组成的研发队伍。取得了压力控制动态响应速度25毫秒的技术突破,达到国际领先水平,拥有发明专利14项,专有技术和软件著作权12项。在苏州科技城建有14500 平方米的生产基地,2013年产能将到达75000台/年。2011年国内销售数量和世界第一的Philips相当,并进入德国、日本等世界主流市场。

八、全自动生化分析仪

(一)产品概述

全自动生化分析仪以分光光度法为基本原理,对生化分析过程中各步骤(包括加样、加试剂、混匀、保温、检(监)测、数据处理、打印报告、去除干扰及实验后清洗,等)自动化连续操作的仪器。同时,具有样品和试剂的条码识别、试剂低温保存、双波长检测、计算机标准接口等功能。主要用于生化项目检测,包括肝功能、肾功能、心肌酶谱、血脂、血糖、蛋白质、酶类、电解质等,还可以扩展到部分免疫项目,如免疫球蛋白、补体、类风湿因子、抗链“O”、C-反应蛋白等。

(二)市场需求

全自动生化分析仪是医疗机构必不可少的检验设备之一。根据医学实验室的样本检验量不同,实验室对该类设备的分析速度及数量要求有所不同:二级医疗机构检验科一般要求仪器的检测速度达到600~800测试/小时,数量在1~2台以上。三级医疗机构检验科多要求检测速度达到2000~3000测试/小时,数量在3台以上。独立商业实验室多配置高速分析设备,且在2台以上。目前,我国800测试/小时以上的全自动生化仪医疗市场占有量超过10000台,预计未来5年内新增配置及设备更新市场需求也在10000台以上。

(三)竞争分析

我国目前使用的高端全自动生化分析仪(单机检测速度达800测试/小时)绝大多数为进口品牌,以日立、罗氏、贝克曼、西门子、强生等公司品牌为主,国产生化分析设备在三甲医院中很少使用。其主要原因是我国同类产品起步较晚,产品稳定性差,品牌影响力小,不能与国外同类产品竞争。生化分析设备中的核心部件,涉及精密光学、精密流体控制、精密加工,而国内在材料、加工工艺等方面的整体实力不强,核心部件的研制与加工制造精度不高,稳定性差,整机性能有待提高。为适应中心实验室对高速产品的需求,应加强高端产品的研发。

(四)目标及重点任务

研制新一代高性能全自动生化分析仪、高性能模块化生化流水线、全自动样本前处理系统,单机速度在800测试/小时以上和性能稳定的模块化流水线,适合于中大型医院使用的高性价比产品。

生化分析仪核心部件研发主要包括高性能光栅光度计测量模块、高精度加样模块、高速高性能电解质分析模块等。攻克关键技术主要包括高速微量精密样本分注、多波长消杂光光栅光度检测、检测系统构建、轨道进样、多模块样本智能调度等。

(五)重点扶持企业

深圳迈瑞、长春迪瑞、上海复星、上海科华等公司均具有较强的研发队伍,其中迈瑞和迪瑞公司已有中高端生化分析仪产品上市,并能生产配套生化试剂。

迈瑞高性能全自动生化分析仪关键技术及系列产品的研发与产业化项目荣获国家科技进步二等奖,目前是国内最大的自动化生化仪器及配套试剂的供应商。在多波长光栅分光技术、微量精密加样技术等关键技术方面取得了较大突破,达到了国际领先水平已有生化流水线产品上市销售。

长春迪瑞公司承担同类国家级研究课题,已有生化分析仪中高端产品上市。已研发出CS-800全自动生化分析仪,测试速度达到800测试/小时。第一个生产出CS-6400全自动生化分析仪,模块化生化测试速度达到6400测试/小时。迪瑞医疗已经成为国内检验行业的领跑者,拥有着非常完整的检验产品线,已经成为实验室整体解决方案全球服务商。

中生北控是我国著名的生化仪器配套试剂厂商,研发了中国“酶法诊断单、双试剂” 系列产品,针对肝炎、冠心病、糖尿病、高血脂症等疾病检测的系列试剂盒90多个品种、200多个规格单、双生化试剂。双试剂已在日立高新、奥林巴斯、贝克曼等全自动生化分析仪上得到普遍使用,在很大程度上降低了相关医疗费用支出。

九、消化内镜及相关装备

(一)产品概况

消化内镜是用于消化系统疾病诊断和治疗的高技术设备。是直接插入到人体消化系统管腔内,经视频处理后将所见影像呈现在监视器上,按用途分为诊断内镜和治疗内镜。在直视下进行检查、诊断或借助辅助器具做特殊治疗的重要诊治器械。消化内镜以其放大的图像、清晰的色彩、广角的视野、有效地提高了临床诊断的准确率,消化内镜下切除息肉及早期癌变黏膜、治疗静脉曲张、紧急止血、活检诊断、碎石取物等等非手术诊治方法。按检查部位分为食管镜、胃镜、十二指肠镜、小肠镜、大肠镜、胆道镜、腹腔镜等。

(二)市场需求

据估测我国目前已配置消化内镜8万条左右,绝大多数是日本产品。国内消化内镜品牌几乎没有市场份额,内镜治疗工作站基本是德国和日本的产品。据2010年对全国169家不同级别医院的消化内镜装备调查结果,过去10年我国消化内镜装备数量增加了3倍(由2.9增至9.2条/医院);今后5年我国消化内镜将快速增长,预计年增长率在20%以上。

(三)竞争分析

消化内镜已进入到电子消化内镜时代,除传统电子胃镜、电子结肠镜外,近年来新的消化内镜装备也不断投入临床,如电子小肠镜、电子胶囊内镜、共聚焦内镜等;相关附属设备,如消化内镜治疗工作站系统、内镜清洗消毒设备和内镜附件等,也将成为市场需求很大的配套产品。

在产品质量上,国产内镜与进口内镜相比还有较大的差距,近年来通过提高产品生产技术和建立质量管理体系,差距不断地缩小。产品技术方面,澳华公司在分光染色技术、高清成像技术及内窥镜电控等方面已有突破。而国外公司(主要奥林巴斯)技术领先较大的是光学放大、超高清、超声内镜技术。

(四)目标及重点任务

短期内制造出性能稳定、图像清晰、功能全面,达到国外中高档技术水平的产品。

重点突破的关键技术一是光学镜头设计加工、封装,内镜外皮材料,蛇骨加工,密封技术等;二是内镜成像技术,微型图像传感技术(包括分光染色技术、小型高清摄像)、内窥镜电控化、超声内镜技术、光学放大技术、内窥镜IT技术等;三是内镜配套辅助产品技术,包括电刀、激光、超声等内窥镜治疗产品技术、内窥镜消毒监控技术等。

(五)重点扶持企业

上海澳华光电内窥镜有限公司生产了我国第一台电子消化内镜,目前国内品牌中市场份额最大,具有较好的技术基础。AQ系列临床治疗型电子内镜产品,具有CBI分光染色和HBE红色增强以及图像处理放大等多项功能技术,已达到同类中档进口电子内镜技术水平。

相关配套企业:北京华亘安邦科技有限公司(内镜工作站),山东新华医疗器械股份有限公司、昆山超声公司(内镜清洗消毒机)。

十、肿瘤放射治疗设备

(一)产品概述

放射治疗是利用电离辐射来治疗肿瘤的一种方法。射线具有不同程度的组织穿透能力,当射线穿过人体组织细胞时,使细胞内部发生电离,破坏细胞内部成分,特别是直接或间接作用于DNA分子,从而抑制或杀灭肿瘤细胞。

放疗设备主要包括钴60、模拟机、后装机、伽玛刀等治疗主机和剂量仪器、定位设备、模室设备、计划软件、网络系统等。80年代后我国的肿瘤放射治疗技术由2D进入了3D放疗时代,出现了三维适形(3D-CRT)放射治疗技术和调强放疗(IMRT)技术,进入了以图像引导技术(IGRT)为特征的精确治疗时代。

(二)市场需求

据统计,截止到2011年底我国放疗设备(包括服务)市场销售总额近40亿人民币。我国肿瘤患者约有1000万,每年新发病人200万,死亡约160万人,恶性肿瘤已成为城乡居民死因的第一位。2009年我国高能X(γ)放射治疗设备装机不到1400台,每百万人口配置1.18台,每年有近120万的患者因设备不足而失去治疗机会。按世界卫生组织(WHO)发达国家每百万人口应配置4-6台高能X(γ)肿瘤放射治疗机的要求,到2020年,我国应配置5600至9000台套。

由于我国医疗器械产业基础薄弱,中高端肿瘤立体定向和调强放射治疗设备几乎为国外产品,每年约花去1亿至1.5亿美元外汇。

(三)竞争分析

当前CT-环型等中心旋转治疗技术代表了该领域的最新发展方向,X-射线立体定向放射治疗是其主要功能,兼做图像引导大野调强,被定义为第二代新型放疗装备。包括美国TOMO公司的Tomo Therapy HI-ART、德国博依莱与美国瓦里安公司的Novanix TX、美国Accuray公司的Cybernife、瑞典医科达公司的Perfection等。上述放疗设备综合集成性强,产品系列化,品种全,具有数字化、网络化水平高的特点。在国内售价400万至600万美元。

中国已建成了以生产医用直线加速器为核心,包括钴60、模拟机、后装机、伽玛刀等治疗主机,以及剂量仪器、定位设备、模室设备、计划软件、网络系统全套放疗设备的生产能力。但因其产品的性能、功能等与国外进口的同类产品相比仍有不小的差距,目前只能占据国内低端市场。与国际先进设备相比,国产设备的主要差距一是多叶光栅运动速度低;二是电子枪出束少并且无均整器治疗模式;三是缺乏影像导向放疗设备;四是缺乏高速放疗计划系统;五是治疗设备设计缺乏重大创新;六是伽玛刀技术有待完善,缺乏高水平临床验证。

㈣目标及重点任务

根据临床需求和国内外技术发展趋势,研制具有快速调强、实时影像引导等前沿技术的中高档设备,在主流产品上形成竞争力。重点突破中高档驻波加速管制造工艺技术,C-波段、S-波段加速管以及微波功率源的技术,提高国产电动多叶准直器(MLC)的生产工艺和工作稳定性。提高电动多叶光栅的运动速度和到位精度;改进治疗计划系统的计算速度和精度。改进设备外观工艺,提高设备稳定性,减少故障率。

㈤重点扶持企业

山东新华医疗器械股份有限公司在相关单位研究基础上研发了电子直线加速器、模拟定位机、后装治疗机、TPS等放疗设备、IGRT软件系统,拥有当今国际主流放疗设备和先进放疗技术,现有单、双光子加速器常规放疗、适形放疗、快速调强治疗等先进技术,在配制与功能相同的情况下,新华产品的价格是国外同类产品的40~50%,性价比优势明显。特别适合在县级(二级)基层医院推广。此外,2012年底前将推出中高档的加速器具有IGRT(影像引导)技术,两年内将推出包括容积调强、呼吸门控等先进技术。头、体部伽玛刀产品具有我国自主知识产权,并已有一定产业规模,部分产品已远销海外,应鼓励和支持国产伽玛刀产品的生产制造厂家的联合,与高水平医疗机构开展临床科研合作,不断提高装备技术水平。

十一、心血管介入类产品

㈠产品概述

心血管介入器械主要包括心脏冠脉介入和外周血管介入器械。心脏冠脉介入器械有药物洗脱支架、PTCA球囊扩张导管、导引导管、造影导管、导引导丝、心脏缺损封堵器等。外周血管介入器械有大动脉覆膜支架、髂股动脉支架、锁骨下动脉支架及肾动脉支架等。

心血管介入手术主要是治疗心脏冠状动脉或外周动脉血管狭窄和闭塞的微创介入技术。其目的是使病变部位的粥样硬化斑块被挤压贴壁、血管壁纵向拉伸,从而扩大动脉血管腔、改善血流。

㈡市场需求

据统计,2008年中国冠心病患者约为2000万人,且每年新增超过100万。PCI手术从2002年约2.5万例增长至2009年的24.2万例;冠脉支架植入数量从 2002年约4.0万套增长至2009年的38.7万套。2009年中国心血管介入器械行业市场规模(按医院终端销售额计)已达81.6亿元左右,同比增长约30%。从植入数量上看,2009年国内企业约占77.7%的市场份额,外资企业约占22.3%;在外周血管领域也涌现了可与进口产品竞争的国产化的产品。在未来10年,我国的介入器械产业每年将有上百亿的市场规模。

㈢竞争分析

目前国际国内DES的发展趋势一是将聚合物载体设计为可降解的材料(吉威Excel已经走在前面);二是直接在支架表面采用打孔技术(如微创Firehark、乐普Nano、大连垠艺支架等);三是使用新型涂层技术(如天津福吉阳光支架);四是使用促进血管内皮增生的技术(如北京乐普的CD34抗体联合雷帕霉素洗脱支架、Obus的抗体支架等);

近年来,在药物洗脱支架产品上,国内品牌无论从技术还是市场份额都对国外公司形成挑战,目前国产药物洗脱支架产品市场份额已经超过进口产品(国产占70%)。但在球囊导管、导管、导丝等组成的手术配套器械市场,受技术限制,国产化率不到20%,基本依赖进口,整个市场主要被强生Cordis等外资品牌占据。

外周和大血管支架技术要求高、材质要求严格,国内产品材质和工艺一直难以达到相应的要求。使得国产支架市场占有率在这个领域远远低于国外产品。面对巨大的血管支架市场,国内医疗器械企业正在加大研发力度。

㈣目标及重点任务

研发具有自主知识产权完全可降解的冠脉药物支架,性能稳定的大血管支架、分支型血管支架等新型支架。

目前,我国研发完全可降解支架遇到的主要问题是未攻克支架材料可降解技术。采用共混、接枝和聚合等技术对聚乳酸材料进行改性处理,研制出完全可降解支架材料。

外周膝下小血管支架和累及主动脉重要分支的分支型人工血管支架的研发上,重点解决材料不够坚固,性能不够稳定的问题。

㈤重点扶持企业

我国生产支架的重点企业有山东吉威公司、北京乐普公司、上海微创公司、天津福吉阳光公司、天健医疗等。

2009年微创医疗、乐普医疗和吉威医疗市场份额占比分别为25.1%、 20.5%和18.5%。吉威公司的Excel支架载药聚合物可降解,已达到国际领先水平,新产品不断推出,正在按序列下线。微创和乐普两家公司均以生产冠脉支架为主,其他心血管介入相关产品为辅,逐渐覆盖整个心血管介入器械领域。上海微创正在研发第三代药物洗脱支架 Firehawk,乐普正在研发新一代的镁合金可降解支架。

在大血管支架方面,微创医疗和天健医疗目前已有成熟的产品,并占有一定的市场份额,尤其是具有价格优势,是进口品牌的有力竞争者。

（资料来源于中国医学装备协会）

医疗器械的市场发展前景

近年来,全球医疗器械产业快速发展,贸易往来活跃,平均增速达7%左右,是同期国民经济增长速度的两倍左右。医疗器械产业作为全球高新技术产业竞争的焦点领域,其竞争正在向技术、人才、管理、服务、资本、标准等多维度、全方位拓展。与发达国家相比,我国医疗器械产业基础薄弱,产业链条不完整,整体竞争力弱,基础产品综合性能和可靠性存在一定差距,部分核心关键技术尚未掌握,在产业竞争中处于不利地位。医疗器械是典型的高新技术产业,具有高新技术应用密集、学科交叉广泛、技术集成融合等显著特点,是一个国家前沿技术发展水平和技术集成应用能力的集中体现,是带动和引领多学科技术发展的重要引擎。当前,国际医疗器械领域的科技创新高度活跃,电子、信息、网络、材料、制造、纳米等先进技术的创新成果向医疗器械领域的渗透日益加快,创新产品不断涌现。但是,由于创新能力薄弱,创新体系不完善,产学研医结合不紧密,我国医疗器械科技发展水平与发达国家存在较大差距。提高自主创新能力、培育战略性新兴产业、建设创新型国家的重要阶段,也是进一步深化医药卫生体制改革的攻坚时期。医疗器械是医疗卫生体系建设的重要基础,具有高度的战略性、带动性和成长性,其战略地位受到了世界各国的普遍重视,已成为一个国家科技进步和国民经济现代化水平的重要标志。为加快推进医疗器械产业发展,更好地满足广大人民群众健康需求,支撑我国医疗卫生服务体系建设,促进医疗卫生体制改革的顺利实施。

近年来,我国医疗器械产业平均增速在25%左右,远高于同期国民经济平均增长水平。我国已初步建立了多学科交叉的医疗器械研发体系,产业发展初具规模,一些地区呈现集群发展态势。随着新医改政策和扩大内需政策的实施,尤其是对基层卫生体系建设投入的大幅增加,我国医疗器械产业市场前景非常广阔。2010年,先进医疗设备、医用材料等生物医学工程产品的研发和产业化列入我国战略性新兴产业的发展重点,我国医疗器械产业迎来了前所未有的重要战略发展机遇。医疗器械领域的创新发展,革命性地解决了许多以往诊疗手段无法解决的问题,促进疾病诊治和医学服务水平不断提高。当前,现代医学加快向早期发现、精确定量诊断、微无创治疗、个体化诊疗、智能化服务等方向发展,对医疗器械领域的创新发展不断提出新的需求。在以疾病为中心向以健康为中心的医学模式转变过程中,面向基层、家庭和个人的健康状态辨识和调控、疾病预警、健康管理、康复保健等方向正在成为新的研究热点,进一步对医疗器械领域的创新发展提出了新的需求。医疗器械是医疗服务体系、公共卫生体系建设中最为重要的基础装备。近年来,在国家财政的支持下,我国医疗装备的整体水平有了很大提高,但是我国基层医疗机构设备配置水平偏低的总体格局尚未改变,还存在功能少、性能低、不好用、不适用等问题。在大城市、大医院,尤其是三级甲等医院的装备,已经达到或接近发达国家一般医院的装备水平,但是大中型医疗装备、中高端医疗器械和高值医用材料主要以进口为主,价格昂贵,给国家和患者带来了沉重的负担。紧密围绕全民健康保障需求和医疗卫生体制改革需要,以需求为导向,以企业为主体,以创新为动力,以整合为手段,统筹项目、人才、基地、联盟、平台和示范的布局,加强多学科交叉,大力推进产学研医结合,积极探索市场机制下的优化组织模式,高效推进医疗器械领域的关键技术、核心部件和重大产品创新,大幅提高医疗器械产业核心竞争力,有效支撑医疗卫生服务体系建设。政府推进和市场机制相结合。突出市场需求,以企业为主体,加强引导性科技投入支持和组织模式优化,加快推进技术创新、产品开发和产业发展。对于基础研究、共性关键技术、核心部件和重大产品的创新开发,予以重点投入支持。系统布局和重点突破相结合。系统布局医疗器械创新链、产品链、产业链和人才链,整体优化创新体系和发展环境;着力突破一批严重制约产业发展的共性关键技术和核心部件,重点开发一批配置需求迫切、市场容量大、临床价值突出的基础装备和创新产品。当前急需和未来发展相结合。重点发展基层卫生体系建设急需的普及型先进实用产品,以及临床诊疗必需、严重依赖进口的中高端医疗器械。把握前沿技术发展趋势,加强技术储备,加快发展围绕疾病早期发现与预警、精确/智能诊断、微/无创治疗以及与未来医学模式变革相适应的创新医疗器械产品。 创新驱动和需求拉动相结合。立足自主创新,着力突破一批重大技术瓶颈,创制一批重大产品,改变以仿为主的局面,让创新真正成为产业发展的重要驱动力;大力优化应用环境和完善配套政策,加强创新产品的示范应用,积极扩大内需市场,以基本配置、基层医疗和基础装备的需求为牵引,促进医疗器械产业快速发展。 立足国内与面向国际相结合。统筹国内国际两种资源、两个市场,加强国际科技合作和开放创新,在全球范围内配置研发资源,加快重大产品的创新突破;积极开拓国际市场,加快把中国制造、中国创新的产品推向全球,促进医疗器械产品的国际化发展。到2015年,初步建立医疗器械研发创新链,医疗器械产业技术创新能力显著提升;突破一批共性关键技术和核心部件,重点开发一批具有自主知识产权的、高性能、高品质、低成本和主要依赖进口的基本医疗器械产品,满足我国基层医疗卫生体系建设需要和临床常规诊疗需求;进一步完善科技创新和产业发展的政策环境,培育一批创新品牌,大幅提高产业竞争力,医疗器械科技产业发展实现快速跨越。

一、发展重点

(一)基础研究重点

研究力、光、声、电、磁等物理作用的生物学效应,重点开展生物电子学、生物力学、生物光子学、生物声学、生物磁学研究,尤其是分子、细胞、组织、器官、系统、人体等不同层次生命活动中物理-化学-生物学之间耦合作用的规律和机制研究,以及不同层次生命现象的建模与模拟;研究不同物质的生物学效应,重点开展生物材料与细胞组织相互作用机制,以及不同尺度特别是纳米尺度的生物学效应研究等。

加强新理论、新方法、新材料、新技术应用于医疗器械的基础研究;重点开展新型的生物医学成像,医学图像处理,生理信号获取,生化、免疫和微生物检测,组织修复和再生,医学神经工程等基础研究。

(二)关键技术发展重点

满足医学诊疗、健康服务和产业发展需要,围绕医疗器械数字化、智能化、自动化、精准化、无/微创、低负荷、个性化、网络化、协同化等发展趋势,重点发展以下技术:

原理方法类:充分利用基础医学、生物化学、信息科学、电子科学、材料科学、高能物理等领域的最新进展,加强新原理、新方法的应用研究,重点开展多模态融合成像、生物传感、微弱信号检测、神经接口及刺激、高能粒子与射线治疗、高通量/微量/快速体外检测、生物医用材料改性等技术研究。

设计制造类:充分利用先进制造、微纳技术、生物力学、人机工程、计算机科学等领域的最新进展,重点开展精密传动与控制、精密加工与组装、生物医用材料改性、个性化设计与制造等技术研究,着力突破计算机断层扫描仪(CT)、磁共振成像仪(MRI)、正电子发射断层扫描仪(PET)、PET-CT、医用加速器等大型诊疗装备整机及核心部件,微型泵阀、微型传感器、微型光学镜头等高精密零件,以及介入支架、人工关节、骨修复等新型医用材料的设计、制备、制造等技术瓶颈。

应用服务类:充分利用信息技术、生物信息学、网络通信、物联网、云计算等领域的最新进展,积极推进医学影像技术与手术规划、放射治疗、导航定位、医用机器人等技术的结合,加快发展数字化医疗、移动医疗、远程诊疗等新型服务技术。

1. 重大前沿技术

重点突破神经接口及刺激、低剂量光子探测成像、精准定位与导航、动态适形调强、电阻抗功能成像、微弱光电信号检测、电化学/生化传感、无创生理信号获取及参数辨识技术、细胞组织诱导材料和植介入体的个性化设计与制造等技术。储备发展多模态融合成像、分子成像、太赫兹(THz)波检测、微流控等前沿技术。

2. 共性关键技术

重点发展数字化医疗、医学虚拟现实、人机交互设计、生物医用材料加工与制备、精密制造、电磁兼容、可靠性设计等共性技术。积极推进与医疗器械发展和应用密切相关的支撑技术研究,包括工程物理技术、光学技术、无线通信技术、移动计算技术、物联网技术、先进制造技术等。

(三)产品发展重点方向

"十二五"期间,围绕重大疾病防治和临床诊疗需求,重点开发一批适宜基层的先进实用产品和主要依赖进口的中高端产品,积极发展适应医学模式转变的创新产品,显著提升医疗器械产业的市场竞争力。

在预防领域,根据预防为主、战略前移和重心下移的发展要求,重点支持血压、血糖、血脂等生理生化指标的无/微创检测产品,以及恶性肿瘤、心脑血管疾病、出生缺陷等重大疾病筛查产品,积极发展不同状态下的低负荷生理参数检测与监护设备,个人健康指标检测和功能状态评价装置,移动体检系统等产品,满足农村基层/社区和个体/家庭对预防类医疗器械的需要。

在诊断领域,针对疾病诊断无创、早期、精确、低负荷、定量化等要求的发展趋势,重点支持超导MRI、高性能彩色超声成像仪、高分辨内窥镜、多排螺旋CT、PET、PET-CT、数字化平板X射线机、低剂量数字减影血管造影(DSA)系统、高性能免疫分析系统、全自动高通量生化分析仪、高性能五分类血细胞分析仪、自动化微生物检测分析仪等重点产品、核心部件以及新型诊断试剂;积极发展生物芯片、现场快速检测仪器(POCT)、弹性超声成像等新产品,力求改变我国高端产品依赖进口、国产产品可靠性差、长期跟踪仿造的情况。

在治疗领域,根据微/无创治疗、精确治疗以及智能化、个性化等新的治疗技术发展趋势,重点支持影像导航辅助系统、实时适形调强放射治疗系统、血液透析系统、神经刺激器、高强度超声聚焦治疗系统、高频/激光等手术治疗设备、射频消融系统、新型介入支架、人工关节、骨修复材料、人工血管、口腔种植系统等重点产品;发展手术机器人、人工心脏辅助装置等产品,切实改变高性能治疗产品被国外垄断、治疗费用高的现状。

在康复领域,围绕我国"人人享有康复"的需求,根据普惠化、智能化、个性化等发展趋势,研究结构替代、功能代偿、技能训练、环境改造等技术产品,积极发展肌电及神经控制等智能假肢、人工耳蜗等智能助行/助听/助视辅具,老年人行为功能训练系统,脑卒中病人及运动功能缺失病人的康复训练系统等产品,加快智能化、低成本的先进康复辅具的研发,提高康复设备普及率。

在应急救援领域,围绕灾难医学救援、公共卫生事件应急、战创伤救治和基层医疗急救等不同需要,研发伤员搜寻、现场急救、转运救治、院内急救等应急医学救援链装备及系统,积极发展移动式重症监护救治系统、除颤仪、生命支持呼吸机、快速止血输血设备等产品,保障城乡急救体系、公共卫生应急体系建设需求。

1. 基本医疗器械产品

紧密围绕基层医疗和常规诊疗需求,重点发展低成本、高性能、普惠型的数字X射线机、彩色超声成像仪、生化分析仪、血液分析仪、微生物分析仪、心电图机、监护仪、除颤仪、呼吸/麻醉机、血液净化设备等当前基层配置急需的基础装备,加快突破螺旋CT、MRI、PET-CT、内窥镜、医用加速器、免疫分析系统等主要依赖进口的中高端主流装备和血管支架、人工关节等常用高值耗材,促进普及应用。

2. 新型医疗器械产品

紧密围绕疾病预防、临床诊疗、健康促进的需要,突出融合成像、无创检测、动态监测、微创治疗、精确治疗等新的技术发展方向,积极发展新型医学成像、无/微创动态生理参数检测与监护、分子生物分析仪器、现场快速检测仪器(POCT)、新型微创治疗、术中监测/定位/导航、药械结合产品、医疗机器人、新型中医诊疗等医疗器械产品和系统,以及数字医疗、远程医疗、移动医疗等新型产品,不断提高医学诊疗水平和服务能力。

二、“十二五”重点任务布局

“十二五”期间,力求技术突破、产品创新、能力建设和应用普及,重点实施基础装备升级、高端产品突破、前沿方向创新、创新能力提升以及应用示范工程五项任务。

(一)基础装备升级

紧密结合县级、乡镇、社区等基层医疗卫生机构建设和医疗器械配置升级的紧迫需求,重点支持一批适宜基层、高可靠性、低成本、先进实用的医疗器械产品,提高基层医疗机构装备水平和服务保障能力。

重点发展适宜基层的数字化X射线机、彩色超声成像仪、免疫分析仪、血液分析仪、生化分析仪、心电图机、多参数监护仪、除颤仪、呼吸/麻醉机、血液净化设备等基础装备、耗材及应用解决方案,提高产品可靠性、安全性、易用性,降低成本,满足基层医疗机构的基本装备需求;加快适宜基层的慢病筛查、全科医疗、健康管理、中医诊疗、康复保健、家庭护理等新产品的开发,以及数字化医疗、移动医疗、远程医疗等应用技术发展。

(二)高端产品突破

着力突破高端装备及核心部件国产化的瓶颈问题,实现高端主流装备、核心部件及医用高值材料等产品的自主制造,打破进口垄断,降低医疗费用,提高产业竞争力。

重点研制64排螺旋CT、1.5/3.0T超导MRI、PET-CT、实时三维彩色超声成像仪、高清内窥镜等高端影像设备;研制全自动管式化学发光免疫分析系统、全自动高通量生化分析仪等体外诊断系统与试剂;研制影像导航辅助治疗系统、实时适形调强放射治疗系统和神经电刺激器等先进治疗装备;开发介入支架、人工关节、人工血管、骨修复材料和口腔材料等高值医用材料。重点突破超导磁体、多通道磁共振谱仪、高分辨率PET探测器、大热容量CT球管、X射线平板探测器、超声换能器等核心部件,以及精准定位与导航技术、微弱信号检测技术、电化学/生化传感技术、可再生修复材料技术等关键技术。

(三)前沿方向创新

加强新原理、新材料、新方法和新工艺的研究,加快前沿技术突破和创新产品开发,抢占未来科技产业竞争的制高点。

积极发展多模态融合成像、分子成像、太赫兹波检测、低剂量光子探测成像、电阻抗功能成像、体内光学相干成像、超声聚焦治疗、神经接口与刺激、微弱生理信号采集、微流控和微纳制造等前沿技术;加快发展精准手术机器人、碳纳米管CT、无创血糖、全降解血管支架、细胞组织诱导性生物材料、中枢神经再生修复材料、新型中医诊疗器械等前沿创新产品。积极推进人体传感器网络、云计算、物联网相结合的全民健康感知、管理和促进等新型服务技术的发展和应用。

(四)创新能力提升

统筹布局项目、人才、联盟、平台、基地,大力加强体制、机制和管理创新,通过产学研医技术创新联盟等多种形式,有效整合优势科技资源,系统构建国家医疗器械创新体系,大幅提升我国医疗器械行业的自主创新能力。

一是重点培养和引进一批具有世界前沿水平的战略科学家、学术带头人、高级工程技术人才和中青年专家等领军人才与创新团队。二是加强产业技术创新战略联盟的建设,建立完善重大产品、核心部件的研发联盟等。三是加强医疗器械共性技术平台建设,重点建设医用电子、医学成像、物理治疗、体外诊断、医用材料、个性化设计和制造、可靠性保障等20~30个技术研发平台,建成10个国家工程技术研究中心和国家重点实验室,加强医疗器械战略研究体系的建设。四是加强区域创新和产业化基地建设,重点推进8-10个国家科技产业基地建设。

(五)应用示范工程

以“创新发展,惠及民生”为宗旨,实施“创新医疗器械产品应用示范工程”和“数字化医疗示范工程”,加快创新医疗器械产品的应用推广,优化医疗资源配置,让科技创新成果更好地服务于医疗卫生体系建设和惠及广大人民群众。

一是实施创新医疗器械产品应用示范工程。遴选一批创新医疗器械产品,在科学评价的基础上普及推广,大力优化创新医疗器械产品的应用环境,打造创新医疗器械产品示范应用和普及推广的平台,实现创新驱动和需求拉动的合力发展。二是实施数字化医疗示范工程。在大型综合性医院、专科医院以及不同区域建设一批大型数字化医院和区域医疗服务协同示范工程,提高医疗机构的诊疗水平和服务能力,促进不同医疗机构间的医疗信息共享、协同医疗和整合服务。

三、前景展望

总之,随着医学技术在临床诊断和生命科学研究中的广泛应用,以及基因组学、蛋白质组学和疾病基因组学的迅速发展,疾病的诊断正在从传统的疾病表征观察、常规的生化实验室检测,过渡到多种基因和分子水平的客观检测方法,其中从人体全身显像分析基因、蛋白质表达水平来认识疾病的病因,无疑是清醒、整体、无创、连续而且是微观分析无法取代的特异检测方法。它将有助于提供全新的预防、诊断和治疗手段。

(资料来源于医用电子10A1 杜鹏程)

医疗器械行业发展预测

(一)外商逐鹿国内市场,资本、产品双管齐下

随着我国医疗器械产业的迅猛发展,中国市场越来越受到国际医疗巨头的关注。目前,在国内高端医疗器械设备市场,外资和合资企业成为主力军,如CT、MI、核磁共振等产品中罕见国内品牌。

公开资料显示,我国国内近70%的高端医疗器械市场被发达国家公司瓜分,核磁、MR、CT等医疗设备市场主要集中在GE、西门子和飞利浦等外资公司手里。在医用电子产品领域,90%的心电图机市场、80%的中高档监护仪市场、90%的高档多道生理记录仪市场以及60%的睡眠图仪市场均被外国品牌占据,国产产品则主要集中在按摩器具、血压测量仪器等低附加值种类上。

除输出产品之外,近年来,国际医疗设备巨头还往往采用收购、并购、联合建厂的方式入主国内市场,并在中国成立总部和研究中心,进一步深耕国内市场。2012年8月,全球最大的医疗器械公司之一美敦力刚在上海成立除欧洲和美国外第一家创新中心,此后又并购国内品牌"康辉",可谓来势汹汹。

国际巨头的强势介入,在经济全球化的今天几乎是无可避免的。产品和资本的双重挤压,极大地增加了国内市场竞争的激烈程度。外资的进入,在带给行业最前沿的技术、产品和管理方式的同时,也蚕食着我国本土企业的发展空间。国内市场竞争未来的格局如何,依然迷雾重重。

(二)医改纵深发展,基层医疗或成未来增长主力

2012年以来,国家接连推出《"十二五"期间深化医药卫生体制改革规划暨实施方案》、《医疗器械科技产业"十二五"专项规划》、《卫生事业发展"十二五"规划》等一些列的医疗卫生方面的5年计划。随着医改朝纵深方向发展,尤其是大病保险等政策向社区、农村深入,基层医疗机构正成为我国医疗器械市场的消费主体,县级医院、农村地区的常规医疗器械需求也将快速释放。根据科技部2012年的规划意见,"十二五"期间国内新增医疗器械产值预计达2000亿元。

基层医疗服务机构设备器械的相应薄弱,和近年来国家医疗服务拨款的增多,从一定程度上将造成市场需求的激增,同时刺激中低端医疗器械市场的高速成长。而外资医疗器械厂商由于其前期研发的超高投入,大多数在价格方面存在无法避免的短板,一线城市的三甲医院尚有资金实力和客户需求购买高尖端的外资产品,但二三线城市的大多数医院则因倾向于选择相对低价的国内品牌。

此外,我国区域内相关医疗器械产销的许可准入制度存在一定的特殊性,导致了外资品牌在渠道下沉和产品推广上不得不面临极大的障碍。而我国本土医疗器械则在中低端市场上具备较为显著的优势。一方面,我国中低端医疗设备技术已经达到了国际水平,产品较为成熟,生产成本相对较低;另一方面,基层医疗服务机构设备采购具有区域性,而本土医疗设备供应商在渠道下沉、局部业务网络构建、后期维修保养上都具有先天优势。

综合而言,包括新农合在内的各项基层医疗机构发展的相关政策的出台,和财政资金的落实,将极大提升国内本土医疗器械商场的业绩。国内企业有望借助基层医疗机构发展的机会,提升自身的资本实力,从而逐渐完成产品的转型升级,进而逐步进军高端领域。

(三)创新能力尚有不足,性价比战略推动国际化发展

在努力稳固国内市场的同时,我国医疗器械企业也把目光投向了国际市场。尽管金融危机的阴影依然徘徊,

但国际医疗设备市场,尤其是新兴经济市场,需求的高速扩张,为我国医疗器械企业的“走出去”提供了外部条件。

然而,另一方面,我国企业的创新能力普遍不足,科研投入和激励机制建设远不如成熟的国际巨头。产品在差异化、创新化上略显不足。因此,更多的相关企业都将发展重点定在“性价比”上:由于成本核算和审批制度上的比较优势,使得中国医疗器械产品可以以相对低廉的价格和成熟的技术打入市场,在一些对价格比较敏感的新兴经济体中,这种优势更为突出。

但是从长远来看,中低端医疗机械市场由于较低的利润率和同质化较为严重的市场竞争,无法长期为企业提供稳定的收入和高速的增长。因此,形成良好的研发创新环境和激励机制,吸引科研人才、积极产品创新才是企业未来能够生存与发展的最核心竞争力。

（资料来源于中经网数据公司）

2013年中国医疗卫生信息化十大趋势

2012年中国医疗卫生行业信息化市场保持高速发展,县医院和社区卫生服务机构的信息化、区域卫生信息化平台建设和各省的公共卫生系统建设成为推动医疗行业IT市场发展的主要动力。移动应用系统开始在大型医院使用,社交媒体继续尝试提供新的医疗服务模式,云计算技术被广泛接受并且逐渐应用。IDC预计2012年中国医疗卫生行业IT市场规模为176.6亿元,比2011年增长21%。

2013年中国医疗卫生行业改革将会稳步推进,基层医疗卫生服务体系将更加完善,公立医院改革在更多医院展开,公共卫生服务和食品药品安全管理加大力度,多元化办医快速发展,医疗信息化在推动医疗资源共享和重大疾病防治方面所发挥的作用逐渐加大,区域卫生和公共卫生平台将会保持稳定的增长,大型医院的信息系统持续升级,新兴IT技术扩大应用范围。基于此,IDC对2013年中国医疗行业IT市场做出如下10大预测:

1. 基层医疗卫生机构的信息化建设加速。政府将会落实基层医疗卫生机构的财政补助政策,提高新农合的保障水平,这使得基层医疗卫生机构的投入增加,基层医疗卫生机构的信息系统加速建设,中西部地区的社区卫生服务中心和部分乡镇卫生院将会开始安装和应用HIS和CIS系统,而东部发达地区将会升级或者统一化基层医疗机构的信息系统,这将推动PC、服务器、软件和服务的需求。

2. 区域卫生信息平台建设向更广的范围和更深的层面发展。云计算、移动应用、社交网络媒体等新兴技术开始应用到区域卫生信息服务业务中。东部地区的区域卫生信息平台开始支持双向转诊和远程医疗,例如上海,并且与城市的其他部门的信息系统集成,成为智慧城市建设的一部分;中西部地区和北部地区的省份中,经济比较发达的城市开始建设区域卫生平台,而经济欠发达的城市则仍然需要等到有比较多的财政预算后才能启动。

3. 公立医院改革继续深入,带动信息系统的升级。实行医药分开的地区从北京和上海向其他省份扩展,医药分开的医院数量增加。随着医药分开的执行,医疗服务项目的定价、计价和监督管理提上日程。医药分开带动医疗信息系统例如HIS系统的升级,拉动医疗软件及其服务市场的增长。

4. 公共卫生服务和管理得到加强,公共卫生管理信息系统的投入得到增加。根据卫生部的消息,2013年将人均公共卫生经费标准提高到30元,力争将地广人稀边远地区人均公共卫生经费标准提高到40元。2012年试点的公共卫生信息系统建设省份将会加强公共卫生信息系统建设,其他的省份将会开始规划。

5. 食品和药品的安全监督得到加强,食品和药品监督信息系统在更多省份和城市建立起来。2012年及以前的几年中,食品和药品安全跟踪和监督系统开始在一些城市建设, 2013年开始,将会有更多城市建设食品和药品安全跟踪和监督系统,并且省一级的系统将开始规划和建设。

6. 移动应用系统在更多的大型三甲医院开始建设。发达地区的一些大型三甲医院在2012年推出了移动应用试点项目,主要应用在护士和医生查房工作中,预计在2013年越来越多的医院将开始部署移动应用,已经部署试点项目的医院将会改善移动应用中存在的问题,并扩大试点的业务。

7. 2013年私营医院和外商投资医院将快速增长,成为市场增长的一个新领域。中国政府鼓励非公医院的发展,将会为IT市场创造更多的机会。目前,在深圳及其周边城市,民营医院数量较多,而内地的民营或者外资医院大多是专科医院且数量较少。为了补充医疗服务的不足,卫生部鼓励非公医院的发展。非公医院的发展,将会带动医院信息系统、保险系统和客户服务信息系统等的发展。

8. 随着公立医院改革的深入,医院财务管理系统建设加速。随着医药分开管理模式的推广,公立医院的收入核算要求将更高,医疗服务收入的核算和监督也成为重点。2012年以及前几年,医院的财务系统更多的是记账的作用,预计从2013年开始,医院的财务管理系统将会升级,更多医院开始部署更加综合的、与医疗业务结合更加密切的财务管理软件。

9. 医院将加强其电子病历的使用水平,这将推动医院系统集成和BI的发展。电子病历应用评级以及医院综合评级标准中都对电子病历的建设和使用提出了很高的要求,预计2013年电子病历在大型医院将更加深入应用,而在中小医院开始建设。

10. 社交网络媒体继续探索提供医疗服务的业务模式和盈利模式。社交网络媒体提供的服务将会不断冲击现行的医疗卫生改革理念。2012年以前,社交网络媒体以提供医疗咨询和医疗挂号注册等服务为主,但是盈利模式不明确。预计2013年,社交媒体将继续探索如何在满足医疗监管要求的情况下找到清晰的盈利模式,不断探索进一步的发展方式。

（资料来源于IDG）

骨科植入耗材市场发展趋势

(一)进口替代加速推进

根据Frost&Sullivan预测,至2015年国产品牌份额将上升至57%。2009年~2015年本土品牌销售额年复合增长率达21%,同期外资品牌年复合增长率达15.1%,本土品牌将加速占领国内市场,完成进口替代之路。未来3~5 年骨科市场将形成康辉、威高、创生等3~4 家为主的本土品牌多极格局,共同占据50%左右的市场份额。其他本土企业和外资企业各占有20~30%的市场份额。

推动骨科本土企业发展的动力因素包括过去积累的机械加工经验、本土制造的成本和价格优势,以及国家医保体系对本土品牌的支持。

1. 日益丰富的机械加工经验

由于骨科器械具有一定制造业属性,对精密机械加工、热处理和生物材料处理方面的技术要求较高,过硬的机械制造供应是保证产品品质的必要条件。中国在机械制造方面已经有了一定的基础,尤其是对精密器械加工、热处理和生物材料处理方面的技术日臻成熟。国内企业在个别领域已经达到国际先进水平,例如昌航精铸生产的铸件表面光滑、尺寸精确、几何精度高,适于复杂薄壁零件成形,有利于改进产品性能,减轻结构重量和降低制造成本,在人工关节制造领域达到国际水平。另外,目前骨科器械制造行业显现产业链分化趋势,企业分工更加精细,许多企业定位细分市场从而取得竞争优势,此举有助于加工工艺水平的进一步提高。因此本土企业未来有能力发展和掌握对加工工艺要求较高的高值耗材的生产技术并达到国际先进水平。

2. 成本和价格优势

中国骨科器械制造企业目前的研发成本和生产成本显著低于国外骨科器械企业,因此本土品牌的经销商进货价约为外资品牌的1/3,终端销售价格约为外资品牌的50~60%,价格优势明显。同时本土品牌和外资品牌的终端销售价格比率高于进货价格比率给本土品牌经销商留有更多的利润空间,经销商有更大动力去销售本土品牌。然而,随着市场竞争加剧,外资巨头推进本土建厂、与本土企业合作进程将降低外资品牌产品成本,可预见本土企业成本优势和利润空间差距将逐步压缩。

3. 医保制度支持

如表一所示,我国现行的医疗报销制度中,在大部分省市国产产品的报销比率高于外资产品,使得本土和外资品牌的支付差额进一步拉大。未来本土品牌报销比率的提高将进一步增强本土品牌的吸引力,从而有力推动进口替代进程。例如,北京市本土品牌报销比率最高为70%,外资品牌报销比率最高为60%,部分地区本土品牌和外资品牌报销比率相差达30~40%。而设立报销上限的上海,创伤产品报销上限为1 万元,脊柱产品为2 万元。本土品牌具有明显的医保体系支持优势。

(二)行业整合提速

行业已经步入整合期,行业集中度有所提高,最终将产生几家拥有行业主导能力的企业,以满足高端医疗器械产品对技术和研发的需求。目前本土骨科企业还处于成长阶段,未来几年将重复心血管介入材料行业发展路线,将产生如乐普、微创之类企业,主导进口替代过程,成为行业主导企业。与心血管介入材料行业不同的是,骨科产品同质性较强,以取得同类产品生产技术的横向并购吸引力较小,进入新产品领域、多元化发展战略、产业链整合、经营不善企业自动退出市场将成为行业整合的主要动因。

(三)产业价值链上移,高端市场份额扩大

首先,本土企业日益注重高端产品的研发,加大对利润率较高的产品市场的争夺。过去国内骨科植入器械企业多以生产低端的不锈钢创伤产品为主,在完成创伤骨科产品升级并成功占领大部分市场份额的同时,也在脊柱产品领域取得不俗成绩,2009年占得27%市场份额,并且从产品质量和丰富程度上可以与国外产品媲美。虽然在关节产品领域国内产品也占有一定市场份额,但与国外产品相比,产品质量较差,普遍无法得到医生和患者的认可。为分享关节产品市场高额利润的蛋糕,初具实力的公司均有相应发展计划,例如创生明确声明欲并购关节企业的战略规划,并且已经开始与几家关节企业进行并购洽谈,招聘关节市场经理。而康辉与威高则通过与外资合作开发关节产品,康辉在年初通过与美国制造商Consensus合作得到生产和销售Consensus关节产品的许可证。因此可以预见国内企业未来几年加快向高端产品领域延伸、产业链上移的发展趋势。

其次,一般将可以开展骨科手术的医院分为高端、中端和低端三类。高端医院包括100 家手术量最大的三级医院和大型骨科专科医院;中端包括其他所有三级医院;低端包括所有二级医院和部分可以开展骨科手术的一级医院。相应的渠道也分为高端、中端和低端三个等级。目前外资品牌主要布局高端渠道;国有三大品牌中,康辉和威高主要布局中高端渠道、创生布局中低端渠道;其他国有品牌也以低端渠道为主。随着本土产品日益丰富、质量的提高和市场管理经验的成熟,立足中、低端渠道的同时,实现高端渗透是国内企业渠道建设的着重点。

(四)产业链分化、细化

面对产业同质化日趋严重的现象,企业为避免激烈竞争所带来的压力,产业链分化和细化应运而生。如:北京昌航精铸技术有限公司是一家专门生产钴铬钼植入器械铸造坯件的厂家,其发明的生产工艺可使产品具备的综合机械性能远胜于欧美同类产品;上海几何精密机械制造有限公司整合上海科技资源,其发明的专门制造体系能在成本低于同行的情况下,高效制造出精度优于国际跨国公司髋关节的金属球头;西安西部超导材料科技有限公司凭借高科技手段,在植入器械常用的Ti6Al4V原材料质量方面实现突破,其生产的超低间隙Ti6Al4VELI 合金棒材,每年出口欧洲上百吨等等。产业链的分化和细化,在细分市场中找到机会的企业对提升骨科植入器械的质量将起到积极作用。

(五)海外出口量逐步加大

基于骨科器械的制造业属性、海外市场无需临床实验要求和无专利保护等特性,出口市场前景广阔。2009年康辉销售收入中6.6%来源于自有品牌出口,8.5%来自海外OEM 定制;创生15%的收入来源于stryker OEM 定制;而威高骨科主要为美敦力进行产品代工。在自有品牌出口方面,康辉走在中国骨科企业前列,2010年出口销售收入达总收入24.8%,出口28个国家,预计未来海外业务增速为30~50%,尤其是自有产品海外销售占比将逐渐提高。本土企业主要将拓展目标定为发展中国家,包括非洲、南美、东欧、印度和中东市场,然后拓展到美、欧、日等发达国家。总体来讲,骨科器械海外出口还处于起步阶段,但未来可能成为中国骨科器械企业重要增长动力。

(资料来源于北大人民医院)

六、医学装备产品注册情况

2012年国家药监局医疗器械产品注册目录

产品名称	生产厂家	注册号
牙科手术器械	台湾美佳境股份有限公司	国食药监械(许)字2012第1060035号
医用不锈钢碗(带刮匙)(商品名:维骨安)	和康生物科技股份有限公司	国食药监械(许)字2012第1060185号
手动式骨科手术器械(商品名:台湾微创)"台灣微創"手動式骨科手術器械(未滅菌)	台湾微创医疗器材股份有限公司	国食药监械(许)字2012第1100001号
脊椎固定手术用器械	亚太医疗器材科技股份有限公司	国食药监械(许)字2012第1100003号
椎笼系统手术器械	亚太医疗器材科技股份有限公司	国食药监械(许)字2012第1100004号
颜面系列手术器械	亚太医疗器材科技股份有限公司	国食药监械(许)字2012第1100005号
颈椎系列手术器械	亚太医疗器材科技股份有限公司	国食药监械(许)字2012第1100006号
大腿骨系列手术器械	亚太医疗器材科技股份有限公司	国食药监械(许)字2012第1100007号
中空螺钉手术器械	亚太医疗器材科技股份有限公司	国食药监械(许)字2012第1100008号
骨髓内钉手术器械	亚太医疗器材科技股份有限公司	国食药监械(许)字2012第1100009号
骨外手术器械	宝楠生技股份有限公司	国食药监械(许)字2012第1100046号
脊柱外科手术器械	宝楠生技股份有限公司	国食药监械(许)字2012第1100047号
脊柱手术器械系统(商品名"冠亚")	冠亚生技股份有限公司	国食药监械(许)字2012第1100058号
个人用铅防护设备(商品名:华亿)個人用鉛防護設備)	华亿医疗仪器科技有限公司	国食药监械(许)字2012第1340102号
核酸纯化仪	芮宝生医股份有限公司	国食药监械(许)字2012第1400144号
手动手术床	汉记仪器有限公司	国食药监械(许)字2012第1540042号
推床(TRANSFER STRETCHER)	福顺兴科技有限公司	国食药监械(许)字2012第1540180号
喷雾瓶	太平洋医材股份有限公司	国食药监械(许)字2012第1560018号
病人固定系统(商品名:"欣南荣"皮肤压力保护器)	景運塑膠股份有限公司第二廠	国食药监械(许)字2012第1560109号
束腹带YASCO 束腹帶(未滅菌)	昭惠實業股份有限公司	国食药监械(许)字2012第1560110号
手动手术床	雅科企业股份有限公司	国食药监械(许)字2012第1560126号
冷热敷垫	莱礼企业股份有限公司	国食药监械(许)字2012第1640045号
医用弹力贴布(Kinesiology Tape)	亚东创新发展股份有限公司生医厂	国食药监械(许)字2012第1640088号
废液收集器	暄达实业股份有限公司	国食药监械(许)字2012第1660032号
胸腔引流调节器	太平洋医材股份有限公司	国食药监械(许)字2012第1660089号
尿袋原文:"太平洋"尿液收集器	太平洋医材股份有限公司	国食药监械(许)字2012第1660107号
共聚物医用一次性检查手套	台湾宏达实业股份有限公司	国食药监械(许)字2012第1660177号
共聚物医用一次性检查手套	台湾宏达实业股份有限公司	国食药监械(许)字2012第1660177号
头皮夹(商品名:中文:"太平洋" 英文:"PAHSCO")Scalp Clip	太平洋医材股份有限公司	国食药监械(许)字2012第2030179号

续表

躯干装具("高禎"軀幹裝具(未滅菌))	高禎實業有限公司	国食药监械(许)字2012第2100085号
血压计(商品名:CLEVER CHEK)	泰博科技股份有限公司	国食药监械(许)字2012第2200094号
经皮神经电刺激器(智順經皮神經電刺激器)	智顺科技股份有限公司	国食药监械(许)字2012第2210075号
单次电烧用电极("普威"單次電燒用電極)	普威国际有限公司	国食药监械(许)字2012第2210076号
血氧浓度计血氧濃度計	康定股份有限公司	国食药监械(许)字2012第2210081号
内视镜取物袋	普威国际有限公司	国食药监械(许)字2012第2220002号
超声波洁牙机超音波洗牙機	启定实业股份有限公司	国食药监械(许)字2012第2230086号
光鼻器"捷威"光鼻器	捷威科技股份有限公司	国食药监械(许)字2012第2240143号
电刀笔"臺灣彥大"一次性手控電刀筆	台湾彦大有限公司	国食药监械(许)字2012第2250175号
电刀笔"崇仁"電刀用配件	崇仁科技事业股份有限公司	国食药监械(许)字2012第2250197号
电动轮椅车(商品名:必翔电动轮椅车)	必翔实业股份有限公司	国食药监械(许)字2012第2260019号
远红外线治疗仪	宽谱医学科技股份有限公司	国食药监械(许)字2012第2260025号
鼻用红外线灯	捷盛科技股份有限公司	国食药监械(许)字2012第2260068号
动力式牵引机(商品名:"信望愛"動力式牽引機)(動力式牽引機)	信望爱国际有限公司	国食药监械(许)字2012第2260099号
中频电疗仪"亞星"中頻向量干擾儀	亚星健康科技有限公司	国食药监械(许)字2012第2260141号
负电位仪"亞星"桌上型電位治療器	亚星健康科技有限公司	国食药监械(许)字2012第2260142号
血糖测试仪	泰博科技股份有限公司	国食药监械(许)字2012第2400012号
血糖测试仪	泰博科技股份有限公司	国食药监械(许)字2012第2400013号
血糖测试仪(商品名: CLEVER CHEK)	泰博科技股份有限公司	国食药监械(许)字2012第2400014号
血糖测试仪	泰博科技股份有限公司	国食药监械(许)字2012第2400015号
血糖分析仪	勤立生物科技股份有限公司	国食药监械(许)字2012第2400056号
血糖、总胆固醇多功能分析仪	勤立生物科技股份有限公司	国食药监械(许)字2012第2400057号
血糖测试仪(商品名: CLEVER CHEK)	泰博科技股份有限公司	国食药监械(许)字2012第2400060号
血糖测试仪	泰博科技股份有限公司	国食药监械(许)字2012第2400073号
血糖血压测试仪	泰博科技股份有限公司	国食药监械(许)字2012第2400077号
全自动生化分析仪	联江生物科技股份有限公司	国食药监械(许)字2012第2400095号
血糖仪	华广生技股份有限公司	国食药监械(许)字2012第2400098号
血糖仪(商品名:瑞特)	华广生技股份有限公司	国食药监械(许)字2012第2400103号
血糖试条(商品名:易速得)	台欣生物科技研发股份有限公司	国食药监械(许)字2012第2400165号
血糖仪(商品名:欧克密)OK meter Match Blood Glucose Monitoring System	讯映光电股份有限公司	国食药监械(许)字2012第2400166号
血糖仪(商品名:欧克密)OK meter Voice Blood Glucose Monitoring System	讯映光电股份有限公司	国食药监械(许)字2012第2400167号
血糖仪(商品名:欧克密)OK Meter Glucose Test System	讯映光电股份有限公司	国食药监械(许)字2012第2400168号
人体绒(毛)膜促性腺激素检测仪(商品名:CLEVER CHEK)福爾電子式驗孕筆	泰博科技股份有限公司	国食药监械(许)字2012第2400176号

续表

总胆固醇试纸(商品名:百捷益)	勤立生物科技股份有限公司	国食药监械(许)字2012第2400178号
血糖试纸(电化学法)(商品名:CLEVER CHEK)	泰博科技股份有限公司	国食药监械(许)字2012第2400188号
血糖试纸(电化学法)	泰博科技股份有限公司	国食药监械(许)字2012第2400189号
血糖试纸(电化学法)	泰博科技股份有限公司	国食药监械(许)字2012第2400190号
血糖试纸(电化学法)	泰博科技股份有限公司	国食药监械(许)字2012第2400191号
血糖测试仪(商品名:茂晶)	茂晶生技股份有限公司	国食药监械(许)字2012第2400196号
血糖仪(商品名:糖悠)	乔联科技股份有限公司	国食药监械(许)字2012第2400198号
血小板贮存系统加賀血小板貯存系統	加贺科技产业有限公司	国食药监械(许)字2012第2450145号
全电动油压多功能手术台	三丰医疗器材股份有限公司	国食药监械(许)字2012第2540027号
无菌防护套	太平洋医材股份有限公司	国食药监械(许)字2012第2540034号
外科手术灯	雅科企业股份有限公司	国食药监械(许)字2012第2540051号
电动综合手术台	雅科企业股份有限公司	国食药监械(许)字2012第2540053号
电动手术台	雅科企业股份有限公司	国食药监械(许)字2012第2540059号
电动手术台	三丰医疗器材股份有限公司	国食药监械(许)字2012第2540071号
电动液压手术台	鼎众股份有限公司	国食药监械(许)字2012第2540074号
电动液压手术台	鼎众股份有限公司	国食药监械(许)字2012第2540080号
LED手术无影灯	明基三丰医疗器材股份有限公司	国食药监械(许)字2012第2540112号
吐气端细菌过滤器加热器	恺得医材科技股份有限公司	国食药监械(许)字2012第2540113号
无影手术灯"鼎眾"外科手術燈	鼎众股份有限公司	国食药监械(许)字2012第2540140号
高速涡轮手机	鹏琳企业有限公司	国食药监械(许)字2012第2550031号
牙科手机及马达	雷虎科技股份有限公司	国食药监械(许)字2012第2550055号
牙科综合治疗台	光宇医疗仪器有限公司	国食药监械(许)字2012第2550061号
医院电动床	强盛兴企业股份有限公司龟山厂	国食药监械(许)字2012第2560104号
牙科正畸橡皮圈	美萌科技股份有限公司	国食药监械(许)字2012第2630069号
牙科正畸装置原文名称:牙科矯正裝置	美萌科技股份有限公司	国食药监械(许)字2012第2630123号
医用辅助袜(商品名:傑恩美德医用辅助袜)醫用輔助襪	达豫实业有限公司	国食药监械(许)字2012第2640127号
医疗弹性袜(原文:"爱民"醫療彈性襪(未滅菌))	爱民卫材股份有限公司二厂	国食药监械(许)字2012第2640147号
带非吸收性外科缝线缝合针	佳合医材股份有限公司	国食药监械(许)字2012第2650030号
胃引流管及附件	太平洋医材股份有限公司	国食药监械(许)字2012第2660028号
气管切开插管	旭邦工业有限公司	国食药监械(许)字2012第2660049号
气管切开插管	旭邦工业有限公司	国食药监械(许)字2012第2660050号
气管支气管抽吸导管"旭邦"氣管支氣管抽吸導管(滅菌)	旭邦工業有限公司	国食药监械(许)字2012第2660092号
微量加药型喷雾组(商品名:"恺得"喷雾瓶组)	恺得医材科技股份有限公司	国食药监械(许)字2012第2660100号
胃管及附件Stomach Tube	太平洋医材股份有限公司	国食药监械(许)字2012第2660101号

续表

一次性使用密封式抽痰管	新丰化工股份有限公司	国食药监械(许)字2012第2660122号
灌肠管(原文:"太平洋"灌腸管(滅菌))	太平洋医材股份有限公司 太平洋醫材股份有限公司	国食药监械(许)字2012第2660181号
麻醉机和呼吸机用呼吸管路组“彥大”麻醉呼吸管路(未滅菌)	臺灣彥大有限公司	国食药监械(许)字2012第2660195号
软性亲水接触镜	(台湾)昕琦科技股份有限公司	国食药监械(许)字2012第3220016号
软性亲水接触镜	(台湾)昕琦科技股份有限公司	国食药监械(许)字2012第3220020号
软性亲水接触镜	优你康光学股份有限公司	国食药监械(许)字2012第3220021号
软性亲水接触镜(商品名:水滋氧日抛)	(台湾)晶硕光学股份有限公司	国食药监械(许)字2012第3220022号
软性亲水接触镜(商品名:畅活月抛)	(台湾)晶硕光学股份有限公司	国食药监械(许)字2012第3220023号
软性亲水接触镜(商品名: 水滋氧双周抛)	(台湾)晶硕光学股份有限公司	国食药监械(许)字2012第3220024号
软性亲水接触镜	优你康光学股份有限公司	国食药监械(许)字2012第3220036号
颅颌面骨钉	亚太医疗器材科技股份有限公司	国食药监械(许)字2012第3220037号
软性亲水接触镜	精华光学股份有限公司	国食药监械(许)字2012第3220038号
软性亲水接触镜	优你康光学股份有限公司	国食药监械(许)字2012第3220039号
软性亲水接触镜	(台湾)昱嘉科技股份有限公司	国食药监械(许)字2012第3220044号
软性亲水接触镜	昕琦科技股份有限公司	国食药监械(许)字2012第3220129号
软性亲水接触镜	昕琦科技股份有限公司	国食药监械(许)字2012第3220130号
软性亲水接触镜	精鼎光学股份有限公司	国食药监械(许)字2012第3220132号
双极电凝固器	越圣仪器厂股份有限公司	国食药监械(许)字2012第3250078号
高频手术电刀	越圣仪器厂股份有限公司	国食药监械(许)字2012第3250079号
高频电刀電刀	庆暐股份有限公司	国食药监械(许)字2012第3250146号
颅颌面骨钉	亚太医疗器材科技股份有限公司	国食药监械(许)字2012第3460037号
软性亲水接触镜	精华光学股份有限公司	国食药监械(许)字2012第3460040号
椎间融合器(商品名:“冠亚”)	台湾冠亚生技股份有限公司	国食药监械(许)字2012第3460043号
人工膝关节部件-胫骨基座(商品名:联合)	联合骨科器材股份有限公司	国食药监械(许)字2012第3460054号
人工髋关节部件-髋臼、股骨头(商品名:联髋)	联合骨科器材股份有限公司	国食药监械(许)字2012第3460062号
颅颌面接骨板系统	镱钛科技股份有限公司	国食药监械(许)字2012第3460063号
颅骨固定夹	镱钛科技股份有限公司	国食药监械(许)字2012第3460064号
人工髋关节部件-髋臼(商品名:联合)	联合骨科器材股份有限公司	国食药监械(许)字2012第3460065号
部分髋关节假体-双极头(商品名:联合)	联合骨科器材股份有限公司	国食药监械(许)字2012第3460066号
脊柱内固定器材-钛网系统(商品名:联合)	联合骨科器材股份有限公司	国食药监械(许)字2012第3460067号
脊柱固定系统(商品名:冠亚脊柱固定系统)("A-Spine"Spinal Fixation System)	冠亚生技股份有限公司	国食药监械(许)字2012第3460083号
翻修式股骨柄(商品名:联合)再置换式股骨柄	联合骨科器材股份有限公司	国食药监械(许)字2012第3460106号
人工膝关节部件-胫骨关节面衬垫、髌骨植入物(商品名:联合)	联合骨科器材股份有限公司	国食药监械(许)字2012第3460108号

续表

人工髋关节部件-髋臼内衬(商品名:联合)人工髖關節部件-髖臼	联合骨科器材股份有限公司	国食药监械(许)字2012第3460128号
人工髋关节部件-股骨柄(商品名:联合) "聯合"U2人工髖關節股骨柄	联合骨科器材股份有限公司	国食药监械(许)字2012第3460131号
定位型脊柱后方固定系统(商品名:全合)定位型脊椎後方固定器	全合生医科技股份有限公司	国食药监械(许)字2012第3460133号
椎间融合器(商品名:全合)(鈦合金脊椎椎籠)	全合生医科技股份有限公司	国食药监械(许)字2012第3460134号
人工膝关节部件-胫骨关节面衬垫"聯合"康膝人工膝關節	联合骨科器材股份有限公司	国食药监械(许)字2012第3460152号
颈前路钛板系统亞太醫療"多軸力頸前路鈦板系統	亞太醫療器材科技股份有限公司	国食药监械(许)字2012第3460153号
颈椎固定系统(商品名:全合)"Aaxter"Cervical Fixation System	全合生醫科技股份有限公司	国食药监械(许)字2012第3460154号
椎间融合器(商品名:"冠亚"伟戈)"冠亞"偉戈高分子複合材料頸椎椎間融合器	冠亚生技股份有限公司	国食药监械(许)字2012第3460187号
带可吸收性外科缝线缝合针"佳合"外科化學吸收縫線(附針/不附針)	佳合医材股份有限公司	国食药监械(许)字2012第3650091号
带针胸管原文名称:"太平洋"帶針胸管	太平洋医材股份有限公司	国食药监械(许)字2012第3660172号
微创电动椎间盘旋切器	珠海康嘉医疗器械有限公司	国食药监械(准)字2012第3100164号
骨扩张器	苏州欣荣博尔特医疗器械有限公司	国食药监械(准)字2012第3100287号
椎体扩张球囊套件	常州百隆微创医疗器械科技有限公司	国食药监械(准)字2012第3100374号
一次性使用无菌注射针	江西侨明医疗器械有限公司	国食药监械(准)字2012第3150032号
一次性使用静脉采血针(商品名:采血针)	广州阳普医疗科技股份有限公司	国食药监械(准)字2012第3150037号
一次性使用静脉输液针	广东龙心医疗器械有限公司	国食药监械(准)字2012第3150047号
一次性使用无菌注射针	广东龙心医疗器械有限公司	国食药监械(准)字2012第3150048号
一次性使用无菌注射针	江西青山堂医疗器械有限公司	国食药监械(准)字2012第3150097号
一次性使用静脉留置针	圣光医用制品有限公司	国食药监械(准)字2012第3150112号
一次性使用无菌注射器 带针	甘肃宏康医疗器械有限公司	国食药监械(准)字2012第3150125号
一次性使用无菌胰岛素注射器	上海米沙瓦医科工业有限公司	国食药监械(准)字2012第3150142号
一次性使用静脉输液针	江苏康宝医疗器械有限公司	国食药监械(准)字2012第3150152号
一次性使用无菌注射针	江苏康宝医疗器械有限公司	国食药监械(准)字2012第3150153号
一次性使用无菌注射针	常州市远东医疗器材厂有限公司	国食药监械(准)字2012第3150163号
一次性使用无菌注射器用活塞	常州市振兴医疗器材有限公司	国食药监械(准)字2012第3150230号
一次性使用静脉输液针	安徽省康达医疗用品有限公司	国食药监械(准)字2012第3150266号
一次性使用采血针	常州市回春医疗器材有限公司	国食药监械(准)字2012第3150293号
一次性使用中心静脉导管穿刺包	浙江苏嘉医疗器械股份有限公司	国食药监械(准)字2012第3150297号
一次性使用输液器 带针	天津哈娜好兴达医用制品有限公司	国食药监械(准)字2012第3150306号

续表

无针注射器	北京快舒尔医疗技术有限公司	国食药监械(准)字2012第3150310号
一次性使用麻醉用针	南京扬子医用制品有限公司	国食药监械(准)字2012第3150395号
一次性使用无菌胰岛素注射器	温州市贝普科技有限公司	国食药监械(准)字2012第3150621号
一次性使用静脉输液针	常州市远东医疗器材厂有限公司	国食药监械(准)字2012第3150626号
静脉留置针	江西三鑫医疗科技股份有限公司	国食药监械(准)字2012第3150668号
一次性使用麻醉用针	浙江康德莱医疗器械股份有限公司	国食药监械(准)字2012第3150684号
一次性使用无菌自毁式注射器 带针	浙江康康医疗器械有限公司	国食药监械(准)字2012第3150718号
一次性使用静脉输液针	江苏华达医疗器械有限公司	国食药监械(准)字2012第3150723号
一次性使用麻醉用针	上海埃斯埃医械塑料制品有限公司	国食药监械(准)字2012第3150733号
一次性使用无菌注射器用活塞	常州京林医疗器械有限公司	国食药监械(准)字2012第3150821号
一次性使用静脉留置针(商品名:留置针)	深圳市益心达医学新技术有限公司	国食药监械(准)字2012第3150836号
一次性使用无菌注射针	湖南省绿洲惠康发展有限公司	国食药监械(准)字2012第3150841号
一次性使用无菌注射针	山东新华安得医疗用品有限公司	国食药监械(准)字2012第3150844号
一次性使用采血针	河北鑫乐科技有限公司	国食药监械(准)字2012第3150854号
一次性使用静脉输液针	云南好迪医疗器械有限公司	国食药监械(准)字2012第3150866号
一次性使用无菌注射器 带针	长春白求恩医疗器械有限公司	国食药监械(准)字2012第3150872号
一次性使用静脉输液针	江西青山堂医疗器械有限公司	国食药监械(准)字2012第3150907号
一次性活检针(枪)	德迈特医学技术(北京)有限公司	国食药监械(准)字2012第3150909号
一次性使用无菌注射针	云南好迪医疗器械有限公司	国食药监械(准)字2012第3150983号
一次性使用无菌注射器	安徽省康达医疗用品有限公司	国食药监械(准)字2012第3150997号
一次性使用无菌注射针	江苏华达医疗器械有限公司	国食药监械(准)字2012第3151002号
一次性使用无菌注射针	沈阳市北华医材有限公司	国食药监械(准)字2012第3151087号
一次性使用穿刺针	深圳市昕力医疗设备开发有限公司	国食药监械(准)字2012第3151118号
一次性使用无菌自毁式注射器 带针	扬州美德莱医疗用品有限公司	国食药监械(准)字2012第3151119号
胰岛素注射笔用针头	圣光医用制品有限公司	国食药监械(准)字2012第3151121号
一次性使用无菌注射器 带针	浙江衢州康保医疗器材有限公司	国食药监械(准)字2012第3151157号
一次性使用静脉留置针	菏泽圣美高分子塑料制品有限公司	国食药监械(准)字2012第3151212号
一次性使用无菌注射器 带针	湖北康友医用器材有限公司	国食药监械(准)字2012第3151245号
一次性使用膜式回血静脉输液针	天津哈娜好医材有限公司	国食药监械(准)字2012第3151254号
一次性使用采血针	湖北金杏科技发展有限公司	国食药监械(准)字2012第3151277号
一次性使用静脉留置针	江苏磐宇科技有限公司	国食药监械(准)字2012第3151314号
一次性使用无菌注射器 带针	四川新世纪医用高分子制品有限公司	国食药监械(准)字2012第3151460号
一次性使用无菌注射器	山东威高集团医用高分子制品股份有限公司	国食药监械(准)字2012第3151474号
一次性使用无菌注射器 带针	上海金塔医用器材有限公司	国食药监械(准)字2012第3151530号
一次性使用回缩自毁式注射器 带针	甘肃辰旭医疗科技有限公司	国食药监械(准)字2012第3151533号

续表

一次性使用静脉输液针	宁波天益医疗器械有限公司	国食药监械(准)字2012第3151537号
一次性使用无菌注射器 带针	天津哈娜好医材有限公司	国食药监械(准)字2012第3151545号
一次性使用静脉输液针(商品名:康寿)	上海康寿医疗器械有限公司	国食药监械(准)字2012第3151546号
一次性使用无菌注射针(商品名:康寿)	上海康寿医疗器械有限公司	国食药监械(准)字2012第3151547号
一次性使用静脉留置针	河南飘安集团有限公司	国食药监械(准)字2012第3151599号
一次性使用无菌注射器 带针	吉林省众邦医疗器械有限公司	国食药监械(准)字2012第3151621号
一次性使用留置针	浙江康德莱医疗器械股份有限公司	国食药监械(准)字2012第3151622号
一次性使用无菌注射器用活塞	浙江胜利医疗器械有限公司	国食药监械(准)字2012第3151629号
一次性使用麻醉用针	镇江高冠医疗器械有限公司	国食药监械(准)字2012第3151640号
一次性使用静脉输液针	沈阳市北华医材有限公司	国食药监械(准)字2012第3151645号
无针注射器	山东中保康医疗器具有限公司	国食药监械(准)字2012第3151671号
一次性使用无菌注射器 带针	长春市医用高分子有限公司	国食药监械(准)字2012第3151711号
体外冲击波治疗仪	武汉市江汉美思科技发展有限公司	国食药监械(准)字2012第3210009号
体外冲击波碎石机	深圳市慧康医疗器械有限公司	国食药监械(准)字2012第3210055号
体外冲击波碎石机	深圳市慧康医疗器械有限公司	国食药监械(准)字2012第3210056号
胃肠动力无创检查仪	上海是源医疗仪器科技有限公司	国食药监械(准)字2012第3210586号
麻醉机	江苏奥凯医疗设备有限公司	国食药监械(准)字2012第3210611号
体外冲击波碎石机	上海胜亚医疗仪器有限公司	国食药监械(准)字2012第3210760号
多参数监护仪	深圳市理邦精密仪器股份有限公司	国食药监械(准)字2012第3210763号
一氧化氮气体流量控制仪	佛山分析仪有限公司	国食药监械(准)字2012第3210769号
体外引发碎石设备(商品名:苏特立)	苏州特立医疗设备科技有限公司	国食药监械(准)字2012第3210770号
体外反搏装置	江西杰派科技发展有限公司	国食药监械(准)字2012第3210774号
脑涨落图仪	深圳市康立高科技有限公司	国食药监械(准)字2012第3211043号
腔内碎石机	峒里科技(北京)有限公司	国食药监械(准)字2012第3211285号
腔内碎石机	峒里科技(北京)有限公司	国食药监械(准)字2012第3211285号
多参数监护仪	威海威高医疗系统有限公司	国食药监械(准)字2012第3211315号
一次性使用有创压力监测传感器	新乡市驼人医疗器械有限公司	国食药监械(准)字2012第3211572号
气囊式体外反搏装置	广州市忆典医疗器械有限公司	国食药监械(准)字2012第3211574号
软性角膜接触镜(商品名:博士伦时代)	北京博士伦眼睛护理产品有限公司	国食药监械(准)字2012第3220030号
软性亲水接触镜	海昌隐形眼镜有限公司	国食药监械(准)字2012第3220098号
软性亲水接触镜	海昌隐形眼镜有限公司	国食药监械(准)字2012第3220121号
软性亲水接触镜	海昌隐形眼镜有限公司	国食药监械(准)字2012第3220122号
软性亲水接触镜	海昌隐形眼镜有限公司	国食药监械(准)字2012第3220123号
软性亲水接触镜	海昌隐形眼镜有限公司	国食药监械(准)字2012第3220126号
软性亲水接触镜	海昌隐形眼镜有限公司	国食药监械(准)字2012第3220127号
软性亲水接触镜	海昌隐形眼镜有限公司	国食药监械(准)字2012第3220143号
软性亲水接触镜	海昌隐形眼镜有限公司	国食药监械(准)字2012第3220144号

续表

软性亲水接触镜	海昌隐形眼镜有限公司	国食药监械(准)字2012第3220145号
软性亲水接触镜	海昌隐形眼镜有限公司	国食药监械(准)字2012第3220146号
软性亲水接触镜	海昌隐形眼镜有限公司	国食药监械(准)字2012第3220150号
软性亲水接触镜	海昌隐形眼镜有限公司	国食药监械(准)字2012第3220172号
软性亲水接触镜(商品名:清朗半年)	北京博士伦眼睛护理产品有限公司	国食药监械(准)字2012第3220252号
胆道镜(商品名:桥牌(CHiAO))	杭州好克光电仪器有限公司	国食药监械(准)字2012第3220397号
电凝手术剪	上海医疗器械(集团)有限公司手术器械厂	国食药监械(准)字2012第3220426号
电凝手术钳	上海医疗器械(集团)有限公司手术器械厂	国食药监械(准)字2012第3220427号
超声生物显微镜	温州医学院眼视光器械有限公司	国食药监械(准)字2012第3220432号
软性亲水接触镜	海昌隐形眼镜有限公司	国食药监械(准)字2012第3220490号
软性亲水接触镜	海昌隐形眼镜有限公司	国食药监械(准)字2012第3220491号
软性亲水接触镜	海昌隐形眼镜有限公司	国食药监械(准)字2012第3220492号
软性亲水接触镜	上海卫康光学眼镜有限公司	国食药监械(准)字2012第3220516号
软性亲水接触镜	上海卫康光学眼镜有限公司	国食药监械(准)字2012第3220517号
软性亲水接触镜	上海卫康光学眼镜有限公司	国食药监械(准)字2012第3220518号
软性亲水接触镜	上海卫康光学眼镜有限公司	国食药监械(准)字2012第3220523号
软性亲水接触镜	上海卫康光学眼镜有限公司	国食药监械(准)字2012第3220524号
软性亲水接触镜	上海卫康光学眼镜有限公司	国食药监械(准)字2012第3220525号
软性亲水接触镜	上海卫康光学眼镜有限公司	国食药监械(准)字2012第3220526号
软性亲水接触镜	上海卫康光学眼镜有限公司	国食药监械(准)字2012第3220527号
软性亲水接触镜	上海卫康光学眼镜有限公司	国食药监械(准)字2012第3220528号
软性亲水接触镜	上海卫康光学眼镜有限公司	国食药监械(准)字2012第3220529号
软性亲水接触镜	上海卫康光学眼镜有限公司	国食药监械(准)字2012第3220530号
软性亲水接触镜	上海卫康光学眼镜有限公司	国食药监械(准)字2012第3220531号
软性亲水接触镜	上海卫康光学眼镜有限公司	国食药监械(准)字2012第3220532号
软性亲水接触镜	上海卫康光学眼镜有限公司	国食药监械(准)字2012第3220532号
软性亲水接触镜	上海卫康光学眼镜有限公司	国食药监械(准)字2012第3220533号
软性亲水接触镜	上海卫康光学眼镜有限公司	国食药监械(准)字2012第3220534号
软性亲水接触镜	上海卫康光学眼镜有限公司	国食药监械(准)字2012第3220535号
软性亲水接触镜	上海卫康光学眼镜有限公司	国食药监械(准)字2012第3220536号
软性亲水接触镜	北京自然美光学有限公司	国食药监械(准)字2012第3220616号
软性亲水接触镜	北京欧蒂卡.洁伊隐形眼镜制造有限公司	国食药监械(准)字2012第3220617号
软性亲水接触镜	珠海市三狮光学有限公司	国食药监械(准)字2012第3220619号
软性亲水接触镜	珠海市三狮光学有限公司	国食药监械(准)字2012第3220620号
隐形眼镜润滑液	上海卫康光学眼镜有限公司	国食药监械(准)字2012第3220629号
隐形眼镜护理液	上海卫康光学眼镜有限公司	国食药监械(准)字2012第3220630号

续表

隐形眼镜护理液	上海卫康光学眼镜有限公司	国食药监械(准)字2012第3220631号
隐形眼镜护理液	上海卫康光学眼镜有限公司	国食药监械(准)字2012第3220632号
软性亲水接触镜	上海卫康光学眼镜有限公司	国食药监械(准)字2012第3220633号
软性亲水接触镜	吉林市锐尔康隐形眼镜有限公司	国食药监械(准)字2012第3220644号
软性亲水接触镜	上海卫康光学眼镜有限公司	国食药监械(准)字2012第3220683号
隐形眼镜润滑液	上海卫康光学眼镜有限公司	国食药监械(准)字2012第3220726号
隐形眼镜护理液	上海卫康光学眼镜有限公司	国食药监械(准)字2012第3220727号
隐形眼镜护理液	上海卫康光学眼镜有限公司	国食药监械(准)字2012第3220728号
隐形眼镜护理液	上海卫康光学眼镜有限公司	国食药监械(准)字2012第3220729号
隐形眼镜护理液	上海卫康光学眼镜有限公司	国食药监械(准)字2012第3220730号
隐形眼镜护理液	上海卫康光学眼镜有限公司	国食药监械(准)字2012第3220731号
隐形眼镜护理液	上海卫康光学眼镜有限公司	国食药监械(准)字2012第3220732号
热活检钳	南京微创医学科技有限公司	国食药监械(准)字2012第3220781号
电子大肠镜	宁波吴特光电仪器有限公司	国食药监械(准)字2012第3220783号
腹腔内窥镜	桐庐优视医疗器械有限公司	国食药监械(准)字2012第3220818号
软性亲水接触镜	海昌隐形眼镜有限公司	国食药监械(准)字2012第3220826号
软性亲水接触镜	海昌隐形眼镜有限公司	国食药监械(准)字2012第3220827号
软性亲水接触镜	杭州光祺力实业有限公司	国食药监械(准)字2012第3220833号
眼科手术用全氟萘烷	上海华捷视医疗设备有限公司	国食药监械(准)字2012第3220837号
软性亲水接触镜	北京自然美光学有限公司	国食药监械(准)字2012第3220903号
软性亲水接触镜	北京欧蒂卡.洁伊隐形眼镜制造有限公司	国食药监械(准)字2012第3220904号
调Q Nd:YAG激光治疗机	北京泰富瑞泽科技有限公司	国食药监械(准)字2012第3220964号
电子上消化道镜	上海欧加华医疗仪器有限公司	国食药监械(准)字2012第3220965号
软性亲水接触镜	北京欧蒂卡.洁伊隐形眼镜制造有限公司	国食药监械(准)字2012第3220989号
一次性使用圈套器	南京微创医学科技有限公司	国食药监械(准)字2012第3221137号
硬性角膜接触镜	上海菲士康隐形眼镜有限公司	国食药监械(准)字2012第3221150号
硬性角膜接触镜	杭州博士顿光学有限公司	国食药监械(准)字2012第3221151号
腹腔镜	杭州好克光电仪器有限公司	国食药监械(准)字2012第3221196号
医用透明质酸钠凝胶(商品名:晶视TM)	山东福瑞达生物医药有限公司	国食药监械(准)字2012第3221219号
电子大肠镜(商品名:西川)	西安西川医疗器械有限公司	国食药监械(准)字2012第3221223号
电子上消化道内窥镜(商品名:西川)	西安西川医疗器械有限公司	国食药监械(准)字2012第3221224号
硬性电凝切割内窥镜(商品名:电切镜)	杭州康友医疗设备有限公司	国食药监械(准)字2012第3221284号
软性亲水接触镜	北京维视达康科技有限公司	国食药监械(准)字2012第3221292号
软性亲水接触镜	北京维视达康科技有限公司	国食药监械(准)字2012第3221293号
眼用羟丙基甲基纤维素(商品名:优维素)	河南宇宙人工晶状体研制有限公司	国食药监械(准)字2012第3221339号
隐形眼镜护理液	陕西仁康药业有限公司	国食药监械(准)字2012第3221485号

续表

软性亲水接触镜	杭州光祺力实业有限公司	国食药监械(准)字2012第3221490号
隐形眼镜润滑液	陕西仁康药业有限公司	国食药监械(准)字2012第3221491号
上消化道电子内窥镜	上海澳华光电内窥镜有限公司	国食药监械(准)字2012第3221494号
关节镜	杭州好克光电仪器有限公司	国食药监械(准)字2012第3221495号
硬性角膜接触镜	上海菲士康隐形眼镜有限公司	国食药监械(准)字2012第3221521号
硬性角膜接触镜	温州欣视界科技有限公司	国食药监械(准)字2012第3221523号
经阴道耻骨穿刺内窥镜	飞秒光电科技(西安)有限公司	国食药监械(准)字2012第3221577号
硬性角膜接触镜(商品名:Rose K)	上海菲士康隐形眼镜有限公司	国食药监械(准)字2012第3221600号
角膜塑形用硬性透气接触镜(商品名:梦戴维)	欧普康视科技(合肥)有限公司	国食药监械(准)字2012第3221618号
硬性角膜接触镜(商品名:日戴维)	欧普康视科技(合肥)有限公司	国食药监械(准)字2012第3221619号
隐形眼镜护理液	雅培眼力健(杭州)制药有限公司	国食药监械(准)字2012第3221693号
椎间盘镜	山东冠龙医疗用品有限公司	国食药监械(准)字2012第3221751号
彩色超声诊断仪	北京悠尔健医学技术研究所	国食药监械(准)字2012第3230053号
超声聚焦子宫肌瘤治疗系统(商品名:普罗)	深圳市普罗惠仁医学科技有限公司	国食药监械(准)字2012第3230085号
彩色数字型超声诊断仪	通用电气医疗系统(中国)有限公司	国食药监械(准)字2012第3230435号
彩色全数字超声诊断仪	苏州中加医疗科技有限公司	国食药监械(准)字2012第3230466号
眼科A型超声诊断仪	重庆康华科技有限公司	国食药监械(准)字2012第3230606号
彩色数字型超声诊断仪	通用电气医疗系统(中国)有限公司	国食药监械(准)字2012第3230664号
彩色数字型超声诊断仪	通用电气医疗系统(中国)有限公司	国食药监械(准)字2012第3230764号
彩色数字型超声诊断仪	通用电气医疗系统(中国)有限公司	国食药监械(准)字2012第3230972号
超声彩色多普勒诊断仪	深圳市开立科技有限公司	国食药监械(准)字2012第3231065号
超声诊断系统	东软飞利浦医疗设备系统有限责任公司	国食药监械(准)字2012第3231099号
彩色全数字超声诊断仪	苏州中加医疗科技有限公司	国食药监械(准)字2012第3231138号
眼科A/B超声诊断仪(商品名:SU0ER)	天津市索维电子技术有限公司	国食药监械(准)字2012第3231144号
眼科A超测量仪(商品名:SUOER)	天津市索维电子技术有限公司	国食药监械(准)字2012第3231145号
聚焦超声减脂机	北京汇福康医疗技术有限公司	国食药监械(准)字2012第3231147号
全数字彩色多普勒超声诊断系统	汕头市超声仪器研究所有限公司	国食药监械(准)字2012第3231257号
全数字彩色多普勒超声诊断系统	深圳市威尔德医疗电子有限公司	国食药监械(准)字2012第3231260号
全数字彩色多普勒超声诊断仪	无锡海鹰电子医疗系统有限公司	国食药监械(准)字2012第3231318号
超声彩色多普勒诊断仪	深圳市开立科技有限公司	国食药监械(准)字2012第3231319号
超声彩色多普勒诊断仪	深圳市开立科技有限公司	国食药监械(准)字2012第3231386号
超声彩色多普勒诊断仪	深圳市开立科技有限公司	国食药监械(准)字2012第3231414号
全景超声生物显微镜(商品名:SUOER)	天津市索维电子技术有限公司	国食药监械(准)字2012第3231418号
彩色多普勒超声波诊断仪	丹东东方医疗电子有限公司	国食药监械(准)字2012第3231580号
超声肝硬化检测仪	深圳市一体医疗科技股份有限公司	国食药监械(准)字2012第3231585号

续表

超声诊断系统	东软飞利浦医疗设备系统有限责任公司	国食药监械(准)字2012第3231593号
二氧化碳激光治疗机	武汉镭射科技有限公司	国食药监械(准)字2012第3240010号
二氧化碳激光治疗机	吉林省科英激光技术有限责任公司	国食药监械(准)字2012第3240232号
二氧化碳激光治疗机	长春中吉光电设备有限公司	国食药监械(准)字2012第3240236号
半导体激光治疗仪	北京龙慧珩医疗科技发展有限公司	国食药监械(准)字2012第3240338号
钕激光治疗机	广州市普东光电科技有限公司	国食药监械(准)字2012第3240340号
半导体激光治疗仪	深圳市大族医疗设备有限公司	国食药监械(准)字2012第3240396号
半导体激光治疗机	北京龙慧珩医疗科技发展有限公司	国食药监械(准)字2012第3240428号
二氧化碳激光治疗机	武汉亚格光电技术有限公司	国食药监械(准)字2012第3240579号
二氧化碳激光治疗机	上海市激光技术研究所	国食药监械(准)字2012第3240662号
二氧化碳激光治疗机	北京泰富瑞泽科技有限公司	国食药监械(准)字2012第3240687号
半导体激光治疗仪	武汉博激世纪科技有限公司	国食药监械(准)字2012第3240776号
Tm:YAG激光治疗机	天津市天坤光电技术有限公司	国食药监械(准)字2012第3240782号
电子上消化道镜	上海欧加华医疗仪器有限公司	国食药监械(准)字2012第3240965号
Nd:YAG激光皮肤治疗仪	北京新科以仁科技发展有限公司	国食药监械(准)字2012第3241054号
掺铒光纤激光治疗机	北京泰富瑞泽科技有限公司	国食药监械(准)字2012第3241148号
脉冲波掺钕钇铝石榴石激光治疗机	武汉亚格光电技术有限公司	国食药监械(准)字2012第3241253号
眼科Nd:YAG激光治疗仪	天津迈达医学科技有限公司	国食药监械(准)字2012第3241266号
半导体激光治疗仪	健力普(北京)医疗科技有限公司	国食药监械(准)字2012第3241582号
二氧化碳激光治疗机	武汉华工激光医疗设备有限公司	国食药监械(准)字2012第3241589号
二氧化碳激光治疗机	武汉华工激光医疗设备有限公司	国食药监械(准)字2012第3241590号
半导体激光治疗仪	武汉凌云光电科技有限责任公司	国食药监械(准)字2012第3241668号
二氧化碳激光治疗机	武汉奇致激光技术有限公司	国食药监械(准)字2012第3241754号
微波治疗仪	南京市新技术应用研究所有限公司	国食药监械(准)字2012第3250049号
高频电刀	上海医疗器械(集团)有限公司手术器械厂	国食药监械(准)字2012第3250057号
氩气控制仪	上海沪通电子有限公司	国食药监械(准)字2012第3250429号
高频电刀	北京东方神健医疗器械有限公司	国食药监械(准)字2012第3250575号
高频电刀	上海沪通电子有限公司	国食药监械(准)字2012第3250576号
高频电刀	上海沪通电子有限公司	国食药监械(准)字2012第3250577号
电凝器件	桐庐洲济医疗器械有限公司	国食药监械(准)字2012第3250580号
高频电刀	上海沪通电子有限公司	国食药监械(准)字2012第3250607号
高频电刀	上海沪通电子有限公司	国食药监械(准)字2012第3250608号
微波治疗机	深圳市奥克微科技股份有限公司	国食药监械(准)字2012第3250663号
高频电刀	柯惠医疗器材制造(上海)有限公司	国食药监械(准)字2012第3250709号
变频高频电刀	武汉兰宝石医疗设备有限公司	国食药监械(准)字2012第3250710号
高频电刀	柯惠医疗器材制造(上海)有限公司	国食药监械(准)字2012第3250712号

续表

软性内镜用高频手术器械	上海埃尔顿医疗器械有限公司	国食药监械(准)字2012第3250766号
内窥镜用高频手术电极	杭州汇大医疗器械有限公司	国食药监械(准)字2012第3250768号
神经射频治疗仪	四川锦江电子科技有限公司	国食药监械(准)字2012第3250779号
热活检钳	南京微创医学科技有限公司	国食药监械(准)字2012第3250781号
前列腺汽化电切镜	杭州市桐庐医疗光学仪器总厂	国食药监械(准)字2012第3250966号
氩气控制器	珠海维尔康生物科技有限公司	国食药监械(准)字2012第3251042号
微波治疗仪	深圳市雷迈科技有限公司	国食药监械(准)字2012第3251044号
氩气电刀	上海沪通电子有限公司	国食药监械(准)字2012第3251051号
高频电刀	上海沪通电子有限公司	国食药监械(准)字2012第3251052号
高频电刀	上海沪通电子有限公司	国食药监械(准)字2012第3251053号
高频电刀	常州市延陵电子设备有限公司	国食药监械(准)字2012第3251057号
高频电刀	常州市延陵电子设备有限公司	国食药监械(准)字2012第3251058号
射频等离子体手术系统(商品名:优尼特Unitec)	中美联合技术(北京)有限公司	国食药监械(准)字2012第3251060号
微波治疗仪	徐州雷奥医疗设备有限公司	国食药监械(准)字2012第3251063号
高频电刀	上海沪通电子有限公司	国食药监械(准)字2012第3251066号
体外高频热疗机	珠海和佳医疗设备股份有限公司	国食药监械(准)字2012第3251259号
微波消融治疗仪	南京庆海微波电子研究所	国食药监械(准)字2012第3251320号
微波治疗仪	南京华贝电子医疗设备有限公司	国食药监械(准)字2012第3251321号
微波治疗仪	徐州市宝兴医疗设备有限公司	国食药监械(准)字2012第3251322号
高频扁桃体手术器	沧州市云江药械有限公司	国食药监械(准)字2012第3251382号
微波热疗机	湖南佑立医疗科技有限公司	国食药监械(准)字2012第3251421号
氩等离子体电凝器	北京天业爱博科贸有限公司	国食药监械(准)字2012第3251587号
高频电刀	深圳市金科威实业有限公司	国食药监械(准)字2012第3251592号
心脏射频消融仪	四川锦江电子科技有限公司	国食药监械(准)字2012第3251596号
高频电刀	上海卡姆南洋医疗器械有限公司	国食药监械(准)字2012第3251748号
高频电刀	上海卡姆南洋医疗器械有限公司	国食药监械(准)字2012第3251749号
高频电刀	上海卡姆南洋医疗器械有限公司	国食药监械(准)字2012第3251750号
高频电刀	南京三赢科技有限责任公司	国食药监械(准)字2012第3251753号
高频电刀	北京美邦时代科技有限公司	国食药监械(准)字2012第3251756号
医用氧气加压舱(商品名:单人医用高压纯氧舱)	宁波高压氧舱总厂	国食药监械(准)字2012第3260054号
低中频静电场治疗仪	深圳市好一生电子科技有限公司	国食药监械(准)字2012第3260767号
高压电位治疗仪	天津市唐邦科技有限公司	国食药监械(准)字2012第3261098号
医用空气加压氧舱	烟台宏远氧业有限公司	国食药监械(准)字2012第3261100号
家用电位治疗仪	白寿医疗器械(苏州)有限公司	国食药监械(准)字2012第3261103号
高频红外光治疗仪	徐州雷奥医疗设备有限公司	国食药监械(准)字2012第3261199号

续表

腔道介入治疗仪	上海淞行实业有限公司	国食药监械(准)字2012第3261201号
全身热疗系统(商品名:太空舱)	深圳市一体医疗科技股份有限公司	国食药监械(准)字2012第3261417号
空气加压医用氧舱	杭州新颖氧舱有限公司	国食药监械(准)字2012第3261556号
高电位治疗仪	上海远中贝达安医疗器械有限公司	国食药监械(准)字2012第3261588号
光电理疗仪	威海众恒医疗设备有限公司	国食药监械(准)字2012第3261752号
永磁型磁共振成像系统	嘉恒医疗科技有限公司	国食药监械(准)字2012第3280052号
超导型磁共振成像系统	西门子(深圳)磁共振有限公司	国食药监械(准)字2012第3280585号
磁共振成像系统	深圳安科高技术股份有限公司	国食药监械(准)字2012第3280592号
磁共振成像系统	深圳安科高技术股份有限公司	国食药监械(准)字2012第3280597号
磁共振成像系统	辽宁开普医疗系统有限公司	国食药监械(准)字2012第3280714号
磁共振成像系统	辽宁开普医疗系统有限公司	国食药监械(准)字2012第3280715号
磁共振成像系统	辽宁开普医疗系统有限公司	国食药监械(准)字2012第3280716号
磁共振系统	西门子迈迪特(深圳)磁共振有限公司	国食药监械(准)字2012第3280777号
永磁型磁共振成像系统	北京泰杰燕园医学工程技术有限公司	国食药监械(准)字2012第3280778号
超导磁共振成像系统	宁波鑫高益磁材有限公司	国食药监械(准)字2012第3280817号
开放式永磁型磁共振成像系统	宁波鑫高益磁材有限公司	国食药监械(准)字2012第3280973号
开放式永磁型磁共振成像系统	宁波鑫高益磁材有限公司	国食药监械(准)字2012第3280974号
磁共振成像系统	苏州安科医疗系统有限公司	国食药监械(准)字2012第3281045号
开放式永磁型磁共振成像系统	宁波鑫高益磁材有限公司	国食药监械(准)字2012第3281059号
开放式永磁型磁共振成像系统	宁波鑫高益磁材有限公司	国食药监械(准)字2012第3281067号
磁共振成像系统	沈阳东软医疗系统有限公司	国食药监械(准)字2012第3281197号
磁共振成像系统	沈阳东软医疗系统有限公司	国食药监械(准)字2012第3281198号
医用永磁型磁共振成像系统	日立医疗系统(苏州)有限公司	国食药监械(准)字2012第3281222号
磁共振成像系统	深圳市贝斯达医疗器械有限公司	国食药监械(准)字2012第3281225号
超导型磁共振成像系统	上海卡勒幅磁共振技术有限公司	国食药监械(准)字2012第3281286号
开放式永磁型磁共振成像系统	深圳市正祥医疗科技有限公司	国食药监械(准)字2012第3281573号
永磁型磁共振成像系统	西门子(深圳)磁共振有限公司	国食药监械(准)字2012第3281597号
数字X射线摄影系统	北京岛津医疗器械有限公司	国食药监械(准)字2012第3300234号
医用血管造影X射线机	北京东方逸腾数码医疗设备技术有限公司	国食药监械(准)字2012第3300238号
医用诊断X射线机	北京万东医疗装备股份有限公司	国食药监械(准)字2012第3300240号
医用诊断X射线透视摄影系统	北京岛津医疗器械有限公司	国食药监械(准)字2012第3300342号
医用X射线摄影装置	上海西门子医疗器械有限公司	国食药监械(准)字2012第3300344号
医用诊断X射线机	北京万东医疗装备股份有限公司	国食药监械(准)字2012第3300345号
医用诊断X射线机	北京万东医疗装备股份有限公司	国食药监械(准)字2012第3300346号
医用诊断X射线机	北京万东医疗装备股份有限公司	国食药监械(准)字2012第3300347号
医用诊断X射线机	北京万东医疗装备股份有限公司	国食药监械(准)字2012第3300348号

续表

医用诊断X射线机	北京万东医疗装备股份有限公司	国食药监械(准)字2012第3300349号
医用X射线诊断机	邦盛医疗装备(天津)股份有限公司	国食药监械(准)字2012第3300431号
数字化医用X射线摄影系统	上海西门子医疗器械有限公司	国食药监械(准)字2012第3300433号
医用诊断X射线机	上海中科再启医疗设备有限公司	国食药监械(准)字2012第3300436号
数字化医用X射线摄影系统	东莞市贝斯达医疗器械有限公司	国食药监械(准)字2012第3300439号
数字化医用X射线摄影系统	东莞市贝斯达医疗器械有限公司	国食药监械(准)字2012第3300440号
医用X线摄影装置	虎丘影像科技(苏州)有限公司	国食药监械(准)字2012第3300583号
医用诊断X射线机	北京万东医疗装备股份有限公司	国食药监械(准)字2012第3300589号
医用诊断X射线机	北京万东医疗装备股份有限公司	国食药监械(准)字2012第3300590号
医用诊断X射线机	北京万东医疗装备股份有限公司	国食药监械(准)字2012第3300591号
医用X射线摄影系统	辽宁开普医疗系统有限公司	国食药监械(准)字2012第3300593号
X射线计算机断层摄影设备	沈阳东软医疗系统有限公司	国食药监械(准)字2012第3300594号
X射线计算机断层摄影设备	沈阳东软医疗系统有限公司	国食药监械(准)字2012第3300595号
X射线诊断设备	上海西门子医疗器械有限公司	国食药监械(准)字2012第3300596号
医用诊断X射线机	北京万东医疗装备股份有限公司	国食药监械(准)字2012第3300612号
医用诊断X射线机	北京万东医疗装备股份有限公司	国食药监械(准)字2012第3300613号
数字医用诊断X射线透视摄影系统	北京岛津医疗器械有限公司	国食药监械(准)字2012第3300703号
医用诊断X射线机	上海医疗器械厂有限公司	国食药监械(准)字2012第3300705号
医用诊断X射线机	内江西南医用设备有限公司	国食药监械(准)字2012第3300706号
医用诊断X射线机	内江西南医用设备有限公司	国食药监械(准)字2012第3300707号
医用诊断X射线机	内江西南医用设备有限公司	国食药监械(准)字2012第3300708号
数字化医用X射线摄影系统	杭州美诺瓦医疗科技有限公司	国食药监械(准)字2012第3300711号
X射线诊断设备	上海西门子医疗器械有限公司	国食药监械(准)字2012第3300713号
医用诊断X射线透视摄影系统	北京岛津医疗器械有限公司	国食药监械(准)字2012第3300771号
数字医用诊断X射线透视摄影系统	北京岛津医疗器械有限公司	国食药监械(准)字2012第3300772号
医用诊断X射线机	成都普健医用设备制造有限公司	国食药监械(准)字2012第3300775号
数字化医用X射线摄影系统	富士医疗器材(上海)有限公司	国食药监械(准)字2012第3300780号
医用数字X射线摄影系统	嘉恒医疗科技(上海)有限公司	国食药监械(准)字2012第3300784号
医用数字X射线摄影系统	嘉恒医疗科技(上海)有限公司	国食药监械(准)字2012第3300785号
数字化医用X射线摄影系统	北京通用电气华伦医疗设备有限公司	国食药监械(准)字2012第3300813号
数字化医用X射线摄影系统	深圳迈瑞生物医疗电子股份有限公司	国食药监械(准)字2012第3301039号
医用数字X射线摄影系统	嘉恒医疗科技(上海)有限公司	国食药监械(准)字2012第3301040号
高频医用诊断X射线机	重庆华伦医疗器械有限公司	国食药监械(准)字2012第3301046号
医用诊断X射线机	珠海普利德医疗设备有限公司	国食药监械(准)字2012第3301055号
胃肠X射线系统	北京通用电气华伦医疗设备有限公司	国食药监械(准)字2012第3301104号
数字化医用X射线摄影系统	北京通用电气华伦医疗设备有限公司	国食药监械(准)字2012第3301141号

续表

数字化医用X射线摄影系统	北京通用电气华伦医疗设备有限公司	国食药监械(准)字2012第3301142号
X射线机	北京岛津医疗器械有限公司	国食药监械(准)字2012第3301143号
医用诊断X射线机	珠海普利德医疗设备有限公司	国食药监械(准)字2012第3301146号
数字化医用X射线摄影系统	南京普爱射线影像设备有限公司	国食药监械(准)字2012第3301149号
数字化医用X射线摄影系统	南京普爱射线影像设备有限公司	国食药监械(准)字2012第3301226号
数字X射线摄影系统	深圳安科高技术股份有限公司	国食药监械(准)字2012第3301227号
数字化医用X射线摄影系统	深圳迈瑞生物医疗电子股份有限公司	国食药监械(准)字2012第3301268号
数字化医用X射线摄影系统	北京万东医疗装备股份有限公司	国食药监械(准)字2012第3301287号
数字化医用X射线摄影系统	北京万东医疗装备股份有限公司	国食药监械(准)字2012第3301288号
X射线计算机体层摄影设备	东芝大连有限公司	国食药监械(准)字2012第3301316号
医用摄影X射线机	南京普爱射线影像设备有限公司	国食药监械(准)字2012第3301317号
移动式C臂电视X射线机	山西万科医用设备有限公司	国食药监械(准)字2012第3301323号
医用诊断X射线机	珠海普利德医疗设备有限公司	国食药监械(准)字2012第3301420号
数字化医用X射线摄影系统	深圳迈瑞生物医疗电子股份有限公司	国食药监械(准)字2012第3301422号
数字X射线摄影系统	深圳安科高技术股份有限公司	国食药监械(准)字2012第3301496号
医用X射线摄影系统	华润万东医疗装备股份有限公司	国食药监械(准)字2012第3301498号
医用X射线摄影系统	华润万东医疗装备股份有限公司	国食药监械(准)字2012第3301499号
医用X射线摄影系统	深圳市蓝韵实业有限公司	国食药监械(准)字2012第3301557号
医用诊断X射线机	珠海普利德医疗设备有限公司	国食药监械(准)字2012第3301575号
医用诊断X射线机	珠海普利德医疗设备有限公司	国食药监械(准)字2012第3301576号
数字化医用X射线摄影系统（商品名：新视野）	沈阳东软医疗系统有限公司	国食药监械(准)字2012第3301583号
数字化X射线摄影系统	深圳市蓝韵实业有限公司	国食药监械(准)字2012第3301584号
X射线诊断设备	沈阳东软医疗系统有限公司	国食药监械(准)字2012第3301586号
放射治疗模拟机	中国核动力研究设计院设备制造厂	国食药监械(准)字2012第3301594号
医用诊断X射线摄影系统	上海医疗器械厂有限公司	国食药监械(准)字2012第3301669号
胃肠道造影显像剂(商品名: 显影比乐)	内蒙古爱众医学影像有限公司	国食药监械(准)字2012第3310285号
数字化医用X射线摄影系统	富士医疗器材(上海)有限公司	国食药监械(准)字2012第3310780号
数字化医用X射线摄影系统	辽宁开普医疗系统有限公司	国食药监械(准)字2012第3310819号
数字化医用X射线摄影系统	辽宁开普医疗系统有限公司	国食药监械(准)字2012第3310820号
医用直线加速器	医科达北研(北京)医疗器械有限公司	国食药监械(准)字2012第3320237号
放射治疗模拟机	山东新华医疗器械股份有限公司	国食药监械(准)字2012第3321385号
体部多源γ射束立体定向放射治疗系统	武汉康桥医学新技术有限公司	国食药监械(准)字2012第3321555号
放射治疗自动多叶准直器	深圳市海博科技有限公司	国食药监械(准)字2012第3330012号
陀螺旋转式钴60立体定向放射治疗系统	上海伽玛星科技发展有限公司	国食药监械(准)字2012第3330609号

续表

自动控制式近距离治疗后装设备	北京科霖众医学技术研究所	国食药监械(准)字2012第3330968号
γ射线遥控近距离治疗机	天津荣力电子有限公司	国食药监械(准)字2012第3331554号
数控全自动伽玛射线头部立体定向放射治疗系统	深圳市圣爱医学科技发展有限公	国食药监械(准)字2012第3331579号
核素扫描机	安徽中科中佳科学仪器有限公司	国食药监械(准)字2012第3331598号
乙型肝炎病毒核酸定量检测试剂盒(PCR-荧光探针法)	亚能生物技术(深圳)有限公司	国食药监械(准)字2012第3400001号
丙型肝炎病毒抗体确证试剂盒(重组免疫印迹法)(商品名:WT HCV 确证)	北京万泰生物药业股份有限公司	国食药监械(准)字2012第3400002号
人类免疫缺陷病毒(HIV 1/2)抗体检测试剂盒(乳胶法)	艾博生物医药(杭州)有限公司	国食药监械(准)字2012第3400003号
戊型肝炎病毒IgG抗体检测试剂盒(胶体金法)	北京中检安泰诊断科技有限公司	国食药监械(准)字2012第3400004号
乙型肝炎病毒表面抗体定量检测试剂盒(化学发光法)	潍坊市康华生物技术有限公司	国食药监械(准)字2012第3400005号
乙型肝炎病毒e抗原检测试剂盒(化学发光法)	潍坊市康华生物技术有限公司	国食药监械(准)字2012第3400006号
人巨细胞病毒(HCMV)核酸定量检测试剂盒(PCR荧光法)	艾康生物技术(杭州)有限公司	国食药监械(准)字2012第3400007号
肺炎支原体(MP)核酸检测试剂盒(PCR荧光法)	艾康生物技术(杭州)有限公司	国食药监械(准)字2012第3400008号
人乳头瘤病毒基因分型(23型)检测试剂盒(PCR-反向点杂交法)	亚能生物技术(深圳)有限公司	国食药监械(准)字2012第3400059号
糖类抗原125(CA125)定量检测试剂盒(酶联免疫法)	北京北方生物技术研究所	国食药监械(准)字2012第3400060号
癌胚抗原(CEA)定量检测试剂盒(时间分辨荧光免疫分析法)	北京北方生物技术研究所	国食药监械(准)字2012第3400061号
神经元烯醇化酶(NSE)定量检测试剂盒(时间分辨荧光免疫分析法)	北京北方生物技术研究所	国食药监械(准)字2012第3400062号
前列腺特异性抗原(PSA)定量检测试剂盒(时间分辨荧光免疫分析法)商品名称无	北京北方生物技术研究所	国食药监械(准)字2012第3400063号
糖类抗原153(CA153)定量检测试剂盒(化学发光法)	北京北方生物技术研究所	国食药监械(准)字2012第3400064号
糖类抗原19-9(CA19-9)定量检测试剂盒(化学发光法)	北京北方生物技术研究所	国食药监械(准)字2012第3400065号
糖类抗原50(CA50)定量检测试剂盒(化学发光法)	北京北方生物技术研究所	国食药监械(准)字2012第3400066号
糖类抗原125(CA125)定量检测试剂盒(时间分辨荧光免疫分析法)	北京北方生物技术研究所	国食药监械(准)字2012第3400067号
糖类抗原19-9(CA19-9)定量测定试剂盒(酶联免疫法)	北京北方生物技术研究所	国食药监械(准)字2012第3400068号

续表

糖类抗原50(CA50)定量测定试剂盒(酶联免疫法)	北京北方生物技术研究所	国食药监械(准)字2012第3400069号
糖类抗原15-3(CA15-3)定量测定试剂盒(酶联免疫法)	北京北方生物技术研究所	国食药监械(准)字2012第3400070号
前列腺特异性抗原(PSA)定量测定试剂盒(酶联免疫法)	北京北方生物技术研究所	国食药监械(准)字2012第3400071号
糖类抗原50(CA50)定量检测试剂盒(时间分辨荧光免疫分析法)	北京北方生物技术研究所	国食药监械(准)字2012第3400072号
糖类抗原125(CA125)定量检测试剂盒(化学发光法)	北京北方生物技术研究所	国食药监械(准)字2012第3400073号
糖类抗原19-9(CA19-9)定量检测试剂盒(时间分辨荧光免疫分析法)	北京北方生物技术研究所	国食药监械(准)字2012第3400074号
人类免疫缺陷病毒(HIV 1/2)抗体检测试剂盒(乳胶法)	艾博生物医药(杭州)有限公司	国食药监械(准)字2012第3400075号
幽门螺旋杆菌抗体检测试剂(胶体金法)	英科新创(厦门)科技有限公司	国食药监械(准)字2012第3400076号
乙型肝炎病毒核酸定量检测试剂盒(PCR-荧光探针法)	中山大学达安基因股份有限公司	国食药监械(准)字2012第3400078号
通用型肠道病毒、EV-71及CA-16核酸检测试剂盒(荧光PCR法)	上海科华生物工程股份有限公司	国食药监械(准)字2012第3400079号
梅毒螺旋体抗体诊断试剂(胶体金法)	潍坊三维生物工程集团有限公司	国食药监械(准)字2012第3400080号
吗啡/甲基安非他明唾液检测试剂盒(胶体金法)	北京中生朗捷生物技术有限公司	国食药监械(准)字2012第3400081号
氯胺酮检测试剂盒(胶体金法)	北京中生朗捷生物技术有限公司	国食药监械(准)字2012第3400082号
甲型肝炎病毒IgM抗体检测试剂盒(酶联免疫法)	潍坊市康华生物技术有限公司	国食药监械(准)字2012第3400083号
糖类抗原CA50定量测定试剂盒(化学发光法)	北京科美生物技术有限公司	国食药监械(准)字2012第3400099号
前列腺特异抗原(PSA)定量测定试剂盒(化学发光法)	北京科美生物技术有限公司	国食药监械(准)字2012第3400100号
糖类抗原CA19-9定量测定试剂盒(化学发光法)	北京科美生物技术有限公司	国食药监械(准)字2012第3400101号
糖类抗原CA15-3定量测定试剂盒(化学发光法)	北京科美生物技术有限公司	国食药监械(准)字2012第3400102号
甲胎蛋白定量检测试剂盒(化学发光法)	北京科美生物技术有限公司	国食药监械(准)字2012第3400103号
高危型人乳头瘤病毒(8个型)核酸定量检测试剂盒(PCR荧光法)	中山大学达安基因股份有限公司	国食药监械(准)字2012第3400104号
肺炎支原体核酸定量检测试剂盒(PCR荧光探针法)	中山大学达安基因股份有限公司	国食药监械(准)字2012第3400105号
解脲脲原体核酸定量检测试剂盒(PCR-荧光探针法)	中山大学达安基因股份有限公司	国食药监械(准)字2012第3400106号

续表

甲基安非他明检测试剂盒(胶体金法)商品名称摩克	万华普曼生物工程有限公司	国食药监械(准)字2012第3400107号
乙型肝炎病毒核心抗体检测试剂盒(酶联免疫法)	北京现代高达生物技术有限责任公司	国食药监械(准)字2012第3400108号
甲胎蛋白定量测定试剂盒(酶联免疫法)	北京现代高达生物技术有限责任公司	国食药监械(准)字2012第3400109号
癌抗原125定量检测试剂盒(免疫荧光法)	苏州新波生物技术有限公司	国食药监械(准)字2012第3400192号
前列腺特异性抗原定量检测试剂盒(免疫荧光法)	苏州新波生物技术有限公司	国食药监械(准)字2012第3400193号
糖类抗原19-9定量检测试剂盒(免疫荧光法)	苏州新波生物技术有限公司	国食药监械(准)字2012第3400194号
游离前列腺特异性抗原定量检测试剂盒(免疫荧光法)	苏州新波生物技术有限公司	国食药监械(准)字2012第3400195号
结核分枝杆菌IgG/IgM抗体检测试剂盒(胶体金法)	北京健乃喜生物技术有限公司	国食药监械(准)字2012第3400196号
恶性疟快速检测试剂(免疫层析法)	中山生物工程有限公司	国食药监械(准)字2012第3400197号
巨细胞病毒IgM抗体诊断试剂盒(酶联免疫法)	潍坊三维生物工程集团有限公司	国食药监械(准)字2012第3400198号
Ⅱ型单纯疱疹病毒IgM抗体诊断试剂盒(酶联免疫法)	潍坊三维生物工程集团有限公司	国食药监械(准)字2012第3400199号
弓形虫IgM抗体诊断试剂盒(酶联免疫法)	潍坊三维生物工程集团有限公司	国食药监械(准)字2012第3400200号
风疹病毒IgM抗体诊断试剂盒(酶联免疫法)	潍坊三维生物工程集团有限公司	国食药监械(准)字2012第3400201号
HER-2/neu基因检测试剂盒(荧光原位杂交法)	中山大学达安基因股份有限公司	国食药监械(准)字2012第3400202号(变更批件)
膀胱癌细胞染色体及基因异常检测试剂盒(荧光原位杂交法)	中山大学达安基因股份有限公司	国食药监械(准)字2012第3400203号(变更批件)
肺炎支原体IgM抗体检测试剂盒(胶体金法)	北京中检安泰诊断科技有限公司	国食药监械(准)字2012第3400204号
EB病毒衣壳抗原(VCA)IgA抗体检测试剂盒(酶联免疫法)	中山生物工程有限公司	国食药监械(准)字2012第3400205号
EB病毒核抗原1(NA1) IgA抗体检测试剂盒(酶联免疫法)	中山生物工程有限公司	国食药监械(准)字2012第3400206号
丙型肝炎病毒基因分型检测试剂盒(PCR-反向点杂交法)	中山大学达安基因股份有限公司	国食药监械(准)字2012第3400207号
乙型肝炎病毒基因分型检测试剂盒(PCR荧光法)	艾康生物技术(杭州)有限公司	国食药监械(准)字2012第3400208号
丙型肝炎病毒核酸定量检测试剂盒(PCR-荧光探针法)	中山大学达安基因股份有限公司	国食药监械(准)字2012第3400209号
吗啡检测试剂盒(胶体金法)	北京青元盛康生物医药科技有限公司	国食药监械(准)字2012第3400210号
甲基安非他明检测试剂盒(胶体金法)	北京青元盛康生物医药科技有限公司	国食药监械(准)字2012第3400211号
戊型肝炎病毒IgG抗体检测试剂盒(酶联免疫法)	上海荣盛生物药业有限公司	国食药监械(准)字2012第3400212号

续表

戊型肝炎病毒IgM抗体检测试剂盒(捕获酶联免疫法)	上海荣盛生物药业有限公司	国食药监械(准)字2012第3400213号
呼吸道合胞病毒(RSV)核酸检测试剂盒(PCR-荧光法)	广州华银医药科技有限公司	国食药监械(准)字2012第3400214号
甲型H1N1流感病毒(2009)RNA检测试剂盒(荧光PCR法)	北京鑫诺美迪基因检测技术有限公司	国食药监械(准)字2012第3400215号
弓形虫IgG抗体检测试剂盒(酶联免疫法)	潍坊市康华生物技术有限公司	国食药监械(准)字2012第3400216号
单纯疱疹病毒II型IgG抗体检测试剂盒(酶联免疫法)	潍坊市康华生物技术有限公司	国食药监械(准)字2012第3400217号
巨细胞病毒IgG抗体检测试剂盒(酶联免疫法)	潍坊市康华生物技术有限公司	国食药监械(准)字2012第3400218号
风疹病毒IgG抗体检测试剂盒(酶联免疫法)	潍坊市康华生物技术有限公司	国食药监械(准)字2012第3400219号
柯萨奇病毒A16型病毒RNA检测试剂盒(荧光PCR法)	北京金豪制药股份有限公司	国食药监械(准)字2012第3400220号
肠道病毒71型和柯萨奇病毒A16型双通道病毒RNA检测试剂盒(荧光PCR法)	北京金豪制药股份有限公司	国食药监械(准)字2012第3400221号
肠道病毒71型病毒RNA检测试剂盒(荧光PCR法)	北京金豪制药股份有限公司	国食药监械(准)字2012第3400222号
肠道病毒通用型病毒RNA检测试剂盒(荧光PCR法)	北京金豪制药股份有限公司	国食药监械(准)字2012第3400223号
柯萨奇病毒A16型(CA16)核酸检测试剂盒(荧光PCR法)	江苏默乐生物科技有限公司	国食药监械(准)字2012第3400224号
肠道病毒(通用型)核酸检测试剂盒(荧光PCR法)	江苏默乐生物科技有限公司	国食药监械(准)字2012第3400225号
人乳头状瘤病毒基因分型检测试剂盒(基因芯片法)	珠海赛乐奇生物技术有限公司	国食药监械(准)字2012第3400226号
肺炎支原体IgM抗体检测试剂盒(胶体金法)	三明博峰生物科技有限公司	国食药监械(准)字2012第3400227号
ABO血型正定型及RhD血型定型试剂盒(固相法)	英科新创(厦门)科技有限公司	国食药监械(准)字2012第3400267号
RhD血型定型试剂盒(固相法)	英科新创(厦门)科技有限公司	国食药监械(准)字2012第3400268号
乙型肝炎病毒前S1抗原测定试剂盒(酶联免疫法)	上海华泰生物工程实业有限公司	国食药监械(准)字2012第3400269号
血吸虫抗体检测试剂盒(斑点免疫金渗滤法)	上海疾控生物科技有限公司	国食药监械(准)字2012第3400270号
丙型肝炎病毒抗体诊断试剂(胶体金法)	潍坊三维生物工程集团有限公司	国食药监械(准)字2012第3400271号
氯胺酮检测试剂盒(胶体金法)	南通市伊士生物技术有限责任公司	国食药监械(准)字2012第3400272号
甲基安非他明检测试剂盒(胶体金法)	南通市伊士生物技术有限责任公司	国食药监械(准)字2012第3400273号

续表

吗啡检测试剂盒(胶体金法)	南通市伊士生物技术有限责任公司	国食药监械(准)字2012第3400274号
单纯疱疹病毒IgG抗体检测试剂盒(酶联免疫法)	常州凯尔生物科技有限公司	国食药监械(准)字2012第3400276号
弓形虫、风疹病毒、巨细胞病毒、单纯疱疹病毒II型IgM抗体联合检测试剂盒(胶体金法)	北京中检安泰诊断科技有限公司	国食药监械(准)字2012第3400277号
吗啡检测试剂盒(胶体金法)	中山宝元生物工程有限公司	国食药监械(准)字2012第3400278号
氯胺酮检测试剂盒(胶体金法)	中山宝元生物工程有限公司	国食药监械(准)字2012第3400279号
氯胺酮检测试剂盒(胶体金法)	中山宝元生物工程有限公司	国食药监械(准)字2012第3400279号(变更批件)
轮状病毒、腺病毒抗原检测试剂盒(乳胶法)	艾博生物医药(杭州)有限公司	国食药监械(准)字2012第3400280号
轮状病毒抗原检测试剂盒(乳胶法)	艾博生物医药(杭州)有限公司	国食药监械(准)字2012第3400281号
沙眼衣原体抗原检测试剂盒(乳胶法)	艾博生物医药(杭州)有限公司	国食药监械(准)字2012第3400282号
13/16/18/21/22/X/Y染色体数目检测试剂盒(荧光原位杂交法)	北京金菩嘉医疗科技有限公司	国食药监械(准)字2012第3400283号
Rh血型分型卡	江阴力博医药生物技术有限公司	国食药监械(准)字2012第3400318号
ABO血型定型红细胞试剂(人红细胞)	江阴力博医药生物技术有限公司	国食药监械(准)字2012第3400319号
乙型肝炎病毒e抗原检测试剂盒(化学发光法)	郑州博赛生物技术股份有限公司	国食药监械(准)字2012第3400320号
细胞角蛋白19片段(CYFRA21-1)定量测定试剂盒(化学发光法)	北京源德生物医学工程有限公司	国食药监械(准)字2012第3400325号
糖类抗原242(CA242)定量测定试剂盒(化学发光法)	北京源德生物医学工程有限公司	国食药监械(准)字2012第3400326号
乙型肝炎病毒核心抗体IgM测定试剂盒(酶联免疫法)	中生方政生物技术有限公司	国食药监械(准)字2012第3400327号
乙型肝炎病毒前 S1 抗原测定试剂盒(酶联免疫法)	中生方政生物技术有限公司	国食药监械(准)字2012第3400328号
5/7/8/20/Y染色体数目及缺失检测试剂盒(荧光原位杂交法)	北京金菩嘉医疗科技有限公司	国食药监械(准)字2012第3400329号
胃幽门螺旋杆菌(HP)尿素酶抗体检测试剂盒(胶体金法)	北京金沃夫生物工程科技有限公司	国食药监械(准)字2012第3400330号
糖类抗原153(CA153)定量测定试剂盒(酶联免疫法)	北京热景生物技术有限公司	国食药监械(准)字2012第3400331号
人附睾蛋白4(HE4)定量测定试剂盒(酶联免疫法)	北京热景生物技术有限公司	国食药监械(准)字2012第3400332号
高尔基体蛋白73(GP73)定量测定试剂盒(上转发光法)	北京热景生物技术有限公司	国食药监械(准)字2012第3400333号
破伤风抗体(IgG)检测试剂盒(胶体金法)	郑州亿特生物技术有限公司	国食药监械(准)字2012第3400334号
药物性耳聋基因突变检测试剂盒(荧光PCR法)	智海生物工程(北京)有限公司	国食药监械(准)字2012第3400335号

续表

结核分枝杆菌抗体检测试剂盒(胶体金法)	三明博峰生物科技有限公司	国食药监械(准)字2012第3400336号
幽门螺旋杆菌尿素酶抗体检测试剂盒(胶体金法)	三明博峰生物科技有限公司	国食药监械(准)字2012第3400337号
乙型肝炎病毒核心抗体IgM检测试剂盒(免疫荧光法)	苏州新波生物技术有限公司	国食药监械(准)字2012第3400350号
梅毒螺旋体抗体检测试剂盒(免疫荧光法)	苏州新波生物技术有限公司	国食药监械(准)字2012第3400351号
丙型肝炎病毒抗体检测试剂盒(免疫荧光法)	苏州新波生物技术有限公司	国食药监械(准)字2012第3400352号
乙型肝炎病毒e抗体检测试剂盒(免疫荧光法)	苏州新波生物技术有限公司	国食药监械(准)字2012第3400353号
β地中海贫血基因检测试剂盒(PCR探针法)	深圳益生堂生物企业有限公司	国食药监械(准)字2012第3400354号
β地中海贫血基因检测试剂盒(PCR探针法)	深圳益生堂生物企业有限公司	国食药监械(准)字2012第3400354号(变更批件)
乙型肝炎病毒e抗原检测试剂盒(免疫荧光法)	苏州新波生物技术有限公司	国食药监械(准)字2012第3400355号
乙型肝炎病毒e抗原检测试剂盒(化学发光法)	北京科美生物技术有限公司	国食药监械(准)字2012第3400356号
丙型肝炎病毒抗体检测试剂盒(化学发光法)	北京科美生物技术有限公司	国食药监械(准)字2012第3400357号
乙型肝炎病毒e抗体检测试剂盒(化学发光法)	北京科美生物技术有限公司	国食药监械(准)字2012第3400358号
乙型肝炎病毒核心抗体检测试剂盒(化学发光法)	北京科美生物技术有限公司	国食药监械(准)字2012第3400359号
乙型肝炎病毒表面抗体检测试剂盒(化学发光法)	北京科美生物技术有限公司	国食药监械(准)字2012第3400360号
风疹病毒IgM抗体检测试剂盒(酶联免疫法)	北京贝尔生物工程有限公司	国食药监械(准)字2012第3400361号
乙型肝炎病毒大蛋白检测试剂盒(酶联免疫法)	北京贝尔生物工程有限公司	国食药监械(准)字2012第3400362号
乙型肝炎病毒前S2抗原检测试剂盒(酶联免疫法)	北京贝尔生物工程有限公司	国食药监械(准)字2012第3400363号
乙型肝炎病毒前S2抗原检测试剂盒(酶联免疫法)	北京贝尔生物工程有限公司	国食药监械(准)字2012第3400363号(变更批件)
单纯疱疹病毒Ⅱ型IgM抗体检测试剂盒(酶联免疫法)	北京贝尔生物工程有限公司	国食药监械(准)字2012第3400364号
抗幽门螺杆菌抗体检测试剂盒(酶联免疫法)	北京贝尔生物工程有限公司	国食药监械(准)字2012第3400365号
抗幽门螺杆菌抗体检测试剂盒(酶联免疫法)	北京贝尔生物工程有限公司	国食药监械(准)字2012第3400365号(变更批件)
吗啡检测试纸条(胶体金法)(商品名:摩克)	万华普曼生物工程有限公司	国食药监械(准)字2012第3400366号
α-和β-地中海贫血基因检测试剂盒(PCR+膜杂交法)	潮州凯普生物化学有限公司	国食药监械(准)字2012第3400399号
抗人球蛋白交叉配血卡(抗IgG)	江阴力博医药生物技术有限公司	国食药监械(准)字2012第3400400号
人绒毛膜促性腺激素检测试剂盒(化学发光法)	郑州博赛生物技术股份有限公司	国食药监械(准)字2012第3400401号

续表

游离前列腺特异性抗原检测试剂盒(化学发光法)	郑州博赛生物技术股份有限公司	国食药监械(准)字2012第3400402号
丙型肝炎病毒抗体检测试剂盒(化学发光法)	郑州博赛生物技术股份有限公司	国食药监械(准)字2012第3400403号
乙型肝炎病毒e抗体检测试剂盒(化学发光法)	郑州博赛生物技术股份有限公司	国食药监械(准)字2012第3400404号
乙型肝炎病毒表面抗原检测试剂盒(化学发光法)	郑州博赛生物技术股份有限公司	国食药监械(准)字2012第3400405号
乙型肝炎病毒核心抗体检测试剂盒(化学发光法)	郑州博赛生物技术股份有限公司	国食药监械(准)字2012第3400406号
乙型肝炎病毒表面抗体检测试剂盒(化学发光法)	郑州博赛生物技术股份有限公司	国食药监械(准)字2012第3400407号
游离前列腺特异性抗原(F-PSA)检测试剂盒(磁微粒分离化学发光法)	北京倍爱康生物技术有限公司	国食药监械(准)字2012第3400408号
游离前列腺特异性抗原(F-PSA)检测试剂盒(磁微粒分离化学发光法)	北京倍爱康生物技术有限公司	国食药监械(准)字2012第3400408号(变更批件)
甲胎蛋白(AFP)检测试剂盒(磁微粒分离化学发光法)	北京倍爱康生物技术有限公司	国食药监械(准)字2012第3400409号
甲胎蛋白(AFP)检测试剂盒(磁微粒分离化学发光法)	北京倍爱康生物技术有限公司	国食药监械(准)字2012第3400409号(变更批件)
总前列腺特异性抗原(t-PSA)检测试剂盒(磁微粒分离化学发光法)	北京倍爱康生物技术有限公司	国食药监械(准)字2012第3400410号
总前列腺特异性抗原(t-PSA)检测试剂盒(磁微粒分离化学发光法)	北京倍爱康生物技术有限公司	国食药监械(准)字2012第3400410号(变更批件)
癌胚抗原(CEA)检测试剂盒(磁微粒分离化学发光法)	北京倍爱康生物技术有限公司	国食药监械(准)字2012第3400411号
癌胚抗原(CEA)检测试剂盒(磁微粒分离化学发光法)	北京倍爱康生物技术有限公司	国食药监械(准)字2012第3400411号(变更批件)
糖抗原15-3(CA15-3)检测试剂盒(磁微粒分离化学发光法)	北京倍爱康生物技术有限公司	国食药监械(准)字2012第3400412号
糖抗原15-3(CA15-3)检测试剂盒(磁微粒分离化学发光法)	北京倍爱康生物技术有限公司	国食药监械(准)字2012第3400412号(变更批件)
糖抗原125(CA125)检测试剂盒(磁微粒分离化学发光法)	北京倍爱康生物技术有限公司	国食药监械(准)字2012第3400413号
糖抗原125(CA125)检测试剂盒(磁微粒分离化学发光法)	北京倍爱康生物技术有限公司	国食药监械(准)字2012第3400413号(变更批件)
糖抗原19-9(CA19-9)检测试剂盒(磁微粒分离化学发光法)	北京倍爱康生物技术有限公司	国食药监械(准)字2012第3400414号
糖抗原19-9(CA19-9)检测试剂盒(磁微粒分离化学发光法)	北京倍爱康生物技术有限公司	国食药监械(准)字2012第3400414号(变更批件)

续表

乙型肝炎病毒前S1抗原诊断试剂(酶联免疫法)	潍坊三维生物工程集团有限公司	国食药监械(准)字2012第3400415号
肠道病毒EV71核酸检测试剂盒(PCR-荧光探针法)	北京华大吉比爱生物技术有限公司	国食药监械(准)字2012第3400416号
肠道病毒CoxA16核酸检测试剂盒(PCR-荧光探针法)	北京华大吉比爱生物技术有限公司	国食药监械(准)字2012第3400417号
肠道病毒通用型核酸检测试剂盒(PCR-荧光探针法)	北京华大吉比爱生物技术有限公司	国食药监械(准)字2012第3400418号
氯胺酮检测试剂盒(胶体金法)(商品名:摩克)	万华普曼生物工程有限公司	国食药监械(准)字2012第3400419号
丙型肝炎病毒抗体检测试剂盒(胶体金法)	上海科华生物工程股份有限公司	国食药监械(准)字2012第3400420号
安非他明检测试剂盒(胶体金法)	泰普生物科学(中国)有限公司	国食药监械(准)字2012第3400421号
甲基安非他明、氯胺酮、二亚甲基双氧安非他明检测试剂盒(胶体金法)	泰普生物科学(中国)有限公司	国食药监械(准)字2012第3400422号
吗啡、甲基安非他明检测试剂盒(胶体金法)	泰普生物科学(中国)有限公司	国食药监械(准)字2012第3400423号
甲基安非他明、氯胺酮检测试剂盒(胶体金法)	泰普生物科学(中国)有限公司	国食药监械(准)字2012第3400424号
吗啡检测试剂盒(胶体金法)	泰普生物科学(中国)有限公司	国食药监械(准)字2012第3400425号
人类免疫缺陷病毒I型尿液抗体检测试剂盒(酶联免疫法)	北京君禾药业有限公司	国食药监械(准)字2012第3400441号
甲胎蛋白定量检测试剂盒(化学发光法)	北京北方生物技术研究所	国食药监械(准)字2012第3400442号
癌胚抗原定量检测试剂盒(化学发光法)	北京北方生物技术研究所	国食药监械(准)字2012第3400443号
前列腺特异抗原定量检测试剂盒(化学发光法)	北京北方生物技术研究所	国食药监械(准)字2012第3400444号
乙型肝炎病毒核心抗体检测试剂盒(免疫荧光法)	苏州新波生物技术有限公司	国食药监械(准)字2012第3400445号
EB病毒VCA抗体(IgA)检测试剂盒(酶联免疫法)	深圳华康生物医学工程有限公司	国食药监械(准)字2012第3400446号
乙型肝炎病毒前S1抗体检测试剂盒(酶联免疫法)	上海阿尔法生物技术有限公司	国食药监械(准)字2012第3400447号
丙型肝炎病毒抗体检测试剂盒(胶体金法)	英科新创(厦门)科技有限公司	国食药监械(准)字2012第3400448号
癌胚抗原定量测定试剂盒(双抗体夹心酶联免疫法)	上海科华生物工程股份有限公司	国食药监械(准)字2012第3400450号
甲型肝炎病毒IgM抗体检测试剂盒(酶联免疫法)	上海科华生物工程股份有限公司	国食药监械(准)字2012第3400451号
糖类抗原CA15-3定量测定试剂盒(免疫荧光法)	中山大学达安基因股份有限公司	国食药监械(准)字2012第3400452号
游离前列腺特异性抗原定量测定试剂盒(免疫荧光法)	中山大学达安基因股份有限公司	国食药监械(准)字2012第3400453号

续表

改良凝聚胺试剂盒	上海血液生物医药有限责任公司	国食药监械(准)字2012第3400468号
甲型H1N1流感病毒(2009)RNA检测试剂盒(荧光PCR法)	北京金豪制药股份有限公司	国食药监械(准)字2012第3400469号
鼠疫菌抗原检测试剂(胶体金法)	北京金豪制药股份有限公司	国食药监械(准)字2012第3400470号
土拉热菌抗原检测试剂(胶体金法)	北京金豪制药股份有限公司	国食药监械(准)字2012第3400471号
布鲁氏菌抗原检测试剂(胶体金法)	北京金豪制药股份有限公司	国食药监械(准)字2012第3400472号
A型肉毒毒素检测试剂(胶体金法)	北京金豪制药股份有限公司	国食药监械(准)字2012第3400473号
炭疽杆菌抗原检测试剂(胶体金法)	北京金豪制药股份有限公司	国食药监械(准)字2012第3400474号
B型葡萄球菌肠毒素检测试剂(胶体金法)	北京金豪制药股份有限公司	国食药监械(准)字2012第3400475号
鼻疽菌抗原检测试剂(胶体金法)	北京金豪制药股份有限公司	国食药监械(准)字2012第3400476号
类鼻疽菌抗原检测试剂(胶体金法)	北京金豪制药股份有限公司	国食药监械(准)字2012第3400477号
乙型肝炎病毒表面抗体定量检测试剂盒(免疫荧光法)	中山大学达安基因股份有限公司	国食药监械(准)字2012第3400478号
弓形虫IgM抗体检测试剂盒(酶联免疫法)	北京贝尔生物工程有限公司	国食药监械(准)字2012第3400479号
弓形虫IgM抗体检测试剂盒(酶联免疫法)	北京贝尔生物工程有限公司	国食药监械(准)字2012第3400479号(变更批件)
乙型肝炎病毒前S1抗原检测试剂盒(酶联免疫法)	武汉康珠生物技术有限公司	国食药监械(准)字2012第3400480号
乙型肝炎病毒前S1抗原检测试剂盒(酶联免疫法)	武汉康珠生物技术有限公司	国食药监械(准)字2012第3400480号(变更批件)
甲型/乙型流感病毒抗原检测试剂盒(胶体金法)	艾博生物医药(杭州)有限公司	国食药监械(准)字2012第3400539号
甲型/乙型流感病毒抗原检测试剂盒(胶体金法)	艾博生物医药(杭州)有限公司	国食药监械(准)字2012第3400539号
甲型H1N1流感病毒(2009)RNA检测试剂盒(荧光PCR法)	上海克隆生物高技术有限公司	国食药监械(准)字2012第3400540号
甲型H1N1流感病毒(2009)RNA检测试剂盒(荧光PCR法)	上海复星长征医学科学有限公司	国食药监械(准)字2012第3400540号(变更批件)
肺炎衣原体抗体IgG检测试剂盒(酶联免疫法)	江苏默乐生物科技有限公司	国食药监械(准)字2012第3400541号
肺炎衣原体抗体IgG检测试剂盒(酶联免疫法)	江苏默乐生物科技有限公司	国食药监械(准)字2012第3400541号
肺炎衣原体抗体IgM检测试剂盒(酶联免疫法)	江苏默乐生物科技有限公司	国食药监械(准)字2012第3400542号
过敏原特异性IgE抗体检测试剂盒(酶联免疫法)(商品名:欧博克)	苏州浩欧博生物医药有限公司	国食药监械(准)字2012第3400543号
过敏原特异性IgE抗体检测试剂盒(酶联免疫法)(商品名:欧博克)	苏州浩欧博生物医药有限公司	国食药监械(准)字2012第3400544号
过敏原特异性IgE抗体检测试剂盒(酶联免疫法)(商品名:欧博克)	苏州浩欧博生物医药有限公司	国食药监械(准)字2012第3400545号
氯胺酮检测试剂(胶体金法)	艾博生物医药(杭州)有限公司	国食药监械(准)字2012第3400546号

续表

吗啡、甲基安非他明、氯胺酮联合检测试剂(胶体金法)	艾博生物医药(杭州)有限公司	国食药监械(准)字2012第3400547号
安非他明检测试剂(胶体金法)	艾博生物医药(杭州)有限公司	国食药监械(准)字2012第3400548号
ABO血型正定型和RhD血型复检卡(纸板法)	长春博德生物技术有限责任公司	国食药监械(准)字2012第3400549号
巨细胞病毒IgG抗体检测试剂盒(酶联免疫法)	杭州华得森生物技术有限公司	国食药监械(准)字2012第3400550号
单纯疱疹I型病毒IgM抗体检测试剂盒(酶联免疫法)	杭州华得森生物技术有限公司	国食药监械(准)字2012第3400551号
风疹病毒IgM抗体检测试剂盒(酶联免疫法)	杭州华得森生物技术有限公司	国食药监械(准)字2012第3400552号
单纯疱疹II型病毒IgM抗体检测试剂盒(酶联免疫法)	杭州华得森生物技术有限公司	国食药监械(准)字2012第3400553号
巨细胞病毒IgM抗体检测试剂盒(酶联免疫法)	杭州华得森生物技术有限公司	国食药监械(准)字2012第3400554号
吗啡、甲基安非他明、氯胺酮、二亚甲基双氧安非他明、四氢大麻酚酸联合检测试剂(胶体金法)	艾博生物医药(杭州)有限公司	国食药监械(准)字2012第3400555号
单纯疱疹I型病毒IgG抗体检测试剂盒(酶联免疫法)	杭州华得森生物技术有限公司	国食药监械(准)字2012第3400556号
结核分枝杆菌相关γ-干扰素检测试剂盒(体外释放酶联免疫法)	北京万泰生物药业股份有限公司	国食药监械(准)字2012第3400557号
人类免疫缺陷病毒抗体检测试剂盒(胶体金法)	中山宝元生物工程有限公司	国食药监械(准)字2012第3400558号
乙型肝炎病毒表面抗原、表面抗体、e抗原、e抗体、核心抗体检测试剂盒(胶体金法)	北京库尔科技有限公司	国食药监械(准)字2012第3400559号
乙型肝炎病毒表面抗原检测试剂盒(胶体金法)	北京库尔科技有限公司	国食药监械(准)字2012第3400560号
乙型肝炎病毒表面抗原检测试剂盒(胶体金法)	北京库尔科技有限公司	国食药监械(准)字2012第3400560号(变更批件)
沙眼衣原体抗原检测试剂盒(胶体金法)	北京库尔科技有限公司	国食药监械(准)字2012第3400561号
梅毒螺旋体抗体检测试剂盒(胶体金法)	北京库尔科技有限公司	国食药监械(准)字2012第3400562号
乙型肝炎病毒表面抗体检测试剂盒(胶体金法)	北京库尔科技有限公司	国食药监械(准)字2012第3400563号
戊型肝炎病毒抗体(IgM)检测试剂盒(胶体金法)	北京贝尔生物工程有限公司	国食药监械(准)字2012第3400564号
幽门螺旋杆菌抗体(IgG)检测试剂盒(胶体金法)	北京贝尔生物工程有限公司	国食药监械(准)字2012第3400565号
戊型肝炎病毒抗体(IgG)检测试剂盒(胶体金法)	北京贝尔生物工程有限公司	国食药监械(准)字2012第3400566号
肺炎支原体IgM抗体检测试剂盒(胶体金法)	北京贝尔生物工程有限公司	国食药监械(准)字2012第3400567号
A群轮状病毒检测试剂盒(胶体金法)	北京贝尔生物工程有限公司	国食药监械(准)字2012第3400568号

续表

EB病毒壳抗原(VCA)IgM抗体检测试剂盒(酶联免疫法)	北京贝尔生物工程有限公司	国食药监械(准)字2012第3400569号
EB病毒早期抗原(EA)IgG抗体检测试剂盒(酶联免疫法)	北京贝尔生物工程有限公司	国食药监械(准)字2012第3400571号
EB病毒壳抗原(VCA)IgG抗体检测试剂盒(酶联免疫法)	北京贝尔生物工程有限公司	国食药监械(准)字2012第3400572号
EB病毒核抗原(EBNA1)IgG抗体检测试剂盒(酶联免疫法)	北京贝尔生物工程有限公司	国食药监械(准)字2012第3400573号
乙型肝炎病毒表面抗原定量检测试剂盒(免疫荧光法)	中山大学达安基因股份有限公司	国食药监械(准)字2012第3400581号
广谱抗人球蛋白卡(抗IgG+C3d)	江阴力博医药生物技术有限公司	国食药监械(准)字2012第3400598号
四项耳聋基因检测试剂盒(ARMS-PCR法)(商品名:Gene Know)	中生北控生物科技股份有限公司	国食药监械(准)字2012第3400599号
胃幽门螺旋杆菌尿素酶抗体检测试剂盒(胶体金法)	北京库尔科技有限公司	国食药监械(准)字2012第3400600号
胃幽门螺旋杆菌尿素酶抗体检测试剂盒(胶体金法)	北京库尔科技有限公司	国食药监械(准)字2012第3400600号(变更批件)
人类免疫缺陷病毒(HIV 1/2)抗体检测试剂盒(胶体金法)	北京库尔科技有限公司	国食药监械(准)字2012第3400601号
癌胚抗原测定试剂盒(化学发光法)	郑州博赛生物技术股份有限公司	国食药监械(准)字2012第3400602号
总前列腺特异性抗原测定试剂盒(化学发光法)	郑州博赛生物技术股份有限公司	国食药监械(准)字2012第3400603号
人类免疫缺陷病毒(HIV-1/2)唾液抗体检测试剂盒(胶体金法)	北京捷乐生物科技有限公司	国食药监械(准)字2012第3400605号
Q开关红宝石激光治疗机	天津市天大精密科技有限公司	国食药监械(准)字2012第3400610号
人类免疫缺陷病毒1+2型抗体检测试剂盒(重组免疫印迹法)(商品名:WT HIV 确证)	北京万泰生物药业股份有限公司	国食药监械(准)字2012第3400647号
甲基安非他明检测试剂盒(胶体金法)	上海荣盛生物药业有限公司	国食药监械(准)字2012第3400648号
戊型肝炎病毒IgG抗体诊断试剂盒(酶联免疫法)	潍坊三维生物工程集团有限公司	国食药监械(准)字2012第3400649号
乙型肝炎病毒前S2抗原诊断试剂盒(酶联免疫法)	潍坊三维生物工程集团有限公司	国食药监械(准)字2012第3400650号
解脲脲原体(UU)核酸检测试剂盒(荧光PCR法)	泰普生物科学(中国)有限公司	国食药监械(准)字2012第3400651号
沙眼衣原体(CT)核酸检测试剂盒(荧光PCR法)	泰普生物科学(中国)有限公司	国食药监械(准)字2012第3400652号
单纯疱疹病毒Ⅰ型(HSV-Ⅰ)核酸检测试剂盒(荧光PCR法)	泰普生物科学(中国)有限公司	国食药监械(准)字2012第3400653号
单纯疱疹病毒Ⅱ型(HSV-Ⅱ)核酸检测试剂盒(荧光PCR法)	泰普生物科学(中国)有限公司	国食药监械(准)字2012第3400654号
氯胺酮检测试剂盒(胶体金法)	上海荣盛生物药业有限公司	国食药监械(准)字2012第3400655号

续表

抗人球蛋白(抗IgG+C3d)检测卡(柱凝集法)	河北医科大学生物医学工程中心	国食药监械(准)字2012第3400656号
人ABO血型正/反定型和Rh(D)血型试剂卡(柱凝集法)	河北医科大学生物医学工程中心	国食药监械(准)字2012第3400657号
糖类抗原CA19-9定量测定试剂盒(磁微粒化学发光法)	北京利德曼生化股份有限公司	国食药监械(准)字2012第3400658号
糖类抗原CA19-9定量测定试剂盒(磁微粒化学发光法)	北京利德曼生化股份有限公司	国食药监械(准)字2012第3400658号(变更批件)
肿瘤相关抗原CA125定量测定试剂盒(磁微粒化学发光法)	北京利德曼生化股份有限公司	国食药监械(准)字2012第3400659号
肿瘤相关抗原CA125定量测定试剂盒(磁微粒化学发光法)	北京利德曼生化股份有限公司	国食药监械(准)字2012第3400659号(变更批件)
结核分枝杆菌核酸检测试剂盒(PCR-荧光探针法)	北京华大吉比爱生物技术有限公司	国食药监械(准)字2012第3400660号
丙型肝炎病毒抗体检测试剂盒(胶体金法)	北京库尔科技有限公司	国食药监械(准)字2012第3400661号
EB病毒Zta蛋白IgA抗体检测试剂盒(酶联免疫法)	中山生物工程有限公司	国食药监械(准)字2012第3400691号
乙型肝炎病毒核酸定量检测试剂盒(荧光PCR法)	泰普生物科学(中国)有限公司	国食药监械(准)字2012第3400692号
丙型肝炎病毒基因分型检测试剂盒(PCR-反向点杂交法)	泰普生物科学(中国)有限公司	国食药监械(准)字2012第3400693号
乙型肝炎病毒基因分型检测试剂盒(PCR-荧光探针法)	泰普生物科学(中国)有限公司	国食药监械(准)字2012第3400694号
人乳头瘤病毒(6. 11型)核酸检测试剂盒(PCR-荧光探针法)	泰普生物科学(中国)有限公司	国食药监械(准)字2012第3400695号
丙型肝炎病毒基因分型检测试剂盒(PCR-荧光探针法)	泰普生物科学(中国)有限公司	国食药监械(准)字2012第3400696号
乙型肝炎病毒基因分型检测试剂盒(PCR-反向点杂交法)	泰普生物科学(中国)有限公司	国食药监械(准)字2012第3400697号
癌抗原CA15-3定量测定试剂盒(磁微粒化学发光法)	北京利德曼生化股份有限公司	国食药监械(准)字2012第3400698号
癌抗原CA15-3定量测定试剂盒(磁微粒化学发光法)	北京利德曼生化股份有限公司	国食药监械(准)字2012第3400698号(变更批件)
A群轮状病毒抗原检测试剂盒(胶体金法)	珠海市银科医学工程有限公司	国食药监械(准)字2012第3400699号
A群轮状病毒抗原检测试剂盒(胶体金法)	珠海市银科医学工程有限公司	国食药监械(准)字2012第3400699号(变更批件)
轮状病毒、腺病毒抗原检测试剂盒(胶体金法)	珠海市银科医学工程有限公司	国食药监械(准)字2012第3400700号
轮状病毒、腺病毒抗原检测试剂盒(胶体金法)	珠海市银科医学工程有限公司	国食药监械(准)字2012第3400700号(变更批件)
氯胺酮(KET)检测试剂盒(胶体金法)	润和生物医药科技(汕头)有限公司	国食药监械(准)字2012第3400701号
丙型肝炎病毒抗体检测试剂盒(双抗原夹心化学发光法)	北京万泰生物药业股份有限公司	国食药监械(准)字2012第3400702号

续表

皮下动态葡萄糖监测系统(商品名:雷兰)	圣美迪诺医疗科技(湖州)有限公司	国食药监械(准)字2012第3400704号
乙型肝炎病毒表面抗体诊断试剂盒(酶联免疫法)(商品名:KHL 抗-HBs)	上海科华生物工程股份有限公司	国食药监械(准)字2012第3400738号
乙型肝炎病毒e抗体诊断试剂盒(酶联免疫法)(商品名:KHL 抗-Hbe)	上海科华生物工程股份有限公司	国食药监械(准)字2012第3400739号
乙型肝炎病毒e抗原诊断试剂盒(酶联免疫法)(商品名:KHL HbeAg)	上海科华生物工程股份有限公司	国食药监械(准)字2012第3400740号
乙型肝炎病毒核心抗体诊断试剂盒(酶联免疫法)(商品名:KHL 抗-HBc)	上海科华生物工程股份有限公司	国食药监械(准)字2012第3400741号
乙型肝炎病毒核心抗体诊断试剂盒(酶联免疫法)(商品名:TMB抗-HBc)	上海科华生物工程股份有限公司	国食药监械(准)字2012第3400742号
乙型肝炎病毒e抗体诊断试剂盒(酶联免疫法)(商品名:TMB 抗-Hbe)	上海科华生物工程股份有限公司	国食药监械(准)字2012第3400743号
戊型肝炎病毒IgG抗体诊断试剂盒(酶联免疫法)	上海科华生物工程股份有限公司	国食药监械(准)字2012第3400744号
乙型肝炎病毒表面抗体诊断试剂盒(酶联免疫法)(商品名:TMB抗-HBs)	上海科华生物工程股份有限公司	国食药监械(准)字2012第3400745号
乙型肝炎病毒e抗原诊断试剂盒(酶联免疫法)(商品名:TMB HbeAg)	上海科华生物工程股份有限公司	国食药监械(准)字2012第3400746号
RhD(IgM)血型定型试剂盒(单克隆抗体)	北京金豪制药股份有限公司	国食药监械(准)字2012第3400747号
RhD(IgG)血型定型试剂盒(单克隆抗体)	北京金豪制药股份有限公司	国食药监械(准)字2012第3400748号
人ABO反定型用红细胞试剂盒	北京金豪制药股份有限公司	国食药监械(准)字2012第3400749号
单纯疱疹病毒Ⅱ型核酸定量检测试剂盒(PCR-荧光探针法)	中山大学达安基因股份有限公司	国食药监械(准)字2012第3400750号
癌胚抗原定量测定试剂盒(流式荧光发光法)	上海透景生命科技有限公司	国食药监械(准)字2012第3400751号
癌胚抗原、细胞角蛋白19片段、神经元特异性烯醇化酶定量测定试剂盒 (流式荧光发光法)	上海透景生命科技有限公司	国食药监械(准)字2012第3400753号
多肿瘤标志物(7种)定量检测试剂盒(流式荧光发光法)	上海透景生命科技有限公司	国食药监械(准)字2012第3400754号
肿瘤相关抗原242定量检测试剂盒(流式荧光发光法)	上海透景生命科技有限公司	国食药监械(准)字2012第3400755号
游离/总前列腺特异抗原定量检测试剂盒(流式荧光发光法)	上海透景生命科技有限公司	国食药监械(准)字2012第3400756号
甲胎蛋白定量检测试剂盒(流式荧光发光法)	上海透景生命科技有限公司	国食药监械(准)字2012第3400757号
乙型肝炎病毒核心抗体诊断试剂盒(免疫荧光法)	中山大学达安基因股份有限公司	国食药监械(准)字2012第3400758号
乙型肝炎病毒e抗原诊断试剂盒(免疫荧光法)	中山大学达安基因股份有限公司	国食药监械(准)字2012第3400759号

续表

乙型肝炎病毒表面抗体检测试剂盒(酶联免疫法)	北京北方生物技术研究所	国食药监械(准)字2012第3400801号
EB病毒VCA IgA抗体诊断试剂盒(酶联免疫法)	北京华大吉比爱生物技术有限公司	国食药监械(准)字2012第3400802号
乙型肝炎病毒核酸定量检测试剂盒(PCR-荧光探针法)	上海科华生物工程股份有限公司	国食药监械(准)字2012第3400803号
甲型肝炎病毒IgM抗体检测试剂盒(酶联免疫法)	上海荣盛生物药业有限公司	国食药监械(准)字2012第3400804号
乙型肝炎病毒e抗体检测试剂盒(酶联免疫法)	上海荣盛生物药业有限公司	国食药监械(准)字2012第3400805号
乙型肝炎病毒e抗原检测试剂盒(酶联免疫法)	上海荣盛生物药业有限公司	国食药监械(准)字2012第3400806号
乙型肝炎病毒表面抗体检测试剂盒(酶联免疫法)	上海荣盛生物药业有限公司	国食药监械(准)字2012第3400807号
乙型肝炎病毒核心抗体检测试剂盒(酶联免疫法)	上海荣盛生物药业有限公司	国食药监械(准)字2012第3400808号
乙型肝炎病毒核心抗体检测试剂盒(酶联免疫法)	上海荣盛生物药业有限公司	国食药监械(准)字2012第3400808号(变更批件)
乙型肝炎病毒e抗体诊断试剂盒(免疫荧光法)	中山大学达安基因股份有限公司	国食药监械(准)字2012第3400809号
细胞角蛋白19片段定量测定试剂盒(时间分辨免疫荧光法)	中山大学达安基因股份有限公司	国食药监械(准)字2012第3400810号
神经元特异性烯醇化酶定量测定试剂盒(时间分辨免疫荧光法)	中山大学达安基因股份有限公司	国食药监械(准)字2012第3400811号
不规则抗体筛选红细胞试剂	江阴力博医药生物技术有限公司	国食药监械(准)字2012第3400883号
风疹病毒IgG抗体检测试剂盒(酶联免疫法)	杭州华得森生物技术有限公司	国食药监械(准)字2012第3400884号
单纯疱疹Ⅱ型病毒IgG抗体检测试剂盒(酶联免疫法)	杭州华得森生物技术有限公司	国食药监械(准)字2012第3400885号
乙型肝炎病毒前S2抗原检测试剂盒(酶联免疫法)	北京健安生物科技有限公司	国食药监械(准)字2012第3400886号
乙型肝炎病毒核酸定量检测试剂盒(PCR荧光探针法)	深圳市普瑞康生物技术有限公司	国食药监械(准)字2012第3400887号
总IgE抗体检测试剂盒(酶联免疫法)	苏州浩欧博生物医药有限公司	国食药监械(准)字2012第3400888号
过敏原特异性IgE抗体检测试剂盒(酶联免疫法)	苏州浩欧博生物医药有限公司	国食药监械(准)字2012第3400889号
吗啡检测试剂盒(胶体金法)	北京万泰生物药业股份有限公司	国食药监械(准)字2012第3400890号
甲基安非他明检测试剂盒(胶体金法)	北京万泰生物药业股份有限公司	国食药监械(准)字2012第3400891号
肾综合征出血热病毒IgM抗体检测试剂盒(胶体金法)	潍坊市康华生物技术有限公司	国食药监械(准)字2012第3400892号
丁型肝炎病毒IgG抗体检测试剂盒(酶联免疫法)	北京万泰生物药业股份有限公司	国食药监械(准)字2012第3400893号

续表

流行性出血热IgM抗体检测试剂盒(酶联免疫法)	潍坊市康华生物技术有限公司	国食药监械(准)字2012第3400894号
丁型肝炎病毒IgM抗体检测试剂盒(酶联免疫法)	北京万泰生物药业股份有限公司	国食药监械(准)字2012第3400895号
人类免疫缺陷病毒抗体检测试剂盒(化学发光法)	珠海丽珠试剂股份有限公司	国食药监械(准)字2012第3400902号
乙型肝炎病毒e抗体(HBe-Ab)检测试剂盒(磁微粒分离化学发光法)	北京倍爱康生物技术有限公司	国食药监械(准)字2012第3400912号
乙型肝炎病毒e抗原(HBe-Ag)检测试剂盒(磁微粒分离化学发光法)	北京倍爱康生物技术有限公司	国食药监械(准)字2012第3400913号
乙型肝炎病毒核心抗体(HBc-Ab)检测试剂盒(磁微粒分离化学发光法)	北京倍爱康生物技术有限公司	国食药监械(准)字2012第3400914号
乙型肝炎病毒表面抗原(HBs-Ag)检测试剂盒(磁微粒分离化学发光法)	北京倍爱康生物技术有限公司	国食药监械(准)字2012第3400915号
ABO/RhD血型定型检测试剂卡	江阴力博医药生物技术有限公司	国食药监械(准)字2012第3400916号
苯二氮卓检测试剂盒(胶体金法)	厦门市波生生物技术有限公司	国食药监械(准)字2012第3400917号
美沙酮检测试剂盒(胶体金法)	厦门市波生生物技术有限公司	国食药监械(准)字2012第3400918号
肺炎衣原体IgM抗体检测试剂盒(酶联免疫法)	同昕生物技术(北京)有限公司	国食药监械(准)字2012第3400919号
肺炎衣原体IgM抗体检测试剂盒(酶联免疫法)	同昕生物技术(北京)有限公司	国食药监械(准)字2012第3400919号(变更批件)
肺炎支原体IgM抗体检测试剂盒(酶联免疫法)	同昕生物技术(北京)有限公司	国食药监械(准)字2012第3400920号
肺炎支原体IgM抗体检测试剂盒(酶联免疫法)	同昕生物技术(北京)有限公司	国食药监械(准)字2012第3400920号(变更批件)
乙型肝炎病毒核酸定量检测试剂盒(PCR-荧光探针法)	正元盛邦(天津)生物科技有限公司	国食药监械(准)字2012第3400921号
单纯疱疹病毒Ⅰ型抗体(IgM)检测试剂盒(酶联免疫法)	北京健安生物科技有限公司	国食药监械(准)字2012第3400922号
风疹病毒抗体(IgM)检测试剂盒(酶联免疫法)	北京健安生物科技有限公司	国食药监械(准)字2012第3400923号
戊型肝炎病毒抗体(IgM)检测试剂盒(酶联免疫法)	北京健安生物科技有限公司	国食药监械(准)字2012第3400924号
单纯疱疹病毒Ⅱ型抗体(IgM)检测试剂盒(酶联免疫法)	北京健安生物科技有限公司	国食药监械(准)字2012第3400925号
戊型肝炎病毒抗体(IgG)检测试剂盒(酶联免疫法)	北京健安生物科技有限公司	国食药监械(准)字2012第3400926号
人类巨细胞病毒抗体(IgM)检测试剂盒(酶联免疫法)	北京健安生物科技有限公司	国食药监械(准)字2012第3400927号
弓形虫抗体(IgM)检测试剂盒(酶联免疫法)	北京健安生物科技有限公司	国食药监械(准)字2012第3400928号
吗啡检测试剂盒(胶体金法)	北京利德曼生化股份有限公司	国食药监械(准)字2012第3400929号

续表

人类免疫缺陷病毒抗体检测试剂(胶体金法)	中山生物工程有限公司	国食药监械(准)字2012第3400930号
二亚甲基双氧安非他明(MDMA)检测试剂盒(胶体金法)	润和生物医药科技(汕头)有限公司	国食药监械(准)字2012第3400932号
丙型肝炎病毒抗体检测试剂盒(胶体金法)	北京万泰生物药业股份有限公司	国食药监械(准)字2012第3400933号
弓形虫IgM抗体检测试剂盒(酶联免疫法)	杭州华得森生物技术有限公司	国食药监械(准)字2012第3400934号
幽门螺旋杆菌抗原检测试剂盒(酶联免疫法)	艾康生物技术(杭州)有限公司	国食药监械(准)字2012第3400935号
幽门螺旋杆菌IgG抗体检测试剂盒(酶联免疫法)	艾康生物技术(杭州)有限公司	国食药监械(准)字2012第3400936号
结核分枝杆菌(TB)IgG抗体诊断试剂盒(胶体金法)	北京新兴四寰生物技术有限公司	国食药监械(准)字2012第3400937号
糖类抗原50(CA50)定量测定试剂盒(化学发光法)	北京同生时代生物技术有限公司	国食药监械(准)字2012第3400938号
游离前列腺特异性抗原(FPSA)定量测定试剂盒(化学发光法)	北京同生时代生物技术有限公司	国食药监械(准)字2012第3400939号
淋球菌抗原检测试剂盒(乳胶法)	艾博生物医药(杭州)有限公司	国食药监械(准)字2012第3400940号
A群轮状病毒检测试剂盒(胶体金法)	珠海丽珠试剂股份有限公司	国食药监械(准)字2012第3400941号
直接抗人球蛋白试剂分类卡	江阴力博医药生物技术有限公司	国食药监械(准)字2012第3400942号
肺炎衣原体IgG抗体检测试剂盒(酶联免疫法)	珠海丽珠试剂股份有限公司	国食药监械(准)字2012第3400943号
甲基安非他明检测试剂盒(胶体金法)	厦门市波生生物技术有限公司	国食药监械(准)字2012第3400944号
吗啡、甲基安非他明联合检测试剂盒(胶体金法)	厦门市波生生物技术有限公司	国食药监械(准)字2012第3400945号
四氢大麻酚酸检测试剂盒(胶体金法)	厦门市波生生物技术有限公司	国食药监械(准)字2012第3400946号
氯胺酮检测试剂盒(胶体金法)	厦门市波生生物技术有限公司	国食药监械(准)字2012第3400947号
可卡因检测试剂盒(胶体金法)	厦门市波生生物技术有限公司	国食药监械(准)字2012第3400948号
安非他明检测试剂盒(胶体金法)	厦门市波生生物技术有限公司	国食药监械(准)字2012第3400949号
巨细胞病毒核酸定量检测试剂盒(PCR-荧光探针法)	上海科华生物工程股份有限公司	国食药监械(准)字2012第3400950号
二亚甲基双氧安非他明检测试剂盒(胶体金法)	厦门市波生生物技术有限公司	国食药监械(准)字2012第3400951号
人乳头瘤病毒(16,18型)核酸检测试剂盒(荧光PCR法)	武汉百泰基因工程有限公司	国食药监械(准)字2012第3400952号
梅毒螺旋体抗体检测试剂盒(胶体金法)	武汉康珠生物技术有限公司	国食药监械(准)字2012第3400953号
乙型肝炎病毒核酸定量检测试剂盒(PCR-荧光探针法)	北京华大吉比爱生物技术有限公司	国食药监械(准)字2012第3400954号
轮状病毒抗原检测试剂盒(乳胶法)	武汉康珠生物技术有限公司	国食药监械(准)字2012第3400955号
人巨细胞病毒(HCMV)核酸定量检测试剂盒(PCR-荧光探针法)	博尔诚(北京)科技有限公司	国食药监械(准)字2012第3400956号

续表

人K-ras和B-raf基因突变检测试剂盒(PCR荧光探针法)(商品名:爱必源)	上海源奇生物医药科技有限公司	国食药监械(准)字2012第3400957号
人EGFR基因突变检测试剂盒(PCR荧光探针法)(商品名:吉菲源)	上海源奇生物医药科技有限公司	国食药监械(准)字2012第3400958号
糖类抗原125(CA125)定量检测试剂盒(化学发光法)	博奥赛斯(天津)生物科技有限公司	国食药监械(准)字2012第3400959号
糖类抗原15-3(CA15-3)定量检测试剂盒(化学发光法)	博奥赛斯(天津)生物科技有限公司	国食药监械(准)字2012第3400960号
糖类抗原19-9(CA19-9)定量检测试剂盒(化学发光法)	博奥赛斯(天津)生物科技有限公司	国食药监械(准)字2012第3400961号
甲胎蛋白检测试剂盒(化学发光法)	郑州博赛生物技术股份有限公司	国食药监械(准)字2012第3400962号
梅毒螺旋体抗体检测试剂盒(化学发光法)	北京万泰生物药业股份有限公司	国食药监械(准)字2012第3400963号
乙型肝炎病毒e抗原(HBeAg)定量测定试剂盒(时间分辨免疫荧光法)	广州市达瑞抗体工程技术有限公司	国食药监械(准)字2012第3401024号
乙型肝炎病毒表面抗原检测用质控品	郑州安图绿科生物工程有限公司	国食药监械(准)字2012第3401025号
人乳头瘤病毒(13个型)核酸检测试剂盒(PCR-荧光探针法)	泰普生物科学(中国)有限公司	国食药监械(准)字2012第3401026号
人乳头瘤病毒(23个型)基因分型检测试剂盒(PCR-反向点杂交法)	泰普生物科学(中国)有限公司	国食药监械(准)字2012第3401027号
人乳头瘤病毒(5个型)核酸检测试剂盒(PCR-荧光探针法)	泰普生物科学(中国)有限公司	国食药监械(准)字2012第3401028号
乙型肝炎病毒核心抗体检测用质控品	郑州安图绿科生物工程有限公司	国食药监械(准)字2012第3401029号
乙型肝炎病毒e抗原检测用质控品	郑州安图绿科生物工程有限公司	国食药监械(准)字2012第3401030号
乙型肝炎病毒e抗体检测用质控品	郑州安图绿科生物工程有限公司	国食药监械(准)字2012第3401031号
乙型肝炎病毒表面抗体检测用质控品	郑州安图绿科生物工程有限公司	国食药监械(准)字2012第3401032号
单纯疱疹病毒2型核酸检测试剂盒(荧光PCR法)	武汉百泰基因工程有限公司	国食药监械(准)字2012第3401033号
淋球菌核酸检测试剂盒(荧光PCR法)	武汉百泰基因工程有限公司	国食药监械(准)字2012第3401034号
轮状病毒、腺病毒抗原检测试剂盒(乳胶法)	武汉康珠生物技术有限公司	国食药监械(准)字2012第3401036号
胃幽门螺旋杆菌抗体检测试剂盒(乳胶法)	武汉康珠生物技术有限公司	国食药监械(准)字2012第3401037号
α-地中海贫血基因检测试剂盒(gap-PCR法)	亚能生物技术(深圳)有限公司	国食药监械(准)字2012第3401088号
丙型肝炎病毒抗体检测试剂盒(胶体金法)	天津中新科炬生物制药有限公司	国食药监械(准)字2012第3401090号
乙型肝炎病毒前S1抗原检测试剂盒(酶联免疫法)	上海阿尔法生物技术有限公司	国食药监械(准)字2012第3401091号
乙型肝炎病毒核心抗体检测试剂盒(酶联免疫法)	艾康生物技术(杭州)有限公司	国食药监械(准)字2012第3401092号
HER-2基因扩增检测试剂盒(荧光原位杂交法)	北京金菩嘉医疗科技有限公司	国食药监械(准)字2012第3401093号
吗啡检测试剂盒(胶体金法)	英科新创(厦门)科技有限公司	国食药监械(准)字2012第3401094号

续表

人类免疫缺陷病毒1型核酸定量检测试剂盒(巢式PCR-荧光法)	中山大学达安基因股份有限公司	国食药监械(准)字2012第3401095号
淋球菌核酸定量检测试剂盒(PCR-荧光探针法)	中山大学达安基因股份有限公司	国食药监械(准)字2012第3401096号
α-L-岩藻糖苷酶(AFU)测定试剂盒(CNPF法)	深圳迈瑞生物医疗电子股份有限公司	国食药监械(准)字2012第3401097号
乙型肝炎病毒表面抗体(HBs-Ab)检测试剂盒(磁微粒分离化学发光法)	北京倍爱康生物技术有限公司	国食药监械(准)字2012第3401105号
单纯疱疹病毒2型核酸检测试剂盒(荧光PCR法)	博尔诚(北京)科技有限公司	国食药监械(准)字2012第3401106号
乙型肝炎病毒表面抗原、表面抗体、e抗原、e抗体、核心抗体检测试剂(胶体金法)	珠海丽珠试剂股份有限公司	国食药监械(准)字2012第3401107号
乙型肝炎病毒表面抗原检测试剂(胶体金法)	珠海丽珠试剂股份有限公司	国食药监械(准)字2012第3401108号
糖类抗原CA 125检测试剂盒(酶联免疫法)	杭州华得森生物技术有限公司	国食药监械(准)字2012第3401109号
糖类抗原CA 15-3检测试剂盒(酶联免疫法)	杭州华得森生物技术有限公司	国食药监械(准)字2012第3401110号
糖类抗原CA 19-9检测试剂盒(酶联免疫法)	杭州华得森生物技术有限公司	国食药监械(准)字2012第3401111号
戊型肝炎病毒IgM抗体检测试剂盒(化学发光法)	珠海丽珠试剂股份有限公司	国食药监械(准)字2012第3401112号
戊型肝炎病毒IgG抗体检测试剂盒(化学发光法)	珠海丽珠试剂股份有限公司	国食药监械(准)字2012第3401113号
戊型肝炎病毒IgM抗体检测试剂盒(酶联免疫法)	珠海丽珠试剂股份有限公司	国食药监械(准)字2012第3401114号
戊型肝炎病毒IgG抗体检测试剂盒(酶联免疫法)	北京华大吉比爱生物技术有限公司	国食药监械(准)字2012第3401115号
戊型肝炎病毒IgM抗体检测试剂盒(酶联免疫法)	北京华大吉比爱生物技术有限公司	国食药监械(准)字2012第3401116号
糖类抗原50定量检测试剂盒(化学发光法)	郑州安图绿科生物工程有限公司	国食药监械(准)字2012第3401160号
糖类抗原19-9定量检测试剂盒(化学发光法)	郑州安图绿科生物工程有限公司	国食药监械(准)字2012第3401161号
糖类抗原15-3定量检测试剂盒(化学发光法)	郑州安图绿科生物工程有限公司	国食药监械(准)字2012第3401162号
前列腺特异性抗原定量检测试剂盒(化学发光法)	郑州安图绿科生物工程有限公司	国食药监械(准)字2012第3401163号
癌胚抗原定量检测试剂盒(化学发光法)	郑州安图绿科生物工程有限公司	国食药监械(准)字2012第3401164号
乙型肝炎病毒e抗原检测试剂盒(酶联免疫法)	北京现代高达生物技术有限责任公司	国食药监械(准)字2012第3401165号
乙型肝炎病毒e抗原检测试剂盒(酶联免疫法)	北京现代高达生物技术有限责任公司	国食药监械(准)字2012第3401165号
癌胚抗原定量检测试剂盒(酶联免疫法)	北京现代高达生物技术有限责任公司	国食药监械(准)字2012第3401166号
前列腺特异抗原定量检测试剂盒(酶联免疫法)	北京现代高达生物技术有限责任公司	国食药监械(准)字2012第3401167号
鼠疫菌F1抗体检测试剂盒(胶体金法)	北京庄笛浩禾生物医学科技有限公司内蒙古生物试剂厂	国食药监械(准)字2012第3401168号

续表

吗啡、甲基安非他明联合检测试剂盒(胶体金法)	上海凯创生物技术有限公司	国食药监械(准)字2012第3401170号
鼠疫菌F1抗原检测试剂盒(胶体金法)	北京庄笛浩禾生物医学科技有限公司内蒙古生物试剂厂	国食药监械(准)字2012第3401172号
多肿瘤标志物(12种)检测试剂盒(蛋白芯片-化学发光法)	上海铭源数康生物芯片有限公司	国食药监械(准)字2012第3401173号
解脲脲原体基因分型检测试剂盒(PCR-反向点杂交法)	中山大学达安基因股份有限公司	国食药监械(准)字2012第3401174号
人乳头瘤病毒基因分型检测试剂盒(PCR-反向点杂交法)	中山大学达安基因股份有限公司	国食药监械(准)字2012第3401175号
ABO、RhD血型抗原检测卡	中山市生科试剂仪器有限公司	国食药监械(准)字2012第3401176号
ABO、Rh(D)血型定型检测卡	中山市生科试剂仪器有限公司	国食药监械(准)字2012第3401177号
人乳头瘤病毒基因分型检测试剂盒(PCR-反向点杂交法)	亚能生物技术(深圳)有限公司	国食药监械(准)字2012第3401178号
丙型肝炎病毒核心抗原检测试剂盒(酶联免疫法)	湖南康润药业有限公司	国食药监械(准)字2012第3401179号
甲型肝炎病毒IgM抗体检测试剂盒(酶联免疫法)	北京万泰生物药业股份有限公司	国食药监械(准)字2012第3401180号
乙型肝炎病毒核心抗体检测试剂盒(酶联免疫法)	北京万泰生物药业股份有限公司	国食药监械(准)字2012第3401181号
乙型肝炎病毒表面抗体检测试剂盒(酶联免疫法)	北京万泰生物药业股份有限公司	国食药监械(准)字2012第3401182号
乙型肝炎病毒表面抗原检测试剂盒(胶体金法)	北京万泰生物药业股份有限公司	国食药监械(准)字2012第3401183号
膀胱癌细胞染色体及基因异常检测试剂盒(荧光原位杂交法)	北京金菩嘉医疗科技有限公司	国食药监械(准)字2012第3401184号
产前染色体数目检测试剂盒(荧光原位杂交法)	北京金菩嘉医疗科技有限公司	国食药监械(准)字2012第3401185号
子宫颈细胞TERC位点扩增检测试剂盒(荧光原位杂交法)	北京金菩嘉医疗科技有限公司	国食药监械(准)字2012第3401186号
乙型肝炎病毒e抗体检测试剂盒(酶联免疫法)	郑州安图绿科生物工程有限公司	国食药监械(准)字2012第3401187号
乙型肝炎病毒e抗体检测试剂盒(化学发光法)	郑州安图绿科生物工程有限公司	国食药监械(准)字2012第3401188号
乙型肝炎病毒核心抗体检测试剂盒(酶联免疫法)	郑州安图绿科生物工程有限公司	国食药监械(准)字2012第3401189号
乙型肝炎病毒表面抗体检测试剂盒(酶联免疫法)	郑州安图绿科生物工程有限公司	国食药监械(准)字2012第3401190号
乙型肝炎病毒e抗原检测试剂盒(化学发光法)	郑州安图绿科生物工程有限公司	国食药监械(准)字2012第3401191号
乙型肝炎病毒e抗原检测试剂盒(酶联免疫法)	郑州安图绿科生物工程有限公司	国食药监械(准)字2012第3401192号

续表

沙眼衣原体核酸检测试剂盒(PCR-荧光探针法)	中山大学达安基因股份有限公司	国食药监械(准)字2012第3401193号
乙型肝炎病毒核酸检测试剂盒(PCR-荧光探针法)	中山大学达安基因股份有限公司	国食药监械(准)字2012第3401194号
风疹病毒IgM抗体检测试剂盒(酶联免疫法)	珠海经济特区海泰生物制药有限公司	国食药监械(准)字2012第3401202号
胃泌素释放肽前体检测试剂盒(酶联免疫法)	北京科卫临床诊断试剂有限公司	国食药监械(准)字2012第3401203号
甲型肝炎病毒IgG抗体检测试剂盒(酶联免疫法)	江苏华冠生物技术股份有限公司	国食药监械(准)字2012第3401204号
乙型肝炎病毒核酸定量检测试剂盒(PCR-荧光探针法)	武汉百泰基因工程有限公司	国食药监械(准)字2012第3401205号
恶性疟/间日疟LDH检测试剂(免疫层析法)	中山生物工程有限公司	国食药监械(准)字2012第3401207号
UGT1A1基因型检测试剂盒(PCR毛细管电泳法)	上海源奇生物医药科技有限公司	国食药监械(准)字2012第3401208号
白血病相关融合基因检测试剂盒(RT-PCR法)(商品名:伊维源)	上海源奇生物医药科技有限公司	国食药监械(准)字2012第3401209号
弓形虫IgG抗体检测试剂盒(酶联免疫法)	杭州华得森生物技术有限公司	国食药监械(准)字2012第3401211号
全自动化学发光免疫分析仪	北京利德曼生化股份有限公司	国食药监械(准)字2012第3401267号
抗体筛选红细胞试剂盒	上海血液生物医药有限责任公司	国食药监械(准)字2012第3401295号
食物特异性IgG抗体检测试剂盒(酶联免疫法)	苏州浩欧博生物医药有限公司	国食药监械(准)字2012第3401297号
梅毒螺旋体抗体检测试剂盒(胶体金法)	北京新兴四寰生物技术有限公司	国食药监械(准)字2012第3401298号
戊型肝炎病毒IgG抗体检测试剂盒(酶联免疫法)	珠海丽珠试剂股份有限公司	国食药监械(准)字2012第3401299号
人EGFR基因突变检测试剂盒(荧光PCR法)	北京雅康博生物科技有限公司	国食药监械(准)字2012第3401300号
淋球菌核酸检测试剂盒(PCR-荧光探针法)	北京鑫诺美迪基因检测技术有限公司	国食药监械(准)字2012第3401301号
沙眼衣原体核酸检测试剂盒(PCR-荧光探针法)	北京鑫诺美迪基因检测技术有限公司	国食药监械(准)字2012第3401302号
解脲脲原体核酸检测试剂盒(PCR-荧光探针法)	北京鑫诺美迪基因检测技术有限公司	国食药监械(准)字2012第3401303号
吗啡/甲基安非他明/氯胺酮联合检测试剂(胶体金法)	杭州隆基生物技术有限公司	国食药监械(准)字2012第3401304号
吗啡/甲基安非他明/氯胺酮/四氢大麻酚酸/亚甲二氧基甲基安非他明联合检测试剂盒(胶体金法)	杭州隆基生物技术有限公司	国食药监械(准)字2012第3401305号
CYP2D6*10. CYP2C9*3. ADRB1(1165G>C)、AGTR1(1166A>C)、ACE(I/D)检测试剂盒(基因芯片法)	湖南宏灏基因生物科技有限公司	国食药监械(准)字2012第3401324号
人乳头瘤病毒(HPV)DNA检测试剂盒(PCR-反向点杂交法)	广州好芝生物科技有限公司	国食药监械(准)字2012第3401325号
丁丙诺啡检测试剂(胶体金法)	艾博生物医药(杭州)有限公司	国食药监械(准)字2012第3401327号

续表

CYP2C9和VKORC1基因多态性检测试剂盒(PCR-芯片杂交法)	上海百傲科技有限公司	国食药监械(准)字2012第3401328号
MTHFR (C677T)基因检测试剂盒(PCR-芯片杂交法)	上海百傲科技有限公司	国食药监械(准)字2012第3401329号
丙型肝炎病毒抗体检测试剂盒(化学发光法)	珠海丽珠试剂股份有限公司	国食药监械(准)字2012第3401330号
梅毒螺旋体抗体检测试剂盒(化学发光法)	珠海丽珠试剂股份有限公司	国食药监械(准)字2012第3401331号
甲型肝炎病毒IgM抗体检测试剂盒(化学发光法)	珠海丽珠试剂股份有限公司	国食药监械(准)字2012第3401332号
糖类抗原CA72-4定量检测试剂盒(磁微粒化学发光法)	郑州安图绿科生物工程有限公司	国食药监械(准)字2012第3401333号
鳞状细胞癌抗原定量检测试剂盒(磁微粒化学发光法)	郑州安图绿科生物工程有限公司	国食药监械(准)字2012第3401334号
神经元特异性烯醇化酶定量检测试剂盒(磁微粒化学发光法)	郑州安图绿科生物工程有限公司	国食药监械(准)字2012第3401335号
细胞角蛋白19片段定量检测试剂盒(磁微粒化学发光法)	郑州安图绿科生物工程有限公司	国食药监械(准)字2012第3401336号
人类免疫缺陷病毒抗体(HIV1/2)口腔分泌物检测试剂盒(胶体金法)	江苏维尔生物科技有限公司	国食药监械(准)字2012第3401337号
ABO、RhD 血型检测卡(微柱凝胶)	长春博迅生物技术有限责任公司	国食药监械(准)字2012第3401388号
新生儿ABO、RhD 血型检测卡(微柱凝胶)	长春博迅生物技术有限责任公司	国食药监械(准)字2012第3401389号
糖类抗原153(CA153)定量测定试剂盒(化学发光免疫分析法)	深圳市新产业生物医学工程有限公司	国食药监械(准)字2012第3401390号
血清甲胎蛋白(AFP)定量测定试剂盒(化学发光免疫分析法)	深圳市新产业生物医学工程有限公司	国食药监械(准)字2012第3401391号
糖类抗原199(CA199)定量测定试剂盒(化学发光免疫分析法)	深圳市新产业生物医学工程有限公司	国食药监械(准)字2012第3401392号
糖类抗原242(CA242)定量测定试剂盒(化学发光免疫分析法)	深圳市新产业生物医学工程有限公司	国食药监械(准)字2012第3401393号
糖类抗原125(CA125)定量测定试剂盒(化学发光免疫分析法)	深圳市新产业生物医学工程有限公司	国食药监械(准)字2012第3401394号
神经元特异性烯醇化酶(NSE)定量测定试剂盒(化 学发光免疫分析法)	深圳市新产业生物医学工程有限公司	国食药监械(准)字2012第3401395号
糖类抗原724(CA724)定量测定试剂盒(化学发光免疫分析法)	深圳市新产业生物医学工程有限公司	国食药监械(准)字2012第3401396号
前列腺特异性抗原(PSA)定量测定试剂盒(化学发光免疫分析法)	深圳市新产业生物医学工程有限公司	国食药监械(准)字2012第3401397号
癌胚抗原(CEA)定量测定试剂盒(化学发光免疫分析法)	深圳市新产业生物医学工程有限公司	国食药监械(准)字2012第3401398号
鳞状细胞癌相关抗原(SCCA)定量测定试剂盒(化学发光免疫分析法)	深圳市新产业生物医学工程有限公司	国食药监械(准)字2012第3401399号
糖类抗原50(CA50)定量测定试剂盒(化学发光免疫分析法)	深圳市新产业生物医学工程有限公司	国食药监械(准)字2012第3401400号

续表

游离前列腺特异性抗原(F-PSA)定量测定试剂盒(化学发光免疫分析法)	深圳市新产业生物医学工程有限公司	国食药监械(准)字2012第3401401号
汉坦病毒抗体检测试剂盒(胶体金法)	厦门市波生生物技术有限公司	国食药监械(准)字2012第3401402号
乙型肝炎病毒e抗体检测试剂盒(酶联免疫法)	上海复星长征医学科学有限公司	国食药监械(准)字2012第3401403号
乙型肝炎病毒表面抗体检测试剂盒(酶联免疫法)	上海复星长征医学科学有限公司	国食药监械(准)字2012第3401404号
乙型肝炎病毒e抗原检测试剂盒(酶联免疫法)	上海复星长征医学科学有限公司	国食药监械(准)字2012第3401405号
乙型肝炎病毒核心抗体检测试剂盒(酶联免疫法)	上海复星长征医学科学有限公司	国食药监械(准)字2012第3401406号
细胞角蛋白十九片段(CYFRA21-1)定量测定试剂盒 (化学发光免疫分析法)	深圳市新产业生物医学工程有限公司	国食药监械(准)字2012第3401407号
多肿瘤标志物(6种)定量检测试剂盒(蛋白芯片---化学发光法)	上海铭源数康生物芯片有限公司	国食药监械(准)字2012第3401408号
乙型肝炎病毒核心抗体检测试剂盒(酶联免疫法)	珠海丽珠试剂股份有限公司	国食药监械(准)字2012第3401409号
甲型肝炎病毒IgM抗体检测试剂盒(酶联免疫法)	珠海丽珠试剂股份有限公司	国食药监械(准)字2012第3401410号
乙型肝炎病毒e抗原检测试剂盒(酶联免疫法)	珠海丽珠试剂股份有限公司	国食药监械(准)字2012第3401411号
乙型肝炎病毒表面抗体检测试剂盒(酶联免疫法)	珠海丽珠试剂股份有限公司	国食药监械(准)字2012第3401412号
乙型肝炎病毒e抗体检测试剂盒(酶联免疫法)	珠海丽珠试剂股份有限公司	国食药监械(准)字2012第3401413号
直接抗人球蛋白试剂盒	上海血液生物医药有限责任公司	国食药监械(准)字2012第3401424号
乙型肝炎病毒前S1抗原检测试剂盒(酶联免疫法)	上海科华生物工程股份有限公司	国食药监械(准)字2012第3401425号
人类免疫缺陷病毒抗体检测试剂盒(胶体金法)	郑州安图绿科生物工程有限公司	国食药监械(准)字2012第3401426号
结核分枝杆菌核酸检测试剂盒(PCR-荧光探针法)	上海复星长征医学科学有限公司	国食药监械(准)字2012第3401427号
人乳头瘤病毒核酸检测试剂盒（PCR-荧光探针法）	上海复星长征医学科学有限公司	国食药监械(准)字2012第3401428号
ABO血型反定型试剂盒(人血红细胞)	长春博迅生物技术有限责任公司	国食药监械(准)字2012第3401429号
幽门螺旋杆菌(HP)抗原检测试剂盒(胶体金法)	珠海市银科医学工程有限公司	国食药监械(准)字2012第3401442号
幽门螺旋杆菌(HP)抗体检测试剂盒(胶体金法)	珠海市银科医学工程有限公司	国食药监械(准)字2012第3401443号
乙型肝炎病毒五项检测试剂盒 (胶体金法)	上海科华生物工程股份有限公司	国食药监械(准)字2012第3401444号
乙型肝炎病毒表面抗体检测试剂盒(胶体金法)	上海科华生物工程股份有限公司	国食药监械(准)字2012第3401445号

续表

幽门螺旋杆菌抗原检测试剂(乳胶法)	艾博生物医药(杭州)有限公司	国食药监械(准)字2012第3401446号
幽门螺旋杆菌IgG抗体检测试剂盒(乳胶法)	艾博生物医药(杭州)有限公司	国食药监械(准)字2012第3401447号
高危型人乳头瘤病毒核酸检测试剂盒(荧光PCR法)	潮州凯普生物化学有限公司	国食药监械(准)字2012第3401448号
乙型肝炎病毒大蛋白测定试剂盒(酶联免疫法)	北京热景生物技术有限公司	国食药监械(准)字2012第3401449号
风疹病毒抗体(IgG)检测试剂盒(酶联免疫法)	郑州亿特生物技术有限公司	国食药监械(准)字2012第3401450号
腮腺炎病毒抗体(IgG)检测试剂盒(酶联免疫法)	郑州亿特生物技术有限公司	国食药监械(准)字2012第3401451号
狂犬病毒抗体(IgG) 检测试剂盒(酶联免疫法)	郑州亿特生物技术有限公司	国食药监械(准)字2012第3401452号
麻疹病毒抗体(IgG)检测试剂盒(酶联免疫法)	郑州亿特生物技术有限公司	国食药监械(准)字2012第3401453号
甲基安非他明检测试剂盒(胶体金法)	杭州中肽生化有限公司	国食药监械(准)字2012第3401500号
人类免疫缺陷病毒抗体检测试剂盒(化学发光法)	北京源德生物医学工程有限公司	国食药监械(准)字2012第3401501号
乙型肝炎病毒e抗体检测试剂盒(化学发光法)	威海威高生物科技有限公司	国食药监械(准)字2012第3401502号
乙型肝炎病毒表面抗原定量测定试剂盒(化学发光法)	威海威高生物科技有限公司	国食药监械(准)字2012第3401503号
乙型肝炎病毒表面抗体检测试剂盒(化学发光法)	威海威高生物科技有限公司	国食药监械(准)字2012第3401504号
乙型肝炎病毒核心抗体检测试剂盒(化学发光法)	威海威高生物科技有限公司	国食药监械(准)字2012第3401505号
乙型肝炎病毒e抗原检测试剂盒(化学发光法)	威海威高生物科技有限公司	国食药监械(准)字2012第3401506号
甲胎蛋白定量检测试剂盒(酶联免疫法)	上海科华生物工程股份有限公司	国食药监械(准)字2012第3401507号
O1群霍乱弧菌检测试剂盒(胶体金法)	北京庄笛浩禾生物医学科技有限公司内蒙古生物试剂厂	国食药监械(准)字2012第3401508号
O139群霍乱弧菌检测试剂盒(胶体金法)	北京庄笛浩禾生物医学科技有限公司内蒙古生物试剂厂	国食药监械(准)字2012第3401509号
甲胎蛋白定量测定试剂盒(酶联免疫法)	北京万泰生物药业股份有限公司	国食药监械(准)字2012第3401510号
人类免疫缺陷病毒抗体检测试剂盒(胶体金法)	北京金伟凯医学生物技术有限公司	国食药监械(准)字2012第3401511号
乙型肝炎病毒核心抗体检测试剂盒(化学发光法)	厦门市波生生物技术有限公司	国食药监械(准)字2012第3401512号
乙型肝炎病毒e抗原检测试剂盒(化学发光法)	厦门市波生生物技术有限公司	国食药监械(准)字2012第3401513号
乙型肝炎病毒e抗体检测试剂盒(化学发光法)	厦门市波生生物技术有限公司	国食药监械(准)字2012第3401514号
乙型肝炎病毒表面抗体定量测定试剂盒(化学发光法)	厦门市波生生物技术有限公司	国食药监械(准)字2012第3401515号

续表

乙型肝炎病毒e抗原诊断试剂盒(酶联免疫法)	北京新兴四寰生物技术有限公司	国食药监械(准)字2012第3401516号
乙型肝炎病毒核心抗体诊断试剂盒(酶联免疫法)	北京新兴四寰生物技术有限公司	国食药监械(准)字2012第3401517号
乙型肝炎病毒表面抗体诊断试剂盒(酶联免疫法)	北京新兴四寰生物技术有限公司	国食药监械(准)字2012第3401518号
乙型肝炎病毒e抗体诊断试剂盒(酶联免疫法)	北京新兴四寰生物技术有限公司	国食药监械(准)字2012第3401519号
全自动化学发光免疫分析仪	北京倍爱康生物技术有限公司	国食药监械(准)字2012第3401558号
结核分枝杆菌IgG抗体检测试剂盒(酶联免疫法)	北京贝尔生物工程有限公司	国食药监械(准)字2012第3401559号
梅毒螺旋体抗体检测试剂(胶体金法)	珠海丽珠试剂股份有限公司	国食药监械(准)字2012第3401560号
甲型肝炎病毒IgM抗体检测试剂盒(酶联免疫法)	北京华大吉比爱生物技术有限公司	国食药监械(准)字2012第3401561号
IgM抗D血型定型试剂(单克隆抗体)(商品名:IgM抗D血型定型试剂(单克隆抗体))	江阴力博医药生物技术有限公司	国食药监械(准)字2012第3401562号
巨细胞病毒IgM/IgG抗体、弓形虫IgM/IgG抗体、风疹病毒IgG抗体联合检测试剂盒(胶体金法)	北京现代高达生物技术有限责任公司	国食药监械(准)字2012第3401567号
耳聋基因GJB2 235delC检测试剂盒(荧光PCR法)	济南英盛生物技术有限公司	国食药监械(准)字2012第3401569号
实时荧光PCR分析仪	上海复星长征医学科学有限公司	国食药监械(准)字2012第3401581号
人乳头状瘤病毒(HPV)16型、18型、6B型、11型检测试剂盒(PCR-荧光偏振法)	陕西阳光生物工程股份有限公司	国食药监械(准)字2012第3401606号
乙型肝炎病毒表面抗体检测试剂盒(酶联免疫法)	英科新创(厦门)科技有限公司	国食药监械(准)字2012第3401607号
乙型肝炎病毒核心抗体检测试剂盒(酶联免疫法)	英科新创(厦门)科技有限公司	国食药监械(准)字2012第3401608号
乙型肝炎病毒表面抗体检测试剂盒(酶联免疫法)	北京科卫临床诊断试剂有限公司	国食药监械(准)字2012第3401609号
乙型肝炎病毒核心抗体检测试剂盒(酶联免疫法)	北京科卫临床诊断试剂有限公司	国食药监械(准)字2012第3401610号
戊型肝炎病毒IgM抗体检测试剂盒(酶联免疫法)	北京科卫临床诊断试剂有限公司	国食药监械(准)字2012第3401611号
甲型肝炎病毒IgM抗体检测试剂盒(酶联免疫法)	北京科卫临床诊断试剂有限公司	国食药监械(准)字2012第3401612号
乙型肝炎病毒e抗原检测试剂盒(酶联免疫法)	北京科卫临床诊断试剂有限公司	国食药监械(准)字2012第3401613号
乙型肝炎病毒e抗体检测试剂盒(酶联免疫法)	北京科卫临床诊断试剂有限公司	国食药监械(准)字2012第3401614号
戊型肝炎病毒IgG抗体检测试剂盒(酶联免疫法)	北京现代高达生物技术有限责任公司	国食药监械(准)字2012第3401615号

续表

乙型肝炎病毒e抗体检测试剂盒(酶联免疫法)	英科新创(厦门)科技有限公司	国食药监械(准)字2012第3401663号
乙型肝炎病毒e抗原检测试剂盒(酶联免疫法)	英科新创(厦门)科技有限公司	国食药监械(准)字2012第3401664号
β-地中海贫血基因分型检测试剂盒(PCR-反向点杂交法)	中山大学达安基因股份有限公司	国食药监械(准)字2012第3401665号
RhD(IgM)血型定型试剂(单克隆抗体)	上海血液生物医药有限责任公司	国食药监械(准)字2012第3401666号
梅毒螺旋体抗体检测试剂盒(化学发光法)	威海威高生物科技有限公司	国食药监械(准)字2012第3401667号
人附睾蛋白4(HE4)定量测定试剂盒(化学发光法)	北京同生时代生物技术有限公司	国食药监械(准)字2012第3401674号
间皮素(MSLN)定量测定试剂盒(化学发光法)	北京同生时代生物技术有限公司	国食药监械(准)字2012第3401675号
人附睾蛋白4(HE4)定量测定试剂盒(酶联免疫法)	北京同生时代生物技术有限公司	国食药监械(准)字2012第3401676号
过敏原特异性IgE抗体检测试剂盒(酶联免疫法)(食物7项)(商品名:欧博克)	苏州浩欧博生物医药有限公司	国食药监械(准)字2012第3401677号
过敏原特异性IgE抗体检测试剂盒(酶联免疫法)(吸入7项)(商品名:欧博克)	苏州浩欧博生物医药有限公司	国食药监械(准)字2012第3401678号
过敏原特异性IgE抗体检测试剂盒(酶联免疫法)(食物4项)(商品名:欧博克)	苏州浩欧博生物医药有限公司	国食药监械(准)字2012第3401679号
过敏原特异性IgE抗体检测试剂盒(酶联免疫法)(综合14项)(商品名:欧博克)	苏州浩欧博生物医药有限公司	国食药监械(准)字2012第3401680号
过敏原特异性IgE抗体检测试剂盒(酶联免疫法)(吸入4项)商品名称欧博克	苏州浩欧博生物医药有限公司	国食药监械(准)字2012第3401681号
单纯疱疹病毒1型核酸检测试剂盒(PCR-荧光探针法)	武汉百泰基因工程有限公司	国食药监械(准)字2012第3401683号
柯萨奇病毒A16型核酸检测试剂盒(PCR-荧光探针法)	武汉百泰基因工程有限公司	国食药监械(准)字2012第3401684号
单纯疱疹病毒1+2型核酸检测试剂盒(PCR-荧光探针法)	武汉百泰基因工程有限公司	国食药监械(准)字2012第3401685号
肠道病毒71型核酸检测试剂盒(PCR-荧光探针法)	武汉百泰基因工程有限公司	国食药监械(准)字2012第3401686号
14种高危人乳头瘤病毒核酸检测与16/18分型试剂盒(荧光PCR法)	北京康美天鸿生物科技有限公司	国食药监械(准)字2012第3401687号
淋球菌核酸检测试剂盒(荧光PCR法)	博尔诚(北京)科技有限公司	国食药监械(准)字2012第3401688号
解脲脲原体核酸检测试剂盒(荧光PCR法)	博尔诚(北京)科技有限公司	国食药监械(准)字2012第3401689号
沙眼衣原体核酸检测试剂盒(荧光PCR法)	博尔诚(北京)科技有限公司	国食药监械(准)字2012第3401690号
乙型肝炎病毒e抗体检测试剂盒(化学发光免疫法)	福建省洪诚生物药业有限公司	国食药监械(准)字2012第3401722号
乙型肝炎病毒核心抗体检测试剂盒(化学发光免疫法)	福建省洪诚生物药业有限公司	国食药监械(准)字2012第3401723号

续表

乙型肝炎病毒e抗原检测试剂盒(化学发光免疫法)	福建省洪诚生物药业有限公司	国食药监械(准)字2012第3401724号
乙型肝炎病毒表面抗体定量检测试剂盒(化学发光免疫法)	福建省洪诚生物药业有限公司	国食药监械(准)字2012第3401725号
乙型肝炎病毒表面抗原定量检测试剂盒(化学发光免疫法)	福建省洪诚生物药业有限公司	国食药监械(准)字2012第3401726号
人类免疫缺陷病毒抗体检测试剂盒(化学发光法)	威海威高生物科技有限公司	国食药监械(准)字2012第3401727号
乙型肝炎病毒前S1抗原诊断试剂盒(胶体金法)	威海威高生物科技有限公司	国食药监械(准)字2012第3401728号
乙型肝炎病毒核心抗体检测试剂盒(酶联免疫法)	威海威高生物科技有限公司	国食药监械(准)字2012第3401729号
乙型肝炎病毒e抗原检测试剂盒(酶联免疫法)	威海威高生物科技有限公司	国食药监械(准)字2012第3401730号
人类免疫缺陷病毒抗体检测试剂盒(胶体金法)	英科新创(厦门)科技有限公司	国食药监械(准)字2012第3401732号
乙型肝炎病毒e抗原检测试剂盒(化学发光法)	北京泰格科信生物科技有限公司	国食药监械(准)字2012第3401733号
乙型肝炎病毒e抗体检测试剂盒(化学发光法)	北京泰格科信生物科技有限公司	国食药监械(准)字2012第3401734号
乙型肝炎病毒核心抗体检测试剂盒(化学发光法)	北京泰格科信生物科技有限公司	国食药监械(准)字2012第3401735号
人结核杆菌IgG抗体检测试剂盒(胶体金法)	北京贝尔生物工程有限公司	国食药监械(准)字2012第3401738号
戊型肝炎病毒抗体(IgG)检测试剂盒(酶联免疫法)	北京贝尔生物工程有限公司	国食药监械(准)字2012第3401739号
乙型肝炎病毒表面抗体检测试剂盒(酶联免疫法)	北京贝尔生物工程有限公司	国食药监械(准)字2012第3401740号
乙型肝炎病毒e抗体检测试剂盒(酶联免疫法)	北京贝尔生物工程有限公司	国食药监械(准)字2012第3401741号
麻疹病毒抗体(IgM)检测试剂盒(酶联免疫法)	北京贝尔生物工程有限公司	国食药监械(准)字2012第3401742号
乙型肝炎病毒核心抗体检测试剂盒(酶联免疫法)	北京贝尔生物工程有限公司	国食药监械(准)字2012第3401743号
麻疹病毒抗体(IgG)检测试剂盒(酶联免疫法)	北京贝尔生物工程有限公司	国食药监械(准)字2012第3401744号
乙型肝炎病毒前S1抗原检测试剂盒(酶联免疫法)	北京贝尔生物工程有限公司	国食药监械(准)字2012第3401745号
乙型肝炎病毒e抗原检测试剂盒(酶联免疫法)	北京贝尔生物工程有限公司	国食药监械(准)字2012第3401746号
一次性使用静脉血样采集针	浙江灵洋医疗器械有限公司	国食药监械(准)字2012第3410643号
一次性使用静脉血样采集针	浙江灵洋医疗器械有限公司	国食药监械(准)字2012第3410643号
一次性使用采血针	湖北金杏科技发展有限公司	国食药监械(准)字2012第3411277号

续表

一次性使用采血针	江西红新医疗器械有限公司	国食药监械(准)字2012第3411281号
一次性使用体外循环管道(商品名: 管道)	东莞科威医疗器械有限公司	国食药监械(准)字2012第3450014号
血液回收机	北京京精医疗设备有限公司	国食药监械(准)字2012第3450235号
一次性使用心肌保护液灌注装置	东莞科威医疗器械有限公司	国食药监械(准)字2012第3450290号
一次性使用血液收集装置	北京京精医疗设备有限公司	国食药监械(准)字2012第3450370号
血液透析粉	广州市暨华医疗器械有限公司	国食药监械(准)字2012第3450391号
空心纤维血液透析器(商品名:德朗)	贝恩医疗设备(广州)有限公司	国食药监械(准)字2012第3450463号
人工心肺机体外循环管道(商品名:配套管)	上海祥盛医疗器械厂	国食药监械(准)字2012第3450482号
一次性使用右心吸引头	东莞科威医疗器械有限公司	国食药监械(准)字2012第3450488号
血泵	广州市暨华医疗器械有限公司	国食药监械(准)字2012第3450588号
一次性使用机用采血器	山东中保康医疗器具有限公司	国食药监械(准)字2012第3450675号
一次性使用离心式血浆分离器	山东中保康医疗器具有限公司	国食药监械(准)字2012第3450677号
呼吸机	北京易世恒电子技术有限责任公司	国食药监械(准)字2012第3450765号
一次性使用血液灌流器	天津市阳权医疗器械有限公司	国食药监械(准)字2012第3450823号
单人用血液透析装置	威高日机装(威海)透析机器有限公司	国食药监械(准)字2012第3451048号
人工心肺机-滚压式血泵	天津汇康医用设备有限公司	国食药监械(准)字2012第3451061号
血液透析浓缩物	山东威高药业有限公司	国食药监械(准)字2012第3451218号
一次性使用血液灌流器	天津市阳权医疗器械有限公司	国食药监械(准)字2012第3451380号
一次性使用阴离子树脂血浆吸附柱	廊坊市爱尔血液净化器材厂	国食药监械(准)字2012第3451463号
微栓过滤器	西安西京医疗用品有限公司	国食药监械(准)字2012第3451540号
血液回收机	北京京精医疗设备有限公司	国食药监械(准)字2012第3451553号
一次性使用血液灌流器(商品名:一次性使用树脂吸附柱)	廊坊市爱尔血液净化器材厂	国食药监械(准)字2012第3451649号
血液透析干粉	天津泛美医材有限公司	国食药监械(准)字2012第3451721号
金属接骨螺钉	苏州市康力骨科器械有限公司	国食药监械(准)字2012第3460034号
空心螺钉	北京理贝尔生物工程研究所有限公司	国食药监械(准)字2012第3460038号
脊柱前路矫正装置	北京威高亚华人工关节开发有限公司	国食药监械(准)字2012第3460040号
脊柱后路矫正装置	北京威高亚华人工关节开发有限公司	国食药监械(准)字2012第3460041号
脊柱矫正装置 椎间融合器系统	北京威高亚华人工关节开发有限公司	国食药监械(准)字2012第3460042号
FZ系列骨针	北京市富乐科技开发有限公司	国食药监械(准)字2012第3460044号
接骨螺钉	北京理贝尔生物工程研究所有限公司	国食药监械(准)字2012第3460045号
锁定接骨板	北京理贝尔生物工程研究所有限公司	国食药监械(准)字2012第3460046号
双极头	德州金约应医疗器械有限公司	国食药监械(准)字2012第3460090号
金属锁定接骨板	浙江科惠医疗器械有限公司	国食药监械(准)字2012第3460092号
金属锁定接骨螺钉	浙江科惠医疗器械有限公司	国食药监械(准)字2012第3460093号
脱细胞生物羊膜	成都青山利康药业有限公司	国食药监械(准)字2012第3460094号

续表

股骨组件	德州金约应医疗器械有限公司	国食药监械(准)字2012第3460095号
羟基磷灰石复合材料	北京市意华健科贸有限责任公司	国食药监械(准)字2012第3460114号
髋关节假体	天津市人立骨科器械有限公司	国食药监械(准)字2012第3460135号
骨接合植入物 金属接骨螺钉	苏州苏南捷迈得医疗器械有限公司	国食药监械(准)字2012第3460149号
金属髓内钉系统	上海医疗器械(集团)有限公司手术器械厂	国食药监械(准)字2012第3460158号
钛质接骨螺钉	江苏双羊医疗器械有限公司	国食药监械(准)字2012第3460161号
锁定板内固定系统	常州迪恩医疗器械有限公司	国食药监械(准)字2012第3460173号
金属接骨板(商品名:钛板)	西安中邦钛生物材料有限公司	国食药监械(准)字2012第3460177号
带锁髓内钉	常州健力邦德医疗器械有限公司	国食药监械(准)字2012第3460178号
金属接骨螺钉	常州健力邦德医疗器械有限公司	国食药监械(准)字2012第3460179号
角度型金属接骨板固定系统	常州健力邦德医疗器械有限公司	国食药监械(准)字2012第3460180号
直型金属接骨板	常州健力邦德医疗器械有限公司	国食药监械(准)字2012第3460181号
解剖型金属接骨板	常州健力邦德医疗器械有限公司	国食药监械(准)字2012第3460182号
金属接骨螺钉	苏州吉美瑞医疗器械有限公司	国食药监械(准)字2012第3460186号
带锁髓内钉	北京理贝尔生物工程研究所有限公司	国食药监械(准)字2012第3460189号
颅颌面接骨板系统	北京理贝尔生物工程研究所有限公司	国食药监械(准)字2012第3460190号
人体生物敷料	北京桀亚莱福生物技术有限责任公司	国食药监械(准)字2012第3460241号
无柄髋关节	北京威高亚华人工关节开发有限公司	国食药监械(准)字2012第3460243号
鹅头钉钢板系统	上海医疗器械(集团)有限公司手术器械厂	国食药监械(准)字2012第3460257号
直型接骨板	北京理贝尔生物工程研究所有限公司	国食药监械(准)字2012第3460258号
金属接骨螺钉	苏州欣荣博尔特医疗器械有限公司	国食药监械(准)字2012第3460259号
骨接合植入物 金属接骨螺钉	苏州欣荣博尔特医疗器械有限公司	国食药监械(准)字2012第3460260号
钛合金螺钉	宁波慈北医疗器械有限公司	国食药监械(准)字2012第3460261号
内固定钛板	宁波慈北医疗器械有限公司	国食药监械(准)字2012第3460262号
钛质空心接骨螺钉(商品名:钛质空心接骨螺钉)	江苏双羊医疗器械有限公司	国食药监械(准)字2012第3460263号
解剖形接骨板	北京理贝尔生物工程研究所有限公司	国食药监械(准)字2012第3460298号
疝修补材料	常州医疗器材总厂有限公司	国食药监械(准)字2012第3460312号
疝气补片	无锡市宇寿医疗器械有限公司	国食药监械(准)字2012第3460314号
金属髓内钉	浙江科惠医疗器械有限公司	国食药监械(准)宁2012第3460315号
金属角度型接骨板	浙江科惠医疗器械有限公司	国食药监械(准)字2012第3460316号
膝关节假体(商品名: LWHF系列)	深圳市博恩医疗器材有限公司	国食药监械(准)字2012第3460317号
膝关节假体(商品名:A系列膝关节假体)	北京百慕航材高科技股份有限公司	国食药监械(准)字2012第3460368号
人工膝关节	北京威高亚华人工关节开发有限公司	国食药监械(准)字2012第3460371号
颈椎前路内固定系统	常州市康辉医疗器械有限公司	国食药监械(准)字2012第3460372号
颈椎后路内固定系统	常州市康辉医疗器械有限公司	国食药监械(准)字2012第3460373号

续表

颈椎后路内固定系统	常州市康辉医疗器械有限公司	国食药监械(准)字2012第3460373号
脊柱后路内固定器	天津市威曼生物材料有限公司	国食药监械(准)字2012第3460375号
金属支持接骨板	苏州吉美瑞医疗器械有限公司	国食药监械(准)字2012第3460380号
锁定螺钉	北京理贝尔生物工程研究所有限公司	国食药监械(准)字2012第3460382号
解剖型接骨板	苏州欣荣博尔特医疗器械有限公司	国食药监械(准)字2012第3460383号
带锁髓内钉	苏州市康力骨科器械有限公司	国食药监械(准)字2012第3460384号
青光眼引流器	河南宇宙人工晶状体研制有限公司	国食药监械(准)字2012第3460385号
医用胶原充填剂(商品名:肤美达)	长春博泰医药生物技术有限责任公司	国食药监械(准)字2012第3460454号
冠状动脉药物涂层支架系统(商品名:英文:Cordimax;中文:新脉)	山东瑞安泰医疗技术有限公司	国食药监械(准)字2012第3460456号
金属接骨螺钉	北京恒世利德科技有限公司	国食药监械(准)字2012第3460457号
金属直型接骨板	苏州康利达医疗器械有限公司	国食药监械(准)字2012第3460458号
金属锁定接骨板固定系统	江苏双羊医疗器械有限公司	国食药监械(准)字2012第3460461号
人工髋关节(商品名: TTH 系列)	深圳市博恩医疗器材有限公司	国食药监械(准)字2012第3460462号
同种骨植入材料	山西奥瑞生物材料有限公司	国食药监械(准)字2012第3460481号
脊柱前路内固定系统	北京威高亚华人工关节开发有限公司	国食药监械(准)字2012第3460484号
金属接骨螺钉	天津市金兴达实业有限公司	国食药监械(准)字2012第3460485号
金属接骨螺钉	天津市金兴达实业有限公司	国食药监械(准)字2012第3460485号
人体管腔内支架	北京龙舟飞渡记忆合金应用研究所	国食药监械(准)字2012第3460486号
金属直型接骨板	天津市金兴达实业有限公司	国食药监械(准)字2012第3460494号
解剖形接骨板	苏州欣荣博尔特医疗器械有限公司	国食药监械(准)字2012第3460500号
解剖型接骨板	苏州欣荣博尔特医疗器械有限公司	国食药监械(准)字2012第3460500号
金属脊柱后路固定板	苏州市康力骨科器械有限公司	国食药监械(准)字2012第3460501号
金属空心接骨螺钉	厦门大博颖精医疗器械有限公司	国食药监械(准)字2012第3460503号
金属空心接骨螺钉	厦门大博颖精医疗器械有限公司	国食药监械(准)字2012第3460506号
金属带锁髓内钉	山东航维骨科医疗器械股份有限公司	国食药监械(准)字2012第3460508号
金属带锁髓内钉	山东航维骨科医疗器械股份有限公司	国食药监械(准)字2012第3460509号
金属骨钉	山东航维骨科医疗器械股份有限公司	国食药监械(准)字2012第3460510号
脊柱后路内固定系统	北京威高亚华人工关节开发有限公司	国食药监械(准)字2012第3460511号
解剖型金属锁定接骨板	苏州欣荣博尔特医疗器械有限公司	国食药监械(准)字2012第3460520号
金属直型锁定接骨板	苏州欣荣博尔特医疗器械有限公司	国食药监械(准)字2012第3460521号
金属直型接骨板	苏州欣荣博尔特医疗器械有限公司	国食药监械(准)字2012第3460522号
覆膜食管支架(商品名:德尔曼)	济南德尔曼科技有限公司	国食药监械(准)字2012第3460622号
金属脊柱固定板	苏州海欧斯医疗器械有限公司	国食药监械(准)字2012第3460627号
金属脊柱固定板	苏州海欧斯医疗器械有限公司	国食药监械(准)字2012第3460627号
脊柱固定器	苏州吉美瑞医疗器械有限公司	国食药监械(准)字2012第3460634号

续表

髋关节假体(钴铬钼)	北京天新福医疗器材有限公司	国食药监械(准)字2012第3460635号
脊柱内固定器	常州迪恩医疗器械有限公司	国食药监械(准)字2012第3460636号
金属带锁髓内针	厦门大博颖精医疗器械有限公司	国食药监械(准)字2012第3460665号
脊柱前路骨板系统	北京理贝尔生物工程研究所有限公司	国食药监械(准)字2012第3460669号
金属解剖型接骨板	苏州欣荣博尔特医疗器械有限公司	国食药监械(准)字2012第3460670号
椎间融合器	山东威高骨科材料有限公司	国食药监械(准)字2012第3460678号
金属骨针	天津市金兴达实业有限公司	国食药监械(准)字2012第3460717号
金属锁定接骨螺钉	苏州欣荣博尔特医疗器械有限公司	国食药监械(准)字2012第3460719号
骨接合植入物 金属锁定接骨螺钉	苏州欣荣博尔特医疗器械有限公司	国食药监械(准)字2012第3460720号
骨接合植入物 金属锁定接骨板	苏州欣荣博尔特医疗器械有限公司	国食药监械(准)字2012第3460721号
螺纹式笼状椎体间融合器(商品名:WDFC)	山东省文登市整骨科技开发有限公司	国食药监械(准)字2012第3460722号
金属带锁髓内钉	常州亨杰医疗器械有限公司	国食药监械(准)字2012第3460724号
椎间融合器	北京理贝尔生物工程研究所有限公司	国食药监械(准)字2012第3460790号
桥接组合式内固定系统	天津市威曼生物材料有限公司	国食药监械(准)字2012第3460822号
桥接组合式内固定系统	天津市威曼生物材料有限公司	国食药监械(准)字2012第3460822号
金属接骨螺钉	威海海星医疗器械有限公司	国食药监械(准)字2012第3460828号
金属锁定接骨板系统	威海海星医疗器械有限公司	国食药监械(准)字2012第3460829号
脊柱内固定系统	威海海星医疗器械有限公司	国食药监械(准)字2012第3460830号
注射用修饰透明质酸钠凝胶(商品名:施倍他)	山东福瑞达生物医药有限公司	国食药监械(准)字2012第3460831号
颈椎前路钢板系统(商品名:Legend)	常州奥斯迈医疗器械有限公司	国食药监械(准)字2012第3460832号
人工髋关节	北京威高亚华人工关节开发有限公司	国食药监械(准)字2012第3460850号
圆型含铜含吲哚美辛宫内节育器	上海医用缝合针厂有限公司	国食药监械(准)字2012第3460852号
金属解剖型接骨板	天津市金兴达实业有限公司	国食药监械(准)字2012第3460853号
疝修补片(商品名:善释)	北京天助畅运医疗技术股份有限公司	国食药监械(准)字2012第3460855号
金属微型接骨板	苏州市康力骨科器械有限公司	国食药监械(准)字2012第3460856号
颅颌面接骨板	苏州市康力骨科器械有限公司	国食药监械(准)字2012第3460857号
脊柱固定器	苏州市康力骨科器械有限公司	国食药监械(准)字2012第3460858号
金属髓内钉	常州华森医疗器械有限公司	国食药监械(准)字2012第3460859号
固定式宫内节育器(商品名:吉妮)	天津和杰医疗器械有限公司	国食药监械(准)字2012第3460873号
中空接骨螺钉	苏州艾迪尔医疗器械有限公司	国食药监械(准)字2012第3460878号
金属接骨板	浙江广慈医疗器械有限公司	国食药监械(准)字2012第3460880号
脊柱前路板	苏州康利达医疗器械有限公司	国食药监械(准)字2012第3460908号
膝关节假体	北京金查理人工关节技术有限公司	国食药监械(准)字2012第3460910号
羟基磷灰石义眼台	北京市意华健科贸有限责任公司	国食药监械(准)字2012第3460976号

续表

解剖型金属锁定接骨板	苏州欣荣博尔特医疗器械有限公司	国食药监械(准)字2012第3460979号
金属解剖型接骨板	苏州市康力骨科器械有限公司	国食药监械(准)字2012第3460980号
椎间融合器	苏州市康力骨科器械有限公司	国食药监械(准)字2012第3460981号
MTN 型NiTi 形状记忆合金食道支架	南京微创医学科技有限公司	国食药监械(准)字2012第3460990号
覆硅胶膜食道支架	南京微创医学科技有限公司	国食药监械(准)字2012第3460991号
胆道支架	南京微创医学科技有限公司	国食药监械(准)字2012第3460992号
覆硅胶膜食道支架系统	南京微创医学科技有限公司	国食药监械(准)字2012第3460993号
肠道支架	南京微创医学科技有限公司	国食药监械(准)字2012第3460994号
气管支架	南京微创医学科技有限公司	国食药监械(准)字2012第3460995号
金属股骨颈固定钉	天津市金兴达实业有限公司	国食药监械(准)字2012第3460999号
脊柱内固定系统	四川阿尔泰医疗器械有限公司	国食药监械(准)字2012第3461003号
金属矫形用棒	上海浦卫医疗器械厂有限公司	国食药监械(准)字2012第3461004号
金属股骨颈固定钉	上海浦卫医疗器械厂有限公司	国食药监械(准)字2012第3461005号
金属矫形用钉	上海浦卫医疗器械厂有限公司	国食药监械(准)字2012第3461006号
金属骨针	上海浦卫医疗器械厂有限公司	国食药监械(准)字2012第3461007号
金属髓内针	上海浦卫医疗器械厂有限公司	国食药监械(准)字2012第3461009号
带锁髓内钉	天津正天医疗器械有限公司	国食药监械(准)字2012第3461010号
带锁髓内钉	天津正天医疗器械有限公司	国食药监械(准)字2012第3461010号
颅颌骨内固定夹板	上海双申医疗器械有限公司	国食药监械(准)字2012第3461013号
轨道齿式拱型加压接骨钢板	沈阳东亚医疗研究所有限公司	国食药监械(准)字2012第3461014号
轨道齿式拱型加压接骨钢板-双锁定型(商品名:双锁定交变应力接骨钢板)	沈阳东亚医疗研究所有限公司	国食药监械(准)字2012第3461015号
金属锁定接骨板系统	常州鼎健医疗器械有限公司	国食药监械(准)字2012第3461021号
金属接骨螺钉	常州鼎健医疗器械有限公司	国食药监械(准)字2012第3461022号
膨体聚四氟乙烯面部植入物	上海信晟医疗制品有限公司	国食药监械(准)字2012第3461023号
解剖型锁定接骨板	苏州欣荣博尔特医疗器械有限公司	国食药监械(准)字2012第3461069号
解剖型锁定接骨板	苏州欣荣博尔特医疗器械有限公司	国食药监械(准)字2012第3461069号
金属脊柱前路固定板系统	苏州市康力骨科器械有限公司	国食药监械(准)字2012第3461071号
金属股骨颈固定钉	苏州市康力骨科器械有限公司	国食药监械(准)字2012第3461072号
扎丝	上海浦卫医疗器械厂有限公司	国食药监械(准)字2012第3461082号
带锁髓内钉	山东威高骨科材料有限公司	国食药监械(准)字2012第3461120号
脊柱内固定系统	北京贝思达生物技术有限公司	国食药监械(准)字2012第3461127号
带锁髓内钉	北京贝思达生物技术有限公司	国食药监械(准)字2012第3461128号
角度型金属接骨板系统	北京贝思达生物技术有限公司	国食药监械(准)字2012第3461129号
髋关节假体 双动头(商品名:AK系列髋关节假体)	北京爱康宜诚医疗器材股份有限公司	国食药监械(准)字2012第3461131号

续表

髋关节假体 远端塞(商品名:AK系列髋关节假体)	北京爱康宜诚医疗器材股份有限公司	国食药监械(准)字2012第3461132号
髋关节假体 聚乙烯髋臼(商品名:AK系列髋关节假体)	北京爱康宜诚医疗器材股份有限公司	国食药监械(准)字2012第3461133号
髋关节假体 中控体(商品名:AK系列髋关节假体)	北京爱康宜诚医疗器材股份有限公司	国食药监械(准)字2012第3461134号
髋关节假体 中控体	北京爱康宜诚医疗器材股份有限公司	国食药监械(准)字2012第3461134号
人工髋关节(商品名:TTTI系列)	深圳市博恩医疗器材有限公司	国食药监械(准)字2012第3461220号
人工髋关节组件(商品名:HNS 系列)	深圳市博恩医疗器材有限公司	国食药监械(准)字2012第3461221号
脊柱后路内固定器	苏州欣荣博尔特医疗器械有限公司	国食药监械(准)字2012第3461235号
脊柱前路内固定器	苏州欣荣博尔特医疗器械有限公司	国食药监械(准)字2012第3461236号
椎体融合器	苏州欣荣博尔特医疗器械有限公司	国食药监械(准)字2012第3461237号
脊柱融合器	天津市威曼生物材料有限公司	国食药监械(准)字2012第3461239号
颈椎钢板	苏州吉美瑞医疗器械有限公司	国食药监械(准)字2012第3461241号
带锁髓内钉	苏州欣荣博尔特医疗器械有限公司	国食药监械(准)字2012第3461251号
脊柱内固定系统	苏州欣荣博尔特医疗器械有限公司	国食药监械(准)字2012第3461252号
漏斗胸矫形器	有研亿金新材料股份有限公司	国食药监械(准)字2012第3461270号
不锈钢金属动力髋、髁加压螺钉系统	厦门大博颖精医疗器械有限公司	国食药监械(准)字2012第3461273号
金属髓内针	苏州吉美瑞医疗器械有限公司	国食药监械(准)字2012第3461274号
髋关节假体-非骨水泥固定型	湖北沃尔克医疗器械有限公司	国食药监械(准)字2012第3461280号
髋关节假体-骨水泥固定型	湖北沃尔克医疗器械有限公司	国食药监械(准)字2012第3461282号
三氧化二砷药物涂层支架输送系统(商品名:AVI)	北京美中双和医疗器械有限公司	国食药监械(准)字2012第3461306号
锁定接骨板系统	常州华森医疗器械有限公司	国食药监械(准)字2012第3461310号
人工髋关节(商品名:TTHA系列)	深圳市博恩医疗器材有限公司	国食药监械(准)字2012第3461313号
角度型接骨板系统	北京理贝尔生物工程研究所有限公司	国食药监械(准)字2012第3461338号
脊柱前路固定板	上海浦卫医疗器械厂有限公司	国食药监械(准)字2012第3461340号
椎体植入物	上海浦卫医疗器械厂有限公司	国食药监械(准)字2012第3461341号
金属接骨螺钉	上海浦卫医疗器械厂有限公司	国食药监械(准)字2012第3461342号
金属接骨螺钉-外固定螺钉	上海浦卫医疗器械厂有限公司	国食药监械(准)字2012第3461343号
金属锁定接骨螺钉	上海浦卫医疗器械厂有限公司	国食药监械(准)字2012第3461344号
脊柱内固定系统	苏州海欧斯医疗器械有限公司	国食药监械(准)字2012第3461345号
锁定脊柱前路固定板	上海浦卫医疗器械厂有限公司	国食药监械(准)字2012第3461346号
锁定椎体植入物	上海浦卫医疗器械厂有限公司	国食药监械(准)字2012第3461347号
金属接骨螺钉	厦门大博颖精医疗器械有限公司	国食药监械(准)字2012第3461348号
金属解剖型接骨板	厦门大博颖精医疗器械有限公司	国食药监械(准)字2012第3461349号
金属直型接骨板	厦门大博颖精医疗器械有限公司	国食药监械(准)字2012第3461350号

续表

金属接骨螺钉	苏州艾迪尔医疗器械有限公司	国食药监械(准)字2012第3461351号
锁定接骨螺钉	苏州艾迪尔医疗器械有限公司	国食药监械(准)字2012第3461352号
脊柱前路内固定系统	苏州市康力骨科器械有限公司	国食药监械(准)字2012第3461353号
金属解剖型接骨板	常州迪恩医疗器械有限公司	国食药监械(准)字2012第3461355号
脊柱前路固定板(带螺纹)	上海浦卫医疗器械厂有限公司	国食药监械(准)字2012第3461363号
脊柱后路固定板(带螺纹)	上海浦卫医疗器械厂有限公司	国食药监械(准)字2012第3461364号
角度型锁定接骨板	上海浦卫医疗器械厂有限公司	国食药监械(准)字2012第3461365号
角度型接骨板	上海浦卫医疗器械厂有限公司	国食药监械(准)字2012第3461366号
脊柱前路固定板	上海浦卫医疗器械厂有限公司	国食药监械(准)字2012第3461367号
脊柱后路固定板	上海浦卫医疗器械厂有限公司	国食药监械(准)字2012第3461368号
金属直型接骨板	上海浦卫医疗器械厂有限公司	国食药监械(准)字2012第3461369号
漏斗胸矫形器	上海浦卫医疗器械厂有限公司	国食药监械(准)字2012第3461370号
颅颌面金属接骨板	上海浦卫医疗器械厂有限公司	国食药监械(准)字2012第3461371号
解剖型锁定接骨板	上海浦卫医疗器械厂有限公司	国食药监械(准)字2012第3461372号
脊柱后路锁定固定板	上海浦卫医疗器械厂有限公司	国食药监械(准)字2012第3461373号
颅颌面锁定接骨板	上海浦卫医疗器械厂有限公司	国食药监械(准)字2012第3461374号
金属直型锁定接骨板	上海浦卫医疗器械厂有限公司	国食药监械(准)字2012第3461375号
锁定型漏斗胸矫形器	上海浦卫医疗器械厂有限公司	国食药监械(准)字2012第3461376号
锁定型颅颌面接骨板	上海浦卫医疗器械厂有限公司	国食药监械(准)字2012第3461377号
人同种异体半月板植入物	北京运康恒业生物技术有限公司	国食药监械(准)字2012第3461431号
金属接骨板	苏州艾迪尔医疗器械有限公司	国食药监械(准)字2012第3461432号
金属支持接骨板	苏州艾迪尔医疗器械有限公司	国食药监械(准)字2012第3461433号
金属支持锁定接骨板	苏州艾迪尔医疗器械有限公司	国食药监械(准)字2012第3461434号
解剖型接骨板	苏州艾迪尔医疗器械有限公司	国食药监械(准)字2012第3461435号
解剖型锁定接骨板	苏州艾迪尔医疗器械有限公司	国食药监械(准)字2012第3461436号
髌骨钢板	苏州艾迪尔医疗器械有限公司	国食药监械(准)字2012第3461437号
可吸收接骨螺钉	武汉华威生物材料工程有限公司	国食药监械(准)字2012第3461455号
通用脊柱内固定器	北京理贝尔生物工程研究所有限公司	国食药监械(准)字2012第3461456号
胸腰椎前路钉棒系统	北京理贝尔生物工程研究所有限公司	国食药监械(准)字2012第3461457号
解剖型接骨板	天津正天医疗器械有限公司	国食药监械(准)字2012第3461458号
金属解剖型接骨板	厦门大博颖精医疗器械有限公司	国食药监械(准)字2012第3461459号
人工髋关节假体	天津市华剑骨科器械有限公司	国食药监械(准)字2012第3461461号
脊柱内固定螺钉	佛山施泰宝外科植入物有限公司	国食药监械(准)字2012第3461465号
脊柱内固定螺钉	佛山施泰宝外科植入物有限公司	国食药监械(准)字2012第3461466号
加压和保护性接骨板	苏州艾迪尔医疗器械有限公司	国食药监械(准)字2012第3461467号
锁定接骨板	苏州艾迪尔医疗器械有限公司	国食药监械(准)字2012第3461468号

续表

颌面接骨板	苏州艾迪尔医疗器械有限公司	国食药监械(准)字2012第3461469号
聚酯疝补片	上海契斯特医疗科技公司	国食药监械(准)字2012第3461472号
涤纶心脏修补材料	上海契斯特医疗科技公司	国食药监械(准)字2012第3461473号
钛质接骨板(DHS、DCS)	江苏双羊医疗器械有限公司	国食药监械(准)字2012第3461476号
钛质接骨板(解剖型接骨板)	江苏双羊医疗器械有限公司	国食药监械(准)字2012第3461477号
金属带锁髓内钉	常州迪恩医疗器械有限公司	国食药监械(准)字2012第3461482号
角度型金属接骨板	浙江广慈医疗器械有限公司	国食药监械(准)字2012第3461483号
同种骨植入材料	天津市金兴达实业有限公司	国食药监械(准)字2012第3461486号
锁定板钉系统	苏州吉美瑞医疗器械有限公司	国食药监械(准)字2012第3461492号
脊柱后路固定器	江苏安格尔医疗器械有限公司	国食药监械(准)字2012第3461493号
MCu375宫内节育器(商品名:MCu宫内节育器)	四平市鑫力医疗器械有限公司	国食药监械(准)字2012第3461522号
医用钛夹	杭州桐庐尖端内窥镜有限公司	国食药监械(准)字2012第3461524号
元宫型Cu365宫内节育器	烟台计生药械有限公司	国食药监械(准)字2012第3461525号
元宫型含铜宫内节育器	烟台计生药械有限公司	国食药监械(准)字2012第3461526号
元宫型含铜含吲哚美辛宫内节育器	烟台计生药械有限公司	国食药监械(准)字2012第3461527号
直型金属接骨板	浙江广慈医疗器械有限公司	国食药监械(准)字2012第3461539号
植入式给药装置	上海荣成医科工业有限公司	国食药监械(准)字2012第3461542号
融合器	浙江科惠医疗器械有限公司	国食药监械(准)字2012第3461603号
人工髋关节假体	天津市华剑骨科器械有限公司	国食药监械(准)字2012第3461604号
金属脊柱内固定器	厦门大博颖精医疗器械有限公司	国食药监械(准)字2012第3461620号
脊柱前路钉板系统	苏州艾迪尔医疗器械有限公司	国食药监械(准)字2012第3461630号
中空拉力接骨螺钉	常州市南翔医疗器械有限公司	国食药监械(准)字2012第3461636号
交锁髓内钉	常州市南翔医疗器械有限公司	国食药监械(准)字2012第3461638号
交锁髓内钉	常州市南翔医疗器械有限公司	国食药监械(准)字2012第3461639号
金属骨针	厦门大博颖精医疗器械有限公司	国食药监械(准)字2012第3461651号
金属解剖型接骨板	上海浦卫医疗器械厂有限公司	国食药监械(准)字2012第3461652号
脊柱后路固定板	上海浦卫医疗器械厂有限公司	国食药监械(准)字2012第3461653号
颅颌面接骨板	上海浦卫医疗器械厂有限公司	国食药监械(准)字2012第3461654号
动力加压螺钉	常州市康辉医疗器械有限公司	国食药监械(准)字2012第3461656号
金属接骨螺钉	沈阳东亚医疗研究所有限公司	国食药监械(准)字2012第3461657号
药物涂层冠状动脉金属支架系统(商品名:垠艺)	辽宁生物医学材料研发中心有限公司	国食药监械(准)字2012第3461658号
生物型硬脑(脊)膜补片(商品名:脑膜建)	广东冠昊生物科技股份有限公司	国食药监械(准)字2012第3461660号
髋关节假体	武汉德骼拜尔外科植入物有限公司	国食药监械(准)字2012第3461661号
锁定空心螺钉	北京理贝尔生物工程研究所有限公司	国食药监械(准)字2012第3461662号
空心金属接骨螺钉	武汉德骼拜尔外科植入物有限公司	国食药监械(准)字2012第3461707号

续表

金属角度型接骨板	天津市金兴达实业有限公司	国食药监械(准)字2012第3461708号
钛质接骨板(加压和保护性接骨板)	江苏双羊医疗器械有限公司	国食药监械(准)字2012第3461712号
钛质垫片	江苏双羊医疗器械有限公司	国食药监械(准)字2012第3461713号
钛质接骨板(颌面接骨板)	江苏双羊医疗器械有限公司	国食药监械(准)字2012第3461714号
直型金属接骨板	常州奥斯迈医疗器械有限公司	国食药监械(准)字2012第3461716号
椎间融合器	北京天新福医疗器材有限公司	国食药监械(准)字2012第3461718号
脊柱固定钉板系统	北京天新福医疗器材有限公司	国食药监械(准)字2012第3461719号
髋关节假体组件	北京天新福医疗器材有限公司	国食药监械(准)字2012第3461720号
一次性使用无菌自毁式注射器 带针	浙江康康医疗器械有限公司	国食药监械(准)字2012第3520718号
电子输注泵	新乡市驼人医疗器械有限公司	国食药监械(准)字2012第3540011号
呼吸机(商品名:博锐(Boaray))	深圳市普博科技有限公司	国食药监械(准)字2012第3540013号
胰岛素泵	微创(北京)生命医学科技有限公司	国食药监械(准)字2012第3540051号
骨科机器人导航定位系统(商品名:Galen)	北京天智航技术有限公司	国食药监械(准)字2012第3540086号
一次性使用输注泵	浙江海圣医疗器械有限公司	国食药监械(准)字2012第3540169号
一次性使用输注泵	上海诚义实业有限公司	国食药监械(准)字2012第3540171号
一次性使用输注泵	浙江苏嘉医疗器械股份有限公司	国食药监械(准)字2012第3540187号
电子输注泵	江苏瑞京科技发展有限公司	国食药监械(准)字2012第3540233号
急救呼吸机	北京谊安医疗系统股份有限公司	国食药监械(准)字2012第3540239号
一次性使用输注泵	北京科联升华应用技术研究所	国食药监械(准)字2012第3540296号
电子输注泵	江西奥格兰医疗器械有限公司	国食药监械(准)字2012第3540339号
一次性使用输注泵	南昌贝欧特医疗设备有限公司	国食药监械(准)字2012第3540390号
生物安全柜	青岛海尔特种电器有限公司	国食药监械(准)字2012第3540398号
生物安全柜	赛默飞世尔(上海)仪器有限公司	国食药监械(准)字2012第3540437号
呼吸机	南京乐基医疗器械有限公司	国食药监械(准)字2012第3540438号
电子输注泵(商品名:电子镇痛泵)	泰州品青医疗器械有限公司	国食药监械(准)字2012第3540465号
高频急救呼吸机	江西省特力麻醉呼吸设备有限公司	国食药监械(准)字2012第3540574号
婴儿培养箱	北京巨龙三优科技有限公司	国食药监械(准)字2012第3540587号
麻醉机	江苏奥凯医疗设备有限公司	国食药监械(准)字2012第3540611号
生物安全柜	上海力申科学仪器有限公司	国食药监械(准)字2012第3540761号
呼吸机	北京易世恒电子技术有限责任公司	国食药监械(准)字2012第3540765号
呼吸机	上海医疗器械股份有限公司	国食药监械(准)字2012第3540773号
一次性使用自控式输注泵(商品名:镇痛泵)	上海中山医疗科技发展公司	国食药监械(准)字2012第3540793号
一次性使用输注泵	扬州市明星医塑器材有限公司	国食药监械(准)字2012第3540794号
麻醉机	南京乐基医疗器械有限公司	国食药监械(准)字2012第3540812号
麻醉机	深圳市百格医疗技术有限公司	国食药监械(准)字2012第3540814号
麻醉机	深圳市百格医疗技术有限公司	国食药监械(准)字2012第3540815号

续表

麻醉气体蒸发器	深圳市百格医疗技术有限公司	国食药监械(准)字2012第3540816号
一次性使用输注泵	新乡市华西卫材有限公司	国食药监械(准)字2012第3540824号
一次性使用输注泵	山东天工医用品开发有限公司	国食药监械(准)字2012第3540825号
一次性使用输注泵	天津哈娜好医材有限公司	国食药监械(准)字2012第3540861号
一次性使用输注泵	江苏华东医疗器械实业有限公司	国食药监械(准)字2012第3540874号
一次性使用输注泵	浙江伏尔特医疗器械有限公司	国食药监械(准)字2012第3540875号
生物安全柜	上海瑞仰净化装备有限公司	国食药监械(准)字2012第3540970号
生物安全柜	上海瑞仰净化装备有限公司	国食药监械(准)字2012第3540971号
一次性使用输注泵	河南新卫医疗器械有限公司	国食药监械(准)字2012第3541018号
一次性使用电子微量输注泵	上海诚义实业有限公司	国食药监械(准)字2012第3541047号
生物安全柜	上海力申科学仪器有限公司	国食药监械(准)字2012第3541050号
麻醉系统	江苏蓝韵凯泰医疗设备有限公司	国食药监械(准)字2012第3541062号
生物安全柜	山东博科生物产业有限公司	国食药监械(准)字2012第3541139号
呼吸机	北京易世恒电子技术有限责任公司	国食药监械(准)字2012第3541262号
麻醉机	北京航天长峰股份有限公司医疗器械分公司	国食药监械(准)字2012第3541384号
生物安全柜	安徽航天生物科技有限公司	国食药监械(准)字2012第3541419号
麻醉机	深圳迈瑞生物医疗电子股份有限公司	国食药监械(准)字2012第3541423号
麻醉机	南京普澳医疗设备有限公司	国食药监械(准)字2012第3541497号
呼吸机	北京易世恒电子技术有限责任公司	国食药监械(准)字2012第3541578号
急救呼吸机	泰州市久信医疗科技有限公司	国食药监械(准)字2012第3541591号
一次性使用输注泵	江苏省永宁医疗器械有限公司	国食药监械(准)字2012第3541623号
麻醉机	北京谊安医疗系统股份有限公司	国食药监械(准)字2012第3541670号
一次性使用输注泵	江苏华夏医疗器械有限公司	国食药监械(准)字2012第3541705号
一次性使用输注泵	扬州市康复卫生器械有限公司	国食药监械(准)字2012第3541710号
电子输注泵	江苏通达医疗器械有限公司	国食药监械(准)字2012第3541747号
麻醉系统	上海德尔格医疗器械有限公司	国食药监械(准)字2012第3541755号
生物安全柜	济南鑫贝西生物技术有限公司	国食药监械(准)字2012第3541757号
医用病毒灭活箱	上海输血技术有限公司	国食药监械(准)字2012第3570343号
粘接用聚羧酸盐水门汀(商品名:而至聚羧酸锌水门汀LIVCARBO)	而至齿科(苏州)有限公司	国食药监械(准)字2012第3630025号
齿科粘结剂(商品名:格鲁玛通用型粘结剂)	贺利氏古莎齿科有限公司	国食药监械(准)字2012第3630029号
合成树脂牙(商品名:高丝磨(r)合成树脂牙)	登士柏牙科(天津)有限公司	国食药监械(准)字2012第3630116号
合成树脂牙(商品名:VITALIFE)	维他丰达牙科器材(深圳)有限公司	国食药监械(准)字2012第3630129号
义齿基托聚合物(商品名:牙托粉、牙托水)	长治市健齿齿科器材有限公司	国食药监械(准)字2012第3630231号
纯钛人工牙种植体	河北医大厚朴口腔种植科技中心	国食药监械(准)字2012第3630378号
义齿基托聚合物(商品名:自然α-RESIN)	日进齿科材料(昆山)有限公司	国食药监械(准)字2012第3630394号

续表

复合树脂充填材料(商品名:卡瑞斯玛)	贺利氏古莎齿科有限公司	国食药监械(准)字2012第3630800号
合成树脂牙(商品名:山八合成树脂牙)	山八齿材工业(常熟)有限公司	国食药监械(准)字2012第3630978号
合成树脂牙	嵊州市兴旺齿科材料厂	国食药监械(准)字2012第3631123号
义齿基托树脂(商品名:美丽登)	贺利氏古莎齿科有限公司	国食药监械(准)字2012第3631135号
树脂基修复材料(商品名:Solitaire 2)	贺利氏古莎齿科有限公司	国食药监械(准)字2012第3631136号
玻璃离子水门汀	上海荣祥齿科材料有限公司	国食药监械(准)字2012第3631238号
齿科玻璃离子水门汀	日进齿科材料(昆山)有限公司	国食药监械(准)字2012第3631602号
多层色合成树脂牙	上海医疗器械股份有限公司齿科材料厂	国食药监械(准)字2012第3631655号
可溶可吸收性止血绒(商品名:雪绒)	青岛颐中生物工程有限公司	国食药监械(准)字2012第3640087号
可降解止血纱(商品名:博一康)	青岛颐中生物工程有限公司	国食药监械(准)字2012第3640088号
可降解性止血绫(商品名:颐汝泰)	青岛颐中生物工程有限公司	国食药监械(准)字2012第3640089号
医用透明质酸钠凝胶	上海建华精细生物制品有限公司	国食药监械(准)字2012第3640132号
聚乳酸防粘连凝胶(商品名:瑞术康)	石家庄市瑞诺生物医学材料有限公司	国食药监械(准)字2012第3640228号
可吸收医用膜	上海鼎华医械有限责任公司	国食药监械(准)字2012第3640244号
可吸收医用膜	上海鼎华医械有限责任公司	国食药监械(准)字2012第3640244号
复合微孔多聚糖止血粉(商品名:瞬时)	山东赛克赛斯药业科技有限公司	国食药监械(准)字2012第3640455号
凡士林无菌纱布	北京圣维尔医疗用品有限公司	国食药监械(准)字2012第3640493号
烧烫伤异种皮	长沙达瑞奇实业有限公司	国食药监械(准)字2012第3640849号
可吸收医用膜	成都迪康中科生物医学材料有限公司	国食药监械(准)字2012第3640871号
医用胶(商品名:瞬康)	永城市科技试验厂	国食药监械(准)字2012第3640882号
带可吸收线缝合针	佳合医材(苏州)有限公司	国食药监械(准)字2012第3650504号
可吸收性外科缝合线	威海威高富森医用材料有限公司	国食药监械(准)字2012第3650640号
医用胶(商品名:瞬康)	永城市科技试验厂	国食药监械(准)字2012第3650882号
带可吸收线缝合针	杭州富阳医用缝合针线厂	国食药监械(准)字2012第3651126号
可吸收性外科缝线	苏州医疗用品厂有限公司	国食药监械(准)字2012第3651538号
一次性使用输液用连通管	德清县新德意医疗器械有限公司	国食药监械(准)字2012第3660016号
一次性使用输血器 带针	常州市春光医用器材有限公司	国食药监械(准)字2012第3660017号
一次性使用胸腔穿刺包	扬州市康利莱医疗器械有限公司	国食药监械(准)字2012第3660018号
一次性使用输液器 带针	茌平医光医疗器械有限公司	国食药监械(准)字2012第3660022号
一次性使用吊瓶式输液器带针(商品名:一次性小儿吊瓶)	江西庐乐医疗器械有限公司	国食药监械(准)字2012第3660024号
一次性使用气体过滤器	北京伏尔特技术有限公司	国食药监械(准)字2012第3660110号
一次性使用输液器 带针	深圳市保安医疗用品有限公司	国食药监械(准)字2012第3660115号
一次性使用输血器 带针	哈尔滨市红十字中心血站药业有限公司	国食药监械(准)字2012第3660118号
一次性使用连接管	浙江苏嘉医疗器械股份有限公司	国食药监械(准)字2012第3660124号
一次性使用麻醉穿刺包	江苏省永宁医疗器械有限公司	国食药监械(准)字2012第3660128号

续表

一次性使用麻醉穿刺包	江苏省永宁医疗器械有限公司	国食药监械(准)字2012第3660128号
一次性使用塑料血袋	北京博德桑特输采血器材科技开发中心	国食药监械(准)字2012第3660130号
一次性使用滤除白细胞型血袋	费森尤斯卡比(广州)医疗用品有限公司	国食药监械(准)字2012第3660139号
一次性无菌内瘘穿刺包	广东百合医疗科技有限公司	国食药监械(准)字2012第3660140号
一次性使用延长管(商品名:延长管)	上海意欣医疗器械有限公司	国食药监械(准)字2012第3660147号
一次性使用输液器 带针	天津哈娜好医材有限公司	国食药监械(准)字2012第3660165号
一次性使用输液器 带针	湖北楚天药业有限责任公司	国食药监械(准)字2012第3660175号
一次性使用输液器 带针	巨野县银蜂医疗器械有限公司	国食药监械(准)字2012第3660183号
一次性使用输液器 带针	六安市大禹医疗器械有限责任公司	国食药监械(准)字2012第3660184号
一次性无菌输液延长管	广东百合医疗科技有限公司	国食药监械(准)字2012第3660185号
一次性使用输液器 带针	宿迁市春明医疗器材有限公司	国食药监械(准)字2012第3660229号
一次性使用输液器 带针	哈尔滨丁香医疗器械有限公司	国食药监械(准)字2012第3660249号
一次性使用输液器 带针	六安市大禹医疗器械有限责任公司	国食药监械(准)字2012第3660250号
一次性使用输液器 带针	六安市大禹医疗器械有限责任公司	国食药监械(准)字2012第3660251号
一次性使用输血器	上海康德莱企业发展集团股份有限公司	国食药监械(准)字2012第3660253号
一次性使用输液器	上海康德莱企业发展集团股份有限公司	国食药监械(准)字2012第3660254号
一次性使用滴定管式输液器	广东龙心医疗器械有限公司	国食药监械(准)字2012第3660264号
一次性使用去白细胞塑料血袋	北京博德桑特输采血器材科技开发中心	国食药监械(准)字2012第3660284号
一次性使用麻醉穿刺包	盐城市滋润医用器材厂	国食药监械(准)字2012第3660288号
一次性使用无菌中心静脉导管包	江苏亚华生物科技工程有限公司	国食药监械(准)字2012第3660289号
一次性使用麻醉穿刺包	上海上医康鸽医用器材有限责任公司	国食药监械(准)字2012第3660291号
一次性使用输血器 带针	上海输血技术有限公司	国食药监械(准)字2012第3660294号
一次性使用输血器 带针	上海输血技术有限公司	国食药监械(准)字2012第3660294号
一次性无菌输液接头	广东百合医疗科技有限公司	国食药监械(准)字2012第3660295号
一次性使用麻醉穿刺包	新乡市驼人医疗器械有限公司	国食药监械(准)字2012第3660299号
一次性使用输液器 带针	广东龙心医疗器械有限公司	国食药监械(准)字2012第3660300号
一次性使用输液器	广东龙心医疗器械有限公司	国食药监械(准)字2012第3660301号
一次性使用输液器 带针	江西富尔康实业集团有限公司	国食药监械(准)字2012第3660304号
冰冻红细胞洗涤机用管路	北京京精医疗设备有限公司	国食药监械(准)字2012第3660305号
一次性使用袋式输液器 带针	四川南格尔生物医学股份有限公司	国食药监械(准)字2012第3660309号
一次性使用精密过滤输液器 带针	天津哈娜好医材有限公司	国食药监械(准)字2012第3660367号
硅橡胶软组织扩张器	上海信晟医疗制品有限公司	国食药监械(准)字2012第3660369号
一次性使用引流管	上海祥盛医疗器械厂	国食药监械(准)字2012第3660379号
一次性使用旋塞阀	上海康德莱企业发展集团股份有限公司	国食药监械(准)字2012第3660387号
一次性使用输液器 带针	佳木斯市松花江医疗用品厂	国食药监械(准)字2012第3660389号
一次性使用带延长导管三通阀	泰尔茂医疗产品(杭州)有限公司	国食药监械(准)字2012第3660393号

续表

一次性使用精密过滤输液器　带针	潍坊市华星医疗器械有限公司	国食药监械(准)字2012第3660460号
一次性使用高压造影注射器及附件	深圳市安特高科实业有限公司	国食药监械(准)字2012第3660505号
一次性使用精密过滤微量输液器 带针	上海金塔医用器材有限公司	国食药监械(准)字2012第3660513号
一次性使用输液器 带针	江西丰临医用器械有限公司	国食药监械(准)字2012第3660519号
一次性使用麻醉穿刺包	江苏省长丰医疗实业有限公司	国食药监械(准)字2012第3660537号
一次性使用麻醉导管	江苏省长丰医疗实业有限公司	国食药监械(准)字2012第3660538号
体外引流系统	山东大正医疗器械股份有限公司	国食药监械(准)字2012第3660639号
一次性使用多通路旋塞阀	常州市佳峰医疗器材有限公司	国食药监械(准)字2012第3660642号
胃镜润滑剂	河南省康源生物工程技术有限公司	国食药监械(准)字2012第3660646号
一次性使用连接管	江苏省华星医疗器械实业有限公司	国食药监械(准)字2012第3660666号
一次性使用三通阀	江苏省华星医疗器械实业有限公司	国食药监械(准)字2012第3660667号
一次性使用输血器 带针	江苏华达医疗器械有限公司	国食药监械(准)字2012第3660674号
一次性使用输液器 带针式	吉林省宏安医用器材有限公司	国食药监械(准)字2012第3660680号
一次性使用输液器 带针(商品名:一次性使用输液器)	浙江京环医疗用品有限公司	国食药监械(准)字2012第3660682号
一次性使用输液器 带针	山东侨牌集团有限公司	国食药监械(准)字2012第3660725号
一次性使用精密过滤输液器 带针(商品名:精密输液器)	上海双鸽实业有限公司	国食药监械(准)字2012第3660734号
一次性使用输血器 带针	上海康德莱企业发展集团股份有限公司	国食药监械(准)字2012第3660736号
一次性使用输液器 带针	江苏康宝医疗器械有限公司	国食药监械(准)字2012第3660788号
一次性使用穿刺包	山东大正医疗器械股份有限公司	国食药监械(准)字2012第3660791号
一次性使用输液器 带针	安徽省康达医疗用品有限公司	国食药监械(准)字2012第3660792号
一次性使用连接管	浙江灵洋医疗器械有限公司	国食药监械(准)字2012第3660797号
输液用肝素帽	山东新华安得医疗用品有限公司	国食药监械(准)字2012第3660799号
输液用肝素帽	河南曙光健士医疗器械集团有限公司	国食药监械(准)字2012第3660834号
一次性使用延长管	浙江康德莱医疗器械股份有限公司	国食药监械(准)字2012第3660835号
一次性使用左心房减压管	上海祥盛医疗器械厂	国食药监械(准)字2012第3660839号
正压无针密闭输液接头	深圳市安特高科实业有限公司	国食药监械(准)字2012第3660842号
一次性使用袋式输液器 带针	湖南康利来医疗器械有限公司	国食药监械(准)字2012第3660845号
一次性使用输液器 带针	江苏康进医疗器材有限公司	国食药监械(准)字2012第3660847号
一次性使用麻醉穿刺包	天津哈娜好医材有限公司	国食药监械(准)字2012第3660860号
碘液微型盖	广州百特医疗用品有限公司	国食药监械(准)字2012第3660869号
一次性使用血液采输器	四川南格尔生物医学股份有限公司	国食药监械(准)字2012第3660876号
一次性使用麻醉用过滤器	浙江伏尔特医疗器械有限公司	国食药监械(准)字2012第3660877号
一次性使用输液器 带针(商品名:一次性使用输注器 带针)	浙江衢州康保医疗器材有限公司	国食药监械(准)字2012第3660881号

续表

一次性使用三通阀	上海埃斯埃医械塑料制品有限公司	国食药监械(准)字2012第3660977号
一次性使用精密过滤输液器 带针	浙江玉升医疗器械股份有限公司	国食药监械(准)字2012第3660982号
一次性使用压力连接管	深圳市安特高科实业有限公司	国食药监械(准)字2012第3660984号
一次性使用胸穿包(商品名:通达)	无锡市通达医疗电器有限公司	国食药监械(准)字2012第3660985号
一次性使用中心静脉导管	佛山特种医用导管有限责任公司	国食药监械(准)字2012第3660986号
一次性使用输液器 带针	吉林省众邦医疗器械有限公司	国食药监械(准)字2012第3660988号
一次性使用连接器	河南飘安集团有限公司	国食药监械(准)字2012第3660996号
一次性使用采血器	广东龙心医疗器械有限公司	国食药监械(准)字2012第3661000号
一次性使用麻醉穿刺包	新乡市华西卫材有限公司	国食药监械(准)字2012第3661001号
一次性使用麻醉穿刺包	南京扬子医用制品有限公司	国食药监械(准)字2012第3661011号
一次性使用麻醉穿刺包(商品名:通达)	无锡市通达医疗电器有限公司	国食药监械(准)字2012第3661012号
一次性使用输血器 带针	山东凯利医疗器械有限公司	国食药监械(准)字2012第3661016号
一次性使用骨穿包	新乡市驼人医疗器械有限公司	国食药监械(准)字2012第3661020号
一次性使用精密过滤输液器 带针	六安市大禹医疗器械有限责任公司	国食药监械(准)字2012第3661068号
一次性使用输液接头	佛山特种医用导管有限责任公司	国食药监械(准)字2012第3661070号
一次性使用输液器 带针	南昌麦迪康医疗器械厂	国食药监械(准)字2012第3661076号
一次性使用输液器 带针	长春白求恩医疗器械有限公司	国食药监械(准)字2012第3661078号
腹腔冲洗引流管	上海淞行实业有限公司	国食药监械(准)字2012第3661079号
一次性使用输液连接管	广东龙心医疗器械有限公司	国食药监械(准)字2012第3661080号
一次性使用输液器 带针	沈阳市北华医材有限公司	国食药监械(准)字2012第3661081号
一次性使用输液器 带针	上海康德莱企业发展集团股份有限公司	国食药监械(准)字2012第3661083号
一次性使用输液连接管	深圳市保安医疗用品有限公司	国食药监械(准)字2012第3661084号
一次性使用麻醉穿刺包	山东天工医用品开发有限公司	国食药监械(准)字2012第3661117号
一次性使用麻醉穿刺包	上海埃斯埃医械塑料制品有限公司	国食药监械(准)字2012第3661125号
一次性使用输液器 带针	武汉恒康医疗器械有限公司	国食药监械(准)字2012第3661156号
一次性使用静脉输液系统(商品名:安输)	深圳市保安医疗用品有限公司	国食药监械(准)字2012第3661214号
一次性使用输液器 带针	湖北康友医用器材有限公司	国食药监械(准)字2012第3661246号
一次性使用输液器 带针	甘肃宏康医疗器械有限公司	国食药监械(准)字2012第3661248号
一次性使用肿瘤介入灌注耗材	广东龙心医疗器械有限公司	国食药监械(准)字2012第3661255号
一次性使用尿道导管	上海淞行实业有限公司	国食药监械(准)字2012第3661272号
一次性使用输血器 带针(商品名:一次性使用输血器 带针)	四川新世纪医用高分子制品有限公司	国食药监械(准)字2012第3661275号
一次性使用袋式输液器 带针	四川康宁医用器材有限公司	国食药监械(准)字2012第3661279号
一次性使用三通阀(商品名:三通阀)	河南曙光健士医疗器械集团有限公司	国食药监械(准)字2012第3661294号
输液用肝素帽	江西三鑫医疗科技股份有限公司	国食药监械(准)字2012第3661307号
一次性使用输液器 带针	上海金塔医用器材有限公司	国食药监械(准)字2012第3661356号

续表

一次性使用输液器 重力输液式	温州市贝普科技有限公司	国食药监械(准)字2012第3661359号
一次性使用空气净化输液器 带针	天津哈娜好医材有限公司	国食药监械(准)字2012第3661379号
一次性使用麻醉穿刺包	河南宇安医疗器械股份有限公司	国食药监械(准)字2012第3661471号
一次性使用输液器 带针	赤峰凯嘉医用器具有限公司	国食药监械(准)字2012第3661532号
一次性使用输血器 带针	南京赛尔金生物医学有限公司	国食药监械(准)字2012第3661535号
一次性使用去白细胞输血器	成都市双陆医疗器械有限公司	国食药监械(准)字2012第3661544号
一次性使用血液回收罐装置	北京京精医疗设备有限公司	国食药监械(准)字2012第3661548号
一次性使用输液器 带针	沈阳奉达医疗器械有限公司	国食药监械(准)字2012第3661550号
一次性使用机用采血器	山东威高集团医用高分子制品股份有限公司	国食药监械(准)字2012第3661551号
医用胃镜胶	安徽省普瑞达医药科技有限公司	国食药监械(准)字2012第3661601号
一次性使用肝素帽	江西丰临医用器械有限公司	国食药监械(准)字2012第3661605号
一次性使用连接管	扬州市亚华生物科技工程有限公司	国食药监械(准)字2012第3661616号
一次性使用滴定管式输液器 带针	天津哈娜好医材有限公司	国食药监械(准)字2012第3661617号
一次性使用旋塞	佛山特种医用导管有限责任公司	国食药监械(准)字2012第3661625号
一次性使用心脏停跳液灌注管路	常州市康心医疗器械有限公司	国食药监械(准)字2012第3661626号
一次性使用心外吸引管导管	常州市康心医疗器械有限公司	国食药监械(准)字2012第3661627号
一次性使用体外引流导管插管	常州市康心医疗器械有限公司	国食药监械(准)字2012第3661628号
一次性使用塑料血袋	费森尤斯卡比(广州)医疗用品有限公司	国食药监械(准)字2012第3661631号
一次性使用输液器 带针(商品名:输液器)	山西海氏海诺高分子医疗器械有限公司	国食药监械(准)字2012第3661633号
一次性使用精密过滤输液器 带针	山西新华美医疗器械有限公司	国食药监械(准)字2012第3661634号
一次性使用输液器用连通管	北京福尔娜医用器材有限公司	国食药监械(准)字2012第3661642号
一次性使用滴定管式输液器	浙江康德莱医疗器械股份有限公司	国食药监械(准)字2012第3661644号
一次性使用输血器 带针	沈阳市北华医材有限公司	国食药监械(准)字2012第3661646号
一次性使用空气过滤器	上海振浦医疗设备有限公司	国食药监械(准)字2012第3661647号
输液用肝素帽	杭州健群医疗器械有限公司	国食药监械(准)字2012第3661648号
一次性使用机用采血器	哈尔滨市红十字中心血站药业有限公司	国食药监械(准)字2012第3661650号
无针注射器	山东中保康医疗器具有限公司	国食药监械(准)字2012第3661671号
一次性使用麻醉穿刺包	宁波骏马医用器械有限公司	国食药监械(准)字2012第3661697号
一次性使用精密过滤输液器	山东威高集团医用高分子制品股份有限公司	国食药监械(准)字2012第3661704号
一次性使用输液器 带针	陕西海达医疗器械科技有限公司	国食药监械(准)字2012第3661717号
乳腺计算机辅助检测系统	沈阳东软医疗系统有限公司	国食药监械(准)字2012第3700582号
固定弯标测导管(商品名: EasyFinder)	微创医疗器械(上海)有限公司	国食药监械(准)字2012第3770058号
室间隔缺损封堵器	北京华医圣杰科技有限公司	国食药监械(准)字2012第3770119号
动脉导管未闭封堵器	北京华医圣杰科技有限公司	国食药监械(准)字2012第3770120号
导丝	北京华医圣杰科技有限公司	国食药监械(准)字2012第3770155号

续表

网篮导丝	北京华医圣杰科技有限公司	国食药监械(准)字2012第3770156号
动脉鞘	北京华医圣杰科技有限公司	国食药监械(准)字2012第3770157号
EVAL非粘附性液体栓塞剂(商品名:伊维尔)	山东赛克赛斯药业科技有限公司	国食药监械(准)字2012第3770167号
一次性使用血管内球囊扩张导管	北京美中双和医疗器械有限公司	国食药监械(准)字2012第3770377号
Y接头组件	北京迪玛克医药科技有限公司	国食药监械(准)字2012第3770496号
一次性使用无菌心脏二尖瓣球囊扩张导管配件	江西益康医疗器械集团有限公司	国食药监械(准)字2012第3770637号
圈套器	北京普益盛济科技有限公司	国食药监械(准)字2012第3770638号
球囊扩张导管(商品名: 垠艺)	辽宁生物医学材料研发中心有限公司	国食药监械(准)字2012第3770645号
电生理导管(商品名:ACCMENT)	北京美中双和医疗器械有限公司	国食药监械(准)字2012第3770686号
治疗用电生理射频消融导管	乐普(北京)医疗器械股份有限公司	国食药监械(准)字2012第3770688号
一次性使用血管内导管附件	微创医疗器械(上海)有限公司	国食药监械(准)字2012第3770843号
一次性无菌中心静脉导管及附件	郑州迪奥医学技术有限公司	国食药监械(准)字2012第3770911号
一次性使用含药中心静脉导管	乐普(北京)医疗器械股份有限公司	国食药监械(准)字2012第3771152号
封堵器输送系统	北京普益盛济科技有限公司	国食药监械(准)字2012第3771309号
PTCA球囊扩张导管	乐普(北京)医疗器械股份有限公司	国食药监械(准)字2012第3771552号
陶瓷膜动脉导管未闭封堵器	先健科技(深圳)有限公司	国食药监械(准)字2012第3771672号
陶瓷膜房间隔缺损封堵器	先健科技(深圳)有限公司	国食药监械(准)字2012第3771673号

七、医学装备相关学术团体及社团介绍

中国医学装备协会

中国医学装备协会(CHINA ASSOCIATION OF MEDICAL EQUIPMENT，简称CAME)是经国家民政部批准依法注册登记,由全国医学装备工作者(从事医学装备应用、管理、工程技术、科研教学、生产经营的单位和个人)自愿组成的学术性、公益性、非营利性法人社会团体,是国家卫生部主管的医学装备领域唯一一个国家一级协会,是卫生主管部门医学装备管理政策提供信息咨询和技术服务平台,是促进我国医学装备事业发展的重要社会力量。

中国医学装备协会于1990年正式成立。全国人大副委员长韩启德、全国政协原副主席张怀西、国家卫生部原部长陈敏章为协会题词。2009年11月,中国医学装备协会召开第五次全国会员代表大会,换届选举产生第五届理事会,国家卫生部原副部长朱庆生连任理事长。

协会现有团体会员314家,个人会员5000人,分布在全国各省、自治区、直辖市及军队的医疗卫生、医学教育、医学科研机构,医学装备生产经营企业和相关社团等各个领域。

协会根据工作需要设立了秘书处、组织宣传部、政策研究咨询部、技术评估部、技术交流部、教育培训部、医学装备信息部等内设机构和医学装备学术委员会。目前设13个分支机构(分会、专业委员会);下设《中国医学装备》杂志社、中国医学装备网(www.came-online.org)、《中国医学装备年鉴》编辑部、北京国卫阳光医学装备技术服务有限公司等直属机构。

中国医学装备协会成立20年来,坚持立会为公、办会为民、民主办会,以服务为己任,紧紧围绕我国卫生改革,密切配合国家卫生部加强医学装备应用管理,推动医学装备技术创新发展,提高医学装备工作者业务水平。协会充分发挥桥梁纽带作用,为医学装备现代化建设提供了一系列信息和技术服务,通过对医学装备的深入调研,为政府主管部门制定相关制度、标准、办法提供依据;相继提出了县医院、乡镇卫生院、城市社区卫生服务中心的装备配置标准;根据医院的功能定位提出了大型医用装备阶梯配置机型;修订医用装备和医用耗材分类代码、《医学装备管理分册》;持续开展医学装备评估选型;推行IHE-C标准化和测试;为生产经营企业适宜装备和新技术的推广搭建平台,组织各类设备学术交流和研讨活动;制定医学设备管理师职业标准;开展继续教育,培训了数千名装备管理和维护人员。为提高我国人民健康水平、促进我国医学装备事业发展做出了积极贡献。

协会领导成员

理 事 长:朱庆生

副理事长:赵自林(常务) 李洪山 王宝亭 王东升 吕兆丰 许树强 戴建平 郭启勇 白知朋

秘 书 长:白知朋(兼)

协会宗旨

坚持以马克思列宁主义、毛泽东思想、邓小平理论和"三个代表"重要思想为指导,全面落实科学发展观,团结和动员全国医学装备工作者,服务卫生事业发展大局。贯切执行卫生工作方针政策,以提高全民健康水平为目标,提升我国医学装备水平,推动医学装备人才队伍建设,促进医学装备技术产业发展,为深化医药卫生体制改革服务。发挥桥梁纽带作用,反映医学装备工作者的意见,依法维护业界的合法权益,为广大会员和医学装备工作者服务。

协会职能

1. 开展与医学装备相关的技术评审、专项调研与政策研究,为相关法律、法规和标准的制定提出建议,为政府科学管理和决策提供技术支持;

2. 开展学术交流,推广适宜装备技术和科学管理经验,组织和(或)参与相关展览,与医学装备研制、应用和管理机构间协作,共同做好学科间、国(境)内外相关团体间的友好往来;

3. 开展在职人员继续医学教育和职业培训,做好医学装备从业人员资格考核及认证,提高医学装备工作者知识技术和职业水平;

4. 加强行业自律,规范行业发展,维护广大会员的合法权益;

5. 编辑出版医学装备学术、技术、信息、科普等刊物、书籍、信息资料和电子音像制品,办好医学装备信息网;

6. 承办政府部门委托的其他工作任务。

内设机构:

秘书处	刘晓征	电话: 010-88393989
组织宣传部	周少飞	电话: 010-88393995
政策研究咨询部	孟建国	电话: 010-88393993
技术评估部	唐日晶	电话: 010-88393996
	费 澍	电话: 010-88312141
技术交流部	王长收	电话: 010-88371768
	李林鸽	电话: 010-88393997
教育培训部	王长收	电话: 010-88371768
	李林鸽	电话: 010-88393997

地 址: 北京市西城区车公庄大街9号院五栋大楼B3座601室

北京市西城区车公庄大街9号院五栋大楼B2座802室

邮 编:100044

中国医学装备协会CT工程技术专业委员会

中国医学装备协会CT工程技术专业委员会是中国医学装备协会的分支机构,是经国家有关主管部门批准登记的二级学术团体。其前身是《SOMATOM CT用户协作会》,成立于1988年。它的主要宗旨就是通过会员之间的交流与协作来互相学习共同提高,至2001年共组织了十五届年会,开展了深入的有关CT的工程技术及维修经验的交流与研讨,对保证各会员单位CT机的正常运转,提高工程师的技术水平发挥了很好的作用,2000年在广泛征求意见的基础上,更名为《CT工程技术协会》,并以《中国医学装备协会CT工程技术学组》的名义开展相关的学术活动。2003年成立《中国医学装备协会CT工程技术专业委员会》,成为中国医学装备协会下属成立最早的三个专业委员会之一。2010年在中国医学装备协会成立二十周年大会上CT工程技术专业委员会被评为先进分支机构,2012年又设立《区县CT工程技术学组》并筹建《医学图像数字化处理学组》,现有会员 417 人,遍及全国23个省,4个直辖市和5个自治区。

CT工程技术专业委员会遵照国家的政策法规和协会章程及本专业委员会的工作规程开展活动。以服务为宗旨,团结广大从事CT等大型影像及相关设备管理、使用、操作、维修等各项工作的工程技术和医务人员,发挥桥梁和纽带作用,积极开展学术交流,促进技术进步,为我国医学影像设备事业的发展做出贡献。

CT工程技术专业委员会的业务范围是:

(一) 协助政府有关部门开展CT等大型医学影像设备的管理、使用、维修等的工程技术指导工作;

(二) 组织CT维修工程师的继续教育,技术培训及上岗考核工作;

(三) 组织会员单位之间开展技术协作活动;

(四) 组织学术研讨与技术交流活动;

(五) 开展相关的技术咨询及信息交流等服务工作;

(六) 完成政府有关部门及中国医学装备协会交办的各项工作;

CT工程技术专业委员会设主任委员一人,副主任委员、常委及委员各若干人。主任委员、副主任委员通过民主协商选举产生并报中国医学装备协会审批。每届任期四年,可连选连任.

CT工程技术专业委员会第二届委员会

主任委员:石明国(西安第四军医大学教授)

常务副主任委员:敖国昆(解放军309医院放射科主任 主任医师)

副主任委员兼秘书长:郭京海(解放军总装备部黄寺美容医院放射科主任,副主任技师)

副主任委员:姜　文(山东省聊城市人民医院副院长 应用研究员)

宣海奇(卫生部北京医院器材处副处长 高级工程师)

韩闽生(河北大学附属医院教授);

聂世琨(南方医科大学珠江医院放射科技师长 主任技师)

高剑波(郑州大学第一附属医院放射科,主任医师)

CT工程技术专业委员会第二届委员会办事机构驻地:

电 话: 010-51520324　　**邮 箱**: guojing_hai@hotmail.com

地 址:北京市海淀区黑山扈总参309医院　**邮 编**:100091

中国医学装备协会生物工程装备技术专业委员会

中国医学装备协会生物工程装备技术专业委员会,是中国医学装备协会的分支机构、国家二级学术团体,经国家民政部批准与2003年成立,专门从事医药生物制品行业装备理论研究和实践探索的全国性学术团体。

中国生物技术集团公司是生物工程装备技术专业委员会的业务主管部门。中国国际工程咨询公司党组成员王玉山任主任委员;中国生物技术集团公司总裁杨晓明兼任专业委员会常务副主任委员,武汉生物制品研究所邹汉武教授任副主任委员。秘书处为常设工作机构,王茹清同志任秘书长。协会内设有专家委员会和技术顾问委员会。

生物工程装备技术专业委员会的宗旨是:贯彻执行国家有关方针、政策、法律、法规,根据医药生物医学和生物工程装备的特点,研究、探索、交流有关装备方面的技术、质量、配置、验证以及管理的现代化、科学化,不断提高生物工程装备的技术水平。

生物工程装备技术专业委员会的任务是:

1. 组织开展生物工程装备技术的研究与交流
2. 开展生物工程装备技术条件、水平、效益等评估标准的研究
3. 积极传播新技术、新产品、新理念
4. 组织从事医药生物工程的各类技术人员业务培训
5. 为生产企业、科研单位、提供技术咨询服务
6. 为生产单位与设备、仪器、工程、原辅材料供应等技术支持、技术服务单位搭建交流平台
7. 接受业务主管部门交办的其他事项

电 话:010- 88312045

传 真:010-88393632

邮 箱:biozbxh@126.com

地 址:北京市西城区车公庄大街九号院五栋大楼B2座802室　　**邮 编**:100044

中国医学装备协会医学实验室装备与技术分会

中国医学装备协会医学实验室装备与技术分会(以下简称医学实验室分会)是中国医学装备协会分支机构,是从事医学实验室建设与管理的理论研究和实践探索的专业学术团体,经国家民政部批准成立登记。会员来自全国高等医药院校、科研院所、疾病预防控制机构以及省(市)级医院和相关企业从事医学实验室装备与技术工作的人员和领导。

医学实验室装备与技术分会的宗旨是以邓小平理论和“三个代表”重要思想为指导,坚持科学发展观和构建和谐社会理念,团结和组织全国医学实验室装备与技术工作者,认真贯彻执行党和国家有关方针、政策、法律、法规,根据医学实验室的自身特点,研究、探索实验装备、实验技术、实验质量以及实验室管理的现代化、科学化,不断提高我国医学实验室工作水平,促进我国医学教育、医学科研和卫生事业的改革与发展。

分会的基本任务是组织开展医学实验室工作的学术研究与交流;组织开展医学实验室条件、水平、效益等评估标准和方法的研究和咨询服务;组织开展医学实验技术与管理成果的评价活动和宣传推广工作;组织研究和探索仪器设备的采购、运行、鉴定、维护修理等项管理;研究探讨加强实验技术与管理队伍建设的机制与办法;组织开展对医学实验室各类工作人员的政治思想、职业道德、业务技术的教育培训;组织开展实验室安全文化建设的研究。

医学实验室分会成立于2003年7月。她的成立,得到了国家政府领导人和主管部门的亲切关怀和支持,全国人大常务委员会副委员长韩启德院士亲自为本会题词。本会设有秘书处、对外交流部、学术部、培训部、学术顾问委员会等内设机构。随着事业的发展,2007年8月31日经国家民政部审批同意,本会会名由中国医学装备协会医学实验室装备专业委员会更名为中国医学装备协会医学实验室装备与技术分会。2008年5月23日换届改选成立第二届理事会,首都医科大学校长吕兆丰教授连任理事长。为了更好地沟通信息,加强交流,本会编辑出版了“中国医学实验室通讯”。同时,正努力申报创办“中国医学实验室”杂志,作为本会的学术刊物,以更好地开展学术研究和对外交流。

本会将团结广大会员和业界人士,为推动我国医学实验室工作的现代化、科学化、标准化做出贡献

领导成员

理 事 长:吕兆丰

副理事长:李建民 王秋娣 曾广定 李劲松 崔泽实 苏子敏 薛武军

秘 书 长:李建民(兼)

副秘书长:吴 兵 高贵凡 贾延江

分会办事机构驻地

电话/传真:010-83911760

地 址:北京市右安门外西头条10号 **邮 编**:100069

中国医学装备协会管理专业委员会

中国医学装备协会管理专业委员会是中国医学装备协会的分支机构,经国家民政部和卫生部批准的国家二级学术团体。

中国医学装备协会管理专业委员会的任务是:

第一,在医疗机构和政府主管部门之间起到桥梁和纽带作用。积极反映医疗机构工作中存在的问题,协助政府主管部门按照区域卫生规划,对本地区已有医学装备的配置进行深入调查研究,制定各级、各类医院的装备标准。

第二,做好调查研究,开展前瞻性政策分析,指导全国医学装备的建设和管理,为政府机关制定政策提供依据。认真研究医学装备管理工作中的问题,特别是对一些重点、难点、热点问题进行深入探讨、研究,为政府有关部门做出决策提供理论依据。

第三,协助政府主管部门加强大型医用设备配置与应用的管理,建立和完善相关制度。积极参与大型医用设备的选型论证、技术咨询、招标采购等项工作,并进行监督与检查。

第四,协助政府主管部门建立医学装备评价体系,积极开展医学装备技术评估,对医学装备的效益、风险、成本及其社会影响进行信息收集、分类整理和分析研究。

第五,做好医学装备的技术管理工作,更新分类代码与计算机管理软件,使管理工作进一步科学化、规范化。

第六,以《医院管理学–医学装备管理分册》为教材,做好医学装备管理干部的教育与培训工作。充分利用中国医学装备协会的网站和刊物,做好宣传、教育工作。

主任委员:韩春雷

电 话:010–88393996

传 真:010–88393990

地 址:北京市西城区车公庄大街9号院五栋大楼B3座601室 邮 编:100044

中国医学装备协会急救医学装备专业委员会

中国医学装备协会急救医学装备专业委员会成立于2004年12月,是中国医学装备协会下属的分支机构、为国家二级学术团体,其宗旨是致力于急救医学装备科研、教学、开发、生产、销售和应用领域管理与技术问题的研究,推动我国急救医学装备的技术发展,提高我国急救医学装备的临床应用和管理水平。

急救医学装备专业委员会业务范围涵盖:

1. 为落实科学发展观,创建节约型社会,将积极参与国家有关急救医学装备的科技发展战略、政策、法律、规章制度的研究制定,为政府主管部门提供咨询;

2. 研究制定各类急救医学装备的操作规范、标准、使用指南(或手册),推行相关人员的操作考核认证制度,以促进急救设备临床应用水平的提高;

3. 引用、制定各类急救医学装备计量检定规程、技术规范或检测标准,建立急救医学装备质量管理体系,促进急救设备性能质量的提高;

4. 大力普及急救医学装备科学理论与技术知识,传播科学精神、科学思想与科学方法,推广先进技术。

急救医学装备专业委员会在主任委员周丹(解放军总医院医学保障部主任)的带领下,自成立以来先后承办了"2005-中国医学装备论坛-急救医学装备技术发展、应用质量与医患安全"和"2006急救医学装备论坛(成都)",出版了国内第一本急救医学装备方面的专著《急救 医学装备工程导论》。目前,急救医学装备专业委员会正致力于急救医学装备质量控制的方法、技术和人员培训的推广。

主任委员:周丹

地 址:北京市复兴路38号 解放军总医院医学技术保障部 转　**邮 编:**100853

中国医学装备协会医学装备采购管理专业委员会

中国医学装备协会医学装备采购管理专业委员会是中国医学装备协会的分支机构,国家二级学术团体。

业务范围:

结合医学装备采购,特别是集中招标采购工作,开展专业学术研讨和政策研究活动,为政府决策提供建设性建议;

开展采购人员的专业岗位培训,提高医学装备采购人员专业技能和管理水平;开展与国内外相关社会团体的交流与合作,学习借鉴有益的经验;

推广先进产品和适宜技术;

加强行业自律和管理,维护会员的合法权益。

主任委员:李洪山

地 址:北京市西城区车公庄大街9号院五栋大楼B2座　**邮 编:**100044

中国医学装备协会医用机动车辆装备技术专业委员会

中国医学装备协会医用机动车辆装备技术专业委员会(以下简称医用机动车辆委员会)是中国医学装备协会分支机构,国家二级学术团体,其活动地域覆盖全国,会员来自省(市)级卫生行政管理机构、科研院所以及全国医用车辆生产企业的主管领导和有关人员组成的,是从事开展与医用机动车辆装备技术有关各项活动的专业学术团体。经国家民政部批准成立登记。

医用机动车辆委员会的宗旨是以“三个代表”重要思想和科学发展观为指导,贯彻执行党和国家有关方针、政策、法律、法规。促进和推动医用车辆装备技术发展,开展医用车辆装备技术与管理的学术交流,为医疗卫生事业服务。

医用机动车辆委员会的任务是:团结广大会员,在会员与政府之间发挥桥梁和纽带作用;积极开展医用机动车辆装备的专业技术培训、质量控制检测与评价、选型 论证与招标采购、学术交流与技术咨询、行业自律管理与标准制(修)订;协助政府加强对国家相关法令、法规、标准的颁布学习宣贯;组织专业会展、扩大交流。其目标是保证我国医用机动车辆装备使用的权威性、安全性、有效性,预防医用机动车辆装备事故和其它公共卫生防护灾害的发生,提高救治效率,保证广大患者和 医务工作者的安全与健康。

医用机动车辆委员会成立于2006年, 她的成立得到了国家政府主管部门的亲切关怀和支持;得到了中国医学装备协会的指导和帮助。医用机动车辆委员会制定有完善的工作规程和工作制度,本会将在中 国医学装备协会的指导下,团结广大会员,加强组织、协调、服务、监督、沟通,不断使本会的工作取得进展,为推动我国医用机动车辆的专业化、标准化、规范化 做出更大贡献。

领导成员:王 政(主任委员)

专委会办事机构驻地

电 话:022-84657476

地 址:天津市河东区万东路106号 军事医科院卫生装备研究所 **邮 编:**300161

中国医学装备协会医学装备计量测试专业委员会

中国医学装备协会医学装备计量测试专业委员会(以下简称专委会)是中国医学装备协会的分支机构,是经国家民政部和卫生部批准登记的二级学术团体。

坚持科学发展观,坚持开拓创新和与时俱进的精神,积极倡导"求实、创新、协作"的科学态度,为推动我国医学装备计量的开展,保障医学装备质量,提高我国医疗卫生事业的发展做出贡献。

1. **专委会会员组成:**从事医学计量测试技术、大型医疗设备质量控制、质量保证的科技工作者和管理工作者。

2. **专委会成立时间:**2007年9月,每届任期4年。

3. 2012年年会选举产生了第二届委员会,总后卫生部药品仪器检验所孙喜文副所长为主任委员,专委会由116名委员组成,其中常务委员35名,副主任委员10名,同时扩大了会员范围。

4. **专委会的办事机构驻地:**

北京市丰台西路17号,总后卫生部药品仪器检验所

邮 编:100071

电 话:010-66949061

邮 箱:yxjlfh@vip.sina.com

5. **会员权利范围:**

在本专委会范围内享有选举权、被选举权、表决权和监督权。

有权优先参加本专委会的有关活动。

有权享受本专委会提供的一切信息资源。

中国医学装备技术保障专业委员会

中国医学装备协会医学装备技术保障专业委员会是中国医学装备协会分支机构,国家二级学术团体。

业务范围:

对国内医疗装备售后服务和技术保障工作的现状和存在的问题进行认真、深入的调研,并积极向上级反映情况 。

组织社会力量对供应商的售后服务工作进行公益性、公平性、公开性的调查和评比活动,督促供应商规范售后服务活动,推动售后服务市场朝着健康、规范、和谐的方向发展。

研究医学装备技术保障专业领域里对国外先进技术的引进、吸收、转化问题,为构建一个独立自主、符合中国国情和特点的医学装备技术保障体系做出贡献。

开展学术交流合作与教育培训。

主任委员:严汉民

地 址:北京市宣武医院

中国医学装备协会核医学装备与技术专业委员会

中国医学装备协会核医学装备与技术专业委员会,英文名为: The Society of Chinese Nuclear Medicine Equipment and Techniques, SCNMET)是经国家民政部批准,中国医学装备协会下属的分支机构,由全国核医学界从事核医学装备与技术的工程技术人员、物理师、医生及设备管理人员组成,并经民政部批准,依法登记注册的学术团体。在中国医学装备协会指导下,在全国范围内从事相关的学术活动。

专业委员会以邓小平理论、“三个代表”重要思想、科学发展观为指导,团结和组织全国核医学装备与技术工作者,贯彻执行国家医学科学技术工作和卫生工作方针、政策、法规;共同推进核医学装备建设和人才队伍建设,积极促进我国核医学科学技术进步;加强行业自律,依法维护会员和核医学装备与技术工作者的合法权益;为卫生事业改革与发展和人民健康服务、为会员和核医学装备与技术工作者服务。

专业委员会的业务范围:组织国内核医学界同行开展核医学装备与技术的学术交流,引进和传播先进技术和科学管理经验;开展核医学装备与新技术、新产品的评价与论证等咨询服务,尤其是对SPECT、SPECT/CT、PET、PET/CT进行定期技术评估,为政府及卫生部门大型仪器购置、科学管理、合理使用等决策提供科学依据和技术支撑;协助中国医学装备协会组织和完善核医学设备专家数据库,协助卫生部主管部门开展大型核医学设备(PET、PET/CT)配置、规划及评审、招标采购、验收测试、质量控制和维修保养等;举办继续教育培训班,对从事核医学设备使用、维护及管理人员进行培训;加强同国内外相关专业学术团体和学术组织的友好联系,促进国际交流与合作。

核医学装备与技术专业委员会成立于2008年,2012年换届。

领导成员:

现任主任委员:陈盛祖

副主任委员:王荣福　张永学　吴华　金永杰　陈英茂

秘　书　长:耿建华

办事机构住地:

专业委员会挂靠单位:中国医学科学院肿瘤医院

电　话:010-67788523　67735380

地　址:北京市朝阳区潘家园南里17号　　**邮　编:**100021

中国医学装备协会医用辐射装备防护与检测专业委员会

中国医学装备协会医用辐射装备防护与检测专业委员会是中国医学装备协会的分支机构,是经国家有关主管部门批准登记的二级学术团体,挂靠单位为中国疾病预防控制中心辐射防护与核安全医学所。

中国医学装备协会医用辐射装备防护与检测专业委员会的设立宗旨是在中国医学装备协会指导下,广泛团结医用辐射装备防护与检测专业技术人员,充分发挥会员单位与政府之间的桥梁和纽带作用,积极开展医用辐射装备安全防护的标准研制、专业培训、检测与评价、质量控制等专业技术交流与咨询工作,努力提高我国放射治疗、放射诊断、核医学和介入放射学等诊疗设备的安全性、准确性和有效性,切实保障患者、放射工作者和公众的健康与安全。

2004年1月,中国医学装备协会在北京召开京津地区理事会议,酝酿设立“医用辐射装备防护与检测专业委员会”等三个专业委员会。在2004年5月召开的中国医学装备协会负责人及分支机构负责人会议上,正式决定向上级申报设立中国医学装备协会医用辐射装备防护与检测专业委员会,并委托中国疾病预防控制中心辐射防护与核安全医学所负责组建工作。2008年10月完成了第一届医用辐射装备防护与检测专业委员会的组建工作。2008年10月在武汉市召开了第一届医用辐射装备防护与检测专业委员会第一次全体委员会议,宣告医用辐射装备防护与检测专业委员会正式成立。

中国医学装备协会医用辐射装备防护与检测专业第一届委员会主任委员、副主任委员组成人员如下:

名誉主任委员:尉可道

主任委员:赵兰才

副主任委员:岳保荣 张振荣 李全太

专委会的办事机构驻地:

传 真:010-62389946

联系人:欧向明 010-62389946

地 址:北京市德外新康街2号 **邮 编:**100088

中国医学装备协会医学装备信息交互与集成分会(IHE-C)

2008年6月,在中国医学装备协会、中国医院协会、中国生物医学工程学会、中国医疗器械行业协会、标准化研究院、中华医学会放射学会六家单位的倡议下,中国医学装备协会筹备中国医学装备协会医学装备信息交互集成分会,在中国开展IHE工作,并于2008年12月正式在民政部的登记注册。2009年2月,IHE上海同IHE中国协商后达与一致意见,中国的IHE工作由中国医学装备协会医学信息交互与集成分会(IHE中国)对外宣传、沟通、联络,开展工作。

至2012年8月,基于各单位的推荐,分会会员超过500人,督察人员超过60名,成立了战略委员会、技术委员会、测试委员会、办公室四个机构。

2009年11月正式收到了IHE国际组织的批复函,同意IHE中国为IHE成员国,测试结果互认。

IHE标准工作,

1. 积极启动IHE中国化和标准工作,制订了PACS测试基本标准,制定了CR、DR设备测试标准,制定了区域医疗IT基础框架标准。

2. 编制了PACS系统、区域医疗测试教材。

IHE宣传推广工作

1. IHE中国在国家卫生展会上,专门开辟了联机测试的展台,测试通过的厂商免费进行联机测试。国家卫生部多位领导先后参观展台,指导IHE中国工作。并通过健康报、中国医药报、E医疗等媒体宣传推广。

2. 召开了四届基于IHE为主题的PACS大会,累计参会人数超过2000人,开展了6次IHE中国测试专项培训,累计培训了120家企业500余人。

主任委员:朱庆生

常务副主任委员: 戴建平

副主任委员:赵自林　王宝亭　陈星荣

秘书长:孟建国

电　话: 010-88393653　**联系人:**孟为民

地　址:北京市西城区车公庄大街9号院五栋大楼B2座802　**邮　编:**100044

中国医学装备协会医学装备与技术教育培训分会

中国医学装备协会医学装备与技术教育培训分会是中国医学装备协会的分支机构,国家二级学术团体。

医学装备与技术教育培训分会的宗旨是根据医学装备教育培训的特点,研究、探索医学装备与技术教育培训的新思路、新方法,围绕医学保障工作中心,开展医学继续教育和职业培训工作,促进我国医学教育和卫生人才资源可持续发展。

医学装备与技术教育培训分会的业务范围和主要工作任务是:

一、建立各院校相关学科横向交流机制,组织学术研讨、经验交流。包括:学科规划、教材编写、实验室建设、教学方法改革、新型实训设备研发等的理论研究和实践探索;

二、组织会员(单位)开发继续医学教育项目,做好继续教育培训工作;

三、根据国家有关规定,组织"医学设备管理师"职业教育培训和考核工作;

四、组织开办专项医疗设备上岗培训班、进修班,推广适宜技术;

五、组织开展医学装备教育培训条件、水平、效益等评估,研究师资与管理队伍的建设机制,做好调查、预测、分析和咨询工作;

六、组织开展对医学装备教育培训各类工作人员的职业素质、业务和专业技术的培训工作;

七、完成政府及相关部门交办的其它工作。

中国医学装备协会医学装备与技术教育培训分会的会员由相关院校、医疗机构、科研单位和与医学装备有关企、事业单位代表或个人组成。

主任委员:白知朋

联系方式:

联系人:杨德武 010-63209080　13241777617

漆小平 010-63209082　13001129422

地　址:北京市宣武区南横西街94号(北京卫生职业学院内)　**邮　编:**100053

邮　箱:came.edu@gmail.com

中国康体佳健康联盟

中国基础医疗保健设备信息互联互通测试技术及标准(中国康体佳联盟)的概念源自于国际康体佳健康联盟。成立的目的是通过行业机构的协作和努力,建立一个促使个人健康系统实现互联互通的生态系统,使不同的产品和服务与医疗保健解决方案相结合,最终使公众更好地管理自己的健康,提升健康水平和生活质量。

为了更好地实现这一目的,2010年8月20日由中国医学装备协会发起成立了中国康体佳健康联盟,并于同日成立中国康体佳健康联盟委员会。自从新医改方案及国务院卫生事业发展“十一五”规划纲要颁布以来,中国医疗制度的重心逐渐转向基础医疗。如何加强和推进基础医疗的覆盖率?如何提高基础医疗水平?成为解决群众“看病难、看病贵”的首要问题。中国康体佳健康联盟提出一套全新的理念,“通过完善电子病历档案、建立个人健康档案等途径提高基础医疗水平,加强居民个人健康意识,引导居民走进基础医疗,并使医疗临床信息与个人、健康管理服务机构信息系统无缝连接和信息共享。”

中国康体佳健康联盟致力于建立一个可互操作的基础及个人医疗生态系统,实现各种终端与各种医疗系统间的关键信息共享,支持个人及医疗机构更好地管理人们的健康,实现更高品质的个性化健康服务。主要任务包括:建立家用及基础医疗设备与信息化设备(如手机、个人电脑、各类网络终端、机顶盒等)在各种通讯方式(如蓝牙,USB,无线网络等)下的通讯协议标准;验证和推广相关通讯协议标准;建立个人健康管理的产业联盟;协调并联合中国康体佳健康联盟成员共同促进个人健康管理的发展;帮助联盟成员创建具有区域特色的个人健康管理服务。

为了加强对中国康体佳健康联盟工作委员会的管理,本着“边筹备、边工作”的思路,中国医学装备协会于2011年8月积极筹备成立中国医学装备协会健康管理装备技术专业委员会,目前准备工作已基本就绪,正在向国家民政部办理相关注册手续。

中国康体佳健康联盟成立以来会员数已从成立之初的22家发展到目前的50家,并且在政府、医疗机构和企业间的影响力也在逐步加大。

主任委员: 白知朋

副主任委员: 梁雅丽　高瞻　张国平

秘书长: 孟建国

电　话: 010-88312044

联系人: 陈瞰

地　址: 北京市西城区车公庄大街9号院五栋大楼B2座802　**邮　编:** 100044

中国医学装备协会磁共振成像装备与技术专业委员会

中国医学装备协会磁共振成像装备与技术专业委员会(China Associationof Magnetic Resonance in Medicine Equipment and Techniques, 简写:MR-CAMET)是经国家民政部批准,中国医学装备协会下属的分支机构,国家二级学术团体。由全国磁共振成像学界从事磁共振成像装备与技术的工程技术人员、物理师、医生及设备管理人员自愿组成并依法登记的学术性、公益性、非营利性的社会团体,在国内首次成立。在中国医学装备协会指导下,在全国范围内从事相关的学术活动。

中国于1985年引进第一台医用磁共振成像系统(MRI),目前已有外资品牌在国内设厂,本土企业也在加大研发和生产力度,生产能力逐渐增强。MRI领域有两个发展趋势,一个是超导方向,又称为高场,场强一般在1.5T~3.0T之间;一个是永磁方向,又称为低场,场强在0.2T~0.7T之间。截止到2010年,全国MRI拥有量为3576套。

在国家卫生部的领导下,中国医学装备协会的具体指导下,专委会负责组织实施国内磁共振成像装备及相关医疗资源配置的调研工作,为政府对卫生资源配置的宏观调控提供确凿的理论依据,为降低社会就医费用、保障就医安全性,国家需要对新型、大型设备实行配置规划管理并合理进行控制,在规范大型医用设备相关制度与行业规范,以组织实施各项、调研、培训、上岗资质认定等工作中发挥主导作用。在现阶段,是我国医疗装备产业自主创新的发展关键时期,磁共振专委会也将担负起为我国医疗装备产业发展提供相关工程技术人才支撑的任务。为协会制定磁共振成像装备行业的准入制度、工程技术标准和操作规范提供合理化建议,为政府决策提供科学依据。

主任委员:韩鸿宾

电　话:010-82266972　82266699-8512

地　址:北京市海淀区花园北路49号北医三院放射科

中国医学装备协会拟申请成立分支机构简介

序号	分支机构名称	负责人	业务范围
1	放射治疗装备与技术专业委员会	胡逸民	1. 协助政府加强放疗装备管理,为放疗装备配置规划、使用规范提供政策建议。 2. 开展调查研究,为企业生产和研发提供咨询指导,为医疗机构配置使用设备提供技术服务。 3. 开展放射治疗技术评估,参与技术标准制定,支持企业技术研发创新。 4. 组织协调,搭建技术交流平台,组织学术交流和研讨活动。 5. 开展在职人员继续教育和职业培训工作,提高放疗工作者知识技术和职业水平。 6. 加强行业自律维权,规范行业发展,维护国内放疗装备企业合法权益。
2	眼科医学装备与技术专业委员会	王宁利	1. 为国内眼科学装备的研发、生产企业和医疗单位建立技术交流平台,对使用、维修、应用范围等工作现状和存在的问题进行认真、深入的调研,并积极向政府有关部门反映情况。收集介绍眼科装备领域里的国际先进技术,促进先进技术的引进、吸收、转化,推进国内眼科学装备技术的改进与提高。 2. 遵守国家的有关法律法规,充分发挥行业自律和维权的作用,并协助政府主管部门制定和完善该专业领域的有关政策、法规。 3. 组织社会力量对国内市场和各应用环节中的眼科学装备进行公开、客观的技术评价和应用推广,为行业需求与政府管理部门提供对比资料。 4. 开展学术交流、合作与教育培训。利用专业委员会内既有生产企业又有医疗机构和有关高等院校上各自取长补短、交流合作、共同提高。 5. 承办政府及相关部门交办的其它工作。
3	临床检验装备与技术专业委员会	丛玉隆	1. 搭建技术交流平台,组织临床检验领域的学术会议、交流活动及专题展览。 2. 开展技术评估活动,组建临床检验专家团队,组织临床检验标准和适宜装备技术研究,为相关部门提供技术型政策咨询服务 3. 发挥行业维权作用,规范行业行为,为业内企业提供技术指导,并将会员诉求和建议传达给政府相关部门,促进产业发展。 4. 举办在职教育和培训,推广临床检验技术和方法,培训专业合格人才。 5. 承办政府、协会及相关部门委托的其他工作。
4	内窥镜装备与技术专业委员会	杨云生	1. 为国内内镜装备的研发、生产企业和医疗机构建立技术交流平台,收集内镜装备领域里的国际先进技术,促进先进技术的引进、吸收、转化,推动国内内镜医学装备技术的改进与提高。 2. 充分发挥行业自律和维权的作用,加强内窥镜装备的使用管理。对内窥镜装备应用范围、消毒管理等工作现状和存在的问题进行认真、深入的调研,积极向政府有关部门反映情况,并协助政府主管部门制定和完善该专业领域的政策法规。 3. 组织社会力量对国内市场和各应用环节中的内镜装备进行公开、客观的技术评价和应用推广,为行业需求和政府管理提供专业技术资料。 4.开展技术合作和教育培训。利用专业委员会内既有生产企业又有医疗机构和有关高等院校的有力条件,相互取长补短、交流合作、共同提高。 5. 承办政府及相关部门交办的其它工作。

续表

5	药房装备与技术专业委员会	张晓乐	1. 组织召开学术会议,交流药学装备使用进展和管理经验,包括:医院药学装备配置、选型,药学装备资源的整合与共享,药学装备的升级与改造等。 2. 发挥行业自律和维权的作用,协助政府主管部门制定和完善该专业领域的有关政策、法规,参与药学装备行业标准和规范的制定工作。 3. 组织开展药学装备条件、水平、效益、效率等的评估标准和方法研究,开展医学装别调研、预测、分析、咨询等工作。 4. 举办职业教育和培训,推广药学装备使用管理的先进经验,为医院和企业培训人才。 5. 举办医院药房装备展览,为医院和企业搭建交流平台,促进行业发展。 6. 承办政府及相关部门交办的其它工作。
6	健康管理装备与技术专业委员会	白知朋	1. 通过完善电子病历档案、建立个人健康档案等途径提高基础医疗水平,加强居民个人健康意识,引导居民走进基础医疗,并使医疗临床信息与个人、健康管理服务机构信息系统无缝连接和信息共享。 2. 开展产品认证,并授予消费认可标志,表示该产品能够与其它认证产品实现互操作。为消费者使用的家用和基础医疗装备提供可靠的互操作性保障,使其更便捷地与社区医疗卫生机构现实信息共享。 3. 促进建立经济、高效的健康管理体系,使医疗保健服务机构利用这些设备和服务,为公众提供众多个性化健康解决方案,改善人们的医疗保健水平。
7	医用供气装备技术专业委员会	翟所迪	1. 搭建技术交流平台,组织医用供气领域的学术会议、交流活动及专题展览。 2. 开展技术评估活动,组建医用供气技术方面专家团队,组织医用供气技术标准和适宜装备技术研究,为相关部门提供技术型政策咨询服务。 3. 发挥行业维权作用,规范行业行为,为医疗机构和业内企业提供技术指导,并将会员诉求和建议传达给政府相关部门,促进行业发展。 4. 举办在职教育和培训,推广医用供气技术和方法,培训合格的专业人才。 5. 承办政府、协会及相关部门委托的其他工作。
8	妇幼医学装备与技术专业委员会	张彤	1. 接受政府主管部门和医学装备协会的委托,开展包括生产、教学、科研及使用单位的战略研讨、政策咨询、经验交流、协作配合等活动; 2. 根据妇幼医学装备生产、供应和使用方面的需要,开展学术交流、技术推广、咨询服务,举办演示、展览、竞赛,组织境内外参观、访问等活动; 3. 根据妇幼医学装备生产、供应和使用方面的情况,开发相关的医学装备继续教育培训项目,借以提高该领域的持续发展水平; 4. 接受有关企、事业单位及个人委托,开展有关妇幼医学装备的产品评估、评价、评审、营销推广等方面的联络和咨询服务。 5. 开展与妇幼医学装备相关的社会公益活动,对分会和总会有突出贡献的个人或组织予以表彰,扩大本会的社会影响。 6. 完成政府及中国医学装备协会交办的其它工作。
9	高值耗材装备与技术专业委员会	邱贵兴	
10	康复医学装备与技术专业委员会		

中华医学会

中华医学会是中国医学科学技术工作者自愿组成并依法登记成立的学术性、公益性、非营利性法人社团,是党和国家联系医学科技工作者的桥梁和纽带,是发展中国医学科学技术事业的重要社会力量。

中华医学会(Chinese Medical Association)成立于1915年。现有83个专科分会,50万名会员,下设部门16个,法人实体机构3个,另与解放军军事医学科学院合办医学图书馆1个。

中华医学会以团结、组织广大医学科学技术工作者,遵守国家宪法、法律和法规,贯彻国家科学技术工作和卫生工作方针为宗旨。崇尚医学道德,弘扬社会正气。坚持民主办会原则,充分发扬学术民主,提高医学科技工作者专业技术水平,促进医学科学技术的繁荣和发展,促进医学科技的普及与推广,促进医学科学技术队伍的成长,促进医学科技与经济建设相结合,为会员和医学科技工作者服务,为人民健康服务,为社会主义现代化建设服务。

中华医学会的主要业务包括:开展医学学术交流;编辑出版123种医学、科普等各类期刊及100余种音像出版物;开展继续医学教育;开展国际间学术交流;开展医学科技项目的评价、评审和医学科学技术决策论证;评选和奖励优秀医学科技成果(包括学术论文和科普作品等);开展专科医师的培训和考核;发现、推荐和培养优秀医学科技人才;宣传、奖励医德高尚、业务精良的医务人员;承担政府委托职能及承办委托任务;设立临床研究专项资金,提高临床科研水平;组织医疗事故技术鉴定和预防接种异常反应技术鉴定工作;推动医学科研成果的转化和应用;向党和政府反映医学科技工作者的意见和要求。

中华医学会现任理事会于2010年4月成立,会长陈 竺,副会长刘雁飞、买买提·牙森、刘 俊、刘德培、祁国明、吴明江、张雁灵、李兰娟、杨宝峰、柯杨、贺福初、赵玉沛、郝希山、顾玉东、戴建平、魏于全。

中华医学会秘书长: 刘雁飞(兼)

党委书记:饶克勤
副秘书长:罗玲 杨 民
纪委书记:吴玉普
电 话:010-85158114
传 真:010-85158028
地 址:北京市东四西大街42号 **邮 编**:100710

中国医院协会

中国医院协会(Chinese Hospital Association, CHA)是依法获得医疗机构执业许可的各级各类医疗机构(不包括农村卫生院、卫生所、医务室)自愿组成的全国性、行业性、非营利性的群众性团体, 是依法成立的社团法人。

中国医院协会的宗旨是:遵守我国法律、法规, 执行国家卫生工作方针和政策;依法加强医疗行业管理;维护医院及有关医疗机构合法权益;发挥行业指导、自律、协调、监督作用, 提高医疗机构的管理水平, 推动医疗机构改革和建设的健康快速发展, 为保护人民健康和社会主义现代化建设服务。

中国医院协会的业务主管单位是中华人民共和国卫生部, 依法接受其业务指导;本会的登记机关是中华人民共和国民政部, 接受其监督管理。

中国医院协会是由中华医院管理学会更名成立的。中国医院协会现有2200余个单位会员, 8300余名个人会员, 协会设有33个分支机构, 协会的组织建设在不断完善之中。

中国医院协会是我国医院的行业管理组织, 以行业自律和维权为主体开展工作, 同时兼有开展学术研究、科技成果转化的职能。协会将坚持科学发展观, 研究新情况、解决新问题。积极主动当好政府部门的参谋助手。坚持以人为本, 以病人为中心的服务理念。坚持弘扬白求恩精神, 强化行业自律文明服务意识。坚持理论与实际相结合, 把握医院的公益性。坚持服务医院, 调动各个方面的积极性, 发挥行业管理的职能。坚持自身建设, 扩大海外交流合作。

中国医院协会将团结全体会员, 在“开拓创新、团结奋进、严谨求实、诚信服务”会训精神指引下, 为全面建设和谐社会的宏伟目标, 开创中国医院更加美好的未来而努力奋斗!

电　话:(010)84279277　84279267

传　真:(010)84271474

地　址:北京市朝阳区和平街和平西苑20号楼A座101　　**邮　编**:100013

邮　箱:BGS@cha.org.cn

中国医师协会

中国医师协会是经国家民政部登记注册,由执业医师、执业助理医师及单位会员自愿组成的全国性、行业性、非营利性的群众团体,是国家一级协会,是独立的法人社团。 本会的宗旨是发挥行业服务、协调、自律、维权、监督、管理作用,团结和组织全国医师遵守国家宪法、法律、法规和政策,弘扬以德为本,救死扶伤人道主义的职业道德,努力提高医疗水平和服务质量,维护医师的合法权益,为我国人民的健康和社会主义建设服务。

1999年5月1日,我国正式颁布实施了《中华人民共和国执业医师法》。这是我国制定的第一部有关医师的大法,这充分体现了党和国家对广大医师的关心和爱护。《医师法》第一章第七条明确规定”医师可以依法组织和参加医师协会”。《医师法》的颁布实施为中国医师协会的成立提供了法律依据。中国医师协会是依法成立的社团组织。

据当前有关部门统计,我国执业医师人数超过200万人。充分显示了中国医师协会具有广泛的群众基础,是广大医师之家。凡具有执业医师或执业助理医师资格的西医、中医、中西医结合医、民族医以及预防、医疗、保健机构中的医务人员、医疗卫生管理人员、医学的协会、学会的管理工作者以及医学科研工作者等,都可以申请加入本协会,成为中国医师协会的会员。

维护医师的合法权益,加强对医师的全方位培训,保证医师队伍建设的健康发展,这是医师协会今后非常重要的一项工作。医师的职业是高强度脑、体力劳动和高风险的职业,只有充分尊重和保护他们的创造性劳动,调动他们的积极性,才能发挥他们的聪明才智和潜力,才能有效地促进医学科学技术水平的提高,更好的为病人服务。

开展业务咨询服务、介绍推广医、药新技术、新成果,为广大医师、专家、医药企业及科研单位之间架设一座桥梁和快速通道,促进科研成果转化。按照市场经济规律和法则,科学求实的推向市场。

中国医师协会是在我国加入WTO和医疗卫生事业深化改革的新形势下应运而生的。这标志着我国医师队伍的管理,将由目前单一的卫生行政管理模式,逐步过渡到卫生行政管理和行业自律协同管理的模式。今后,医师协会将会在行业管理中发挥越来越大的作用,推进我国医师队伍向国际化的管理模式迈出坚实的步伐。

会　长: 张雁灵

办公室: 010-64176200

信息部: 01064169647

传　真: 010-64176355

地　址: 北京市东城区东直门外新中街11号　　　**邮　编:** 100027

中国卫生经济学会

中国卫生经济学会(China Health Economics Association,简称CHEA)成立于1982年,是由从事卫生经济研究、管理与教学的团体及个人自愿组成的非营利的全国性学术团体。学会接受中华人民共和国卫生部和民政部的业务指导和监督管理。

一、组织结构:中国卫生经济学会在全国有团体会员31个,个人会员4500余名,分支机构8个,分别为:卫生财会分会、卫生经济理论与政策专业委员会、医疗保障制度专业委员会、医院经济管理专业委员会、卫生服务成本与价格专业委员会、卫生经济评价专业委员会、农村卫生经济专业委员会、公共卫生经济专业委员会。

二、科研成果:近年来,在卫生部主管司局的领导和指导下,学会依靠自身的科研力量,紧紧围绕中国农村医疗保障制度和基本卫生保健制度的建立,开展了大量应用性课题研究,承担了卫生部立项的新农合基金运行风险、基金财务管理、基金会计核算、信息管理规范、信息报告制度、评价与预警等研究课题,承担了北京市科委立项的北京市农村基本卫生保健制度等课题研究,其中五个课题的研究成果被政府相关部门采纳,并已形成中央和地方的相关政策文件。

三、申办并成功举办了国际卫生经济年会:学会经过两年多的积极努力申办,并经卫生部、外交部和国务院有关领导人的批准,获得了2009年第七届世界卫生经济大会的承办权。学会于2007年7月组团赴丹麦哥本哈根参加了第六届世界卫生经济大会,并就2009年北京会议展开了一系列的宣传活动,取得了巨大反响。2009年7月成功举办了“第七届世界卫生经济大会”。

会　长: 高 强 全国人大常委会预算工作委员会主任、卫生部原部长

秘书长: 张振忠(副会长兼) 卫生部卫生发展研究中心 名誉主任

电 话: 010-82802636 010-82802901

传 真:010-82802636

地 址:北京市海淀区学院路38号　　　**邮 编**:100191

中国农村卫生协会

中国农村卫生协会成立于1986年7月,由中华人民共和国卫生部主管,经中华人民共和国民政部登记注册,具有独立法人资格的全国农村卫生工作者的群众性团体。它主要面向全国县(市)、乡(镇)、村三级医疗卫生机构。它所联系和服务的对象是全国几千所县(市)级综合医院及其他医疗卫生机构,4万多所乡(镇)卫生院和51万多个村卫生所(室),共计300万医药卫生工作者。

中国农村卫生协会的宗旨是:团结和组织全国农村卫生工作者和农村医疗卫生单位,以邓小平理论和“三个代表”重要思想为指导,深入贯彻落实科学发展观和党的卫生工作方针政策,协助卫生行政部门,深化体制机制改革,进一步巩固完善新型农村合作医疗制度、加强农村卫生服务体系建设和卫生队伍建设,推进初级卫生保健,提高农民健康水平,为逐步实现人人享有基本医疗卫生服务的目标服务。

中国农村卫生协会的业务范围是:

(一)宣传国家卫生法律、法规和卫生工作方针、政策,全心全意为农村卫生服务体系建设和居民健康服务。

(二)在农村卫生工作者中,进行理想、道德、纪律的教育,树立良好的职业道德,遵纪守法,严格自律。

(三)协助政府有关部门,加强对农村卫生机构和设在农村的民办医疗机构进行管理,积极促进农村卫生服务体系和卫生服务网络的建设。

(四)宣传新型农村合作医疗制度,推动新型农村合作医疗工作的发展,配合政府有关部门进一步探索和完善新型农村合作医疗运行机制,认真总结和推广成功经验,逐步提高新型农村合作医疗保障水平。

(五)协助卫生行政部门,进行乡镇卫生管理干部的岗位培训及交流,资格认证;对乡、村两级卫生技术人员进行继续医学教育和岗位培训,促进乡村医师执业规范化,提高农村卫生人才队伍的管理水平和服务能力。

(六)组织农村卫生方面的学术活动,传播医学科学的发展信息,推广农村卫生管理的经验。会同有关学术研究机构,开展农村卫生学术研究。

(七)维护农村卫生工作者的合法权益,反映他们的意见和要求,协助政府有关部门改善农村卫生工作者的工作条件和生活条件。

(八)经政府有关部门批准,表彰和奖励农村卫生先进单位、先进个人和优秀卫协会工作者。

(九)依照有关规定,编辑出版有关农村卫生方面的刊物和资料。

(十) 参加有关农村卫生的国际活动,开展对外合作与交流。

(十一)办理卫生行政部门委托的其他工作。

在2009年8月召开的中国农村卫生协会第五届全国会员代表会议上,卫生部原副部长朱庆生当选为第五届理事会会长;朱宝铎为常务副会长;(以姓氏笔画为序)王天瑞,白筠、李长明、吴刚、杜皓林、陈资全、郭兴华为副会长;殷菁为秘书长。于鲁明等63人当选为中国农村卫生协会第五届理事会常务理事;刘玉玺等157人当选为理事。

目前,全国各省、自治区、直辖市及所属地(州、市)、县(市、旗)大部分都建立有农村卫生协会。一些乡镇也建立了卫协会分会或小组。一个涵盖省、地、县、乡的卫协会组织网络基本形成。各地卫协会和广大会员,在促进农村卫生改革和农村卫生事业建设方面,挥着积极的作用。

电 话:010-67155141 邮 箱: crha@sohu.com

地 址: 北京崇文区广渠门南小街领行国际1-2-1701室 邮 编: 100061

中国医疗器械行业协会

中国医疗器械行业协会(CAMDI)成立于1991年,是在国家民政部注册的独立社团法人,由全国范围内从事医疗器械生产、经营、科研开发、产品检测及教育培训的单位或个人在自愿的基础上联合组成的行业性、非营利性的社会团体。主管部门是国务院国有资产监督管理委员会,由中国工业经济联合会代管,同时接受民政部、国家食品药品监督管理局等有关部门的业务指导。

中国医疗器械行业协会目前有分会及专业委员会15个,拥有直属会员、分会会员、专业会员及地方协会会员4000余家。

中国医疗器械行业协会的宗旨是:在遵守国家政策法规的基础上,代表会员单位的共同利益,维护会员单位的合法权益,不断提高医疗器械的安全性和有效性,促进中国医疗器械行业健康发展。

协会主要工作

1. 向社会各界反映会员的合理要求,维护会员的合法权益,努力消除影响行业发展的障碍;

2. 开展有关医疗器械行业发展问题的调查研究,向政府有关部门提供政策和立法等方面的意见和建议;

3. 组织制定并监督执行行业政策,规范企业行为,积极参与构建和谐社会,逐步建立诚信体系,公平公正地服务于人民大众,促进行业健康发展;

4. 参与国家标准、行业标准、质量规范的制定、修改、宣传和推广,开展行业资质管理工作;

5. 接受政府部门委托,参与制定行业规划,对行业内重大技术改造、技术引进、投资与开发项目进行前期论证。接受政府部门授权和委托的其他任务;

6. 组织开展国内外经济技术交流与合作,协调国内企业参与国际市场竞争;

7.开展三类产品及进口产品注册咨询及代理,开展相关各类认证、认可及其咨询工作,代理申报医疗器械产品出口证明;

8. 组织医疗器械行业相关的法规、质量、技术及职业培训;

9. 组织行业内科技成果及产品的鉴定、推广工作,参与知识产权保护,协助会员企业依法申请专利,为会员单位争取相关科研支持及项目资金;

10. 进行行业统计,创办刊物,收集、分析、发布行业信息,开展行业咨询;

11. 参与国内外政府采购及医疗器械的招、投标工作,维护公平竞争的市场秩序,为合法经营的会员企业提供商机

12. 组织国内外展览会,研讨会,开展招商和产品推介等活动;

13. 积极参与行业和社会公益事业。

电 话:010-51905376

传 真:010-51905377

地 址:北京市西城区西直门南大街2号成铭大厦C603室　**邮 编**:100035

邮 箱:hangyebu@camdi.org

中国医学救援协会

中国医学救援协会是从事医学救援的全国性一级行业协会。为规范提高我国应急管理、急救急诊的医学救援行业的整体水平,同时加强社区公众的急救知识、技能的普及,经国家民政部批准于2008年11月召开成立大会,成立了中国医学救援协会,业务主管单位为卫生部。

在中国医学救援协会成立大会暨第一届会员代表大会上,聘请全国政协副主席张梅颖、中国红十字会会长彭珮云为中国医学救援协会名誉会长。卫生部副部长马晓伟当选为会长,急救专家李宗浩当选为常务副会长兼秘书长,卫生部人事司司长秦小明、解放军总后勤部卫生部副部长陈新年、武警医学院院长王发强、解放军总医院副院长陈晓红、新华社原副社长马胜荣、中国红十字会副会长苏菊香、武警总医院院长郑静晨、广西医科大学党委书记韦波、中日友好医院院长许树强、河南省卫生厅副厅长夏祖昌、天津市卫生局原局长张愈、煤炭总医院院长王明晓当选为副会长。

我国现有的医学救援体系主要以医院为主,但随着社会的进步、经济的发展,尤其当今全球面临灾害的严峻挑战,我国又是自然灾害十分严重的国家,所以,无论是常态下急救急诊和灾害突发时的应急处理,任务十分繁重。现代的急救,与传统的以医院为模式的专业抢救已发生很大变化;而社区公众在紧急事件中“第一目击者”的重要参与,也更为突出。

中国医学救援协会的创立发展,是以科学发展观为统领,以“关爱生命、科学救援”为宗旨,团结广大医务工作者和社会相关领域的救援人员,当好政府助手,配合政府的有关工作,积极推动行业建设,制定标准、规范,开展学术活动,进行科学研究、培训教育和国际交流合作。

作为全国性社团,协会负责国家突发事件的医学救援的技术指导、辅助科学决策、咨询和业务支撑,承担国家行政部门委托的技术管理工作。

会长:马晓伟

常务副会长兼秘书长:李宗浩

副会长:(以姓氏笔画为序)

马胜荣 王发强 王明晓 韦 波 许树强 苏菊香 张 愈 陈晓红 陈新年 赵明钢 郑静晨 夏祖昌

副秘书长:史解放

电 话:(010)57976109

传 真:(010)57976109

地 址:北京市海淀区永定路69号武警总医院行政楼6层 **邮编**:100039

邮 箱:caderm@163.com

全国卫生产业企业管理协会

全国卫生产业企业管理协会于1992年10月成立,是由卫生部业务主管并经民政部登记管理,具有行业管理职能的全国性专业社会团体。其宗旨是“发展卫生产业企业,为社会经济和人民健康服务”。协会成立后,全国各省、自治区、直辖市、计划单列市卫生厅(局)相继成立了卫生产业企业管理协会,并在卫生厅(局)下面设立产业办公室,发展本地区的卫生产业企业工作。

全国卫生产业企业管理协会宏观指导,统一协调全国卫生产业企业的发展,培训卫生产业企业管理干部,宣传党和国家关于发展卫生产业企业的方针、政策,研究探讨卫生产业企业的发展战略,介绍、交流创办发展卫生产业企业的经验,推动医药卫生高新科技成果转化为生产力。

在中共中央、国务院《关于卫生改革与发展的决定》精神指导下,全国卫生产业企业管理协会积极配合,大胆探索,在卫生产业、医用电子商务、医疗系统后勤服务社会化和药品集中招标采购等方面发挥了重要作用。

在卫生部及全国各省、自治区、直辖市卫生厅(局)的领导大力支持下,在全国卫生产业企业战线工作的同志们的努力下,全国卫生产业企业管理协会将充分发挥自身职能,继续做好行业管理、信息交流、业务培训、专业展览、国际合作等方面工作,紧紧围绕医疗卫生系统改革这个中心,大力发展卫生产业企业,促进医疗卫生事业的快速和健康发展。

全国卫生产业企业管理协会第一届、第二届会长由卫生部副部长孙隆椿担任,在第三届会员代表大会上选举蔡仁华担任新一届全国卫生产业企业管理协会会长。

秘书处(办公室)

电 话:010-64074413　010-64019618

地 址:北京市西城区鼓楼西大街154号

中国医疗保健国际交流促进会

中国医疗保健国际交流促进会(以下简称本会)成立于1987年,是卫生部业务主管、民政部登记注册的,全国从事医疗保健科技工作者自愿组成的、依法登记成立的学术性、公益性、非营利性法人社团;是党和政府联系医疗保健科技工作者及医疗保健企事业单位的桥梁和纽带;是促进发展医疗保健事业的重要社会力量。

本会的宗旨是本着友好合作、平等互利的原则,积极促进我国医疗保健机构与世界各国民间团体和个人进行国际间的交流。遵守国家宪法、法律、法规,遵守社会道德风尚,坚持解放思想、改革开放、实事求是、与时俱进,深入贯彻落实科学发展观,团结全国医疗保健科技人员和医疗保健企事业单位,弘扬中国传统和现代医疗保健方法,促进中华民族的宝贵养生文化走向世界,提高全民的身体素质和健康水平,为促进社会和谐,全面建设小康社会,加快推进祖国的社会主义现代化建设。

本会贯彻国家卫生方针与政策。发扬学术民主,实事求是,普及与提高相结合,加强国际间交流与合作,促进医疗保健事业的健康发展。

本会历任会长:蔓焰、曹泽毅

现任名誉会长曹泽毅教授曾任国家卫生部副部长、中华医学会常务副会长、是著名妇产科专家;现任会长于宗河曾任国家卫生部医政司司长、现兼任中国医院协会民营医院分会会长;法人代表为本会常务副会长兼秘书长王铁城。原党和国家领导人李德生、国家卫生部原部长崔月犁、陈敏章等都曾任本会的名誉会长。

本会设有办公室、专家评审部、项目开发部、国际交流合作部、继续教育部、编辑信息部等内设部门;迄今为止,已有经卫生部、民政部审定获准登记注册成立的胃病、脑健康、亚健康、中医肿瘤防治、骨科疾病防治、中老年保健、肝胆疾病、免疫性疾病、心血管疾病管理、医用生物材料、国际合作推广专业委员会,专家工作及医疗法律服务委员会,及东北办事处和环保专业委员会等15个分支(代表)机构。

本会的主要业务范围可以概括为:学术交流、业务培训、专业展览、书刊编辑、国际合作和咨询服务等六大方面。

电　话:010- 64077500

传　真:010- 64077500

地　址:北京市朝阳区惠新西街18号 罗马花园 A座12B03室、1005室、1601室　**邮　编**:100029

网　址:www.cpam.org.cn

邮　箱:cpam2003@sohu.com或cpam2003@sina.com

重庆市医疗设备质量检测管理所

（重庆市医学装备管理所）

重庆市医疗设备质量检测管理所(重庆市医学装备管理所) 是重庆市卫生局直属独立法人卫生事业管理型单位。简称“装备所”。

机构于1982年成立,现业务用房2660平方米(使用面积2246平方米);国有固定资产1502.4万元。内设办公室、质量科、技术科、设备科、财务科五个管理部门,另设评审部、质控部、保障部、培训部四个业务部门和市卫生局批准的“重庆市大型医疗设备应用质量管理办公室”以及重庆市卫生经济学会医学装备管理专业委员会。

主要职能：协助市卫生局对全市医疗卫生机构的医学装备开展安全有效、质量监控技术指导和管理。

主要工作重点:

1. 协助市卫生局对全市各医疗机构的大型医疗设备装备进行论证、配置评审、验收和登记制证等管理;对全市临床在用大型贵重医疗设备的使用安全及有效性评价和监督检查。

2. 协助市卫生局对全市各医疗机构的医学装备从论证、审批、采购、质控、报养、维护等全过程管理开展技术培训和指导。

3. 协助市财政局和卫生局按国有资产管理规定对全市公立医疗卫生机构中医学装备的报废处置实施技术评估和鉴定。

4. 协助市卫生局对政府实施的各医疗卫生项目中涉及的医疗设备仪器提供技术支持和保障。

电话/传真: 023-63852547　67021234　63878388　67021222

地　址:重庆市江北区桥北苑9号　南方·格林空间六楼　　**邮　编**:400023

邮　箱:cqyjcs@163.com　　　**网　址**:www.cqmeqc.com

广东省卫生经济学会医学装备专业委员会

广东省卫生经济学会医学装备专业委员会于2012年3月16日正式成立。该专业委员会坚持科学发展观、构建和谐社会理念,遵守宪法、法律、法规和国家政策,遵守社会道德风尚,团结和组织全省医学装备工作者,贯彻执行卫生工作方针、政策、法令,促进卫生事业改革与发展;共同推进医学装备技术和人才队伍建设,为人民健康和各级医疗机构服务;加强行业自律,依法维护业界的合法权益,为会员和医学装备工作者服务。

广东省医学装备专业委员会是广东省卫生经济学会所属专业委员会之一。专业委员会在广东省卫生经济学会会员的基础上,吸纳全省医疗机构医学工程技术人员、管理人员、医疗器械厂商和其他相关专业技术人员组成。2012年3月,广东省医学装备专业委员会正式成立并开展工作,设置主委1人,顾问1人,副主委12人,常委38人(其中秘书1人)。

目前,医学装备专业委员会有委员111人,单位涵盖75家。大部分委员是各单位的医学装备负责人,还有主管副院长。专业委员会正、副主委,其单位在广东省医疗卫生行业都具有较高的代表性,如广东省人民医院、中山大学第二附属医院、广州中药大学第一附属医院、南方医院、珠江医院、广州医学院第一、第二附属医院、广州市人民医院等;或者本人在行业内拥有较高的知名度及影响力。

面临医改新的形势,医学装备专业委员会也必将随着国家政府行政管理部门职能的转变和社会主义市场经济的要求,按照协调服务性社会中介组织 在“服务、协调、监督、咨询”四个方面的职能继续调整和改进专业委员会的工作。在广东省卫生经济学会的领导下,团结全体会员和广大医学装备专业技术人员与时俱进,抓住机遇、迎接挑战,开创专业委员会工作新局面。

联系人: 唐通军

电 话:020-83827812-20292

地 址:广州市中山二路106号广东省人民医院设备部　邮 编: 510080

邮 箱:tangtongjun07@yahoo.com.cn

湖州市医学装备协会

湖州市医学装备协会,英文名称:HuZhou ASSOCIATION OF MEDICAL EQUIPMENT (英文缩写:HZAME),其前身是成立与2003年的湖州市生物医学工程学会,于2011年1月更名为“湖州医学装备协会”。本团体是由湖州市医学装备工作者及医学装备产品开发、制造行业中,从事医学装备相关专业的科技工作者自愿结成,并依法登记的学术性的、地方性的、自愿结成和非营利性的团体。

协会坚持科学发展观和构建和谐社会的理念,遵守国家宪法及法律、法规,接受主管业务单位湖州市科协,社团登记管理机关市民政局的业务指导和监督管理,坚持行业自律,团结和组织湖州市医学装备技术和管理工作者,积极开展学术交流和科技创新,不断推进人医疗器械从业人员的人才队伍建设,为繁荣发展我市的科技事业,出成果、出人才作出贡献。另一方面,协会依法保障会员的合法权益,努力维护同业人员的利益,为会员和医学装备工作者服务。

协会积极配合当地卫生行政部门开展医学装备相关的技术工作,如大型医用设备配置的技术评估、采购选型、技术验收和报废检定等。同时,协助还当地食品药品监督管理局建立“湖州市医疗器械安全使用管理平台”,为开展医疗器械使用监督和不良事件的管理提供技术保障。协会的工作也得到上级部门的信任和支持,2011年起,承担浙江省卫生厅“浙江医学装备网”、“浙江医学装备(配置)管理平台”、“医学工程技术论坛”等项目的开发和维护。

协会自成立以来,积极开展医疗器械和医学的科技创新活动和知识产权保护工作,取得了卓有成效的成绩,特别是组织和引导医护人员,通过创新与科研和实际工作的结合方式,利用企业的生产和制造平台,把成果转化为产品,为健康产业和社会服务。

电 话:0572-2210923

地 址:湖州市红旗路106号　　**邮 编**:313000

邮 箱:hz666swx@163.com

网 址: www.hzyxzb.com

山东省卫生经济协会医学装备与评价分会

为了加强协会的组织建设,更好地适应医药卫生体制改革发展的需要,经山东省卫生经济协会第三届第一次常务理事会讨论通过,并报省卫生厅同意、省民政厅批准,于2012年9月成立了山东省卫生经济协会医学装备与评价分会。

医学装备与评价分会的工作任务是紧密结合医药卫生体制改革发展的需要,积极开展医学装备领域的调查研究与效价评估,组织专业人员的宣传培训、信息收集、交流合作、咨询服务等工作。

分会设主任委员1人,由山东省卫生厅规划财务处副处长毕可良担任,设常务副主任1人,由协会办公室副主任秦启亮担任。设副主任委员23人,由全省各市卫生局规财科(处)长及部分省直三甲医院设备科(处)长担任。分会拥有45名常务委员,327名委员,设有正副秘书长3人。

分会成立后举办了第一次学术论坛会,邀请卫生部及省内专家进行了学术讲座,举办了首次医用车辆展示会。《中国医疗设备》杂志社及20余家医学装备厂商参与成立大会和展示会。

联系人: 秦启亮　王亚群

电　话: 0531-88591090　88929833

地　址: 山东省济南市燕东新路9-1号　　**邮　编**:250014

邮　箱: sdhea@126.com　　**网　站**:www.sdwsjjxh.org

陕西省医疗器械协会

陕西省医疗器械协会(简称陕医械协会)是由陕西省范围内从事医疗器械生产、经营、科研开发、临床使用、产品检测、招标采购和教育培训的单位或个人,在自愿的基础上,联合组成的行业性、非营利性的社会团体。于2006年12月1日经陕西省民政厅批准登记,主管单位是陕西省食品药品监督管理局,为中国医疗器械行业协会的理事单位。现共有会员107个,其中单位会员92个,个人会员15个,另外设医院装备分会一个(全省有221家医院参加)。

本协会的宗旨是:在遵守中华人民共和国宪法、法律、法规和国家政策,遵守社会道德风尚的基础上,代表并维护会员的共同利益和合法权利,加强与政府、企业和社会之间沟通桥梁作用,提高医疗器械的安全性和有效性,促进中国医疗器械行业健康发展。

秘书处

电话/传真:029-62288209

网　址:www.spamd.org.cn　　**邮　箱**:spamd@163.com

地　址:西安市高新六路56号 陕西省药监局综合楼五楼　　**邮　编**:710065

安徽省医疗器械行业协会

安徽省医疗器械行业协会是以安徽省内从事医疗器械生产、经营、使用单位、相关院校和个人自愿参加的组织,并经安徽省民政厅批准登记的具有法人代表资格的社会团体行业民间组织。其业务主管部门是安徽省食品药品监督管理局。协会于1995年成立,2005年进行换届改选,2008年进行增补改选,设有名誉会长1名,会长1名,名誉副会长1名,副会长11名,秘书长1名,副秘书长9名,常务理事30家,理事69家,会员200多家;下设秘书处、医院医疗器械管理委员会,医疗器械生产委员会,医疗器械经营委员会,医院医疗器械计量委员会(拟定),医院医学工程委员会(拟定),技术咨询培训部、生产协调部(拟定)、医疗器械展览部,信息宣传部,评审专家库等。协会为中国医疗器械行业协会理事单位。

协会的宗旨是遵守国家法律、法规和对医疗器械的方针政策,遵守社会公德,建立并加强企业、经营,医疗机构自律,规范医疗器械生产、经营企业、医疗机构的行为,搭建平台,增进医疗器械生产、经营、使用单位的交流与合作,维护会员单位合法权利,促进企业发展和医疗机构科技进步,为保障人民使用医疗器械安全、有效服务。

协会的业务范围是向社会各界反映会员单位的合理要求,维护会员单位的合法权益,努力消除影响行业发展的障碍;组织制定和监督执行行规行约,规范行业行为,维护公平竞争,促进行业健康发展;组织与医疗器械行业相关的人才、技术、职业培训,协调参与国际市场竞争;组织开展国内外经济技术交流与合作;参与组织行业内科技成果和产品的鉴定及推广应用工作,维护会员单位的合法权益,帮助会员单位合法开展营销活动;开展有关医疗器械行业发展问题的调查研究,向政府有关部门提供相关经济政策和立法方面的意见和建议;协助政府主管部门进行行业统计,收集、分析、发布行业信息,开展行业咨询活动;接受政府部门授权和委托,参与制定行业规划,对行业内重大的技术改造、技术引进、投资与开发项目进行前期论证,以及接受政府部门授权和委托其他任务;参与政府招投标工作中的技术参数审定修改和评审工作,参与国家标准、行业标准的宣传贯彻与相应标准的起草制定、修订、推广;对全省医疗器械生产、经营、使用单位提供技术性指导和服务。

协会现已有自己的信息网站,及时为会员单位和社会各界提供医疗器械,医疗保健等行业动态、政策法规、咨询服务、展会信息、办事指南、产品展示,企业推广,行业论坛等服务。

新一届医疗器械行业协会,将以崭新的起点,昂扬的意志,饱满的热情,致力于为广大会员单位服务,为促进我省医疗器械行业发展服务,充分发挥协会的桥梁与纽带作用,在省民政厅关心支持和省食品药品监督管理局领导及中国医疗器械行业协会的业务指导下,与时俱进,开拓创新,为推动我省医疗器械行业的规范有序发展做出积极的贡献。

会　　长:李长在　安徽省食品药品监督管理局

常务副会长:张福熙　安徽省立儿童医院

秘 书 长:蒋长顺　安徽医学高等专科学校

安徽省医疗器械行业协会

电　话:0551-62880038

传　真:0551-62886916

地　址:合肥市芜湖路旭日宾馆东楼704室

网　站:www.ahamdi.org　**邮　箱**:ahylqxhyxh@163.com

重庆市医疗器械行业协会

重庆市医疗器械行业协会(英文名称: ChongQing Association For Medical Instrument Industry ,简称: CAMI),成立于 2005 年 9 月 24 日。是由重庆市从事医疗器械生产经营的企业、院校、科研、检验、临床单位和相关社会团体单位和个人,按照“企业家办会”的方针和“自选领导,自聘人员、自筹资金、自理会务”的原则,自愿组成的地方性、非营利性的社会组织,是依法登记成立的行业社会团体法人。是政府决策的参谋,行业管理的助手。本协会是医疗器械企业与政府之间的桥梁纽带,是企业与市场之间的桥梁纽带,是企业之间相互联系的桥梁纽带。是传递政府,市场和企业的声音,促进企业、协会与政府互动的平台。

本协会的宗旨是 :遵守国家宪法、法律、法规和政策,践行科学发展观,爱国敬业,公平诚信,加强行业交流,坚持团结立会、互信建会、服务维会、实力办会、自律强会、发展兴会 ,为推动重庆市医疗器械行业的发展,为把重庆市医疗器械行业做大做强,为造福人民健康做出积极的贡献。

本协会的功能是:提供服务,反映诉求,规范行为,维护权益 。努力消除影响医疗器械行业发展的障碍,促进会员企业的发展,促进医疗器械行业的发展。

本协会的理念是:一切为了会员,一切为了发展 。使本协会真正成为医疗器械行业企业家们团结之家、服务之家、温暖之家,让企业家们对协会有认同感和归属感,让企业家们真正感到协会离不开、靠得住、有依靠。

本协会接受市发改委的政策指导、市经委的业务指导和社团登记管理机关市民政局的监督管理。

本协会是中国医疗器械行业协会的成员单位,现有会员企业 500多家,在重庆医疗器械行业中,真正做得大做得好的重量级的有影响力的具有国内国际竞争力的优势企业,基本上都是重庆市医疗器械行业协会的会员或准会员。

本协会代表重庆医疗器械行业会员单位的共同利益 , 维护行业会员单位的合法权益,是重庆医疗器械行业企业的合法代言人。

秘书长:张 平

电 话:023-63672876 63675672

传 真:023-63672876

地 址:重庆市渝中区长江一路 58 号 BI 幢 6–5 室

邮 箱:cqamii@sina.com

慈溪市医疗器械行业协会

慈溪市医疗器械行业协会成立于2007年6月28日,是在慈溪市民政局注册的独立社团法人,由慈溪市范围内从事医疗器械生产、经营、科研开发、产品检测以及医药药材的单位或个人在自愿的基础上联合组成的行业性、非营利性、全市性的行业组织。慈溪市医疗器械行业协会目前拥有会员33家。其中所生产的医疗器械和医药药材包括了卫生敷料、消毒设备、病房护理设备、手术设备、手术器械、骨科器械、各类药材等十多个大类。在全国市场占有一定的份额。

慈溪市医疗器械行业协会的业务主管部门是慈溪市经济发展局,同时接受慈溪市民政部、慈溪市食品药品监督管理局等有关部门的业务指导。

慈溪市医疗器械行业协会的宗旨是:以为会员服务,维护会员的合法利益为宗旨。贯彻执行国家法规、政策,遵守社会公德,发挥政府与企业、企业与企业之间的桥梁和纽带作用。反映行业(产品)的特色,按照市场化运作,实现自我服务、自我管理、自我完善,会员权利平等、资源共享,推动医疗器械产业又好又快发展。

秘书处

电 话:0574-63803554

传 真:0574-63803554

网 址:www.cxylqx.com　　**邮 箱**:cxylqx@163.com

地 址:慈溪市中央大厦北楼703室　　**邮 编**:315300

大连市医疗器械行业协会

大连市医疗器械行业协会中文名称为大连医疗器械行业协会(以下简称本协会)。英文名称为Dalian Association For Medical Devices Industry (缩写DAMDI)。本协会是由我市从事医疗器械研制、生产、经营、使用、监督管理的单位或个人,自愿结成的行业性,非营利性的社会团体,具有法人资格,其合法权益受国家法律保护。

大连市医疗器械行业协会目前拥有理事长、副理事长、常务理事长及理事会员单位100余家。

本协会的宗旨是:在遵守中华人民共和国宪法、法律、法规和国家政策,遵守社会道德风尚的基础上,代表并维护会员单位的共同利益和合法权利,加强会员与政府的联系,保障医疗器械的安全和有效,促进我市医疗器械行业健康发展。

本协会接受业务主管单位大连市食品药品监督管理局的业务指导,接受登记机关大连市民政局民间组织管理部门的监督管理。

本协会的业务范围:

(一)充分发挥政府和企事业单位之间的桥梁和纽带作用,宣传贯彻党和国家有关方针、政策、法规、制度,以及做好各项专业政策法规出台的调研工作;

(二)代表行业利益,积极向政府部门反映行业、会员诉求,维护会员合法权益。开展行业发展方面的调查研究,掌握行业动态,提出有关经济社会发展政策和立法方面的意见和建议;

(三)开展行业相关的咨询服务,通过报告会、研讨会、组织专家论证等形式,积极为企业提供政策、法律、法规等咨询服务;

(四)办好《医疗器械通讯》和协会网站,加强信息的传递和交流;

(五)宣传贯彻国家和行业有关标准的实施;开展医疗器械行业相关政策业务培训;组织经政府主管部门批准的行业检查、评比;

(六)开展科研单位与生产单位、企业之间的技术交流活动,保护会员单位的知识产权,推动新产品、新工艺、新材料、新设备成果的转化和产业化,促进行业技术进步、产品质量提高和品种的增加;

(七)参与行业内重大技术改造、技术引进、投资和开发项目等的推荐和前期认证;

(八)推行名牌战略、培育名牌产品;

(九)加强同国内外社会团体和工商业人士的联系,开展经济技术等方面的交流和合作;

(十)根据行业发展的要求制定行规行约并组织实施,推进诚信活动的开展,规范行业行为;协调同行价格争议,维护公平竞争,促进行业共同发展;

(十一)承办政府和企事业单位委托办理的其他事项。

电 话:0411-84602805

传 真:0411-84602805

地 址:辽宁省大连市沙河口区五一路73号 **邮 编**:116021

网 址:www.damdi.org **邮 箱**:damdi@foxmail.com

湖南省医疗器械行业协会

湖南省医疗器械行业协会是经湖南省食品药品监督管理局批准,经省民政厅民间组织管理局核准注册登记,于2008年11月15日正式成立,是以湖南省内医疗及相关的企事业单位为主,自愿组建的行业性社团组织,具有独立社团法人资格。

近年来,我省医疗器械的生产、经营规模不断扩大,目前全省医疗器械生产企业已408家,经营企业超过2400家;并涌现了三诺传感、圣湘生物、太阳龙科技、平安医疗、三力实业、爱威科技、永和阳光、长城信息、安信纳米等一大批颇具发展前景的企业。

2011年全省医疗器械生产总值约30亿元,医疗器械销售总额超过200亿元,医疗器械作为一个产业,在国民经济中的影响及地位日益彰显。协会成立后,将在指导企业规范行业行为、加快人才培养、收集统计发布信息、组织开展技术攻关、帮助解决技术难题、开展产品临床认证与鉴定、把好市场准入关等方面积极开展服务和指导工作。

目前,湖南省医疗器械行业协会已经与十四个市州协会携手构建了“大协会、大器械”的协会抱团发展格局。

湖南省医疗器械行业协会的宗旨是:在遵守国家政策法规的基础上,代表会员单位的共同利益,维护会员单位的合法权益,不断提高医疗器械的安全性和有效性,促进湖南医疗器械行业健康发展。

会　长:黄庆玺　湖南安信纳米生物科技集团　董事长

秘书长:崔 蔚　湖南协众药品器械有限公司　副总经理

电　话:0731-84469099

传　真:0731-84469099

地　址:湖南省长沙市芙蓉中路二段111号华菱大厦21楼

网　站:www.esou.org.cn　**邮　箱**:esou@vip.126.com

嘉兴市医疗器械行业协会

嘉兴市医疗器械行业协会是由全市医疗器械生产、经营企业,医疗事业单位和科研院所等单位自愿组成的非营利性社会组织。

协会宗旨:遵守宪法、法律、法规和国家政策,遵守社会道德风尚;面向市场、面向企业,为会员单位服务;代表并维护会员单位的共同利益和合法权益,反映会员单位的愿望和要求;为促进医疗器械行业的发展做出贡献。

服务项目:

1. 咨询服务(国家有关方针政策及法律法规、生产/经营企业许可证领证换证、产品新注册或重新注册等医疗器械相关信息等的咨询工作);
2. 培训(组织医疗器械法律法规、IS013485质量管理体系内审员、检验员等专业培训),提高医疗器械生产/经营企业人员的专业素质;
3. 注册产品标准编写;
4. 质量体系文件编写;
5. 产品注册申报资料编写;
6. 生产、经营企业许可证申报资料编写;
7. 国内医疗器械展览会组团;
8. 产品信息发布;
9. 为政府有关政策的制定、实施与企业的实际情况及要求提供一个互动和沟通的平台;
10. 会员单位及相关部门的交办事项。

嘉兴市医疗器械行业协会
秘书处
电 话:82091651
传 真:82091651
地 址:嘉兴市中山路1501号(药品检验所502室)　　**邮编**:314001
网 址:www.jxylqx.org
邮 箱:jxylqxxh@163.com

江苏省医疗器械行业协会

江苏省医疗器械行业协会成立于1998年,是在江苏省民政厅注册的独立社团法人,协会主管单位是江苏省食品药品监督管理局。协会由全省范围内从事医疗器械生产、经营、科研开发的单位或个人在自愿的基础上组成的行业性、非营利性的社会团体,是江苏省内唯一一家省级医疗器械行业协会组织;目前拥有协会会员单位330家,其中理事单位25家,常务理事单位7家,副会长单位10家,协会秘书处设在省医药公司,现有专职工作人员10名。协会的宗旨是:遵守国家政策法规,代表会员单位的共同利益,维护会员单位的合法权益,促进江苏医疗器械行业健康发展。

电 话:025-86632512

传 真: 025-86635395

地 址:南京市北京西路6号　　**邮 编**:210008

网 址:www.jsmic.com　　**邮 箱**:jsmic@jsmic.com

江西省医疗器械行业协会

江西省医疗器械行业协会成立于2010年3月,是在江西省民政厅注册的独立社团法人,协会业务主管单位是江西省食品药品监督管理局。协会由全省范围内从事医疗器械生产、经营、医疗卫生使用单位及技术支撑机构在自愿参加的基础上组成的行业性、非营利性的社会团体。

协会目前有会员单位390家。其中理事单位142家,常务理事单位58家,副会长单位11家,省市级医院60家。协会秘书处为常设机构,并设有市场部等部门。

协会的宗旨是:遵守中华人民共和国宪法、法律、法规和国家政策,遵守社会道德风尚,代表会员单位的共同利益,维护其合法权益,反映会员单位的愿望和要求,传达贯彻政府的方针、政策和法律法规,加强与政府之间的联系。协会将充分发挥桥梁纽带作用,不断提升服务水平,加强行业自律,遵纪守法促发展,广泛开展内外交流,促进全省医疗器械行业的健康发展。

协会愿与各相关行业和兄弟协会加强联系,相互促进,为努力建设“功能服务型、管理自律型、人才复合型、服务网络化、手段现代化、具有广泛公正代表性”的现代化医疗器械行业协会做出贡献!

江西省医疗器械行业协会

秘书处:0791-88858630　88858956

地 址:省政府大院西二路10号3楼　　**邮 编**:330046

网 址:www.jxamdi.org　　**邮 箱**:jxamdi@163.com

宁波市医疗器械行业协会

宁波市医疗器械行业协会是由宁波市内从事医疗器械、医药包装的工业企业为主体,有科研、临床和经营单位自愿参加组成的全市性行业组织。自2000年1月协会成立以来,经历了从无到有、从小到大的发展历程。 到目前为止本协会已有会员单位近150家。 其中生产企业所生产的医疗器械和药品包装产品包括了卫生敷料、消毒设备、高分子产品、病房护理设备、手术设备、手术器械、骨科器械、普通诊察器械、磁共振成像系统、医用电子设备、物理治疗仪器设备、齿科设备、齿科材料、诊断试剂、药用塑料包装瓶、药用玻璃包装瓶、药用胶塞、药用复合膜包装等十多个大类、四百多个产品类别、几千个品种. 在全国市场占有一定的份额。

协会成立后,先后加入了中国医疗器械行业协会和浙江省医疗器械行业协会,并分别当选为常务理事和副会长,在日常工作中,加强与国家、省和其他省、市协会的联系和信息交流。

几年来,本协会面向市场、面向企业,根据我市医疗器械行业和药包材企业的现状和需要,积极开展各项服务工作,帮助企业排忧解难,维护会员单位的共同利益和合法权益,反映会员单位的愿望和要求,积极为企业提供政策、法律、法规等咨询服务,传达贯彻政府的方针、政策和法令,充分发挥政府和企事业单位之间的桥梁和纽带作用,为提高全行业素质做了大量工作, 随着国家市场经济的不断发展, 全球经济一体化的不断深入, 协会将保持会员单位更加紧密的联系, 在探索实现资源共享, 互惠互利, 加强行业自律的同时, 继续加强与国内、外相关协会之间的联系, 拓展与国际相关协会的联络, 把我市的厂商、产品推介给国内外厂商、用户, 把国内外先进的技术、产品、管理引进来, 促进全市医疗器械、药品包装行业的发展。

电　话:0574-27720688

传　真:0574-27720691

地　址:宁波市江东区兴宁路456号东方商务中心1幢1号616室　**邮　编**:315041

网　址:www.nbamdi.com　**邮　箱**:nbamdi@163.com

上海医疗器械行业协会简介

上海医疗器械行业协会成立于1987年3月,是全市医疗器械行业企事业单位自愿组成的跨部门、跨所有制的非营利的行业性社会团体法人。

协会现有会员单位665户,其中,团体会员1户,下属会员单位103户。会员单位按所有制分国有企业57户,民营企业400户,股份制公司41户,外商投资企业101户,港澳台投资企业30户,集体企业23户,其他性质13户。现有副会长单位31户,常务理事单位106户,理事单位180户,会员代表单位221户。协会下设经营工作委员会、口腔工艺专业委员会、植入介入器材专业委员会和科技发展部、价格协调部、会展部、培训部、信息中心等分支机构。

协会的基本宗旨是:“服务、中介、协调”。近年来,通过不断探索和实践,已经逐步提升了自律管理和服务的水平与能级。在“科教兴市”方针的指导下,积极推动行业科技进步,在对“行业发展战略目标”的调查研究基础上,提出上海医疗器械行业“十二五”发展规划的建议,为政府决策献计献策,同时还配合政府,推进行业政、产、学、研、医的合作,引导企业开展自主创新的科研开发,并为企业和医疗单位培养相应的职业技能人才和医技人员;协会积极推进行业“品牌战略”,通过培育和推荐、评选,行业内已从无到有,形成市名牌产品、市著名商标和行业名优产品共108项;协会将信息服务作为服务核心之一,协会网站信息每日进行更新,已形成特色,受到业内外关注;协会在组织企业参展方面也形成一定影响,每年组织五~六次展销活动,帮助企业贴近市场,开拓营销渠道。此外,协会受政府委托开展价格初审,行业统计,中高级职称申报、评审,专业培训和职业鉴定等服务工作,努力发挥行业的引领和代表作用,成为政府、社会、行业、企业间的桥梁,为促进行业发展作出应有贡献。协会曾先后五次被上海市经济团体联合会、上海市工业经济联合会授予“先进行业协会”称号。

会　长:潘明荣

执行会长兼秘书长:吴汝康

执行秘书长:蒋建群

副秘书长:王云龙(兼)包 良 童志熊

电 话:61248288

地 址:肇嘉浜路446弄2号楼701室　**邮 编**:200031

网 站:www.smianet.com　**邮 箱**:smia88@yahoo.com.cn

深圳市医疗器械行业协会

深圳市医疗器械行业协会是2003年经深圳市民政局注册正式成立,(2005年5月改为深圳市医疗器械行业协会)由深圳市范围内从事医疗器械相关的开发、生产、经营、使用、维护、检测及教学的企业、医疗机构、事业单位及个人,在自愿的基础上联合组成的行业性非赢利性的社会团体。协会的主管单位是深圳市行业协会服务署。会长单位为迈瑞生物医疗电子股份有限公司。协会秘书处为日常办事机构,并设有企业组、会展组、咨询中心、专家委员会、办公室等职能部门。

深圳市医疗器械行业协会的宗旨是在遵守中国宪法、法律、法规和国家政策,遵守社会道德风尚的基础上,代表并维护会员单位的共同利益和合法权利,加强会员与政府联系,促进全市医疗器械相关行业的健康发展,确保医疗器械的使用安全有效。

深圳市医疗器械行业协会为政府部门和会员单位提供多方位的服务,协会的业务范围是:贯彻宣传有关法律、法规、各项标准;开展行业调查,研究行业发展,提出政策、立法方面的意见和建议;进行行业统计、收集、分析、发布行业信息,进行市场预测并参与行业规划;参与行业标准制定和质量管理监督工作;参与资质审查;参与组织行业内科技成果和产品鉴定及推广应用工作;开展行业技术咨询、培训,帮助会员单位通过各类认证和国家强制的产品检测认证;组织会展服务,加强国内外交流,帮助企业推介产品服务,开拓国内外市场。

深圳市医疗器械行业协会愿与国内各级协会和港澳台地区、境外协会建立良好的业务交流和合作。在未来的工作中与时俱进,共同发展。

领导成员:

会　　长:李西廷　深圳迈瑞生物医疗电子股份有限公司

副 会 长:王　斌　第三届深圳市医疗器械行业协会副会长兼秘书长

名誉会长:陶笃纯

顾　　问:陈思平　深圳市政协副主席、深圳大学教授

执行副会长:蔡翘梧　第三届深圳市医疗器械行业协会执行副会长(法人)

联系方式

电 话:0755-26016044 26016027

传 真:0755-26016032

地 址:深圳市南山区南海大道3025号南山知识服务大楼212-213室

网 址:www.samd.org.cn　　邮 箱:samd_sz@126.com

沈阳医疗器械行业协会

沈阳医疗器械行业协会(以下简称本协会)。英文名称为Shenyang Association Of Medical Devices Instrument (缩写SAMD) .本协会是由我市从事医疗器械研制、生产、经营、使用、监督管理的单位或个人,自愿结成的行业性,非营利性的社会团体,具有法人资格,其合法权益受国家法律保护。

沈阳市医疗器械行业协会目前拥有副理事长、常务理事长及理事会员单位200余家。

本协会的宗旨是:在遵守中华人民共和国宪法、法律、法规和国家政策,遵守社会道德风尚的基础上,代表并维护会员单位的共同利益和合法权利,加强会员与政府的联系,保障医疗器械的安全和有效,促进我市医疗器械行业健康发展。

本协会接受业务主管单位沈阳市食品药品监督管理局的业务指导,接受登记机关沈阳市民政局民间组织管理部门的监督管理。

本协会的主要业务范围是:

1. 在政府和会员单位之间发挥桥梁和纽带作用,宣传国家有关医疗器械监督管理法律、法规和政策。向政府及社会各界反映会员的合理要求,维护会员的合法权益,努力消除影响行业发展的障碍;

2. 组织制定和监督执行行规行约,研究行业发展趋势,规范行业内企业行为,协调会员关系,维护公平竞争,促进行业健康发展。为会员提供广泛交流、互相借鉴、共同提高的平台;

3. 通过建立会员单位档案,掌握从业人员动态及直接接触医疗器械人员的相关情况,把协会办成会员和会员单位的培训基地,组织医疗器械行业内相关的人员、技术、职业培训,提高企业职工队伍素质,促进会员单位管理水平的提升;

4. 组织开展国内外经济技术交流与合作,组织举办医疗器械技术咨询、产品宣传等活动; 组织参加医疗器械产品展览、推荐和宣传活动,发展行业和社会公益事业;

5. 参与组织行业内科技成果转让和产品的推广应用工作,保护会员企业的知识产权,帮助会员企业依法开展营销活动,协调参与国际市场竞争;

6. 开展有关医疗器械行业发展问题的调查研究,向政府有关部门提供有关经济政策和立法方面的意见和建议;

7. 与政府部门配合收集、分析、发布行业信息,构建协会内部的信息网,公布监管动态,开展行业咨询活动;

8. 接受沈阳市食品药品监督管理局及有关部门授权和委托,参与制定行业规划,以及接受政府部门授权和委托的其他任务;

9. 在协会内部组织开展医疗器械诚信体系建设,每年组织进行一次“医疗器械诚信单位”评比,通报营销优劣单位,评选、表彰优秀会员

电 话:024-22516161

传 真:024-22516561

地 址:沈阳市和平区总站路119号　**邮 编**:110002

网 址:www.samd.com.cn　**邮 箱**:syyhx600@126.com

厦门市医疗器械协会

厦门市医疗器械协会(以下简称本协会),英文译名为Xiamen Association For Medical Devices,英文缩写为XAMD。于2009年7月21日经厦门市民政局批准成立。协会的宗旨是:遵守中华人民共和国宪法、法律、法规和国家政策;遵守社会道德风尚;组织行业成员开展以提高质量、保障安全为主要目的的技术交流与合作,及时掌握国内外医疗器械的新信息、新标准、新技术、新动向;协助厦门市食品药品监督管理局做好安全监管工作,代表并维护会员的正当要求和合法权益,促进厦门医疗器械行业健康发展。

协会的业务范围:

(一)当好政府助手。承担政府行政部门委托、授权的各项工作任务。

(二)积极宣传贯彻执行国家有关医疗器械的方针、政策、法规、标准、规范及其规范行业行为。

(三)在市药监局统一指导、协调下,贯彻实施科教兴国的战略,积极开展国内外以及两岸的学术、交流合作,学习国内外的先进技术和监管经验。

(四)在市药监局的指导、监督下,授权组织各类人员的培训、考核及执业技能鉴定工作。开展技术研究、技术咨询、技术服务等行业活动。

(五)接受委托对医疗器械的新技术、新产品的评审、鉴定,促进技术成果转化和推广应用。

(六)促进协会会员间业务协作、自律、维护会员的合法权益。

(七)接受委托组织开展对医疗器械行业中技术性争议,提供指导意见。

(八)开展行业的其他有关活动。

协会现有企业会员224家,个人会员29人;其中生产企业57家,经营企业155家,医疗机构等其他单位12家。

秘书长:龙海厦

电 话:0592-5633369

传 真:0592-5635883

地 址:厦门市东渡海山路39号(厦门市药品检验所院内)后楼303-306　**邮 编**:361012

E-mail: ylqx68@163.com　**网 址**:www.xamd.org

浙江省医疗器械行业协会

浙江省医疗器械行业协会系浙江省内从事医疗器械的生产、经营企业、院校、科研、检验和临床单位等独立的社会组织和自然人参加的自愿组成并依法登记成立的全省性的行业组织。1993年12月31日经浙江省民政厅批准、并于1994年3月召开了协会成立大会暨第一次会员大会,2010年12月召开了第五次会员代表大会。协会业务主管单位是:浙江省经济和信息化委员会。

协会的宗旨是:遵守中华人民共和国宪法、法律、法规和国家政策,遵守社会道德风尚,不断提高全行业素质和产品的安全性和有效性,增加整体实力,代表并维护会员单位的共同利益和合法权益,为会员单位服务,反映会员单位的愿望和要求,传达贯彻政府的方针、政策和法令,促进全省医疗器械行业健康发展。

协会现共有单位会员和个人会员300余个(2010年底止)。设有办事机构:秘书处和咨询服务部;分支机构:医用高分子器械专业委员会。聘请浙江大学等高等院校、有关单位医疗器械方面的专家、教授为顾问。办有内部刊物《医疗器械通讯》和建有《浙江省医疗器械行业协会网站》。

协会成立10多年来,坚持以维护会员合法权益、为会员提供良好服务,促进本省医疗器械行业的发展壮大为宗旨,加强信息交流、强化信息服务、加强协会自身建设,开展各项服务工作;积极向政府主管部门反映企业的诉求和提出对有关法规、规章、标准的修改意见和建议;对全省医疗器械行业情况开展调查、参与制订全省医疗器械行业发展规划;参与行业内重大技术改造、技术引进、投资和开发项目等的推荐和前期认证;组织科研单位与生产单位、企业之间的技术交流活动,推动新产品、新工艺、新材料、新设备成果的转化和产业化,促进行业技术进步、产品质量提高和品种的增加,促进新品种、新技术研发,提高企业自主创新能力,引导企业积极调整产业结构和产品升级换代;开展“打假治劣”、推进企业诚信等活动,发挥了政府和企业之间的桥梁和纽带作用,沟通了政府和企业之间的联系。

电 话:0571-87043144. 87043191

传 真:0571-87043191

地 址:浙江省杭州市环城东路23号　邮 编:310009

网 址:www.zamei.org.cn　邮 箱:zamei@mail.hz.zj.cn zamei@zamei.org.cn

八、论文选录

TomoTherapy螺旋断层放疗系统

恒欣科技(香港)有限公司 TomoKnife (Hong Kong) Ltd.

TomoTherapy(简称TOMO)——螺旋断层放疗系统,是从1990年开始由美国威斯康星大学和后来组建TomoTherapy公司(现在为Accuray公司) 的Rockwell Mackie和Paul Reckwerdt一起研发的最新一代放射治疗设备。 从2002年第一台临床试验机开始运行,到2005年正式在美国上市,目前全球已经安装了近500台TOMO,并治疗了数十万名患者。

TomoTherapy螺旋断层放疗系统将6MV加速器集成在CT机架里,是一种在MVCT图像引导下,以调强治疗为主的当代最先进的放疗设备之一。其360度全角度照射概念、单次照射多达10万个子野数目、薄层照射理念,二元气动多叶光栅,实时IGRT影像引导,独创的自适应计划等创新科技及专利技术,被公认为现代影像引导放疗的代表之作(见图1)。

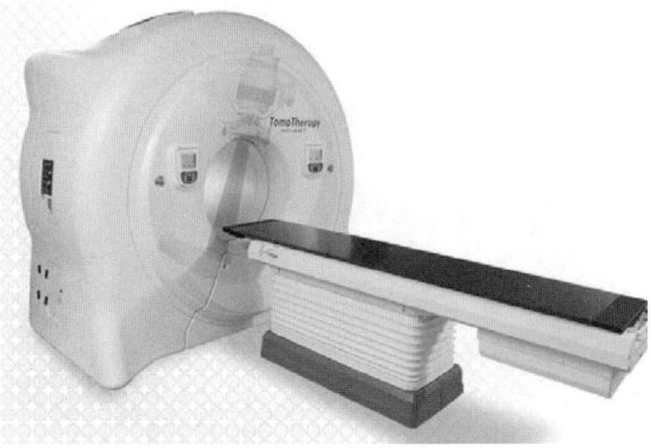

图1 螺旋断层放疗系统,将6MV加速器集成在CT机架里

螺旋断层放疗的临床应用范围非常广泛,既可以用无创、无框架的立体定向方式精确治疗小到0.6厘米左右的单个或多个颅内外的小肿瘤病灶,也能对60厘米直径的横断面和160厘米长的全身范围内的大肿瘤进行影像引导下的调强治疗(如全脑全脊髓和全身/全骨髓调强照射)。其适应症几乎覆盖所有适合放射治疗的病例、特别是调强治疗的病症(见图2)。TOMO着重强调并解决了当前以及今后精确放射治疗所关注的三大议题:1)逆向调强IMRT,2)影像引导IGRT,3)自适应放疗ART。

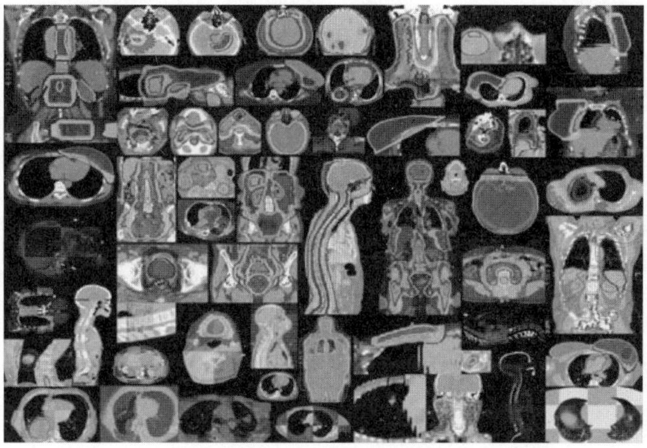

图2 TomoTherapy所能够治疗的各种肿瘤类型

TomoTherap突破了传统肿瘤放疗的诸多局限,将当代影像引导逆向调强技术(IG/IMRT)推进到一个新境界。TomoTherapy的独特性在于将现代诊断螺旋CT和医用直线加速器进行有机结合,构成了同时具有影像扫描功能以及调强放射治疗能力的超级螺旋放疗CT。

螺旋断层放疗系统----TomoTherapy一经推出,迅速受到国际放疗界的认可,已有超过1500篇以上的国际临床文献和报道对其技术平台的先进性和临床疗效的优异性予以肯定。在放疗领域的顶级期刊上,每年都有十几篇以上的论文发表,并不断开展新的临床应用领域的研究。

美国和其他国家正在广泛开展螺旋断层放疗系统多中心的临床合作研究,已经有50多项Clinic trail与螺旋断层放疗系统相关(http://clinicaltrials.gov,搜索“TomoTherapy”)。

由于Tomotherapy独特的技术特征和平台,突破了传统放疗的诸多限制,为放射治疗拓展了新的方向和未来,并可能改写放疗的很多临床指征。

一大批世界知名肿瘤中心先后装备了多台螺旋断层放疗机。这些顶级医院包括美国M.D. Anderson (Orlando)、加州大学旧金山分校(UCSF)、洛杉矶City of Hope,华盛顿Swedish Medical Center、U.C.DAVIS,德国海德堡/国立癌症研究中心,法国居里研究所(Curie Institute),新加坡国立癌症中心(NCC),韩国国家癌症中心(NCC)、延世大学,台湾台大医院、荣总,印度(Tata Medical Centre)等一大批世界知名医院和肿瘤中心。

螺旋断层放疗系统在亚洲总数也超过了70台,国内也有多家顶级医院开始和计划使用螺旋断层放疗系统。到2013年,国内共有9台TOMO投入临床使用。其中包括中国医学科学院附属肿瘤医院、北京协和医院、北京解放军总医院(301医院)、北京空军总院、北京军区总院、上海复旦大学附属中山医院、四川省肿瘤医院等多家著名三甲医院,已经开展使用并取得了很好的临床效果。

与常规直线加速器放疗相比,螺旋断层放疗具有以下独特优势:

TomoTherapy相比常规放疗和常规调强IMRT,更容易实现放射治疗理想剂量分布的要求:“剂量绘画(Dose Painting)”,即可以同时实现适形度和均匀度都高得多的剂量分布。因此在同样的放疗剂量下,其并发症发生率较传统放疗要低很多,患者对治疗的耐受性会更好。螺旋断层放疗尤为突出的特点是治疗范围大小不限、肿瘤位置不限,并且可同时照射多靶区,甚至可以实现最复杂的全身调强治疗(范围长达160厘米,截面直径可达60厘米,为其独有技术)。很多医生和物理师在使用过Tomotherapy后,对其最深的印象和体会都是在做复杂病例的计划上,这是常规加速器系统难于匹及的。所以螺旋断层放疗被公认为调强放疗(IMRT)的金标准。

TomoTherapy是从CT发展而来,其本身就是一台兆伏级螺旋CT,天生具备影像引导放疗IGRT能力。6MV的直线加速器集成安装在特制的螺旋CT滑环机架上,加速管沿机架的径向安装。在每次治疗前,可进行极低剂量(~1cGy)的CT扫描,出射3. 5MV的扇形束X光,获得相当清晰且无金属伪影的治疗体位三维影像用于摆位验证,从而可使照射剂量准确无误按照计划执行。

TomoTherapy螺旋断层成像和治疗采用同一放射源——兆伏级射线,每天不需担忧成像中心和治疗中心的偏差问题。由于螺旋断层放疗系统的CT影像和传统CT影像本质一样,其CT值与电子密度之间呈精确的线性关系,因而可以用来在整个治疗疗程中做剂量的定量评估,即对实际照射剂量和计划剂量进行定量分析,必要时修改治疗计划。

TomoTherap与传统加速器相比省略了的许多治疗附件。无机架与患者碰撞可能,无楔形板,无需手动设置机架角度,无准直器角度,无治疗床角度,无多叶准直器马达,无照射野大小限制,无光野,无电子线,无电子限光筒等。

由于其高度的集成性,计划完成就可以直接治疗,数据不用传来传去,最大限度地避免了人为错误风险。质量验证(QA)等复杂的任务也变得非常容易,操作简便。

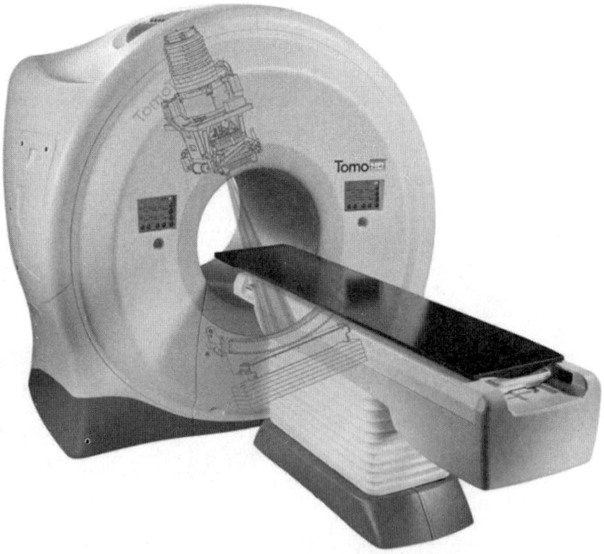

图3 螺旋断层与径照放射治疗系统(简称Tomo HD)

近年来,TomoTherapy又在原来的螺旋断层放疗HiArt系统的基础上发展出了“断层径照”(TomoDirect™)的新功能,作为标准配置包含在Tomo HD的新机型里(螺旋断层与径照放射治疗系统,见图3)。这是在螺旋断层放疗技术的基础上又一项重要突破。这项技术可以通过1到12个固定治疗角度,结合二元气动MLC

对射线快速调制以及治疗床的移动来产生高度适形的剂量分布(见图4)。

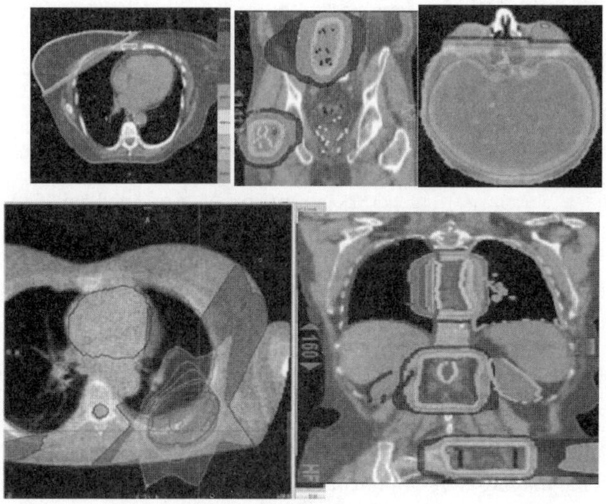

图4 Tomo HD除了螺旋断层治疗模式外,还可以进行非螺旋式治疗

美国MD Anderson肿瘤中心的LANGEN博士对用螺旋断层方式和断层径照方式在APBI乳腺癌治疗的计划对比研究中发现,对靶区的适形度上,螺旋断层的剂量分布要更好,但是断层径照对同侧肺的保护上明显超过螺旋断层方式(Int. J. Radiation Oncology Biol. Phys., Vol. 70, No. 4, pp. 1272 – 1280, 2008)。

ALYSON MCINTOSH等人在运用断层径照研究乳腺癌治疗上也得出同样或类似的结果,即对肺,心脏等关键器官的保护上,断层径照优势明显(Int. J. Radiation Oncology Biol. Phys., Vol. 71, No. 2, pp. 603 – 610, 2008)。

在威斯康星大学与TomoTherapy公司联合发表的WHITE PAPER里,也对断层径照与传统加速器治疗乳腺癌的剂量分布做了详细的研究和分析,结果是断层径照对健侧乳腺的保护,即使加上每次的MVCT图像引导也显著低于常规加速器对健侧乳腺和肺的剂量。

Pierfrancesco FrancoTumori等发表了关于断层径照的临床应用结果(TomoDirect: an efficient means to deliver radiation at static angles with tomotherapy, Tumori, 97: 498-502, 2011)。其结论是在一些不太复杂的病例中(例如:乳腺癌,骨转移等),断层径照可以快速有效对其进行治疗,并且能保证良好的治疗质量和临床效果。

总之,断层径照(TomoDirect)使得计划优化时间和治疗执行时间都将大大缩短。可以广泛取代常规三维适形和一般不复杂IMRT 照射。但对于比较复杂的肿瘤治疗如头颈肿瘤,全身骨髓放疗TMI 等,螺旋断层治疗方式仍将是最佳选择。总之,断层径照将进一步提高TomoTherapy整体的临床应用的能力和效率。

总结螺旋断层放疗系统的临床应用以及发表的大量文献可以发现其突出的特点及优势如下:

1)和传统放疗相比,TOMO在处理复杂肿瘤(病例)上的能力非常强大,甚至在临床上改变了“能治”和“不能治”的界限。以往由于传统放疗机器本身设计和技术的局限(射线强度调制能力低、治疗范围小),该给肿瘤以高剂量的时候给不到那么高,该降低正常组织剂量时,又降不下去;传统加速器的放疗计划对多发转移病灶或大范围肿瘤的难以胜任。很多肿瘤患者的病灶由于计划达不到根治剂量而不得不采用姑息治疗。采用TOMO后,相当大部分的癌症患者可以达到根治治疗的程度,很多复杂的肿瘤患者将从中受益。

2)其次,由于TOMO可以在每一个患者的每一次治疗前都可以进行一次CT低剂量扫描,这样可以确保患者的每次治疗都能达到极高的精确度和水准,不论病情复杂还是简单,都将从中获益(比如由于精确度提高,从而可以提高单次剂量,缩短疗程)。这样就从整体上提高了医院的精确治疗水平以及整体质量保证的能力,从而会赢得越来越多的肿瘤患者。

中国目前每年新发癌症患者在300万以上,但总体接受放射治疗的人数不到30%(美国约为60%)。中国每百万人口拥有大型放疗设备不到1台(美国每百万人口为10台以上)。

TomoTherapy为广大肿瘤患者带来新的希望,其的目标就是让每一位癌症患者都能够有机会受益于这项卓越的创新科技成果。

MRI、CT在移植肾中的应用

解放军第463医院放射线科
刘智明 杨贵将 单忠波 邸洪强

[摘要]目的:探讨MRI、CT在肾移植术后并发症诊断中的应用价值。**方法:**应用磁共振(MRI和MRU)、MSCT和CTA检查技术,回顾性分析17例肾移植术后患者的MRI、CT表现。**结果:**7例患者术后出现移植肾压痛、无尿及发烧;6例表现为移植肾积水、输尿管与膀胱吻合口间梗阻,并经手术证实;3例表现为肾皮髓质结构模糊,诊断为排斥反应;1例移植肾肾周血肿形成;1例出现移植肾局部血管栓塞至肾梗死。结论:MRI、MSCT检查可显示移植肾内外的多种结构,能够提供丰富的肾脏血管、输尿管及周边组织的图像信息,具有重要的应用价值。

【关键词】肾移植;MRI;体层摄影术,X线计算机;手术后并发症

Application of MR and CT imaging in the diagnosis of complicationsfollowing renal transplantation

[Abstract] Objective To study the value of MR and CT imaging in the diagnosis of complications following renal transplantation. **Methods:**The MRI、CT appearances were analyzed retrospectively in 17 patients with complications after renal transplantation. Adopt MRI and MRU 、MSCT and CTA examine. **Results:**7 cases appeared press ache about transplant kidney, without urine, and having a fever after renal transplantation. 6 patients appeared hydrops in the transplanted-kidney because of the obstructing of the anastomotic stoma between the ureter and the urinary bladder , which had been testified by the operation. 3 patient showed the renal cortex and medulla's structure vagueness, being diagnosed rejection. 1 patient showed hematoma around the transplant kidney. 1 patient appeared renal vessel thrombosis.**Conclusion:**MRI can demonstrate inside and outside of kidney constructions, and provide imaging information of renal vessel and ureters and margin organic constructions for diagnosis of complications after renal transplantation. So, the MRI has important application value in diagnosis of the complication after the kidney transplantation.

[Key words]Renal transplantations;Magnetic resonance imaging;Computered Tomography; Postoperative complications

肾移植后的并发症严重影响临床疗效,可导致移植器官的功能丧失,患者死亡,早期诊断和及时处理无疑可挽救部分移植肾。移植肾的影像评价,MRI以其良好的软组织分辨能力和无辐射损伤,MRI造影剂对肾脏无伤害,而优于CT检查,MSCT及CTA可以直观、精准显示移植肾血管供血情况[1]。

1 材料与设备

1.1 临床资料

在17例患者中,男性11例,女性6例,年龄28~45岁,平均年龄为41岁。15例移植肾位于右侧髂窝,2例位于左侧髂窝;7例术后1月出现移植肾压痛;6例术后9天无尿;1例术后发烧,腹痛。

1.2 设备

1MRI使用德国西门子NOVUS1.5T超导磁共振扫描仪,梯度为30 mT/m,切换率为130 $T·m^{-1}·s^{-1}$,体部柔性相控阵圆极化线圈。

检查序列及参数:根据患者的临床症状,实验室检查及超声检查结果,以不同序列检查,所有患者常规行肾脏磁共振成像(MRI)及磁共振输尿管成像(MRU)检查,检查序列及主要参数如下。

2 检查方法

2.1 MRI检查

横轴位,自旋回波(SE)序列T1加权像(T1WI),TR/TE为100~120 ms/4.76 ms,快速自旋回波(FSE)序列脂肪抑制T2加权像(T2WI),TR/TE为2120~2400 ms/130 ms,冠状位trufi序列,TR/TE为4.9 ms/2.45 ms,层厚6 mm,间距2.0 mm,信号平均次数为1~3,采集矩阵256×256,T1WI不压脂,T2WI均行压脂及不压脂两次扫描,视野(FOV)为32 cm×36 cm。

2.2 磁共振输尿管成像(MRU)检查

使用单次激发快速自旋回波序列(SSFSE)厚层T2WI, TR/TE为无穷大,层厚80 mm,间隔为0,FOV为400 mm×400 mm,采集矩阵为312×256;薄层T2WI,TR/TE为1100 ms/596 ms,反转角为150,层厚4 mm,间隔为

0,FOV为350 mm×350 mm,采集矩阵为256×156。

2.3 MSCT:

使用GE LightSpeed VCT(64排螺旋CT),扫描参数:120 kV,200~600 mA/r,层厚:0.625 mm,准直器宽度0.625×64,重建层厚0.625 mm,重建视野25 cm×25 cm.

2.4 图像分析及观察内容

所有患者检查结果经过2人独立阅片分析,有争议的结果经商量后统一意见,观察内容包括:移植肾有无异常信号,肾皮髓质分界是否清晰,输尿管是否通畅,肾周有无异常信号;移植肾血管是否通畅,肾皮质强化密度是否均匀。

3 结果

(1)移植肾积水:7例移植肾肾盂扩张积水,输尿管扩张,至膀胱处有梗阻。

(2)移植肾皮髓质分界模糊:6例移植肾实质于T2WI序列信号轻度增高,压脂T2序列信号增高明显,肾皮髓质结构模糊,腹腔积液。

(3)移植肾轻度肿胀:3例移植肾轻度肿胀,大小为T1WI、T2WI及压脂T2WI均未见异常信号。

(4)肾周血肿形成:1例移植肾周血肿形成,输尿管受压,肾盂积水。

(5)移植肾血管闭塞:1例移植肾术后2 d出现血管闭塞并局部肾梗死。

4 讨论

移植肾的排斥反应是接受移植肾患者体内对移植肾抗原产生的一系列细胞和体液免疫反应,90%的患者可以发生[3-4]。随着硬件和软件的不断完善,MRI可提供更丰富的肾移植术后肾脏、血管、输尿管和肾周结构的信息[5-9]。

在T1WI上,正常肾皮髓质分界清晰,此征象的消失,常见于排斥反应或急性肾小管坏死(ATN),然而肾皮髓质分界清晰并不能排除排斥反应的存在。Baumgartner等[4]对32例患者的56次MRI检查进行研究,发现11例移植术后肾功能正常的患者其肾皮髓质分界清晰,且肾脏血管进入实质,到达皮质的占38%,而对于存在急或慢性排斥反应的21例患者,其正常皮髓质分界显示率仅为8%,肾实质的血管显示率为32%,到达皮质的仅占8%。

本组6例患者MRI检查,T1WI序列肾脏皮髓质分界模糊,T2WI及冠状位trufi序列显示肾脏信号增高,提示肾实质含水量增多,符合移植肾排斥反应所致(如图1所示)。

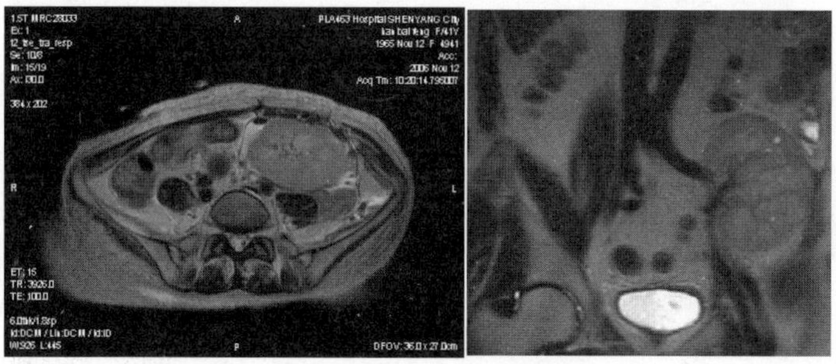

图1 T2WI示:移植肾肿胀,皮髓质界限不清

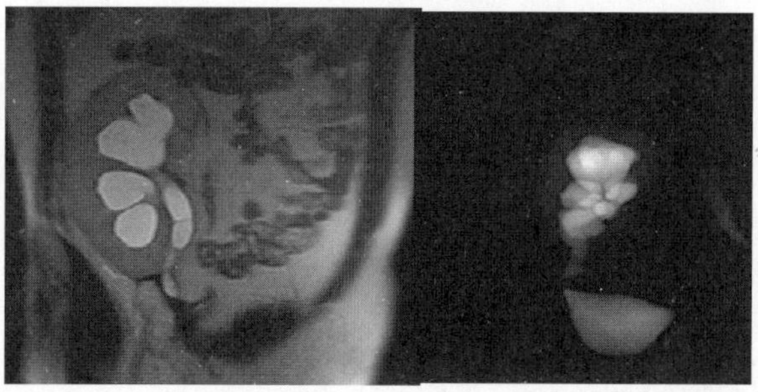

图2 T2WI、MRU示:移植肾肾盂、输尿管积水,远端狭窄梗阻

移植肾梗阻,积水,是常见的排斥反应,输尿管水成像(MRU)是MRI所独有的对含水器官的三维成像方式,成像时间短,不需要造影剂,不增加肾脏负荷,且图像直观,显示病变准确,可以为临床医生提供再次手术的依据[5]。本组7例移植肾肾盂输尿管扩张积水,因及时诊断并手术治疗,挽救了移植肾(如图2所示)。

移植肾出现血管闭塞至局部肾梗死情况少有报道,本组1例病人肾移植术后第2天突然无尿,经MSCTA检查确诊移植肾血管闭塞并局部肾梗死(如图3所示),后经手术证实。

肾移植术后肾周渗血至输尿管周边血肿形成,压迫输尿管形成积水(如图4所示),更是少见的并发症,需要明确诊断、紧急手术处理,MRI的血管留空信号可以除外下腔静脉血栓,为手术的安全预案提供可靠依

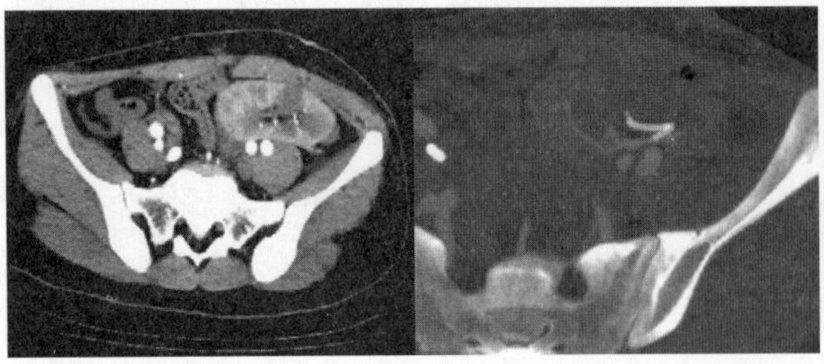

图3 MSCT增强、CTA示:移植肾血管闭塞并局部肾梗死

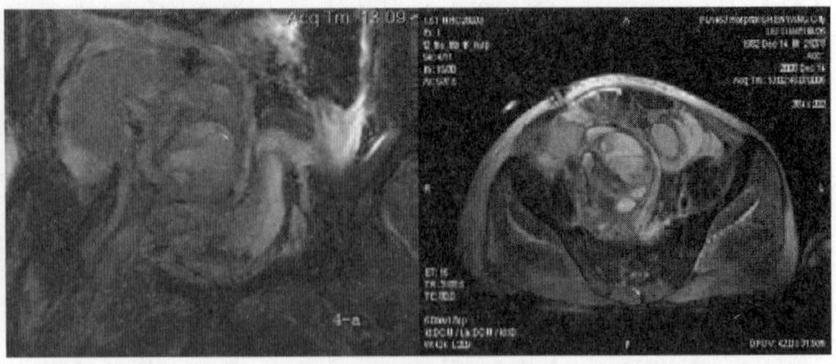

图4 T2WI示:移植肾周边血肿形成,输尿管明显受压,血管留空信号提示静脉通畅

据。

结语

近年来,肾移植已成为终末期肾病患者治疗的首选方式,只要能得到合适的肾源,其费用及并发症均少于透析治疗,从而患者的生存期及生存质量均高于透析治疗[1-2]。

参考文献

[1]Oliver JH 3rd. Clinical indications,recipient evaluation,surgical considerations,and the role of CT and MR in renal transplantation[J]. Radiol Clin North Am,1995,33(3):435-446.

[2]Neimatallah MA,Dong Q,Schoenberg SO,et al. Magnetic resonance imaging in renal transplantation[J].J Magn Reson Imaging,1999,10(3):357-368.

[3]韦嘉瑚.泌尿生殖系统疾病影像学[M].北京:科学出版社,2004:163-167.

华润万东自主研创　为生命健康护航

华润万东医疗装备股份有限公司 北京

57年专业影像设备责任供应商

华润万东医疗装备股份有限公司(简称“华润万东”),拥有57年X射线医疗设备研发和制造经历是中国医疗器械行业的骨干企业,多年来秉承“关注生命保障健康”的企业理念,始终致力于解决患者病痛,推进中国医疗卫生事业健康发展,将国民的健康定位为自己的首要使命。

1997年华润万东在上海证券交易所上市(股票代码:600055),成为全国医用诊断X线机生产企业中的首家上市企业。发展至今,华润万东已成为年销售额近十亿元的中国医疗器械行业龙头企业,产品出口70多个国家和地区,普及型产品国内市场占有率达60%以上。先后为国内外医疗单位提供了超过8万套医学影像诊断设备,每年服务患者数量超过1. 5亿人次。

万东研创力

华润万东总部位于北京酒仙桥东路,占地3万余平米,建立了完备的医学影像研究开发与工程验证体系,成立了放射技术研发中心、磁共振技术研发中心、工艺研究设计中心以及八个专业实验室和两个中试基地:其中高压技术研究实验室、系统研究实验室、数字图像实验室、三维重建研究室、机械寿命实验室具备国际一流水平。在结构与系统工程研究、数字化图像技术研究、磁共振成像系统研究等诸多领域达到国际先进水平。公司拥有280多位高水平技术研发工程师,6大研发体系,研究方向遍及影像技术的各个领域,并先后承接多项国家重点科研攻关任务,多项产品被评定为自主创新产品、卫生部评估选型推荐产品,并多次获得国家奖励。

万东生产力

华润万东在北京三间房地区拥有7万余平米的生产制造基地,建有数字影像设备工场、磁共振产品工场、核心部件工场,以及精密加工中心和电气加工中心,具备年产6000套以上X射线设备和100套磁共振设备的生产能力,是世界最大的放射影像设备制造商之一。

华润万东将产品品质视为企业立命之本,始终确保制造能力处于行业领先地位,并引进国际先进的管理理念,建立了符合国际最高标准要求的质量保证体系。华润万东于1996年率先通过了ISO9001质量保证体系国际认证,成为中国医用放射影像设备生产企业中,首家通过ISO9001国际认证的企业。在此之后,华润万东再接再厉,不断提高质量控制水平,先后通过了更为严格的YYT0287. 欧盟CE和美国FDA等质量体系认证和产品认证,使得公司质量保障体系能力达到世界先进水平。

万东生命事业

华润万东广泛的创新性产品线包括两大类:放射产品和磁共振系统。

放射产品线

华润万东是全球范围内医用放射影像产品线最为完整的专业化医疗设备制造企业。其放射产品共有4个大类,30多个品种,50多种不同规格型号,涵盖从适于基层医疗机构使用的传统工频200mA、300mA、500mA医用诊断X射线机,到中高端医疗机构适用的50kW/80kW高频数字胃肠系统、DR数字成像系统、数字乳腺机、DSA大型血管造影和介入治疗系统。

近几年,华润万东专注市场所需,依托自身的研发团队,推出多款切合市场潜在需求的全新代表作产品。“无暇”DRF-1新一代动态平板数字胃肠系统,它采用大尺寸动态平板探测器,可提供高清晰、大视野、无失真的临床图像,实现数字胃肠与数字摄影双结合,一机多方位满足医院临床所需;“闪影”新东方1000D平板DR摄影系统,它采用业界最高水平的非晶硅整板平板,应用最新技术,配置最佳性能成就了高速稳定清晰的影像系统。它最大的优势就是快速、精准和全电动控制,大大提高了临床诊断的速度,提高生产率。“飞凡”全野平板数字乳腺机是华润万东X射线机领域的又一力作,是专为女性健康而设计的产品。为女性乳腺疾病的早预防、早诊断、早治疗提供了有效的医疗手段保障。

华润万东的另一力作血管介入治疗系统CGO-2100是我国第一台具有自主知识产权的大型动态平板DSA介入诊断及治疗系统,其科技含量达到当今世界介入设备领先水平,在全球范围内,只有美、日及欧洲屈指可数的几个跨国公司有能力生产同类产品。

磁共振系统

华润万不断以创新产品服务中国健康事业,积极进军磁共振领域,与北京大学合作成立北京大学-万东医疗磁共振成像技术联合实验室。目前,已拥有永磁i_Open0.36T、i_Open 0.4T和i_Open 0.5T磁共振系统和超导i_Magnate 1. 5T 4个品种的磁共振产品,其中,i_Magnate 1. 5T 医用磁共振成像系统是华润万东的最新MRI产品,同时也是国内首个推出的数字光纤传输方案的MRI系统,适用于全身各系统的临床MRI诊断。华润万东的永磁系列产品已全部通过美国FDA认证和欧盟CE认证,为民族高端品牌进军欧美市场铺平了道路。如今,华润万东i_Open系列磁共振系统在美国、欧洲、南美、中东等发达国家共装机将近100台,该设备以其优异的图像质量和功能博得了国内外诸多用户的一致好评。

万东服务力

华润万东在多年的用户服务和市场开拓的过程中,充分认识到产品质量保证和技术服务的重要性,不断建立和完善售后技术服务和技术支持系统。截至目前,已建立覆盖全国30多个省市自治区的售后服务网络,约110家特约维修中心和约400多名注册工程师为各地用户提供及时、规范的售后服务。24小时售后服务热线,第一时间响应来自全国各地的设备用户的服务需求,以行动实践“专业技能、专业服务;百分百服务,服务百分百”的万东服务理念。2011年启动万东服务品牌“影享力 · 诚翼计划”,以前瞻式服务理念更周到的服务广大客户。

未来愿景

华润万东在追求自主研发、创新科技发展的同时,始终立足基层,服务大众的产品研发工作。今天的华润万东,专注于医疗器械行业,关注人类健康。致力于为全球医疗单位提供完备的医疗影像系统解决方案,并向着成为国际先进医疗设备提供商的目标奋勇前进。

复合(hybrid)手术室的现状与建设探讨

深圳市汇健医疗工程有限公司
朱辉 程立 刘辉 冯庆革 司马斌

摘要:复合(hybrid)手术室作为一种多学科融合的医疗平台在治疗心脑血管疾病、肿瘤、骨关节疾病以及急诊中都有其独特的优势,其在欧洲和美国等发达地区已经普遍应用,在我国也正迅速实施。本文就Hybrid手术室的应用现状和建设中存在的几点问题进行简述,提供相应参考。

一、前言

复合(Hybrid)手术室的概念最早是1996 年由英国学者Angelini提出来的,当时是指分期冠脉支架植入和搭桥手术,用于治疗冠心病。2002 年,Jortdal等人明确提出使用Hybrid Procedure 治疗先心病的理念。近几年来,Hybrid手术室的应用已经扩展到多个领域,并逐步完善。关于Hybrid手术室的定义尚没有一致标准,也有人称之为杂交手术室或联合手术室,从其特征和应用可以定义为能够使用合理整合的医学成像设备进行外科手术及介入治疗的手术室。医学成像设备主要有血管造影机DSA、CT扫描仪及MRI扫描仪,其中配备DSA的Hybrid手术室最为普遍,也是本文的主要论述对象。

由于配备有先进的成像设备,Hybrid手术室中进行的手术可以完成术前诊断,术中导航指引和术后效果评估等工作,医护人员的工作流程得到极大简化,病人的手术风险也大大降低。

二、Hybrid手术室的应用现状

2.1 优势及现状

经过10 多年的发展,Hybrid 手术室的应用范围已经从胸心外科领域扩展到神经外科、脊柱外科等多个领域。

近年来,外科学发展的主要方向之一就是为了追求微创,例如心脏手术力求缩小胸部切口,尽量避免体外循环,脊柱手术减小椎体的暴露面积等,因此Hybrid手术应运而生。Hybrid手术是在实时影像学的指引下,采用介入技术结合外科技术手段治疗复杂的疾病,以达到减少创伤,提高整体疗效的目的。由于患者无须在介入导管室和外科手术室之间多次转移,从而避免患了者在转运过程中可能带来的缺氧和生命体征不稳定等风险。因此,又称为一站式复合手术(One-stop Hybrid Procedure)。

Hybrid 手术尤其适合于应用单一的介入或外科手术无法取得满意结果的情况,其具有创伤、痛苦最小化,疗效最大化的特点,既满足了病人的需要,又代表了现代医学发展的趋势,体现了“以病人为中心”的医疗模式。

自Hybrid手术室概念提出以来,以其独特的优势迅速在欧美日等医疗发达地区应用。北京阜外医院于2007年建成我国也是亚洲第一间心脏Hybrid手术室,5年间我国已经有超过30家医院建成并投入使用。

2.2 应用与推广

Hybrid手术室的应用可以涉及到多个学科,诸如肿瘤活检,靶向治疗等均可通过DSA的指引高效完成,甚至可以用于产后大出血的止血急诊等。

从广义上来讲,Hybrid手术室已经不只是融合介入医学和外科的手术室,而是打破常规的科室隔阂,能够适用于几乎所有临床领域的综合医疗平台。因此,从效益角度考虑,复合手术室能够有效是提高手术量,极大的提升周转率。

三、 Hybrid手术室建设的基本要求

Hybrid手术室简单的看是将血管造影机(DSA)安装在手术室内,实际上并非如此简单,其实质是一项复杂的系统工程。将现代净化手术室与DSA 这样大型的医疗设备有机地结合起来,既要考虑各种设备的安装和

使用条件,又必须考虑层流净化、放射防护和多种图像信息融合的要求。具体来讲,主要包括以下内容:

3.1 对洁净度的要求

外科手术对空气净化的要求较高。为了满足Hybrid手术室中外科手术部分的需要,Hybird手术室的净化条件必须符合《医院洁净手术部建筑技术规范》(GB50333-2002)的相关规定。

根据洁净手术室分级的要求,因为开展心脏外科手术、关节置换术的需要,Hybrid 手术室的净化标准应达到特别洁净手术室的I 级标准,即使不开展心脏外科手术,至少应达到标准洁净手术室的II 级标准。

Hybrid 手术室设计时,如果送风口下方安装有阻挡洁净空气输送的设备话,就容易形成局部湍流,从而使手术区域内无法达到净化要求。这就要求细致规划送风口、血管造影机、手术无影灯、吊塔、灯带的位置,DSA的C 型臂必须具有灵活和大范围移动的能力,既要在手术状态下保证洁净度和手术人员、器械对场地的需求,又要满足在进行介入治疗时各种投照角度的要求。

3.2 对图像的要求

图像质量是血管造影机的生命,Hybrid手术室要求血管造影机能够及时提供赖以达到最佳诊断效果的优质图像,精确显示最微小的病变,并提供足够大的成像视野,以便与外科手术及其他形式图像信息结合,支持正在进行的介入手术或外科手术。优质的图像质量将会对诊断性手术和手术效果产生至关重要的影响,这在血管外科、心胸外科、小儿先心外科等复合手术中尤为显著。因此在选择DSA时应当尽量选用平板探测的机型,图像显示屏以医用高分辨率TFT显视器为佳。

3.3 对DSA机架的要求

灵活的机架系统能够提供大范围投照覆盖和高速机架定位。Hybrid手术室需要机架具备最大的灵活性,以满足复杂的投照要求,及在复杂外科手术条件下在避开床边各种外科设备的情况下进行大范围走位。

手术室内遍布各种仪器设备,DSA的C 型臂机架如占用空间太大,会大大影响外科手术操作和辅助设备应用。在复合手术过程中,大部分时间内并不需要进行血管造影。如手术准备、收尾的时间和仅需进行外科手术操作的时间等等,在这些时间中,就需要C 型臂机架完全移出手术床范围,远离手术床,尽可能的少影响外科手术操作。所以结合现场的实际情况选择灵活的DSA尤为重要。

3.4 对防辐射的要求

DSA为X射线成像设备,X射线辐射会影响手术室内及周围的人员健康,因此Hybrid手术室必须采取防辐射处理,在建造中需要做到六面防辐射,一般用铅板或硫酸钡水泥处理达到3个铅当量的防辐射标准。手术室内设有带滑轨的铅玻璃,图像扫描过程中医护人员需要尽量回避,必要的时候还需要穿着铅衣进行手术。

成像设备的主动剂量防护尤为重要,以DSA为例在设备选型时尽量选择旋转速度快,采集迅速的设备以降低辐射剂量,可以提供剂量显示的设备更佳。同时还要佩戴辐射监测卡,控制每天的受辐射时间和剂量。

3.5 对设备整合的要求

Hybrid手术室建造过程中工程与设备的合理整合是最大的难点。在有限的空间内既要合理的布局不同的仪器设备,又要为医护人员留下足够大的操作空间这对工程建造和设备安装提出了更高的要求。

例如在我国中部某家大型医院准备建设Hybrid手术室时,由于前期没有进行的合理规划,导致设备无法正常安装在手术室内。所以在建设初期就要对手术室的净化和设备布局等进行详尽的规划,使净化工程的建造和大型设备安装能够完美结合,避免两者之间的不协调。此外,前期规划中也要对水、电、承重、散热、防辐射、防尘等进行细致分析,以满足净化工程和设备的需求。

同时,充分的前期规划设计可以确保不同设备之间通过端口预留和资源共享达到一体化整合,从而使得各种设备的信息融合,极大限度地提高了医护人员的操作人性化和便捷性。

四、展望

近年来,随着我国经济的高速发展和居民生活方式的改变,特别是城镇老龄化程度逐步加剧,使得对医疗服务事业的要求越来越高,心血管疾病已经成为危害人民健康的“头号杀手”,Hybrid手术室作为微创手术和多科室结合治疗某些多病因、病灶疾病的一站式诊疗平台就凸显出其巨大的优势。

结合Hybrid手术室建造中出现的诸多问题,建议在实际施工中将净化工程和设备安装整体交由一家综合实力较强的公司统筹完成,从而合理实施,整体维护。

综上所述,Hybrid手术室的优势跨越了传统的医疗模式,给医学的发展提供了崭新的平台,我国的Hybrid手术室建设正在蓬勃发展,未来五到十年内Hybrid手术室或许会成为大型综合医院的标准配置和标志。

达芬奇Si机器人外科手术系统

美中互利医疗有限公司

总部设于美国加州SUNNYVALE的INTUITIVE SURGICAL公司创立于1995年12月,自创立以来即致力于微创手术器械及技术的研发和推广。与时俱进的创新精神,让公司很快发展出众多的专利技术。1998年底INTUITIVE推出了第一台达芬奇手术系统,经过不断的技术革新,创造出了当今世界最领先的——达芬奇Si机器人外科手术系统,并交由中国及香港地区的独家代理及售后服务提供商美中互利医疗有限公司,在中国进行销售。

芬奇Si机器人外科手术系统。集成了三维高清视野、可转腕手术器械和直觉式动作控制三大特性,使得外科医生能够超越传统外科手术技术的限制,将微创技术更广泛的应用于复杂的外科手术。系统由三部分组成:符合人体工程学的医生控制台、配有四个交互式机械臂的患者手术车、集成三维高清视频系统和专用系统处理器的视频塔。

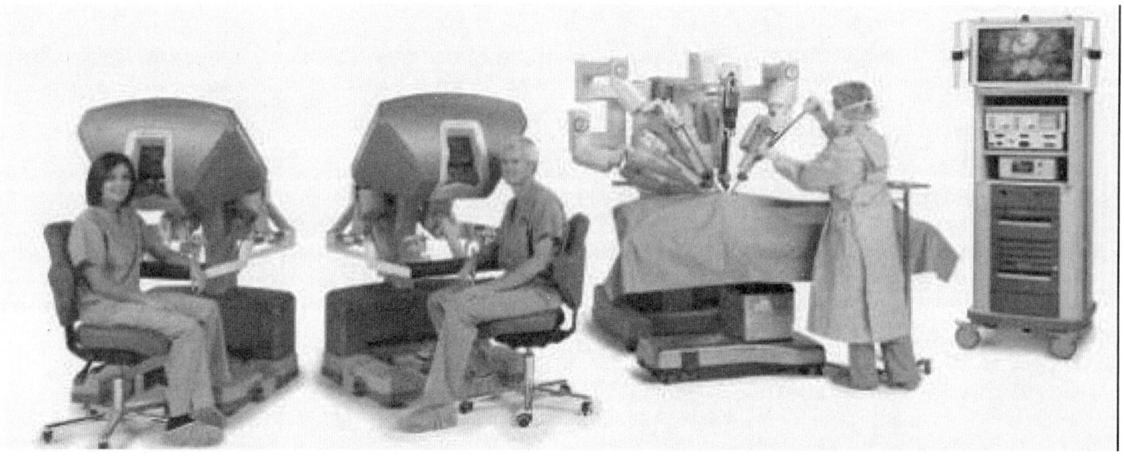

医生控制台个性化的人体工程学设计,让医生拥有量身定制的舒适操作环境。精炼的设置界面,让系统从启动到关闭,再到控制能量设备等操作都更加快捷明了,系统的每一个操作都必须在医生的直接控制下完成,指套式的控制器让医生的操作和患者手术车上的器械实现动作同步,且动作可等比缩小、手部颤抖可滤过,真正实现手术器械尖端的精细运动。达芬奇专利设计的Endowrist可转腕手术器械,拥有7个自由度,其独特的腕部结构超越人手极限,使医生能从容、敏捷地控制器械,完成切除和重建等手术步骤。相较于传统腹腔镜手术,Endowrist器械臂围绕着一个固定的支点(Remote Center)运动,这使得病人创口的美观性和手术的精确性得到改善。达芬奇Si手术系统实时的自检功能还保证了手术的安全。LED灯可以显示每个器械臂的使用状态,给手术团队反馈系统当前的使用状态。

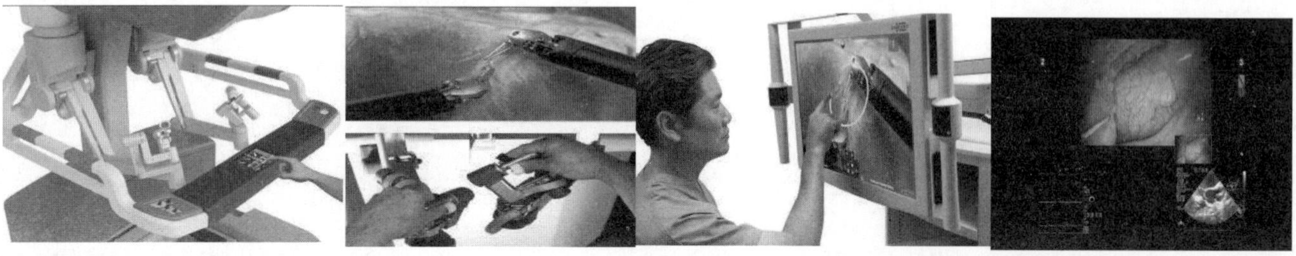

拥有两个独立光学通路的成像系统让达芬奇Si机器人外科手术系统拥有丰富的景深效果,让三维视野震撼立现。手术过程中,整个团队可以通过视频成像系统的监视器同步观看到体内的手术区域,助手在监视器上做出记号,术者就能在控制台上看到,这增强了手术的配合和指导。

达芬奇Si手术系统现在还支持双控制台操作手术。这一技术创新,使得不同学科和不同医生之间能够联合开展手术,并且便于培训和指导现有的达芬奇医生和新的医生更快克服学习曲线。

达芬奇Si手术系统还提供了出众的数字化手术室整合能力("TilePro"信息集成显示功能),实现了同第三方设备如其他外科设备的整合——病人监护信息和影像设备可以导入到医生控制台的视窗以集成显示各种医学信息。另外,许多能量设备也可以直接在医生操控台控制操作。

未来的外科手术要求具备:手部动作能具象化、器械高度灵巧以及在高度整合的系统中操作非常高效等特点。达芬奇系统的设计理念真正体现了这三个重要价值,将外科手术技术推向了一个新的高度,使得微创手术在很多复杂手术中也能应用,不单让医院、医生和整个手术团队受益,而更重要的是,让患者也从中获益。

我们感谢您对达芬奇Si机器人外科手术系统的热切关注和积极支持,若您想进一步了解关于达芬奇Si机器人外科手术系统的产品信息,请登录美中互利医疗有限公司官方网站:www.chindexmedical.com或致电+8610—65528822,美中互利医疗有限公司将竭诚为您服务。

PET-CT质量及风险控制

上海长海医院仪器设备科
尚长浩

[**摘要**]**目的**:介绍 PET-CT设备在使用过程中图像融合的原理,探讨放射性药物的质量及风险如何有效实行质量控制。**方法**:建立完善的设备质量控制流程和辐射防护制度,做好设备自身维护及使用环境的维护,加强对操作使用的医技人员的素质培养。**结果**:通过各方面的探讨,探索出质量及风险控制是以提高PET-CT灵敏度和分辨率为前提、为临床的疾病诊断提供高质量的图像、保障医患安全行之有效的方法。**结论**:只有认真做好医疗设备性能等各项质量控制和风险控制,才能使设备始终保持完好的性能状态,从而保证最佳的医学影像质量,更好地为临床及患者服务。

[**关键词**]正电子发射断层显像术;体层摄影术,X线计算机;质量控制;放射性药物;辐射防护

PET/CT quality and risk control

[**Abstract**] **objective:** to study the PET/CT equipment in use process of image fusion principle and radioactive drugs quality and how to control the risk. **Methods:** to build perfect equipment quality control process and radiation protection system,make the device itself and the use of the environment,and to maintain the operation technician staff training. **Result:** through the various aspects of researches to find a quality and risk control is . Conclusion:in improving the PET/CT sensitivity and resolution for clinical diagnosis of the disease,provides the high quality images and security doctor-patient security effective method.

[**Key words**] PET/CT,basic principles,clinical application,quality control,radioactive drugs,radiation protection.

PET-CT 是将 PET和CT两个设备有机地组合在一起,通过计算机及特殊软件进行连接和共处理的三位一体的复合影像系统,是目前最先进的功能分子影像设备。PET-CT 利用图像融合技术,综合了 PET 功能、分子代谢影像与 CT 精细解剖影像的优势,在恶性肿瘤早期诊断、肿瘤分期、分级、临床疗效评估、随访监测、良性及恶性病变鉴别、协助临床治疗方案决策以及放疗生物靶区确定等方面具有极为重要的作用,在心脑血管疾病、神经变性疾病、癫痫等的诊断有独特价值[1]。要想得到效果较好的融合图像,为临床诊断提供有力的保障,PET、CT都必须具备非常高的精确度和灵敏度,并且在为患者检查扫描时需要精准的使用正电子放射性药物。就设备使用而言,无论图像采集、处理还是诊断,PET-CT 不是独立的 PET 和 CT 的结合,而是二者的有机结合。因此,要实现PET-CT 的质量控制必须是在保证 PET 和 CT 质量控制的基础上,加上PET-CT结合的质量控制。PET、CT 和 PET-CT 融合三个方面,任何一个环节的质量控制做的不够,都不可能为临床的诊疗工作提供高质量的 PET-CT影像保障。放射性药物是PET-CT赖以生存和技术更新发展的支柱,也是临床医生能够较好的诊断和治疗以及取得良好效果的保证[2]。因此,在放射性药物的制备、质量检验、配送及辐射防护等方面必须严格加以控制。

1 PET-CT基本原理及其临床应用

1.1 PET-CT基本原理

PET是利用正电子衰变核素标记的放射性药物在人体内放出的正电子与组织相互作用,发生正电子湮灭(annihilation) ,向相反的方向发射两个能量为511 keV的γ光子,在相反方向可同时探测两个γ光子。当γ光子与检测器相互作用,形成一个电脉冲(electrical pulse) ,脉冲高度分析器选择能量符合511 keV电脉冲送入电子学线路,电子学线路把呈相反方向发生的两个电脉冲信号送入显像系统,计算机以此闪烁数据为基础,重建生成PET。CT 是建立在X 射线成像的基础上,依据各组织吸收 X 射线的程度不一样,采用结构解剖显像来诊断疾病。CT 在PET-CT 中有三种基本功能:①能采用低辐射剂量技术进行局部和全身 CT 扫描,对检查部位的病灶进行准确定位;②采用 X 射线对 PET 图像进行衰减校正以提高 PET 图像的质量;③CT 的应用可避免放射性药物摄取阴性肿瘤的漏检。PET-CT 检查可以一次连续成像,得到全身检查影像,从而对

全身组织器官的功能和代谢状况进行评估。

1.2 PET-CT临床应用

PET-CT适用范围非常广泛,可用于临床多种疾病的发现诊断及疗效评估。PET-CT 可用于人体多种肿瘤疾病的前期诊断,肿瘤的分期、分型和患者全身病情的评估;多种肿瘤治疗疗效评估及对肿瘤转移灶的全身监测。PET 还可用于各种精神系统疾病及神经方面的疾病诊断,可对癫痫患者进行术前定位、早期老性痴呆的诊断、精神系统疾病的评估、吸毒成瘾的情况评估、戒毒效果鉴定、脑外伤患者的脑代谢状况评估、其他脑代谢功能障碍判断、脑缺血性疾病的早期诊断等[3]。PET 在心血管疾病诊断方面也有着重要意义,只需一次扫描检查就能对心脏血管硬化状况和心肌缺血情况进行分析并提供精准的数据,对冠心病的早期诊断和评估有着重要作用。

2 PET-CT质量及风险控制

2.1 PET的质量控制

为检验PET探头系统的完好,在每次执行扫描计划前,需要执行质量控制程序。常规的质量控制通常使用容积模型扫描,用于判断扫描仪的当前性能状况。PET 的日常质量控制主要是分以下步骤:①定位均匀性模型;②用激光灯将模型垂直居中;③激光应刚好与模型的边缘相接,选择日常质量控制程序。以便系统执行下面一系列操作:①根据输入的计数进行扫描,计算出标准质量控制和日常质量控制模型扫描之间的卡方值;②将日常质量控制扫描和标准质量控制扫描进行对比,逐个进行效率计算,并对超出效率范围的加以标记;③质量控制扫描完成后根据显示的日常质量控制扫描结果查看正弦图是否有异常,如果卡方值>10,则PET需要维修,不能对患者实施扫描检查。在PET质量控制过程中,需要重点关注均匀度、旋转中心以及探头和床的关系等方面的指标[4]。

2.2 CT的质量控制

为了达到获得最佳图像质量的目的,在CT的日常检查和校正时可及时发现CT系统缺陷或校正偏差而导致的伪影。如开机后不执行该程序,则可能导致图像质量下降,情况严重时甚至会导致对患者疾病的误诊。CT的质量控制主要有以下几个步骤:开机启动后,对检查床进行定位,将水模置于扫描中心,对CT进行检查与校正。CT的检查与校正主要是对水模的3个参数进行检测:CT值(HU)、图像的像素噪声、管电压。

2.3 PET-CT的质量控制

PET-CT 质控是建立在良好的PET和CT 质量控制的基础上,使两种图像达到准确配准的目的。准确配准的目的主要有二方面:

(1)获得一个几何位置非常准确的CT透射图,对核素显像进行衰减校正;其次准确的 CT 定位图像是PET-CT 图像精确融合的重要依据。同机图像融合技术的关键是两种影像系统的准确对位,但一些客观因是无法完全避免的,例如:外力作用力导致检查床位置发生变化等。因此,在PET-CT 日常的设备维护、质量控制工作中,要尽量将对图像融合造成影响的各种因素降低至最小化。为保证 PET 和同机 CT 之间图像几何配准的准确,与单纯的 PET相比,对 PET-CT 检查床的要求则更多。在图像采集过程中,要采取必要的措施以控制两者采集过程中因床板下沉而产生的不一致性所引起的两者图像失匹配。必须使床板高度的调节达到这一要求。

(2)患者的受检查部位一定要置于检查床上规定的位置。在 PET-CT 采集过程中最基本的、也是最重要的要求是受检查者不能有任何的位置移动。如果受检查者在 PET 采集过程中移动只有 1.5 个像素的位置,也可能导致本应正常的 PET图像出现异常。受检查者的移动还可引起CT 和 PET 几何位置失配准,从而导致用于衰减校正的 X射线 透射图定位不准确,其结果为核素显像图像不能得到正确的衰减校正以致于最终图像采集失败。

2.4 PET-CT维护和保养

2.4.1 工作环境的维护

机房应配备大功率的空调,确保温度维持在20~22 ℃之间。PET水冷机或风冷机连续24 h工作,温度设定在(19±1)℃,压力为2.14×105 Pa;CT水冷机压力在2×105 Pa左右,如果低于1×105 Pa时须及时加水。非工作时间需要有专职人员值班或巡视,发现机房温度异常时需及时调整或报告。机房的湿度应保持在40%~60%之间。如机房湿度过大,可能会导致LSO晶体潮解或电路短路;如机房内太干燥,则使机房内出现灰尘多的情况,灰尘很容易使仪器表面易产生静电从而导致机器损坏[5]。

2.4.2 机器保养

机器日常的预防性保养非常重要,做好预防性保养可将机器的故障率降到最低,使系统性能达到长期稳定的目的。同时,对机架或检查床的运动部件、轴承的日常保养也不可忽视,定期添加合格的润滑油,定期对CT滑环上的碳刷和空气过滤器进行清洁、更换等工作,检测水冷机水压。检查各部位的螺丝是否拧紧、限位开关是否有效、各接插件连接是否牢靠。

2.4.3 从业人员素质培养

目前,多数医院核医学科和影像科医师、技师对彼此学科的知识掌握有限,对PET-CT的维护和使用也缺乏经验,为了熟悉机器及操作、维修,合理制定和完成扫描检查计划,使机器处于最佳的工作状态,必须对相关医技人员进行技术培训,加强两学科人员间的相互学习,做到高质量地分析、解释图像,为临床诊疗工作提供保障。

3 放射性药物的质量控制

用于PET-CT显像的放射性核素11C、 13N、 15O、 18F 等寿命短(半衰期分别为20.40 min、9.96 min、2.0 min 4 min、109.70 min) 、能量单一,可对心脏、脑、肿瘤、神经等各种重要脏器生理代谢、受体结合反应、免疫等生物过程选择性地动态显像。但是由于以上放射性药物半衰期短,不得不在医院或接近医院的地方制备,因此时间成为制约此类药物质量控制的重要因素,所以要有更加简便、快捷、准确并和制备合二为一的分析方法支持以及法规控制下的研制过程(GLP和GCP) 和生产过程(GMP)的质量保证 [6]。放射性药物的质量控制包括原材料的质量和最终产品的质量控制两部分。其中原材料包含靶材、所用化学试剂以及配制溶液、缓冲液的用水等。虽然日常不需要对所有的原材料都进行控制,但关键原材料和使用无菌、无热原的水必须要加以控制,原材料的纯度可通过中子活化和色谱法来进行分析。最终产品的质量控制包括对放射性核素纯度、放射性比活度、放化纯度、化学纯度、无菌和无热原等的数据分析及质量检验。

4 PET-CT及放射性药物的辐射防护

PET-CT 检查是临床核医学,也属于医用辐射的一种。近年来,PET-CT 的技术迅速发展,在临床很多疾病的诊断起到重要作用,同时如何趋利避害,尽可能避免和减少医用辐射可能产生的潜在危害也引起社会各界的普遍关注,医用辐射防护上升到了一定的高度。辐射防护的主要目的是为医患提供一个适宜的防护标准,但也不致过分地限制产生辐射照射的有益的实践。

4.1 工作场所的辐射防护

根据核医学科的设置要求,①功能区域应分为活性区、中间区和清洁区,放射化学实验室、给药室辐射剂量较大,应划至控制区;②显像室、病人床位区、放射性废物储存区等也有一定量的辐射剂量,应划为监督区;③候诊区、工作人员办公室、电梯及走廊等应该为非限制区,监督区的地面、墙面和天花板应选择易于去污的表面材料装修;④控制区向外的通道,应设置表面污染检测仪器、淋浴设备和更衣专用房间。

4.2 医护人员的辐射防护

在 PET-CT 中心工作的医护人员,包括操作 PET-CT 设备和读片的医生、分装放射性核素及注射核素的人员以及医院运输放射性药物的人员在日常工作中会受到职业照射。放射性药物的操作既有内照射的防护问题,又有外照射的防护问题[7]。对于内照射的防护,应严格按规定在通风橱或手套箱内处理放射性药品,工作人员必须整齐、正确的穿戴所有的个人防护用品,如衣服、帽子、靴鞋、手套和口罩等。由于PET所常用的放射性药物放射线能量较高,因此工作人员还应充分利用时间、距离和屏蔽等各种措施进行外照射防护,例如用非放射性溶液进行抽取药液的练习,熟练的掌握取药和给药技巧,尽量在最短的时间完成放射性药物的操作。还可以用长距离操作工具操作放射性药物;在操作给药时,使用注射器铅桶以及使用铅屏风等。工作人员按国家规定应该在胸前佩戴个人剂量仪,定期检测。

4.3 受检者的辐射防护

受检者的辐射防护关键在于对放射性药物用量的控制。药物的剂量问题十分重要,如果剂量大则违背辐射防护的最优化原则,使受检者遭受不必要的照射;如果剂小则可能造成影像不清晰,影响临床诊断。因此,必须根据不同诊断要求为患者制定严谨的用药计划,使放射性药物的剂量选择有充分的依据。CT扫描应采用剂量关怀程序,在不影响图像质量的前提下尽量选择较低的扫描参数。注射放射性药物后,受检者要避免互相辐射,排出的痰液、尿液应按放射性污物收集、处理。注射放射性药物的受检者也成为了放射源,形成了一个活动的辐射场,极可能对其周围人员造成潜在的辐射危害,为了避免对其他人员造成这些不必要的辐射,应该对这类受检者采取设立单独病房的措施,在其辐射剂量降到一定程度再出院。

5 结语

PET 是20世纪90年代之后逐渐被广泛应用于临床的影像诊断手段,它代表了目前医学影像技术的最高水平,其技术的发展和应用必将对疾病的诊治水平产生极大的影响。PET-CT,不是简单的 PET 与 CT的机械合并,而是二者有机结合。只有认真做好仪器设备各项指标的质量控制和风险控制,才能使设备始终保持完好的性能状态,从而获得最佳的影像质量,为临床的诊疗工作提供有力的技术支持。也只有坚持做好日常的监测工作,才能准确掌握设备及放射性药物的性能,把握其变化规律,及时发现并排除可能出现的潜在问题,防患于未然。

参考文献

[1] 田嘉禾. PET、PET/CT 诊断学[M].北京: 化学工业出版社,2007年.

[2] 党淑琴,夏振民. PET 放射性药物的质量保证和质量控制[J]. 同位素,2001,14(3-4): 241-245.

[3] 裴著果. 当代显像技术的优势与临床应用进展[J].中国临床医学影像杂志,1999,10(1) : 9-11.

[4] 王昌军. PET/CT图像融合的仪器质量控制探讨[J]. 临床工程,2010,25(7): 103-104.

[5] 杨军,吴建伟,艾书月,等. PET- CT的质量控制和质量管理[J]. 质控与安全,2006,27(9): 71-73.

[6] Emran AM. New Trends in radio-pharmaceutical synthe is. quality assurance and regulatory control[M]. NewYork: Plemum Press,1991.

[7] Chiesa C,De Sanctis V,Crippa F,et al. Radiation dose to technicians per nuclear medicine procedure: comparison between technetium-99m,gallium-67,and iodine-131 radiotracers and fluorine-18 fluorodeoxyglucose[J]. Eur J Nucl Med,1997,24(11): 1380-1389.

脆弱的生命在呼唤一个救命的急救包

湖北高德急救防护用品有限公司
隋建勋

我国是意外事故多发国家,车祸、火灾、中毒、溺水、电击等尤其常见。根据全国各家医院的急诊科不完全统计,大约14%的患者为意外受伤,另外,由于院前救护不及时或不当导致约90 %以上人死亡。这些触目惊心的意外损伤和死亡数告诉我们院前救护的重要性,而且加强院前急救,减少死亡和残废,是构建和谐社会一项有效的公共卫生服务事业,他直接关系群众健康生命安全。

急救包括院外急救和院内急救。院外急救,也称院前急救,主要是指专业急诊医生对急、危、重症伤员进入医院前的救护。但是,救护车要多长时间才能到?伤病员能够坚持多久?在专业急诊医生到达现场之前怎么办?在无助中等死吗?

残酷的现实是:

1. 意外发生后的10分钟是心博骤停人工复跳的“黄金时间”,也是创伤死亡的第一高峰。医学研究证明:4~5分钟内进行现场急救,能明显提高伤员的存活率、4~5分钟以后已错过临床死亡期,也就失去了最佳时机。

2. 由于120电话线路繁忙;由于呼叫者没有受过训练不能准确报告时间地点联系方式;由于急救车辆站点布点不均匀;由于中国常见的堵车、道路临时封闭、小区内车辆占道等;大部分急救车不能在10分钟内赶到现场;生命在等待中流失。

3. 第一现场搬运不当:由于第一现场目击人员医学知识匮乏,导致病患发生意外后明显处置不当;如交通事故中经常有发生颈椎骨折伴骨髓损伤,病患在没有颈托固定下,常有人会很快抱起病人转运,导致颈椎严重移位和再次损伤;以上错误的搬运及移位姿势将造成继发损伤,严重者终身瘫痪或死亡。生命在错误搬运中再次受创而凋谢。

4. 第一现场无人会救护:由于没有学习和掌握院前基本救护技能和常识,对突发意外无法应对,失去最佳救护时机;如电击伤患者心脏骤停,如能在现场给予切断电源后即心肺复苏,受伤者就可能存活;骨折病人如能及时、正确、有效、固定,就能减少致残;大量流血伤员,如能在现场及时包扎止血,就不会因失血而亡。生命在无奈中消亡。

5. 第一现场没有急救装备:没有骨折夹板,没有止血带,没有包扎绷带,没有办法止住维系生命的血液的流淌。

脆弱的生命在呼唤一个救命的急救包

在这里,我们引入一个概念:FIRST AID 第一急救。First aid大家一般翻译为急救,实际上这样的翻译不够准确,急救呢,我们还有其他的翻译法Emergency Treatments等等。First aid 正确的含义应该是:第一急救,第一时间第一现场急救,即当意外发生时,在专业医生到达之前,在第一现场,第一时间由非专业医生进行的紧急救护(自救和互救)。是院前急救的第一部分。FIRST AID就能赢得时间。赢得时间就意味着留住生命、减少伤残。这是一项与死神争分夺秒的斗争。

世界上很多国家都建立了紧急救援的法规和紧急救援体系,对意外伤害急救意识和技能进行全民培训;在日本的公共场所,灾难急救包随处可见,每几十米就有一个急救包,每个日本家庭、公司、旅馆、学校都配有急救包。在美国,急救网络星罗棋布,餐厅、民航等公共场所的服务人员,上岗前必须取得CPR(心肺复苏技能)证书;在欧洲有很多国家都已把急救包以法规的形式列为轿车的标准配置。

然而非常不幸的是,在我们的祖国,我们没有First aid 即第一急救的理念,没有First aid的法规和体系,也就缺少First aid 的培训,更没有配置First aid 的装备即急救箱包。生命在制度的缺失中殒消。

就2010年的一项对大中学生院前救护知识调查中发现.基本了解院前救护技术的人群不到占4%,虽然近几年在红十字会及社会各界的呼吁和努力下,已培训和培养了大批的院前救护师资和救护人员,但仍远远不能满足现代科技发展、不能满足和谐社会的需要。

我们强烈呼吁政府进行第一急救(First aid)体系建设:

1. 高度重视第一急救(First aid)工作。随着人们生活水平的提高与社会的进步,人民群众对第一急救(First aid)的需求与要求不断提高,本着对生命的敬畏与对人民群众高度负责的精神,政府应加大院前救护人员的培训和设备的投入,虽然市红十字会每年有组织进行培训,但政府投入力度远远不够,需要形成长效机制。

2. 全社会动员,充分发挥第一现场和第一时间的作用;应向发达国家学习,先在教师、机动车驾驶人员、公务员、企业与镇村干部等人中培训院前急救技术,再通过他们培训辖区的其他成员,逐步使公众掌握最基本第一现场救护技术。

3. 完善学校院前急救准入制度。如规定小学升初中或初中升高中的学生作为必须掌握一门课程,考核合格才能符合升学的条件。让我国的学生每人都掌握急救技能,使他们在日常生活中用来自救和互救。

4. 政府立法强行规定工作场所、公共场所和机动车必须配备急救箱包和其他急救装备;建议家庭装备急救包。做到急救装备随时可用、随地可用。

急救包根据不同环境和不同的使用对象,可以分为工作场所急救包、家用急救包、户外急救包、车载急救包、灾难应急急救包等。一般常规急救包内配置人工呼吸复苏球囊、骨折夹板、急救毯、手套、酒精片、碘酒片、止血带、止血绷带、三角绷带、胶布、体温计、剪刀等,户外应急型还配置有放风蜡烛火柴、瑞士军刀、雨衣、哨子、水、压缩饼干、手电筒等物品。

急救包内物品使用方法:

碘酒酒精消毒伤口,创口贴

弹性绷带用于包扎,缠绕固定伤口

三角绷带可用于固定骨折部位

卡扣式止血带用于外伤止血或其他抽紧止血用

急救毯保持人体温度,强烈的反光,更容易让营救的人员发现,还能有效的防雨,防水

如果我们掌握第一急救的常识和技能,如果我们有一只专业的第一急救包,就会减轻伤情,减少流血,能挽回更多的生命。

脆弱的生命在呼唤一个救命的急救包;

高德急救包,“救”在身边。

高德急救包护你一路平安

Gauke First aid kit, save you just in time

按摩器械的发展及其在疾病预防保健中的应用

厦门蒙发利科技(集团)股份有限公司

王维军

前言

按摩器是指通过机电、电子以及电热的技术方法产生模拟人手的各种按摩、揉捏、捶打以及电热等刺激人体某些穴位,以及消除疲劳并起到一定保健作用的电动器具[1]。按照按摩功能和范围不同,按摩器材可分为按摩椅和小型按摩器材。其中按摩椅主要是通过数码控制技术,模仿专业按摩师的推、敲、揉、扣、捏等各种按摩手法,部分高档按摩椅产品还具有体形自动检测和按摩程式设定、音乐播放、局部自动加温、语音提示等特殊功能。小型按摩器材则是针对人体不同部位进行局部按摩,如手持式按摩棒、按摩垫、美腿机、足浴盆等。

按摩器具最早起源于日本,后在欧洲、北美等发达国家兴起,上世纪九十年代引进中国,经过短短的十几年,按摩器具从一开始的单纯放松僵硬的肩背,到健康保健领域,从局部按摩到全身按摩,不断朝着专业化、多样化、功能化的方向发展。现已成为集设计、生产、销售和服务为一体的庞大的产业链,据统计,2010年,中国按摩器具市场规模约69亿元[2]。

进入21世纪以来,随着互联网在生活、工作、娱乐等领域的普及应用,长时间使用电脑导致患有肩酸、腰酸等身体不适的人群越来越多,对具有按摩保健、缓解疲劳功能产品的需求进一步趋向年轻化,按摩器具市场需求迅速扩大。目前,按摩器具在疾病预防保健中应用非常广泛,可与中医的其他疗法相结合应用于临床上的康复理疗和某些病症,对于缓解肌肉疲劳、减轻疼痛、辅助治疗颈椎病、改善一些慢性病效果显著。

按摩器具的发展与应用

1. 发展历程

1.1 按摩器具的起源

按摩保健器材行业在我国的兴起有其深厚的医学和文化背景,按摩,又称推拿,古代又称为按硗、案机、爪幕等。

在中国,中医推拿按摩有着悠久的历史,是我国医学历史中的一种重要的物理治疗方法[3]。在著名的中医经典文献《皇帝内经》中,就记载了12种推拿手法以及不同作用。明代,太医院设有推拿科,推拿学在理论和临床方面,都取得了显著的进展。推拿专著刊行,形成小儿推拿独特的理论体系,在疾病诊断和治疗方法多有创新。清代,推拿科进一步发展,大量推拿著作刊行[4]。时至今日,各大医院的临床治疗仍由有经验的按摩师人工进行[5],但是一个疗程下来按摩师所付出的体力巨大,是一项繁重的体力劳动。

为了加大按摩推拿刺激的强度,增强按摩的效果,减轻人工劳作的强度,医者常采用不同形状的机械工具作用于人体,以起到防病治病,提高机体功能的作用。竹管可能是我国最早也是最原始的按摩器具了。早在北宋时期,张杲《医说》中介绍了以简单的竹筒来搓滚肢体,舒筋活络,作为骨折后“脚筋挛缩不能伸”的自我按摩锻炼方法。元代危亦林《世医得效方》中也记载了相同的搓滚舒筋法。《遵生八笺》中的滚凳和滚脚凳都是用于自我脚底按摩的滚动式按摩器,明代的滚凳要比宋元时期的滚筒更为先进。

随着历史的发展,按摩器具也不断的完善和精细。清代曹庭栋在《老老恒言》卷三·杂器中描述了当时用于治疗骨节酸痛的一种按摩器“骨节作酸,有按摩之具曰‘太平车’,可用以治疗骨节酸痛等症。

1.2 电动按摩技术

上世纪七十年代,日本推出世界上第一台机械式按摩椅,按摩器具行业也随之开始逐步发展起来。

最初的按摩器具只是简单的纯机械按摩和单一功

能的振动按摩。这些按摩器综合使用了机械、电子、光传感、电磁学等技术,通过机械传动驱使按摩头或按摩轮的振动、旋转实现推拿、锤击、按摩动作。从而达到疏通经络、调节气血、镇静止痛、促进血液循环、缓解疲劳、调整机体的保健作用。按产生的方式不同可分为电磁式和电动机式两类。其中,电动机式电动按摩器结构较为复杂。

1.3 自动化按摩技术

按摩器具与嵌入式智能芯片和新型电子元器件的融合,实现了位置、压力、开关量信号的检测与控制,产品的自动化程度和智能化程度越来越高。目前,全功能按摩椅已经实现3D按摩,按摩球通过上下、左右、前后自由活动,可实现多种按摩手法,并向多维方向发展,按摩手法和按摩动作更加人性化,为人体穴位识别提供技术基础,为实现理疗保健按摩提供了前提。

不仅如此,按摩器具与信息技术的结合,实现了人机对话与互动,在进行人体部位的识别的同时可通过智能软件识别人体穴位。利用激光、红外等探测传感技术准确把握使用者的穴位,排除使用者身高、体型等干扰因素,并与人体生理参数传感技术相结合,识别使用者按摩部位的疲劳程度、损伤程度,对按摩部位的手法、力度给予个性化、针对性的调节,以实现接近专业按摩师的按摩效果。目前在蒙发利、富士、松下等企业均有此类产品上市。

近十年来,随着我国按摩器具制造业的高速发展,各类行业规范也开始陆续出台。2008年,中国标准化技术委员会成立了“保健和类似器具分技术委员会”,标着着我国器具行业开始走向规范化。同年12月,由厦门蒙发利科技集团作为标准起草工作组组长单位牵头制订了GB/T 26182-2010《家用及类似用途保健按摩椅》国家标准,该标准已于2011年1月14日发布,并于2011年6月1日开始实施。

1.4 个性时尚化

按摩器具产品属于消费类电子产品,因此,外形设计、颜色配比、材质选用均需充分考虑消费者的品味、价值观、使用环境等个性化需求。进入21世纪以来,按摩器具逐步改变了其单一的产品架构,将养生保健、软体沙发、娱乐休闲、办公系列、游戏等时尚元素融入按摩器具,不断丰富产品功能;其中音乐与按摩互动功能按摩椅的诞生具有代表性意义。该按摩椅的独特之处是具有音乐程式韵律按摩系统和光学感应器,按摩节奏更会随着不同的音乐韵律而有所变化。使用者可以按照自己的喜好,在按摩的时候播放不同的音乐,同时,光学感应器可准确地检测人体背部穴位的位置,满足每位使用者的不同需求,使个体实现按摩保健与娱乐休闲的双重放松。

1.5 网络智能化

按摩器具在智能化按摩基础上增加人体生理参数传感与检测技术,让使用者在个性化保健按摩程序控制下进行舒缓机体的同时,还可以及时采集其相关生理参数,并与远程医疗技术相结合,实现远程诊断和健康管理。产品功能的多元化集成技术是按摩器具的发展趋势之一,同时与微电子技术、数字技术、生物医学工程技术、新功能材料技术相结合的发展方向也将成为重点。

2. 按摩器具在疾病预防保健中的应用

我国传统中医认为,经络在人体内有运行血气,沟通内外,联络脏腑,贯穿上下的作用。人体通过经络系统把各个组织器官连成一个有机整体,以进行正常的生命活动。按摩,就是根据脏腑经络、营卫气血等学说,并根据疾病发生的不同原因和症状,运用不同的按摩手法和力度,作用于人体体表的特定部位及穴位,激发并引导经络系统,调整脏腑组织器官的功能,以改善经络的功能活动和调节卫气营血,并通过经络的传导作用,调整脏腑组织器官的功能,从而扶正气、祛邪气,达到治疗疾病的目的。

现代西医则认为,按摩可使人体的血液循环反射性增强,增加局部的血流量,有助于营养物质的运送和代谢产物的排除,能使血液中的红细胞数量增加,白细胞总数与淋巴细胞的比例升高,进而增加免疫系统的血液补体效果。通过作用于外周---中枢神经系统的反射途径,影响中枢神经系统的兴奋和抑制过程。除此之外,按摩脾俞穴、胃俞穴,可增强胃部的蠕动,增加小肠的吸收功能,能使体虚瘦弱的人身体强健,从而调节人体健康。

浙江大学采用表面肌电(sEMG)研究特定肌肉在未接受按摩与接受直接按摩后肌电指标的变化情况,根据模型的评价指标对实验数据进行比较与分析,结果表明,执行静力性标准俯卧撑后采用拍打按摩恢复对竖脊肌疲劳缓解的效果好于静坐恢复的效果,从而验证了按摩椅对缓解肌肉疲劳的有效性[6]。此外,加拿大[7]破解了按摩减轻疼痛的作用机制,揭示了揉捏法是如何通过关闭与炎症有关的基因,以及开启帮助肌肉痊愈的基因来减轻肌肉疼痛的。这一发现,为按摩的实践带来新的医学可信度。

由此可见,按摩可以缓解肌肉疲劳、减轻疼痛。按摩器具可与中医的其他疗法相结合应用于临床上的康复理疗和某些病症,或者单独使用按摩器具达到放松肌肉,舒缓疲劳,改善亚健康状况的保健作用。

2.1 按摩器械在临床治疗中的应用价值

在卧床病人术后康复、颈椎病的康复治疗方面,配合使用按摩器具进行理疗,取得良好的效果,具有一定的临床辅助治疗价值。

在对包括腰椎间盘突出症、腰椎、颈椎等诸多骨折手术后的病人所进行的实验中,实验组运用按摩器点穴疗法,对照组实行常规的皮肤护理及床上功能锻炼,结果表明[8],实验组和对照组有非常显著性的差异。按摩器点穴的确能使神经兴奋或抑制,对神经功能具有双重调节作用,一方面可对施术部位的经络气血,脏腑病症起到直接作用,另一方面点穴刺激了经穴至整个经络系统的特异作用,加强了局部的血液循环,使局部温度升高,并通过刺激,提高了组织的痛阈,对紧张或痉挛的肌肉充分舒张,肠管舒缩,解除了紧张、痉挛,消除疼痛、腹胀、疲劳等感觉,增进舒适,加快疾病治愈的功效。

中医认为,颈椎病多因肝肾不足或慢性劳损,精血不能濡养筋骨。局部脉络空虚,复感风寒湿邪,营卫气血运行不畅,经脉闭阻不通畅所致。按摩刮痧可以松解肌肉,舒筋活络,调和气血,改善颈部肌肉紧张状态,减轻颈椎退变对血管的机械压迫和颈神经根的刺激。南方医科大学中西结合医院在艾灸按摩器疗法防治颈椎病的治疗作用实验中,治疗组60例用艾灸按摩器进行按摩、刮痧、艾灸综合治疗,对照组60例仅用电针治疗。观察表明,艾灸按摩器疗法治疗颈椎病较单用电针效果好[9]。

日本公司生产出齿科用微型按摩器,使用时,将它贴在面部皮肤上即可,它能刺激齿基以促进牙龈和周围部分的血液循环,可防止牙周炎及其他齿龈疾病[10]。

俄罗斯奥列格·托格列夫实验室研制出一种能够治疗耳聋的电子按摩器,实践证明,有80%的病人在电按摩后听力得到了改善[10]。

2.2 按摩器械在日常保健中的应用价值

据中国国际亚健康学术成果研讨会公布的数据[11]:我国人口70%属于亚健康,亚健康人数超过9亿人,而其中的70%左右都是知识分子,亚健康状态严重影响人们的生存质量和工作状态。亚健康状态或慢性疲劳综合症属于中医学“虚劳”、“郁证”等范畴,其主要病机为情志不遂、劳逸失度、饮食不节等导致人体气血不足,脏腑功能失调,经脉之气运行不畅,阴阳平衡失调。临床实验表明[12]:运用循膀胱经弹拨法对亚健康状态之慢性疲劳综合征治疗后,取得了较好的疗效。

膀胱经背部背俞穴的分布规律与脊神经节段性分布特点大致吻合[13],内脏疾病的体表反应常是相应穴位所在,对体表的各种良性刺激不仅缓解肌肉痉挛、改善局部组织代谢、缓解神经血管的受压、消除或减轻躯体因素对内脏神经的影响,同时治疗的良性刺激作用于躯体感觉神经末梢及交感神经末梢,通过神经的轴突反射、节段反射途径作用于脊髓相应节段的植物神经中枢,调整了内脏功能,良性信息作用于大脑皮质,激发高级神经中枢的整合、调整功能,产生一系列神经—体液的调节机制,调动起自身潜在的协调能力,协同达到预防病理过程、恢复生理平衡的目的。弹拨膀胱经背部的俞穴可改善自主神经系统的动态平衡,通过脊髓背角中躯体内脏联系途径和自主神经、肾素—血管紧张素,调整内脏器官功能[14]。

目前功能较为全面的按摩椅,可以紧贴人体曲线、实现横向、纵向、前向、全方位的3D立体按摩,通过探测传感技术准确把握使用者的穴位,S型按摩导轨更符合人体脊柱的生理弯曲,长达700MM的超长按摩行程,通过六段式并可深至8CM的按摩头的揉捏、刮痧、拍打、推拿、捶击、指压可实现对膀胱经背部肺俞穴、心俞穴、督俞穴、膈俞穴、肝俞穴、胆俞穴、脾俞穴、胃俞穴、三焦俞穴、肾俞穴、大肠俞穴、小肠俞穴、膀胱俞穴等穴位的有效刺激,达到调理相关脏腑功能的目的。配合38个多层立体按摩气囊,126°±7°的最符合人体工程学的零重力角度,可实现针对不同身体状态的按摩保健程序,如老年养生程序、清晨唤醒程序、深度放松程序、日式按摩程序、泰式按摩程序等。并可结合音乐、光疗、红外、肩部、足部按摩进行深层次的健康调理,如助眠、心理治疗等。目前市面上较为代表的产品有OGWA系列按摩椅等。

同时,按摩产品还可通过搭载在产品上的生理检测设备,采集人体的血压、血氧、心电、体成份等生理参数,通过平板电脑上传至远程健康中心,由健康中心的健康专家进行分析处理后,将相关健康建议以邮件、短信、电话,聊天工具等形式反馈至客户端,从而使得消费者在按摩的同时,可以充分地享受到远程健康专家的指导,及时掌握自身的健康状况,使消费者在家中享受到模拟专业按摩师按摩的同时更好地针对自身的健康状况进行调理。

小结

总之,按摩对于身体的特殊作用已经越来越深入地融入到临床治疗与日常保健之中,发挥着越来越重要的作用。对于繁忙的现代人来说,使用合适的按摩器具可以节省时间、费用,便于消费者随时随地进行自我理疗,改善亚健康状态。未来随着物联网等新技术的兴起,将会有越来越多的尖端按摩产品出现,更广泛地应用于临床治疗及日常保健之中。厦门蒙发利科技集团公司(股票代码:002614)作为国内按摩器具行业的龙头企业,拥有按摩器具多品类的生产及研发能力,涵盖了保健按摩产品的大部分品类,每年投入近八千万元研发费用进行产品的科技创新及专利技术开发,积极推出更能满足临床与日常保健需求的产品,为改善国人的健康状况不断努力。

参考文献

[1] 唐苏亚.按摩器具的市场发展前景展望[C].//第十三届中国小电机技术研讨会论文集.2008:42-44.

[2] 中安顾问.按摩市场十大品牌竞争力分析及竞争趋势研究报告[R].北京:中安盛业投资顾问(北京)有限公司,2011:32-38.

[3] 杜光月,鲁守银,张化凯等.中医按摩机器人人体穴位寻找功能设计[J].科技通报,2011,27(5):637-640.

[4] 王光涛,刘学春.推拿按摩类中医古籍图像特点[J].中国医药指南,2012,10(5):208-209.

[5] 王之虹,推拿手法学[M[.北京:人民卫生出版社,2001.

[6] 杨钟亮,孙守迁,陈育苗等.基于sEMG的按摩椅绩效人机评价模型实验研究[J].中国机械工程,2012,23(2):220-224.

[7] 加拿大.破解按摩减轻疼痛作用机制.[J].健康大视野,2012:249-250.

[8] 闫平,孙志鸿,孙枫叶,王进玲等.按摩器在卧床病人中的应用于观察[J].Chinese Jounal of Celiopathy September,2005,5(9):692-693.

[9] 田新发.新发艾灸按摩器疗法防治颈椎病[C].//2009年传统医药国际科技大会论文集.2009:193-196.

[10] 形形色色的按摩器[J].医疗保健器具,2001,(8):82-86.

[11] 王月云,尹平.亚健康的流行现状与研究进展[J].中国社会医学杂志:2007,24(2):140-143.

[12] 范宏元,曹俊岩等.循膀胱经弹拨法对慢性疲劳综合症的治疗机理的探讨[J].贵阳中医学院学报:2010,32(2):3-5.

[13] 吴新贵,何源浩.背俞穴的主治作用及其机制[J].中国临床康复,2006.10(43):170.

[14] 汪克明,周美启,王月兰等.电针“脾俞”对胃窦部溃肠大鼠胃肠平滑肌电活动的干预作用及其机制探讨[J].安徽中医学院学报,2003,22(6):29-31.

放射卫生防护法规标准的新进展

中国医学装备协会医用辐射装备防护与检测专业委员会
赵兰才

1 放射卫生法规的变迁

国家和地方人民政府发布的有关放射卫生防护的法律、法规、部门规章和文件是卫生行政执法的法律依据,广义上可以统称为放射卫生法规。我国的放射卫生防护工作起始于五十年代中期。1956 年国家将同位素应用研究列入十二年科技发展规划。为了保护放射工作从业人员的健康,1960 年国务院批准发布了《放射性工作卫生防护暂行规定》,这是我国第一部放射卫生防护法规。1989 年国务院发布了《放射性同位素与射线装置放射防护条例》,标志着我国的放射卫生防护管理步入了法制化、规范化的轨道。1989年至1999年期间国务院卫生行政部门根据《放射性同位素与射线装置放射防护条例》陆续制定和修订了多项部门规章和规范,形成了较为完善的法律体系。

中央机构编制委员会办公室于2003年12月8日在《关于放射源安全监管部门职责分工的通知》(中央编办发[2003]17号)中重新规定了卫生、环保、公安等部门对放射源的监督管理职责。中央编办发[2003]17号文明确规定:环保部门负责对放射源实行统一监管,"卫生部门负责职业病危害评价管理工作,负责放射源诊疗技术和医用辐射机构的准入管理,参与放射源的放射性污染事故应急工作,负责放射源的放射性污染事故的医疗应急"。为了适应部门职责调整的需要,国务院令第449 号公布了《放射性同位素与射线装置安全和防护条例》,国务院令第44号公布的《放射性同位素与射线装置放射防护条例》同时废止。卫生部于2006 年1月24日发布了《放射诊疗管理规定》(卫生部令第46号),《放射工作卫生防护管理办法》同时废止。卫生部1997年发布的《放射工作人员健康管理规定》(卫生部令第52号)经过修订,2007年6月3日以《放射工作人员职业健康管理办法》(卫生部令第55号)重新发布,自2007年11月1日起开始施行。

为了防治放射性污染,保护环境,保障人体健康,促进核能、核技术的开发与和平利用,《中华人民共和国放射性污染防治法》由第十届全国人民代表大会常务委员会第三次会议于2003年6月28日通过并公布。我国在总结抗击非典型性肺炎的经验后于2003年5月9日以国务院令第376号公布了《突发公共卫生事件应急条例》。2007年8月30日我国又以中华人民共和国主席令第69号公布了《中华人民共和国突发事件应对法》。《中华人民共和国放射性污染防治法》第八条规定,国务院环境保护行政主管部门对全国放射性污染防治工作依法实施统一监督管理,国务院卫生行政部门和其他有关部门依据国务院规定的职责,对有关的放射性污染防治工作依法实施监督管理。因此,《中华人民共和国放射性污染防治法》中有关个人剂量监测、人员健康监护及为保障人体健康而规定的防治措施均属放射卫生防护管理的重要内容。放射卫生突发事件的预防与处置应当遵守《中华人民共和国突发事件应对法》、《突发公共卫生事件应急条例》的有关规定。

中央机构编制委员会办公室于2010年10月8日下发了《关于职业卫生监管部门职责分工的通知》(中央编办发[2010]104号),重新规定了卫生、安全监管、人力资源社会保障和工会等部门或机构对职业卫生的监督管理职责。适应新形势下相关部门职责调整和职业卫生监管工作的需要,2011年12月31日第十一届全国人民代表大会常务委员会第二十四次会议通过《关于修改〈中华人民共和国职业病防治法〉的决定》的修正案,同日《中华人民共和国职业病防治法》修正案以国家主席令第52号发布。为贯彻执行修订后的《中华人民共和国职业病防治法》和中央编办发

表1 我国现行的与放射卫生有关的部分法规

名称	发布文号	发布日期	施行日期
中华人民共和国职业病防治法	国家主席令第60号	2001-10-27	2011-12-31修订案
中华人民共和国放射性污染防治法	国家主席令第6号	2003-06-28	2003-10-01
中华人民共和国突发事件应对法	国家主席令第69号	2007-08-30	2007-11-01
放射性同位素与射线装置安全和防护条例	国务院令第449号	2005-09-14	2005-12-01
突发公共卫生事件应急条例	国务院令第376号	2003-05-09	2003-05-09
放射工作人员职业健康管理办法	卫生部令第55号	2007-06-03	2007-11-01
放射诊疗管理规定	卫生部令第46号	2006-01-24	2006-03-01
核设施放射卫生防护管理规定	卫生部令第25号	1992-10-31	1992-10-31
放射性同位素与射线装置安全和防护管理办法	环保部令第18号	2011-04-18	2011-05-01
放射性同位素与射线装置安全许可管理办法	环保总局令第31号	2006-01-18	2006-03-01
国家职业卫生标准管理办法	卫生部令第20号	2002-03-28	2002-05-01
职业病诊断与鉴定管理办法	卫生部令第24号	2002-03-28	2002-05-01
工作场所职业卫生监督管理规定	国家安监总局令第47号	2012-04-27	2012-06-01
职业病危害项目申报办法	国家安监总局令第48号	2012-04-27	2012-06-01
用人单位职业健康监护监督管理办法	国家安监总局令第49号	2012-04-27	2012-06-01

表2 2002年~2012年间卫生部发布的主要放射卫生管理文件

文件名称	发布部门和文号	发布日期
关于印发《辐射损伤医学处理规范》的通知	卫生部、国防科工委 卫法监发[2002]133号	2002-05-22
卫生部关于加强建设项目放射卫生审查工作的通知	卫生部 卫法监发[2003]239号	2003-06-28
关于发布《大型医用设备配置与使用管理办法》的通知	卫生部、国家发改委、财政部 卫规财发[2004]474号	2004-12-31
卫生部关于加强放射卫生防护监督管理工作的通知	卫生部 卫监督发[2005]485号	2005-12-08
卫生部关于印发《建设项目职业卫生审查规定》的通知	卫生部 卫监督发[2006]375号	2006-09-18
卫生部关于实施《建设项目职业病危害分类管理办法》有关问题的通知	卫生部 卫监督发[2006]415号	2006-10-11
卫生部关于印发放射诊疗许可证发放管理程序的通知	卫生部 卫监督发[2006]479号	2006-09-18
卫生部办公厅关于印发《放射工作人员个人剂量监测技术服务机构资质审定条件》的通知	卫生部 卫办监督发[2008]32号	2008-02-27
卫生部关于印发《放射卫生技术服务机构管理办法》等文件的通知附件 1. 放射卫生技术服务机构管理办法 2. 放射诊疗建设项目卫生审查管理规定 3. 放射卫生专家库管理办法	卫生部 卫监督发[2012]25号	2012-04-12
卫生部办公厅关于规范健康体检应用放射检查技术的通知	卫办监督发[2012]148号	2012-12-12

[2010]104号的精神,卫生部2012年发出了卫生部关于印发《放射卫生技术服务机构管理办法》等文件的通知;国家安全监管总局2012年相继发布了《工作场所职业卫生监督管理规定》(国家安全生产监督管理总局令第47号)等一系列部门规章。

2 放射卫生防护法规框架

2.1 体系框架与主要法规名称

图1所示的是我国现行放射卫生防护相关法规框架。表1列出了我国现行有效的放射卫生有关的部分法律、法规名称。

2.2 卫生部文件

表2列出了2002~2012年间卫生部陆续发布的有关放射卫生管理的重要文件名称、文号及发布时间。这些文件是为实施放射卫生相关管理规章,适应当时管理工作的需要而制定的,具有很强的针对性、可操作性和时效性,是放射卫生法律体系不可或缺的组成部分。但是随着核与辐射应用的发展、防护情况的变化和管理规章的修订,部分文件会失效、部分失效或废止。一般情况下,不同文件的规定不一致时,以最新发布者为准。

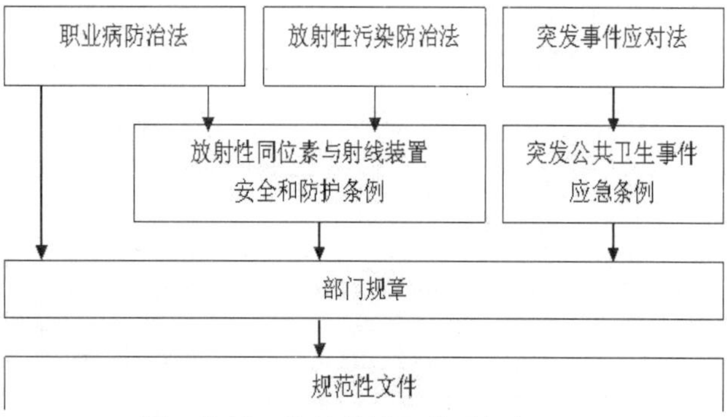

图1 放射卫生法律法规体系框架

3 基本法律依据—职业病防治法

3.1 职业病防治法概述

《中华人民共和国职业病防治法》于2001年10月27日第九届全国人民代表大会常务委员会第二十四次会议通过,同日以国家主席令第60号发布,自2002年5月1日起施行。2011年12月31日第十一届全国人民代表大会常务委员会第二十四次会议通过《关于修改〈中华人民共和国职业病防治法〉的决定》的修正案,同日《中华人民共和国职业病防治法》修正案以国家主席令第52号发布。该法适用于中华人民共和国领域内的职业病防治活动。该法规定:职业病防治工作坚持预防为主、防治结合的方针,实行分类管理、综合治理。国务院安全生产监督管理部门、卫生行政部门、劳动保障行政部门依照本法和国务院确定的职责,负责全国职业病防治的监督管理工作。国务院有关部门在各自的职责范围内负责职业病防治的有关监督管理工作。县级以上地方人民政府安全生产监督管理部门、卫生行政部门、劳动保障行政部门依据各自职责,负责本行政区域内职业病防治的监督管理工作。县级以上地方人民政府有关部门在各自的职责范围内负责职业病防治的有关监督管理工作。

《中华人民共和国职业病防治法》分为七章共九十条,各章名称如下:

第一章　总则

第二章　前期预防

第三章　劳动过程中的防护与管理

第四章　职业病诊断与职业病病人保障

第五章　监督检查

第六章　法律责任

第七章　附则

3.2 关于适用范围的说明

放射卫生中的职业照射和职业性放射疾病的诊断属于《中华人民共和国职业病防治法》调整的范围。《职业病防治法》**第二条**指出,本法适用于中华人民共和国领域内的职业病防治活动。本法所称职业病,是指企业、事业单位和个体经济组织(以下统称用人单位)的劳动者在职业活动中,因接触粉尘、放射性物质和其他有毒、有害物质等因素而引起的疾病。全国人大法制工作委员会、全国人大教科文卫委员会、国家卫生部共同组织编写的《职业病防治法条文释义》一书中对《职业病防治法》适用范围条款中的"放射性物质"作了如下解释:放射性物质是指放射性同位素或射线装置发出的阿尔发射线、贝塔射线、伽玛射线、中子射线等电离辐射。可见,《职业病防治法》中的放射性物质不仅包括能够自发地放出射线的含有放射性同位素的实体物质,还包括自放射性物质和射线装置放出的粒子射线与电磁波。《职业病防治法》规定的前期预防及生产过程中的职业病防治措施、劳动者的权利、用人单位的责任、对职业卫生技术服务机构的管理以及监督检查和处罚条款等内容均适用于放射卫生管理。

3.3 对放射性危害控制的特别规定

放射性危害属于严重的职业危害。放射事故不仅会造成人员伤亡和财产损失,还往往使大范围人群产生严重的心理恐惧,影响社会的安定和相关产业的可持续发展。因此,《职业病防治法》在下列条款中对放射性危害和放射性职业病防治作出了特别规定。

(1)**第二十条**规定:国家对从事放射性、高毒、高危粉尘等作业实行特殊管理。具体管理办法由国务院制定。

(2)**第二十六条**规定:对可能发生急性职业损伤的有毒、有害工作场所,用人单位应当设置报警装置,配置现场急救用品、冲洗设备、应急撤离通道和必要的泄险区。

对放射工作场所和放射性同位素的运输、贮存,用人单位必须配置防护设备和报警装置,保证接触放射线的工作人员佩戴个人剂量计。

对职业病防护设备、应急救援设施和个人使用的职业病防护用品,用人单位应当进行经常性的维护、检修,定期检测其性能和效果,确保其处于正常状态,不得擅自拆除或者停止使用。

(3)**第三十条**规定:向用人单位提供可能产生职业病危害的化学品、放射性同位素和含有放射性物质的材料的,应当提供中文说明书。说明书应当载明产品特性、主要成份、存在的有害因素、可能产生的危害后果、安全使用注意事项、职业病防护以及应急救治措施等内容。产品包装应当有醒目的警示标识和中文警示说明。贮存上述材料的场所应当在规定的部位设置危险物品标识或者放射性警示标识。

国内首次使用或者首次进口与职业病危害有关的化学材料,使用单位或者进口单位按照国家规定经国务院有关部门批准后,应当向国务院卫生行政部门、安全生产监督管理部门报送该化学材料的毒性鉴定以及经有关部门登记注册或者批准进口的文件等资料。

进口放射性同位素、射线装置和含有放射性物质的物品的,按照国家有关规定办理。

(4)第七十六条规定:违反本法规定,有下列情形之一的,由安全生产监督管理部门责令限期治理,并处五万元以上三十万元以下的罚款;情节严重的,责令停止产生职业病危害的作业,或者提请有关人民政府按照国务院规定的权限责令关闭:

隐瞒技术、工艺、设备、材料所产生的职业病危害而采用的;隐瞒本单位职业卫生真实情况的;可能发生急性职业损伤的有毒、有害工作场所、放射工作场所或者放射性同位素的运输、贮存不符合本法**第二十六条**规定的;

使用国家明令禁止使用的可能产生职业病危害的设备或者材料的;

将产生职业病危害的作业转移给没有职业病防护条件的单位和个人,或者没有职业病防护条件的单位和个人接受产生职业病危害的作业的;

擅自拆除、停止使用职业病防护设备或者应急救援设施的;

安排未经职业健康检查的劳动者、有职业禁忌的劳动者、未成年工或者孕期、哺乳期女职工从事接触职业病危害的作业或者禁忌作业的;

违章指挥和强令劳动者进行没有职业病防护措施的作业的。

(5)第八十九条规定:医疗机构放射性职业病危害控制的监督管理,由卫生行政部门依照本法的规定实施。

3.4 对建设项目职业病危害评价及监测的规定

《职业病防治法》在下列条款中对建设项目职业病危害评价与职业病危害因素监测及职业卫生技术服务机构的监督管理做出了明确规定。需要指出的是,按照该法第八十九条“医疗机构放射性职业病危害控制的监督管理,由卫生行政部门依照本法的规定实施”的规定,涉及到医疗机构放射诊疗建设项目放射性危害的评价与监测,下列条款中的监管部门均应为国务院卫生行政部门。

(1)**第十七条**:新建、扩建、改建建设项目和技术改造、技术引进项目(以下统称建设项目)可能产生职业病危害的,建设单位在可行性论证阶段应当向安全生产监督管理部门提交职业病危害预评价报告。安全生产监督管理部门应当自收到职业病危害预评价报告之日起三十日内,作出审核决定并书面通知建设单位。未提交预评价报告或者预评价报告未经安全生产监督管理部门审核同意的,有关部门不得批准该建设项目。

职业病危害预评价报告应当对建设项目可能产生的职业病危害因素及其对工作场所和劳动者健康的影响作出评价,确定危害类别和职业病防护措施。

建设项目职业病危害分类管理办法由国务院安全生产监督管理部门制定。

(2)**第十八条**:建设项目的职业病防护设施所需费用应当纳入建设项目工程预算,并与主体工程同时设计,同时施工,同时投入生产和使用。

职业病危害严重的建设项目的防护设施设计,应当经安全生产监督管理部门审查,符合国家职业卫生标准和卫生要求的,方可施工。

建设项目在竣工验收前,建设单位应当进行职业病危害控制效果评价。建设项目竣工验收时,其职业病防护设施经安全生产监督管理部门验收合格后,方可投入正式生产和使用。

(3)**第十九条**:职业病危害预评价、职业病危害控制效果评价由依法设立的取得国务院安全生产监督管理部门或者设区的市级以上地方人民政府安全生产监督管理部门按照职责分工给予资质认可的职业卫生技术服务机构进行。职业卫生技术服务机构所作评价应当客观、真实。

(4)**第二十七条**:用人单位应当实施由专人负责的职业病危害因素日常监测,并确保监测系统处于正常运行状态。

用人单位应当按照国务院安全生产监督管理部门的规定,定期对工作场所进行职业病危害因素检测、评价。检测、评价结果存入用人单位职业卫生档案,定期向所在地安全生产监督管理部门报告并向劳动者公布。

职业病危害因素检测、评价由依法设立的取得国务院安全生产监督管理部门或者设区的市级以上地方人民政府安全生产监督管理部门按照职责分工给予资质认可的职业卫生技术服务机构进行。职业卫生技术服务机构所作检测、评价应当客观、真实。

发现工作场所职业病危害因素不符合国家职业卫生标准和卫生要求时,用人单位应当立即采取相应治理措施,仍然达不到国家职业卫生标准和卫生要求的,必须停止存在职业病危害因素的作业;职业病危害因素经治理后,符合国家职业卫生标准和卫生要求的,方可重新作业。

(5)**第二十八条**:职业卫生技术服务机构依法从事职业病危害因素检测、评价工作,接受安全生产监督管理部门的监督检查。安全生产监督管理部门应当依法履行监督职责。

4 相关法律法规

4.1 放射性污染防治法

(1)监管部门的职责:《放射性污染防治法》**第八条**规定,国务院环境保护行政主管部门对全国放射性污染防治工作依法实施统一监督管理。国务院卫生行政部门和其他有关部门依据国务院规定的职责,对有关的放射性污染防治工作依法实施监督管理。

第六十一条规定,劳动者在职业活动中接触放射性物质造成的职业病的防治,依照《中华人民共和国职业病防治法》的规定执行。

(2)对核技术利用的规定:

第二十八条:生产、销售、使用放射性同位素和射线装置的单位,应当按照国务院有关放射性同位素与射线装置放射防护的规定申请领取许可证,办理登记手续。

转让、进口放射性同位素和射线装置的单位以及装备有放射性同位素的仪表的单位,应当按照国务院有关放射性同位素与射线装置放射防护的规定办理有关手续。

第三十条:新建、改建、扩建放射工作场所的放射防护设施,应当与主体工程同时设计、同时施工、同时投入使用。

放射防护设施应当与主体工程同时验收;验收合格的,主体工程方可投入生产或者使用。

第三十一条:放射性同位素应当单独存放,不得与易燃、易爆、腐蚀性物品等一起存放,其贮存场所应当采取有效的防火、防盗、防射线泄漏的安全防护措施,并指定专人负责保管。贮存、领取、使用、归还放射性同位素时,应当进行登记、检查,做到账物相符。

第三十二条:生产、使用放射性同位素和射线装置的单位,应当按照国务院环境保护行政主管部门的规定对其产生的放射性废物进行收集、包装、贮存。

生产放射源的单位,应当按照国务院环境保护行政主管部门的规定回收和利用废旧放射源;使用放射源的单位,应当按照国务院环境保护行政主管部门的规定将废旧放射源交回生产放射源的单位或者送交专门从事放射性固体废物贮存、处置的单位。

第三十三条:生产、销售、使用、贮存放射源的单位,应当建立健全安全保卫制度,指定专人负责,落实安全责任制,制定必要的事故应急措施。发生放射源丢失、被盗和放射性污染事故时,有关单位和个人必须立即采取应急措施,并向公安部门、卫生行政部门和环境保护行政主管部门报告。

公安部门、卫生行政部门和环境保护行政主管部门接到放射源丢失、被盗和放射性污染事故报告后,应当报告本级人民政府,并按照各自的职责立即组织采取有效措施,防止放射性污染蔓延,减少事故损失。当地人民政府应当及时将有关情况告知公众,并做好事故的调查、处理工作。

4.2 放射性同位素与射线装置安全和防护条例

2005年12月1日开始实施的国务院发布的《放射性同位素与射线装置安全和防护条例》(国务院令第449号)中以下条款涉及放射卫生监督管理:

(1)**第三条** 国务院环境保护主管部门对全国放射性同位素、射线装置的安全和防护工作实施统一监督管理。

国务院公安、卫生等部门按照职责分工和本条例的规定,对有关放射性同位素、射线装置的安全和防护工作实施监督管理。

(2)**第七条** 生产、销售、使用放射性同位素和射线装置的单位申请领取许可证,应当具备下列条件:

有符合国家环境保护标准、职业卫生标准和安全防护要求的场所、设施和设备;

(3)**第八条** 使用放射性同位素和射线装置进行放射诊疗的医疗卫生机构,还应当获得放射源诊疗技术和医用辐射机构许可。

(4)**第二十二条** 国务院环境保护主管部门负责建立放射性同位素备案信息管理系统,与有关部门实行信息共享。

(5)**第二十八条** 生产、销售、使用放射性同位素和射线装置的单位,应当对直接从事生产、销售、使用活动的工作人员进行安全和防护知识教育培训,并进行考核;考核不合格的,不得上岗。

辐射安全关键岗位应当由注册核安全工程师担任。辐射安全关键岗位名录由国务院环境保护主管部门商国务院有关部门制定并公布。

(6)**第二十九条** 生产、销售、使用放射性同位素和射线装置的单位,应当严格按照国家关于个人剂量监测和健康管理的规定,对直接从事生产、销售、使用活动的工作人员进行个人剂量监测和职业健康检查,建立个人剂量档案和职业健康监护档案。

(7)**第三十七条** 辐射防护器材、含放射性同位素的设备和射线装置,以及含有放射性物质的产品和伴有产生X射线的电器产品,应当符合辐射防护要求。不合格的产品不得出厂和销售。

(8)**第三十八条** 使用放射性同位素和射线装置进行放射诊疗的医疗卫生机构,应当依据国务院卫生主管部门有关规定和国家标准,制定与本单位从事的诊疗项目相适应的质量保证方案,遵守质量保证监测规范,按照医疗照射正当化和辐射防护最优化的原则,避免一切不必要的照射,并事先告知患者和受检者辐射对健康的潜在影响。

(9)**第四十一条** 县级以上人民政府环境保护主管部门应当会同同级公安、卫生、财政等部门编制辐射事故应急预案,报本级人民政府批准。

(10)**第四十二条** 发生辐射事故时,生产、销售、使用放射性同位素和射线装置的单位应当立即启动本单位的应急方案,采取应急措施,并立即向当地环境保护主管部门、公安部门、卫生主管部门报告。

环境保护主管部门、公安部门、卫生主管部门接到辐射事故报告后,应当立即派人赶赴现场,进行现场调查,采取有效措施,控制并消除事故影响,同时将辐射事故信息报告本级人民政府和上级人民政府环境保护主管部门、公安部门、卫生主管部门。

(11)**第四十四条** 辐射事故发生后,有关县级以上人民政府应当按照辐射事故的等级,启动并组织实施相应的应急预案。

县级以上人民政府环境保护主管部门、公安部门、卫生主管部门,按照职责分工做好相应的辐射事故应急工作:

卫生主管部门负责辐射事故的医疗应急。

环境保护主管部门、公安部门、卫生主管部门应当及时相互通报辐射事故应急响应、调查处理、定性定级、立案侦查和医疗应急情况。

(12)**第四十五条** 发生辐射事故的单位应当立即将可能受到辐射伤害的人员送至当地卫生主管部门指定的医院或者有条件救治辐射损伤病人的医院,进行检查和治疗,或者请求医院立即派人赶赴事故现场,采取救治措施。

(13)**第四十六条** 县级以上人民政府环境保护主管部门和其他有关部门应当按照各自职责对生产、销售、使用放射性同位素和射线装置的单位进行监督检查。

(14)**第六十六条** 劳动者在职业活动中接触放射性同位素和射线装置造成的职业病的防治,依照《中华人民共和国职业病防治法》和国务院有关规定执行。

5 放射卫生防护标准

5.1 放射卫生防护标准的沿革

有关政府部门、学术组织或专业机构公布的放射卫生防护标准是职业病危害放射防护评价的技术依据。我国的放射卫生防护标准是在遵循国际放射防护委员会、国际原子能机构等国际组织有关出版物的基本防护原则和要求的基础上,结合中国国情和具体情况制定的。

(1)国际放射防护组织及其出版物

国际放射防护委员会:射线和放射性被发现和应用的一百多年,也是放射工作人员受到职业照射的历史。1895年伦琴发现X射线的第二年,英国医学杂志最早登载了初期X射线研究人员眼睛疼痛和出现红斑的报告。1902年出现因接触射线患皮肤癌而死亡的病例。当时有人提出放射线危险限值的概念,即将照相底片照射7分钟未感光作为标准,估计剂量约为每日100 mSv。1921年英国设立了X射线与镭防护委员会,这是世界上最早的放射防护组织。1928年成立了国际X射线与镭防护委员会(IXRPC),该委员会于1950年更名为国际放射防护委员会(Intenational Commission on Radiological Protection:ICRP)。半个多世纪来ICRP依据辐射效应研究的最新成果,提出了辐射防护的基本原则,出版了一系列的建议书或出版物,用于指导各国的放射防护工作。包括我国在内的多数国家已采用ICRP的建议书的基本要求,制定了本国的放射防护法规和标准。ICRP是世界上公认的放射防护方面的权威机构。

ICRP的部分出版物中明确提出了受照剂量的限值,这些出版物一般被称为主建议书。ICRP至今已出版的主建议书有:ICRP Publication 1(1958年),ICRP Publication 6(1959年,1962年修订),ICRP Publication 9(1965年),ICRP Publication 26(1977年),ICRP Publication 60(1990年),ICRP Publication 103(2007年)。其中,第26号、第60号与第103号是最重要并被各国普遍采用的建议书。

国际原子能机构:1976年国际原子能机构(IAEA)、联合国粮食与农业组织、国际劳工组织、经济合作与发展组织核能机构、泛美卫生组织和世界卫生组织共同倡议并以国际原子能机构安全丛书第115

号的形式出版了《国际电离辐射防护与辐射源安全的基本安全标准》(以下称为IBSS)。该标准主要依据ICRP第60号建议书制定的,但是包含了对辐射防护与辐射源安全更多的审管要求。

(2) 国家标准的发展过程

我国的放射卫生标准建设起始于上世纪60年代。当时的技术标准是和行政法规融为一体并以法规或技术文件的形式发布实施。1960年国务院发布了《放射性工作卫生防护暂行规定》,卫生部与国家科根据该规定同时制定并发布了《电离辐射的最大容许量标准》、《放射性同位素工作的卫生防护细则》和《放射性工作人员的健康检查须知》等三个技术文件。1974年由国家计划委员会、国家基本建设委员会、国防科学技术委员会和卫生部联合发布的《放射防护规定》(GBJ8-74)是我国第一部实行国家标准编号的放射卫生防护标准。1979年国务院颁布的《中华人民共和国标准化管理条例》推动了卫生标准研制工作的发展,1981年卫生部成立了第一届全国卫生标准技术委员会。在该委员会和相关单位的组织下,标准研制工作进展迅速,1984年发布了《放射卫生防护基本标准》(GB 4792-84)。其后配合《放射性同位素与射线装置放射防护条例》等法规的贯彻实施,围绕《放射卫生防护基本标准》、《辐射防护规定》等基本标准,我国相继制定并发布了大量的放射防护、辐射源安全、环境保护和辐射计量等方面的标准,形成了较为完整放射防护标准体系。2001年《职业病防治法》发布后,卫生部门依法将43项涉及职业照射的原放射卫生国家标准及时转化为国家职业卫生标准,并于2002年重新发布。

我国的放射防护标准采用了国际上先进标准的基本内容,并结合了本国国情。其职业照射的剂量限值与ICRP建议书一致。《放射卫生防护基本标准》(GB4792-84)主要依据了ICRP第26号建议书,2003年4月1日开始实施的新的基本标准《电离辐射防护与辐射源安全基本标准》(GB18871-2002)等效采用了国际原子能机构安全丛书第115号出版物《国际电离辐射防护与辐射源安全的基本安全标准》的主要的技术要求。

近年来,放射防护标准加快了研制和修订的步伐。特别是在医用辐射防护领域,为适应我国放射诊疗技术快速发展的需要,一大批涉及X射线影像诊断、放射治疗与核医学诊疗的放射卫生防护标准相继发布实施。

5.2 放射卫生防护标准分类

我国放射卫生标准有多种分类方式:按标准发生作用的范围或标准的审批权限,分为国家标准、专业标准、地方标准和企业标准四大类,企业标准规定的技术指标一般较国家标准更为严格;按标准的约束性分为强制性标准和推荐性标准;按标准的性质分为技术标准、管理标准和工作标准。

不同种类标准的代号分别为:国家标准,GB ;推荐性国家标准,GB/T;国家职业卫生标准,GBZ;推荐性国家职业卫生标准,GBZ/T;卫生行业标准,WS;医药行业标准,YY;核工业行业标准,EJ。

放射卫生标准多为涉及人体健康、安全并在全国强制执行的国家强制性技术标准。到目前为止,我国已发布涉及放射卫生防护的标准(含放射病诊断标准)约140余项。这些标准如按其性质和使用范围分类,一般可分为7类。

基本标准和基础标准:《电离辐射防护与辐射源安全基本标准》(GB 18871-2002)是最重要的基本标准,是制定其他相关标准的重要依据。该标准中的剂量限制体系是根据国际放射防护委员会(ICRP)第60号报告书制定的。此外,还有为剂量估算、术语定义提供基本参数或基础资料的标准属于放射卫生防护基础标准。

职业照射防护标准:由于放射线同位素和射线装置应用于不同类型的工作场所,不同类型的工作场所其放射源的应用方式不同,防护要求不尽相同,均需有相应的标准保护放射工作人员与公众免受射线的危害,所以职业照射的防护标准是放射卫生标准中数量较多的一类。如核电站、工业探伤、油田测井、汽灯纱罩生产、离子感烟火灾探测器、放射性发光涂料等应用场所均制定了相应的卫生防护标准。

公众照射防护标准:这部分标准包括食品与水中放射性浓度限制标准、磷肥中放射性镭-226限量标准、建筑材料中放射性限量标准、放射性消费品(如日用陶瓷、牙瓷)中放射性限量标准以及室内氡浓度等有关标准。

医疗照射防护标准:包括放射诊断、放射治疗与核医学方面的卫生防护与质量控制标准。

放射病诊断标准:包括内、外照射急、慢性放射病诊断标准、放射性肿瘤病因判断标准与放射工作人员的健康标准。

核与放射事故应急标准:包括核与放射事故应急计划、应急响应程序、应急情况下的剂量估算、医学应急处理等方面的标准。

监测规范和方法标准:主要有食品与水、空气、土壤、生物样品的γ能谱分析标准,放射性核素的α能谱分析方法,氡的测量等方法标准和检测规范。一般来说,限量标准和监测规范中所附的测量方法是强制性的,而独立的测量方法标准为推荐性的。

5.3 放射卫生防护标准题录

常用的放射卫生防护标准列于表3。其中,医用辐射防护标准用下划线标出。

表3 放射卫生防护标准一览表

类别	标准号及名称
国家标准	GB 6566-2010 建筑材料放射性核素限量
	GB 8921-88 磷肥放射性镭-226限量卫生标准
	GB 11713-89 用半导体γ谱仪分析低比活度γ放射性样品的标准方法
	GB 11743-89 土壤中放射性核素的γ能谱分析方法
	GB 14882-94 食品中放射性物质限制浓度标准
	GB/T 14883-94 食品中放射性物质检验
	GB/T 16137-1995 X线诊断中受检者器官剂量的估算方法
	GB/T 16140-1995 水中放射性核素的γ能谱分析方法
	GB/T 16141-1995 放射性核素的α能谱分析方法
	GB/T 16143-1995 建筑物表面氡析出率的活性炭测量方法
	GB/T 16145-1995 生物样品中放射性核素的γ能谱分析方法
	GB/T 16146-1995 住房内氡浓度的控制标准
	GB/T 16148-2009 放射性核素摄入量及内照射剂量估算规范
	GB 16348-2010 医用X射线诊断受检者放射卫生防护标准
	GB 16352-1996 一次性医疗用品γ射线辐射灭菌标准
	GB 16353-1996 含放射性物质消费品的放射卫生防护标准
	GB 16361-2012 临床核医学的患者防护与质量控制规范
	GB 16362-2010 远距治疗患者放射防护与质量保证要求
	GB/T 17589-2011 X射线计算机断层摄影装置影像质量保证检测规范
	GB/T 17982-2000 核事故应急情况下公众受照剂量估算的模式和参数
	GB 18871-2002 电离辐射防护与放射源安全基本标准
国家职业卫生标准	GBZ 113-2006 核与放射事故干预及医学处理原则
	GBZ 114-2006 密封放射源及密封γ放射源容器的放射卫生防护标准
	GBZ 115-2002 X射线衍射仪和荧光分析仪卫生防护标准
	GBZ 116-2002 地下建筑氡及其子体控制标准
	GBZ 117-2006 工业X射线探伤放射卫生防护标准
	GBZ 118-2002 油(气)田非密封型放射源测井卫生防护标准
	GBZ 119-2006 放射性发光涂料卫生防护标准
	GBZ 120-2006 临床核医学放射卫生防护标准
	GBZ 121-2002 后装γ源近距离治疗卫生防护标准
	GBZ 122-2006 离子感烟火灾探测器放射防护标准
	GBZ 123-2006 汽灯纱罩生产放射卫生防护标准
	GBZ 124-2002 地热水应用中放射卫生防护标准
	GBZ 125-2009 含密封源仪表的放射卫生防护要求
	GBZ 126-2011 电子加速器放射治疗放射防护要求
	GBZ 127-2002 X射线行李包检查系统卫生防护标准
	GBZ 128-2002 职业性外照射个人监测规范
	GBZ 129-2002 职业性内照射个人监测规范
	GBZ 130-2002 医用X射线诊断卫生防护标准
	GBZ 131-2002 医用X射线治疗卫生防护标准
	GBZ 132-2008 工业γ射线探伤放射防护标准
	GBZ 133-2009 医用放射性废物的卫生防护管理
	GBZ 134-2002 放射性核素敷贴治疗卫生防护标准
	GBZ 136-2002 生产和使用放射免疫分析试剂(盒)卫生防护标准
	GBZ 138-2002 医用X射线诊断卫生防护监测规范
	GBZ 139-2002 稀土生产场所中放射卫生防护标准

类别	标准号及名称
国家职业卫生标准	GBZ 140-2002 空勤人员宇宙辐射控制标准
	GBZ 141-2002 γ射线和电子束辐照装置防护检测规范
	GBZ 142-2002 油(气)田测井用密封型放射源卫生防护标准
	GBZ 143-2002 集装箱检查系统放射卫生防护标准
	GBZ/T 144-2002 用于光子外照射放射防护的剂量转换系数
	GBZ/T 146-2002 医疗照射放射防护名词术语
	GBZ/T 147-2002 X射线防护材料衰减性能的测定
	GBZ/T 148-2002 用于中子测井的CR39中子剂量计的个人剂量监测方法
	GBZ/T 149-2002 医学放射工作人员的卫生防护培训规范
	GBZ/T 151-2002 放射事故个人外照射剂量估计原则
	GBZ/T 152-2002 γ远距治疗室设计防护标准
	GBZ/T 154-2006 两种粒度放射性气溶胶年摄入量限值
	GBZ/T 155-2002 空气中氡浓度的闪烁瓶测定方法
	GBZ 161-2004 医用γ射束远距治疗防护与安全标准
	GBZ 165-2005 X射线计算机断层摄影放射卫生防护标准
	GBZ 166-2005 职业性皮肤放射性污染个人监测规范
	GBZ 167-2005 放射性污染的物料解控和场址开放的基本要求
	GBZ 168-2005 X、γ射线头部立体定向外科治疗放射卫生防护标准
	GBZ 174-2006 含发光涂料仪表放射卫生防护标准
	GBZ 175-2006 γ射线工业CT放射卫生防护标准
	GBZ 176-2006 医用诊断X射线个人防护材料及用品标准
	GBZ 187-2007 计算机X射线摄影(CR)质量控制检测规范
	GBZ/T 200.1-2007 辐射防护用参考人第1部分:体格参数
	GBZ/T 200.2-2007 辐射防护用参考人第2部分:主要组织器官质量
	GBZ/T 201. 1-2007 放射治疗机房的辐射屏蔽规范 第1部分:一般原则
	GBZ/T 201. 2-2011 放射治疗机房的辐射屏蔽规范 第2部分:电子直线加速器放射治疗机房
	GBZ/T 202-2007 用于中子外照射放射防护的剂量转换系数
	GBZ 207-2008 外照射个人剂量系统性能检验规范
	GBZ/T 208-2008 基于危险指数的放射源分类
	GBZ/T 200.4-2009 辐射防护用参考人 第4部分:膳食组成和元素摄入量
	GBZ/T 220.2-2009 建设项目职业病危害放射防护评价规范第2部分:放射治疗装置
	GBZ 232-2010 核电厂职业照射监测规范
	GBZ/T 233-2010 锡矿山工作场所放射卫生防护标准
	GBZ 235-2011 放射工作人员职业健康监护技术规范

类别	标准号及名称
卫生行业标准	WS/T 75-1996 医用X射线诊断的合理应用原则
	WS 76-2011 医用常规X射线诊断设备影像质量控制检测规范
	WS 177-1999 牙瓷中天然铀的豁免
	WS 178-1999 日用陶瓷中天然放射性物质的豁免
	WS/T 184-1999 空气中放射性核素的γ能谱分析方法
	WS/T 234-2002 食品中放射性物质检验 镅-241的测定
	WS 262-2006 后装γ源治疗的患者防护与质量控制检测规范
	WS/T 263-2006 医用磁共振成像(MRI)设备影像质量检测与评价规范
	WS/T 328-2011 放射事故医学应急预案编制规范
	WS/T 366-2011 核或辐射紧急情况威胁类型

“苏邦”心肺复苏机胸外按压抢救成功4例报告

河南迈松医用设备制造有限公司

李丽

【摘要】目的:探讨“苏邦”心肺复苏机持续胸外按压对心跳骤停患者心跳恢复可行性的研究。方法:对4例病人(其中急诊心肺复苏2例,SICU心肺复苏2例)进行复苏机持续胸外按压后监测血流动力学及生存率。结果:全部4例心跳骤停患者救治成功;CVP 23~34mmHg,ABP (26~45)/(2~7)mmHg;心跳恢复时间40min-12h。结论:体外复苏机通过频率、按压深度调节,可模拟替代专业急救人员徒手胸外按压,并维持稳定的心排量。

【关键词】复苏机;心跳骤停;胸外按压

心肺复苏术是急危重症医疗过程中一项重要的工作,持续的胸外按压非常重要,在各个版本的复苏指南当中都给予重点的强调。医务人员进行胸外按压有其优点,但按压深度、频率标准化差异很大,一定程度影响了抢救的效果,而机械胸外按压泵可以弥补其缺点。急救的专业人员有其不可替代的优点,同时急诊急救的现场也存在医疗急救人员的个人差异且标准化在实施救治时无法保证客观的一致。本文选取了部分医院短期内使用国产“苏邦”心肺复苏机(MSCPR-1A型)成功进行心跳复苏成功的4例患者进行报告。以评价该器械的复苏可行(能)性。

1 临床资料

1. 1 病例:病例来自解放军总医院第一附属医院重症医学科、河南省中医院急诊科,其中男3例,女1例。年龄45~72岁。在SICU完成操作2例,急诊抢救室完成操作2例。

1.2 器械:“苏邦”心肺复苏机MSCPR-1A型产品。按压深度可在4~7cm(1档差为0.5cm)可调、按压频率在90~140次/分(1档差为10次/分)可调。

1.3 方法:研究的4例心跳骤停病例,按临床常规进行心肺复苏,胸外按压使用“苏邦”心肺复苏机MSCPR-1A型,按压部位固定于胸骨中下1/3处按压点,并且使按压装置紧贴胸壁。按压深度(D)设置在4. 5~6 cm,按压频率在110次/分。

2 结果

本研究的4例心跳骤停病例救治成功;胸外按压过程中测得CVP 23~34mmHg,ABP(26~45)/(2~7)mmHg;4例病例心跳恢复时间为40min-12h。(见表1)

3 讨论

已经有国内专家研究证实,通过胸外按压的循环支持,人体可以获得正常心排量的10%~25%,若以110~130次/分的按压频率,最高心排量可达正常的50%,每搏量甚至可达到20~35ml。遇到心跳呼吸骤停的患者,如果早期能进入规范、持久的胸外按压和人工呼吸支持,则能够在很大程度上保障重要器官及组织的供氧,为后续高级生命支持的成功奠定坚实基础保障。从结果可以看出,持续标准的按压深度、频率可以维持一个稳定、较低的循环灌注压力。保障了基础有效灌注,即使复苏时间延长的病人,亦能有相对较大的机会获救。

①标准化与个性化的统一:着眼心肺复苏器械替代的思路,立足于国际心肺复苏进展,把握规范化、标准化的趋势进行设计,又注重国内专家的研究和经验成果,在解决心肺复苏的个性化方面,“苏邦”迈出创新的步伐。复苏机按压部位固定,按压深度可在4~7cm(1档差为0.5cm)可调、按压频率在90~140次/分(1档差为10次/分)可调。真正做到标准化与个性化的完美统一,这一理念在国际上是领先的。这也得到王一镗等国内复苏专家的肯定和支持。

②心肺复苏启动人为按压与器械按压的衔接配合:心跳呼吸骤停的病人应第一时间进行心肺复苏,心肺复苏过程的启动应是人为按压和人工呼吸支持。当

表1 复苏机按压的压力及转归表

病例	性别	年龄（岁）	诊断	CVP (mmHg)	ABP (mmHg)	复苏模式	心跳恢复
	男	72	慢性阻塞性肺病、肺心病、电解质紊乱、心跳骤停	23	26/2	D4. 5;110	ROSC 40分钟
	男	60	过敏性休克、冠心病 急性心肌梗死、心跳骤停	26	37/3	D5.0;110	复苏仪按压30分钟恢复窦性心律,3小时后呼吸恢复并成功脱机,四天后冠脉造影并介入下支架植入,患者心肺脑复苏成功
	男	56	感染性休克、心跳骤停	34	42/3	D5.5;110	ROSC 5小时
	女	45	失性休克、心跳骤停	31	45/7	D6.0;110	ROSC 12小时

维持了按压循环,开放气道并保持氧供给,同时保障了静脉通路情况后,可应用机械按压保持循环按压的标准性、持续性。

结论

通过体外复苏机的胸外按压,能恒定维持心肺复苏病人一定的循环灌注,保障主要脏器和组织的较低血氧供给。同时,复苏机可有效替代专业急救医务人员的胸外按压程序,提高急救时效性,更早进入高级链式生命支持。

产品中标国家应急救援队,代表国家队水平:产品有两种型号:MSCPR-1A型被广泛应用于院内各类急救抢救过程中,如急诊科、ICU、心内科等;MSCPR-1B型为便携式转运型心肺复苏机,因其携带方便,体积小巧,功能齐全,目前主要用于120急救中心和120救护车内。此两款产品还可被应用于矿山急救、部队急救、重大赛事及会议急救、机场急救、消防急救。产品不仅得到广大医务工作者的肯定,自2009年初投入市场销售以来,已经覆盖了25个省、直辖市和自治区,使用客户近500家。尤其是中标国家应急救护队,在全国军内外的顶级医院都在使用和备用它。

一种无创血氧饱和度测量的方法

深圳邦健电子有限公司
刘辉 程荣章 李德东

血氧饱和度是血液中被氧结合的氧合血红蛋白(HbO_2)的容量占全部可结合的血红蛋白(Hb)容量的百分比,即血液中血氧的浓度,是呼吸循环的重要生理参数。许多呼吸系统的疾病会引起人体血液中血氧浓度的减少,严重情况会威胁人的生命,在临床救护中,特别是危重病人的血氧浓度监测是不可缺少的。所以血氧饱和度是多参数监护仪的重要基本测量参数。

血氧饱和度(SpO_2)测量的主要原理是根据氧合血红蛋白和还原血红蛋白具有不同的吸收光谱设计而成的。它是一种连续无创的监测手段,能够及早地发现各种原因引起的低氧血症,也可间接地反映循环功能。

血氧饱和度的测量通常有电化学法和光学法两类。电化学法直接抽取人体血样,再利用血气分析仪进行电化学分析,优点是测量结果精确可靠,缺点是一种有创伤的测定法、不能连续监测。而目前多参数监护仪测量血氧饱和度采用都是光学法,光学法也就是通说的无创法,原理是检测血液对光吸收量的变化,测量氧合血红蛋白($Hb0_2$)占全部血红蛋白(Hb)的百分比,从而直接求得SO_2。无创法优点是可以做到对人体进行连续无损伤测量,使用简单方便,缺点是测量精度比电化学法低。

邦健公司的监护仪无创血氧测量模块探头部分由红光二极管(波长660nm)、红外光二极管(波长905nm)和光敏接收器组成。利用MCU自带的DAC控制恒流源驱动电路,驱动红光、红外光交替发光,两种光线被人体的组织和血管吸收后投射到光敏接收器,光敏接收器感应的光强随脉搏变化而变化,并转换成光电流信号。光电流信号经光电流/电压转换电路转换成电压信号,电压信号输出到A/D转换器,MCU控制ADC转换器工作,并接收ADC转换器输出的数据。处理器通过接收到的数据检测红光、红外光的直流和交流,结合特定的算法可以计算血液中氧的含量,如下图所示:

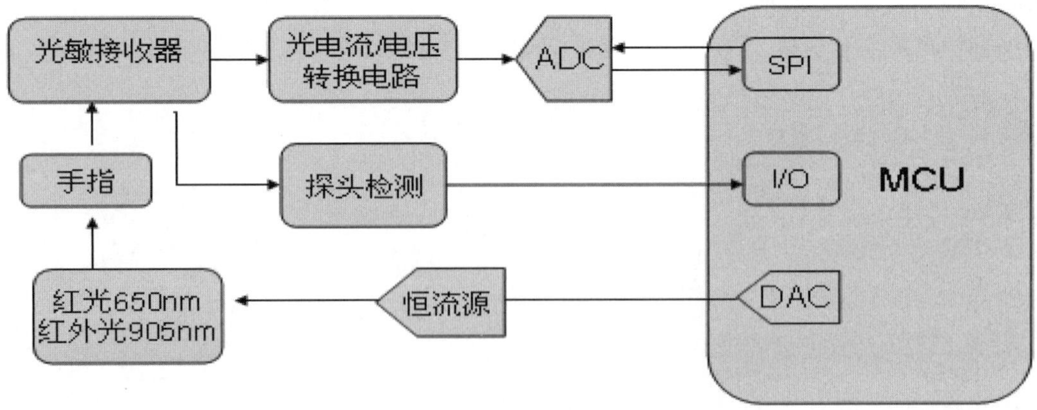

图1 血氧测量模块系统框图

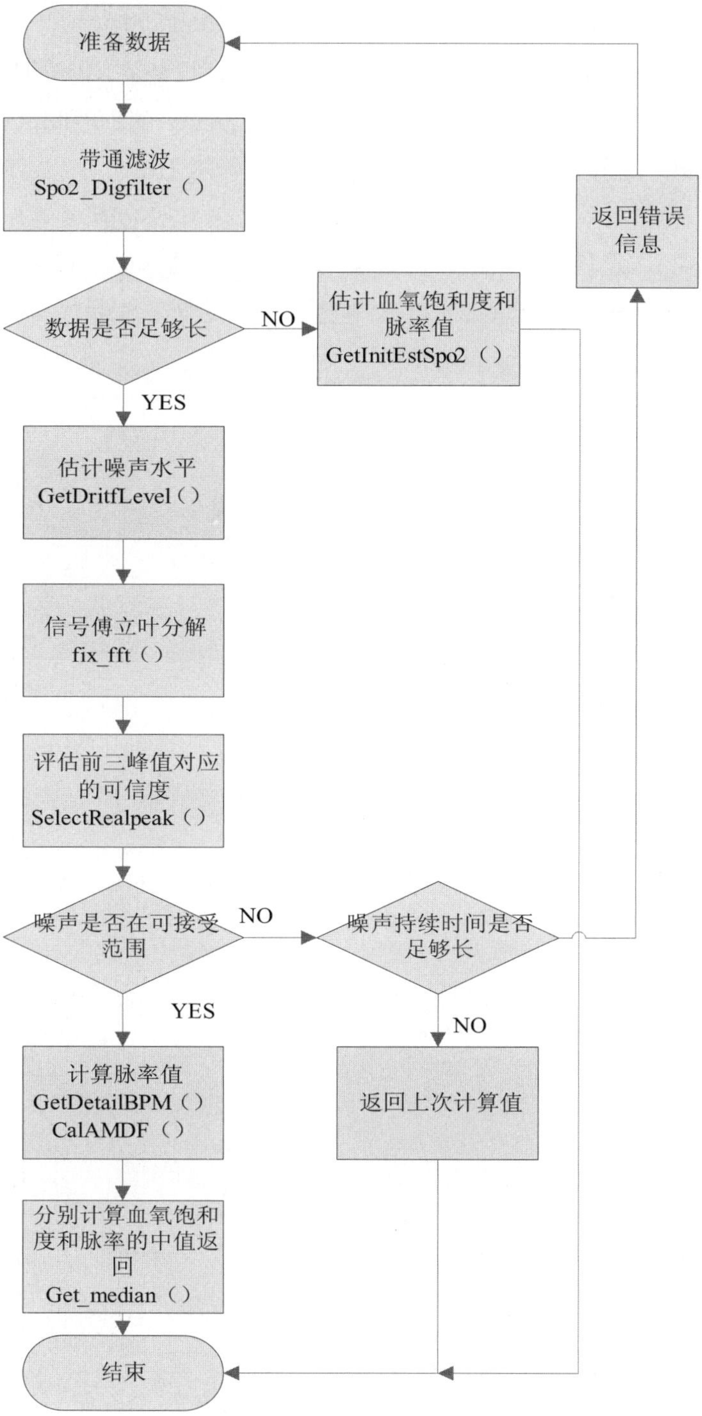

图2 血氧计算流程图

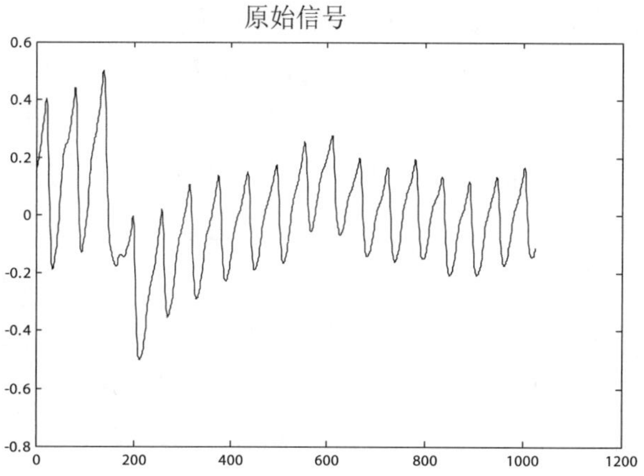

图3 血氧信号

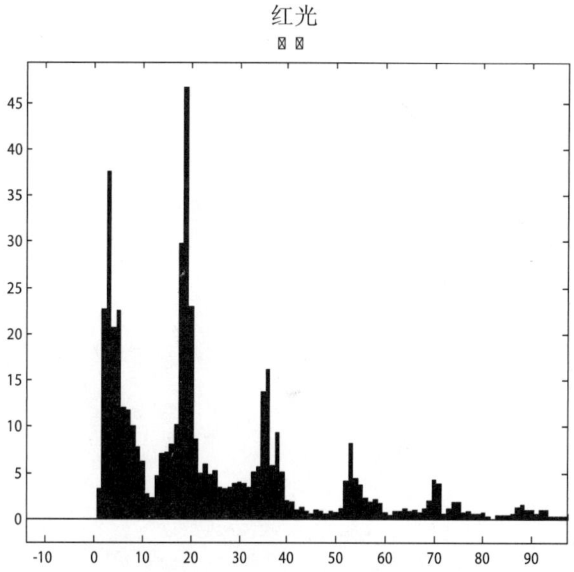

图4 血氧信号经FFT分级信号

在测量患者血氧过程中,会不可避免的出现运动情况,传统的基于时域的差分算法会产生错误的测量值,为了避免这种情况,我们采用频域分析算法,通过FFT变换,计算红光、红外光的AC、DC。流程图如下图一所示,效果图见图2、图3。

从图二、三中可以看出,FFT分解算法能正确识别脉搏交流值,从而正确计算出血氧饱和度值,增强算法的抗干扰性。

在临床应用中血氧值对环境光也十分敏感,为进一步防止血氧值因病人运动和环境瞬间变化而触发误报警,除了算法上进行优化和改进之外,软件上也辅助引入了灵敏度的概念,会对一段时间内的血氧值进行积分平均,可以滤除瞬间的数值波动,降低因偶发状况而引起的声光警报,使医护人员更加专注地去处理最为紧急的事,也减少患者的忧虑和焦躁。

另外,临床上会出现一种较为特殊的现象:由于某些病人的手可能因正在输液或溃烂残缺等原因,不能两只手分开进行NIBP和SpO_2测量,需要在同一只手臂既测量NIBP,同时进行血氧饱和度的监测,但是,当袖带充气时,手指的血管末梢是呈现低灌注状态,尤其是袖带压得到最大值前后,血氧值会出现短暂的错误,已经失去了参考意义,此时,如果触发血氧报警显然是不合理的。于是,针对此情况,监护仪引入了同侧模式的概念,即操作者可以将血氧监测模式设置为"同侧模式",这样,在NIBP测量期间,血氧值将会暂停报警,在NIBP测量结束后才重新开启报警,这样可大大减少NIBP和SpO_2同侧测量时给医护人员或患者带来的困扰。

无创血氧饱和度反映了病人的呼吸功能,并在一定程度上反映动脉血氧的变化,可为临床观察病情变化提供有意义的指标,避免了病人反复采血,也减少护士的工作量,值得推广。

医院数字化手术室建设的发展趋势

昆明医科大学第二附属医院

张臣舜 张涛 李明 陈建秋 杨卫明 马晓艳 李建国 李杨

[摘要] 从4方面阐述数字化手术室建设的发展:①目前市场上销售的各国生产的数字化手术室产品的功能、应用优势、分类及技术特点;②总结数字化手术室项目建设的相关注意事项,包括基本流程、进场时间安排、安装周期、对手术室层高和面积等建筑结构的要求、系统先进性的体现以及医院各科室的配合;③目前国内医院已经投入使用的数字化手术室普遍存在系统与其他品牌的医疗设备不能兼容、没有采用数据存储的标准协议、远程医学通讯的患者影像资料的质量不高、缺少影像支持及手术导航等核心技术支撑等问题;④国内不同的医院进行数字化手术室建设的现实可能性和基本思路。

[关键词] 数字化手术室;建设;相关问题

The Research for Construction of Digital Operating room in Internal Hospital

[Abstract] This paper researches for four matters of construction on digital operating room,for peer reference:(1)function、advantage、classification and specialty of marketable products of digital operating room.(2)some important related matters of construction,such as project flow、starting time、completed data、needing construction parameters of operating room、advanced level of system product、help from related departments of hospital.(3)general problems of digital operating room of internal hospital in use,including non-compatibility on system products and the medical devices、no support of standard data storage agreement、low image quality on long-range diagnosis、lack of support on medical image and operating navigation.(4)the development feasibility and method of digital operating room.

[Key words]digital operating room;construction; related matter

1 数字化手术室

20世纪90年代初期,数字化手术室这项新医疗工程项目随着医学微创技术的发展而诞生,是继“洁净手术室”之后医院数字化建设的重要组成部分。数字化手术室是在洁净手术室(层流手术室或层流洁净手术室)的基础上,综合运用计算机、网络、通讯、自动控制、图像信号处理、多媒体及综合布线等技术与手术过程有关的各个系统,如医疗设备、环境控制、医院的信息系统(hospital information system,HIS)和影像数据传输及储存系统(picture archiving and communication systems,PACS)远程医学等进行有机整合,采用智能化综合控制系统进行集中管理,为医院外科手术提供了更加高效、舒适、安全、便利的操作环境的一套完整的解决方案[1]。

1.1 数字化手术室的功能

1.1.1 设备的集中控制

根据医院的需要,集成整合手术室中各种先进的数字化手术设备,如内窥镜设备、手术导航仪、手术床、无影灯、电刀等。通过控制中心进行集中操作和观察,实现对手术室设备的集中控制,使外科医生的操作更加便捷、高效和安全。还可以植入手术模板和导航系统。依靠导航系统,医生可以自如地精确完成复杂手术[2]。

1.1.2 信息集成化

数字化手术室与手术相关的信息源有患者基本信息、影像(X射线、CT、MRI、超声、病理等)、检验参数、生理监测参数、麻醉参数、手术视频及环境视频等,这些信息的存在形式包括文本、信号、曲线、图像、视频等,其特点是量大、来源多。通过与医院的HIS、PACS联接,外科医生能够实时便捷地调阅患者的相关信息,避免胶片等物品在手术室内传递所造成的感染风险[3-4]。

1.1.3 环境设备的集中监控

数字化手术室可集中进行手术室环境设备的监控、手术情况的监视和手术信息传递。环境设备监控内容有电源、气体、空调、灯光、开关、净化系统、对讲、广播和背景音乐等。同时,可对手术安排、人员排班、器材消毒、药品和耗材准备、手术信息发布等进行手术室综合信息监测和管理[4]。

1.1.4 实现实时远程手术示范和教学

通过实时手术的视频、音频传送,将手术过程实时传输至手术室外的教室。观摩和学习人员可在演示教室里观看高清手术实况转播,并可与手术室的医护人员进行实时对话[5]。

1.1.5 实现实时远程会诊

在手术室以外的任何有会诊工作站的地方,指导专家可指导手术或对手术过程中出现的复杂情况进行会诊。指导专家可以同时观看手术视频、调阅HIS、PACS资料,与手术室里的医生一起讨论[5]。

1.1.6 手术视频资料的归档

数字化手术室可同步记录多个视频、音频流和数字信息流,完整地记录整个手术过程。这些数据可以进行编辑和远程播放,完整地再现手术过程,进行术后分析、教学和存档[5]。

1.1.7 手术模板、手术导航及术中快速病理分析

数字化手术室可以植入手术模板和手术导航系统。依靠导航系统,外科医生可以精确地完成复杂的手术,适用于骨科、神经外科、脊柱外科、创伤外科、耳鼻喉科等专科[6]。同时,可在手术室集中安装病理切片制备设备和全自动显微镜,病理科医生和远程专家医生可以随时遥控操作显微镜,对切片进行远程分析。病理科医生还可以与手术室医生进行实时的视频通话,传送文字和图片。

1.2 数字化手术室的分类

由于各种手术所使用的设备和示教方式存在很大差别,各种不同类型的数字化手术室的配置侧重点不同。目前常见的有腔镜外科手术室、骨科手术室、心胸外科手术室、神经外科手术室及常规手术室。可见最为常用的是使用高精尖设备的专科手术室[7]。

2 数字化手术室的建设

2.1 数字化手术室产品的种类

2.1.1 以手术机器人为核心的数字化手术室

建立以手术机器人为核心的数字化手术室目的是实现三维影像,用手术机器人代替医生的部分手工操作,其最大优点是提高了操作的准确性和灵活性,但设备和耗材十分昂贵。

2.1.2 以影像学检查为核心的数字化手术室

以影像学检查为核心的数字化手术室即以术中CT、MRI等为核心,其目的是实现术中的影像学检查,为医生提供现场实时的判断依据,但产品价格昂贵。

2.1.3 以设备和信息整合为核心的数字化手术室

国外厂商对数字化手术室的关注点是设备控制以及信息的采集、整合及传输。这种手术室以内窥镜厂商为代表,主要针对内窥镜、手术导航及心脏外科等设备和信息进行整合。大部分产品已经实现了操作系统界面的中文化。

2.2 数字化手术室的建设流程

(1)系统计划阶段:医院根据医疗业务需求、手术室现状、信息化建设现状及投资预算等情况进行充分的市场调查,决定项目所有的功能,并做出规划性的建设方案,其方案将作为项目建设的采购标准。

(2)现场设计规划阶段(采购阶段)。各个投标公司在采购方案的基础上,根据医院现场的特点,提出项目的完整建设方案,其中包括:①投资金额;②施工方案;③设备的品牌、规格和数量;④详细的项目进度表;⑤售后服务方案。医院通过招标选择建设方。

(3)现场安装阶段。由建设方根据设计的方案,展开系统的实际安装。

(4)验收阶段。医院组织专业技术人员对建设项目进行验收。如有国家法定检测的项目,应请检测机构进行专项检测。如建设项目涉及到其他厂家的产品,应请厂商的技术人员一起参加验收。

(5)应用培训阶段。由建设方在现场对医院相关人员进行应用培训,帮助医院的使用人员正确操作所有的产品设备。

(6)售后服务阶段。在产品设备的质量保证期内,由建设方为医院提供售后服务支持,确保系统正常运转[8]。

2.3 数字化手术室建设前期注意事项

2.3.1 数字化手术室的安装进程

数字化手术室的安装进程应与层流净化工程基本同步,在层流净化工程施工过程中(龙骨安装之后,墙板

未安装之前)应同时完成数字化手术室相应线材的铺设(桥架、控制线、音频线、视频线、光纤等)。在层流净化设施安装完成之后,手术灯和吊塔中要穿线和安装设备信号面板,因此应待这些工作完成后再进行层流净化工程的总调试[9]。

如果错过安装时间(包括前期线材铺设时间),则需看维修通道是否有进行二次施工的条件。但实际经验表明,二次施工难度大,且成本将会大幅增加,尤其是安装效果会打折扣。

2.3.2 数字化手术室的到货期和安装周期

数字化手术室设备从合同签定至货到现场,通常需要60~90 d。货到现场至设备安装完成时间为30 d。程序调试到验收使用为15 d。

2.3.3 数字化手术室的安装要求

数字化手术室的理想层高是地板至室顶为3.5 m(地板至假天花板为3 m)。现已安装的项目中手术室层高最低为2.8 m(须提前向厂家订制低层高的无影灯和吊塔,周期在3个月以上)、最高为4.5 m。

手术室面积一般要求为35~70㎡。现已安装的项目中手术室最小为28㎡(吊塔和吊臂使用不便),最大为180㎡。

2.3.4 数字化手术室对系统的要求

数字化手术室对系统的要求是:①必须考虑到手术室将来的可拓展性和对设备的兼容性;②实现视频传输和存储的整个过程的真正全高清;③可对各主流品牌的腔镜设备及其他设备进行集中控制;④需要中文的操作界面和原型化的设备控制界面;⑤可在手术室直接调用所有信息资料;⑥可在其他地方与手术室进行通讯和远程遥控[10-11]。

2.3.5 数字化手术室在建设中与相关科室的配合

建设数字化手术室过程中需要医院各相关科室的配合,医院应指派1名院方的项目总协调员,以提高工作效率。设备科主要负责协调设备的安装进度、院方技术人员的培训等。信息科主要负责协调网路通道、弱电井通道以及楼宇之间通讯网路的通道等。基建科主要负责提供建筑楼层平面图、弱电管线图、立面图及装修图等相关图纸,与层流净化项目的建设公司的协调、中央机柜的具体安装位置确定等。手术室主要负责协调吊臂吊塔的布局、设备的摆放位置、具体的功能要求等[12]。

3 数字化手术室建设的不足之处

(1)目前,国内大部分数字化手术室系统与其他品牌的数字化医疗设备不能完全兼容。有的医院为了适应数字化建设的需要,不得不淘汰原有的设备而更新同品牌产品[13]。

(2)部分数字化手术室未采用DICOM 3.0、HL7等标准协议进行数据存储,导致手术室不能直接与医院的HIS和PACS联接,需要专用的服务器进行数据格式的中间转换,造成系统工作不稳定,信息传输速度慢。

(3)远程通讯方式通常使用会议视频系统,患者影像资料的质量无法得到保证[14]。

(4)由于医院整体信息化建设滞后,制约了数字化手术室的建设。有部分数字化手术室方案是基于视频会议和设备控制技术,虽然能够提供全新的手术教学环境以及人性化的设备控制方式,但缺少影像支持及手术导航支持,并不能从本质上帮助术中医生做出更优化的选择[15]。

4 建设数字化手术室的现实性

4.1 传统手术室改造困难

传统手术室的弊端日益突出,数字化手术室是现代化医院发展的必然趋势。但实际应用结果显示,对传统手术室进行改造,其难度高、工程量大,建成后的使用效果也不如人意。因此,新建手术室要作好适当超前的规划[16]。

4.2 建设适合本医院的数字化手术室

建设数字化手术室意味着需要一笔相当庞大的资金,并不是每个医院都需要面面俱到的数字化手术室。不同的需求其工程造价相差很大,可以根据本医院的实际需要,对投资预算和收益进行客观衡量,采用功能相对简单的解决方案,将造价控制在一个可接受的范围[13]。

数字化手术室由基础到高端由4部分组成:①医院HIS和PACS在手术室的应用和远程医学应用(手术示教、远程会诊等);②手术室环境设备的监测和控制;③

手术设备的集中控制;④手术导航等特殊手术设备的应用。完成第1部分可实现手术室管理的信息化,作为数字化医院,第2部分也是应做到的,第3、第4部分可以选择一些适用功能[17-18]。

4.3 数字化手术室建设的思路

数字化手术室在技术和管理上的优势不可质疑,是现代化医院的发展趋势,但至少应该考虑以下事项:①新建手术室时不能错失良机;②从医院的整体数字化和信息化水平、手术需求及投资能力3方面进行综合考虑;③按照"长远规划、分步实施"的思路,制定一个详细而明确的中期、长发展规划,在初期建设中留有以后拓展的余地[13,18]。

参考文献

[1]颜雨春,周典,朱启星.数字化医院建设与管理[M].合肥:安徽科技出版社,2010:529-578.

[2]周彬,蔡敏芳,胡艳珂.数字化手术室系统设计与实现[J].世界医疗器械,2010,16(9): 44-52.

[3]朱弋,王振洲,徐志荣,等.现代化医院手术部的设计及质量管理[J].中国医学装备,2010,7(9):30-32.

[4] 张文慧,唐音,卢建凌,等.洁净手术室管理现状调查报告[J].中国消毒学杂志,2008,25(2):162-164.

[5]黄鑫,胡艳波.医院手术室数字化转播系统的设计与完善方案[J].中国医疗设备,2010,25(8):36-38.

[6]潘兆岳,仲恒平.影像导航技术与机器人手术室[J].世界医疗器械,2010,16(9):32-40.

[7]冉梓垠,韩乾.数字化手术室的应用[J].中国医疗设备,2008,23(10):130-133.

[8]罗宏,邓刚.现代洁净手术室的规范性建设[J].中国医疗设备,2008,23(1):103-107.

[9]陈妍妍,笪泓,张晓祥.数字化手术室的开发和建设[J].中国数字医学,2008,3(4):36-38.

[10]宋恩民,潘兆岳.现代数字化手术室的关键技术[J].世界医疗器械,2010,16(3):110- 113.

[11]彭毅,韩玺梅.洁净手术室的特色设计[J].中国医疗设备,2009,24(6):60-61.

[12]张强,谢文,王国宏.临床工程部门在数字化手术室建设中应关注的问题[J].中国医学装备,2008,5(1):31-33.

[13]张益钊.浅谈数字化手术室示教管理系统设计和建设[J].中国医院建筑与装备,2008,9(7):20-27.

[14]邵兴华,李则河,张海莉,等.手术室数字影像传输系统的建立与应用[J].医疗卫生装备,2009,30(4):50-51.

[15]张强,刘胜林,李明航.数字化手术室的现状和发展[J].世界医疗器械,2010,16(9):20- 28.

[16]伊景忠,蒋协远,田伟.医院全新数字化手术室改造方案浅析[J].中国医院建筑与装备,2008,9(6):12-17.

[17]冯靖炜,陈华.数字化手术室规划与建设[J].中国医疗设备,2008,23(10):120-123.

[18]倪萍,陈自谦,叶友强,等.医疗图文数字化系统在基层医院数字化建设中的应用研究[J].中国医疗设备,2011,26(11):24-26.

无创脑水肿动态监护仪在临床中的应用

重庆市博恩富克医疗设备有限公司

一、前言

脑水肿是脑组织对不同病因(如缺血、出血、损伤、中毒、炎症、肿瘤、损伤等)引起的病理反应,也是脑部疾病患者病情加重,乃至致死的最常见的并发症之一。

据《健康报》的调查,我国脑血肿水肿病的发病人数每年不断上升,高血压,脑外伤及脑血管疾病是造成脑血肿水肿的主要原因。仅以高血压病患者的增加为例,我国高血压病的发病率大约占总人口的5%,出现脑血肿水肿的占高血压患者的10%。也就是说,我国目前有高血压病人6500万人,其中患脑血肿水肿的人数(表现形式为脑梗塞,脑出血,脑肿瘤等)等大约有650万人,而且这个数字每年还在不断增加。

目前,脑水肿主要通过CT、常规磁共振(MRI)及MRI弥散加权成像(DWI)等方式检测,虽可准确判定瞬时脑水肿的范围和程度,但无法进行床旁实时测定和监护,对于病情危重、不宜反复搬动的患者无法监测其脑水肿的动态变化,因此, 在治疗脑水肿病人的过程中,但对病情发展状态的了解,目前仅为入院时的CT或MRI影像,临床医生缺乏实时的水肿演变信息,缺乏对患者个体差异的了解,对病情演变的及时判断及调整治疗方案受到限制,治疗、用药只能根据经验,具有一定的盲目性,成为脑血管病死亡率一直居高不下的原因之一。

因此,临床非常迫切需要一种无创性、可床旁实施,且准确反映脑水肿程度及演变状况的检测仪器,为脑水肿的变化提供一种实时、无创的床旁监测方法,以便更好地指导医生对脑水肿的临床判断与治疗, 为医生对脑水肿病人临床诊断提供及时准确的治疗依据,从而有效改善脑水肿病人的治疗条件和降低脑疾病引起的高死亡率。鉴于此,我公司开发了该产品产品,通过医院的临床使用,证实了它的临床作用和价值以及它的首创性。

二、国内外技术发展概况

本产品应用生物电磁场原理和阻抗成像原理(即:EIT技术),动态检测颅内水肿、血肿发生、发展的全过程,能够无创、实时、床旁监护脑水肿病人,及时评价脑出血、脑梗塞、脑中风、脑肿瘤、脑外伤等病人的临床治疗效果。

EIT的发展至今虽然只有十余年的历史,但它却以其无损伤、低成本的功能性检测吸引了越来越多的研究者。目前,此技术原理在二维和单频的基础上向三维及多频成像方面发展,国外关于三维EIT的研究报道相对较多,具有代表性的是Sheffield大学的Smith等建立的MKIIIb测量系统,并且在三维EIT研究上取得较好的成果。几年来,该技术又有了许多新的发展,以外围线圈激励的感应EIT以及多频激励测量进行复阻抗成像的多频EIT,这些研究都得到了初步的实验结果。但三维电阻抗成像方法和实用系统的研究在国内尚无人问津。

但是,目前国外还没有把电阻抗成像方法应用于颅内动态图像监护。

国内从80年代末开始,有中国医学科学院生物医学工程研究所、中国人民解放军第四军医大学,天津大学、重庆大学等较系统地开展了这方面的研究工作,现已具备相当的基础。在国家自然科学基金等的支持下,已相继建立EIT系统实验装置,采用区别于国外同行的研究方法和技术路线,进行了EIT方法学研究,在较短时间内取得了可喜的研究成果并与国际研究接轨。目前正向国内联合互补,国外合作以及临床应用进展。

最具原创性的成果是由重庆博恩富克医疗设备有限公司与重庆大学、重庆医科大学、中国人民解放军第三军医大学基于上述技术联合研制和生产的“BORN-BE无创脑水肿动态监护仪”,以及取得的大量临床应用研究成果,它是历经10余年的艰苦探索,由我国完全独立自主开发并在世界上首次进入临床应用的脑水肿监护仪器。我公司率先开发出应用于临床上的颅脑疾病监护设备,在技术上已经领先于国内外同行。

三、产品发展历程

本产品研发期自1999年初至2002年6月。研发过程中,公司主要开展了技术选型、理论模型建立、水槽试验、科研样机研制、动物试验、试验样机研制、人体初步试验、生产样机研制等多项工作。研发成果包括:解决了理论模型建立、仪器测量参数的选定、水肿特征专家数据库的建立、扰动系数与水肿、血肿的相关关系模型建立、扰动系数的计算方法、低频电流穿透颅骨原理及方法、测量电极选择、电极胶合及测量方法确定等问题。

2002年7月经重庆市药品监督管理局的批准,产品正式开始进入临床试验阶段,产品同时进入中试阶段。2002年7月–12月,按照相关要求完成了在第三军医大学新桥医院和大坪医院的正式临床试验。在正式临床期间,解决了仪器测量稳定性及测量精度问题,并最终完成了可用于商业销售的产品。无创脑水肿动态监护仪获得了医疗器械注册证,企业获得医疗器械生产许可证,产品进入试产试销阶段。

在开发脑水肿监护仪产品的基础上自主开发出了嵌入式操作系统平台。这为该产品的升级和进一步开发打下了坚实的基础。该产品2008年获得重庆市信息产业局创新重点产品资金资助。

目前,公司已完成了Ⅰ型、Ⅱ型、Ⅲ型共三代产品的定型。

十年来,公司在阻抗成像技术、嵌入式数字开发平台技术方面,积累了大量的知识。在基础研究方面,通过和重庆大学,第三军医大学,重庆医科大学等学校联合,在样机研制,动物实验等方面进行合作,取得了卓有成效的业绩,在产品方面,通过和上述学校以及全国各地的一流技术水平的医院进行合作,在临床实验、临床科研方面,也取得了卓有成效的业绩,在国际国内发表了大量的学术文章。

该产品已经在全国300多家医院使用。产品的临床作用已经逐渐被医院和医学界接受。这些医院的神经内、外科检测和监护了脑出血、脑梗塞、脑外伤、脑肿瘤、脑中毒、脑积水、脑肿瘤摘除手术、脑微创手术等病患者共8000多例,以及对1800多例健康人的监护试验,仪器的临床准确度较高,对提高脑水肿的诊断与治疗起了积极作用,取得了良好的社会效益。

四、主要技术原理

无创脑水肿动态监护仪应用生物电磁场和异物扰动原理,采用阻抗复值测量技术通过检测水肿脑组织电阻抗的变化,反应脑水肿的变化程度。

五、产品的特点及临床作用

5.1 专业系统组成及特点:

设备由高精度数据采集系统、高速数据分析系统、高容量存储管理系统、高通量通讯系统、高清打印管理系统等组成,具有以下特点:

1. 操作简单:设备临床应用操作简便,界面友好;各项有效数据提示醒目,容易判读。

2. 监测时间长:设备可一次性监测时间从15分钟–24小时按需要设置,可满足临床对病情进行持续动态观察的需要。

3. 存储量大:具有先进的信息存储与读取功能,可长期保存数万名患者的监护数据,不仅可保留齐全的数据与证据,也可提供宝贵的研究资源。

4. 可靠性好:数据实行模块化统计分析,根据不同的病种进行精确建模,可对病情变化进行实时报警。

5. 符合率高:根据医学统计,本监护仪对病情变化监护数据符合率高达90%以上。

5.2 临床作用:

1. 动态监护高危脑水肿,及时预警颅内压失代偿
2. 反映脱水降低率,提示医生合理使用脱水药
3. 检测早期脑梗塞,提供诊断信息
4. 监测脑水肿动态变化,判断病情转归与预后
5. 颅脑手术监测
6. 开展科学研究,从全新领域探索脑的病理生理

六、小结

BORN–BE无创脑水肿动态监护仪是目前世界上唯一用于临床脑水肿动态监测的仪器,可对脑水肿进行床旁、无创、动态、智能的监护,可有效预警因脑水肿加重所致颅内压失代偿,是CT、MRI等设备的有效补充。

肿瘤安全放射治疗的安全守护神

——医科达MOSAIQ®肿瘤信息管理系统

医科达(中国)有限公司

放射治疗是肿瘤治疗最主要的手段之一,在肿瘤的综合治疗中占有举足轻重的地位。技术的进步加快了高端放疗设备的推出,放疗设备功能越来越丰富、精度越来越高,为精确定位、精确计算、精确治疗提供了新手段,促使放射治疗进入了精确放疗的时代。

高端放射设备在提供新的治疗方式的同时,对使用人员也提出了更高的要求,以医科达AXESSE加速器为例,该设备提供160片高速多叶光栅、六维床、4D影像引导、超声影像引导等软硬件设备,需要操作人员在这些高端设备上精确无误的操作才能实现真正"精确"放疗。怎样保证每个操作步骤都是精确的?如果误操作是否会有报警和提醒?这些都是现代放射治疗必须要面对的问题。

除了上述提到的加速器外,在整个放疗过程中,还涉及到CT、模拟机、计划系统、QA系统等设备的运用,以及病人、医生、护士、物理师、技术员、管理员等不同角色在放疗过程中的参与。仅靠传统的行政管理或者单点的安全质控去保证如此复杂的放疗流程的安全性是不现实的,我们迫切的需要有一个统一的管理平台对设备进行整合、人员进行整合、数据进行整合。我们需要对放疗参与人员的操作流程和职责权限进行清晰的定义,我们需要对涉及到放疗安全隐患的环节设置提醒和对工作人员操作过程进行严格的记录和追踪。

医科达公司的MOSAIQ®肿瘤信息管理系统(以下简称MOSAIQ®)是目前全球唯一能够把主流厂商直线加速器、质子设备、TOMO、Cyber-Knife、模拟机、后装机和计划系统的整合在一个数据共享平台上的信息管理系统。在统一的信息共享平台上,针对放疗流程的每个环节MOSAIQ®都有相应的安全考虑,放疗流程中的不同工作环节之间有清晰的关系定义,每个使用者都有灵活、可个性化配置的用户界面,有清晰的职责定义和权限划分。MOSAIQ®通过对硬件设备、工作流程、人员分配、数据信息的采集和监控,实现真正的放疗安全。

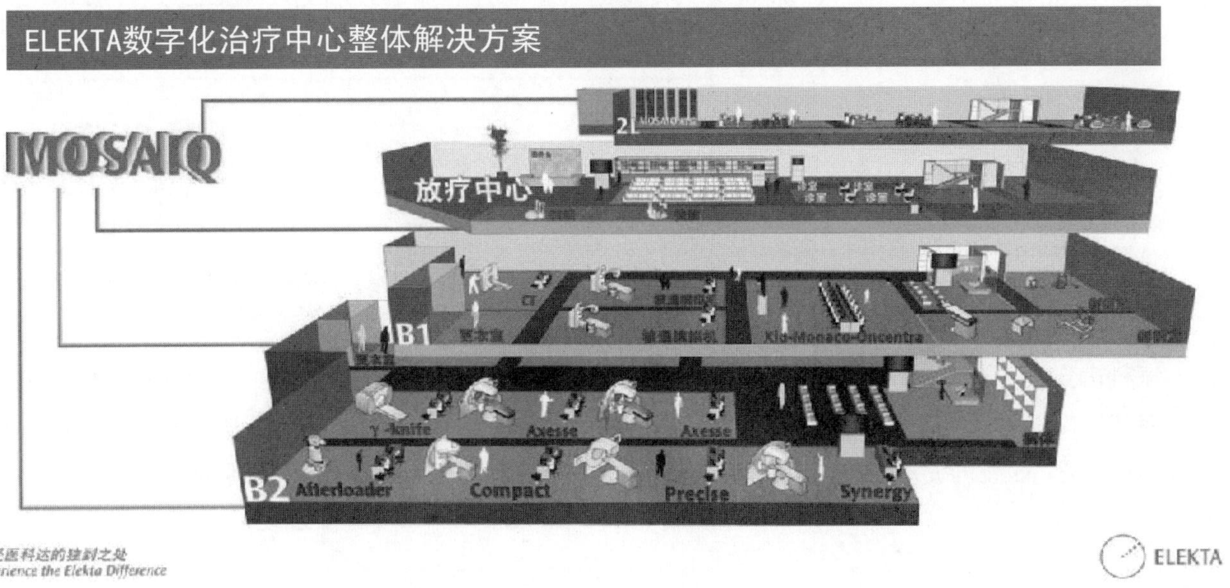

MOSAIQ®软件工作环境示意图

MOSAIQ®在放疗中的作用主要体现在:

- 完整的记录从病人挂号开始,至检、化验结果,诊断,治疗方案,放疗实施,随访等所有相关信息。
- MOSAIQ®支持医护团队的每一位成员及时、准确地获取患者的病历资料,准确,高效的完成放射治疗,减少病人的治疗等候时间。
- MOSAIQ®实现治疗系统和治疗计划数据的统一管理,每个相关的放疗环节,都有相应的安全保证措施,如:
  - 针对病人身份识别我们采用照片、条码和指纹识别双重确认机制;
  - 针对处方和射野,临床医生和物理师双重审核机制;
  - 针对病人摆位,提供严格的摆位验证机制;
  - 针对摆位误差提供影像审核机制;
  - 针对放疗实施提供记录验证、剂量跟踪验证机制;

  ……
- 针对日常工作,提供了多种、可自定义的工作流程,如预约流程、任务流转监控等,满足科室个性化需要。
- 通过为癌症生存者提供支持服务,可获得更佳的随访信息。MOSAIQ®会记录和报告这些信息,从而提高治疗结果数据的有效性,为以后诊断决策提供帮助。
- MOSAIQ®可以为科室管理者提供大量统计分析工具,一目了然的报表让管理者轻松获取大量有效信息。

医科达MOSAIQ®网络总体规划如下图:

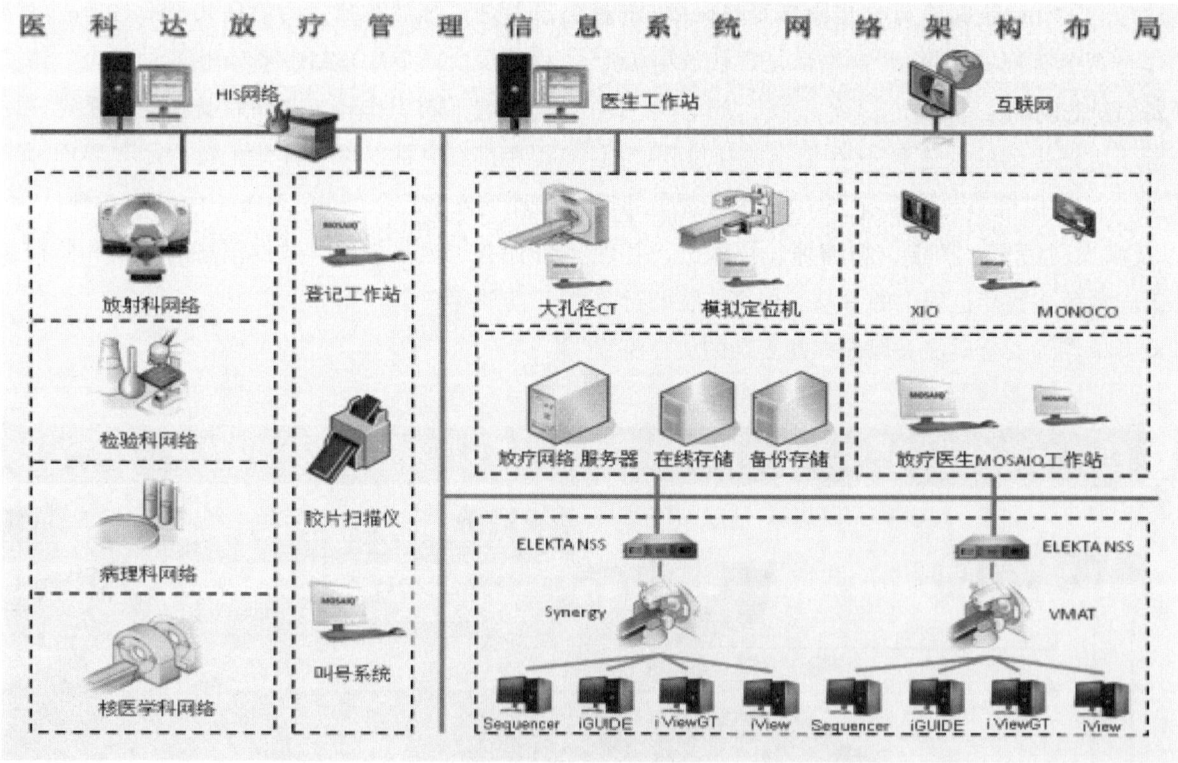

医科达公司一直致力于为客户提供一套完整的,可靠的放射治疗全面解决方案。MOSAIQ®肿瘤信息管理系统是因其接口开放性、信息涵盖面广、功能强大,成为开展放疗不可或缺的信息管理工具。通过MOSAIQ平台整合医科达公司丰富的放疗产品,为广大客户提供一个安全可靠的放疗工作环境是我们应致力最求的目标。

九、附录

2011年度评估选型结果汇总

一、 X线机类

1.普通X线机	
岛津企业管理(中国)有限公司	RAD SPEED M
汕头市超声仪器研究所有限公司	YSZ-801
汕头市超声仪器研究所有限公司	YSZ-803
深圳市蓝韵实业有限公司	明睿 LWX-20P
2.胃肠X线机	
日立医疗器械(北京)有限公司	POPULUS Ti
岛津企业管理(中国)有限公司	SONIALVISION safire 17
岛津企业管理(中国)有限公司	SONIALVISION versa 100
深圳市贝斯达医疗器械有限公司	BTF-50
岛津企业管理(中国)有限公司	FLEXAVISION
岛津企业管理(中国)有限公司	D-VISION PLUS
山东新华医疗器械股份有限公司	XHX150A
3.导管X线机	
西门子(中国)有限公司	Artis zee ceiling
西门子(中国)有限公司	Artis zee biplane
西门子(中国)有限公司	Artis zee floor
西门子(中国)有限公司	Artis zeego
岛津企业管理(中国)有限公司	Bransist safire(双向)
岛津企业管理(中国)有限公司	Bransist safire(平板)
岛津企业管理(中国)有限公司	HeartSpeed 10Plus(影增)
4.移动C型臂X线机	
北京驰马特图像技术有限公司	SMC-I
北京驰马特图像技术有限公司	SMC-II
岛津企业管理(中国)有限公司	WHA-200
东芝医疗系统(中国)有限公司	SXT-1000A
5.床边移动X线机	
岛津企业管理(中国)有限公司	MUX-100J

续表

岛津企业管理(中国)有限公司	MUX-100DJ
岛津企业管理(中国)有限公司	MUX-200DJ
日立医疗器械(北京)有限公司	Sirius 130HP
岛津企业管理(中国)有限公司	MUX-10J
6.遥控透视X线机	
北京万东高星电子产品有限责任公司	GX100医用高频遥控X射线机
7.乳腺X线机	
飞利浦(中国)投资有限公司	MammoDiagnost DR
北京驰马特图像技术有限公司	BM-2B钼靶乳腺机
东芝医疗系统(中国)有限公司	MGU-1000A
8.计算机化拍片机(CR)	
锐珂亚太投资管理(上海)有限公司	classic
锐珂亚太投资管理(上海)有限公司	PoC360
锐珂亚太投资管理(上海)有限公司	Vita
9.数字化拍片机(DR)、平板类	
沈阳东软医疗系统有限公司	NeuVisionDR
沈阳东软医疗系统有限公司	NeuVisionDR-HD
北京中科美伦科技有限公司	ZK-DR(A1)
深圳迈瑞生物医疗电子股份有限公司	DigiEye760A
深圳迈瑞生物医疗电子股份有限公司	DigiEye560
深圳迈瑞生物医疗电子股份有限公司	DigiEye760
邦盛医疗装备(天津)股份有限公司	FS-500DDR
北京中科美伦科技有限公司	ZK-DR(A3)
岛津企业管理(中国)有限公司	RAD SPEED M
锐珂亚太投资管理(上海)有限公司	DRX-Nova
深圳市蓝韵实业有限公司	晶睿2600B
深圳市深图医学影像设备有限公司	SONTU100-FDR
北京宝利康医学工程公司	XPLORE 900
四川西南医用设备有限公司	FORTHGOER-RII
四川西南医用设备有限公司	FORTHGOER-RI
四川西南医用设备有限公司	FORTHGOER-RF
10.数字化拍片机(DR)、CCD类	
深圳市蓝韵实业有限公司	晶睿DR2800
深圳市深图医学影像设备有限公司	SONTU100-CDR
北京宝利康医学工程公司	XPLORE 1800

续表

汕头市超声仪器研究所有限公司	SSY-1000HU
汕头市超声仪器研究所有限公司	SSY-1000LU
北京中科美伦科技有限公司	ZK-DR(A2)
北京中科美伦科技有限公司	ZK-DR(D)

二、大设备类

X线计算机断层扫描装置(CT)类	
1.CT(临床实用型)	
西门子(中国)有限公司	SOMATOM Emotion
2.CT(临床科研型)	
西门子(中国)有限公司	SOMATOM Definition AS 40/64/AS+
医用磁共振成像装置(MRI)类	
1.MRI(低场)	
深圳市贝斯达医疗器械有限公司	BTI-035
西门子(中国)有限公司	MAGNETOM C!
深圳迈瑞生物医疗电子股份有限公司	MagSense 360
2.MRI(超导)	
西门子(中国)有限公司	MAGNETOM Verio
西门子(中国)有限公司	Magnetom Avanto
西门子(中国)有限公司	Magnetom Essenza
直线加速器类	
1.直线加速器(临床科研型)	
西门子(中国)有限公司	ARTISTE fIGRT
2.直线加速器(临床实用型)	
西门子(中国)有限公司	ONCOR IMRT
西门子(中国)有限公司	ARTISTE fIMRT
山东新华医疗器械股份有限公司	XHA600D
沈阳东软医疗系统有限公司	NMSR600
3.直线加速器(临床普及型)	
西门子(中国)有限公司	ONCOR
深圳市键诚投资有限公司	HH-JSQ-6-A

三、超声波诊断仪类

1. 全数字灰阶超声波诊断仪(A类)

阿洛卡国际贸易(上海)有限公司	Prosound 6
汕头市超声仪器研究所有限公司	CTS-5500

2. 全数字灰阶超声波诊断仪(B类)

深圳迈瑞生物医疗电子股份有限公司	DP-50
深圳迈瑞生物医疗电子股份有限公司	DP-8500
深圳迈瑞生物医疗电子股份有限公司	DP-50T
深圳市蓝韵实业有限公司	F50
武汉中旗电子有限责任公司	ZQ-6600、ZQ-6600plus、ZQ-6601. ZQ-6602
武汉中旗电子有限责任公司	ZQ-9900、ZQ-9900plus、ZQ-9901. ZQ-9902
深圳市蓝韵实业有限公司	C30/C35
深圳市蓝韵实业有限公司	C20/C25
无锡祥生医学影像有限责任公司	CHISON 7600

3. 彩色多普勒超声波诊断仪(A类)

百胜(中国)有限公司	MyLab 90
百胜(中国)有限公司	MyLab 70XVG
百胜(中国)有限公司	MyLab Twice
阿洛卡国际贸易(上海)有限公司	Prosound F75
东芝医疗系统(中国)有限公司	SSA-780A(AplioMX)

4. 彩色多普勒超声波诊断仪(B类)

百胜(中国)有限公司	MyLab 50
百胜(中国)有限公司	MyLab 30cv
百胜(中国)有限公司	MyLab Five
深圳迈瑞生物医疗电子股份有限公司	DC-7
深圳市开立科技有限公司	S20Pro
东芝医疗系统(中国)有限公司	TUS-A500(Aplio500)
无锡祥生医学影像有限责任公司	CHISON iVis60
深圳迈瑞生物医疗电子股份有限公司	M7 Series
深圳迈瑞生物医疗电子股份有限公司	DC-6ExpertII
沈阳东软医疗系统有限公司	Phoenix

续表

飞利浦(中国)投资有限公司	HD11XE
飞利浦(中国)投资有限公司	HD9
5.彩色多普勒超声波诊断仪(C类)	
百胜(中国)有限公司	MyLab 40
百胜(中国)有限公司	MyLab 20plus
百胜(中国)有限公司	MyLab 30Gold Cardiovascular
百胜(中国)有限公司	MyLab 25Gold
深圳迈瑞生物医疗电子股份有限公司	DC-3
深圳迈瑞生物医疗电子股份有限公司	M5
百胜(中国)有限公司	MyLab one
无锡祥生医学影像有限责任公司	CHISON iVis20
深圳迈瑞生物医疗电子股份有限公司	DC-NovaS

四、急救监护类

1.监护仪	
力新仪器(上海)有限公司	UP-8000
武汉中旗电子有限责任公司	PM-7000系列
深圳市理邦精密仪器股份有限公司	M8000系列
深圳市理邦精密仪器股份有限公司	M9B系列
深圳市金科威实业有限公司	G60
深圳市金科威实业有限公司	G50
飞利浦(中国)投资有限公司	SureSigns VM6
飞利浦(中国)投资有限公司	SureSigns VM8
2.心电图机(单道)	
深圳市理邦精密仪器股份有限公司	SE-100
武汉中旗电子有限责任公司	ZQ-1201. ZQ-1201G
3.心电图机(多道)	
深圳市理邦精密仪器股份有限公司	SE-1200
深圳市理邦精密仪器股份有限公司	SE-12Express
武汉中旗电子有限责任公司	ZQ-1212
武汉中旗电子有限责任公司	ZQ-1206
武汉中旗电子有限责任公司	ZQ-1203. ZQ-1203G
深圳市理邦精密仪器股份有限公司	SE-300

续表

北京福田电子医疗仪器有限公司	FX-8222,FX-8222T
北京福田电子医疗仪器有限公司	FX-8322,FX-8322T
深圳市邦健电子有限公司	ECG-1200
4.多功能呼吸机	
北京航天长峰股份有限公司	Elisa
5.多功能麻醉机	
力新仪器(上海)有限公司	Anaeston 3000
6.麻醉机工作站	
力新仪器(上海)有限公司	Anaeston 5000>
7.除颤仪	
飞利浦(中国)投资有限公司	HeartStart XL
深圳迈瑞生物医疗电子股份有限公司	BeneHeart D5
深圳迈瑞生物医疗电子股份有限公司	BeneHeart D6
深圳迈瑞生物医疗电子股份有限公司	BeneHeart D3
深圳迈瑞生物医疗电子股份有限公司	BeneHeart D2

五、临床检验类

1.血细胞分析仪(三分类)	
桂林优利特医疗电子有限公司	URIT-3010
长春迪瑞医疗科技股份有限公司	BCC-3000B
2.血细胞分析仪(五分类)	
深圳迈瑞生物医疗电子股份有限公司	BC-5180
深圳迈瑞生物医疗电子股份有限公司	BC-5100
深圳迈瑞生物医疗电子股份有限公司	BC-6600
深圳迈瑞生物医疗电子股份有限公司	BC-5600
桂林优利特医疗电子有限公司	URIT-5500
3.酶标洗板机	
北京倍肯恒业科技发展有限责任公司	BK-2008W
4.酶标仪	
北京倍肯恒业科技发展有限责任公司	BK-2008R
5.全自动生化分析仪(A类)	
上海科华实验系统有限公司	卓越1280
深圳迈瑞生物医疗电子股份有限公司	BS-820M

续表

上海科华实验系统有限公司	卓越1200
东芝医疗系统(中国)有限公司	TBA-2000FR
西门子医学诊断产品(上海)有限公司	ADVIA 2400 Chemistry System
西门子医学诊断产品(上海)有限公司	ADVIA 1800 Chemistry System
长春迪瑞医疗科技股份有限公司	CS-6400
长春迪瑞医疗科技股份有限公司	CS-1600
长春迪瑞医疗科技股份有限公司	CS-800A
长春迪瑞医疗科技股份有限公司	CS-800B
长春迪瑞医疗科技股份有限公司	CS-800D
长春迪瑞医疗科技股份有限公司	CS-1200
长春迪瑞医疗科技股份有限公司	CS-800C
长春迪瑞医疗科技股份有限公司	CS-620
长春迪瑞医疗科技股份有限公司	CS-700
西门子医学诊断产品(上海)有限公司	Dimension RxL Max Clinical Chemistry System
6.全自动生化分析仪(B类)	
北京倍肯恒业科技发展有限责任公司	SC-300
上海科华实验系统有限公司	卓越450
上海科华实验系统有限公司	卓越400
长春迪瑞医疗科技股份有限公司	CS-400A
长春迪瑞医疗科技股份有限公司	CS-400B
深圳迈瑞生物医疗电子股份有限公司	BS-350E
南京神州英诺华医疗科技有限公司	DS401
深圳迈瑞生物医疗电子股份有限公司	BS-330E
深圳迈瑞生物医疗电子股份有限公司	BS-350
桂林优利特医疗电子有限公司	URIT-8136系列
深圳市蓝韵实业有限公司	LW C320
南京神州英诺华医疗科技有限公司	DG402
深圳市蓝韵实业有限公司	LW C300
长春迪瑞医疗科技股份有限公司	CS-400C
7.全自动生化分析仪(C类)	
深圳市蓝韵实业有限公司	LW C240

续表

深圳市蓝韵实业有限公司	LW C200iplus
深圳市蓝韵实业有限公司	LW C260
上海科华实验系统有限公司	卓越350
上海科华实验系统有限公司	卓越360
北京倍肯恒业科技发展有限责任公司	SC-150
8.半自动生化分析仪	
上海科华实验系统有限公司	L-3180
上海科华实验系统有限公司	L-3280
北京倍肯恒业科技发展有限责任公司	BK-2008
9.尿液分析仪	
桂林优利特医疗电子销售有限公司	URIT-1500
西门子医学诊断产品(上海)有限公司	Clinitek Advantus
西门子医学诊断产品(上海)有限公司	Clinitek Status
长春迪瑞医疗科技股份有限公司	N-600
长春迪瑞医疗科技股份有限公司	H-300
长春迪瑞医疗科技股份有限公司	N-400
长春迪瑞医疗科技股份有限公司	H-500
长春迪瑞医疗科技股份有限公司	H-800
长春迪瑞医疗科技股份有限公司	H-50
长春迪瑞医疗科技股份有限公司	H-100
长春迪瑞医疗科技股份有限公司	HC-600
长春迪瑞医疗科技股份有限公司	HC-400
10.尿液干化学分析仪	
深圳市恩普电子技术有限公司	U2
北京倍肯恒业科技发展有限责任公司	BK-DU10
深圳市锦瑞电子有限公司	BA670
11.尿沉渣分析仪	
长春迪瑞医疗科技股份有限公司	FUS-200
西门子医学诊断产品(上海)有限公司	US-2012A
西门子医学诊断产品(上海)有限公司	US-2026
长春迪瑞医疗科技股份有限公司	FUS-160
长春迪瑞医疗科技股份有限公司	FUS-180

续表

12.电解质分析仪	
北京倍肯恒业科技发展有限责任公司	BK-2008E
上海迅达医疗仪器有限公司	XD685
上海科华实验系统有限公司	SA-6000
深圳市锦瑞电子有限公司	GE200
13.血凝分析仪	
深圳市锦瑞电子有限公司	CA54
深圳市锦瑞电子有限公司	CA52
14.血气分析仪	
西门子医学诊断产品(上海)有限公司	Rapidlab 1265
西门子医学诊断产品(上海)有限公司	Rapidlab 348
西门子医学诊断产品(上海)有限公司	Rapidlab 248
15.微生物鉴定和药敏仪	
西门子医学诊断产品(上海)有限公司	MicroScan Walkaway 40 Plus / MicroScan Walkaway 96 Plus
西门子医学诊断产品(上海)有限公司	MicroScan autoSCAN-4
16.生物安全柜	
力新仪器(上海)有限公司	HFsafe-1200
山东新华医疗器械股份有限公司	BSC1300-Ⅱ-A2/BSC1300-Ⅱ-B2

六、内窥镜类

1.电子超声	
富士胶片(中国)投资有限公司	SU-7000
富士胶片(中国)投资有限公司	EG-530UR
富士胶片(中国)投资有限公司	EG-530UT
奥林巴斯(北京)销售服务有限公司	GF-UE260-AL5
奥林巴斯(北京)销售服务有限公司	GF-UM2000
奥林巴斯(北京)销售服务有限公司	BF-UC260F-OL8
奥林巴斯(北京)销售服务有限公司	GF-UCT240-AL5
奥林巴斯(北京)销售服务有限公司	GF-UC240P-AL5
奥林巴斯(北京)销售服务有限公司	BF-UC260FW
2.电子结肠镜	
富士胶片(中国)投资有限公司	EC-250WM5
富士胶片(中国)投资有限公司	EC-450WM5

续表

富士胶片(中国)投资有限公司	EC-590WM
富士胶片(中国)投资有限公司	EC-450WI5
富士胶片(中国)投资有限公司	EC-99WM
上海澳华光电内窥镜有限公司	VME-1650S
奥林巴斯(北京)销售服务有限公司	PCF-Q260AL
奥林巴斯(北京)销售服务有限公司	PCF-Q260JL
奥林巴斯(北京)销售服务有限公司	PCF-Q260JI
奥林巴斯(北京)销售服务有限公司	CF-V70L
奥林巴斯(北京)销售服务有限公司	CF-Q260AI
奥林巴斯(北京)销售服务有限公司	CF-Q260AL
奥林巴斯(北京)销售服务有限公司	CF-Q260DI
奥林巴斯(北京)销售服务有限公司	CF-Q260DL
奥林巴斯(北京)销售服务有限公司	PCF-Q260AI
奥林巴斯(北京)销售服务有限公司	CF-V70I
上海成运内窥镜设备有限公司	CVE-2100L/I/S
奥林巴斯(北京)销售服务有限公司	PCF-Q180AL/I
奥林巴斯(北京)销售服务有限公司	CF-Q180AL/I
3.电子胃镜	
富士胶片(中国)投资有限公司	EG-450D5
富士胶片(中国)投资有限公司	EG-250WR5
富士胶片(中国)投资有限公司	EG-590WR
富士胶片(中国)投资有限公司	EG-450WR5
富士胶片(中国)投资有限公司	EG-270N5
富士胶片(中国)投资有限公司	EG-530N
奥林巴斯(北京)销售服务有限公司	GIF-H260
奥林巴斯(北京)销售服务有限公司	GIF-Q260J
奥林巴斯(北京)销售服务有限公司	GIF-H260Z
奥林巴斯(北京)销售服务有限公司	GIF-Q260
奥林巴斯(北京)销售服务有限公司	GIF-2TQ260M
奥林巴斯(北京)销售服务有限公司	GIF-Q240Z
奥林巴斯(北京)销售服务有限公司	GIF-2T240
奥林巴斯(北京)销售服务有限公司	GIF-XP260
奥林巴斯(北京)销售服务有限公司	GIF-XQ260

续表

奥林巴斯(北京)销售服务有限公司	GIF-FQ260Z
富士胶片(中国)投资有限公司	EG-99WR
奥林巴斯(北京)销售服务有限公司	GIF-XP260N
奥林巴斯(北京)销售服务有限公司	GIF-V70
奥林巴斯(北京)销售服务有限公司	GIF-Q180
奥林巴斯(北京)销售服务有限公司	GIF-N180
上海澳华光电内窥镜有限公司	VME-92S
奥林巴斯(北京)销售服务有限公司	GIF-Q150
奥林巴斯(北京)销售服务有限公司	GIF-XP150N
上海成运内窥镜设备有限公司	GVE-2100
4.电子气管镜	
奥林巴斯(北京)销售服务有限公司	BF-1T260
奥林巴斯(北京)销售服务有限公司	BF-6C260
奥林巴斯(北京)销售服务有限公司	BF-260
奥林巴斯(北京)销售服务有限公司	BF-P180
奥林巴斯(北京)销售服务有限公司	BF-1T150
奥林巴斯(北京)销售服务有限公司	BF-Q180
奥林巴斯(北京)销售服务有限公司	BF-P150
奥林巴斯(北京)销售服务有限公司	BF-P260F
奥林巴斯(北京)销售服务有限公司	BF-F260
奥林巴斯(北京)销售服务有限公司	BF-1T180
5.电子腹腔镜	
奥林巴斯(北京)销售服务有限公司	WA50012A
奥林巴斯(北京)销售服务有限公司	WA50010A
奥林巴斯(北京)销售服务有限公司	WA50022B
奥林巴斯(北京)销售服务有限公司	WA50020B
奥林巴斯(北京)销售服务有限公司	LTF-VP
奥林巴斯(北京)销售服务有限公司	WA50012T
奥林巴斯(北京)销售服务有限公司	A50002A
奥林巴斯(北京)销售服务有限公司	A50000A
6.电子十二指肠镜	
富士胶片(中国)投资有限公司	ED-530XT
富士胶片(中国)投资有限公司	ED-250XT5

续表

奥林巴斯(北京)销售服务有限公司	JF-260V
奥林巴斯(北京)销售服务有限公司	TJF-260V
7.电子小肠镜	
富士胶片(中国)投资有限公司	EN-450T5
奥林巴斯(北京)销售服务有限公司	SIF-Q260
8.电子放大结肠镜	
富士胶片(中国)投资有限公司	EC-590ZW/M/L
奥林巴斯(北京)销售服务有限公司	CF-H260AI
奥林巴斯(北京)销售服务有限公司	CF-FH260AZI
奥林巴斯(北京)销售服务有限公司	CF-H260AL
奥林巴斯(北京)销售服务有限公司	CF-FH260AZL
奥林巴斯(北京)销售服务有限公司	CF-H260AZI
9.纤维胆道镜	
奥林巴斯(北京)销售服务有限公司	CHF-P60
奥林巴斯(北京)销售服务有限公司	CHF-CB30L
奥林巴斯(北京)销售服务有限公司	CHF-CB30S
10.纤维咽喉镜	
奥林巴斯(北京)销售服务有限公司	ENF-GP
奥林巴斯(北京)销售服务有限公司	ENF-P4
奥林巴斯(北京)销售服务有限公司	ENF-T3
11.纤维支气管镜	
奥林巴斯(北京)销售服务有限公司	BF-XP60
奥林巴斯(北京)销售服务有限公司	BF-MP60
奥林巴斯(北京)销售服务有限公司	BF-3C40
奥林巴斯(北京)销售服务有限公司	BF-P60
奥林巴斯(北京)销售服务有限公司	BF-1T60
奥林巴斯(北京)销售服务有限公司	BF-N20
奥林巴斯(北京)销售服务有限公司	BF-XT40

七、消毒类

1.软式内窥镜清洗消毒机	
奥林巴斯(北京)销售服务有限公司	OER-A
2.低温等离子灭菌器	
北京白象新技术有限公司	PS-90

续表

山东新华医疗器械股份有限公司	PS型
北京白象新技术有限公司	PS-60
北京白象新技术有限公司	PS-120
力新仪器(上海)有限公司	HK-LTPS100A
3.环氧乙烷灭菌器	
山东新华医疗器械股份有限公司	XG2. DCZ-130
山东新华医疗器械股份有限公司	XG2. DCV-220
4.清洗消毒器	
山东新华医疗器械股份有限公司	Super 6000
山东新华医疗器械股份有限公司	RAPID-A-520
北京白象新技术有限公司	QPQ550
北京白象新技术有限公司	QPQ320
山东新华医疗器械股份有限公司	RAPID-M-320
北京白象新技术有限公司	QPQ360
5.自动控制压力蒸汽灭菌器	
北京白象新技术有限公司	HS-800
北京白象新技术有限公司	HS-1200
北京白象新技术有限公司	HS-1500
山东新华医疗器械股份有限公司	XG1. D型
山东新华医疗器械股份有限公司	Dmax(17L/23L)
山东新华医疗器械股份有限公司	XG1. H型

八、其他类

1.手术床	
北京航天长峰股份有限公司医疗器械分公司	ACM-T500
深圳迈瑞生物医疗电子有限公司	HyBase6100
2.高频电刀	
力新仪器(上海)有限公司	EB03
力新仪器(上海)有限公司	EB05
3.血透仪	
重庆山外山科技有限公司	SWS4000
重庆山外山科技有限公司	SWS4000B
广州市暨华医疗器械有限公司	AISO-3038

续表

重庆山外山科技有限公司	SWS4000A
广州市暨华医疗器械有限公司	JHM-2028
4.输液泵	
深圳市深科医疗器械技术开发有限公司	SK-600II
深圳市深科医疗器械技术开发有限公司	SK-600IB
北京科力建元医疗科技有限公司	ZNB-XK
深圳市深科医疗器械技术开发有限公司	SK-600I
5.多普勒胎音仪	
佛山市顺德区长兴超声设备有限公司	H10-3
佛山市顺德区长兴超声设备有限公司	CHX-3A
佛山市顺德区长兴超声设备有限公司	CHX-2C

2012年度评估选型结果汇总

6821医用电子设备

心电图机(多道)	
北京麦邦光电仪器有限公司	ECG1206
北京麦邦光电仪器有限公司	ECG1212
多参数监护仪	
深圳迈瑞生物医疗电子股份有限公司	BeneView T8
深圳迈瑞生物医疗电子股份有限公司	iPM 12
深圳迈瑞生物医疗电子股份有限公司	BeneView T5
深圳迈瑞生物医疗电子股份有限公司	BeneView T6
深圳迈瑞生物医疗电子股份有限公司	iPM 10
深圳迈瑞生物医疗电子股份有限公司	iPM 8
北京麦邦光电仪器有限公司	M1720
北京麦邦光电仪器有限公司	MB526T12
深圳迈瑞生物医疗电子股份有限公司	iPM-9800
深圳迈瑞生物医疗电子股份有限公司	iMEC 10
深圳迈瑞生物医疗电子股份有限公司	iMEC 8
北京麦邦光电仪器有限公司	MB526
北京麦邦光电仪器有限公司	CD2000
深圳迈瑞生物医疗电子股份有限公司	PM-7000
深圳迈瑞生物医疗电子股份有限公司	MEC-2000
深圳迈瑞生物医疗电子股份有限公司	MEC-1000
深圳迈瑞生物医疗电子股份有限公司	iMEC 12
深圳迈瑞生物医疗电子股份有限公司	PM-9000 Express
深圳迈瑞生物医疗电子股份有限公司	PM-9000
深圳迈瑞生物医疗电子股份有限公司	PM-8000 Express
生命体征监测仪	
深圳迈瑞生物医疗电子股份有限公司	VS-800
遥测监护仪	
深圳迈瑞生物医疗电子股份有限公司	TMS-6016

续表

肺功能仪	
北京麦邦光电仪器有限公司	MSA99

6823医用超声波仪器及设备

全数字灰阶超声波诊断仪(A类)	
汕头市超声仪器研究所有限公司	CTS-4000
汕头市超声仪器研究所有限公司	CTS-415 PLUS
深圳市开立科技有限公司	A8T
深圳市开立科技有限公司	A5
全数字灰阶超声波诊断仪(B类)	
无锡祥生医学影像有限责任公司	CHISON 8900
无锡祥生医学影像有限责任公司	CHISON 9300
彩色多普勒超声波诊断仪	
百盛(中国)有限公司	Mylab60
深圳市开立科技有限公司	SSI-8000PE
深圳市开立科技有限公司	SSI-5800
深圳市开立科技有限公司	SSI-4000
深圳市开立科技有限公司	S8Pro
日立医疗(广州)有限公司	HI VISION Avius
汕头市超声仪器研究所有限公司	Apogee 3300
汕头市超声仪器研究所有限公司	Apogee 1200
无锡祥生医学影像有限责任公司	CHISON Q8 PLUS
无锡祥生医学影像有限责任公司	CHISON Q6

6826物理治疗、康复及体育治疗仪器设备

微波治疗仪	
天津泽普科技发展有限公司	LY-3B型
天津泽普科技发展有限公司	LY-3E型
光子治疗仪	

续表

深圳普门科技有限公司	Carnation-33
红外治疗仪	
深圳普门科技有限公司	Lifowave-9350C PRO
脑循环系统治疗仪	
常州雅思医疗器械有限公司	YS系列脑功能障碍治疗仪
脑循环偏瘫综合治疗仪	
常州雅思医疗器械有限公司	YS500系列脑电仿生刺激仪
脑病(生理)治疗仪	
常州雅思医疗器械有限公司	YS600系列经颅磁刺激仪
吞咽功能障碍治疗仪	
常州雅思医疗器械有限公司	YS100系列吞咽神经和肌肉电刺激仪
软组织伤痛治疗仪	
常州雅思医疗器械有限公司	YS200系列磁振热治疗仪
电脑骨创伤治疗仪	
常州雅思医疗器械有限公司	YS400系列电脑骨创伤治疗仪
膀胱功能障碍治疗仪	
常州雅思医疗器械有限公司	YS900系列膀胱神经和肌肉电刺激仪
体外振动排痰机	
常州雅思医疗器械有限公司	YS800系列多频振动治疗仪
射频肿瘤热疗机	
南京恒埔伟业科技股份有限公司	HY7000、HY7000-I、HY7000-II
结肠透析机(商品名:结肠透析治疗仪)	
广州市今健医疗器械有限公司	JS-308A
广州市今健医疗器械有限公司	JS-308C
广州市今健医疗器械有限公司	JS-308F
智能肛周熏洗仪(商品名:超声雾化熏洗治疗仪)	
广州市今健医疗器械有限公司	JS-808A
低频电子治疗仪(商品名:中医择时经络治疗仪)	
广州市今健医疗器械有限公司	JS-116A

续表

医用智能汽疗仪(商品名:智能中药熏蒸机)	
广州市今健医疗器械有限公司	JS-809A
广州市今健医疗器械有限公司	JS-809B
广州市今健医疗器械有限公司	JS-809C
广州市今健医疗器械有限公司	JS-809D
电脑结肠灌洗仪(结肠灌洗机)	
广州市今健医疗器械有限公司	JS-818A
广州市今健医疗器械有限公司	JS-818B
广州市今健医疗器械有限公司	JS-818C
广州市今健医疗器械有限公司	JS-818E
电脑遥控灌肠整复仪	
广州市今健医疗器械有限公司	JS-628E
广州市今健医疗器械有限公司	JS-628F
双通路电脑气压止血仪	
广州市今健医疗器械有限公司	JS-616
广州市今健医疗器械有限公司	JS-616A
毫米波治疗仪(推柜式)	
成都恒波医疗器械有限公司	HB/H-A
成都恒波医疗器械有限公司	HB/H-B
成都恒波医疗器械有限公司	HB/H-D
毫米波治疗仪(台式)	
成都恒波医疗器械有限公司	HB/H-a
成都恒波医疗器械有限公司	HB/H-b
成都恒波医疗器械有限公司	HB/H-d
心肺复苏机	
河南迈松医用设备制造有限公司	MSCPR-1A
河南迈松医用设备制造有限公司	MSCPR-1A+
上转发光免疫分析仪	
北京热景生物技术有限公司	UPT-3A

续表

医用臭氧治疗仪	
陕西鸿德立恒电子科技有限公司	HD_3000CLG
陕西鸿德立恒电子科技有限公司	HD_3000FLGI
痔腺康内腔整复仪	
乐陵市信诺医疗器械有限公司	XN-ZXI
乐陵市信诺医疗器械有限公司	XN-ZXII
乐陵市信诺医疗器械有限公司	XN-ZXIII
熏洗坐浴器	
乐陵市信诺医疗器械有限公司	XN-ZYI
结肠灌洗机	
乐陵市信诺医疗器械有限公司	XN-SL
乐陵市信诺医疗器械有限公司	XN-JZ1501
高清晰结直肠镜检查系统	
乐陵市信诺医疗器械有限公司	XN-JC150

6829医用X线设备

普通X线机	
江苏海格医疗装备有限公司	HG-20A
江苏海格医疗装备有限公司	HG-50A
华润万东医疗装备股份有限公司	HF50-RA
东芝医疗系统(中国)有限公司	MRAD A32S RADREX
华润万东医疗装备股份有限公司	HF50-R
华润万东医疗装备股份有限公司	HF50-R32
华润万东医疗装备股份有限公司	F30-IIG
CR	
锐珂亚太投资管理(上海)有限公司	Kodak DirectView CR975
锐珂亚太投资管理(上海)有限公司	Vita LE
DR机(CCD类)	
深圳安科高技术股份有限公司	ASR-9150
华润万东医疗装备股份有限公司	新东方1000B

续表

北京中科美伦医疗股份有限公司	ZK-DR(A)
深圳市安健科技有限公司	Angell-DR-A-L/H
北京中科美伦医疗股份有限公司	ZK-DR(E)
北京中科美伦医疗股份有限公司	ZK-DR(B)
深圳市安健科技有限公司	Angell-DR-B-L/H
华润万东医疗装备股份有限公司	DR-200
DR机(平板类)	
华润万东医疗装备股份有限公司	新东方1000
华润万东医疗装备股份有限公司	DR-200A
日立医疗器械(北京)有限公司	Radnext 50
宁波鑫高益磁材有限公司	GDX-HAWK
东芝医疗系统(中国)有限公司	MRAD-D50S RADREX
深圳市蓝韵实业有限公司	晶睿DR500M(移动式)
东软医疗	NeuPioneer DR HD、NeuStar DR
移动C型臂X线机	
北京驰马特图像技术有限公司	SMC-III
飞利浦(中国)投资有限公司	Veradius
遥控透视X线机	
华润万东医疗装备股份有限公司	HF51-7A
飞利浦(中国)投资有限公司	MultiDiagnost eleva FD
华润万东医疗装备股份有限公司	HF51-3A
华润万东医疗装备股份有限公司	F52-8C
华润万东医疗装备股份有限公司	HF51-3C
华润万东医疗装备股份有限公司	F78-IIIC
华润万东医疗装备股份有限公司	F78-IIIB
华润万东医疗装备股份有限公司	HF51-2A
华润万东医疗装备股份有限公司	F108-V
数字乳腺X线机	
深圳市安健科技有限公司	Angel-DM-H

续表

东芝医疗系统(中国)有限公司	MGU-1000D
普通乳腺X线机	
深圳安科高技术股份有限公司	ASR-3000P
深圳安科高技术股份有限公司	ASR-3000
胃肠X线机	
华润万东医疗装备股份有限公司	DRF-1
东软医疗	NSX-RF2900 STD、NSX-RF2900 plus、NSX-RF2900 pro
东芝医疗系统(中国)有限公司	Ultimax-I(影增胃肠X线机)
东芝医疗系统(中国)有限公司	Ultimax-I(平板胃肠X线机)
华润万东医疗装备股份有限公司	HF81-3
华润万东医疗装备股份有限公司	HF81-5
华润万东医疗装备股份有限公司	HF81-2
东芝医疗系统(中国)有限公司	Winscope Plessart EX8
华润万东医疗装备股份有限公司	HF51-5
飞利浦(中国)投资有限公司	EasyDiagnost Eleva
华润万东医疗装备股份有限公司	DRF-2
日立医疗器械(北京)有限公司	CUREVISTA
日立医疗器械(北京)有限公司	EXAVISTA
导管X线机	
东芝医疗系统(中国)有限公司	INFX-8000V SP(落地式多关节C形臂平板血管造影系统)
东芝医疗系统(中国)有限公司	INFX-8000V BP(多关节双臂平板血管造影系统)
东芝医疗系统(中国)有限公司	INFX-8000C (悬吊式C形臂通用型平板血管造影系统)
东芝医疗系统(中国)有限公司	INFX-8000F(落地式C形臂平板血管造影系统)
东芝医疗系统(中国)有限公司	INFX-8000C (悬吊式C形臂心血管平板造影系统)
飞利浦(中国)投资有限公司	Allura Xper FD 2010
飞利浦(中国)投资有限公司	Allura Xper FD 20
飞利浦(中国)投资有限公司	Allura CV20
飞利浦(中国)投资有限公司	Allura Xper FD10/10
飞利浦(中国)投资有限公司	Allura Xper FD 10

续表

华润万东医疗装备股份有限公司	CG0-2100
华润万东医疗装备股份有限公司	CGO-2100A

大设备类

CT(临床实用型)	
日立医疗器械(北京)有限公司	ECLOS 16
日立医疗器械(北京)有限公司	ECLOS 8
日立医疗器械(北京)有限公司	ECLOS 4
CT(临床科研型)	
东芝医疗系统(中国)有限公司	Aquilion PRIME
飞利浦(中国)投资有限公司	Brilliance CT 128
飞利浦(中国)投资有限公司	Brilliance CT 64
东芝医疗系统(中国)有限公司	ACTIVION 16
日立医疗器械(北京)有限公司	SCENARIA
CT(科学研究型)	
东芝医疗系统(中国)有限公司	Aquilion ONE (320排动态容积CT)
MRI(临床实用型)	
宁波鑫高益磁材有限公司	OPER-0.5
宁波鑫高益磁材有限公司	OPER-0.4
宁波鑫高益磁材有限公司	OPER-0.35
深圳安科高技术股份有限公司	OPENMARK 4000
宁波鑫高益磁材有限公司	OPER-0.3
深圳安科高技术股份有限公司	OPENMARK III
宁波鑫高益磁材有限公司	OPER-0.23
沈阳东软医疗系统有限公司	Superstar 0.35T
上海卡勒幅磁共振技术有限公司	OPM35I
华润万东医疗装备股份有限公司	i-Open 0.36T
MRI(临床科研型)	
东芝医疗系统(中国)有限公司	Atlas-X

续表

东芝医疗系统(中国)有限公司	Atlas-Z
日立医疗器械(北京)有限公司	Echelon
MRI(科学研究型)	
东芝医疗系统(中国)有限公司	Titan 3T
临床实用型直线加速器	
山东新华医疗器械股份有限公司	XHA600D+内置MLC+调强TPS

6835临床检验设备

全自动生化分析仪(A类)	
长春迪瑞医疗科技股份有限公司	CS-1300A
东芝医疗系统(中国)有限公司	TBA-120FR
全自动生化分析仪(B类)	
深圳市蓝韵实业有限公司	LW C600
长春迪瑞医疗科技股份有限公司	CS-600A
东芝医疗系统(中国)有限公司	TBA-40FR
全自动生化分析仪(C类)	
长春迪瑞医疗科技股份有限公司	CS-T300A
深圳市蓝韵实业有限公司	LW C360
沈阳东软医疗系统有限公司	NSA-300
长春迪瑞医疗科技股份有限公司	CS-T300
深圳市蓝韵实业有限公司	LW C260PLUS
深圳市蓝韵实业有限公司	LW C240PLUS
长春迪瑞医疗科技股份有限公司	CS-T240
深圳市蓝韵实业有限公司	LW C180plus
长春迪瑞医疗科技股份有限公司	CS-T300B
尿液分析仪	
长沙高新技术产业开发区爱威科技实业有限公司	AVE-752
尿沉渣分析仪	
长沙高新技术产业开发区爱威科技实业有限公司	AVE-766

续表

长沙高新技术产业开发区爱威科技实业有限公司	AVE-764
长沙高新技术产业开发区爱威科技实业有限公司	AVE-763
长沙高新技术产业开发区爱威科技实业有限公司	AVE-762
长沙高新技术产业开发区爱威科技实业有限公司	AVE-765

6840手术急救设备及器具

除颤仪	
卓尔奥医疗科技(上海)有限公司	E series
卓尔奥医疗科技(上海)有限公司	M series
卓尔奥医疗科技(上海)有限公司	R series
卓尔奥医疗科技(上海)有限公司	AED PRO
卓尔奥医疗科技(上海)有限公司	AED PLUS
多功能呼吸机	
江苏蓝韵凯泰医疗设备有限公司	HVJ-880C+
江苏蓝韵凯泰医疗设备有限公司	HVJ-880
普通麻醉机	
江苏蓝韵凯泰医疗设备有限公司	RY-IIC
江苏蓝韵凯泰医疗设备有限公司	RY-IIB
多功能麻醉机	
江苏蓝韵凯泰医疗设备有限公司	RY-IIC+
麻醉机工作站	
江苏蓝韵凯泰医疗设备有限公司	RY-IIIA

6843 消毒灭菌设备及器具

自动控制压力蒸汽灭菌	
山东新华医疗器械股份有限公司	LMQ型
快速压力蒸汽灭菌器	
山东新华医疗器械股份有限公司	TMQ型
手提式压力锅	
山东新华医疗器械股份有限公司	YXQG型

关于印发全国医疗器械检测机构基本仪器装备标准(2011~2015年)的通知

国食药监械[2012]63号

各省、自治区、直辖市食品药品监督管理局(药品监督管理局):

为加强医疗器械检测机构检验能力建设,规范医疗器械检测机构仪器装备,提高医疗器械监管水平,国家局组织制定了《全国医疗器械检测机构基本仪器装备标准(2011~2015年)》,现印发给你们,并将有关事项通知如下:

一、本标准是在《全国医疗器械检测机构基本仪器装备标准(试行)》(2005~2010年)基础上,以医疗器械国家标准、行业标准的检验为装备依据,参考了部分国际标准,并考虑其前瞻性,以保障"十二五"期间医疗器械监管工作发展的需要,是开展医疗器械注册检验、监督抽验、应急保障和安全性评价等工作所需装备。

二、各省、自治区、直辖市食品药品监管部门应结合《国家药品安全"十二五"规划》、本辖区专项规划和医疗器械监管工作的实际情况,统筹安排、突出重点、加快配备,以适应医疗器械监管工作的需要。医疗器械检测机构根据所承担的检验任务、现有检验仪器装备能力和检验技术发展方向,依据本标准选择配备相关的检验仪器装备。

国家食品药品监督管理局

二〇一二年二月二十四日

全国医疗器械检测机构基本仪器装备标准（2011~2015年）

一、通用检验实验室

1. 物理检验实验室

序号	设备名称	仪器设备技术参数	数量(台/套)
1	渗透压仪	测量范围:(mOsm/kg)0~3000; 精度 <500时:2mOsm/kg;>500时:0.5%	1
2	表面粗糙度样块	Ra: 0.05μm~6.3μm	1
3	扭转试验机	量程:36000圈,精度:0.5%	1
4	声级计	量程:25dB~140dB,精度:0.5dB	1
5	比重计(重表)	精度:±0.1	1
6	比重计(轻表)	精度:±0.1	1
7	表面粗糙度仪	精度:±0.01μm	1
8	布氏硬度计	量程:钢球≤450HBS,硬质合金球≤650HBW	1
9	洛氏硬度计	量程:20~88HRA,20~100HRB,20~70HRC,精度:±2%	1
10	邵氏硬度计	量程:0~100HD	1
11	维氏硬度计	量程:1~50kg,精度:±3%	1
12	显微硬度计	量程:0.1~5kg,精度:±3%	1
13	超声波清洗器	容量:4L或52L等	2
14	尘埃粒子计数器	0.3~50μm,精度:±6%	2
15	风量仪	量程:200~5000m³/h,精度:±5%FS	2
16	微压差计	量程:0~±10kPa,精度:±0.2%的读值±10kPa	2
17	澄明度测定仪	照度:500lx~4000lx	2
18	摆锤式冲击试验机	能量:50J,精度:±1%	1
19	电子万能材料试验机	量程:5N~5000N,精度:0.5%	2
		量程:1T、10T、30T,精度:0.5%	3
20	体视显微镜	5倍~200倍	1
21	全功能金相分析仪	400倍,200倍,100倍	1
22	半自动切片机	切片厚度:0~600μm	1
23	金相样品镶嵌机	可同时镶嵌12个样品	1
24	风量罩		1
25	水压给压仪	测量范围≥30MPa	1
26	集尿袋贮水器		1

续表

27	数显万能角度尺	0~360°	1
28	数显深度尺	读数精度:0.01 mm	1
29	数字厚度测量仪	读数精度:0.001mm;	1
30	轮廓投影仪	量程:100×50mm,精度:1μm	1
31	电动振筛机	1400转/分,100目,200目,325目,400目等	1

2. 化学检验实验室

序号	设备名称	仪器设备技术参数	数量(台/套)
1	纯水装置	出水电阻率:18.2兆欧/厘米,每小时制纯水>60L	1
2	磁力搅拌器	双向,加热	2
3	涡旋搅拌器		2
4	电冰箱		4
5	电导率仪	0.00~199.9ms/cm	1
6	电动振筛机	1400转/分,100目,200目,325目,400目等	1
7	电热恒温水浴锅	精度:±1℃	5
8	超级恒温水浴	精度:±0.1℃	2
9	折射率仪	准确度±0.0002	1
10	分析天平	量程:0~10kg,精度:0.1kg	1
		量程:0.1mg~450g, 精度:0.1mg	2
		量程:0.1mg~210g, 精度:0.1mg/0.01mg	1
11	旋转蒸发器		1
12	高效液相色谱仪	量程:190~260nm,400~760nm,精度:±1nm	1
13	气相色谱仪(顶空进样器)	量程:99mm,稳定性:0.02%	1
14	傅利叶红外光谱仪(配红外显微镜)	红外光谱仪:7800~350cm^{-1},精度:0.008cm^{-1} 红外显微镜: 7800~600cm^{-1} , 精度:10μm	1
15	原子吸收分光光度计	量程:186~860mm,精度:0.2nm	1
16	数字式自动旋光仪	量程:±45°,精度:0.001°(最小读数单位)	1
17	紫外可见分光光度计	量程:190~1100nm,精度:±0.3nm	2
18	精密酸度计	量程:0~14pH,精度:0.01pH	2
19	老化试验箱	室温~200℃	1
20	高温箱式电阻炉	量程:~1300℃,精度:±1. 5℃	2
21	恒温恒湿试验箱	室温~80℃,±0.3℃;30~98%(RH),±2%	2
22	电热鼓风干燥箱	温度波动≤±0.1℃,±0.5℃,室温~300℃,显示精度0.1℃	4
23	通风柜		4

续表

24	微粒分析仪	2μm~50μm,5ml,100ml,500 ml,精度:±3%	2
25	旋转粘度计	量程:1-106Vmpa·s,精度:±5%	1
26	冰柜	-20℃	1
27	冷藏箱	范围:1℃~8℃ 精度:±1℃	2
28	蠕动泵	量程:0.03~30ml/min, 六通道	2
29	单通道数字火焰光度计	精度:2%	1
30	恒温水浴振荡器	量程:5℃~90℃ 精度:±0.1℃	2
31	电位滴定仪	电位:0.1mV,pH值:0.001,温度:0.1℃	1
32	真空干燥箱		1

3. 生物学评价检验实验室

序号	仪器设备名称	仪器设备技术参数	数量(台/套)
1	CO_2培养箱	温度:室温+5℃~60℃,CO_2控制范围0.0~20.0%	2
2	超低温冰箱	-80℃	1
3	低温冰箱	-40℃	2
4	电冰箱	-20℃	4
5	均浆仪		1
6	控温多用高速组织捣碎机		1
7	细胞组织破碎仪	输出功率:500W/20KHZ,定时:1秒至10小时。温度探针:1-100℃	1
8	恒温摇床	速度可调,精度:±1℃ 空气浴、水浴	2
9	低温高速离心机	-20~40度,300~23300 RPM	2
10	钢瓶	纯氮、普氮、二氧化碳、氧气、氩气	各1个
11	液氮容器	15L、30L、45L	选配2个
12	倒置显微镜	显微镜总倍率:10X、20X、4X~18X、4X~18X;物镜倍率:1X、2X、0.4X~1. 8X(变倍物镜),0.4X~1. 8X(变倍物镜);工作距离:105mm、100mm、100mm	2
13	细胞计数仪		1
14	超净试验台	净化等级:100级	5
15	生物安全柜	级别:Ⅱ级A2;过滤效率:99.999％	3
16	生化培养箱	4℃~50℃	4
17	全自动酶标仪	读数范围:0.000~4.000A,线性范围:0.000~2.400A,重复性CV≤0.7%,稳定性:工作1小时后,漂移量≤±0.007A。具有荧光、化学发光功能	1

续表

18	自动洗板机	残留体积:每孔残留体积≤3ul,分配重复性:对于标准96孔板,在300ul注射量时,CV值不大于6%,分配准确度:平均体积±3%	1
19	微量振荡器		2
20	全自动菌落计数仪		1
21	细菌鉴定系统	可鉴定常见的肠道菌、非肠道革兰氏阴性菌、革兰氏阳性球菌、厌氧菌、李斯特菌、弯曲菌、酵母菌及棒状杆菌在内的530多种细菌的鉴定工作;鉴定结果符合率:革兰氏阴性菌卡>96%,革兰氏阳性菌>96%,酵母菌卡>98%; 特异性:>98%,敏感度:3/64 ml/g	1
22	双重纯水蒸馏器		1
23	高压蒸汽灭菌器		4
24	实验动物房及设施	符合国家有关要求	1
25	智能型动物房监控主机		1
26	小鼠IVC	洁净度:100级	2
27	大鼠IVC	每套20笼,洁净度:100级	4
28	地鼠IVC	洁净度:100级	2
29	屏障实验台BE IVC	洁净度:100级	2
30	豚鼠笼架(含笼)		4
31	犬笼架(含笼)		2
32	多功能兔固定架		30
33	恒温鼠兔手术台		1
34	恒温犬、猪手术台		1
35	动物用呼吸麻醉机	大动物(犬、猴、猪等)	1
36	无菌实验室	符合国家有关要求	2
37	电子天平	千分之一	2
38		万分之一	1
39	鼓风干燥箱	室温~300℃	3
40	恒温水浴	精度:±1℃	4
41	恒温水浴	精度:±0.1℃	2
42	热原仪	37℃~41℃,±0.01℃	1
43	细菌内毒素定量测定仪	32孔动态试管仪;恒温37±0.2℃;32个封装光路;30钟内吸光度漂移小于±3mabs	1
44	旋涡混合器	定时、任意调速、最高转速2800rpm	2
45	可调式移液器	0.1~2μl、0.5~10μl、10~100μl、100~1000μl	各2个

续表

46	电动移液器	8. 12头	各2个
47	生物组织脱水机	单缸容积:1000ml ;单缸处理时间:分别独立可调;温度预置范围:0℃~99℃;换缸停留滤液次数:15次内可调;搅拌速度:可调	1
48	石蜡包埋机	熔蜡缸温度预置范围:0~99℃ 控温精度:±2℃;保温缸温度预置范围:0~99℃ 控温精度:±2℃;工作台控温范围:0~99℃ 控温精度:±2℃;镊子座控温范围:0~99℃ 控温精度:±2℃	1
49	全自动组织切片机	切片模式,手动模式:连续,摇摆式;电动模式:单一、连续、步进;厚度:1μm~100μm,带体视镜	1
50	冷冻切片机		1
51	生物组织摊烤片机	摊片温度设置:0~99℃;烤片温度设置:0~99℃;烘片温度设置:0~99℃	1
52	生物组织染色片机	液缸数量至少14个;处理时间:可在0分1秒~59分59秒内任意设定;搅拌次数可调	1
53	包埋盒打印机	打印速度每分钟15个以上	1
54	载玻片打印机	打印速度每分钟10张以上	1
55	全自动封片机	封片速度每分钟5张	1
56	全自动智能数字式荧光显微镜	正置全电动、智能显微镜,观察模式:明场/相差/荧光,软件带病理图像分析系统	1
57	共聚焦倒置显微镜	内置激光光源波长分别为405, 473, 559 及635 nm	1
58	普通离心机		2
59	全自动生化分析仪	速度:≥200个测试/小;分析项目:≥35项;.波长范围:340~620nm;采用光栅技术,8~12个固定波长;吸光度:0~3. 0ABS5;分析方法:≥8种;开放通用试剂;样品:样品量2~50μl;加样精度0.1μl;最小反应量≤250μl;样品位≥60个,试剂位≥30个;样品及试剂位具冷藏功能;反应时间选择:≥4种;反应温度37±0.1℃;全电脑控制	1
60	血小板聚集凝血因子分析仪	四通道一致性:≤5%;温度控制:37±1. 5℃;重复性误差:血小板聚集≤15%,凝血≤5%	1
61	全自动血细胞分析仪	3分类,线性范围: WBC:0~250×10^9/L,RBC:0~8×10^{12}/L,HGB:0~240g/L,PLT:0~2000×10^9/L	1
62	全自动血细胞分析仪	5分类,并至少具有16种动物血测试模式;分析速度≥90个标本/小时;线性范围: WBC:0~250×10^9/L,RBC:0~8×10^{12}/L,HGB:0~240g/L,PLT:0~2000×10^9/L;分析参数>25项	1
63	电解质分析仪	分辩率:0.1mmol/L,精度:≥3%	1
64	尿液分析仪	至少测定13项指标	1

续表

65	氨基酸分析仪		1
66	DNA序列分析仪		1
67	血糖分析仪	测试范围:1. 1~33. 3mmol/L	1
68	PCR扩增仪		1
69	蛋白电泳仪		1
70	血小板分析仪		1
71	冻结干燥器		1
72	药物溶出度仪	浆杆摆动幅度不超过±0.5mm;转篮摆动幅度不超过±1mm;转杆与溶出杯的同轴度小于2mm;转速:25~250转/分;转速分辨率:1转/分;控速精度:偏差不超过4%;温度:室温-45℃;温度分辨率:0.1℃;控温精度:偏差不超过±0.3℃;工作噪声:小于60dB	1
73	pH、电导率、离子浓度综合测试仪	pH测量范围:pH -2. 000~19.999,电导率0.01μS/cm~1000mS/cm;	1
74	超纯水机	水质指标电阻率18.2兆欧,总有机碳<5ppb,配可定时、定量取水的采水臂;满足色谱、澄明度等实验用水	1
75	微波炉		1
76	紫外分光光度计	波长范围:190-900nm;分辨率:0.15nm;波长准确度:±0.3nm;波长重复性:±0.1nm;吸收度准确度:±0.002Abs(0-0.5Abs),±0.004Abs(0.5-1Abs)±0.2%T	1
77	体视显微镜		1
78	裂隙灯显微镜	裂隙宽度:0~9mm连续可调;裂隙高度:1~8mm连续可调;裂隙角度:0~180°任意旋转;裂隙倾斜角:0~23°;裂隙灯整体水平旋转角:左、右可旋转30°	1
79	多道生理记录仪	至少8道	1
80	皮肤光毒性实验仪		1
81	流式细胞仪		1
82	化学发光标记免疫分析仪	6进样式,试纸条开放	1
83	滚压式血泵	50~600mL/min、1~300mL/min,4滚轮,可同时使用2套管路	4
84	微生物鉴定用红外光谱仪	光谱分辨率:优于0.16cm^{-1},灵敏度:优于45000:1 (峰-峰值,4cm^{-1} 分辨率,1分钟扫描,DTGS检测器),配全自动细菌分析附件	1
85	P2实验室	符合国家有关要求	1

续表

86	细胞实验室	符合国家有关要求	1
87	遗传毒性实验室	符合国家有关要求	1
88	浮游菌检测仪		1

4. 电气安全检验实验室

序号	仪器设备名称	仪器设备技术参数	数量(台/套)
1	变压器变频变压测试仪	45~600Hz 0~1200V 0~999s	1
2	变压器负载台(过载、短路)	电源三相输入;输出单相/三路、三相/三路;输出电流4A~50A,时间1s~99h任意选择	2
3	在线绕组温升测试系统		1
4	标准试验指、试验针、无关节试验指、试验钩、试验棒、圆棒	圆棒直径12mm,一端为平面,一端为半球面	2
5	冲击试验器	0.5±0.05J	2
6	辐射剂量率仪	0~1000 μSV /h 响应时间 5~7s	1
7	电流表	0.075~30A(真有效值)	2
8	电压表	0~600V 0.5级	2
9	电源线防护套弯曲试验装置		1
10	电源线拉力扭转试验装置		1
11	刚度测试装置	45N	1
12	高压探头	1000:1	1
13	存储示波器	0~100MHz	3
14	存储示波器	0~500MHz	2
15	接地电阻测试仪	空载电压不大于6V,0.001Ω~0.600Ω±5%	3
16	剩余电压测量仪	0~242V	2
17	电容测量仪	0.01pF~9999uF	1
18	除颤效应测试仪	DC2~5kV	1
19	数显推拉力计	0~1000N±0.1N	3
20	防滴装置、防溅装置、防浸装置		1
21	耐压试验仪	AC电压范围:0~5kV;DC电压范围:0~5kV;容量:500VA	3
22	扭矩仪	0~500cNm 0.5级	1
23	钳形电流表	0~600A ±2%(交流响应为真有效值)	3
24	球压试验装置	20N±0.2N	1
25	加热箱(或老化试验箱)	125℃±2℃	1

续表

26	数字功率计	4kVA	2
27	数字温度巡回检测仪	0~300℃±0.3%	2
28	水压试验机	0~5MPa　1. 5级	1
29	台式压力蒸汽灭菌器	135℃	1
30	网电源频率变换器	0~63A,45Hz~65Hz,0~400V	1
31	温度测试角		1
32	设备稳定实验装置	0^0~15^0可调	1
33	医用漏电流测试仪	0~10mA ±5%(符合GB9707.1)	3
34	医用设备提手加载装置	0~150kg	1
35	硬木(50mm厚)、坡板	密度大于700kg/m^3	各1块
36	泄漏电流测量仪	0~10mA±5%(符合GB4793. 1)	1
37	漏电起痕测试仪	0~600V	1
38	水平-垂直燃烧试验机		1
39	试验钢球		2
40	维卡软化试验箱		1
41	红外黑体炉		1
42	三相数字功率计	50kVA,±0.5%	1
43	脉冲发生器	1.2/50μs脉冲(GB/T16927)	1
44	绝缘电阻测试仪	电压范围DC:-25V~-1000V; 测量范围:0.01MΩ~5000MΩ	1
45	直流电子负载	连续功率:600W,峰值功率:1800W,电流:20A阻抗:0.3Ω到无穷大最大,输入电压240V恒流、恒阻厂家授权	1
46	爬电距离量规		1
47	测工机	测功机及其测试系统由测功机、控制器和输入电参数仪组成,它可以任意改变被测电机的负载,直接测量出电机空载、负载及堵转状态下电机的输入电压、电流、功率及输出转矩、转速、输出功率及效率	3

5. 电磁兼容检验实验室

序号	仪器设备名称	仪器设备技术参数	数量(台/套)
1	带X射线屏蔽的电波暗室(含控制屏蔽室和功放室)	10m或3m	1

续表

2	屏蔽室	40m²	1~2
3	EFT电快速瞬变/脉冲群测试系统	0.25kV~4kV	1
4	ESD静电放电测试系统	8kV	1
5	EMI测试系统（辐射及传导）	9kHz~18GHz	1
6	电压跌落测试系统	300V/16A（单相）或3*400V/32A(三相)	1
7	计算机网络系统		1
8	EMS测试系统（辐射）	18V/m,26MH~6GHz	1
9	浪涌测试系统	0.25kV~6kV	1
10	射频传导抗干扰度测试系统	18V/rms	1
11	无线电防护测试系统		1
12	谐波闪烁测试仪		1
13	喀呖声分析仪		1
14	三环天线		1
15	磁场换电路变压器		1
16	Flicker阻抗		1
17	变频交流电源	12kVA 电压精度大于0.5%	1
18	骚扰功率测试系统		1
19	工频磁场测试系统		1
20	插入损耗测试系统		1

6. 环境试验检验实验室

序号	仪器设备名称	仪器设备技术参数	数量（台/套）
1	恒温恒湿箱（包括冷却系统）	温度：-50℃~80℃ 湿度：0~99%RH 或根据专业检验范围选配其容积。	3
2	扫频振动试验台	根据专业检验范围选配	1
3	冲击碰撞试验台	根据专业检验范围选配	1
4	模拟运输试验台	最大试验负载100kg、400kg、1000kg;空载位移幅值25mm; 最大加速度幅值250m/s²;设时范围1~356400s	2
5	实验室供电系统	120kVA	1
6	低气压箱	压力范围>（常压~50kPa）	1

二、专业检验实验室

1. 有源植入医疗器械检验实验室

序号	仪器设备名称	仪器设备技术参数	数量(台/套)
1	频率计	1Hz~120MHz	1
2	任意波信号发生器	10Hz~50MHz	1
3	示波器	通道数2. 带宽 0~100MHz、取样率1. 0GS/s	1
4	双脉冲信号发生器	0.1Hz~1MHz	1

2. 麻醉和呼吸医疗器械检验实验室

序号	仪器设备名称	仪器设备技术参数	数量(台/套)
1	测氧仪	量程:0~100%; 基本误差:±0.5%(0~30%),±2%(30%~100%)	1
2	呼吸麻醉分析仪	CO_2:0~10%(可扩展10~20%),精度:0.2%~0.4%;O_2:0~100%,精度:≤2%	1
3	环规、塞规	塞规:Φ3. 880(0.75)~Φ4. 315(7.25) 环规:Φ3. 925(1. 70)~Φ4. 375(7.50) 锥度:1:40	1
4	呼吸麻醉测试连接装置	含各种规格接头、管路	1
5	扭矩仪	范围:0~7Ncm;精度:0.005Ncm	1
6	无油空气压缩机	排气压力:0.3Mpa,流量:80L/min	1
7	蒸发器浓度测试仪	0.2~5Vol%可调	1
8	标准流量计、流量表	电子/机械	1
9	标准压力计、压力表	电子/机械:电子式12. 5kPa、0.4Mpa、0~40kPa、0.16MPa	1
10	气源及设备	气源压力:0.2~0.6MPa(2~6bar或29~87psi)	1
11	流量记录仪		1
12	呼吸机质量检测系统	满足ISO 10651-2 高频喷射气量:0~3000mL;通气量:0~60L/min(耐压0.4MPa);呼气量:0~2000mL;潮气量:0~6kPa;频率,吸呼比:0~150bpm,1:99~99:1	1
13	麻醉蒸发器测试仪	测量流量范围(浓度大于5%时)不低于0.2L/min ~15L/min	1
14	呼吸阻力测试仪		1
15	氧分压测试装置		1
16	模拟肺及附件	0mL/ kPa, 200mL/ kPa, 500mL/ kPa	1
17	呼吸机功率加载器	按辅助网电源插座标记5到10倍	1
18	地氟醚浓度检测仪	万分之一	1

续表

19	锁接可靠性试验仪器，力矩仪等	22mm锁接接头 0~100N,0~10N•m	1
20	表面温度点燃试验装置		1
21	火花点燃试验装置		1
22	气体干燥实验装置		1
23	含水气体实验装置		1
24	电子皂沫流量计	0~15L/min	1
25	多点数据采集仪	-100~600℃	1
26	峰值压力表	量程:0~1. 5kPa,分辨率:1Pa,精度:5Pa	1
27	泄漏测试仪	泄漏量:0~25mL/min,0~50mL/min,0~200mL/min	1
28	激光折射仪	分辨率1/10000	1

3. 牙科医疗器械检验实验室

序号	仪器设备名称	仪器设备技术参数	数量(台/套)
1	XYT记录仪	X-T,X-Y两用; 信号记录比率:0.5mv/cm~10v/cm; T轴速度范围:0.1mm/min~500mm/min; 记录纸:普通打印纸。	4
2	表面粗糙度比较样块	Ra:0.025μm~6.3μm	1
3	材料疲劳试验机	最大载荷:50kN; 载荷频率:最大500Hz;工作距离:±25㎜	1
4	齿科藻酸盐印模材料压应变仪	精度:0.01㎜;负荷:0.6N±0.1N	2
5	除湿机	除湿能力:10L/24h	4
6	辐射计	量程:10^{-1}~199.9×10μW/cm^2; 精确度:±5% ±1字	1
7	复制再现性直纹试验装置	最小直纹宽度:20±4μm	2
8	牙科高频离心铸造机	电源功率:6.5kVA;震荡频率:1. 6±0.2MHz;铸造半径:210㎜; 转数:500R.P.M以上	1
9	高速激光扫描测微仪	测量范围:0.2~0.4mm;测量精度:最大±0.001mm ; 光源最大输出:0.8mW.	1
10	万能工具显微镜	XY测量范围:50X50mm;测量精度:0.001mm	1
11	胶片光密度计	被测密度范围:D=0.00~5.00; 读数稳定性:±0.02;采样时间:0.8s	1
12	恒温操作箱	温度:5~50℃;湿度:10~90%	2
13	恒温冷热水槽	温度范围:-15~80℃;控温精度:±0.1℃; 循环液量:20L/min;水槽容积:20L	2
14	激光位移测量仪	测量精度:0.001mm	1

续表

15	加湿器	电机功率:65 W; 加湿能力:3kg/h	4
16	电化学测定系统	频响范围:10Hz~1MHz; 恒电位仪槽压:±20V; 极化电位:±20V; 极化电流:±200mA; 电流分辨率:<120fA	1
17	冷热循环试验机	温度范围:4℃~80℃; 交换速度:≤3s/次	1
18	螺纹加工机床	最大加工直径:20mm	1
19	磨耗试验机	磨耗负荷:172N;摩擦次数>3000次	1
20	热膨胀仪	温度范围:室温~1000℃;升温速率:1℃/min~5℃/min;热电偶输出信号范围:0~50mV,对应温度范围:0℃~1200℃;位移传感器输出信号范围:>100mv,对应位移范围:≦1.25mm	1
21	热重/差热综合热分析仪	温度范围:室温~1500℃; TG测量范围:200mg;灵敏度:0.2g; DAT测量范围:±1000V; 灵敏度:0.06mV;升温速率:0.01~100℃/min	1
22	色彩检测仪	色相:5级,浓度:12级,明度:5级	1
23	色稳定仪	色温范围:5000~7000K	1
24	数字显微镜及图像处理系统	最大工件高度:150mm; 手动对焦:(粗10mm/转,微0.25mm/转); 目镜:10×;载物台行程:50×50mm; 台面尺寸:280×280mm;最大工件重量:5kg;快速移动机构:X、Y轴; 零位开关:X、Y、Z轴; 计数器最小读数值: 0.001mm/0.0005mm/0.0001mm可切换; 坐标轴数:3轴; X、Y轴测量精度:(3±0.02L)m, L=测量长度(mm)	1
25	水门汀薄膜加荷仪	载荷:150N±2N;测量精度:0.001mm	2
26	微焦点X射线探伤仪	电压设定范围:40~130 kV; 电流设定范围:0~300μA,(16 W Max.); 周边泄漏:6 mSv/h	1
27	形变恢复器具	测量精度:0.01mm;触头附加力:0.6N±0.1N	2
28	压应变器具	测量精度:0.01mm;载荷:0.6N±0.1N	2
29	牙科X射线机	管电压:100KV; 管电流:40mA	1
30	全自动X光片洗片机		1
31	牙科冲蜡器	加热温度:95℃;定时:15min(max)	1
32	牙科烤瓷炉	可调温度范围:50℃~1205℃;石英炉芯	1
33	牙科技工用手机	转速:1000~50000转/分	1

续表

34	牙科涡轮钻机	转速:430000转/分	1
35	银汞合金蠕变测试仪	轴向压力:36MPa±0.2MPa;直径:4mm	2
36	照度计	量程:10^{-1}~199.9×10^{3};精确度:±4%±1字	1
37	针入度计	测量精度:0.01mm;顶杆行程:≥25mm; 压头总质量:50g±1g	2
38	牙科技工台	通用配置	3
39	三维坐标测量仪	测量范围:X、Y、Z均为200mm;测量精度:0.001mm	1
40	车针钻床	通用配置	1
41	风速仪	量程0~30m/s, 精度0.015/s	1
42	台钻	通用配置	1
43	工作台	通用配置	1
44	工具	通用配置	1
45	技工室设备(台钻、工作台、工具)	通用配置	1
46	脚踏开关寿命试验装置	30次/min	1
47	洁牙机振幅测试工装		1
48	色温计	0.1~99,999Lx,Ev:±2%/1位, 0.01~9,999fcd,xy:±0.002	1
49	数字式测速仪	范围:0~1百万转/分,精度:1转	1
50	数字式扭矩测试仪	0~50N.M,0.01N.M	1
51	数字式震动频率测试仪	0.01mv~10v/pc,(-40~80dB),500MHz 配振动测试探头	1
52	数字万用表	0~1000V,0.01mV,AC:0~1kV/DC:0~1kV,AC:0.4% / DC:0.025%	1
53	数字温度计	-50~260℃,0.02℃	2
54	真空表(数字式)	-100kPa~0~2MPa,±0.1%FS	4
55	转速检验杆		1
56	径向跳动检验杆	符合YY10451标准要求	1
57	转矩检验杆	符合YY10451标准要求	1
58	材料冲击断裂韧性试验机	冲击能量0.5J,2J	
59	万能材料试验机(带三点\四点弯曲装置)	载荷1KN	
60	洛氏硬度计	HRA 20~88,HRB 20~100, HRC 20~80	
61	(显微)维氏硬度计	载荷0.1,0.2,0.3,0.5,1,3,5,10,20Kg	
62	金相显微镜	目镜×10,物镜×10, ×40, ×100,带0.01mm测微尺	

续表

63	折射率计	范围 33~1. 6nD	
64	旋转黏度计	扭矩范围：1mNm~50mNm; 转速范围：0.15~1000rpm;角分辩率 5μrad	

4. 机电医疗器械检验实验室

序号	仪器设备名称	仪器设备技术参数	数量(台/套)
1	标准心电模拟器(带胎心率测试)	心率：30~300BPM, ST段分析：- 0.8~+0.8mV, 有创血压：-50~+400mmHg 呼吸率：0~200RPM, 温度：0、24. 37. 40℃	1
2	无创血压分析仪	0 mmHg 到 +400mmHg;<0.8mmHg(0.1kPa)	2
3	超滤率、清除率检测装置		1
4	光电转速表	0~1百万转/分,1转 接触式和非接触式各1台	1
5	滚压式血泵和底座	250rpn/min,精度：1rpn/min	6
6	黑体标准源	-30℃~150℃,精度：0.2℃	2
7	红外接收光谱仪及紫外接收光谱仪	±0.0002μm	1
8	人工心肺机回流装置(包括水浴箱)		1
9	磁感应强度计	0~199.99/0~1999.9mT,0.01/0.1mT	2
10	人工心肺机水箱	30L,室温~100℃,±1℃	2
11	频率计数器	dc：0至3. 5GHz,12位 / 秒,150ps	1
12	热交换水箱	4~42℃, 0.2℃	4
13	人工肾血泵	15~600mL/min	4
14	蠕动泵	转速:1~120rpm　流速0.5~45ml/min	3
15	数字流量计	0.1~2m^3/h;0.1m^3/h 0.06~0.6m^3/h;0.02m^3/h 1~60L/h;1L/h 1000mL/min;100mL/min	5
16	数字式信号发生器	0~1. 2GHz,0.01Hz 电压输出：50mVpp~10.0Vpp 精度：±(3%+50mV)	2
17	数字温度表	-50℃~100℃,0.01℃	4
18	透析用水处理装置	水质符合透析用水要求,透析液流速：500 ml/min,温度：35~40℃	2
19	心电放大器	共模抑制比大于100dB	2

续表

20	血气分析仪	pH:6.00~8.00; < 0.005(pH6.80~7.60) PCO_2:4~200mmHg; < 1. 0(1. 5~70 mmHg) PO_2:0~800mmHg; < 1. 2(60~140mmHg)300~800mmHg	1
21	血细胞分析仪	WBC:0.0~199.9×10³/μL,C.V.≤1. 5% RBC:0.00~19.9×10⁶/μL,C.V.≤1% HGB:0.0~29.9 g / dL,C.V.≤1% HCT:0.0~99.9 %,C.V.≤1% MCV:0.0~999.9 fL,C.V.≤1. 5% MCH:0.0~999.9 Pg,C.V.≤1. 5% MCHC:0.0~999.9g/dL,C.V.≤1. 5% PLT:0~1999 ×10³/μL,C.V.≤4% (以上为5次测定平均值)	1
23	血液透析机检测仪	2. 00~23. 99mS/cm;0.01mS/cm, 0~100℃;0.01℃±0.1℃ −700~1600mmHg;1mmHg±3mmHg	1
24	血液透析装置	血液流速:100,200,300 ml/min, 透析液流速:500 mL/min, 温度:35~40℃, 透析压力:300~600mmHg	1
25	臭氧浓度测试仪	0.05~0.50mg/L(或0~3000ppm),测量波长:605nm	1
		水浓度测量范围 0~20mg/L,准确度:±0.02 mg/L,重复度:±0.01 mg/L	1
26	电流互感器	10~600A	1
27	兆欧表	0~500MΩ	1
28	智能直流低电阻测试仪	2mΩ~2MΩ	1
29	数显水平仪	0~360°	3
30	数字频率计	10Hz~50MHz	1
31	除颤分析仪	除颤效能和除颤防护检测 除颤能量:0.1J~360J;电压:20V~6000V;电流:0.4A~120A;起搏器测量电流范围:4~250mA;心律失常波形选择	1
32	红外温度计		1
33	定标电压发生器	0.1mV~1V	1
34	高频电刀测试仪	0~2000Ω	1
35	红外气体分析器	0~20%	1
36	精密电阻箱	0~11. 1110MΩ	1
37	精密压力表	0~40MPa	1

续表

38	流量计(精度2. 5级)	0.1~1. 0L/min 1个	1
		0.16 ~1. 6L/min 1个	1
		1. 5~15L/min 1个	1
		25~250L/h 2个	2
		0.2~1L/min 1个	1
		16~160L/min 1个	1
		250~2500L/h 2个	2
39	输液泵质量分析仪	0.1~1000ml/hr	1
40	数字式直流电桥	0~20KΩ	1
41	心电电极性能测试仪	±1200mv(失调、除颤、耐流); ≤100mV 1%±0.5mV、>100mV 10%	1
42	压力传感器	0.3~0.5μV/Pa(校正值)	1
43	宽带示波器	HP54616c带宽500MHZGP-IP卡	1
44	功率/能量计及探头	(0.2~12)μm 0.4mJ~50J 10μW~300W	2
45	功率计	20GHz~130GHz	1
46	心脑电图检定仪		1
47	多参数病人模拟器		1
48	胎儿监护仪模拟器、标准砝码、压力装置,综合灵敏度测试仪	胎心率:30~240次/min,精度:±1次/min 灵敏度:50dB~150dB; 砝码包括0.1g、0.5g、1g、10g、50g	1
49	巡测仪,数据采集系统	测量直流电压、交流电压、电阻、频率和温度	1
50	婴儿培养箱分析仪		1
51	二氧化碳(CO_2)浓度分析仪	0%~20%	1
52	高频耐压试验仪	500M,5000V	1
53	微波功率计	1000W	1
54	网络分析仪、衰减器		1
55	微波漏能仪		1
56	超声功率计	瓦级、毫瓦级	1
57	直接式射频功率计		1
58	紫外辐照计		1
59	频谱分析仪	0~3GHz	1
60	精密恒温槽	0.05℃、0.1℃	1
61	电磁屏蔽室	屏蔽效能	1
62	消声室,消声箱	声场自由空间、本底噪声	1
63	噪声、振动分析仪	2Hz~20kHz,27dB~140dB; 1Hz~10kHz, 0.1~1000m/s^2	1
64	声级校准器		1

续表

65	听力计检测仪		1
66	传声性能测量系统	信号发生器、信号/测试放大器、传声器	1
67	声输出特性测量系统	膜式水听器：频率范围（±3dB）：0.5~45MHz;针式水听器：频率范围（±6dB）：1-20MHz	1
68	微弱电容测量和数据采集装置	pF、fF	1
69	碎石机测量系统	冲击波强度、定位/探测/控制	1
70	光谱仪	300nm~2500nm,0.8μm~3. 0μm	1
71	辐照度计	300nm~2500nm	1
72	数字RLC测试仪	R、L、C	1
73	电机测试系统	测功	1
74	电子天平	200g/0.01mg	1
75	场强仪		1

5. 医院硬件设备检验实验室

序号	仪器设备名称	仪器设备技术参数	数量（台/套）
1	留点温度计	0~150℃;精度：±1℃	1
2	电子自旋共振光谱仪	不窄于1~10^5Gy	1
3	多参数水质测试仪	要求能测硅、铁、镉、铅和其他重金属、氯化物、磷化物和硬度等参数	1
4	高频振荡仪	不窄于10^2~10^5Gy	1
5	光电反射密度计	波长范围：340~770nm 照度：4~237Sa	1
6	环氧乙烷浓度计	测量范围：0~10mg/m^3,精度：读数的10%	1
7	环氧乙烷生物指示物抗力测定器		1
8	环氧乙烷（EO）化学指示物抗力测定器		1
9	蒸汽过氧化氢用化学指示物抗力测定器		1
10	低温蒸汽和甲醛化学指示物抗力测定器		1
11	干热化学指示物抗力测定器		1
12	蒸汽生物指示物抗力测定器		1
13	环氧乙烷灭菌柜	3 m^3	1
14	累积式气体流量计	0~50L,精度0.01L	1
15	立式蒸汽压力消毒柜	3 m^3	1

续表

16	数字电容表	~200p~20n~20000f ,0.1pf~10mf	1
17	数字式压力指示仪	-100kPa~0~2MPa , ±0.1%FS	1
18	数字万用表	AC:0~1kV/DC:0~1kV , AC:0.4% 0mA~5000mA~10.000A , DC:0.025%0Ω~500Ω~10kΩ	6
19	数字温度表	-40~260℃ , 0.1℃	3
20	微机控制热变形维卡软化点温度试验机	环境温度~300℃,±0.5℃% ; 四头	1
21	微生物滤器	要求对大于0.3μm微粒的过滤率应不小于99.5%	1
22	无线数据采集器（可同时监测温度、环氧乙烷浓度、压力）	0~150℃,精度0.1℃	1
23	物理机械性能测试仪		1
24	蒸汽发生器	2. 0~8公斤力/厘米²压力蒸汽	1
25	恒温水槽	-40℃~200℃	1
26	粉尘捕集器		1
27	声级计	0~130dB,0.1dB	1
28	生化培养箱	0~100℃,0.1℃	1
29	净化工作台	≤3. 5颗/升,0.5μm,双面操作	1
30	变压器变频变压测试仪	45~600Hz 0~1200V	1
31	臭氧浓度计	0.05~0.50mg/L;测量波长:650nm	1
32	有线数据采集器	1~200℃,±0.01℃	1
33	数显游标卡尺	精度:0.01mm	2
34	便携式漏电流测试仪	0~250V(AC、可调)、0.01~20mA(AC/DC)、1~999.9s±3%,外部至少有10个应用部分接线端	1
35	示波器	可测量单脉冲的幅值有效值	1
36	便携式心电测试设备	符合YY1079-2008	1

6. 体外诊断医疗器械检验实验室

序号	仪器设备名称	仪器设备技术参数	数量（台/套）
1	冷库		1
2	酶标仪	0~2. 00吸光度单位;CV<0.5%(401~750nm;340~400nm ;1~1. 5吸光度单位);CV<1. 0%(340~400nm;1. 5~2吸光度单位), 具有荧光、化学发光功能	1

续表

3	全自动生化分析仪	速度:≥200个测试/小;分析项目:≥35项;.波长范围:340~620nm;采用光栅技术,8~12个固定波长;吸光度:0~3.0ABS5;分析方法:≥8种;开放通用试剂;样品:样品量2~50μl;加样精度:0.1μl;最小反应量≤250μl;样品位≥60个,试剂位≥30个;样品及试剂位具冷藏功能;反应时间选择:≥4种;反应温度37±0.1℃;全电脑控制	1
4	生化培养箱	150L;10℃~50℃;±0.5℃	1
5	生物安全柜	级别:Ⅱ级A2;过滤效率:99.999%	1
6	自动酶标洗板机	残留体积:每孔残留体积≤3ul,分配重复性:对于标准96孔板,在300ul注射量时,CV值不大于6%,分配准确度:平均体积±3%	1
7	全自动血细胞分析仪	3分类,线性范围: WBC:0~250×10^9/L,RBC:0~8×10^{12}/L HGB:0~240g/L,PLT:0~2000×10^9/L	2
8	全自动血细胞分析仪	5分类,并至少具有16种动物血测试模式;分析速度≥90个标本/小时;线性范围: WBC:0~250×10^9/L,RBC:0~8×10^{12}/L HGB:0~240g/L,PLT:0~2000×10^9/L;分析参数>25项	1
9	单通道血细胞分析标准器	精度:WBC≤1.5%,准确度:±3%	1
10	血糖测试仪	测试范围:1. 1~33. 3mmol/L	1
11	干化学血红蛋白分析仪	45g/L~200g/L的范围内,线性相关系数r值应不小于0.99	1
12	电解质分析仪	精度:3%	1
13	血小板聚集凝血因子分析仪	四通道一致性:≤5%;温度控制37±1. 5℃;重复性误差:血小板聚集≤15%,凝血≤5%	1
14	干化学尿液分析仪	至少测定13项指标	1
15	实时荧光定量PCR仪	温控范围:25-95℃,控温精确性:±0.3℃; 具有五色或以上激发滤光片,可同时检测五色或以上荧光;激发光源工作寿命大于或等于500小时,并配有光源使用时间监测系统; 检测器采用CCD一次同时成像系统; 大多数荧光染料均为开放通用	1
16	全自动冰点渗透压计	测量范围:0~3000(mosm/kg)	1
17	pH、电导率、离子浓度综合测试仪	pH测量范围:pH -2. 000至19.999,电导率0.01μS/cm至1000mS/cm	1
18	液体密度计	测量范围:0~3g/cm^3;测量准确率:1*10^{-4} g/cm^3;温度范围:0~91℃;分辩率:0.01°C;内置恒温控制,自动温度补偿	1
19	水分测定仪	测量10μg-500mg水;±0.3%	1
20	血液混匀器		1

续表

21	紫外分光光度计	波长范围:190-900nm;分辨率:0.15nm;波长准确度:±0.3nm;波长重复性:±0.1nm;吸收度准确度:±0.002Abs(0-0.5Abs),±0.004Abs(0.5-1Abs)±0.2%T	1
22	紫外分光光度计	波长范围:190-900nm;波长间隔:0.1nm;波长准确度:±0.03nm(狭缝为0.2nm);漂移值:<0.0004Abs/每小时基线平滑<0.001Abs;吸收度值准确性:0.002Abs;(00.5Abs) 0.004Abs;(0.5-1. 0Abs)读数准确度<0.001	1
23	全自动定氮仪	检测范围:0.1-200mg氮; 回收率:≥99.5%(1-200mgN);精度:≤1%RSD	1
24	高效液相色谱仪	检测器,波长范围:190-600nm;波长精度:±1nm;噪音(AU):±0.75×10-5(254nm);漂移:<1×10-3AU/hr	1
25	毛细管电泳系统	电压范围:0-500mV;电流:0-100mA	1
26	等电聚焦电泳系统		1
27	ICP-MS	具备多级杆组成的碰撞/反应池技术,灵敏度:低质量数:CO(59)≥70Mcps/ppm或Li(7):≥30Mcps/ppm;中质量数:IN(115)≥100Mcps/ppm或Y(89):≥80Mcps/ppm;高质量数:U≥100Mcps/ppm或T1(205):≥40Mcps/ppm;仪器信噪比:＞200,000,000(＞200M)信噪比=灵敏度、随机背景,1PPmIN溶液计算);仪器检出限:低质量数元素:CO(59)＜10ppt或≤1. 5ppt,中质量数元素:IN(115)＜1ppt,重质量数元素:BI(209)＜1ppt.质谱校正稳定性＜0.05amu＜一天,0.1amu＜一个月。同位素比精度＜0.2％107Ag/109Ag	1
28	LC-MS	配置要求:二元梯度高压泵、自动进样器、柱温箱(应为同一序列配置并与质谱为同一厂家);质谱主机,带ESI离子源和APCI离子源,真空泵、机械泵等;耐压1100bar(相当于16200psi)以上的质谱分析柱100mm亚微米C18柱2根)、液质联用专用氮气发生器	1
29	低温高速离心机	-20~40度,300~23300 RPM	1
30	智能生物图像导航仪	具有正置倒置电动显微镜功能,观察模式:明场/相差/荧光	1
31	低温冰箱	-40℃	1
32	电冰箱		4
33	试剂冷藏箱		5
34	积分球分光光度计	波长范围350nm~1100nm,波长间隔最短(5nm),测试孔径大小可选(19mm、9mm和4mm等)	1
35	标准色度仪	光谱相应:420~710nm	1
36	全自动化学发光免疫仪	测试速度≥180个/小时,可定标修正曲线	1
37	超纯水机	水质指标电阻率18.2兆欧,总有机碳<5ppb,配可定时、定量取水的采水臂;满足色谱、澄明度等实验用水	1

7. 无源植入医疗器械检测实验室

序号	设备名称	仪器设备技术参数	数量（台/套）
1	XYT记录仪	精度1%	1
2	电泳仪	输出电压~400V,输出电流~1000mA 输出电压±2. 5%;输出电流±2. 5%	1
3	电转移仪	电极面积12X12cm,16X20cm	1
4	凝胶图像分析系统	敏感性:10^{-5}lux,分辨率437664pixels	1
5	PCR仪	声温速度4℃/秒,冷却速度3℃/秒,15秒内温度均一性±0.5℃,温控精度±0.1℃	1
6	高速低温冷冻离心机	4℃,转速不低于2万转/分	1
7	RNA、DNA定量仪		1
8	流式细胞仪		1
9	氨基酸分析仪	净分析时间30分钟,保留时间重现性CV0.3%(Arg),峰面积重现性CV1. 0%(Gly-His),检出限3pmol	1
10	DNA合成仪		1
11	X射线机及防护设备	≥150KV	1
12	X射线衍射仪及毛细管附件	2θ联动,2θ:-6º~163º精度:±0.01% 高功率平行束X射线多毛细管装置,多毛细管系统及X-Y台调整机构,LFF型X射线管的点焦点法兰盘,接受索拉狭缝,安全机构及荧光板,平板单色器,X射线管	1
13	X射线荧光分析仪	13AI~92V（μEDX-1200) 12Na~92V(μEDX-1300) 13AI~92V(μEDX-1400)	1
14	表面探伤试验设备	黑光灯≥800μW/cm^2	1
15	差示扫描量热仪	温度准确度:±0.05°C 温度精度:±0.008℃	1
16	氧氮氢元素测定仪	量程:ON 0~2. 0%、OH 0~1000ppm,精度:1%	1
17	全谱直读型ICP光谱仪（自动进样器)	精度:0.03	1
18	电化学测量系统	量程:-20V~20V,精度:0.4%	2
19	碳硫分析仪	C,S=4ppm	1
20	俄歇能谱仪	离子溅射速度20埃/分,精度0.001%	1
21	三维坐标仪	精度:1. 8+L/300μm	1
22	扫描电子显微镜(带能谱)及图像分析系统	放大倍数:20倍~50万倍,分辨率:2nm	1
23	微波消解系统	中压、高压、超高压多种工作状态,十六个样品同时处理	1

续表

24	制样设备(车床、磨床等)		5
25	表面粗糙度仪	准确度:≤3%,分辨率:0.6nm	1
26	髋关节专用全电拉动态试验机	符合ISO 7206-4. ISO 7206-6. ISO 7206-8的规定,带有可控制温度的水浴,温度范围:37℃±2℃	5
27	膝关节专用全电拉动态试验机	符合ISO14879. ISO 21536的规定,力值精度:±1%	5
28	脊柱类专用全电拉动态试验机	符合ASTM F1717. ASTM F2077的规定,带有可控制温度的水浴,温度范围:37℃±2℃	5
29	创伤类专用全电拉动态试验机	符合ASTM F382. ASTM F1264的规定,力值精度:±1%	5
30	髋关节专用模拟器	多工作台设计,符合ISO 14242的规定,采用闭环控制,加载曲线可通过编程设定,带有可控制温度的水浴温度范围为37℃±2℃。	2
31	膝关节专用模拟器	多工作台设计,符合ISO 14243的规定,采用闭环控制,加载曲线可通过编程设定,带有可控制温度的水浴温度范围:37℃±2℃。	2
32	人工椎间盘专用模拟器	多工作台设计,采用闭环控制,加载曲线可通过编程设定,带有可控制温度的水浴温度范围:37℃±2℃	2
33	涂层磨损试验机	符合ASTM F1978的要求,可精确地分析材料的破损点或显示出不可接受的磨耗。而且通过选择多种不同的摩擦转轮和配件,可以模拟真实的损耗条件	2
34	支架药物涂层牢固度试验机	测试支架直径范围:≤15毫米 测试最大支架长度:20厘米 最大测试频率:150Hz 测试温度范围: ≤45摄氏度 测试温度精度:+/- 0.3摄氏度 粒径范围:4~100微米 粒子数量:≤1000 压力:0~6psi	1
35	支架径向支撑力检测系统	冠脉及外周量程:1~14mm	1
		大动脉量程:3~50mm	1
36	药物溶出在线分析系统	量程:190nm~1100nm,精度:±1nm(同时处理6个样品)	1
37	球囊疲劳耐压测试仪	量程:1000psi	1
38	冠脉及大动脉支架疲劳试验机	测试支架直径范围:16毫米~50毫米 测试支架型状:直型或分叉型状 测试最大支架长度:25厘米 最大测试频率:100Hz 测试温度范围:28摄氏度至 40摄氏度 测试温度精度:+/- 0.3摄氏度 最大单次马达驱动液体输送体积:150毫升 马达最大功率:0.5马力	3
39	导管和支架输送系统检测装置	量程:3F~15F	1

续表

40	几何量测量系统	分辨率: 0.1μm 精度:XY:E2 =(1. 8+4L/1000)μm Z:E1=(2. 5+5L/1000)μm	1
41	电感耦合等离子质谱仪	质谱范围:1~270amu四极杆:分辨率:0.3~3. 0amu	1
42	热重分析仪	天平精度:优于0.02% 天平量程:1300mg	1
43	有限元分析工作站	正版ansys或abaqus有限元分析软件	1
44	凝胶色谱仪	柱温箱控温范围:室温下10℃~90℃ 控温精度:±0.15℃ 四元梯度泵流速范围:0.001~10.0ml/min, 0.001mL/min 流速精密度:<0.07%RSD	1
45	种植体及附件小载荷疲劳试验机	最大动态峰值载荷:不小于±3kN 动态位移量程:不小于±12. 5mm 峰值扭矩:不小于±50Nm	1
46	陶瓷材料专用硬度计	分辨率:0.02um,集成数字式深度和载荷测量系统。	1
47	植入纺织材料专用试验机	最大测量力:200N 横梁最大移动速度:500±50mm/min	1
48	螺钉旋入试验机	额定轴向试验力5kN,扭矩20Nm	1
49	自动粘度仪	温度范围:0~80℃ 测量范围:特性粘度 0.1~4. 0dl/g	1
50	支架与球囊分离力测试仪	a.夹具符合ASTM F2394测试标准 b.装置符合ASTM F2394 (model 1)和ASTM F2394 (model 2) c.装置可在37℃、盐浴环境使用	1

8. 眼科和光学医疗器械检测实验室

序号	仪器设备名称	仪器设备技术参数	数量(台/套)
1	单色光谱发生器	190nm~2500nm,精度:0.1nm	1
2	红外水分测量仪	0.1mg	1
3	光学气垫隔振平台	2m	5
4	光学自动焦距仪	500mm、1500mm	1
5	表面扫描电子显微镜	放大倍数:500X	1
6	半导体激光电特性能测试装置	电压、电流、输出功率	1
7	激光波面干涉仪	口径:200mm	1
8	应力仪	应力测定范围:560nm(一级干涉色)以下 样品最大高度(按需)	1
9	测量用望远镜	f=250mm	4

续表

10	长波段同步光谱辐射系统	1. 0μm~15μm	1
11	大数值孔径体视显微镜	放大倍率:14X-180X,视场直径:1. 4mm-17.9mm	1
12	点扩散函数测量仪	点距:0.5μm	1
13	静态湿润角测试仪	精度:0.2º	1
14	动态湿润角测试仪	精度:0.2º	1
15	短波段可见同步光谱辐射系统	190nm~1100nm,精度:0.1nm	1
16	红外光同步光谱辐射系统	范围:1. 0~2. 5μm, 分辨率: 3. 0~4. 0nm	1
17	接触镜非接触式水中厚度测量仪	精度:0.001mm	1
18	接触镜低测力厚度测量仪	精度:0.001mm	1
19	光学分辨率标准器	精度:1μm	1
20	标准曲率标准器	R=6mm,8mm,10mm,精度:2μm	1
21	复曲率标准器	R=7.8mm,8mm,8.2mm,精度:2μm	1
22	标准像差系数标准器	精度:2μm	1
23	标准角膜厚度标准器	精度:5μm	1
24	眼底断层标准器	精度:5μm	1
25	高光强亮度计	范围:0.001~299900cd/m² 精度:3%	2
26	普通亮度计	范围:0.001~29900cd/m² 精度:3%	2
27	高精度激光标准器(包含连续波、脉冲波和紫外、可见、近红外、红外四个波段)	190nm~2500nm;精度:0.1nm	1
28	照度计(高精度、普通)	f1不大于1%	1
29	光学测角仪	360º,精度1”	1
30	光学反射式曲率测量仪	0.1mm	1
31	万能工具显微镜	0.001mm	1
32	光学经纬仪	精度1”	1
33	光学数值孔径测量仪	0.01	1
34	光学同轴度测量仪	0.01mm	1
35	光学自准直仪	精度1”	1
36	恒温高光强透过率测量系统	0~100%,精度:1%	1
37	可见光光学传递函数(MTF)检测仪	精度:1%(轴上) 测量线对:0-1000lp/mm	1
38	红外光学传递函数(MTF)检测仪	精度:1%(轴上) 测量线对:0-1000lp/mm	1
39	红外光谱响应特性测量仪	0.78μm~15μm	1

续表

40	激光波长计	190nm~2500nm,精度:0.1nm	3
41	激光多普勒特性测量装置	波源频率、波长、速度	1
42	激光分类测试装置	包括激光辐照度/辐亮度测试	1
43	激光功率计	0.19μm~15μm, 范围: 微瓦级,毫瓦级,瓦级,百瓦级,精度:3%	3
44	激光光束诊断相机(紫外可见、近红外红外波段)	0.19μm~15μm, 范围: 微焦级,毫焦级,焦级,精度:3%	3
45	激光光束质量分析仪	0.19μm~15μm,精度:3%	1
46	激光能量计	μJ/mJ/J	3
47	激光纵模分析系统	频率、线宽、间隔	1
48	极谱法透氧测试仪	±20%	2
49	库仑法透氧测试仪	±20%	1
50	气相法透氧测试仪	±10%	1
51	几何座标定位系统	0.001mm	1
52	调焦式焦度计	顶焦度:-25.00D~+25.00D 柱 镜:-10.00D~+10.00D 轴 度:0~180 棱 镜:-10.00△~+10.00△	1
53	哈特曼法焦度计	顶焦度:-25.00D~+25.00D 柱 镜:-10.00D~+10.00D 轴 度:0~180 棱 镜:-10.00△~+10.00△	1
54	镜片机械强度测试装置	范围:0~10N,精度:±1%	1
55	镜片架机械性能测试装置	范围:0~200N,精度:±1%	2
56	镜片架疲劳测试仪	范围:0~50周/min	5
57	镜片水浴恒温装置	0.1℃	2
58	框架镜焦度地形图仪	顶焦度:-20.00D~+20.00D 柱 镜:-10.00D~+10.00D 轴 度:0~180º 棱 镜:-10.00△~+10.00△	1
59	接触镜焦度地形图仪	顶焦度:-25.00D~+25.00D 柱 镜:-10.00D~+10.00D 轴 度:0~180 棱 镜:-10.00△~+10.00△	1
60	接触镜水中曲率/直径测量仪	0.01mm	3
61	脉冲激光时域参数测量系统(根据波段和工作方式组合)	s、ms、μs、ns 180nm~12μn	1

续表

62	内窥镜光学综合测试仪	上下：±90°，左右：±70°，精度：1°	1
63	球径仪	0.01%	1
64	锐截止等响应系数修正辐射计	微瓦级，毫瓦级，瓦级，百瓦级。精度：3%	2
65	三座标量测仪	测量范围：500mm，精度：0.001mm	1
66	扫描激光分析测试系统	测量范围：50mm，精度：0.001mm	1
67	微负载弹性模量测量仪	0.1mN	1
68	人工晶体襻微力测量装置	0.01mN	1
69	人工晶体专用自动焦距仪	200mm, 3%	1
70	人工晶体襻疲劳测试装置	位移7mm，大于250000次计数	2
71	卧式光学投影仪	测量范围：250mm，精度：0.001mm	1
72	光学影像量测系统	测量范围：250mm，精度：0.002mm	1
73	接触镜专用光学折射仪	显示：0.0001范围：1. 3200~1. 6800	2
74	自相关仪	fs	1
75	微小光束测量装置	μm	1
76	LED光电特性测量仪	I-V特性、C-V特性、最大允许功耗PF m、响应时间、发光法向光强及其角分布Iθ、发光峰值波长及其光谱分布、光通量、发光效率和视觉灵敏度、发光亮度	1
77	LED辐射安全分析仪	波长、辐照度	1
78	强光源设备测量系统	光学暗室、光学平台、光具座 各类光学参数测试仪	1
79	光具座	含可变光阑、透镜、反射镜、衰减器、滤波片、导轨、机械手、机械臂等	1
80	模拟眼	包括角膜、晶状体、玻璃体、视网膜四部分	1
81	模拟角膜	范围：0~990μm，精度：5μm	1
82	测微仪	投影测微仪	1
83	激光光纤特性测试系统	芯径、传输效率、力学性能	1
84	电磁屏蔽箱		1
85	台面操作暗室		1
86	显微成像系统		1

9. 可重复使用医疗器械检验实验室

序号	仪器设备名称	仪器设备技术参数	数量（台/套）
1	标准砝码	0~50N	若干
2	听诊器测量用声频放大器	1Hz~200MHz	1
3	听诊器测量用信号发生器	0.1mHz~16MHz	1

续表

4	缝合针弹性测量专用工具	0~25mm,精度:±0.01mm	1
5	缝合针韧性测量专用工具	0~25mm,精度:±0.01mm	1
6	缝合针三角刃口锋利度测定仪	0~30.0N, 精度:±0.01N,测试速度:≤0.098N/s	1
7	缝合针针尖锋利度测定仪	0~10N, 精度:±0.01N	1
8	密合性测试仪	400kPa,50s不漏气	1
9	偏光应力仪		1
10	推拉力计	量程:0~20N,0~100N,0~200N(对应不同量程各一台)	1
11	血压表交变压力试验机	30±5次/min,交变幅度:2. 7~37kPa	1
12	血压计标准器	0~50kPa	1
13	医用镊变形量量程仪	0~25mm, 精度:±0.01mm	1
14	医用镊牢固度试验器	0~300mm	1
15	医用钳头端摆动量测定仪	0~10mm, 精度:±0.01mm	1
16	医用注射管(针)刚性测试仪		1
17	医用注射管(针)韧性测试仪		1
18	医用注射针尖穿刺力测试仪	0~4N	1
19	游标量角器	0~360°	1
20	注射针连接牢固度测试装置		1
21	注射针器密合性分离力检测仪		1
22	手术刀片刃口锋利度测试仪	0~1200mN,精度:10mN	1
23	手术刀片弹性检测装置	精度:0.1mm	1
24	塑柄手术刀片装配牢固性检测装置		1
25	材料试验机及其附件		1
26	水分测定仪及配套附件	精度:0.001%	1
27	密度测量仪	精度:10~4g/cm^3	1
28	精密测量投影仪	精度:0.001mm	1
29	洛氏多功能硬度计		1
30	布氏多功能硬度计		
31	维氏多功能硬度计		
32	CAD万能工具显微镜	分度值:0.0005mm	1
33	表面轮廓仪	0.10%	1
34	耐腐蚀试验恒温箱	±1℃	1
35	拔牙钳强度检测装置	精度:1N	1
36	喉镜连接件标准检测接头		1

续表

37	吻合器肠腔压力检测装置	示值误差:±0.001kPa	1
38	吻合器环切刀片锋利度检测装置	示值误差:0.01N	1
39	内镜取样钳模拟钳道装置		1
40	表面粗糙度比较样块	0.012μm~6.3μm	1

10. 计划生育检验实验室

序号	仪器设备名称	仪器设备技术参数	数量(台/套)
1	避孕套爆破仪	测量压力:0~5kPa,允许误差:±0.05kPa,流量测量范围:21~30dm/min,精度:≤1. 5%;体积测量精度:≤3. 0%	1
2	避孕套电子漏水测试仪	注液精度:±5ml;电压参数:10±0.1V,电阻参数:10±0.5Ω	1
3	避孕套漏水检测仪	注液量:300ml,注液精度:±10ml;自动循环注水装置	1
4	避孕套长度尺	0~220mm 精度:0.2mm	1
5	静电衰减测量仪	精度 :0.001s	1
6	热老化试验箱	温度范围:R.T.+20~300℃;转盘转速:5/min;换气量:300次/小时	1

11. 一次性使用医疗器械检验实验室

序号	仪器设备名称	仪器设备技术参数	数量(台/套)
1	冷冻式干燥机	额定处理量(M^3/min):1. 2;工作压力(Mpa):0.2-1. 0;压力露点(℃):2-10	1
2	6:100锥头综合测试仪	符合GB/T 1962. 1的要求	2
3	6:100锁紧接头测试仪	符合GB/T 1962. 2的要求	2
4	注射器滑动性能测试仪	试验拉力和试验推力力值范围0~35N,力值误差优于满度值±1%;拉力试验结束至推力试验开始的等候时间30±1s;拉力试验和推力试验的速率100±5mm/min	2
5	注射针牢固度测试仪	试验力范围15~69N,误差不超过1. 0%;试验力保持时间数字显示,定时时间0~15秒实时显示,可任意设定	2

续表

6	注射针管(针)刚性试验仪	挠度测量仪器的位移量程0~2mm,精度±0.01mm;仪器固定加载力可变加载力5.5~65N,精度±0.1N;搁针架跨距范围5~50mm,精度±0.1mm;加载速率1mm/min;搁针架跨距对加力杆刀口的对称性为±2mm	2
7	注射针管(针)韧性试验仪	测试针管规格0.3~3.4mm;摇臂摆动角度双向15°、20°、25°,误差±1.5°;附件量规8~31.5mm±0.1mm;摇臂工作半径8~40mm;摇臂摆动速率0.5周次/秒±5%;定次20周次;连续1~99周次	2
8	注射针针尖穿刺力试验仪	刺穿力力值范围0~10N,力值误差优于满度值的0.5%;直线驱动速度100mm/min,平均速度误差5%	2
9	注射器密合性正压测试仪	轴向压力:200kPa±5%,300kPa±5%;记时30s±2%、60s±2%	2
10	注射器密合性负压测试仪	负压:88kPa±5%;侧向力:0.25N±5%、1N±5%、2N±5%、3N±5%;记时:30s±2%、60s±2%	2
11	输液器泄露正压测试仪	正压输出范围:120kPa~160kPa(可调)	2
12	输液器泄露负压测试仪	负压输出范围:-10kPa~-30kPa(可调)	2
13	流量测试仪	10kPa~200kPa,可任意设定压力输出值,误差不大于读数的±2. 5%	2
14	密封性测试仪	20kPa~200kPa,可任意设定压力输出值,误差不大于读数的±2.5%	2
15	一次性使用无菌阴道扩张器挠度和强度测试仪	强度测量范围:5~50N,分辨率0.01N,误差不大于±0.1N,挠度测量范围:0~50mm,分辨率0.01mm,误差不大于±0.1mm	1
16	断裂力和连接牢固度测试仪	加值显示范围:5~70N,分辨率0.01N,误差不大于读数的±2%,可任意设定;试验速度: 500mm/min,50mm/min,5mm/min,误差不大于±5%	1
17	手术刀片刃口锋利度测试仪	力值测量范围:0N~15N,分辨率0.001N,误差不大于0.01N;试验速度:600mm±60mm/min	1
18	手术刀片弹性测试仪	下行测量距离:0~50mm,分辨率:0.01mm,变形量误差不大于±0.04mm	1
19	显微投影测量仪		1
20	缝合线线径仪		1
21	万能材料试验机	传感器100N、200N、500N、5000N各一个,引伸计、气动夹具各一套	1
22	低温离心机	-20~40℃,转速:100~6000	1
23	自动高压喷淋冷却灭菌器		1
24	白度仪		1

续表

25	紫外分析仪		1
26	手术衣落絮试验仪	符合YY/T 0506.4的要求	1
27	手术衣微生物阻隔性试验仪	符合YY/T 0506的要求	1
28	细菌和噬菌体过滤设备		1
29	空气浮游菌采集器	流速：100L/分钟，取样流速：100L/分钟，误差范围：± 2. 5%，标准预设体积：50,100,250,500,1000升	1
30	净化工作台	净化等级：100级1	1
31	荧光度检测仪	光效：可达60000LUX	1
32	渗水测试仪	0~600mm/min±5%	1
33	医用口罩阻燃测试仪	12s±2s;温度为（800±50）℃	1
34	沾水度测量仪	25~30s/250ml	1
35	静电测试仪	0.001μc~2μc±2×10^{-6}c	1
36	口罩密封度测定仪		1
37	口罩合成血液穿透试验仪	10.7kPa±1kPa	1
38	医用防护服合成血液穿透试验仪	压力：1. 75kPa±0.0001kPa,3. 5kPa±0.002kPa,7kPa±0.0035kPa,14kPa±0.007kPa, 20kPa±0.01kPa	1
39	自动滤料测试仪	含标准滤膜、口罩泄露测试附件包	1
40	织物静水压试验仪	测压力范围0~200kPal,精确度：0.5%,升压速率：1. 00kpa/min和6.0kpa/min可选	1
41	气溶胶发生器/度计	气溶胶浓度：10~100μg/L,检测浓度：0.0001~100μg/L	1
42	织物胀破强度仪		1
43	纺织品气流阻力测试仪	空气流量调节范围：10L/min~100 L/min（600L/h~6000 L/h）;气流阻力测定范围：0~1kPa	1
44	医用外科口罩阻菌性测试仪		1
45	荧光度测定仪		1
46	微压仪		1
47	初粘性测试仪	符合中国药典或相关标准要求	1
48	持粘性测试仪	符合中国药典或相关标准要求	1
49	蠕动泵		1
50	激光微粒分析仪	测试范围：2~150um,进样体积：0.2ml~999.9ml,计数范围：0~9999999粒,检测微粒浓度：0~5000个/ml,相对标准偏差：RSD≤2%,准确度：规定值±10%,通道分辨率：≥90%	1

续表

51	尘埃粒子计数器	粒径通道:0.3. 0.5. 1.0、3.0、5.0、10.0(um)	1
52	折光仪		1
53	超纯水机	水质指标电阻率18.2兆欧,总有机碳<5ppb,配可定时、定量取水的采水臂;满足色谱、澄明度等实验用水	1
54	马弗炉		2
55	电子天平	0.1mg和0.01mg各1台	2
56	原子吸收分光光度计(带石墨炉)	波长:190~870nm;波长准确度:0.1nm;灵敏度:火焰分析(Cu 2ppm)>0.32A;石墨炉分析(Mn 1ppb 20μl):>0.20	1
57	原子荧光分光光度计	检出限:砷、硒、铅、锡、碲、铋、锑<0.01μg/L;汞、镉≤0.001μg/L;锌≤1. 0μg/L;锗≤0.05μg/L;精密度:≤1. 0%;线性范围:大于三个数量级	1
58	紫外分光光度计	波长范围:190~900nm;分辨率:0.15nm;波长准确度:±0.3nm;波长重复性:±0.1nm;吸收度准确度:±0.002Abs(0-0.5Abs),±0.004Abs(0.5-1Abs)±0.2%T	1
59	气相色谱仪(带顶空进样器)	柱温箱:室温以上4℃~450℃;进样系统:带电子气路控制的分流/不分流进样单元1个;检测器氢火焰离子化检测器(FID)1台;电子捕获检测器(ECD)1台;顶空进样器	1
60	ICP-MS	具备多级杆组成的碰撞/反应池技术,灵敏度:低质量数:CO(59)≥70Mcps/ppm或Li(7):≥30Mcps/ppm;中质量数:IN(115)≥100Mcps/ppm或Y(89):≥80Mcps/ppm;高质量数:U≥100Mcps/ppm或T1(205):≥40Mcps/ppm;仪器信噪比:>200,000,000(>200M)信噪比=灵敏度、随机背景,1PPmIN溶液计算);仪器检出限:低质量数元素:CO(59)<10ppt或≤1. 5ppt,中质量数元素:IN(115)<1ppt,重质量数元素:BI(209)<1ppt.质谱校正稳定性<0.05amu<一天,0.1amu<一个月。同位素比精度<0.2% 107Ag/109Ag	1
61	傅立叶红外光谱仪	显微镜光谱范围:MCT检测器:≥7800-600cm;DTGS检测器:≥7600-450cm;灵敏度:信噪比优于6000:1;红外光源:高能量长寿红外光源,配显微镜采样附件	1
62	GC-MS	MRM灵敏度(MS/MS灵敏度) EI MRM 灵敏度: 100fg OFN ,s/n> 500:1(m/z 272 ion at m/z241 autotune); MS灵敏度: 全扫描:EI 源 1pg OFN S/N ,s/n>300:1(扫描范围50~300u);	1

续表

	GC-MS	SIM方式 EI 源 25fg OFN S/N ,s/n>20:1; 最大扫描速率: ≥6200 amu/s; 离子源材料:整体非镀层惰性离子源; 离子源温度:150 ℃~350℃; 质量分析器: 控温四极杆,温度:106 ℃~200℃连续可调; 多反应监测采集速度(MRM): 大于500 MRM/秒	1
63	水法真空箱	-105 Pa~0Pa	1
64	手套测漏仪	1000mL	1

12. 残障人康复辅具检验实验室

序号	仪器设备名称	仪器设备技术参数	数量(台/套)
1	静态测试平台	2*2m ,0~30°可调,精度0.2°	1
2	动态测试平台	4*10m ,0~15°可调,精度0.2°	1
3	跌落测试机	要求能提起的质量:≥150kg;要求提起的高度:≥50mm;连续工作重复次数:≥7000次;要求有跌落计数器	1
4	耐疲劳性试验装置	两直径为250mm±25mm的双辊,线速度为1. 0m/s,有运转计数装置	1
5	轮椅制动器疲劳测试仪	制动-松开的频率可调,范围:≤0.5Hz; 操作力可调,范围:10N~200N;连续工作重复次数:>60000次	1
6	摆锤冲击测试仪	摆锤角度0~90°可调	1
7	座椅冲击试验机	25kg,落球,高度可调	
8	助听器测试仪		1
9	阻燃性试验装置	测试框架:背部450*300mm,座部:450*150mm, 火源:香烟、火柴	1
10	静音屏蔽室(箱)		1
11	测试用假人	100kg、75kg、50kg、25kg	各1
12	框式助行架加载装置	载荷要求可调,载荷范围:>1800N,载荷允差±2%;加载速率:>800N/s;循环加载频率:≤1Hz;循环次数:>200000次	1
13	模型臂	腕关节点距手柄接触基准点的距离:6cm~8cm; 模型臂腕关节处角度调节:横向0°~40°(调节后能固定,且在承受大于1200N的负载力之后角度不变)	1
14	手动轮椅车静态强度试验装置	载荷范围:0~2000N,载荷允差±2%;要求能手动或自动控制加载时间,范围:0~999s	1

续表

15	腋拐、肘拐加载装置	腋拐长度:1. 0m~1. 8m;肘拐长度(加装模型臂):0.8m~1. 5m。加载装置要求能循环加载。载荷要求可调,载荷范围:0~1600N,载荷允差±2%; 加载速率:>250N/s;循环加载频率要求可调,频率范围:0.2Hz~5Hz;计数器计数范围:>1000000次	1
16	步入温控箱	温度:-40°~+60°	1
17	雨淋试验机	IP 3/4	1
18	越障测试台	阶梯高度:20mm~200mm,	1
19	越沟宽度测试台	沟宽分别为100mm、150mm,沟深100mm	1
20	最小回转半径测试台	≤0.8m	1
21	耗电量测试仪	1. 5级以上的功率表	1
22	电动轮椅车控制器疲劳试验机	0~100,000次	1
23	下肢假肢结构强度试验机	加载力:0~5000N ,频率:0~4Hz	4
24	上肢假肢结构强度试验机	加载力:30~100N	3
25	假脚结构强度试验机	加载力:0~5000N ,频率:0~4Hz	2
26	矫形器强度试验机	加载力:0~3000N ,频率:0~3Hz	1
27	关节角度测量仪	0~180°	1
28	康复床强度试验装置	静载荷:180kg 冲击体:25kg ;加载力:0~1200N ,频率:0~1Hz	1
29	综合动态疲劳试验机	频率:0~3Hz ,加载力:0~1000N	1
30	声级计	精度:±3dB	1
31	轮椅车测试道		1
32	测速仪	测量轮椅车速度:0km/h~20km/h,精度:±0.5km/h	1
33	电池性能自动检测装置	0~60Ah	1

13. 诊断和治疗用辐射医疗器械检验实验室

序号	仪器设备名称	仪器设备技术参数	数量(台/套)
1	毫米级小功率计	频率范围:0.05~12. 4GHz; 功率范围:10μW~300mW;10%	1
2	微波漏能测试仪	频率:0.915~12. 4GHz; 密度范围:10μW/cm²~100mW/cm²±2. 5dB	1
3	红外辐照计	0~21. 59mw/cm²	1
4	圆环测试卡	铝板直径:300mm、260mm、200mm、130mm; 厚度:5mm	1
5	对比灵敏度测试卡	可测对比灵敏度:1. 50%~7.00%	1

续表

6	分辨率测试卡	0.25~7.0Lp/mm	1
7	图像亮度鉴别等级测试卡		2
8	光野照射野准确度测试卡		2
9	CT剂量曲线测试系统		1
10	CT模体(剂量模体、性能模体)	高分不低于0.4mm、低分不底于2. 5mm(性能模体):直径32cm、16cm(剂量模体)	2
11	PET体模	符合GB/T18988.1标准的要求	2
12	SPECT体模	符合GB/T18988.2标准的要求	2
13	伽玛照相机体模	符合GB/T18989标准的要求	2
14	乳腺机模体		1
15	数字减影血管造影(DSA)模体	符合GB/T 19042. 3- 2005标准的要求	1
16	狭缝式实时测焦点仪	最小焦点:0.01mm	1
17	X射线多功能测试仪	20~150kV;0.1ms~9999s; 0.1 uGy~2000Gy、11uR~200KR; 0.2uGy/s~580mGy/s、23uR/s~66R/s	3
18	X射线单色分析仪	3300埃~10000埃	1
19	X射线荧光亮度计		1
20	数字式毫安秒表	0~1999mAs	3
21	数字式千伏峰值表	0~165kV	3
22	X射线辐射时间表	0.001ms~9999s	3
23	X射线管测试装置		1
24	X射线管固有滤过测试装置		1
25	X射线管焦点测试仪	11组线对模型组成0.6~3. 35 LP/mm; 焦点:0.5~2 mm	1
26	X射线管转速仪	2400~3000转/分 可测5000~20000转/分	1
27	X射线泄漏辐射巡测仪	0~500uR/h、0~5 m R/h、0~50 mR/h、 0~500mR/h、0~5R/h	3
28	变频、变压测试仪	45~600HZ; 0~1200V ;100kVA	1
29	磁场强度测试仪	0.17T~3. 2T	1
30	磁共振模体	磁场均匀性、信噪比、空间分辨率、密度分辨率、几何线性、T1,T2值	1
31	逸散磁场测试仪	19.99mT;199.9mT;1999mT	1
32	SAR测试装置		1
33	磁场时间变化率(dB/dt)测试装置		1
34	大型医用诊断X射线机	40kV~150kV、50mA~500mA(摄影)、带透视功能	1

续表

35	低剂量X射线测试仪	0~1000μGy	1
36	辐射剂量仪	剂量:10nGy~200Gy、1.15uR~23000 R 剂量率:100uGy/S~500mGy/S、11.4uR/S~57.0R/S	3
37	高压电缆测试装置	符合GB/T 19042. 3- 2005标准的要求	1
38	高压发生器电介质强度试验装置	180kV	1
39	光野亮度/对比度测试仪	0.5~100000cd/m^2	1
40	激光胶片扫描分析仪	光学密度:0~4.0OD;图像深度:12级、8极灰度输出;胶片扫描尺寸:宽度:20cm~35.6cm;长度:20cm~129.5cm;空间分辨率:好于1%或2个像素	1
41	漏射线测试系统	能量大于100keV的β射线, 能量大于7keV的γ和X射线	1
42	模拟定位机立体定位测试装置		1
43	屏幕亮度计	0.5~100000cd/m^2	1
44	小型医用诊断X射线机	50kV~85kV、0~30mA、带透视功能	1
45	影像增强器测试装置		1
46	MTF分析仪		1
47	隔离调压变压器	418V,100kVA	5
48	X射线防护室以及防护设备		5
49	标准铝片、标准铜片、标准铅片	≥99.99%	各1套
50	供电系统	400kVA	1
51	自动洗片机	片幅:17×17英寸	1
52	活度计	测量范围:>1000MBq; 本底计数:≤0.06MBq; 测量不确定度:6%	1
53	内照射剂量仪	0.05~100μsv/h; 精度:0.1μsv/h;±5%	1
54	三维水箱系统	1)扫描范围:495×495×495mm; 2)胶片扫描范围:495×495mm 光密度范围:0~4 OD; 3)剂量测量范围:0.1PA~1. 0μA;5PC~10μC ; 4)定位精度:±0.5%;分辨率:0.1mm; 5)分辨率:0.1 OD; 6)精度:2%;分辨率:0.1%	1
55	A型/M型超声诊断设备性能试验装置	符合IEC61847标准要求	1

续表

56	标准超声源		1
57	超声换能器、激励/接收单元组	2. 5MHz,3. 5MHz,5.0MHz,7.5MHz,10MHz等各一组	1
58	水听器、放大器组	0.4,0.5,0.6,1. 0mm薄膜、针状水听器等各一组	1
59	测量显微镜及图像测量系统	测量精度优于0.01mm	1
60	超低频信号发生器	频率范围:0.001Hz至10kHz	1
61	多用途超声模块	深度:≥180mm,盲区:0-10mm等	3
62	分辨率测试专用模块	纵向分辨率最小0.5mm,横向分辨率最小1. 0mm	3
63	超声多普勒仿血流模块	流速范围:50~2000mL/min	2
64	灰度模块	相对于背景声学媒质-15dB至+12dB	1
65	近场测试专用模块	盲区:0-10mm,最小横/纵向分辨力:0.5mm	1
66	三维超声模块	容积靶,标称容积	1
67	超声分析仪		1
68	数字频率计	0~100MHz	1
69	超声外科手术设备声功率测量系统		1
70	除颤器防护效应试验装置	放电回路中电感为500μH,电阻为50Ω;测试电压+/-5KV;内置10Hz信号发生器;最大放电频率:2次/分钟	1
71	超声功率测量装置		1
72	高频衰减器	频率范围:0至30MHz,衰减范围:0至130dB	1
73	高强度聚焦超声声场参数测量系统		1
74	瓦级超声功率计	2mW~30W,分辨率:2mW	1
75	毫瓦级超声功率计	0.1mW~100mW	1
76	换能器温升测量装置	测量精度优于0.1℃	1
77	活塞往复式多普勒试验装置		1
78	频谱分析仪	频率范围:20Hz~40MHz 幅度范围:-137dBm至+30dBm	1
79	超声诊断设备水听器声强测量系统		1
80	胎儿监护仪胎心率测量装置	心率测量范围:50~250次/分	1
81	胎心仪综合灵敏度试验装置	综合灵敏度测量范围:70~120dB	1
82	线靶式多普勒试验装置	流速模拟速度:20~200cm/s	1
83	阻抗分析仪	测量范围:0.0001Ω至1. 2999MΩ	1

续表

84	低能射频防护巡视仪	0~1000μsv/h	1
85	脉冲大功率计	300MHz~3GHz 200kW	2
86	射频漏能测试仪	0.4~40GHz	1
87	通过式功率计	100mW~10kW 450kHz~2. 7GHz	2
88	微波频率计	0.1~26.5GHz	2
89	直读波长表	0.1~40GHz	2
90	超声有害辐射测量装置	<100mW/cm^2	2
91	毫米波频率计	0.1GHz~40GHz	1
92	体层摄影试验装置	体层高度规、针孔测试体、体层厚度测试器	1
93	防散射滤线栅物理特性测试装置		1
94	面积乘积剂量仪	重复性:<1%;能量响应:100kV优于8%;剂量面积乘积率:最小0.01μGym^2/s、最大3000Gym^2/s;线性:优于2%;有效面积大于146mm×146mm	1
95	垂直位置试验器件		1
96	准直试验器件		1
97	灰阶试验器件		1
98	乳腺摄影立体定位装置试验器件		1
99	牙科体模		1
100	数字成像探测或处理部分的牙科体模		1
101	针孔照相机		1
102	量热计		1
103	泄漏辐射测试系统	0.5μSv~10Sv	1
104	手控脉冲发生接收仪	脉冲发生器:上升时间典型值优于2ns;脉冲电压-180V;接受器带宽1kHz~75MHz;电压增益0~39dB可选	1
105	机控脉冲发生接收仪	脉冲发生器:上升时间典型值优于7ns;脉冲电压-300V;接受器带宽1kHz~35MHz;电压增益20,40,60dB可选	1
106	超声材料声衰减声速测试系统	符合GB/T15261要求	1
107	CR-DR模体	对比度范围:12级	1
108	MR伪影模体	尺寸:33cm×33cm×10cm 适合空间线形测量;适合信噪比测量	1
109	IMRT剂量验证模体	头颈模体;胸腔模体;骨盆模体;均匀模体	1
110	声场测试系统	运动最小步进:≤12微米/步;运动精度:<25微米;最大运动速度:≥1200步/秒或13毫米/秒	1

县乡村医疗设备主要装备品目

1. 县医院基本医疗设备主要装备品目表

功能科、室	序号	设备名称	单位
1. 内科	1	心电图机	台
	2	脑电图机	台
	3	心脏除颤器	台
	4	床边监护仪	台
	5	中心监护系统	套
	6	动态心电分析仪	台
	7	动态无创血压监护仪	台
	8	活动平板机	台
	9	肌电诱发电位仪	台
	10	超声诊断仪	台
	11	内窥镜系统	套
	12	血气分析仪	台
	13	呼吸机	台
	14	肺功能分析仪	台
	15	心肺功能测定仪	台
	16	血液透析机	台
	17	血滤机	台
2. 外科	18	心电图机	台
	19	心脏除颤器	台
	20	呼吸机	台
	21	床边监护仪	台
	22	中心监护系统	套
	23	电动牵引床	张
	24	内窥镜系统	套
	25	前列腺电切镜	套
	26	胸腔镜	套
	27	腹腔镜	台

续表

3. 妇产科	28	妇科检查床	张
	29	产床	张
	30	产程监护仪	台
	31	胎儿监护仪	台
	32	床边监护仪	台
	33	腹腔镜	套
	34	阴道镜	台
	35	宫腔镜	套
	36	超声诊断仪	台
	37	妊娠高血压检测仪	台
4. 儿科	38	心电图机	台
	39	新生儿监护仪	台
	40	婴儿呼吸机	台
	41	新生儿黄疸治疗仪	台
	42	婴儿保温箱	台
	43	婴儿体重计	台
5.眼科	44	裂隙灯显微镜	台
	45	眼科超声诊断仪	台
	46	验光仪	台
	47	屈率计	台
	48	同视机	台
	49	视野计	台
	50	眼压计	台
	51	眼科手术显微镜	台
	52	眼科激光治疗机	台
	53	隐斜计	台
	54	视觉诱发电位仪	台
	55	眼震电图仪	台
6.耳鼻喉科	56	耳鼻喉治疗台	台
	57	电子测听仪	台
	58	听觉诱发电位仪	台
	59	纤维咽喉镜	套
	60	鼻镜	台
	61	支气管镜	台
	62	支撑喉镜	台

续表

7.口腔科	63	口腔综合治疗台	套
	64	牙科X线机	台
	65	超声洁牙机	台
	66	光敏固化机	台
	67	牙科技工装置	套
	68	手机快速消毒柜	台
	69	高频离心铸造机	台
	70	烤瓷炉	台
8.急诊科/重症医学科	71	心电图机	台
	72	床边监护仪	台
	73	中心监护系统	套
	74	心脏除颤器	台
	75	呼吸机	台
	76	儿童用呼吸机	台
	77	洗胃机	台
	78	输液泵	台
	79	注射泵	台
	80	急救担架移动床	辆
	81	电动吸引器	台
	82	血气分析仪	台
	83	肠内营养输注泵	台
	84	心肺复苏抢救车(配备供成人和儿童使用器材)	辆
9.康复科	85	短波电疗机	台
	86	超短波电疗机	台
	87	五官超短波电疗机	台
	88	紫外线治疗机	台
	89	微波电疗机	台
	90	肩关节活动器	台
	91	膝关节活动器	台

续表

10.麻醉科	92	麻醉机	台
	93	麻醉气体监测仪	台
	94	床边监护仪	台
	95	呼吸机	台
	96	除颤器	台
	97	输液泵	台
	98	注射泵	台
	99	担架推车	辆
11. 检验科	100	生物显微镜	台
	101	血球计数仪	台
	102	尿液分析仪	台
	103	电解质分析仪	台
	104	凝血分析仪	台
	105	血糖测定仪	台
	106	微量血糖测定仪	台
	107	血培养分析系统	台
	108	血气分析仪	台
	109	微量血气分析仪	台
	110	生化分析仪	台
	111	微生物分析仪	台
	112	酶标测试仪	台
	113	洗板机	台
	114	电泳仪	台
	115	血红蛋白测定仪	台
	116	血药浓度分析仪	台
	117	渗透压计	台
	118	电泳扫描光密度计	台
	119	免疫化学分析仪	台
	120	基因扩增仪	台
	121	电子天平	台
	122	离心机	台
	123	高速冷冻离心机	台
	124	大容量冷冻离心机	台
	125	超净工作台	台
	126	生物安全柜	台
	127	冰箱	台
	128	低温冰箱 -40℃~-80℃	台
	129	血库冰箱	台
	130	恒温培养箱	台
	131	干燥箱	台
	132	紫外可见分光光度计	台

续表

12. 病理科	133	高压消毒锅	台
	134	切片机	台
	135	磨刀机	台
	136	显微镜	台
	137	组织包埋机	台
	138	组织脱水机	台
	139	染色机	台
	140	病理图像分析系统	套
13. 影像科	141	X线电子计算机断层扫描装置	台
	142	X线机*	台
	143	洗片机	台
	144	超声诊断仪	台
	145	彩色多普勒超声诊断仪	台
14. 手术室	146	手术台	台
	147	无影灯	台
	148	高频电刀	台
	149	手术显微镜	台
	150	快速消毒器	台
	151	高压灭菌器	台
	152	自体血液回输系统	台
15. 病房单元	153	病床	张
	154	诊查床	张
	155	病历夹车	辆
	156	多用车	辆
	157	抢救车	辆
	158	担架推车	辆
	159	轮椅	辆
	160	输液泵	台
	161	注射泵	台
	162	胃肠减压器	台
	163	吸引器	台
	164	超声雾化器	台
	165	心电图机	台
	166	冰箱	台
	167	观片灯	台
	168	器械柜	个

续表

	169	药品柜	个
	170	敷料柜	个
	171	毒麻药柜(箱)	个
	172	氧气瓶	个
	173	氧气瓶推车	辆
	174	消毒灭菌器	台
16.储血库	175	冰箱(血液专用冰箱,低温冰箱)	台
	176	运血箱	台
	177	恒温水浴箱	台
	178	融浆机	台
	179	离心机	台
	180	显微镜	台
	181	送血交通工具	辆
17.其他	182	空气净化设备	台
	183	超声波清洗机	台
	184	高压灭菌器	台
	185	低温灭菌设备	台
	186	救护车	辆

2. 乡镇卫生院基本医疗设备主要装备品目表

功能科、室	序号	设备名称	单位
1. 预防保健室	1	电冰箱	台
	2	身长体重计	台
2. 急诊抢救室	3	急救箱	个
	4	抢救床	张
	5	心电图机	台
	6	除颤器	台
	7	呼吸机	台
	8	洗胃机	台
	9	吸引器	台
	10	担架	个
	11	氧气瓶	个
	12	氧气瓶推车	辆
	13	气管切开包	套
	14	静脉切开包	套
	15	移动紫外线灯	台
	16	地站灯	台
	17	药品(器械)柜	个
3. 普通诊室	18	诊床	张
	19	观片灯	台
4. 外科换药处置室	20	换药车	辆
	21	切开包	套
	22	地站灯	台
5.中医科	23	电针仪	台
	24	艾灸仪	台
	25	智能通络治疗仪	台
	26	颈腰椎牵引设备	台
	27	中药熏蒸设备	台
	28	TDP神灯	台
	29	中药雾化吸入设备	台
6.妇产科	30	妇科检查床	张
	31	妇科检查器械	套
	32	上取环器械	套
	33	人流器械	套
	34	人流吸引器	台
	35	手术器械台	台

续表

7.五官科	36	五官科椅	把
	37	常用五官科器械	套
	38	检眼镜	个
	39	视力表灯	个
	40	口腔综合治疗台	台
	41	药品(器械)柜	个
	42	地站灯	台
8.药房	43	毒麻药品柜	个
	44	电冰箱	台
	45	药物天平	台
9.中药房	46	中药饮片柜(药斗)	个
	47	药架(药品柜)	个
	48	调剂台	个
	49	药戥	个
	50	电子秤	个
	51	小型粉碎机	台
	52	小型切片机	台
	53	小型炒药机	台
	54	消毒锅	个
	55	标准筛	个
	56	煎药机	台
	57	包装机	台
	58	冷藏柜	个
10.注射室	59	注射处置台	个
	60	药品柜	个
11. 观察治疗室	61	观察床	张
	62	输液架	个
	63	治疗车	个
	64	地站灯	个

续表

12. 检验科	65	生化分析仪	台
	66	血球计数器	台
	67	尿分析仪	台
	68	电解质分析仪	台
	69	生物显微镜	台
	70	离心机	台
	71	干燥箱	台
	72	电冰箱	台
	73	电热恒温培养箱	台
	74	分光光度计	台
	75	分析天平	台
	76	水浴箱	台
	77	药品试剂柜	个
	78	净化工作台	台
13. 放射科	79	X光机	台
	80	洗片机	台
	81	铅屏风	个
	82	铅围裙	条
	83	铅手套	付
	84	看片灯	台
14. 病房	85	超声波诊断仪	台
	86	病床	张
	87	除颤监护仪	台
	88	药品柜	个
	89	治疗车	辆
	90	病历柜	个
	91	担架车	辆
	92	看片灯	个
	93	氧气瓶	个
	94	地站灯	个
	95	换药车	辆

续表

15.手术室	96	手术床	张
	97	无影灯	个
	98	电动吸引器	台
	99	麻醉机	台
	100	呼吸机	台
	101	氧气瓶	个
	102	监护仪	台
	103	担架车	辆
	104	手术器械台	个
	105	器械柜	个
	106	剖腹手术器械	套
	107	肛门手术器械	套
	108	气管切开手术器械	套
	109	妇产科手术器械	套
	110	基础手术器械	套
	111	计划生育手术器械	套
	112	地站灯	个
	113	紫外线灯	个
	114	立式血压计	个
	115	药品柜	个
16.产房	116	产床	张
	117	接生包	个
	118	氧气瓶	个
	119	地站灯	台
	120	药品(器械)柜	个
	121	器械台	个
	122	多普勒胎儿诊断仪	台
	123	新生儿床	张
	124	常用产科器械	套
	125	高压消毒锅	台
	126	新生儿体重计	台
17.运输工具	127	救护车	辆
18.其它	128	计算机	台
	129	一次性器具毁形机	台

3. 村卫生室基本医疗设备主要装备品目表

序号	基本设备	序号	基本设备
1	听诊器	19	电针仪
2	血压计	20	TDP神灯
3	体温计	21	诊查床
4	吸痰器	22	观察床
5	简易呼吸器	23	无菌柜
6	身高体重计	24	健康档案柜
7	便携式高压消毒锅(带压力表)	25	中、西药品柜
8	清创缝合包	26	中药饮片柜(药斗)
9	出诊箱	27	桌椅
10	治疗盘	28	健康宣传版
11	冷藏包(箱)	29	担架
12	至少50支各种规格一次性注射器	30	处置台
13	医用储槽	31	有盖污物桶
14	有盖方盘	32	输液架
15	氧气包	33	地站灯
16	开口器	34	手电筒
17	压舌板	35	应急照明设施
18	止血带		

2012年IHE中国工作介绍

中国医学装备协会医学装备信息交互集成分会（以下简称IHE中国）自2008年5月开展工作以来，完成和推进了如下工作：

一、IHE组织建设工作扎实

1. 2008年6月，在中国医学装备协会、中国医院协会、中国生物医学工程学会、中国医疗器械行业协会、标准化研究院、中华医学会放射学会六家单位的倡议下，中国医学装备协会筹备中国医学装备协会医学装备信息交互集成分会，在中国开展IHE工作，并于2008年12月正式在民政部的登记注册。2009年2月，IHE上海同IHE中国协商后达与一致意见，中国的IHE工作由中国医学装备协会医学信息交互与集成分会（IHE中国）对外宣传、沟通、联络，开展工作。

2. 通过工作带动组织的发展，形成了一只稳定的工作队伍。至2012年8月，基于各单位的推荐，分会会员超过500人，督察人员超过60名，成立了战略委员会、技术委员会、测试委员会、办公室四个机构。

3. 2009年11月正式收到了IHE国际组织的批复函，同意IHE中国为IHE成员国，测试结果互认。

二、IHE测试工作进展顺利

1. 测试规模成倍递增，迅速发展，累计开展了7次测试，189家申报了放射学(Radiology)和IT基础架构(IT Infrastructure)两个领域，19个集成模式下的2090个功能角色，通过1613个功能角色，通过率77.17%。

2. 测试领域逐年扩大，深度逐年提高，从IHE-C Connectathon 2008到IHE-C Connectathon 2012，实现了从放射学的一个领域，扩大到放射学、IT基础框架二大领域和PACS系统的专项测试。从最初开展的三个集成模式，扩大到19个集成模式(Integration Profile)。

三、IHE标准工作

1. 积极启动IHE中国化和标准工作，制订了PACS测试基本标准，制定了CR、DR设备测试标准，制定了区域医疗IT基础框架标准。

2. 编制了PACS系统、区域医疗测试教材。

四、IHE宣传推广工作

1. IHE中国在国家卫生展会上，专门开辟了联机测试的展台，测试通过的厂商免费进行联机测试。国家卫生部多位领导先后参观展台，指导IHE中国工作。并通过健康报、中国医药报、E医疗等媒体宣传推广。

2. 召开了四届基于IHE为主题的PACS大会，累计参会人数超过2000人，开展了6次IHE中国测试专项培训，累计培训了120家企业500余人。

五、下一步需要完善的工作

1. 积极加强同IHE国际组织的联系,希望 IHE国际组织提供新版本的测试系统,观摩IHE国际组织的测试,同IHE国际组织测试结果互认。

2. 加快完成IHE中国化标准。

3. 在每年春季会期间定期召开战略组联席会议,研讨IHE-C发展规划,在秋季会或卫生部展会期间开展互通、互联展示。

4. 积极推进IHE-C基本测试要求,进一步规范IHE专有中文名词、定义、基本功能测试的功能角色范围,优先制定打印机IHE中国测试标准,报送给各政府主管部门备案,抄送各招标单位和医疗机构。

5. 有计划开展培训工作,加大人才培养力度。

6. 扩大IHE中国工作的服务范围,以科技部在“十二五”规划中提出的“十盟百企”为契机,以“中国健康信息标准联盟”基础成立医药卫生信息联盟,推动中国医药卫生信息标准建设。

中国医学装备协会医学装备信息交互与集成分会

2012年8月12日

2012 IHE测试结果

IHE中国2012年第二次测试区域医疗信息系统专项测试要求规定整体通过测试表(按字母排序)

公司名称	区域文档共享中心平台	区域共享文档源	区域共享文档消费者
北京美智医疗科技有限公司	PowerXHE 区域医疗信息平台 6.0	PowerXHE 区域医疗信息平台 6.0	PowerXHE 区域医疗信息平台 6.0
北京中科美伦医疗股份有限公司	区域卫生信息平台 V1.0	区域卫生信息平台 V1.0	区域卫生信息平台 V1.0
东软集团股份有限公司	东软区域平台 1.0	东软区域平台 1.0	东软区域平台 1.0
宁波市科技园区明天医网科技有限公司	eWorld 区域医疗和卫生信息共享服务平台 1.0	eWorld 区域医疗和卫生信息共享服务平台 1.0	eWorld 区域医疗和卫生信息共享服务平台 1.0
上海岱嘉医学信息系统有限公司	岱嘉医疗信息交互平台软件 1.0 (AT HiUP 1.0)	岱嘉医疗信息交互平台软件 1.0 (AT HiUP 1.0)	岱嘉医疗信息交互平台软件 1.0 (AT HiUP 1.0)
上海金仕达卫宁软件股份有限公司	金仕达卫宁区域信息平台 4.5	金仕达卫宁区域信息平台 4.5	金仕达卫宁区域信息平台 4.5
深圳市蓝韵实业有限公司	蓝韵区域信息共享平台 1.0	蓝韵区域信息共享平台 1.0	蓝韵区域信息共享平台 1.0
实达科技(广州)医疗系统有限公司	实达科技区域影像软件 1.0	实达科技区域影像软件 1.0	实达科技区域影像软件 1.0
浙江莱达信息技术有限公司	伊莱达区域医疗影像信息协同平台软件 V2.5	伊莱达区域医疗影像信息协同平台软件 V2.5	伊莱达区域医疗影像信息协同平台软件 V2.5

IHE中国2012年第二次测试区域医疗信息系统专项测试要求规定部分通过测试表(按字母排序)

公司名称	区域文档共享中心平台	区域共享文档源	区域共享文档消费者
北京天健源达科技有限公司		天健区域卫生信息平台软件 v1.0	天健区域卫生信息平台软件 v1.0
富士胶片(中国)投资有限公司	富士远程会诊信息管理系统 1.0		富士远程会诊信息管理系统 1.0
锐珂亚太投资管理(上海)有限公司	Carestream E-Health Platform 2.0		
	心医区域影像存储传输系统软件 V1.0		

IHE中国Connectathon 2012 基础PACS标准规定整体通过第四批测试表(按字母排序)

公司名称	放射信息系统(RIS)	PACS服务器	PACS影像工作站	PACS后处理工作站
广州市铁山兰实业有限公司	铁山兰医院医学影像传输与存储系统 V3.6	铁山兰医院医学影像传输与存储系统 V3.6	铁山兰医院医学影像传输与存储系统 V3.6	铁山兰医院医学影像传输与存储系统 V3.6
广州卫软信息科技有限公司	医学影像信息系统 V4.0	医学影像信息系统 V4.0	医学影像信息系统 V4.0	医学影像信息系统 V4.0
华润万东医疗装备股份有限公司	医学影像存档与传输系统 1.0	医学影像存档与传输系统 1.0	医学影像存档与传输系统 1.0	医学影像存档与传输系统 1.0
宁波明天医网科技有限公司	eWorld 医学影像存档与传输系统(PACS系统)5.0	eWorld 医学影像存档与传输系统(PACS系统)5.0	eWorld 医学影像存档与传输系统(PACS系统)5.0	eWorld 医学影像存档与传输系统(PACS系统)5.0
英飞达软件(上海)有限公司	INFINITT RIS 3.0	INFINITT PACS 3.0	INFINITT WORKSTATION 3.0	INFINITT PACS 3.0
浙江格林蓝德信息技术有限公司	格林蓝德 iEIS v5.3.6	格林蓝德 PACS ACQManager v5.5	m-Viewer 5.5	m-Viewer 5.5

IHE中国Connectathon 2012 基础PACS标准规定整体通过第三批测试表(按字母排序)

公司名称	放射信息系统(RIS)	PACS服务器	PACS影像工作站	PACS后处理工作站
北京天鹏恒宇科技发展有限公司	医院放射科信息管理系统 V3.3	医院医学影像传输与存储系统 V3.6	医院医学影像传输与存储系统 V3.6	医院医学影像传输与存储系统 V3.6
北京美智医疗科技有限公司	PowerVision PACS 5.0	PowerVision PACS 5.0	PowerVision PACS 5.0	PowerVision PACS 5.0
北京新网医讯技术有限公司	新网医讯放射科信息管理系统 5.0	新网医讯医学影像系统 4.8.1	新网医讯医学影像系统 4.8.1	新网医讯医学影像系统 4.8.1
北京中科理想科技有限公司	ZK-PACS数字医疗信息系统 V6.01	ZK-PACS数字医疗信息系统 V6.01	ZK-PACS数字医疗信息系统 V6.01	ZK-PACS数字医疗信息系统 V6.01
北京中科美伦医疗股份有限公司	ZK-PACS数字医疗信息系统 6.0	ZK-PACS数字医疗信息系统 6.0	ZK-PACS数字医疗信息系统 6.0	ZK-PACS数字医疗信息系统 6.0
福建易联众软件系统开发有限公司	易联众RIS系统 3.5	易联众医学影像信息系统 3.5	易联众医学影像信息系统 3.5	易联众医学影像信息系统 3.5
海纳医信(北京)软件科技有限责任公司	海纳医疗影像信息管理系统 (HINA MIIS) 2.0	海纳医疗影像信息管理系统 (HINA MIIS) 2.0	海纳医疗影像信息管理系统 (HINA MIIS) 2.0	海纳医疗影像信息管理系统 (HINA MIIS) 2.0
江苏金马扬名信息技术有限公司	JIN-PACS医学影像存储与传输软件 V1.0	JIN-PACS医学影像存储与传输软件 V1.0	JIN-PACS医学影像存储与传输软件 V1.0	JIN-PACS医学影像存储与传输软件 V1.0

续表

上海金仕达卫宁软件股份有限公司	金仕达卫宁医学影像科室信息管理软件V6.0	金仕达卫宁医学影像存档与通讯软件V5.0	金仕达卫宁医学影像存档与通讯软件V5.0	金仕达卫宁医学影像存档与通讯软件 V5.0
深圳安科高技术股份有限公司	ASG-340 Anke PACS/RIS System 7.0	ASG-340 Anke PACS/RIS System 7.0	ASG-340 Anke PACS/RIS System 7.0	ASG-340 Anke PACS/RIS System 7.0
深圳市中天科技开发有限公司	中天RIS V3. 0	中天PACS V3. 0	中天PACS V3. 0	中天PACS V3. 0
温州卡易网络技术有限公司	KEasy RIS 2. 0	TMEasy PACS 3. 0	TMEasy PACS 3. 0	TMEasy PACS 3. 0
易联众信息技术股份有限公司	易联众RIS系统 3. 5	易联众医学影像信息系统 3. 5	易联众医学影像信息系统 3. 5	易联众医学影像信息系统 3. 5

IHE中国Connectathon 2012 基础PACS标准规定部分通过第四批测试表(按字母排序)

公司名称	放射信息系统(RIS)	PACS服务器	PACS影像工作站	PACS后处理工作站
北京华康同邦科技有限公司		华康PACS软件系统 V3. 0		华康PACS软件系统 V3. 0
北京蓝卫通科技有限公司	蓝卫通放射科信息系统 2. 0	蓝卫通PACS服务器 2. 0	蓝卫通PACS影像工作站 2. 0	
方正国际软件(北京)有限公司				ACIES 1. 40
飞利浦(中国)投资有限公司	Intellispace iRIS 1. 0			
江苏世轩科技股份有限公司	世轩医技管理平台软件 V1. 0			

IHE中国Connectathon 2012 基础PACS标准规定部分通过第三批测试表(按字母排序)

公司名称	放射信息系统(RIS)	PACS服务器	PACS影像工作站	PACS后处理工作站
方正国际软件(北京)有限公司		ACIES 1. 40	ACIES 1. 40	
广州卫软信息科技有限公司		医学影像信息系统 V4. 0		
江苏锦源医疗科技有限公司			锦源JYPACS系统软件 V2. 0	
宁波科技园区明天医网科技有限公司	eWorld放射信息管理系统 V5.0	eWorld医学影像存档与传输系统 V5.0		
上海岱嘉医学信息系统有限公司	UniReport V2. 0			

续表

上海华奕医疗信息技术有限公司	SIMED RIS 3. 0	PACS Server 3. 0		
深圳市安科信息系统有限公司		安科信息Annet RPACS 区域医疗信息管理系统软件 V1. 0		
英飞达软件(上海)有限公司		INFINITT PACS 3. 0	INFINITT PACS 3. 0	INFINITT PACS 3. 0
浙江格林蓝德信息技术有限公司	格林蓝德 iEIS V5.3. 6	格林蓝德 PACS ACQManager V5.5		
重庆创软科技有限公司		创软医学影像存储与传输系统 V1. 0		

IHE中国Connectathon 2012 基础PACS标准规定相关通过第四批测试表(按字母排序)

公司名称	医院信息系统(HIS)	影像采集设备(Modality)	影像打印机
安徽省慧光医疗科技有限公司			胶片影像处理系统 1. 1
北京美智医疗科技有限公司	PowerHIS 5.0		
			PowerVision 5.0
北京中科美伦医疗股份有限公司	ZK-HIS医院信息管理系统 V3. 0		
方正国际软件(北京)有限公司	CHIS 6.0		
锐珂亚太投资管理(上海)有限公司			DryView 6850
			DryView 5850
			DryView 5700C
			DryView Chroma
上海联影医疗科技有限公司		联影医疗通用软件平台(MCS)	
沈阳东软医疗系统有限公司		NeuViz 16 Platinum 1. 0	

IHE中国Connectathon 2012 基础PACS标准规定相关通过第三批测试表(按字母排序)

公司名称	医院信息系统(HIS)	影像采集设备(Modality)	影像打印机
福建易联众软件系统开发有限公司	易联众医院综合管理信息平台 5.0		
江苏飞航医疗器械科技有限公司			飞航医用影像输出系统 FH—1. 1
深圳市开立科技有限公司		超声成像系统 1. 0	
易联众信息技术股份有限公司	易联众医院综合管理信息平台 5.0		

IHE中国Connectathon 2012 CR、DR设备系统标准规定通过第二批测试表(按字母排序)

公司名称	计算机X射线摄影系统(CR)	数字化X射线摄影系统(DR)
北京美智医疗科技有限公司		MZDR-Si6500W 11. 0
岛津企业管理(中国)有限公司		RAD SPEED M 8.0
华润万东医疗装备股份有限公司		影锐数字图像系统 2. 0
佳能(中国)有限公司		CXDI Control software 8.0
柯尼卡美能达医疗印刷器材(上海)有限公司	CS-2 1. 40	
柯尼卡美能达医疗印刷器材(上海)有限公司	CS-3 3. 02	

IHE中国Connectathon 2012 CR、DR设备系统标准规定通过第一批测试表(按字母排序)

公司名称	计算机X射线摄影系统(CR)	数字化X射线摄影系统(DR)
富士胶片(中国)投资有限公司	计算机X线影像处理软件 8.0	
爱克发医疗系统设备(上海)有限公司		NX 3. 0
深圳迈瑞生物医疗电子股份有限公司	DigEye系列X射线摄影系统软件 1. 0	
锐珂亚太投资管理(上海)有限公司	Carestream DirectView V5	
	Carestream Clinic Suite V1	
东软集团股份有限公司		X射线诊断设备 NeuPioneer DR
		NeuStar DR
深圳市蓝韵实业有限公司		蓝韵DR2800数字X射线成像系统软件 V3. 0
		蓝韵晶睿数字X射线成像系统软件 V2. 0
		蓝韵KeenRay Series数字X射线成像系统软件 V3. 0

我国医疗器械认证事业的发展

CMD 董事长　陈志刚

(一)ISO标准的发布与中国的等同采用

1. ISO发布医疗器械质量管理体系标准

(1) ISO/TC210:

国际标准化组织ISO于1994年成立医疗器械质量管理和通用要求技术委员会ISO/TC210。ISO/TC210由世界各国的医疗器械管理、法规、标准、科研、检验机构、生产企业的代表组成。

ISO/TC210的主要任务:

- 制定医疗器械质量管理领域内各项要求的标准及指南
- 促进有关医疗器械的ISO的各技术委员会的协调
- 编制其他技术委员会工作范围内未覆盖的质量原则在医疗器械行业中应用的通用标准

ISO/TC210设有4个工作组:

- 医疗器械质量管理体系工作组;
- 医疗器械质量原则应用的通用要求工作组;
- 医疗器械符号、定义和标识工作组;
- 医疗器械风险管理工作组。

(2) ISO发布ISO13485标准:

ISO发布ISO13485标准分为三个阶段:

第一阶段:

1996年ISO发布:

ISO13485:1996《质量体系 医疗器械ISO9001应用的专用要求》

ISO13488:1996《质量体系 医疗器械ISO9002应用的专用要求》

ISO13485:1996和ISO13488:1996均不是独立标准,而是必须分别和ISO9001:1994. ISO9002:1994标准结合在一起使用,二者紧密结合在一起,缺一不可,引用了ISO9001:1994和ISO9002:1994标准中全部质量体系要求,除此之外,标准中提出了22条对医疗器械的专用要求。

第二阶段:

2003年ISO对ISO13485:1996和ISO13488标准进行了修订,发布ISO13485: 2003《医疗器械 质量管理体系 用于法规的要求》。ISO13485:2003标准完全是一个独立的标准应用于医疗器械行业。

第三阶段:

ISO/TC210目前开始对ISO13485:2003《医疗器械 质量管理体系 用于法规的要求》正在进行新一轮修订,目前CMD作为中国医疗器械质量管理和通用要求标准化技术委员会秘书处单位,正积极推动我国的标准转化工作。

2. GHTF发布一系列和医疗器械质量管理体系有关的文件和指南

1992年成立了GHTF全球医疗器械协调组织(Global Harmonization Task Force GHTF)。GHTF由各国政府

医疗器械监管部门、科研单位、生产企业、认证机构、检测机构等代表组成,每年召开会议,共同研讨促进世界各国医疗器械法规体系的全球协调一致,以促进全球医疗器械发展。

GHTF发布的文件,如有:

医疗器械生产企业质量体系法规审核指南 第一部分 通用要求 (2000年10月);

医疗器械设计与制造质量体系指南(1999年6月);

医疗器械制造商设计控制指南(1997年7月);

质量管理体系—过程验证指南(2004年1月);

风险管理原理和活动在质量管理体系中的实施(2005年7月)。

3. 中国等同采用发布**ISO13485**标准及相关标准

(1) 中国成立SAC/TC221:

1996年由中国国家医疗器械监督管理部门(SDA)和中国国家标准化监管部门成立了医疗器械质量管理和通用要求标准化技术委员会(简称SAC/TC221标准化技术委员会)。SAC/TC221由中国医疗器械监管部门、企业、科研机构、检测机构、认证机构等各方代表组成。

SAC/TC221主要任务:

- 制修订中国医疗器械质量管理和通用要求标准,提高医疗器械质量管理和通用要求标准化工作水平
- 积极参加ISO/TC210活动,适时转化ISO标准为中国行业标准或国家标准

(2) 中国等同采用发布ISO13485标准:

1996年ISO发布ISO13485:1996和ISO13488:1996两个标准, 1996年中国SFDA等同采用发布行业标准 :YY/T0287:1996 idt ISO13485:1996 YY/T0288:1996 idt ISO13488:1996。

2003年ISO发布ISO13485:2003标准 :2003年中国SFDA等同采用发布行业标准《医疗器械 质量管理体系 用于法规的要求》。

(3) 中国SFDA等同采用ISO发布的相关医疗器械质量管理标准:

YY/T0316/ISO14971《医疗器械 风险管理对医疗器械的应用》;

YY0466/ISO15223《医疗器械 用于医疗器械标签、标记和提供信息的符号》;

YY/T0467/ISO/TR16142《医疗器械 保障医疗器械安全和性能公认基本原则的标准选用指南》;

YY/T0468/ISO15225《命名 用于管理资料交流的医疗器械命名系统规范》;

YY/T0595/ISO/TR14969《医疗器械 质量管理体系 YY/T0287-2003应用指南》。

(二)YY/T0287/ISO13485标准主要特点

1. 该标准是适用于医疗器械行业的独立标准:

YY/T0287/ISO13485:2003是一个独立标准。YY/T0287/ISO13485:2003也是一个专业性强的标准,适用于医疗器械和相关服务的组织。

2. 该标准以ISO9001:2008标准为基础:

在结构上和ISO9001:2008保持一致;在章节顺序条款上和ISO9001:2008一一对应;在内容上大部分直接引用ISO9001:2008的规定要求;在名词和术语上和ISO9001:2008基本相同,术语准确,语言精炼:和ISO9001:2008标准同样强调八项质量管理原则,强调过程方法,采用以过程为基础的质量管理体系模式。

YY/T0287/ISO13485与ISO9001的主要区别:

- 在需要作为法规领域内一部分之处 YY/T0287/ISO13485可以包含对ISO9001的要求进行数量有限的增

加、删除、更改或解释如YY / T0287 / ISO 13485标准将ISO9001标准的“顾客满意”更改为“顾客反馈”,将“持续改进”更改为“改进”,将“持续改进质量管理体系的有效性”更改为“保持质量管理体系的有效性”。

●YY/T0287/ISO13485标准明显表示出与ISO9001标准要求的不同之处。YY/T0287/ISO13485标准的附录B提出了YY/T0287/ISO13485和ISO9001之间差别的解释。

●YY/T0287/ISO13485标准增加了有关医疗器械的术语。

●YY/T0287/ISO13485标准包含了一些医疗器械的专用要求,如无菌医疗器械专用要求,植入性医疗器械专用要求,有源植入性医疗器械专用要求。

● 由于YY/T0287/ISO13485标准和ISO9001标准的差别,因此质量管理体系符合YY/T0287/ISO13485标准的组织不能声称符合ISO9001标准,除非其质量管理体系还符合ISO9001标准中所有要求。

3. 该标准以满足医疗器械法规要求为主线,强调满足我国的法规要求:

该标准的题目为《医疗器械 质量管理体系 用于法规的要求》可见满足法规要求对于标准的重要性。该标准全文共有28处提到法规要求。

法规要求含义:

● 限定在医疗器械的安全和性能上

● 政府部门颁布的法律法规既包括国家法规也包括地区法规

4. 该标准强调了医疗器械风险管理要求:

该标准明确指出“组织应在产品实现过程中建立风险管理的形成文件的要求,应保持风险管理引起的记录”。标准中设计和开发输入应包括风险管理输出。风险管理将以YY/T0316:2008/ISO14971:2007标准为指南。

5. 该标准继续明确文件化的要求:

标准中有26处提出形成文件的程序要求,标准有40处提出记录要求。

6. 该标准以促进全世界医疗器械法规协调目标:

制订2003版ISO13485标准的一个基本思想是将各国医疗器械法规协调融合到标准中,以能促进全世界医疗器械法规的协调。

(三)以YY/T0287/ISO13485标准认证的显著特点:

CMD坚持公正、客观、诚信、优质、高效的认证宗旨,承诺为认证组织通过产品认证和质量管理体系认证提供信任,体现出CMD认证的公正性、权威性、有效性的特点:

1. CMD认证不同于监管部门体系考核:

“规范检查结果通知书”只表示企业通过了该次检查,具备了提交注册申请的条件,不是监管部门出具的企业全面达到规范要求的凭证。CMD认证提供的是符合法规和标准的证实、传递的是社会信任。

2. CMD证书不同于CE认证、FDA注册:

CMD认证强调中国医疗器械产品符合中国医疗器械法规,而不是产品符合欧洲法规和美国注册要求。

3. CMD证书不同于ISO9001标准认证:

CMD认证依据YY/T0287更突出医疗器械专业性要求和满足医疗器械质量管理体系的法规要求,而不仅仅是GB/T19001质量管理体系的通用要求。

(四)企业贯彻YY/T0287/ISO13485标准的意义:

1. 贯彻**YY/T0287/ISO13485**是中国医疗器械产业发展的需要:

近五年来,中国医疗器械行业复合增长率将维持在20.3%,行业发展潜力巨大。2012年全国医疗器械生产企业15348家,持有医疗器械经营许可证的企业172378家。近五年来,规模以上医疗器械工业销售收入由2007年的588.12亿元增长到2011年的1354. 27亿元。医疗器械进出口贸易总额由2007年的127.01亿美元增长到了2011年的265.98亿美元。

随着中国经济的发展,人民生活水平的提高,对医疗器械需求量将会继续上升,医疗器械产业发展前景良好,医疗器械企业的规范管理,贯彻YY/T0287/ISO13485标准必将对保障医疗器械的安全有效、促进医疗器械企业和中国医疗器械产业的发展有着十分重要的意义。

2. 有利于提高企业管理水平,不断改进企业的业绩:

- 标准融入了现代先进的管理理论、思想和理念;
- 标准提出了质量管理体系的模式和方法和质量管理体系要求;
- 促使企业持续稳定向社会提供符合规定要求的产品,不断提高产品质量;
- 质量管理体系的有效运行必将大大提升企业管理水平和总体业绩,促进企业的持续发展。

3. 有利于医疗器械法规贯彻实施 ,保障医疗器械安全有效:

- 标准反复强调法规要求;
- 标准要求和法规要求紧密结合;
- 全面贯彻标准将能达到满足法规要求和医疗器械安全有效的要求。

4. 有利于提高市场竞争能力和参与国际贸易的竞争:

- 企业质量管理体系有效运行将向社会提供信任,获得顾客信任从而提高市场竞争能力;
- 采用国际标准有利消除技术壁垒,进入国际市场,参与全球范围的竞争。

(五)YY/T0287/ISO13485标准的实施与应用

1. SFDA的法规要求:

(1) SFDA发布医疗器械法规中明确要求医疗器械企业实施质量体系考核,而质量管理体系要求的基础是YY/T0287/ISO13485标准。

(2) SFDA对生产第二、三类医疗器械产品的生产企业提出配备YY/T0287/ISO13485标准培训和法规培训的质量管理体系内审员。

(3) SFDA于2009年12月发布的《医疗器械生产企业质量管理规范(试行)》也是以YY/T0287/ISO13485标准为基础,同时明确了医疗器械质量管理体系的法规要求。

(4) 由于SFDA对医疗器械生产企业质量管理体系提出法规要求,因此中国医疗器械企业不同程度地贯彻了YY/T0287/ISO13485标准的要求。

2. 政府和市场推动标准培训工作:

(1) SFDA、各省市监管部门组织YY/T0287/ISO13485标准培训。

(2) 各培训中心、各质量管理培训机构、医疗器械行业、国内外认证机构积极开展标准培训。

(3) CMD编写培训教材,组织教师队伍,举办YY/T0287/ISO13485标准内审员培训班、企业管代班、企业专题班等。YY/T0287/ISO13485标准发布10多年以来 ,每月都举办培训班,截至2012年底,累计培训YY/T0287/ISO13485标准质量管理体系内审员及各类专业人员达7.2万多人。

3. 推动企业开展医疗器械认证:

(1) 在SFDA和各省市监管部门的法规要求下,中国目前有15000多家医疗器械企业,大多开展了贯彻融入法规的要求的YY/T0287/ISO13485标准工作。CMD在全国范围建立了医疗器械认证网络,拥有全国YY/T0287医疗器械质量管理体系管理体系认证95%以上认证客户。

(2) CMD证书在医疗器械企业形象宣传、产品市场竞争和产品招投标要求、满足产品代理商市场需求、企业配套供应商和分包商资质要求、产品出口在国外申报注册以及企业管理规范化等方面广泛应用。

(3) 政府采信度越来越高,CMD证书在政府医疗器械产品注册、医疗器械采购评估选型、医疗器械集中采购、国家计生用品政府采购、医疗器械援外及进出口贸易等领域发挥了积极作用。

(4) CMD持续跟踪国际医疗器械认证发展动态,与世界医疗器械认证水平保持同步,并且和世界各国医疗器械认证机构有着广泛的交流与合作。

2012年全国医疗器械企业
通过CMD医疗器械认证名单

北京市

北京福田电子医疗仪器有限公司
北京京精医疗设备有限公司
北京禹神医疗器材有限责任公司
北京源德生物医学工程有限公司
北京中科恒业科技有限公司
北京北辰亚奥科技有限公司
北京天新福医疗器材有限公司
北京医疗设备厂有限责任公司
北京康联医用设备有限公司
北京联合捷然生物科技有限公司
北京科联升华应用技术研究所
北京蒙太因医疗器械有限公司
航卫通用电气医疗系统有限公司
北京周林频谱科技有限公司
华润万东医疗装备股份有限公司
北京航天长峰股份有限公司
北京波姆医疗器械有限公司
北京超思电子技术股份有限公司
北京拓普分析仪器有限责任公司
北京普朗新技术有限公司
北京威力恒科技股份有限公司
乐普(北京)医疗器械股份有限公司
北京万东高星电子产品有限责任公司
北京高新华康科技有限公司
医科达北研(北京)医疗器械有限公司
北京百慕航材高科技股份有限公司
北京安泰生物医用材料有限公司
北京贝林电子有限公司
北京博士伦眼睛护理产品有限公司
北京威高亚华人工关节开发有限公司
北京普利生仪器有限公司
北京木禾雨电子有限公司
北京市春立正达医疗器械股份有限公司
有研亿金新材料股份有限公司
北京通用电气华伦医疗设备有限公司
北京益而康生物工程开发中心
北京思创贯宇科技开发有限公司
北京康美益寿医疗科技有限公司
北京航天中兴医疗系统有限公司
北京福基阳光科技有限公司
北京天行健医疗科技有限公司
北京市富乐科技开发有限公司
北京易思医疗器械有限责任公司
北京天石天力医疗器械技术开发中心
北京拓殖智业科技有限公司
北京福爱乐科技发展有限公司
中驭(北京)生物工程有限公司
北京万东鼎立医疗设备有限公司
北京昌航精铸技术有限公司
北京科力建元医疗科技有限公司
北京伏尔特技术有限公司
积水医疗科技(中国)有限公司
北京光电技术研究所
北京神鹿医疗器械有限公司
北京泰富瑞泽科技有限公司
北京鑫护神航天医学工程技术有限公司
北京博晖创新光电技术股份有限公司
北京力达康科技有限公司
北京奥吉科技发展有限公司
北京天地和协科技有限公司
正安(北京)医疗设备有限公司

北京康威电子技术有限公司
北京先科创业科技有限公司
北京金恒威科技发展有限公司
北京维瑞利医疗设备科技有限公司
北京北伦特科技开发有限公司
北京四维赛洋科技有限公司
北京谊安医疗系统股份有限公司
北京中生金域诊断技术有限公司
北京佰仁医疗科技有限公司
天润阳光(北京)医疗用品有限公司
北京倍肯恒业科技发展有限责任公司
北京爱康宜诚医疗器材股份有限公司
北京尚精光电技术有限公司
北京金嘉信商贸有限公司
中国医疗器械有限公司
北京东华原医疗设备有限责任公司
北京科劳得生物制品技术开发有限公司
北京百利康生化有限公司
北京爱维凯闻技术有限责任公司
北京冠儒医疗器械有限公司
北京天业爱博科贸有限公司
北京诺亚同舟医疗技术有限公司
北京麦邦光电仪器有限公司
北京伟力新世纪科技发展有限公司
北京裕恒佳科技有限公司
北京龙慧珩医疗科技发展有限公司
北京康大泰科医学科技有限公司
北京九强生物技术股份有限公司
北京朝阳华洋分析仪器有限公司
北京市伦拿创业医疗设备技术开发有限责任公司
北京中科美伦医疗股份有限公司
北京宏润达科技发展有限公司
北京世帝科学仪器有限责任公司
北京巨龙三优科技有限公司
北京理贝尔生物工程研究所有限公司
北京中科健安医用技术有限公司
北京瑞得伊格尔科技有限公司
北京圣玛特科技有限公司
北京金桑特医用仪器有限公司
北京市房山区黎明橡胶制品厂
北京市大维同创医疗设备有限公司
北京圣喻华技术开发有限责任公司
北京速迈医疗科技有限公司
北京康思润业生物技术有限公司
北京市六一仪器厂
北京康派特医疗器械有限公司
北京仁和惠康科技有限公司
国药集团联合医疗器械有限公司
北京三顿医疗设备有限公司
北京松上技术有限公司
北京易世恒电子技术有限责任公司
启蓝宏业(北京)科技有限公司
北京中勤世帝科学仪器有限公司
北京东联哈尔仪器制造有限公司
北京新兴阳升科技有限公司
北京中联科瑞科技发展有限公司
北京太阳电子科技有限公司
北京市奥斯比利克新技术开发有限公司
北京康德威医疗设备有限公司
北京诺士宝牙科手机有限公司
北京思达医用装置有限公司
北京宝灵曼阳光科技有限公司
北京怡成生物电子技术有限公司
北京豪迈生物工程有限公司
北京京立离心机有限公司
北京冠舟科技有限公司
北京中科新拓仪器有限责任公司
北京康拓医疗仪器有限公司
北京洲际资源环保科技有限公司
北京华叶生物工程有限公司
北京迈淩医疗技术发展有限公司
北京大清生物技术有限公司
北京鼎瑞医疗装备有限责任公司
北京六六视觉科技有限公司

北京北方三友医疗器械有限公司
北京金新兴医疗器械厂
北京首医临床医学科技中心
瓦里安医疗设备(中国)有限公司
北京精博科技发展有限公司
柏定生物工程(北京)有限公司
北京钰龙惟康科贸有限公司
北京华晟源医疗科技有限公司
北京贝亿医疗器械有限公司
爱科凯能科技(北京)有限公司
北京东方神健医疗器械有限公司
北京大恒医疗设备有限公司
北京联华创展设备安装工程有限公司
北京新网医讯技术有限公司
北京万泰德瑞诊断技术有限公司
北京爱沃斯洁翔云科技有限公司
北京美智医疗科技有限公司
北京实德隆科技发展有限公司
北京思路高医疗科技有限公司
北京众驰伟业科技发展有限公司
北京航天宏宇医用设备有限公司
北京盈佳伟业医疗用品有限公司
北京环球精博康复辅具技术有限公司
拓普康(北京)科技发展有限公司
北京乐乐嘉医学技术有限公司
北京宝达华技术有限公司
北京科亚医学影像研究所
北京倍爱康生物技术有限公司
北京华亘安邦科技有限公司
北京爱特普医学技术有限公司
北京海恩康科技有限公司
北京凯润机电设备制造有限责任公司
北京伟业前程科技有限公司
嘉和美康(北京)科技有限公司
北京驰马特图像技术有限公司
北京奔奥新技术有限公司
北京康博伟业医疗科技有限公司
北京市光电子技术应用研究所
北京国联诚辉医药技术有限公司
北京优美高电子科技有限公司
北京天智航技术有限公司
北京康达五洲医疗器械中心
奥迪亚(北京)科技有限公司
海纳医信(北京)软件科技有限责任公司
北京盛源宏业医疗器械有限公司
北京安通塑料制品有限公司
北京国药恒瑞美联信息技术有限公司
北京市开力生物技术公司
洋紫荆牙科器材(北京)有限公司
北京航天卡迪技术开发研究所
北京英佳麦迪克医用材料有限公司
北京华医康宇医疗科技有限公司
北京身心康生物科技有限公司
北京神鹿腾飞医疗科技有限公司
松下电气机器(北京)有限公司
嵋里科技(北京)有限公司
北京捷立德口腔医疗设备有限公司
北京川睿科技有限公司
北京爱威白商贸有限公司
张家口德盛昌科技发展有限公司
北京益康来科技有限公司
北京世纪沃德生物科技有限公司
北京祥云佳友医疗器械有限公司
北京康达和美经贸有限公司
北京航宇浪琴医疗设备有限公司
北京菲友驰医疗设备有限公司
北京佳信昌瑞科技发展有限公司
北京朗净科技有限公司
北京奥精医药科技有限公司
北京耀权科技有限公司
北京天智航医疗科技股份有限公司
北京市普标特科技有限公司
北京乐普医疗科技有限责任公司
北京联众泰克科技有限公司

北京鑫康辰医学科技发展有限公司
北京翰博泰康莱科技发展有限公司
万瑞飞鸿(北京)医疗器材有限公司
健力普(北京)医疗科技有限公司
北京康宇佳科技开发有限公司
北京英杰华科技有限公司
北京老伴医疗器械科技有限公司
北京大基康明医疗设备有限公司
北京和利康源医疗科技有限公司
博奥生物有限公司
北京市格林迪康医疗设备技术有限责任公司
北京万东康源科技开发有限公司
北京爱威白口腔门诊部有限责任公司
北京恒福思特科技发展有限责任公司
北京世纪数影医疗设备有限公司
北京戴博瑞克技术发展有限公司
北京市老同仁光电技术中心
北京华益精点生物技术有限公司
永城市科技试验厂
北京市华仁益康科技发展有限公司
北京中成康富科技有限公司
北京悦琦创通科技有限公司
北京鑫悦琦科贸有限责任公司
北京东西分析仪器有限公司
北京航天震宇医用设备安装有限公司
北京斯钛诺水技术开发有限责任公司
北京凯迈医疗设备技术中心
北京金山川科技发展有限公司
北京生保器械厂
北京市海龙达义齿研究所
北京奥佳盛康科技发展有限公司
北京佳依美皓医疗器械有限公司

天津市

天津市康利民医疗器械有限公司
天津市索维电子技术有限公司
嘉思特华剑医疗器材(天津)有限公司
天津市同业科技发展有限公司
天津晶明新技术开发有限公司
天津市医疗器械厂
天津市兰德医疗器械有限公司
天津正天医疗器械有限公司
天津市赛盟医疗科技有限公司
天津市顺博医疗设备有限公司
天津市新中医疗器械有限公司
天津泽普科技发展有限公司
天津迈达医学科技有限公司
天津市利迈豪工贸有限公司
天津市施耐德医疗设备有限公司
天津和杰医疗器械有限公司
天津博朗科技发展有限公司
邦盛医疗装备(天津)股份有限公司
天津市雷意激光技术有限公司
天津康尔诺科技有限公司
天津市肾友达医疗设备技术开发有限公司
天津世纪康泰生物医学工程有限公司
天津市助友传感仪器技术有限公司
天津市金兴达实业有限公司
天津捷希医疗设备有限公司
天津喜来健医疗器械有限公司
天津瑞鹏医疗器械有限公司
天津开发区福斯特科技发展有限公司
天津市唐邦科技有限公司
天津市联大医用设备有限公司
天津市联大医用设备制作所
天津市天大精密科技有限公司
天津康丽医疗器械有限公司
天津美德太平洋科技有限公司
天津世纪金辉医用设备有限公司
天津市兰标电子科技发展有限公司
天津冠裕医疗器械科技有限公司
天津市双利医疗器械有限责任公司
天津市安贝医疗设备技术有限公司
赛诺医疗科学技术有限公司

天津东华医疗系统有限公司
天津市长静康复器具有限公司
天津康乐产业有限公司
天津瑞科美和激光工业有限公司
达而泰(天津)实业有限公司
天津市天兴轮椅进出口有限公司
瑞奇外科器械(中国)有限公司
天津广大纸业有限公司
天津市泰斯特仪器有限公司
天津艾米克斯医疗器械有限公司
天津市康盾宝医用聚氨酯技术有限公司
星愿兰德(天津)企业有限公司
天津富时泰科电子科技有限公司
天津英若华陶瓷有限公司
天津市旭华医疗器械厂
天津市环湖医疗器械厂有限公司
天津市中亚医疗仪器科技开发有限公司

河北省

涿州东方医疗用品有限公司
邯郸医疗器械厂
河北路德医疗器械有限公司
廊坊市爱尔血液净化器材厂
河北紫薇山制药有限责任公司
河北安琪胶业有限公司
石家庄市满友医疗器械实业有限公司
黄骅市思创医疗用品有限公司
河北百强医用设备制造有限公司
沧州市精益医疗器械有限公司
河北省霸州市长城医用设备有限责任公司
秦皇岛市康泰医学系统有限公司
沧州永康医药用品有限公司
霸州市旭华医疗设备制造有限公司
北京滨松光子技术股份有限公司
河北利康制氧设备有限公司
西尔欧(中国)医疗设备有限公司
廊坊中远享通光电有限公司
任丘市医疗器械厂
河北晓示医疗器械有限公司
沧州复康医药用品有限公司
冀州市佳禾医疗器械有限公司
安平县新政医疗用品厂
石家庄亿生堂医用品有限公司
南宫市端星气体机械有限公司
衡水欧威医疗设备有限公司

山西省

山西埃尔气体系统工程有限公司
山西亚森实业有限公司
山西洁瑞医疗器械有限公司
太原维康商贸有限公司

内蒙古自治区

内蒙古爱众医学影像有限公司
呼和浩特市欣龙康医疗器械有限责任公司

辽宁省

营口维康医疗器械有限公司
沈阳新圳医用电子仪器公司
大连JMS医疗器具有限公司
欧姆龙(大连)有限公司
沈阳沈大内窥镜有限公司
沈阳东软医疗系统有限公司
辽宁爱母医疗科技有限公司
东芝大连有限公司
兆阳医疗器械(沈阳)有限公司
沈阳加华亚马逊医疗器械有限公司
辽宁生物医学材料研发中心有限公司
东洋松蒲乳胶(锦州)有限公司
大连现代高技术集团有限公司
东软飞利浦医疗设备系统有限责任公司
沈阳丽人医疗科技有限公司
沈阳舒可医疗器械有限公司

沈阳东软波谱磁共振技术有限公司
沈阳高新区宏光医疗器械厂
辽宁恒信生物科技有限公司
丹东市科大仪器有限公司
辽宁汉德科技有限公司
沈阳新航天消毒设备有限公司
辽阳鼎泰升医疗设备有限公司
沈阳宝康生物工程有限公司
沈阳汇德医疗器械有限公司
中国科学院沈阳计算技术研究所有限公司
沈阳东亚医疗研究所有限公司
东软集团股份有限公司
心医国际数字医疗系统(大连)有限公司
丹东东宝电器集团医疗器械厂

吉林省

长春迪瑞医疗科技股份有限公司
长春光机医疗仪器有限公司
延吉乐喜医疗器械有限公司
四平市鑫力医疗器械有限公司
吉林省亿沓医疗器械有限公司
长春吉大高科技股份有限公司
延吉可喜安医疗器械有限公司
吉林省科英激光技术有限责任公司
长春瑞克医疗科技有限公司

黑龙江省

齐齐哈尔市祥和中医器械有限责任公司
哈尔滨精科奇科技有限责任公司

上海市

上海医光仪器有限公司
华润医疗器械(上海)有限公司
上海浦东金环医疗用品股份有限公司
上海医疗器械九厂
上海卫康光学眼镜有限公司
上海医疗器械(集团)有限公司手术器械厂
三星麦迪逊(上海)医疗器械有限公司
上海祁鑫医疗器械厂
上海阿洛卡医用仪器有限公司
上海其胜生物制剂有限公司
上海康德莱企业发展集团股份有限公司
上海华线医用核子仪器有限公司
上海凯乐输液器厂
上海医疗器械(集团)有限公司卫生材料厂
上海建华精细生物制品有限公司
上海三和医疗器械有限公司
上海医疗器械高技术公司
上海二医张江生物材料有限公司
上海曹杨医药用品厂
上海医用缝合针厂
上海海神医疗电子仪器有限公司
上海昊海生物科技股份有限公司
上海棱光技术有限公司
上海科华实验系统有限公司
贺利氏古莎齿科有限公司
德赛诊断系统(上海)有限公司
上海胜利医疗器械有限公司
上海信晟医疗制品有限公司
松永福利器具制造(上海)有限公司
上海东月医疗保健用品有限公司
上海莱彼德齿材工业有限公司
上海岱嘉医学信息系统有限公司
上海希格玛高技术有限公司
上海立珂医疗器械有限公司
上海雷恩医疗器械有限公司
上海浦卫医疗器械厂有限公司
上海博迅实业有限公司医疗设备厂
上海索康医用材料有限公司
上海博创医疗设备有限公司
上海贝琼齿材有限公司
上海微创医疗器械(集团)有限公司
上海复升医疗器械有限公司
上海振浦医疗设备有限公司

上海博进电子仪表设备工贸有限公司
上海新世纪齿科材料有限公司
上海博立尔化工有限公司
上海跃进医用光学器械厂
上海四菱医用恒温设备有限公司
上海东湖生物医学有限公司
上海凯利泰医疗科技股份有限公司
上海贺利氏古莎齿科贸易有限公司
上海贝特医疗器械有限公司
上海老港新兴医疗器械厂有限公司
上海昕昌记忆合金科技有限公司
上海百腾医疗装备实业有限公司
上海中科再启医疗设备有限公司
上海申丁实业有限公司
上海联辉医疗用品有限公司
上海浦茂包装材料有限公司
上海天美生化仪器设备工程有限公司
上海玉华医疗器械有限公司
上海宝佳医疗器械有限公司
上海金始医疗器械有限公司
上海精诚医疗器械有限公司
上海锐植医疗器械有限公司
上海英诺伟医疗器械有限公司
上海双申医疗器械有限公司
上海钧康医用设备有限公司
上海伽玛星科技发展有限公司
上海柯渡商贸有限公司
上海凤凰医疗设备有限公司
上海市青浦区金泽镇社区卫生服务中心
上海利祺医疗器械有限公司
上海瑞柯恩激光技术有限公司

江苏省

江苏双羊医疗器械有限公司
苏州六六视觉科技股份有限公司
无锡祥生医学影像有限责任公司
江苏锦源医疗科技有限公司
三维医疗科技江苏股份有限公司
常州市朗生医疗器械工程有限公司
徐州天荣医疗通讯设备有限公司
江苏省华星医疗器械实业有限公司
徐州世奇医疗保健有限公司
日进齿科材料(昆山)有限公司
徐州市广科新技术发展有限公司
无锡市天一医疗器材有限公司
贝克曼库尔特实验系统(苏州)有限公司
创生医疗器械(中国)有限公司
江苏华夏医疗器械有限公司
江苏中惠医疗科技股份有限公司
深圳晨伟电子有限公司
通用电气医疗系统(中国)有限公司
徐州市诺万医疗设备有限公司
江苏科凌医疗器械有限公司
江苏荷普医疗器械有限公司
无锡海鹰电子医疗系统有限公司
扬州康泰医疗器械有限公司
徐州市科诺医学仪器设备有限公司
南京金陵自动调温床有限公司
海昌隐形眼镜有限公司
江苏日新医疗设备有限公司
苏州市锡鑫医疗器械有限公司
常州市康辉医疗器械有限公司
苏州艾迪尔医疗器械有限公司
江苏华东医疗器械实业有限公司
江苏康友医用器械有限公司
徐州市科健高新技术有限公司
南京维京九洲医疗器械研发中心
常州市南翔医疗器械有限公司
江苏鱼跃医疗设备股份有限公司
丹阳市健陵医疗器械有限公司
张家港市沙工医疗器械科技发展有限公司
常州市延陵电子设备有限公司
南通医疗器械有限公司
苏州欣荣博尔特医疗器械有限公司

无锡市康明医疗器械有限公司
南京普朗医用设备有限公司
南京普澳医疗设备有限公司
江苏新康医疗器械有限公司
常州奥斯迈医疗器械有限公司
太仓市康辉科技发展有限公司
常州市钱璟康复器材有限公司
常州市武进长城医疗器械有限公司
常州市康迪医用吻合器有限公司
镇江市丹徒区荣炳许布医疗器械厂
南京华东电子集团医疗装备有限责任公司
江苏奥迪康医学科技有限公司
丹阳市金晟医用橡塑制品有限公司
常州健力邦德医疗器械有限公司
无锡贝迪生物工程有限公司
南京盛光光电医疗仪器有限责任公司
扬州市凯达医疗设备有限公司
南京普爱射线影像设备有限公司
苏州惠生电子科技有限公司
南京神州英诺华医疗科技有限公司
淮安市西格玛医用实业有限公司
徐州市宝兴医疗设备有限公司
南通成德乳胶制品有限公司
徐州亿康电子科技有限公司
江苏海明医疗器械有限公司
常州迪恩医疗器械有限公司
徐州市信达医疗电子设备有限公司
徐州四方医疗器械有限公司
南京长城信息系统有限公司
南京侨伟医疗仪器有限公司
张家港市航天医疗电器有限公司
连云港康健医疗器械有限公司
常州华森医疗器械有限公司
南通华诚供氧净化设备有限公司
南通康盛医疗器械有限公司
无锡科美达医疗科技有限公司
张家港市华菱医疗设备制造有限公司
苏州市晶乐高分子医疗器械有限公司
徐州市奥瑞电子设备有限公司
阜宁三比医疗器械有限公司
江苏省捷达科技发展有限公司
江苏省捷达软件工程有限公司
常州市海达医疗器械有限公司
张家港市兴鑫医用设备制造有限公司
南京瑞麦科技开发有限公司
海门市恒盛供氧设备有限公司
江苏登冠医疗器械有限公司
南通江潮纤维制品有限公司
江苏省普菲柯医疗器械总厂
南京海波医疗器械有限公司
南通帝博纺织品有限公司
扬州慧科电子有限公司
常州市云源医用卫生材料厂
无锡贝尔森影像技术有限公司
托博正畸器械(无锡)有限公司
南京杰雄医疗装备有限公司
苏州海欧斯医疗器械有限公司
江苏金鹿集团医疗器械有限公司
波音特生物科技(南京)有限公司
泰州市久信医疗科技有限公司
连云港天诺光学仪器有限公司
无锡市欧普兰科技有限公司
苏州视可佳医疗器械有限公司
南京科进实业有限公司
南京威达天宇医疗器械有限公司
佳合医材(苏州)有限公司
江苏瑞京科技发展有限公司
苏州华恒医用器械有限公司
徐州众联医疗器械有限公司
南京普朗生物技术有限公司
江苏海伦隐形眼镜有限公司
连云港长寿医院
江苏德丰医疗设备有限公司
南京欣华恒机械电子有限公司

常州健瑞宝医疗器械有限公司
苏州特立医疗设备科技有限公司
苏州市欣盛医疗器械有限公司
江苏金马扬名信息技术有限公司
无锡市宇寿医疗器械股份有限公司
南京大族医疗设备有限公司
常州京林医疗器械有限公司
日立仪器(苏州)有限公司
常州康鼎医疗器械有限公司
苏州康迪电子有限公司
南京亚南特种照明电器厂
镇江中天光学仪器有限责任公司
徐州天飞电子设备有限公司
南通市今日高科技材料有限公司
苏州苏南捷迈得医疗器械有限公司
连云港福源医疗器械有限公司
常州雅思医疗器械有限公司
常州永华医疗器械有限公司
江苏医邦医疗器械有限公司
徐州迈康科技有限公司
常州海尔斯医疗器械科技有限公司
苏州新区明基高分子医疗器械有限公司
南京倍宁医疗器械有限公司
扬州科迈生物医疗电子有限公司
南京道芬电子有限公司
苏州安科医疗系统有限公司
南京迈瑞生物医疗电子有限公司
江苏远燕医疗设备有限公司
无锡市大华激光设备有限公司
中生(苏州)医疗仪器有限公司
苏州市亚新医疗用品有限公司
江苏瑞安贝医疗器械有限公司
徐州众杰电子科技有限公司
苏州优贝特医疗器械有限公司
徐州同人医疗电子科技有限公司
白寿医疗器械(苏州)有限公司
苏州天平华昌医疗器械有限公司
盐城市黄海电子有限公司
南通灵康医疗器械有限公司
徐州亚创生物科技有限公司
常州同创医疗器械科技有限公司
江苏奇力康皮肤药业有限公司
江苏人先医疗科技有限公司
徐州市鼎泰电子科技有限公司
常州市振兴医疗器材有限公司
江阴力博医药生物技术有限公司
南京久益电脑控制仪器有限公司
苏州健康在线实业有限公司
苏州长光华医生物医学工程有限公司
江苏宏宇医疗设备有限公司
常州市华伟医疗用品有限公司
常熟市平方轮椅有限公司
常州纳康医疗科技有限公司
张家港市新菲乐医疗设备有限公司
南通华恩医疗设备制造有限公司
南京澳林生物科技有限公司
徐州雷奥医疗设备有限公司
徐州市彭康电子设备有限公司
常州亨杰医疗器械有限公司

浙江省

宁波戴维医疗器械股份有限公司
浙江玉升医疗器械股份有限公司
浙江苏嘉医疗器械股份有限公司
浙江龙飞实业股份有限公司
浙江康康医疗器械有限公司
杭州龙德医用器械有限公司
仙居药城医疗器械有限公司
杭州好克光电仪器有限公司
杭州嘉伟生物制品有限公司
泰尔茂医疗产品(杭州)有限公司
浙江康德莱医疗器械股份有限公司
杭州万东电子有限公司
杭州奥索医疗器械有限公司

宁波菲特医疗器械有限公司
宁波圣迪夫医疗器械有限公司
杭州华威医疗用品有限公司
慈溪市华康供氧设备有限公司
杭州大力神医疗器械有限公司
浙江京环医疗用品有限公司
浙江广慈医疗器械有限公司
杭州市桐庐医疗光学仪器总厂
浙江灵洋医疗器械有限公司
温州市康源电子有限公司
德清县新德意医疗器械有限公司
浙江华福医用器材有限公司
浙江史密斯医学仪器有限公司
杭州健群医疗器械有限公司
宁波鑫高益磁材有限公司
浙江海圣医疗器械有限公司
杭州惠康医疗器械有限公司
宁波慈北医疗器械有限公司
浙江大吉医疗器械有限公司
浙江夸克生物科技有限公司
海宁市绿健医疗用品有限公司
杭州桐庐时空侯医疗器械有限公司
浙江欧健医用器材有限公司
宁波蓝野医疗器械有限公司
常山康利医疗器械有限公司
金华市康佳医疗器械厂
浙江东瓯诊断产品有限公司
杭州康生医疗器械有限公司
浙江伏尔特医疗器械有限公司
温州市维日康生物科技有限公司
浙江华健医用工程有限公司
杭州新亚齿科材料有限公司
浙江伊利康生物技术有限公司
浙江省台州市恒泰染织敷料有限公司
杭州富阳医用缝合针线厂
宁波美生医疗器材有限公司
杭州银亚新材料有限公司

杭州龙鑫科技有限公司
天台县双星医疗器械厂
苍南县龙港雅美义齿加工厂
温州致美义齿有限公司
杭州正大医疗器械有限公司
杭州萧山奥得舒医疗器械有限公司
余姚市强欣医疗器材有限公司
杭州西湖生物材料有限公司
启发医疗科技(宁波)有限公司
杭州微生物试剂有限公司
宁波美康生物科技股份有限公司
浙江格林蓝德信息技术有限公司
宁波舜宇仪器有限公司
浙江辰和医疗设备有限公司
杭州科诺过滤器材有限公司
湖州康源医疗器械有限公司
宁波菲拉尔医疗用品有限公司
宁波博泰生物技术有限公司
宁波江北华盛医疗器械有限公司
杭州协合医疗用品有限公司
余姚市宇峰医疗器械有限公司
浙江科惠医疗器械有限公司
杭州康尔医药科技有限公司
浙江天松医疗器械股份有限公司
杭州精飞光学仪器制造有限公司
宁波赛克生物技术有限公司
深圳市康福特医疗技术有限公司杭州分公司
杭州天创环境科技股份有限公司
杭州康友医疗设备有限公司
浙江友利医学科技有限公司
宁波佰泰医疗设备有限公司
杭州欧亚流体技术开发有限公司
杭州爱普医疗器械有限公司
嘉恒医疗科技有限公司
富阳市精锐医疗器械有限公司
金华市鑫科医药科技有限公司
杭州迈尔科技有限公司

杭州远志医疗器械有限公司
桐庐康博医用器械有限公司
浙江强盛医用工程有限公司
温州市承泰电子有限公司
金华树安医疗用品有限公司
杭州莱特水处理设备有限公司
乐清市金康特医疗器材有限公司
宁波科艺医疗器械有限公司
杭州三源医疗设备有限公司
杭州盛大高科技机电有限公司
浙江省淳安县人和医疗用品工贸有限公司
宁波普瑞柏生物技术有限公司
浙江易柏生物技术有限公司
宁波市镇海金鑫医疗器械有限公司
杭州万洁水处理设备有限公司
宁波明星科技发展有限公司
余姚市康泽医疗器械有限公司
宁波瑞源生物科技有限公司
杭州永洁达净化科技有限公司
浙江好络维医疗技术有限公司
绍兴花为媒医用配套有限公司
宁波登煌医疗器材有限公司
杭州力胜医疗器械有限公司
浙江易路安医疗器械有限公司
浙江爱雪制冷电器有限公司
温州市康之本制氧科技有限公司
杭州优尼克消毒设备有限公司
宁波柳叶刀医疗科技有限公司
杭州汇大医疗器械有限公司
温州开泰义齿有限公司
浙江莱达信息技术有限公司
浙江丽兹医用工程有限公司
杭州鼎岳空分设备有限公司
杭州美美科技有限公司
浙江迈兹袜业科技有限公司
宁波医用缝针有限公司
杭州爱丽思口腔医疗器材有限公司
余姚市久盛硅橡胶制品厂
嘉兴市全崴医疗仪器有限公司
温州欣视界科技有限公司
杭州铭众生物科技有限公司
宁波康和生物科技有限公司
宁波翼龙医疗设备有限公司
杭州百慧医疗设备有限公司
浙江华尔纺织科技有限公司
温州博康医疗科技有限公司
宁波市鸿运医用设备工程有限公司
玉环县健民医械有限公司
杭州惠邦净水设备有限公司
杭州创威空分科技有限公司

安徽省

安徽中科中佳科学仪器有限公司
安徽英特电子有限公司
安徽养和医疗器械设备有限公司
合肥大族科瑞达激光设备有限公司
合肥健桥医疗电子有限责任公司
合肥金脑人科技发展有限责任公司
安徽电子科学研究所
安徽泓瑞医用设备工程有限公司
合肥力源科技发展有限责任公司
合肥广安科技开发有限责任公司
合肥凯利光电科技有限公司
安徽同舟电子科技有限公司
安徽泰阳医疗技术服务有限责任公司
合肥诺和电子科技有限公司
安徽瑞德埃克森医疗设备有限公司
安徽生力轻工制品有限公司
欧普康视科技(合肥)有限公司
蚌埠秋臣中医药科技有限公司
合肥美亚光电技术股份有限公司
钰兴医材(六安)有限公司
安徽中科都菱商用电器股份有限公司
安徽省天翔医用工程有限公司

安徽普氏康药业股份有限公司
合肥运涛光电科技有限公司

福建省

福州长庚医疗器械有限公司
厦门大博颖精医疗器械有限公司
福建省洪诚生物药业有限公司
福州美美软件开发有限公司

江西省

江西特康科技有限公司
江西三鑫医疗科技股份有限公司
南昌市赣达医疗器械有限公司
南昌百特生物高新技术股份有限公司
江西省容和实业有限责任公司
江西富尔康实业集团有限公司
江西艾慈生物科技有限公司

山东省

龙口市双鹰医疗器械有限公司
烟台冰轮高压氧舱有限公司
山东威高集团医用高分子制品股份有限公司
山东侨牌集团有限公司
烟台宏远氧业有限公司
山东中保康医疗器具有限公司
烟台冰科医疗科技有限公司
山东凯利医疗器械有限公司
山东兰桥医学科技有限公司
烟台澳斯邦生物工程有限公司
青岛中联海诺医疗科技有限公司
山东新华医疗器械股份有限公司
北京龙舟飞渡记忆合金应用研究所
山东高密彩虹分析仪器有限公司
新华手术器械有限公司
烟台计生药械有限公司
山东康力医疗器械科技有限公司
山东冠龙医疗用品有限公司
潍坊市康华生物技术有限公司
山东瑞通高分子医疗器械有限公司
青岛海大倍尔信生物科技有限公司
山东威高骨科材料有限公司
济南森蓝科贸有限公司
山东美医林电子仪器有限公司
淄博兴华医用器材有限公司
莱阳亚东生物科技有限公司
济南金浩峰技术有限公司
山东大正医疗器械股份有限公司
青岛海尔特种电器有限公司
威海众恒医疗设备有限公司
烟台亚利朗医疗器械有限公司
山东瑞得通圆医疗仪器有限公司
德州金约应医疗器械有限公司
曲阜市铭泰医疗器械有限公司
潍坊金苗电子科技有限公司
烟台亚星医疗器械有限公司
山东威高集团康利达医用制品有限公司
长岛县屿珠光学材料有限责任公司
济宁市华能气体设备工程有限公司
烟台万利医用品有限公司
青岛泽友容器氧舱设备有限公司
济南华天恒达科技有限公司
山东育达医疗设备有限公司
蓝孚生物医学工程技术(山东)有限公司
澳柯玛股份有限公司
龙口市康华医疗器械有限公司
烟台朗格高压氧舱有限公司
烟台东科高压氧设备有限公司
山东鑫科生物科技股份有限公司
曲阜市力文科贸有限公司
青岛耐丝克医材有限公司
山东新陆生物科技有限公司
青岛美迪康数字工程有限公司
淄博中讯医疗器械有限公司

山东蓝欧实业有限公司
济南京鲁孝慈医用设备有限公司
烟台华正医疗器械科技有限公司
烟台瑞炬医药包装有限公司
山东凯乐普生物工程有限公司
曲阜市盛德医疗科技有限公司
兖州市通用医疗器械有限公司
兖州华诺医疗器械有限公司
山东和康顺达医药科技有限公司
山东中德牙科技术有限公司
潍坊华锐医学影像设备有限公司
济南汇医融工科技有限公司
济南兰洁生物技术有限公司
山东省嘉林电子科技有限公司
山东正基宏景医疗器械有限公司
济南正玉昌口腔技术有限公司
济南威尔诚信科技有限公司
兖州市宇通医疗器械有限公司
青岛雅康电子医疗设备有限公司
威海威高血液净化制品有限公司

河南省

圣光医用制品有限公司
河南飘安集团有限公司
河南宇宙人工晶状体研制有限公司
新乡市驼人医疗器械有限公司
河南曙光健士医疗器械集团股份有限公司
郑州赛福特电子设备有限公司
南阳市久康医疗器械有限公司
河南华南医电科技有限公司
郑州汇科电子有限公司
河南省华氏实业有限公司
新乡市畅达医疗器械有限公司
新乡市驼人贝斯特医疗器械有限公司
郑州静美医疗设备科技有限公司
河南辉瑞生物医电技术有限公司
新乡市康民卫材开发有限公司
新乡市亚太医疗用品有限公司
河南省奥邦医疗器械有限公司
河南省健琪医疗器械有限公司
河南省盛昌医疗器械有限公司
安阳市翔宇医疗设备有限责任公司
新乡市康尔健医疗用品有限公司
鹤壁飞鹤股份有限公司

湖北省

黄石市恒丰医疗器械有限公司
武汉思创电子有限公司
武汉市江汉医疗制药设备有限公司
武汉奇致激光技术有限公司
湖北仙明医疗器械有限公司
武汉丽辉新技术有限公司
湖北金杏科技发展有限公司
武汉市天怡电子有限公司
武汉非凡科技有限责任公司
武汉市王冠医疗器械有限责任公司
武汉中达生物传感技术有限公司
武汉华大激光设备有限公司
武汉亚格光电技术有限公司
武汉中旗电子有限责任公司
武汉德骼拜尔外科植入物有限公司
武汉金莱特光电子有限公司
武汉市九头鸟医疗仪器开发有限公司
武汉远光瑞康科技有限公司
武汉国灸科技开发有限公司
武汉兰宝石医疗设备有限公司
武汉佐盈森医疗器械有限公司
武汉诺华敏生物科技有限公司
武汉华工激光医疗设备有限公司
武汉康斯泰德科技有限公司
武汉塞力斯生物技术有限公司
武汉互创科技有限公司
武汉人福医疗用品有限公司
武汉市长立生物技术有限责任公司
湖北健身医疗器械有限公司

武汉启诚生物技术有限公司

湖南省

湖南长沙天地人生物科技有限公司
湖南康利来医疗器械有限公司
长沙高新技术产业开发区爱威科技实业有限公司
湖南省浏阳市医用仪具厂
湖南金博科技有限责任公司
湖南一特电子医用工程股份有限公司
湖南长城医疗科技有限公司
湖南千金医用材料有限公司

广东省

深圳市保安医疗用品有限公司
珠海和佳医疗设备股份有限公司
深圳市金科威实业有限公司
湛江市美健医疗器械有限公司
东莞科威医疗器械有限公司
汕头市超声仪器研究所有限公司
深圳市威尔德医疗电子有限公司
深圳市恩普电子技术有限公司
广州市万和整形材料有限公司
惠州科美思医用仪器有限公司
广东宝莱特医用科技股份有限公司
深圳迈瑞生物医疗电子股份有限公司
深圳市科瑞康实业有限公司
广州三瑞医疗器械有限公司
广州骏丰医疗器械有限公司
深圳市贝斯达医疗器械有限公司
深圳安科高技术股份有限公司
深圳市开立科技有限公司
广东百合医疗科技有限公司
广州市番禺区华鑫科技有限公司
深圳市理邦精密仪器股份有限公司
深圳邦健生物医疗设备股份有限公司
深圳雷杜生命科学股份有限公司
东莞市黄江百绿电子厂
珠海友通科技有限公司
湛江经济技术开发区海滨医疗器械有限公司
深圳市倍轻松科技股份有限公司
广州龙之杰科技有限公司
广东迈科医学科技有限公司
珠海军卫有限公司
深圳市蓝韵实业有限公司
深圳市凯特生物医疗电子科技有限公司
汕头市医用设备厂有限公司
珠海市三狮光学有限公司
佛山市康德医疗器材有限公司
广州标佳科技有限公司
佛山市雅博士医疗设备有限公司
深圳市迈科龙医疗设备有限公司
深圳市博恩医疗器材有限公司
广州市润杰医疗器械有限公司
封开县培鑫医用材料有限公司
深圳市艾克瑞电气有限公司
深圳市锦瑞电子有限公司
深圳市科曼医疗设备有限公司
珠海市嘉润亚新医用电子科技有限公司
珠海健帆生物科技股份有限公司
深圳市一体医疗科技股份有限公司
佛山市盛田医疗器械有限公司
广州市正宏医疗器械设备有限公司
珠海迪尔生物工程有限公司
广州科美医疗器械有限公司
佛山市精华光电有限公司
深圳市希莱恒医用电子有限公司
佛山市顺康达医疗科技有限公司
广州禾亿硅橡胶有限公司
深圳市侨亨新技术有限公司
珠海贝索生物技术有限公司
珠海保税区和佳泰基医疗设备工程有限公司
深圳市越华科技发展有限公司
深圳市中微泽电子有限公司
深圳市纽泰克电子有限公司

深圳市中核海得威生物科技有限公司
珠海森龙生物科技有限公司
深圳市深迈医疗设备有限公司
深圳市埃顿实业有限公司
潮州凯普生物化学有限公司
广东凯普生物科技股份有限公司
深圳市康益医疗器械有限公司
深圳市凯沃尔电子有限公司
中山尚荣美容仪器有限公司
深圳市杰纳瑞医疗仪器有限公司
珠海市美瑞华医用科技有限公司
佛山市顺德区康神医疗设备实业有限公司
铃谦明成医疗仪器(深圳)有限公司
华略电子(深圳)有限公司
深圳市美的连电子科技有限公司
中山市创艺生化工程有限公司
江门市富美尔环保电子科技有限公司
广州粤信医疗器械有限公司
佛山市安雅医疗科技有限公司
深圳市普康电子有限公司
深圳市海德医疗设备有限公司
广州奥科维电子有限公司
珠海市再鑫仪器有限公司
深圳市美侨医疗科技有限公司
珠海普利德医疗设备有限公司
深圳市尊瑞科技有限公司
珠海保税区和佳医学影像设备有限公司
广州宜诚数字医疗系统有限公司
珠海仁威医疗科技有限公司
珠海市精钰科技设备有限公司
深圳市安健科技有限公司
广州市今健医疗器械有限公司
深圳深超换能器有限公司
珠海市丽拓发展有限公司
深圳市盛信康科技有限公司
伊恩威科技股份有限公司
深圳市奥生科技有限公司
珠海市康利莱医疗器械有限公司
加达利汽车电子(广州)有限公司
广东实联医疗器械有限公司
深圳市奥沃医学新技术发展有限公司
广州东唐电子科技有限公司
珠海市新依科医疗科技有限公司
广州市丰华生物工程有限公司
佛山市大洋医疗科技有限公司
广州养和生物科技有限公司
广州安迪电子科技有限公司
深圳邦普医疗设备系统有限公司
珠海黑马医学仪器有限公司
广州中辉医疗器械有限公司
深圳市瑞驰智能系统有限公司
深圳市深图医学影像设备有限公司
深圳湃尔生物科技有限公司
广州市暨华医疗器械有限公司
广州美美医疗科技有限公司
深圳市赛得立实业有限公司
深圳市康立高科技有限公司
深圳市蓝韵网络有限公司
深圳市汇松科技发展有限公司
深圳瑞光康泰科技有限公司
江门市康之源医疗设备科技有限公司
深圳市大汉普众科技有限公司
珠海医凯电子科技有限公司
广州市三甲医疗信息产业有限公司
深圳市威浩康医疗器械有限公司
深圳市旭东数字医学影像技术有限公司
珠海福尼亚医疗设备有限公司

广西壮族自治区

桂林康兴医疗器械有限公司
桂林优利特电子集团有限公司
桂林集琦俊龙医疗电子有限公司
桂林市华通医用仪器有限公司
广西威利方舟科技有限公司

南宁市三科医疗器械有限责任公司
南宁一举医疗电子有限公司
柳州佳力医疗器械有限公司
广西巨星医疗器械有限公司

海南省

海南新阳光药械有限公司

重庆市

重庆海威康医疗仪器有限公司
重庆华伦医疗器械有限公司
重庆山外山科技有限公司
重庆西山科技有限公司
重庆环球医疗器械有限公司
重庆环宇医疗器械有限公司
重庆市国人医疗器械有限公司
重庆蜀水仪器厂
重庆博恩富克医疗设备有限公司
重庆多泰医用设备有限公司
重庆华伦弘力实业有限公司
重庆海坤医用仪器有限公司
重庆文穗医疗器械有限公司
重庆蜀明科技发展有限公司
重庆晶美义齿制作有限公司
重庆创高供氧净化设备有限公司
重庆安碧捷科技股份有限公司
重庆南方数控设备有限责任公司
重庆市澳凯龙医疗器械研究有限公司
重庆创软科技有限公司
重庆大力医疗设备有限公司
重庆伟联科技有限公司

四川省

成都联帮氧气工程有限公司
成都东方人健康产业有限责任公司
成都维信电子科大新技术有限公司
绵阳索尼克电子有限责任公司
中国核动力研究设计院设备制造厂
成都市双陆医疗器械有限公司
绵阳立德电子技术有限公司
绵阳美科电子设备有限责任公司
内江西南医用设备有限公司
四川旭康医疗电器有限公司
四川锦江电子科技有限公司
成都肯格王三氧电器设备有限公司
成都老肯科技股份有限公司
绵阳市富安民医疗器械有限责任公司
四川康宁医用器材有限公司
成都普健医用设备制造有限公司
四川三和医用材料有限公司
成都康宇医用设备工程有限公司
成都美创电子科技有限公司
四川美生科技有限公司
成都市万福实业工程有限公司
四川宇峰科技发展有限公司
成都坤洋实业发展有限公司
成都天田医疗电器科技有限公司
成都市浩瀚医疗设备有限公司
成都科奥达光电技术有限公司
四川萨那医疗器械有限公司
成都恒波医疗器械有限公司
成都华信电子设备厂
成都千里电子设备有限公司
四川港通医疗设备集团股份有限公司
四川昱峰医疗器械有限公司
成都市新兴内窥镜科技有限公司
四川康源医疗设备有限公司
成都威力生生物科技有限公司
四川省航宇电子医疗设备制造有限公司
奥泰医疗系统有限责任公司
四川瑞朗医疗器械有限公司
四川恒明科技开发有限公司
四川西南医用设备有限公司
成都恩普生医疗科技有限公司

成都国雄光电技术有限公司
四川省新成生物科技有限责任公司
四川瑞迪医疗科技有限公司
通用电气医疗系统贸易发展
成都协和生物技术有限责任公司

贵州省

贵阳彩月科技有限公司
贵州风雷航空军械有限责任公司
贵州天使医疗器材有限公司
云南省
云南德华生物药业有限公司
陕西省
陕西秦明医学仪器股份有限公司
陕西省万安药业有限公司
陕西鸿德立恒电子科技有限公司
西安威美医疗器械有限公司
西安灭菌消毒设备制造公司
西安高氧医疗设备有限公司
西安集智医疗器械科技有限公司
甘肃省
天水市飞鸿医疗电器有限公司
天水庆华电子科技有限公司
兰州西脉记忆合金股份有限公司

备注:

以上资料由CMD提供,CMD累计核发认证证书2477家,2012年度有效认证企业1146家。

鑫高益

宁波鑫高益磁材有限公司

公司简介 The company company profile

宁波鑫高益磁材有限公司位于浙江省余姚市，是一家集研究、开发、生产和销售数字医学影像设备为一体的国家
高科技企业。

公司成立于1998年4月，初期以生产加工钕铁硼永磁材料为主业。1998年10月起逐步转型从事医用永磁磁共振磁
和医用永磁磁共振整机的研发和生产。转型过程于1999年12月完成。2006年公司的生产线扩大到数字X线产品，包
DR、DRF等。

公司成立之初确立了自己的奋斗方向。以“让磁共振走向平民”，“服务大众、关爱生命、让更多人享受健康”为宗旨
以“研发生产医院买的起、用得起、养得起、病人检查得起的性能良好的先进医疗设备”为目标，本着竭尽全力为用户
供最先进的技术、最佳产品质量、最优惠价格和最周到服务的精神，努力成为大型医学影像设备的全球供应商，为中
的医疗改革，为人类的健康事业做出自己的贡献。

质量是企业的生命。公司在发展过程中建立健全了各项管理制度。早在2004年公司全线产品已通过ISO9001：20
和ISO13485：2003质量管理体系认证。磁共振产品2007年1月通过欧盟CE认证，2009年11月通过美国FDA注册。数
化X射线摄影系统通过了CCC强制认证，获得标准化良好行为认证（AAA）和计量检测体系合格证书（AAA）级。

发展是企业的未来。公司本着推出一代，研制一代，储备一代，保证新产品源源不断的推出的原则，在将第一
永磁磁共振产品推向市场的同时就在进行新一代产品的研制。鑫高益在推出首款磁共振成像系统（OPER-0.2）的同
已开始梯次研制新一代的产品（OPER-0.3、OPER-0.35、OPER-0.4、OPER-0.5、SUPERSCAN-1.5T）并陆续投放市
迄今，鑫高益已推出的OPER系列永磁型磁共振0.23T、0.3T、0.35T、0.4T、0.5T五款和一款1.5T超导磁共振成像设
（SUPERSCAN-1.5T）。成为国内生产MRI产品系列最全的企业。其中0.3T（2002年7月注册成功）和0.4T（2006年
月注册成功）为国内首创，0.5T（2008年1月注册成功）为国际首创。

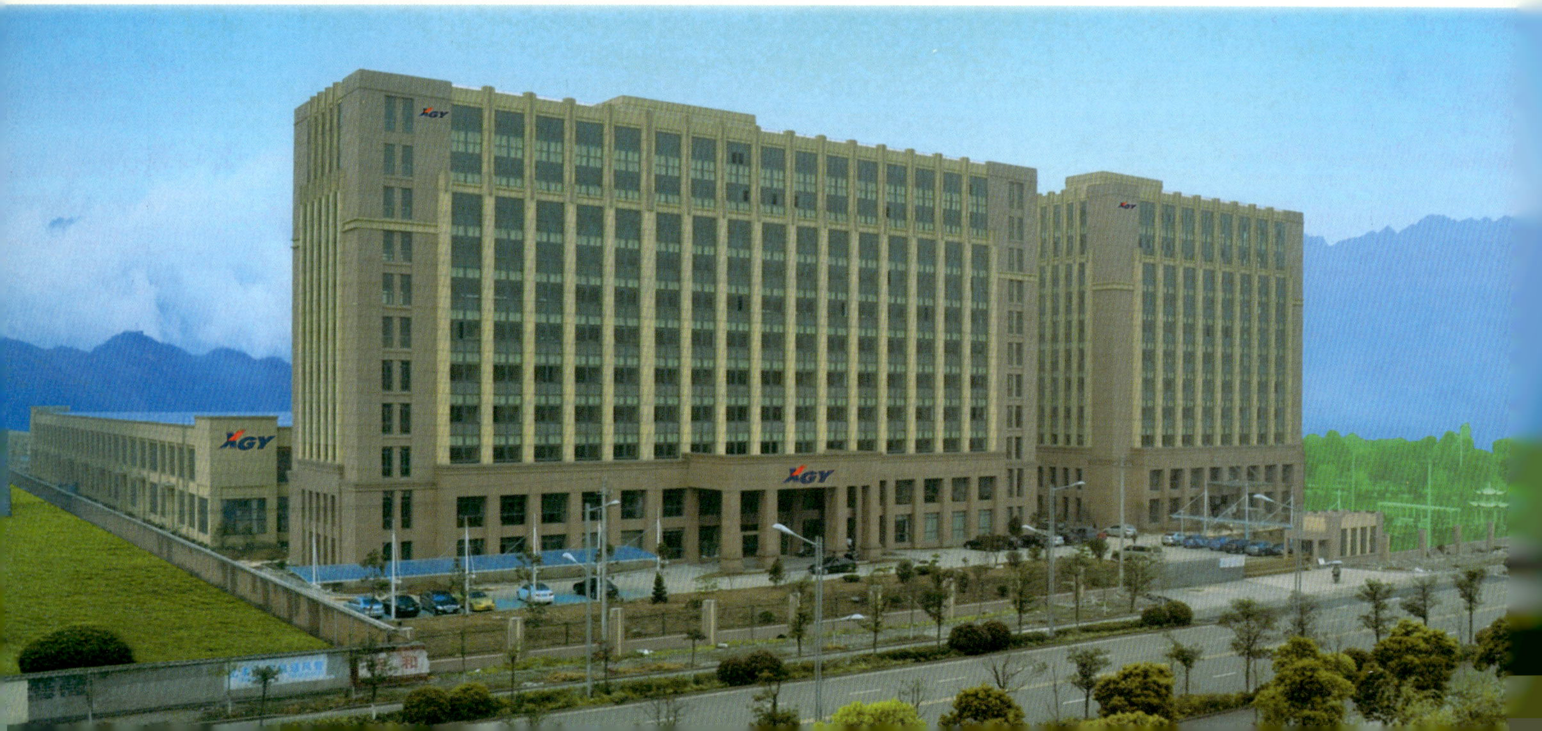

企业发展里程 Enterprise development mileage

市场是企业生存的命脉。鑫高益于2001年6月在国家食品药品监督管理局注册第一代磁共振产品以来，截止2012年9月在国内已销售超过500台，分布在除台湾和西藏以外的所有省份。从2004年至今以连续九年名列国内同行销售量的前茅。

2005年磁共振产品开始进军国际市场。七年来，公司几十次到国外参展，在各大型国际展会上成功推介产品。目前，已销往俄罗斯、乌克兰、波兰、吉尔吉斯斯坦、韩国、印度、黎巴嫩、土耳其、越南、伊朗、香港、卡塔尔、埃塞俄比亚、吉布提、尼日利亚、坦桑尼亚等二十多个国家和地区，全球销售已超过100台。凭借良好的质量、及时周到的售后服务和高性价比，获得国外客户的高度赞誉，树立了良好的企业形象和极佳口碑。OPER系列开放式永磁型磁共振已成为国际市场上发展中国家的主选产品。

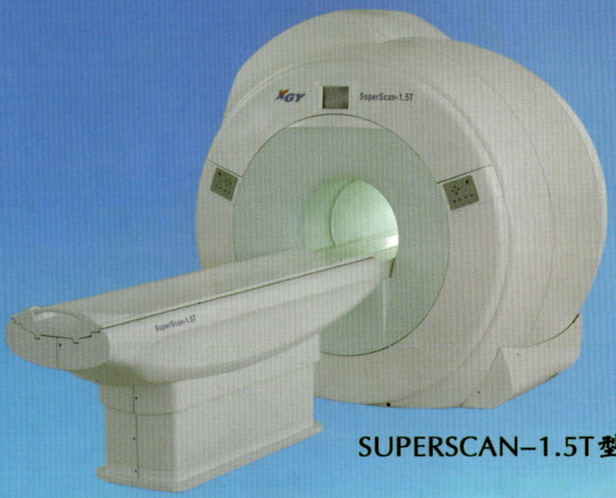

SUPERSCAN-1.5T型超导磁共振

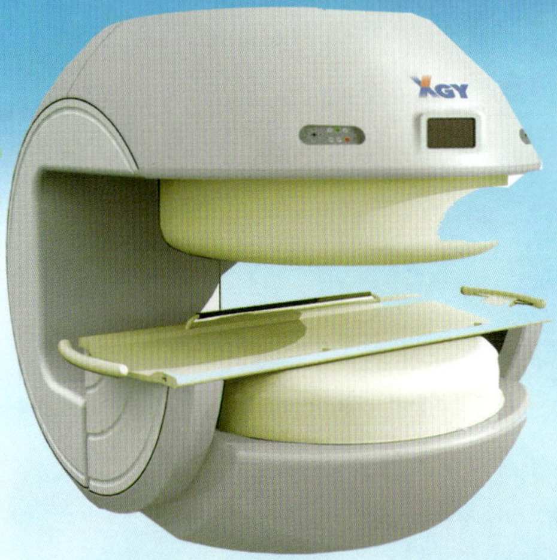

OPER-0.5型磁共振成像系统

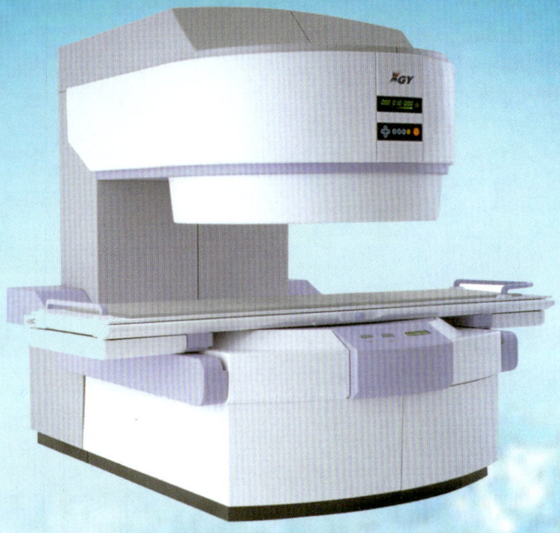

OPER-0.4型磁共振成像系统

健全的售后服务 The perfect after sale service

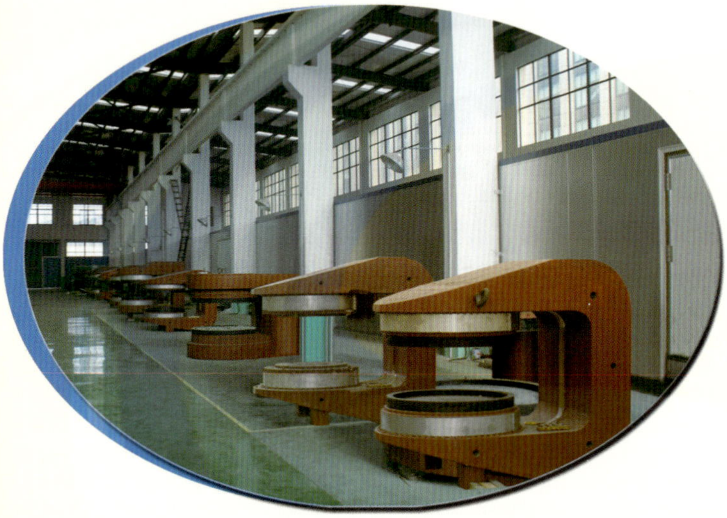

永磁磁共振装配车间

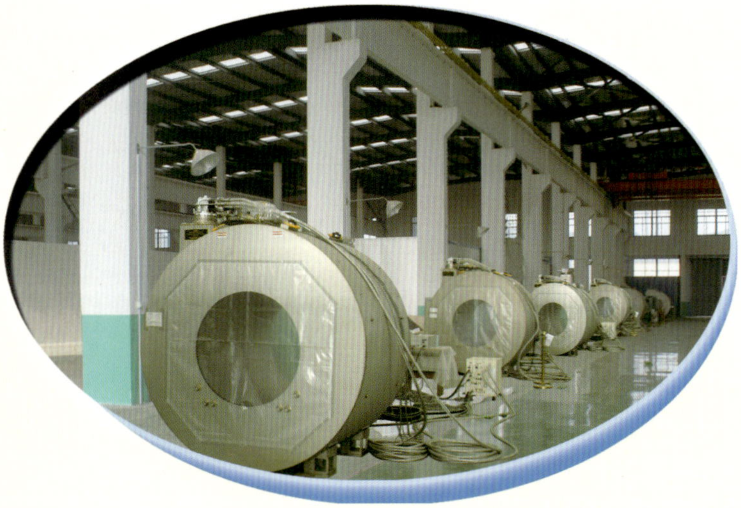

超导磁共振装配车间

健全的售后服务体制。鑫高益始终把“贴心的服务”作为为客户服务的理念。不仅在服务的价格、响应时间、开机率保障、远程维护上为客户着想，还在国内首先推出和实践应用软件终生免费的升级的服务，使得老客户的设备永远处在技术先进的行列。现鑫高益拥有国内最大的磁共振售后服务团队，不仅保障了国内客户的维护需求，也满足了国际市场的安装、维护需求。

技术储备，技术创新是企业成功之本。公司承担了部分国家项目的开发和产业化，在这个过程中公司不仅完成了相应的项目，并在技术的储备和创新上达到了更高的水平。公司承担的主要国家项目如下：

国家火炬计划项目（OPER-0.35）

国家重点新产品（OPER-0.4）

信息产业部电子信息产业发展基金（0PER-0.4）

2004年OPER-0.4磁共振获国家发改委高新技术产业化专项，使得该产品成为国内医院的主选机型。

国家重点新产品（OPER-0.5）

国家财政部产业技术成果转化项目（OPER-0.5）

国家科技支撑计划项目（磁共振实时引导的肿瘤物理治疗一体融合技术研究）

产学结合之路 The combination of production and learning path

产学研结合之路是技术发展的保障。公司设有院士工作站、省级研发中心、省级博士后科研工作站，为新产品开发建立了良好的平台。公司现有研发大批在职科研人员，均为本科以上学历，其中不乏博士、硕士，占公司员工总人数的30%。公司与上海交通大学、中国科学技术大学、香港大学、美国艾默生学院、英国诺丁汉大学等国内外著名高校和研究所建立良好的长期合作关系，保证了前沿技术的开发和应用转化。

十几年来，我们一直在朝着既定宗旨和目标不断的实践着，不懈的努力着，并取得了良好的经济效益和满意的社会效益。现在公司正一如既往的在新产品开发、软件升级、功能增强、售后服务水平提高、磁共振应用的普及和提高方面做着实实在在的努力。

科技水平的发展，客户要求的提高，激烈的商场竞争给公司提出了更新更高的要求，我们坚信在新的发展的洪流中我们一定是风口浪尖上勇敢搏击的弄潮儿，一定是强劲发展的领跑着，一定是傲人的胜利者。

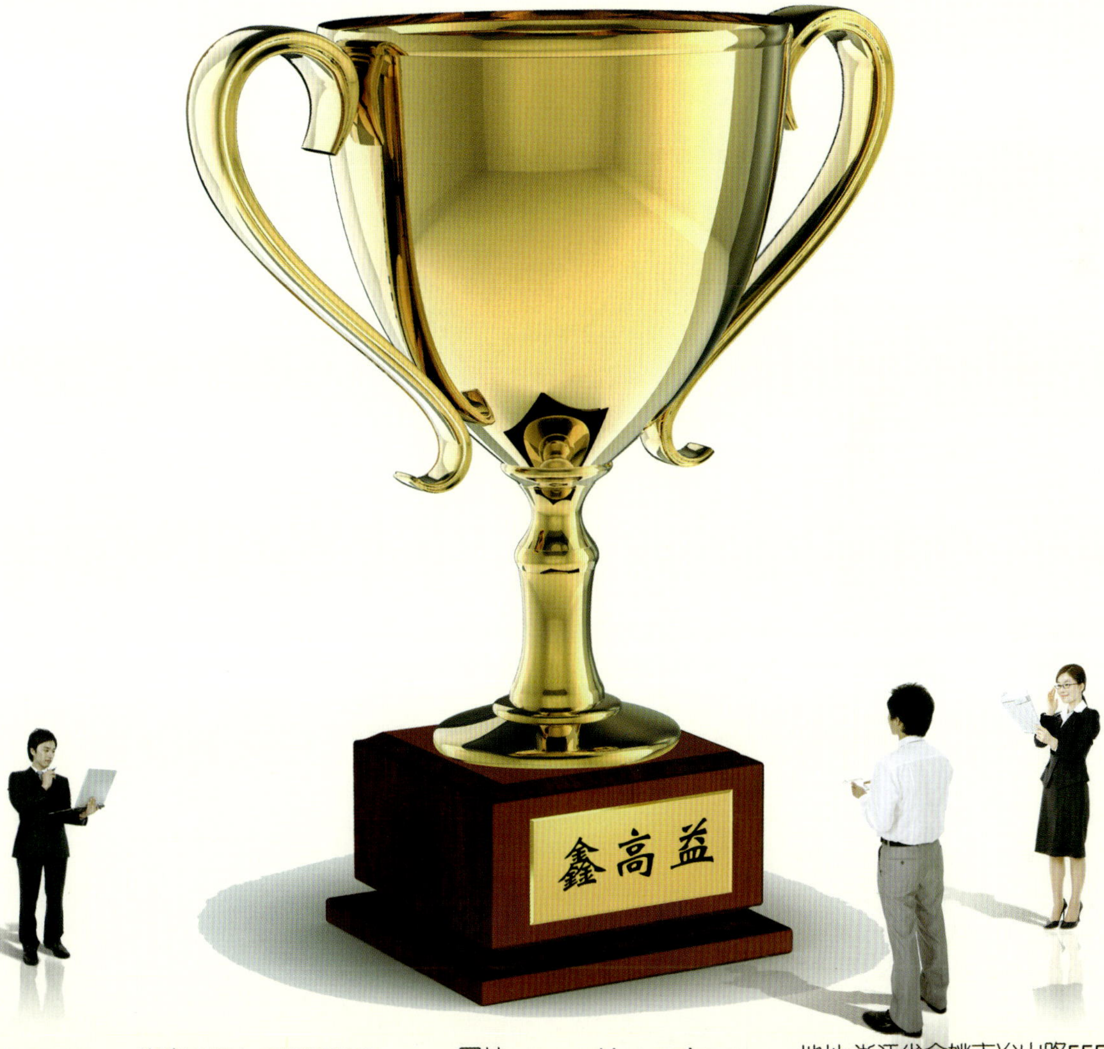

电话:0574-62730899 传真:0574-62730908 网址: www.china-mri.com 地址:浙江省余姚市冶山路555号

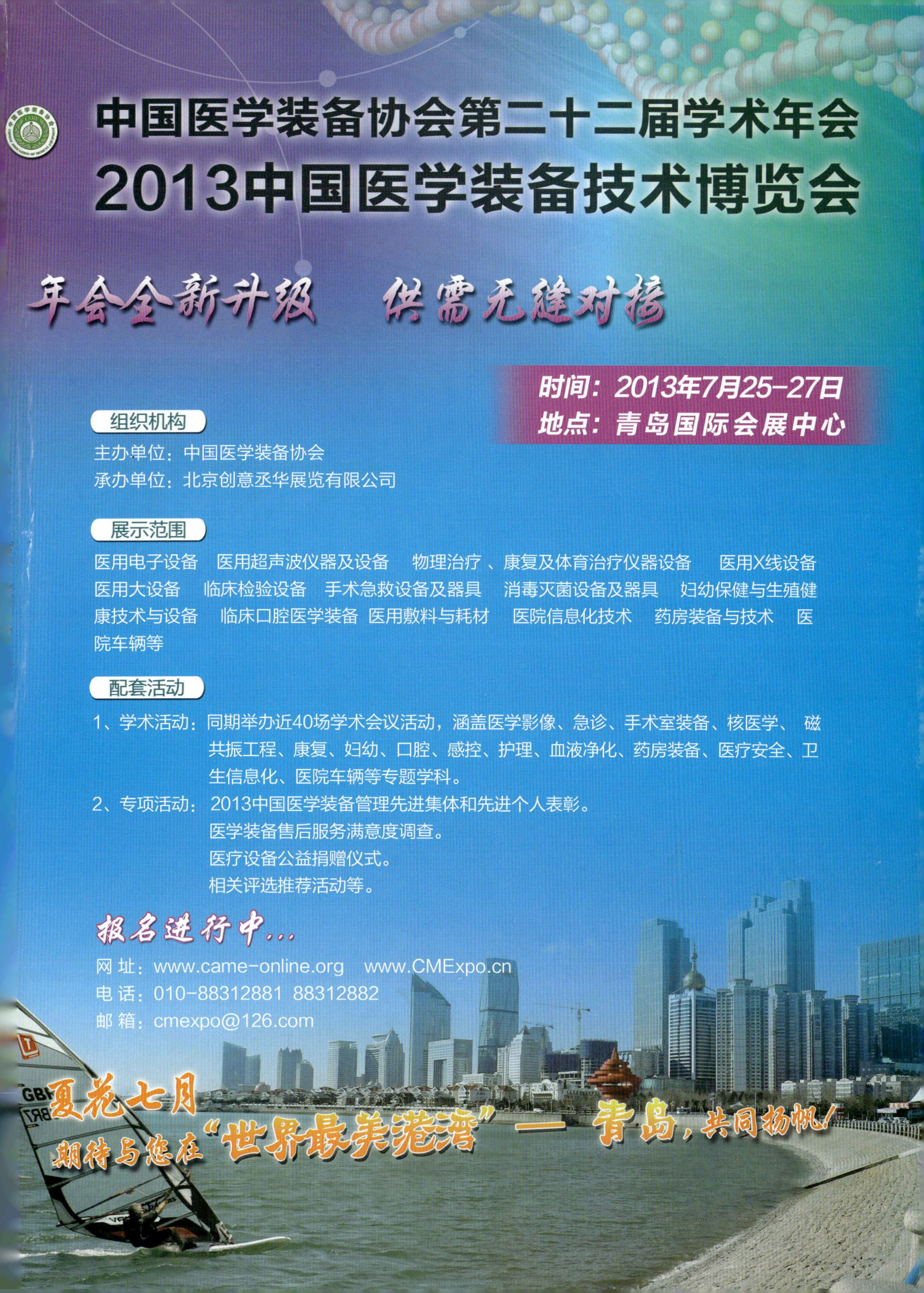

中国医学装备协会第二十二届学术年会
2013中国医学装备技术博览会
年会全新升级　供需无缝对接
时间：2013年7月25-27日
地点：青岛国际会展中心
组织机构
主办单位：中国医学装备协会
承办单位：北京创意丞华展览有限公司
展示范围
医用电子设备　医用超声波仪器及设备　物理治疗、康复及体育治疗仪器设备　医用X线设备　医用大设备　临床检验设备　手术急救设备及器具　消毒灭菌设备及器具　妇幼保健与生殖健康技术与设备　临床口腔医学装备　医用敷料与耗材　医院信息化技术　药房装备与技术　医院车辆等
配套活动
1、学术活动：同期举办近40场学术会议活动，涵盖医学影像、急诊、手术室装备、核医学、磁共振工程、康复、妇幼、口腔、感控、护理、血液净化、药房装备、医疗安全、卫生信息化、医院车辆等专题学科。
2、专项活动：2013中国医学装备管理先进集体和先进个人表彰。
医学装备售后服务满意度调查。
医疗设备公益捐赠仪式。
相关评选推荐活动等。
报名进行中...
网 址：www.came-online.org　www.CMExpo.cn
电 话：010-88312881　88312882
邮 箱：cmexpo@126.com
夏花七月
期待与您在“世界最美港湾”——青岛，共同扬帆！

2012年《中国医学装备年鉴》在编辑过程中得到了国家卫生部、药监局、发改委、科技部等国家部委及各地方卫生厅、行业协会、重点医学装备生产企业的大力支持，

特别鸣谢以下单位:

东芝医疗系统(中国)有限公司

锐珂医疗亚太投资公司

沈阳东软医疗有限公司

医科达(中国)有限公司

瑞典奥利科

华润万东医疗装备股份有限公司

深圳金科威实业有限公司

西安华海盈泰医疗信息技术有限公司

飞利浦(中国)投资有限公司

山东新华医疗器械股份有限公司

深圳市凯特生物医疗电子科技有限公司

宁波鑫高益磁材有限公司

深圳市邦键电子有限公司

重庆博恩富克医疗设备有限公司

厦门蒙发利科技(集团)股份有限公司

深圳市汇健医疗工程有限公司

北京大成生物工程有限公司

苏州艾隆科技股份有限公司

深圳市艾克瑞电气有限公司

湖北高德急救防护用品有限公司

北京欧迈世纪科技有限公司